근골격계의 평가

관절운동범위와 근력검사

MUSCULOSKELETAL ASSESSMENT

Joint Motion and Muscle Testing

개정 3판

Hazel M. Clarkson, M.A., B.P.T.
Formerly Assistant Professor, Department of Physical Therapy, Faculty of Rehabilitation Medicine, University of Alberta, Edmonton, Alberta, Canada

영 문 출 판 사

■ 역 자 (가나다 순)

김희권 목포과학대학교 물리치료과 교수
김은영 구미대학교 물리치료과 교수
문상은 마산대학교 물리치료과 교수
문성기 대전보건대학교 물리치료과 교수
배원식 경남정보대학교 물리치료과 교수
신원섭 대전대학교 물리치료학과 교수
엄기매 여주대학교 물리치료과 교수
윤정호 안산대학교 물리치료과 겸임교수
이건철 경남정보대학교 물리치료과 교수
이규리 김천대학교 물리치료학과 교수
이병희 삼육대학교 물리치료학과 교수
이상용 영동대학교 물리치료학과 교수
이한숙 을지대학교 물리치료학과 교수
장수경 안산대학교 물리치료과 교수
정영준 구미대학교 물리치료과 교수
주 민 안동과학대학교 물리치료과 교수
한상완 광주보건대학교 물리치료과 교수

Musculoskeletal Assessment Joint Motion and Muscle Testing, third edition by Hazel M. Clarkson.

이 책은 미국 LWW사와 협정을 맺어 공동으로 출판되었다.
(Co-Published by arrangement with Lippincott Williams & Wilkins/Wolters Kluwer Health Inc, USA.)

Translation and adaptation of the third English language edition.

근골격계의 평가

관절운동범위와 근력검사 **개정 3판**

2014년 1월 20일 초판인쇄
2014년 1월 27일 초판발행

지은이 : Hazel M. Clarkson
옮긴이 : 장 수 경 외
발행인 : 박 병 조
발행처 : 도서출판 영문출판사
등 록 : 1987년 12월 21일 제2-419호
주 소 : 서울시 강남구 삼성동 69-1
전 화 : (02)514-5590, 776-5590
팩 스 : (02)756-8943
홈페이지 : www.ymsbook.net
E-mail : yeongmunsa@empal.com
정 가 : 35,000원
ISBN 978-89-7224-342-7 93510

※ 파본은 교환해 드립니다.

근골격계의 평가 관절운동범위와 근력검사 개정 3판

Musculoskeletal Assessment Joint Motion and Muscle Testing

3rd Edition

조용히 뒤에서 많은 지원을
해주신 나의 부모님이신
Dr. June Clarkson과
Mrs. Graham에게,
감사드립니다.

서 문
Preface

근골격계(근육뼈대계) 평가(관절운동범위와 근력검사) 3판을 소개하게 되어 매우 기쁘다. 이번 3판은 새로운 정보, 방법, 경험, 지식 등을 학생들과 전문가들에게 전달하기 위해 출간되었다. 기존에 존재하던 중요한 교육도구와 임상자원에서 학습증진을 위해 새롭게 접근하였다. 3판은 최근에 발견한 연구와 평가기법을 포함하여 업데이트 되었다.

새로운 점

이번 3판은 다음의 몇 가지 내용을 포함하는 부분이 추가되었다.

관절가동범위, 근육의 길이, 근력 등의 평가와 측정을 위한 실제적인 검사 양식은 이 책의 동반 사이트인 http://thepoint.lww.com/Clarkson3e에서 참고하였다. 이러한 양식 목록은 차트나 체크리스트 서식에서 각각의 평가와 측정 기법의 기준이 된다. 나의 강의 경험으로 볼 때, 이러한 양식은 학생들의 임상적 평가 및 측정 실력을 능숙하게 하고, 학생의 능력을 평가하고 편리한 재검토 역할을 하는데 귀중한 도구가 될 것이다. 책 전체에 걸쳐 임상적 평가 및 측정 다음에 나타나는 **Practice Makes Perfect** 아이콘은 온라인의 실제적 검사 양식에 상응해서 상호참조하였다.

나아가 3판에서 주목할 만한 추가된 부분은 관절, 관절운동학, SFTR 방법, 위팔어깨관절 가동성의 제한으로 인한 위팔어깨리듬의 정상적, 비정상적 그림 등, 좀 더 심도있는 재검토를 하였다. 운동의 정상범위는 붉은색 글자로 강조하였다. 턱관절의 능동적 관절가동범위는 자와 캘리퍼로, 척추는 줄자와 표준 경사계로, 경추의 가동범위는 일반적인 관절운동측정기로 측정하는 것을 새로운 기법으로 설명, 삽화로 나타내었다. 근육의 길이, 닿는곳, 이는곳 등의 평가와 측정은 각각의 절차를 포함하였다. 현재의 근력 등급보다 더 간결하게 서술하였다. 환자 위치의 새로운 차트를 위해 관절가동범위, 근력의 측정 및 평가는 부록 C에 추가되었다.

많은 새로운 사진과 삽화가 이전의 책보다 증가되었다. Special Note 에서는 독특한 삽화로 수동적 관절가동범위 측정 시 관절각도계와 치료사의 손 위치와 관련된 심부해부학과, 그러한 운동을 제한시키는 비수축성 제한요소들을 나타내었다. 심부뼈해부학은 표면해부학의 사진과 함께 삽화되었다.

필요한 점

관절가동범위와 근력의 평가는 물리치료, 작업치료의 임상수행에 매우 중요한 기술이다. 이러한 평가양식은 근골격계 장애를 가진 환자의 신체평가의 두 가지 구성요소이다. 이 책은 관절가동범위와 맨손 근력평가의 원칙과 방법론을 포함하는 포괄적인 교과서의 필요성에 대한 응답으로 진화하고 있다. 이 내용은 학생이 근골격계 해부학에 관한 필수 지식을 가지고 있다는 전제하에 작성되었다.

구성 철학과 시각적 자료의 사용

제1부: 원칙과 방법(1~2장)

제 1장의 초점은 평가의 원칙과 방법에 관한 내용이다. 여기에 제공된 원리와 방법에 관한 개요는 나머지 장을 위한 사전 지식이 포함되어 있다.

제 2장의 삽화는 특수 평가 방법을 어떻게 치료에 적용하고 활용하는지 보여준다. 묘사와 삽화를 사용하여 관절가동범위, 근육의 길이, 근력의 평가에 관한 원칙과 방법론이 선택적 치료기법에 사용되는 것과 동일하게 보여준다. 이 장의 내용은 제 1장에서 제시된 원칙과 방법론과 직접적인 관련이 있다. 이러한 독특한 제시는 평가와, 학습촉진을 위한 치료, 실제 임상에 적용되어지는 기술 등의 주제를 접목한다.

제2부: 국소적 평가기술(3~9장)

제 3~9장에는 팔, 다리 머리, 목, 몸통의 관절가동범위와 근육의 길이를 평가하는데 특별한 방법론에 초점을 맞추고 있다. 각각의 장에는 특수관절 복합체에 전념하고 있고, 이러한 모두는 동일한 형식으로 구성된다.

관절과 운동

각각의 장에는 관절, 관절면의 모양, 관절운동, 특수관절 운동 축의 복습과 함께 시작된다. 관절의 구조, 운동, 관절운동의 NLF는 표 형식으로 나타내었다. 이 표는 평가와 관련된 정보, 측정 및 해석을 제공한다. 삽화는 표를 시각화해서 읽을 수 있게 동반하였다.

표면해부학

삽화와 묘사를 통해 관절가동범위와 근력 평가와 관련된 기준점을 서술하였다. 이 장에서는 근육과 관련된 묘사는 제외되고, 촉진의 정확한 지점은 각각의 근육검사 장에서 설명하였다.

관절가동범위 평가와 측정

표면해부학 다음에는 특정 관절복합체의 운동을 평가, 측정하는 방법이다. 몇몇 장에서는 능동관절가동범위를 살펴보고, 뒤에 나올 평가의 절차와 관련된 삽화와 묘사에 사용하였다.

관절가동범위를 평가, 측정하는 것은 환자의 현재 상태, 진행과정, 치료 프로그램의 효율성을 정확하게 평가하는데 필수적이다. 서술과 삽화 방법을 통해 지속적으로 학습할 수 있도록 되어 있다.

관절가동범위의 평가는 관절운동의 주요 제목 아래에 설명하였다. 제 3장에서 8장까지는 가동범위 평가 및 측정의 정상적 시작을 서술하였다. 몇몇 말초관절 운동을 정하고, 능동적 가동범위의 측정 또한 서술과 삽화로 묘사하였다.

팔, 다리의 수동적 가동범위 측정 시 사용하는 표준 관절운동측정기와 가끔 사용하는 Myrin 관절운동측정기를 삽화와 묘사로 나타내었다.

제 9장에는 턱관절과 척추의 능동관절가동범위의 측정 및 평가를 포함시켰다. 이 장에는 자와 캘리퍼를 이용해 턱관절의 능동가동범위의 측정, 줄자와 경사계를 이용해 경추가동범위 측정, 표준 관절운동측정기를 이용한 척추의 능동가동범위 측정 등 다양한 새로운 측정 기법의 묘사와 삽화를 첨부해 대폭적으로 수정하였다.

근육의 길이 평가 및 측정

관절가동범위의 측정 및 평가에 따라 근육길이 측정 및 평가의 묘사, 삽화는 머리글 아래에 위치시켰다.

근력 평가

이번 장에는 맨손 근력평가에 초점이 맞추어져 있다. 이 장에는 근육 운동, 부착부위, 신경공급을 포함한 국소해부학의 재검토와 함께 시작한다.

각각의 장에서 근력검사는 관절운동과 그에 부속되는 근육들을 정의하였다. 삽화와 서술을 통해 항중력 검사를 나타내었고, 이어서 중력을 제거한 검사로 나타내었다. 순서는 각 동작과 일관성 있게 하였다.

각각의 근력 검사에서 중력에 대응하는 최초의 시작 자세와 고정을 사진으로 삽화하였다. 다음 사진은 환자의 자세, 가동범위의 끝 범위, 근육을 촉진하는 가장 좋은 지점을 표시하였다. 이어서 맨손 저항을 적용한 치료사의 저항 검사 사진이 이어진다. 심부 해부학적 구조와 관련된 치료사의 손과 근육을 검사하는 삽화도 첨부되었다. 삽화는 또한 근육의 부착부위와 근 섬유의 진행방향 등을 학생들에게 시각적 재검토를 제공한다.

첫 번째 중력제거 검사 사진은 시작자세와 고정을 묘사한다. 두 번째 사진은 중력을 제거한 상태에서의 끝 범위와 근육의 촉진 시 가장 좋은 지점을 나타내었다.

일반적으로 관절가동범위와 근력을 위한 평가 또는 측

정의 과정은 최고의 안정성을 제공하는 위치에서 선택적으로 시행되어야 한다. 몇몇의 경우에 관절가동범위를 측정, 평가하거나 근력을 평가할 때, 하나 이상의 자세에서 시행할 수 있다.

기능적 응용

마지막 부분의 각 장에는 평가의 기능적 응용으로 할당하였다. 관절복합체의 특수한 기능을 묘사하였다. 관절의 기능적 가동범위도 서술하였다. 일상생활을 수행하는데 필요한 범위는 강조하였다. 생체역학적 원칙과 일상생활에 따라 근육의 기능을 묘사하였다. 관절가동범위와 근력의 평가는 기능과 연관되어 수행된다. 일상생활에 필요한 가동범위와 근 기능의 지식을 통해 치료사는 평가로부터 의미 있는 정보를 얻을 수 있다. 치료사는 다른 신체적 평가, 측정과 함께 적절한 치료계획의 설정, 환자의 일상생활동작 능력을 연관짓는다.

제3부: 부록

부록 A, B는 가동범위의 측정 및 평가, 맨손 근력검사 기록양식의 예를 각각 보여준다. 환자의 자세를 평가하고 관절가동범위, 근 길이, 근력을 측정하는 새로운 차트는 부록 C에 추가하였다. 부록 D는 보행주기 동안의 다리(Lower limb)의 자세와 운동을 묘사하였다.

추가적 자원

근골격계의 평가(관절운동과 근력검사) 3판은 이 책의 동반 사이트인 http://thepoint.lww.com/Clarkson3e에서 학생과 강사들에게 필요한 추가적인 정보를 포함하였다.

학생

근골격계의 평가(관절운동과 근력검사) 3판을 구입한 학생들은 다음의 추가적인 내용을 알 수 있다.

- **임상검사 양식**: 관절가동범위의 평가, 측정, 근육의 길이, 근력의 평가; 이러한 형태의 차트/체크리스트 형식으로 각각의 평가 및 측정 기술에 대한 기준을 나열하였다.
- **비디오 클립**: 평가기법을 삽화하였다.

강사

인증받은 강사는 다음과 같은 추가적인 자료를 얻을 수 있다.

- 이 책의 이미지 뱅크에서 모든 이미지와 표를 포함하고 있다.
- webCT와 칠판 준비

이외에 책을 구입하면 온라인에서 책 전체를 검색할 수 있다. 책의 앞 겉장에 웹사이트에 접속할 수 있는 비밀번호를 담아놓았다.

책을 마치며

이 책이 강의실, 연구실, 임상 환경에서 가치 있는 자료로 사용되고, 관절가동범위와 근력의 임상적 평가에 높은 수준의 표준이 되었으면 한다.

Hazel M. Clarkson

감사의 글
Acknowledgments

근*골격계의 평가(관절운동과 근력평가)*의 새로운 출판에 대한 발전과 성공은 많은 사람들의 노력 때문이다. 나는 이 책의 첫 번째와 두 번째 출판을 위해 나와 함께 했던 모든 분들께도 다시한번 감사드린다. 이번 출판은 세 번째 출판의 시작이 되었다. 세 번째 출판과 함께 나를 도왔던 모든 사람들에게 고마움을 전할 수 있어 기쁘다.

다시한번 가족에게 받았던 절대적인 지지와 용기에 대해 깊이 감사하고, "우리"는 이제 또 다른 판을 가졌다! 나의 남편 Hans Longerich, 부모님 Graham 그리고 June Clarkson, 나의 형제 Ronald Clarkson, 사진 부분을 꾸밀 수 있도록 도와주시고 사진과 삽화를 위해 모델역할을 하며 이 책을 출간하기 위해 시간과 전문지식을 주신 분들께 감사드린다. 나의 일을 기꺼이 도와 시간과 전문지식을 나누어 주어 검토를 해주었던 나의 임상과 학교 동료들에게도 감사드린다. 언제나 도움이 필요할 때 당신을 알고 있는 것이 항상 큰 지지가 되었다. Chairman, Department of physical therapy, Faculty of Rehabilitation Meditine, University of Alberta의 Bob Haennel에게도 감사드린다.

연구 자료의 준비와 문헌조사를 도와주시기 위해 시간과 전문지식을 준 나의 동료이자 친구 Liza Chan, 참고문헌 자료를 모아준 Jess Chan에게도 감사드린다.

이 출판을 위해 사진작가 Thams Turner, 높은 수준의 사진을 제공해 주어 고맙고, 모델 Ron Clarkson, 다시 이번 역할을 해주어서 감사드린다. 모델 역할 외에 당신의 사려 깊음에도 감사드린다.

미술가 Kim Battista; 세 번째 출판을 위해 새로운 선 예술(line art)을 창조한 당신과 함께 일을 할 수 있어서 기뻤다.

마지막으로, Lippincott Williams & Wilkins team 이 과정동안 도움 되는 제안과 인내를 보여주신 Meredith Brittain의 헌신적이셨던 팀장님에게 감사를 전해드린다.

감수자들
Reviewers

Denise Donica, PhD
Assistant Professor
Occupational Therapy
East Carolina University
Greenville, North Carolina

Carol Fawcett, PTA, MEd
PTA Program Director
PTA Department
Fox College
Tinley Park, Illinois

Bradley Michael Kruse, DPT, OCS, SCS, Cert. MDT, ATC, CSCS
Instructor
Physical Therapy
Clarke College
Dubuque, Iowa

Clare Lewis, BSPT, MSPT, MPH, PsyD
Associate Professor
Physical Therapy
California State University, Sacramento
Sacramento, California

Lee N. Marinko, PT, ScD, OCS, FAAOMPT
Clinical Assistant Professor
Department of Physical Therapy and Athletic Training
Boston University
Boston, Massachusetts

Jennifer McDonald, PT, DPT, MS
Associate Professor
PTA
SUNY Canton
Canton, New York

Cindy Meyer, OTA-AAS, OT-BS, MS
COTA retired, OTR, Associate Professor, Academic Fieldwork Coordinator
OTA Program
South Arkansas Community College
El Dorado, Arkansas

Shannon Petersen, DScPT, OCS, COMT
Assistant Professor of Physical Therapy
Physical Therapy
Des Moines University
Des Moines, Iowa

Hamdy Radwan, PhD
Professor of Physical Therapy
Physical Therapy
Winston Salem State University
Winston Salem, North Carolina

S. Juanita Robel, MHS
Associate Professor
Doctor of Physical Therapy Program
Des Moines University
Des Moines, Iowa

Susan Rogers, MOT
Assistant Professor
Allied Health/ Occupational Therapy
Tuskegee University
Tuskegee, Alabama

Theresa Schlabach, PhD
Dr. OTR/L Board Certified in Pediatrics
Master of Occupational Therapy
St. Ambrose University
Davenport, Iowa

Susan Shore, PhD
Professor
Physical Therapy
Azusa Pacific University
Azusa, California

역자 서문

관절운동범위 측정, 맨손근력검사 등은 근골격계 진단의 기초가 되는 측정방법들이다.

측정 원리, 수동관절가동범위, 환자 및 치료사의 자세 등에 대한 학습은 이런 기초가 되는 측정을 할 수 있게 하는 첫 번째 기초지식이 된다. 그럼에도 불구하고, 우린 가끔 이런 기초적인 부분들이 정확하게 확립되어 있지 않은 학생들을 쉽게 만나곤 한다.

학생들은 그런 기초부분에 대한 내용들을 한 번도 들어보지 못했다고 말하고, 교수님들은 그 정도의 쉬운 내용들은 이미 알고 있는 줄 알았다고 말한다.

신임교수가 신입생도 아닌 학생들이 기초적인 자세를 취할 줄 모르는 것을 보고 충격을 받은 적이 있다고 말하는 것을 들은 적이 있다.

학생들이 모르고 있다는 것에 대한 충격이라기 보다는 학생들이 기초지식에 대하여 당연히 알고 있으리라 생각하고, 본인도 강의 중 학생들이 기본적인 자세 및 기본 원리 등을 알고 있는지 확인하지도 않았을 뿐만 아니라, 기본적인 지식에 대한 어떠한 설명이나 실습을 전혀 전달하지 않았음을 자각하고 충격을 받았다고 한다.

우린 종종 정확한 과정없이 치료방법으로 곧바로 다가가면서, 올바른 치료가 되길 희망하기도 한다.

그럼으로 인해, 현재의 치료가 정확한 과정을 통해 접근되었는지, 또는 근거나 기본 원리에 충실했는지에 대한 확신을 놓치는 경우가 있다.

본 교재는 근거중심이 중요시 되는 현시점에서 기초 원리에 대하여 보다 더 충실하게 학습하고, 기본적인 측정을 정확하게 배우기에 유용한 교재이다.

물리치료를 전공하는 학생들, 특히 근골격계의 측정을 학습하는 학생들에게, 이 번역 교재가 도움이 되길 바란다.

번역작업에 함께 참여해 주시고, 도움 주신 모든 분들께 감사한 마음을 전합니다.

끝으로 이 책을 번역하고 출간하는데 많은 도움을 주신 영문출판사 박병조 사장님과 직원분들께 감사드립니다.

2014년 1월
대표역자 장 수경

차 례
Contents

제 1 부

원리와 방법들
Principles and Methods

제1장
원리와 방법들
(Principles and Methods)

제2장
치료와 관련된 평가
(Relating Assessment to Treatment)

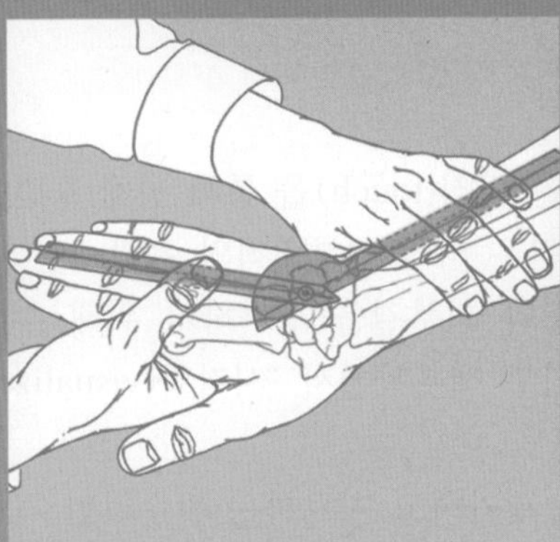

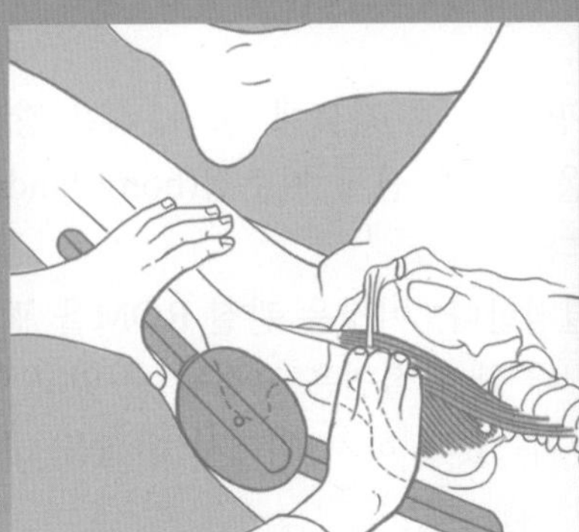

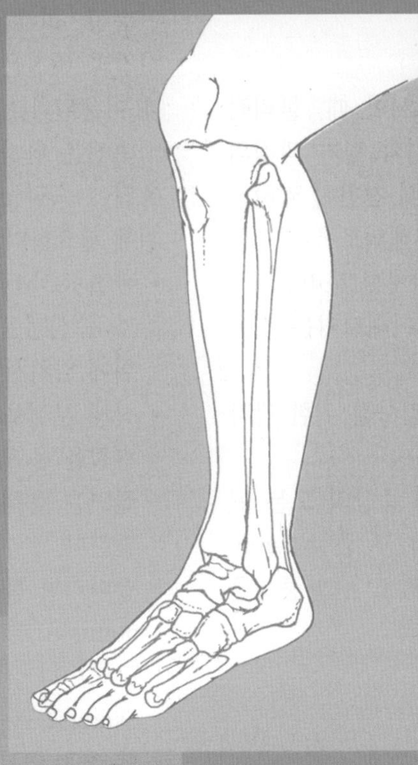

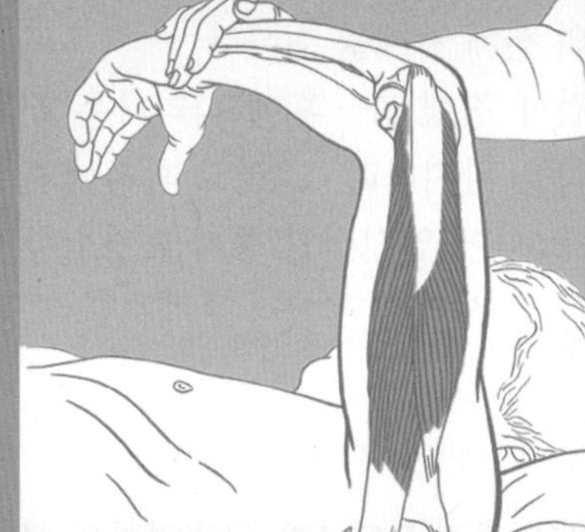

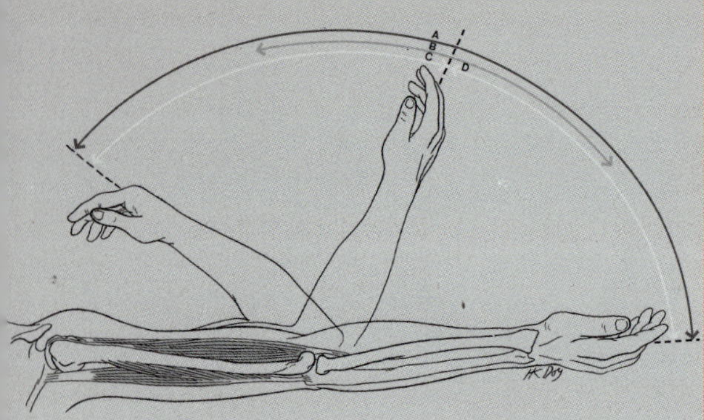

제 1 장 원리와 방법들 Principles and Methods

관절가동범위(ROM)와 근력(muscle strength)의 평가학습을 위한 기본요소는 평가 원리와 방법론에 대한 지식이다. 이 장에서는 ROM과 근력평가에 관한 요소들을 설명한다: 이 장에서 제시하는 원리, 방법 그리고 관련된 용어에 대한 확실한 기초는 다음 장들에서 제시하는 특정 기술을 위한 필수 지식이다.

의사소통 (Communication)

물리적 평가(physical assessment)를 실시할 때, 물리적 평가를 수행하는 것에 대한 이론적 근거와 평가 과정의 구성요소를 환자에게 설명하라. 수행할 때 천천히 말하고 쉬운 용어를 사용하며, 간결하고 쉽게 이해되도록 설명한다. 그리고 언제든지 질문할 수 있도록 환자를 격려한다.

아래와 같이 행할 수 있도록 환자를 이해시키는 것은 중요하다.

1. 신체 특정 영역을 노출하라. 그리고 검사를 위한 각각의 신체 자세를 취하라.
2. 검사 진행 중 · 후에 나타나는 징후와 증상의 모든 변화를 감지하라. 그리고 환자에게 평가 후 증상(symptoms)에 일시적인 증가를 경험할 수 있으나 그 증상들은 곧 사라질 것이라는 정보를 제공하라.

시진 (Visual Observation)

시진은 관절 ROM과 근력평가의 중요한 부분이다. 평가된 신체부위는 시진을 위해서 적당하게 노출될 것이다. 환자의 초기평가동안, 치료사는 적절한 평가계획을 세우고, 환자문제를 결정하는 데 기여하는 시각적 정보를 수집한다. 얼굴표정, 기능적 운동의 대칭적 혹은 대상작용, 신체자세, 근육윤곽, 신체균형, 그리고 피부색, 피부상태와 주름 등은 시진을 통해 얻을 수 있는 정보이다.

촉진 (Palpation)

*촉진(palpation)*은 만짐(touch)을 통해 신체 표면을 검사하는 것이다. 촉진은 뼈와 연부조직의 윤곽, 연부조직의 연속성, 피부온도와 피부결을 평가하기 위해 수행된다. 시진과 촉진은 심부 해부학에서 "시각화(visualize)"하는 데 이용된다.[1]

촉진은 환자를 평가하고 치료하는 필수적인 기술이다. 촉진에 숙달(proficiency)은 다음과 같은 것을 수행하기 위해 필요하다:

- 관절 ROM을 평가할 때, 각도계, 줄자, 혹은 경사 측정기 중심점을 올바르게 신체 기준점(bony landmarks) 위에 위치시킨다.
- 신체 분절을 결정한다. 이것은 관절 ROM을 평가하고 관절을 움직일 때 한 관절면은 고정될 수 있고 다른 관절면은 움직일 수 있게 하기 위해서 관절을 구성함을 말한다.
- 팔다리나 몸통 둘레를 평가하기 위해 기준점(reference points)으로 사용되는 신체 기준점을 찾는다.
- 근력이나 전도 재교육 운동(conduction reeducation exercise)을 평가할 때 근수축의 유무를 확인한다.
- 뼈 혹은 연부조직의 불규칙성을 식별한다.
- 직접치료(direct treatment)를 필요로 하는 구조를 지역화한다.

촉진 능력은 연습과 경험을 통해 얻어진다. 인체 해부학에서 개인적인 변형(individual variations)에 익숙하게 되기 위해 가능한 한 많은 사람들을 촉진하고 연습한다.

촉진기술 (Palpation technique)

- 환자는 편안하게 하고, 따뜻하게 유지하며, 신체 혹은 부위를 근육이 이완되도록 잘 지지하여 놓는다. 이것은 인대(ligaments)와 윤활주머니(bursae) 같은 깊은곳(심부, deep) 혹은 불활성(inert, 비수축) 구조의 촉진을 가능케 한다.
- 시각적으로 촉진된 영역을 관찰하며, 어떤 변형이나 비정상에 주의한다.
- 검지와 중지의 패드(pads)로 촉진하며, 손톱은 짧게 유지한다.
- 손가락은 피부에 직접적으로 닿도록 한다. 촉진은 옷을 입은 상태에서 시도될 수 없다.
- 안정감(security)을 제공하기 위해 민감하지만 단호한 접촉을 한다. 찌름(prodding)은 불안하고 근육에 긴장을 일으키며, 심부조직을 촉진하기 어렵게 만든다.
- 환자에게 근육과 힘줄들을 촉진하기 위해 저항에 대항하는 근육을 등척성으로 수축하고 이완하도록 교육한다. 수축(contraction)과 이완(relaxation)하는 동안 근육 혹은 힘줄을 촉진한다.
- 힘줄의 긴 축(long axis)을 가로질러 검지와 중지의 끝(tip)을 놓는다. 그리고 힘줄을 촉진하기 위해 앞 · 뒤로 부드럽게 굴린다

치료사 자세 (Therapist Posture)

평가기술을 수행할 때 자세와 들어올림의 생체역학적 원리를 적용하라. 치료사의 자세와 환자의 팔다리 지지가 설명된다.

자세 (Posture)

머리와 몸통을 똑바로 세우고 어깨 넓이만큼 발을 벌리고 무릎을 자연스럽게 구부리고 선다. 한 발은 다른 발보다 앞에 놓고 움직임의 방향 선에 선다. 균형을 잡기 위해 넓은 *지지면을 유지하고*, 움직임을 수행할 때, 한 다리에서 다른 다리로 효과적인 무게이동을 허용한다:

- 침대 옆에 평행하게 하여 침대옆에 선다. 이때 한 발은 침대에 다른 발은 침대에서 멀리 놓는다(그림 1-1).

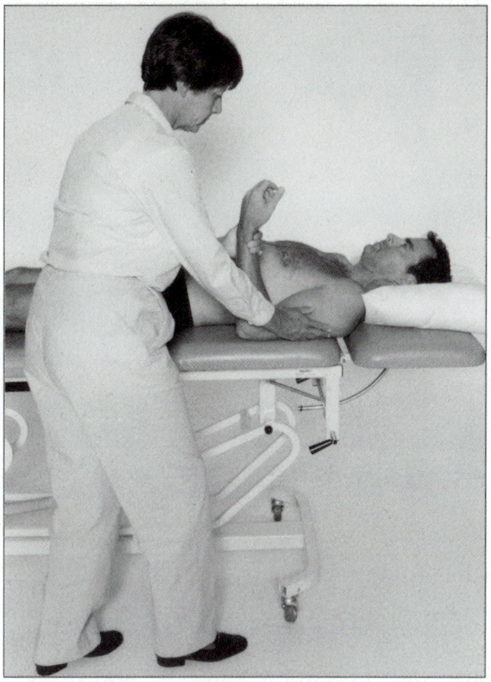

그림 1-1 침대와 평행하게 일어나는 운동을 수행할 때 치료사의 선 자세.

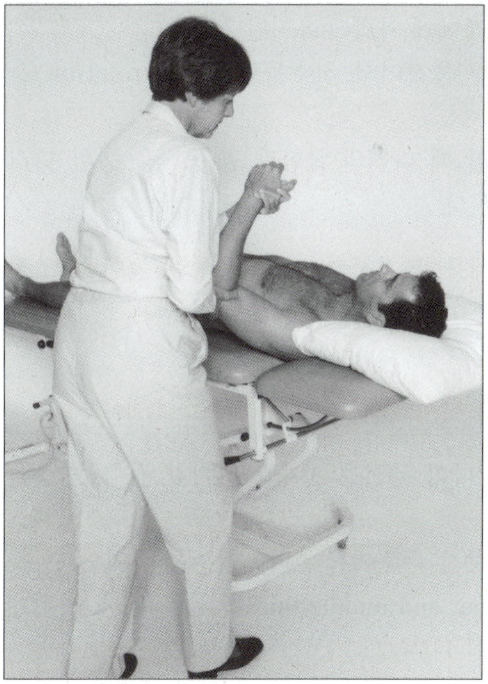

그림 1-2 침대와 수직으로 일어나는 운동을 수행할 때 치료사의 선 자세.

- 침대 옆에서 수직으로 선다. 한 발은 자연스럽게 침대에 대고 다른 발은 앞에 놓는다(그림 1-2).

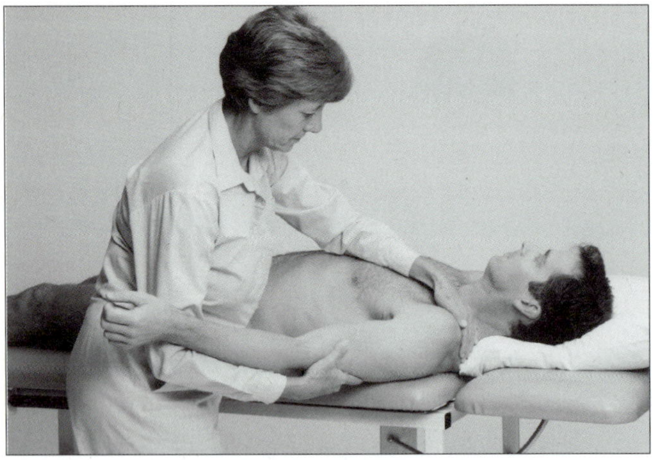

그림 1-3 이완된 손쥐기를 이용한 중력중심에 지지된 팔다리.

- 대각선 운동(diagonal movements), 한 발을 다른 발보다 약간 앞에 두어 대각선 운동 선에 있도록 선다.

중립전만자세(neutral lordotic posture)를 취하고 과도한 척추 폄(extension)과 굽힘(flexion)을 피함으로써 *허리를 보호한다*. 다음에 위해 추가적인 보호를 얻을 수 있다.

- 가능한 한 환자에게 가깝게 유지한다.
- 돌림 시 발을 움직여서 척추돌림(spinal rotation)을 피한다.
- 작업을 수행할 때 다리의 굽힘과 폄 동작을 통한 다리 근육을 활용한다.

중립전만자세를 유지하기 위해 침대의 높이를 조절하고, 환자에 가깝게 유지하고, 피로를 피한다.

환자의 팔다리 지지 (Supporting the patient's limb)

팔다리 혹은 팔다리 분절을 쉽게 움직이기 위해, 다음을 수행한다:

- 신체를 중력중심 수준에 놓는다. 이는 분절의 상단 및 중간부분(upper and middle third)의 교차점에 가깝게 위치된다(그림 1-3)[3].
- 신체부위를 들어올리거나 지지하기 위해 이완된 손잡기를 사용한다. 이때 저항을 손으로 제공한다(그림 1-3)[3].
- 아래팔로 신체부위를 감싸면서 추가적인 지지를 제공한다.
- 팔 다리 혹은 팔다리 분절을 움직이거나 들어올릴 때 모든 관절들이 적절하게 지지되었는지 확인한다.

관절가동범위 (JOINT RANGE OF MOTION)

운동 설명: 뼈운동학 (Movement Description : Osteokinematics)

운동학(kinematics)은 운동 학문에서 사용되는 용어이다[4]. *뼈운동학(osteokinematics)* 공간에서 일어나는 뼈 운동의 연구에서 쓰여지는 용어이다[4]. 뼈 운동은 관절 ROM을 나타내기 위해 평가 측정 및 기록된 것이다. 관절 ROM은 공간에서 뼈 운동을 만들어내기 위해서 관절에서 발생하는 움직임의 양이다. *능동적인 ROM(AROM)*을 수행하기 위해서 환자는 신체 부위를 움직이기 위해 도움없이 ROM 동안 마음대로 근육을 수축한다. *수동적 ROM (PROM)*을 수행하기 위해 치료사 또는 외부의 힘은 ROM 동안 환자의 신체 부위를 움직이는 것이다.

관절 ROM을 평가하기 위해 해부학의 충분한 지식이 요구된다. 관절의 종류, 관절운동, 그리고 정상적인 제한 요인들에 대한 지식을 포함한다. 이러한 항목들은 개별적으로 논의되어진다.

관절 종류와 분류 (Joints Articulation and Classification)

해부학적 관절(anatomical joint) 혹은 *관절(articulation)*은 두 개의 관절면이 만났을 때 유리연골(hyaline cartilage)에 의해 구분되어 형성되고, 운동(movement)은 교차점(junction)에서 발생된다. 관절에서 일어나는 운동은 대체로 관절면의 모양에 따라 결정된다. 해부학적 관절(anatomical articulation)은 표 1-1에 분류되고 설명되어 있다(그림 1-4 ~1-10).

관절면의 해부학적 관련성에 따라 관절을 분류하는 것 이외에, 관절은 *인대결합(syndesmosis)*이나 생리학적 혹은 기능적 관절로 분류될 수 있다. *인대결합(syndesmosis)*은 상대적으로 멀고 대립되는 관절면이 인대에 의해 결합된 관절이다(그림 1-11). 운동은 하나의 축에서 가능하다. *생리학적(physiological)*[5] 혹은 *기능적(functional)*[8] 관절은 두 면, 근육과 뼈(scapulothoracic joint), 혹은 근육, 윤활주머니(bursa), 그리고 뼈(subdeltoid joint)로 구성된다(그림 1-12).

표 1-1 해부학적 관절의 분류[6]

절구관절(ball and socket)

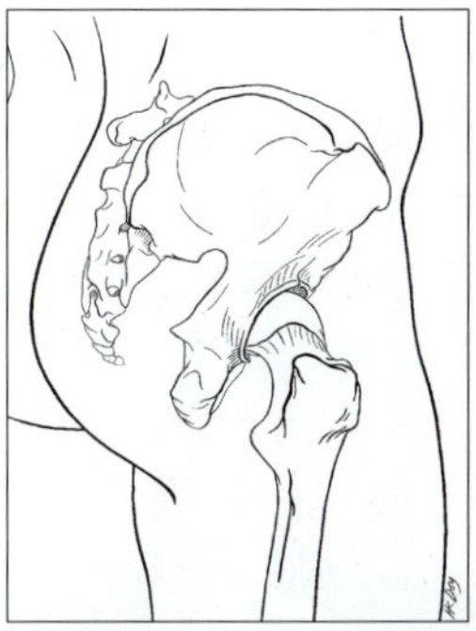

그림 1-4 절구관절
공모양의 관절면이 컵모양의 다른 면과 관절을 구성; 자유운동이 가능.

경첩관절[hinge(ginglymus)]

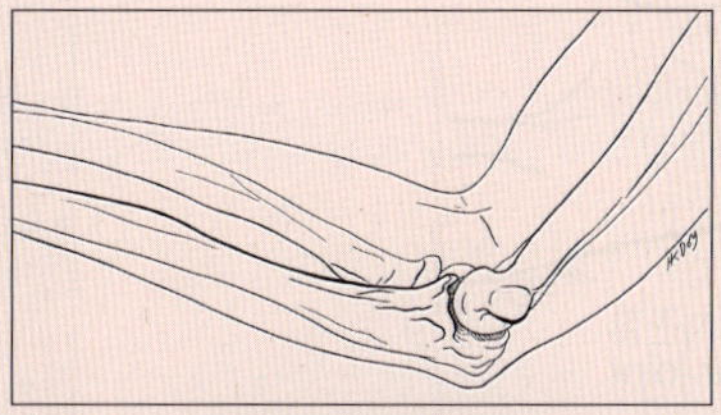

그림 1-5 경첩관절(위팔자관절).
한 축에 대해 움직이 제한되는 두 관절면; 일반적으로 강한 곁인대를 가지고 있다.

평면관절(plane)

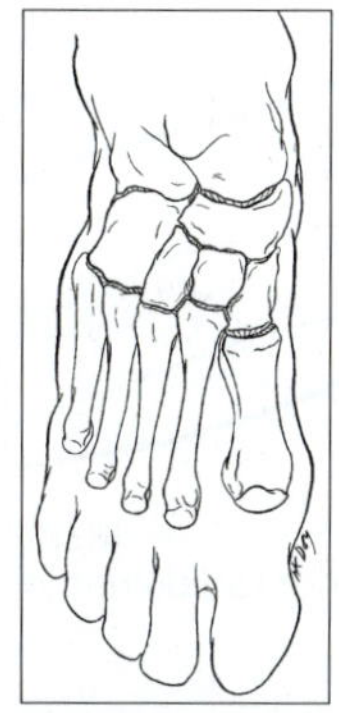

그림 1-6 평면관절(족근간 관절).
두 개의 상대적으로 평면한 면의 접합에 의해 형성된 관절; 이들 관절에서 미끄럼 운동이 일어난다.

타원관절(ellipsoidal)

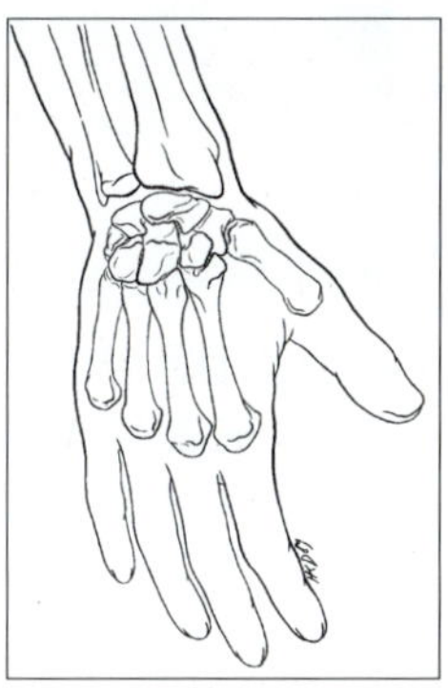

그림 1-7 타원관절(자뼈수근관절, 노뼈수근관절). 타원형 볼록면과 결합한 오목면에 의해 형성된 관절; 운동은 두 축에서 가능하다.

안장관절[saddle (sellar)]

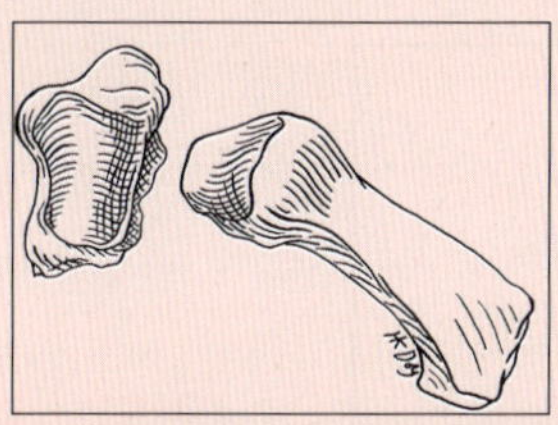

그림 1-8 안장관절(제 1손목손허리 관절).
각 관절면은 오목면에 직각방향으로 볼록면을 가진다; 운동은 두 축 주위에서 가능하다.

두융기관절(bicondylar)

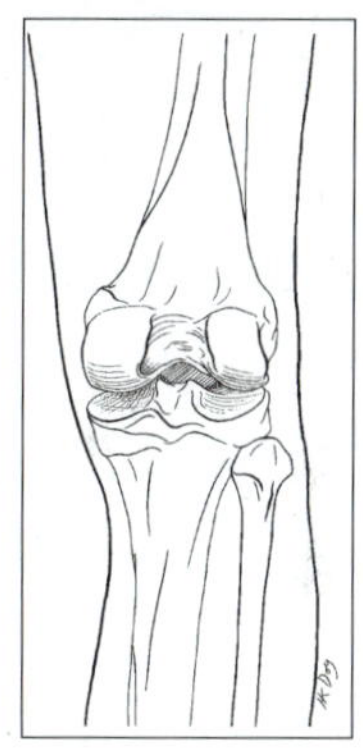

그림 1-9 두융기관절(넙다리정강관절).
두 개의 볼록융기를 가진 한 관절면과 상응하는 두 개의 오목면을 가진 관절면에 의해 형성된 관절; 대부분 운동은 한 축에서 일어난다; 또한 돌림의 어느 정도는 처음 90° 축 환경에서 가능하다.

중쇠관절[Pivot(trochoid)]

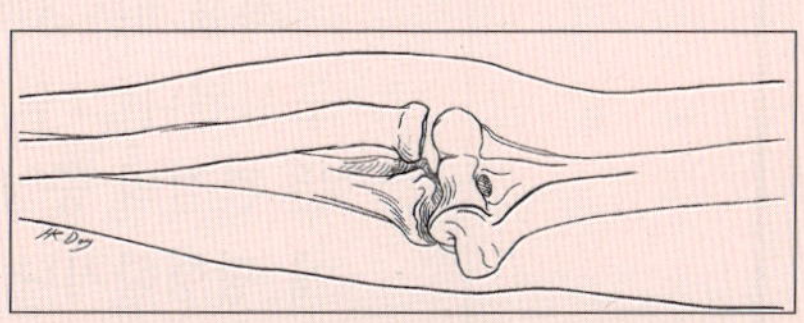

그림 1-10 중쇠관절(몸쪽 노자관절). 뼈인대고리(osteoligamentous ring)에 의한 주위 중앙뼈중쇠에서 형성된 관절; 운동은 돌림이 제한된다.

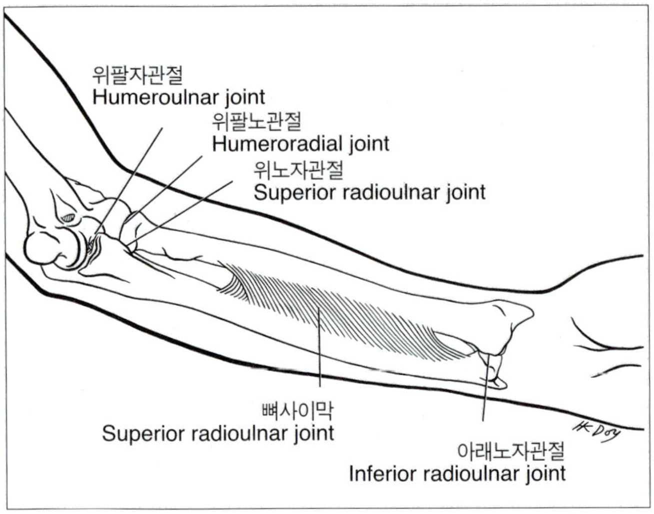

그림 1-11 노자인대 결합.

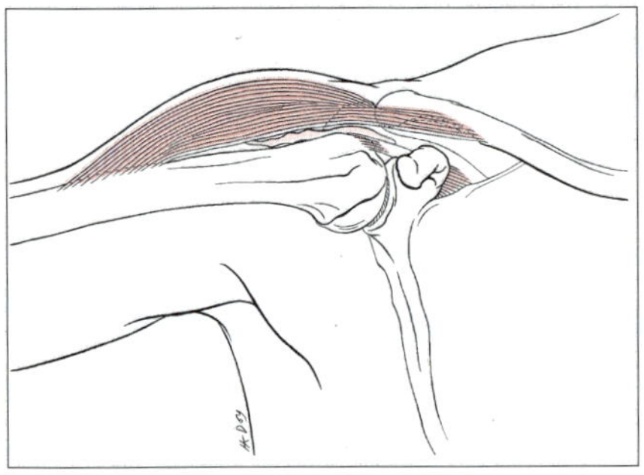

그림 1-12 생리적 혹은 기능적 관절(어깨세모근밑 관절).

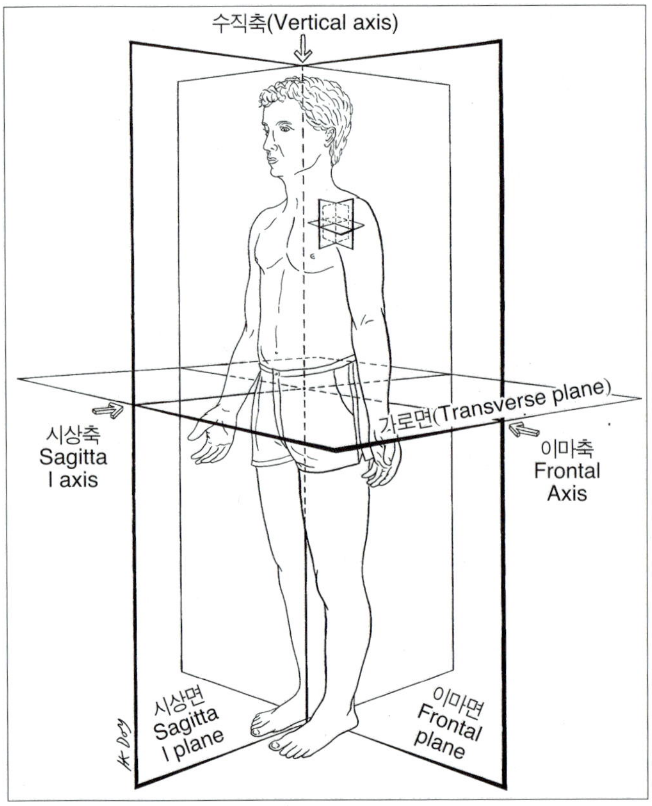

그림 1-13 해부학적 자세에서 표현된 면과 축.

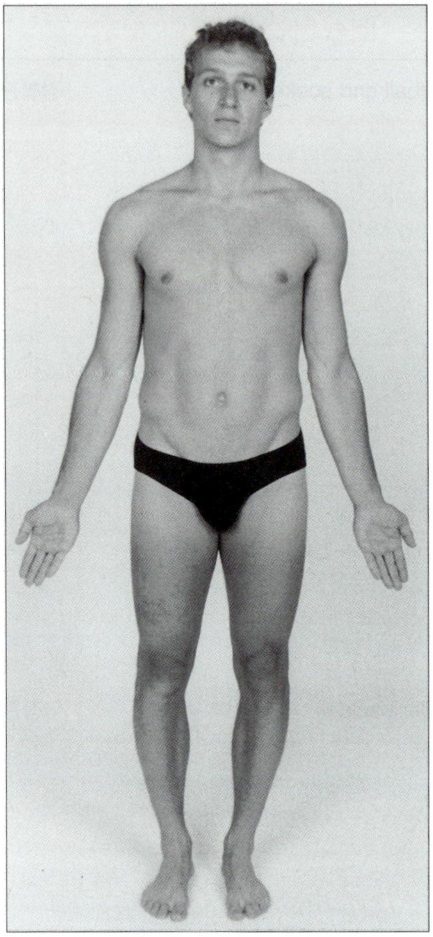

그림 1-14 해부학적 자세-앞면. 팔을 양옆에 놓고, 발가락, 손바닥, 그리고 눈을 앞으로 향하며 손가락을 편 상태로 곧게 선다.

운동 : 면과 축 (Movements : Planes and Axes)

관절운동은 좌표계(coordinate system)를 이용해 설명됐고 해석되었다(그림 1-13). 좌표계는 선 해부학적 자세에서 2번째 엉치뼈 약간 앞쪽에 중심점을 가지고 있다; *해부학적 자세(anatomical position)*는 그림 1-14에서 그림 1-16을 통해 설명되어졌다. 해부학적 자세는 이 본문에서 설명된 운동 범위를 평가하기 위한 "시작 자세"이다.

좌표계는 3개의 가상의 기본 면(plane)과 축(axis)으로 구성된다(그림 1-13). 좌표계는 중심점이 신체에 있는 모든 관절의 중앙에 놓이기 때문에 변화될 수 있다. 기본면에 평행하거나 기본면에서 일어나는 운동은 운동면에 수직으로 놓여 있는 축 주위에서 발생한다. 표 1-2는 신체의 면과 축을 설명한다. 대부분의 기능적 운동은 기본면(cardinal planes) 사이에 놓여 있는 대각면(diagonal planes)에서 일어난다.

운동 용어(Movement Terminology)

각 운동 (Angular movements)

각 운동은 연접한 뼈사이 각의 증가나 감소로 발생하는 운동을 말하며, 굽힘, 폄, 벌림, 모음 등이 포함된다(그림 1-17)[6].

굽힘 (굴곡, flexion) : 앞면이 가깝게 모이게 하기 위해 부분을 구부리는 것. *특별고려사항:* 엄지 굽힘–엄지가 손바닥을 가로질러 움직인다. 무릎과 발가락 굽힘–이 부분의 뒷면 혹은 발바닥면이 각각 가깝게 모인다. 발목 굽힘–발등면을 다리의 앞쪽에 가깝게 가져오고, 이때 운동을 *발목 굽힘(dorsiflexion)*이라 한다. 목과 몸통 바깥 굽힘(lateral flexion)–오른쪽이나 왼쪽 가쪽 방향에서 일어나는 구부리는 운동.

폄 (신전, extension) : 굽힘 운동에 반대 방향에서 일어나는 운동으로 부분을 펴는 것이다. *특별한 고려 사항:* 발목 폄–발바닥면이 다리의 뒷쪽으로 뻗는 운동으로 *발바닥쪽 굽힘(족저굴곡, plantarflexion)*이라 한다.

젖힘 (과신전, hyperextension) : 폄의 정상적인 해부학적 관절 자세를 지나가는 운동.

벌림 (외전, abduction) : 신체 중심선 혹은 신체 부위에서 멀어지는 운동, 손의 중심선은 세 번째 손가락을 통과하고 발의 중심선은 두 번째 발가락을 통해 지난다. *특별고려사항:* 어깨뼈 벌림(견갑골 외전, abduction of the scapula)은 어깨뼈의 척추가장자리(추골연, vertebral border)가 척추뼈에서 멀어지는 운동으로 내밈(protraction)이라 불린다. 엄지의 벌림–엄지가 손바닥에 대한 수직면에서 앞쪽 방향으로 움직이는 것이다.

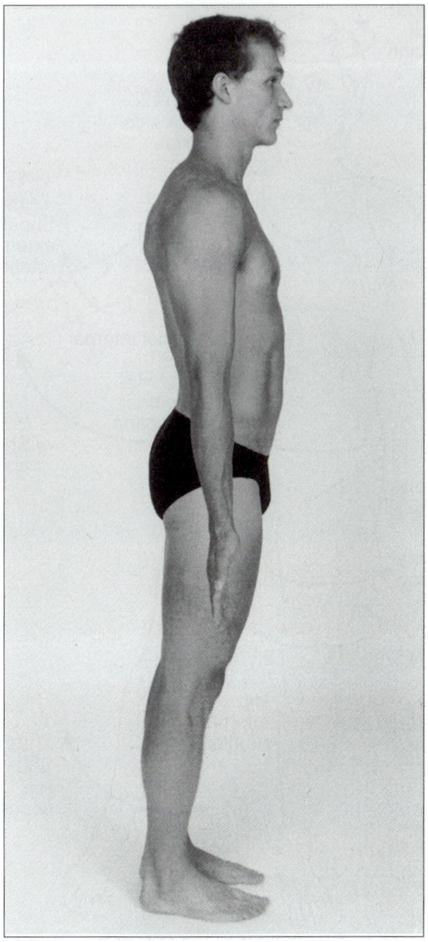

그림 1-15 해부학적 자세-옆면.

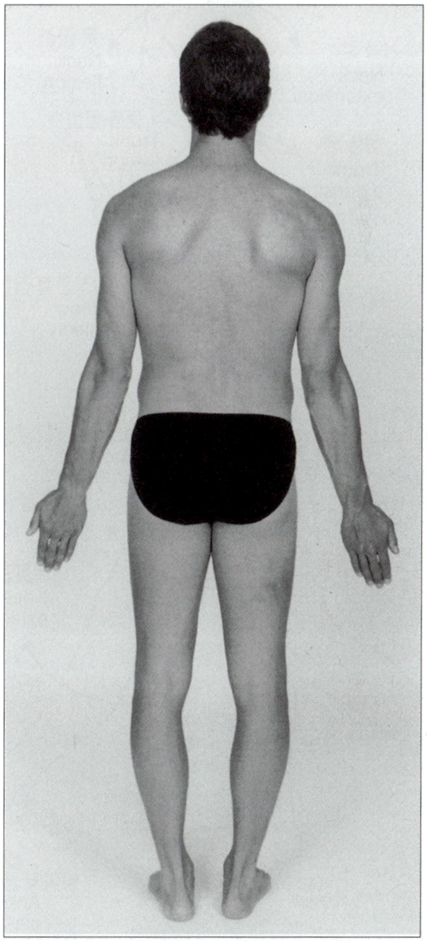

그림 1-16 해부학적 자세-뒷면.

표 1-2 인체의 면과 축

면	면 설명	돌림 축	축 설명	일반적 운동
이마면(관상면)	몸을 앞과 뒤로 절개	시상축	앞/뒤로 진행	위팔벌림, 위팔모음
시상면	몸을 좌 우로 절개	이마축(수평)	안쪽/가쪽 진행	굽힘/폄
가로면(수평면)	몸을 위 아래로 절개	세로축(수직)	위/아래 진행	안쪽 돌림/가쪽 돌림

손목벌림은 손목 *노뼈 치우침(요측편위, radial deviation)*이라고 언급된다. 발의 뒤집힘(외번, eversion)−발바닥이 바깥쪽으로 돌아가는 것; 순수한 벌림 운동은 아니다. 왜냐하면 앞발(forefoot)의 벌림과 엎침이 포함되기 때문이다.

모음 (내전, adduction) **:** 신체 중심선 혹은 신체 부위쪽으로 가깝게 움직이는 것. *특별고려사항:* 어깨뼈 모음은 어깨뼈의 *뒤당김(들임, retraction)*이라 불리며 어깨뼈의 척추가장자리가 척추에 가깝게 움직이는 것이다. 엄지의 모음−엄지가 벌림자세에서 해부학적 자세로 되돌아오는 운동이다. 손목 모음은 *손목 자뼈 치우침(자측편위, wrist ulnar deviation)*이라 불린다. 발의 안쪽 벌림(내번, inversion)−발바닥이 안쪽으로 돌아가는 것이다; 이것도 앞발의 모음과 뒤침(supination)이 포함되어 있기 때문에 순수한 모음 운동이 아니다.

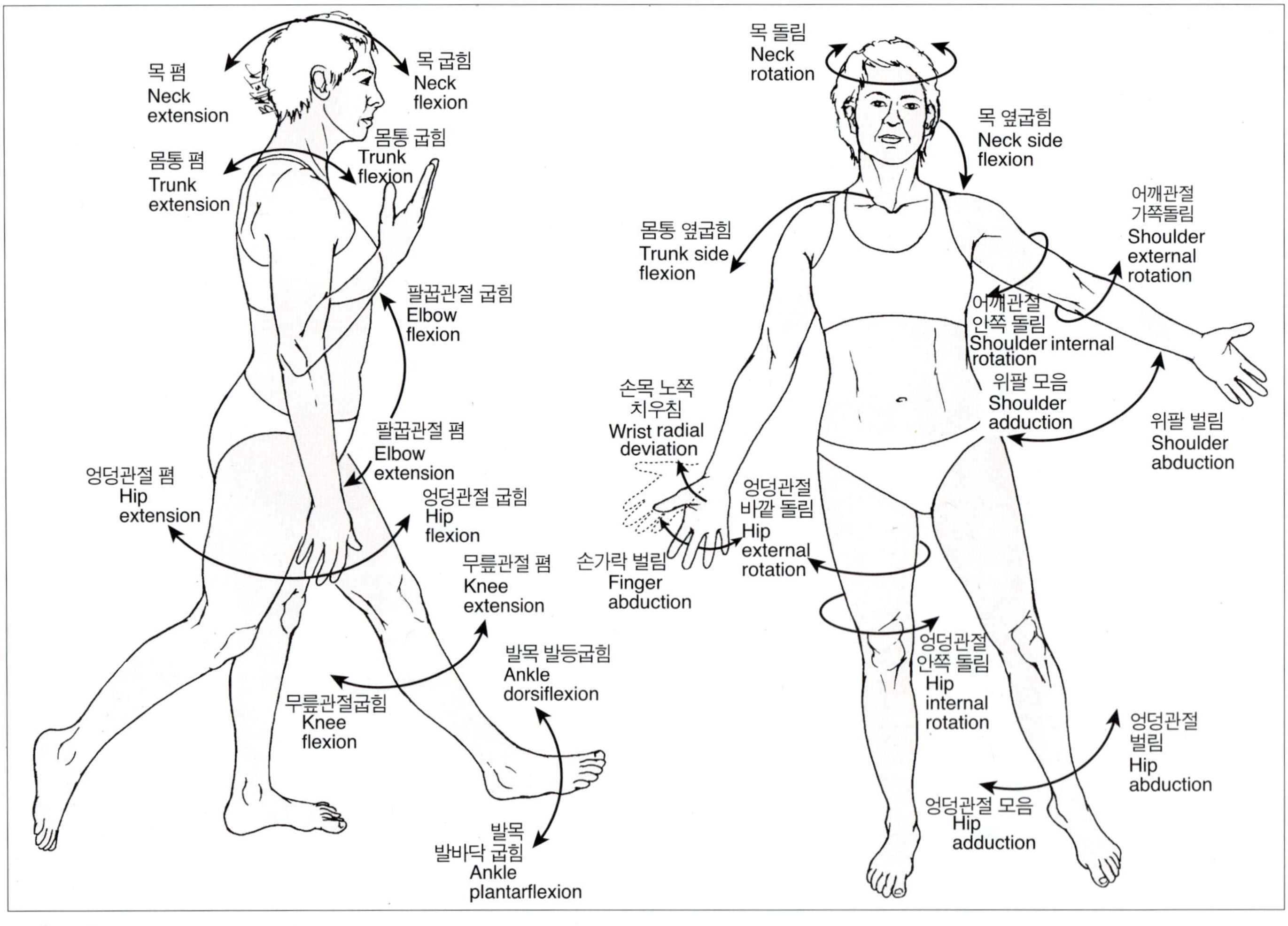

그림 1-17 뼈운동학적 운동 용어.

어깨 올림 (shoulder elevation) **:** 어깨 수준 즉, 90° 에서 머리와 나란히 수직자세(vertical position) 즉, 180° 까지 팔의 운동. 수직자세는 시상면(sagittal plane) 즉, *어깨 굽힘(shoulder flexion)*과 이마면(frontal plane) 즉, *어깨 벌림(shoulder abduction)* 모두를 통하여 팔의 운동을 통해 도착될 것이다. 이때의 운동은 각각 *굽힘을 통한 어깨 올림 혹은 벌림을 통한 어깨 올림*이라 한다. 임상에서는 단순하게 *어깨 굽힘*과 *어깨 벌림*이라 불린다.

어깨뼈 면은 이마면에서 앞으로 30~45° 에 놓여 있다.[9] 이것은 어깨올림의 대각선 운동(diagonal movement)에 대한 관련면이다. *Scaption*[10]은 이 중심면 올림(midplane elevation)에 주어진 용어이다(그림 1-18)

돌림 운동들 (Rotation movements)

일반적으로 이 운동들은 세로축 혹은 수직축(longitudinal or vertical axis) 에서 발생한다.

안쪽 돌림 (내회전, internal, medial, inward rotation) : 신체의 중심선쪽으로 앞면이 도는 것이다(그림 1-17). *특별 고려사항* : 아래팔(forearm) 안쪽 돌림은 *엎침(회내, pronation)*으로 불린다.

가쪽 돌림 (외회전, external, lateral, outward rotation) **:** 신체 중심선에서 멀리 앞면이 도는 것(그림 1-17). *특별 고려사항:* 아래팔 바깥 돌림은 *뒤침(회외, supination)*이라 불린다.

목 혹은 몸통 돌림 (목회전, 체간회전, neck or trunk rotation) **:** 오른쪽 혹은 왼쪽으로 수직축을 기준으로 도는 것(그림 1-17).

어깨뼈 돌림 (견갑골 회전, scapula rotation) **:** 어깨뼈 아래각 혹은 어깨뼈 관절오목(관절와, glenoid cavity)의 운동 방향으로 설명된다(그림 1-19).

어깨뼈 안쪽 돌림 [견갑골 내측회전, medial(downward)rotation)]–어깨뼈 아래각의 중심선(midline) 쪽으로의 운동과 어깨뼈 관절오목의 아래방향(caudal or downward direction)으로의 운동.
어깨뼈의 바깥쪽 돌림 [견갑골 외측회전, lateral (upward)rotation)]–어깨뼈 아래각이 중심선에서 멀리 움직이는 것과 관절오목이 위방향(cranial or upward direction)으로 움직이는 것.

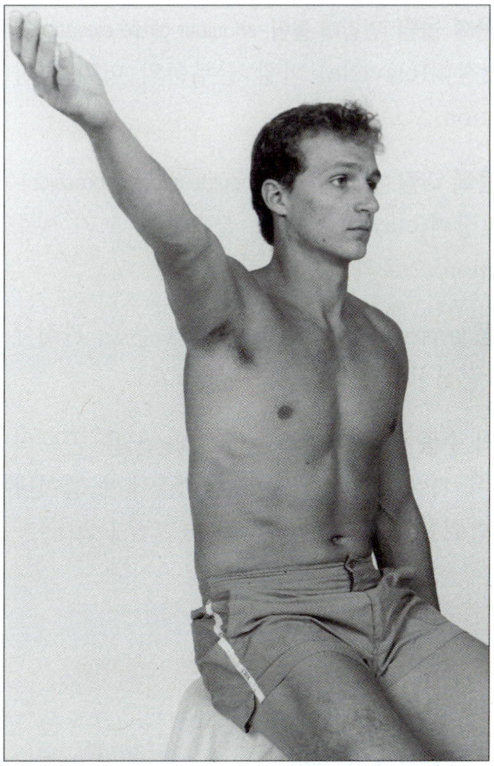

그림 1-18 어깨 올림: 어깨뼈 면.

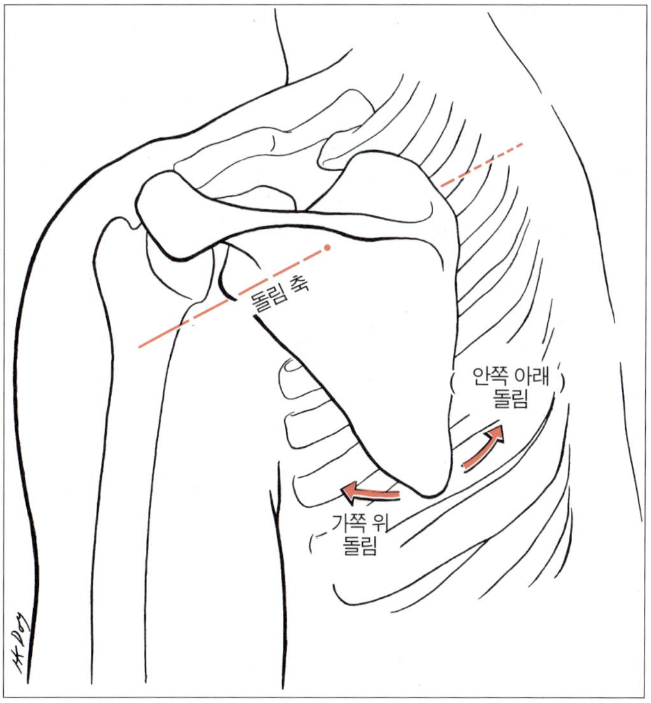

그림 1-19 어깨뼈 돌림.

휘돌림 (회선, circumduction) : 굽힘, 폄, 벌림과 모음 운동이 결합된 것.

엄지와 새끼손가락의 맞섬 (대립운동, opposition) : 엄지의 끝과 새끼손가락의 끝부분이 같이 만나는 동작.

엄지와 새끼손가락의 재배치 (reposition) : 엄지와 새끼손가락이 맞섬자세에서 해부학적 자세로 되돌아가는 것.

가로벌림 [수평외전, horizontal abduction(extension)] : 어깨관절과 엉덩관절에서 일어난다. 어깨관절이나 엉덩관절에서 팔과 다리 각각을 벌림이나 굽힘 90°에 놓고, 신체 중심선에서 먼 방향으로 움직이거나 뒷방향(후방)으로 움직이는 것.

가로모음 [수평내전, horizontal adduction(flexion)] : 어깨관절과 엉덩관절에서 발생한다. 어깨관절이나 엉덩관절에서 팔과 다리를 각각 벌림이나 굽힘 90°에 놓고, 신체 중심선쪽으로 가깝게 움직이거나 앞쪽 방향으로 움직이는 것.

기울임 (tilt) : 어깨뼈(견갑골, scapula) 혹은 골반(pelvis)의 운동을 설명한다.

어깨뼈 앞쪽 기울임(견갑골 전방경사, anterior tilt of the scapula)–부리돌기(오훼돌기, coracoid process)가 앞쪽과 꼬리방향(caudal direction)으로 움직이는 반면, 아래각은 뒤쪽과 머리방향(cranial direction) 으로 움직이는 것이다[11(p. 303)].

어깨뼈 뒤쪽 기울임 (견갑골 후방경사, posterior tilt of the scapula)–어깨뼈의 부리돌기가 뒤쪽과 머리방향(cranial direction)으로 움직이는 반면, 아래각은 앞쪽과 꼬리방향(caudal direction) 으로 움직이는 것이다.

골반 앞쪽 기울임(골반 전방경사, anterior pelvic tilt)–골반의 위앞엉덩뼈가시(상전장골극, anterior superior iliac spin)이 앞쪽과 꼬리방향(caudal direction) 으로 움직이는 것.

골반 뒤쪽 기울임(골반 후방경사, posterior pelvic tilt)–골반의 위앞엉덩뼈가시(상전장골극, anterior superior iliac spin)이 뒤쪽과 머리방향(cranial direction)으로 움직이는 것.

골반 바깥 기울임(골반 외측경사, lateral pelvic tilt)–이마면에서 같은쪽 엉덩뼈능선(장골능선, iliac crest)이 머리방향(골반올림, elevation or hiking of the pelvis)이나 꼬리방향(골반내림, pelvic drop)으로 움직이는 것.

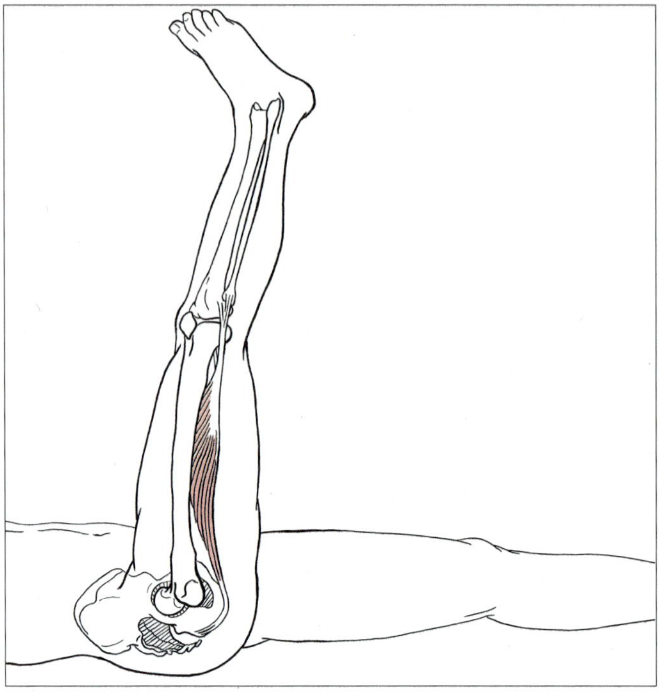

그림 1-20 넙다리뒤근의 수동적 결핍(불충분). 엉덩관절 굽힘 관절가동범위는 무릎관절이 폄 상태일 때 넙다리뒤근에 의해 제한된다.

팔이음뼈 올림 (견갑대 올림, shoulder girdle elevation) : 어깨뼈와 빗장뼈(clavicle) 바깥 끝부분의 머리 방향(cranial direction)으로의 운동.

팔이음뼈 내림 (견갑대 내림, shouldergirdle depression) : 어깨뼈와 빗장뼈(clavicle) 바깥 끝부분의 꼬리 방향(caudal direction)으로의 운동.

과운동 (hypermobility) : 과다한 양의 운동; 관절에서 기대되는 정상 ROM 보다 큰 관절 ROM.

근육의 수동 불충분 (passive insufficiency)은 근육의 길이가 근육이 가로지르는 관절이나 관절에서 일어나는 전체 가동범위를 방해할 때 발생한다(그림 1-20)[12].

운동 설명: 관절운동역학 (Movement Description : Arthrokinematics)

뼈의 관절면 사이, 관절에서 일어나는 운동을 연구하는 것을 "*관절운동역학(arthrokinematics)*"이라 한다[4]. 관절

운동역학적 움직임은 능동적이고 수동적인 관절 ROM을 평가할 때 관절면 모양을 알고 뼈운동 방향을 관찰함으로써 간접적으로 관찰되고 측정될 수 있다.

관절들은 관절의 일반적인 형태에 따라 분류된다(표 1-1). 관절 분류에 관계없이, 윤활관절(synovial joints)의 모든 관절면 형태는 정도에 따라 다양하지만 오목(concave)하거나 볼록(convex)하다[4]. 엉덩관절의 경우, 모든 방향에서 모든 관절면은 오목하거나 볼록하다(그림 1-4)[즉, 절구(acetabulum)는 오목하고 넙다리뼈 머리는 볼록하다], 혹은 안장관절(sellar)[즉, 안장모양(saddles-haped)]. 안장모양의 표면은 오목면에 직각으로 볼록함(convexity)을 가진다. 첫번째 손목손허리뼈관절(손목중수골관절, first carpometacarpal joint)의 경우처럼(즉, 첫번째 손허리뼈(metacarpal)의 바닥부와 큰마름뼈(대능형골, trapezium)의 먼쪽에 의해 형성됨)(그림 1-8). 모든 관절에서, 오목관절면은 볼록면과 대응해서 짝지어진다.

관절에서 운동이 발생할 때, 관절운동의 두 가지 형태–미끄러짐[glide(즉, slide)]과 돌림(roll)–이 일어난다. 미끄러짐과 돌림은 정상 ROM을 일으키기 위해 다양한 비율로 동시에 발생한다. *미끄러짐(glide)*은 한 관절면 한 지점이 다른 관절면 새로운 지점들과 접촉할 때 일어나는 것으로 병진운동(translatory motion)이다. 관절에서의 미끄러짐은 얼음판에서 브레이크를 밟았을 때 차 타이어가 미끄러지는 것과 유사하다. *돌림(roll)*은 한 관절면 새로운 지점들이 다른 관절면 위 등거리 새로운 지점들과 만날 때 발생한다. 돌림은 지면에서 차 타이어가 도는 것과 유사하다.

Kaltenborn[13]에 의하면, 관절의 감소된 움직임은 감소된 미끄러짐과 돌림운동 때문이라고 한다. 감소된 관절미끄러짐으로 인한 관절 ROM 감소의 경우, 정상 ROM을 회복하기 위한 적절한 치료계획은 제한된 관절운동과 관련된 관절미끄러짐 정상 방향에 대한 치료사의 지식에 달려 있다.

치료사는 특정 운동에 대한 관절의 미끄러짐 정상 방향을 아래 사항에 따라 결정한다:

1. 움직이는 관절면 형태에 대한 지식(각 장의 시작에서 설명된다).
2. 수동적 관절범위(PROM) 평가 동안 뼈의 운동 방향 관찰
3. 오목–볼록 법칙(concave-convex rule) 의 적용
   오목–볼록 법칙은[13]
   a. 볼록 관절면이 고정된 오목면에서 움직일 때, 볼록 관절면은 뼈몸통(골간, shaft)의 운동에 반대방향으로 미끄러진다(그림 1-21A).
      예: 위팔어깨관절(견관절, glenohumeral joint) 벌림 ROM 동안, 위팔뼈(상완골, humerus) 몸통은 위쪽 방향으로 움직이고 볼록 위팔뼈 관절면은 어깨뼈 관절오목(glenoid fossa)의 고정된 오목면에 대해 아래방향으로 움직인다. 볼록위팔머리의 제한된 아래로의 미끄러짐은 위팔뼈오목관절 벌림 ROM 감소를 일으킬 것이다.
   b. 오목관절면이 고정된 볼록면에서 움직일 때, 오목관절면은 뼈몸통과 같은 방향으로 미끄러진다(그림 1-21B).
      예: 무릎 폄 ROM 동안, 정강이뼈 몸통은 앞쪽 방향으로 움직이고 오목한 정강이뼈관절면(tibia articular surface)은 고정된 볼록 넙다리관절면(femoral articular surface)에서 앞쪽 방향으로 움직인다. 오목 정강이뼈 관절면의 제한된 앞쪽 미끄러짐은 감소된 무릎 폄 ROM을 일으킨다.

관절운동학(arthrokinematics), 특히 팔다리관절에서 정상 ROM을 위해 뼈운동에 동반된 미끄러짐은 다음 장에서 설명된다. 정상적인 관절 미끄러짐은 팔다리관절의 ROM을 평가하고 측정할 때, 관절운동학(arthrokinematics 즉, 관절면 사이의 움직임)과 뼈운동학(osteoki-nematic 즉, 뼈운동) 결과의 통합을 촉진하기 위해 처음 소개되었다. 관절 미끄러짐을 회복하고 평가하는 데 이용되는 방법은 이 책의 범위에서는 다루어져 있지 않다.

스핀[회전, 자전(spin)][4], 관절면 사이에서 일어나는 운동의 3번째 형태로 축을 중심으로 일어나는 돌림운동이다. 정상관절 ROM동안, 스핀은 돌림(roll)과 미끄러짐(glide)을 동시에 혹은 한 가지와 결합하여 일어난다. 스핀은 어깨관절(shoulder joint)(그림 1-22A)과 엉덩관절(hip joints)에서 굽힘과 폄을 하는 동안과 위팔노관절(상완요골관절, humeroradial joint)(그림 1-22B)에서 엎침(회내, pronation)과 뒤침(회외, supination)을 하는 동안 단독으로 발생한다. 스핀은 무릎관절 굽힘과 폄동안 돌림과 미끄러짐과 결합하여 발생한다.

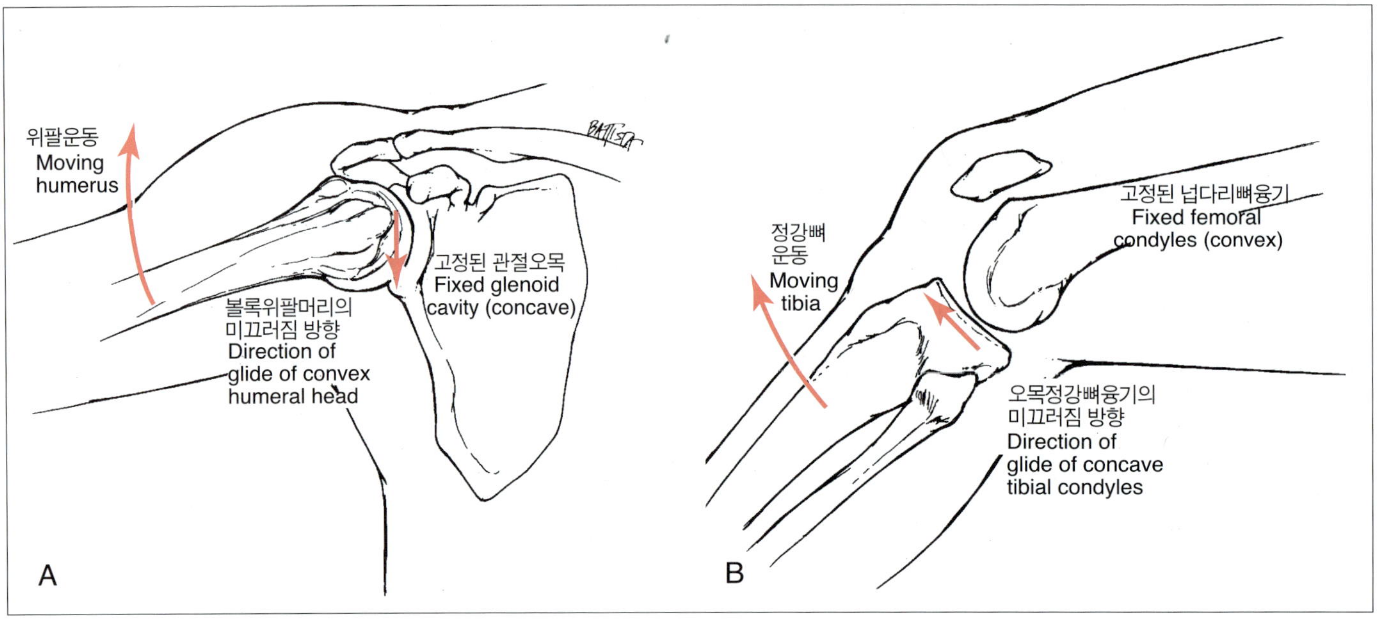

그림 1-21 관절운동학적 운동: 볼록-오목 법칙. A. 볼록관절면은 고정된 오목면 위에서 미끄러진다. B. 오목관절면은 고정된 볼록면 위에서 미끄러진다.

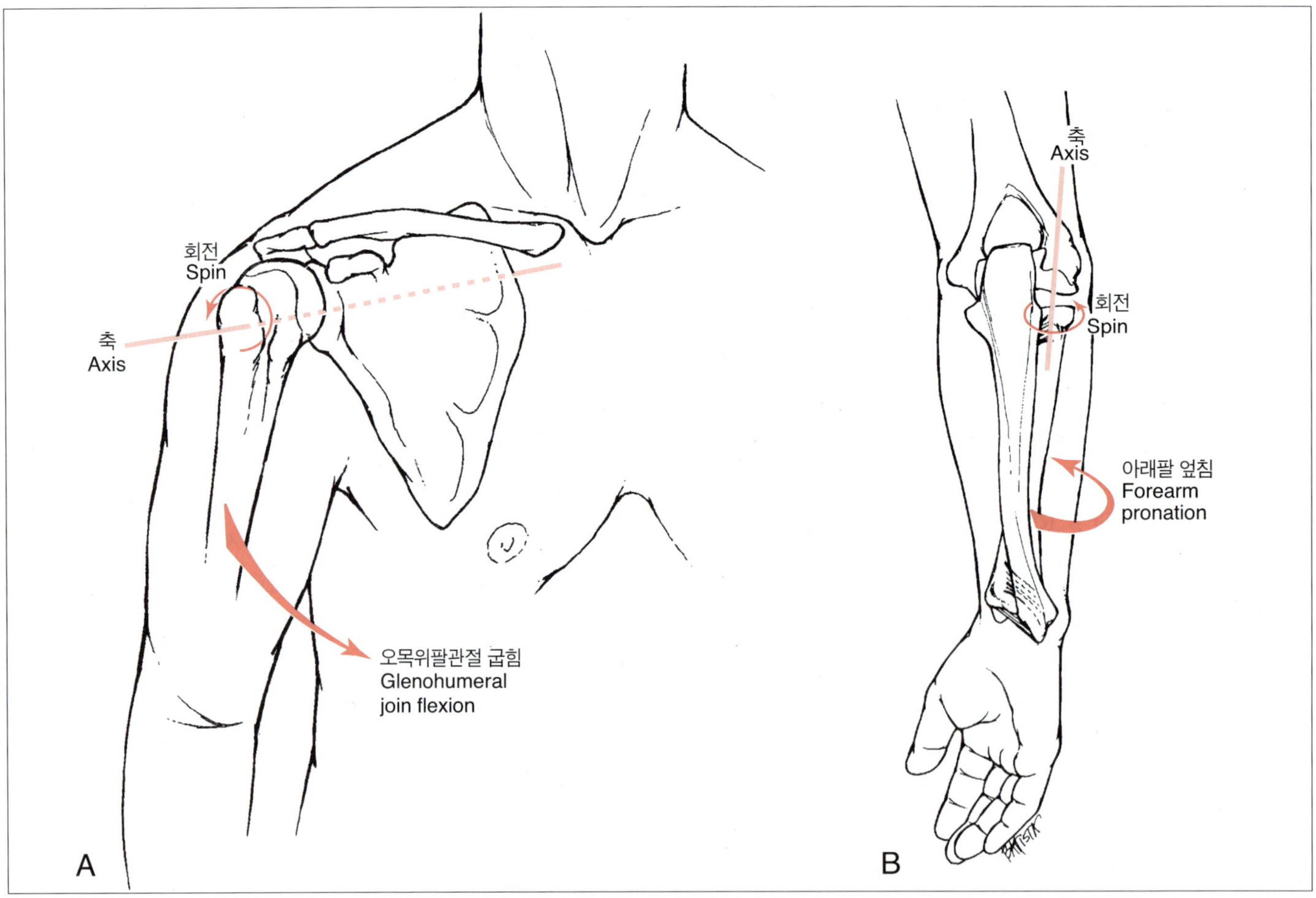

그림 1-22 관절운동학적 운동: A. 어깨 굽힘 혹은 어깨 폄 상태일 때 오목위팔 관절에서의 회전. B. 아래팔 엎침과 뒤침 상태일 때 위팔노관절에서의 회전.

관절가동범위 평가와 측정 (ASSESSMENT AND MEASUREMENT OF JOINT RANGE OF MOTION)

금기증과 주의점

(Contraindications and Precautions)

AROM과 PROM 평가 과정에서 금기증이 존재한다면 평가하거나 측정하지 말아야 한다. 특별한 경우에, 평가방법은 안전하게 사용되기 위해 수정된 방법으로 수행되어져야만 한다

AROM과 PROM 평가방법들은 근수축(예, AROM경우)이나 부위의 움직임이(예, AROM이나 PROM 모두의 경우) 회복과정을 방해하거나 상태의 악화, 손상을 일으킬 수 있다면 금기가 된다. 아래 사항은 몇 가지의 예이다:

1. 어떤 부위의 움직임이 수술 후 직접적으로 회복을 방해하거나 손상, 위험의 원인이 되는 경우.
2. 치료사가 아탈구(subluxation)나 탈구(dislocation) 혹은 골절(fracture)이 의심되는 경우.
3. 화골성 골염(myositis ossificans)이나 이소골화(ectopic ossification)가 예상되거나 존재하는 경우, AROM 과 PROM은 주의없이 먼저 시도되지 않을 것이다. 환자는 이 상태의 전문지식을 가진 전문가에 의해 측정된다[14].

AROM이나 PROM에 금기증이 없다는 것을 확인한 후, 특정 부위를 움직이는 것이 상태를 악화시킨다면 AROM과 PROM을 평가할 때 치료사는 특별한 주위를 해야 한다. 다음은 몇 가지의 예이다:

1. 통증 상태.
2. 관절이나 관절주위에 염증진행이 있는 경우.
3. 통증이나 근이완제(muscle relaxants)를 복용하고 있는 경우, 왜냐하면 환자는 적절한 반응을 할 수 없고 움직임이 너무 과도하게 수행될 수 있기 때문이다.
4. 확실한 골다공증(osteoporosis), 혹은 뼈 취약성(bone fragility)이 존재하는 경우, PROM은 특별한 주의를 하거나 혹은 전혀 수행하지 않는다.
5. 과운동성관절(hypermobile joint)을 평가하는 경우.
6. 혈우병(hemophilia) 환자의 경우.
7. 혈종(hematoma) 부위가 있는 경우, 특히 팔꿈치, 엉덩관절 혹은 무릎 등.
8. 뼈강직(bony ankylosis)이 예상되는 관절을 평가하는 경우.
9. 연부조직[예, 힘줄(tendon), 근육(muscle), 인대(ligament)] 파열 손상 이후.
10. 최근에 회복된 골절영역인 경우.
11. 지연된 고정(immobilization) 이후.

AROM이나 PROM에 금기증이 없다는 것을 확인한 후, 치료사는 AROM을 측정할 때 격렬하고 과도한 움직임이 환자의 상태를 악화시키거나 가중시킬 수 있는지 특별한 주의를 해야 한다. 다음은 몇 가지 예이다:

1. 신경외과술(neurosurgery)[15]이나 복부(abdomen), 추간판(intervertebral disc) 또는 눈(eye)[16] 수술 이후; 추간판 병리환자나 배벽(abdominal wall) 탈장(herniation) 환자; 심혈관 문제(cardiovascular problems)의 병력이나 위험이 있는 환자[예를 들어, 동맥류(aneurysm), 고정속도 박동조율기(fixed-rate pacemaker), 부정맥(arrhythmias), 혈전정맥염(thrombophlebitis), 최근의 색전(embolus), 현저한 비만(marked obesity), 고혈압(hypertension), 심폐질환(cardiopulmonary disease), 협심증(angina pectoris), 심근경색(myocardial infarctions), 그리고 뇌혈관 장애(cerebrovascular disorders)]. 근력검사 절차 동안 *발살바 조작(valsalva maneuver)*을 피하는 방법을 환자들에게 가르친다.

   Kisner 와 Colby[15]는 발살바 조작에서 일어나는 절차를 설명하였다. 이는 과도하게 힘을 주고 있는 동안 닫힌 성문(closed glottis)에 대항하여 숨을 내쉬는 노력(expiratory effort)으로 구성된다. 복부근육 수축은 복강내(intra-abdominal)와 흉곽내(intrathoracic) 압력을 증가시키고 혈액은 심장에서 힘차게 분출된다. 이것은 동맥혈압(arterial blood pressure)에 일시적이고 갑작스런 상승을 일으킨다. 복부근육 수축은 또한 배벽에 위험한 압력을 가할 것이다.

   발살바 조작을 피하기 위해서, AROM을 평가하는 동안 호흡을 멈추지 말라고 가르쳐라. 이것은 매우 어려운 일이므로, 검사 동안 숨을 내쉬거나[17] 말을 하도록 교육한다[15].
2. 피로(fatigue)가 환자의 상태를 악화시키거나 해롭게 할 수 있으므로[예를 들어, 극도의 쇠약(extreme debility)], 영양실조(malnutrition), 악성종양(malignancy), 만성폐쇄성폐질환(chronic obstructive pulmonary disease),

심혈관질환(cardiovascular disease), 다발성경화증(multiple sclerosis), 회색질척수염(소아마비, poliomyelitis), 회색질척수염 후 증후군(postpolio-myelitis syndrome), 중증근육무력증(myasthenia gravis), 하위운동신경질환(lower motor neuron disease), 그리고 간헐적 파행(intermittent claudication), 너무 힘든 검사는 실행하지 말아야 한다. 피로 징후에는 피로(tired-ness) 관찰이나 호소, 통증(pain), 근경련(muscular spasm), 수축지연반응(slow response to contraction), 떨림(tremor), 그리고 감소된 AROM 수행능력 등이 포함된다.

3. 환자의 상태를 악화시킬 수 있는 과로(overwork)의 상황에서(예, 신경근질환 혹은 전신성, 대사성 또는염증성질환 환자), 피로(fatigue)와 탈진(exhaustion)을 막기 위한 주의가 필요하다. 과로[15]란 환자 상태를 기준으로 지나치게 활발한 활동이나 운동으로 이미 약해진 근육에 일시적 또는 영구적인 근력상실을 일으키는 현상이다[14].

AROM 평가 (Assessment of AROM)

AROM의 평가는 아래와 같은 환자 정보를 제공할 수 있다:

- 움직이려는 의지(willingness)
- 의식수준(level of consciousness)
- 지시에 따르는 능력
- 집중 시간(attention span)
- 협응력(coordination)
- 관절가동범위
- 통증을 유발하거나 증가시키는 움직임
- 근력(muscle strength)
- 기능적 활동 수행능력

AROM은 다음의 환자 요소 때문에 감소될 것이다:

- 움직이지 않으려는 의지
- 지시에 따르지 않는 무능력
- 제한된 관절 가동성(mobility)
- 근육 약화(muscle weakness)
- 통증(pain)

팔, 다리관절에서 가능한 AROM의 검사를 수행하기 위해, 동시에 여러 관절의 운동을 포함하는 활동을 수행하도록 환자에게 지시하라. 팔, 다리관절에 대한 AROM 검사는 아래 글에서 설명되고 논의된다.

예: 팔관절 AROM의 검사는 그림 1-23 A와 B에서 보여진다: 환자에게 등 뒤에서 각각의 손가락 끝이 맞닿도록 시도하라고 지시한다.

- 한 손을 등 아래로 뻗음에 따라 어깨뼈 벌림과 가쪽 돌림, 어깨 올림과 가쪽 돌림, 팔꿈치 굽힘, 아래팔 뒤침, 손목 노뼈치우침, 손가락 폄의 AROM을 관찰한다.
- 다른 손을 등 위로 올림에 따라, 어깨뼈 모음과 인쪽 돌림, 어깨 폄과 안쪽 돌림, 팔꿈치 굽힘, 아래팔 엎침, 손목 노뼈치우침, 그리고 손가락 폄의 AROM을 관찰한다.
- 팔꿈치 폄은 환자의 자세가 A에서 B로 움직임에 따라 관찰된다. 손목과 손가락 그리고 엄지 AROM 검사가 요구된다면, 환자에게 주먹을 쥐었다 펴고 이때 손가락은 가능한 한 쫙 펴라고 지시한다.

이런 검사 결과는 다음에 이어질 평가 절차에 대한 필요성을 안내하는 데 사용된다.

AROM의 좀 더 자세한 평가를 위해, 손상된 관절과 손상된 관절에서 가까운쪽과 먼쪽에 있는 관절들에서 정상적으로 발생하는 능동운동의 모든 수행을 환자에게 지시한다. 가능하다면, 양쪽으로 그리고 대칭적으로 각각의 능동운동을 수행하는 환자의 능력을 관찰한다(그림 1-24A). 양쪽 및 대칭적 움직임은 할 수 있다면 손상되지 않은 쪽과 AROM을 비교할 수 있다. 환자가 능동적으로 전체 범위를 움직일 때, 환자에게 운동의 정확성을 강조한다. 왜냐하면 다른 관절에서 일어나는 대체 운동(substitute motion)을 피하기 위해서이다. AROM은 기능적 활동을 수행하는 환자의 능력을 객관적으로 측정하기 위해 제공되는 일반 관절각도계(universal goniometer) 혹은 OB "Myrin" 관절각도계를 사용하여 측정할 수 있다.

전체범위 관절운동(full PROM)과 근육 약화의 존재에서, 움직이는 부분에 대한 중력 효과는 AROM에 영향을 미칠 것이다. 중력이 제거된 수평면(horizontal plane)에서 보다 수직면(vertical plane)에서 중력에 대항하여 움직일 때, AROM은 덜 일어나게 될 것이다. AROM 평가 결과를 해석하기 위해 환자의 자세와 운동에 대한 중력의 영향을 고려한다.

근육강도(muscle strength)를 평가할 때, 등급(grade)은 근육의 강도와 근육군에 따라 정해진다. 등급은 자발

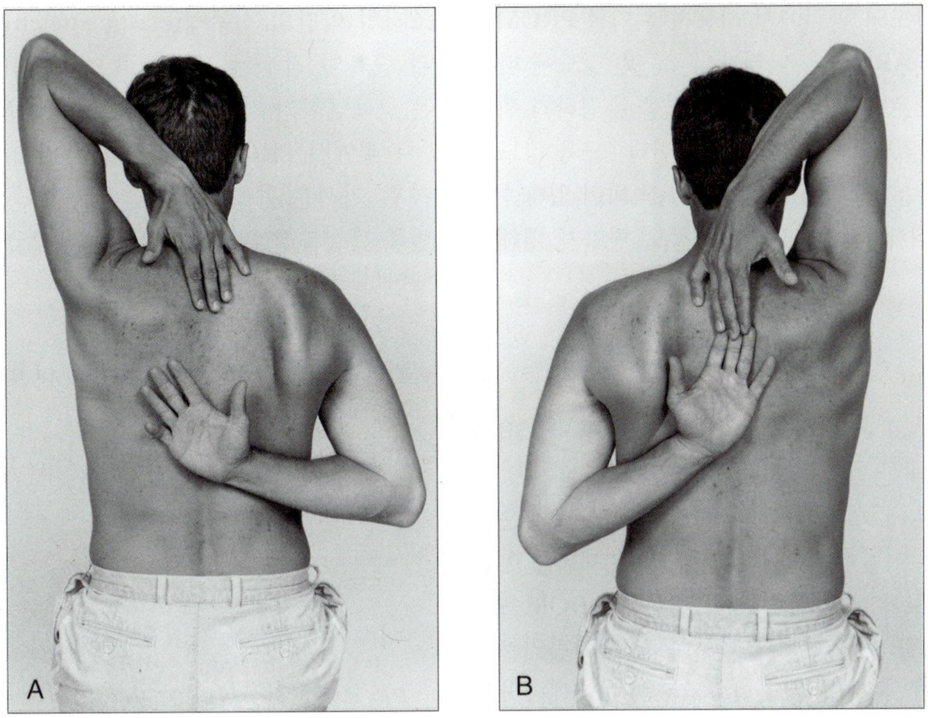

그림 1-23 A와 B. 끝자세 : 팔의 능동관절가동범위 사진.

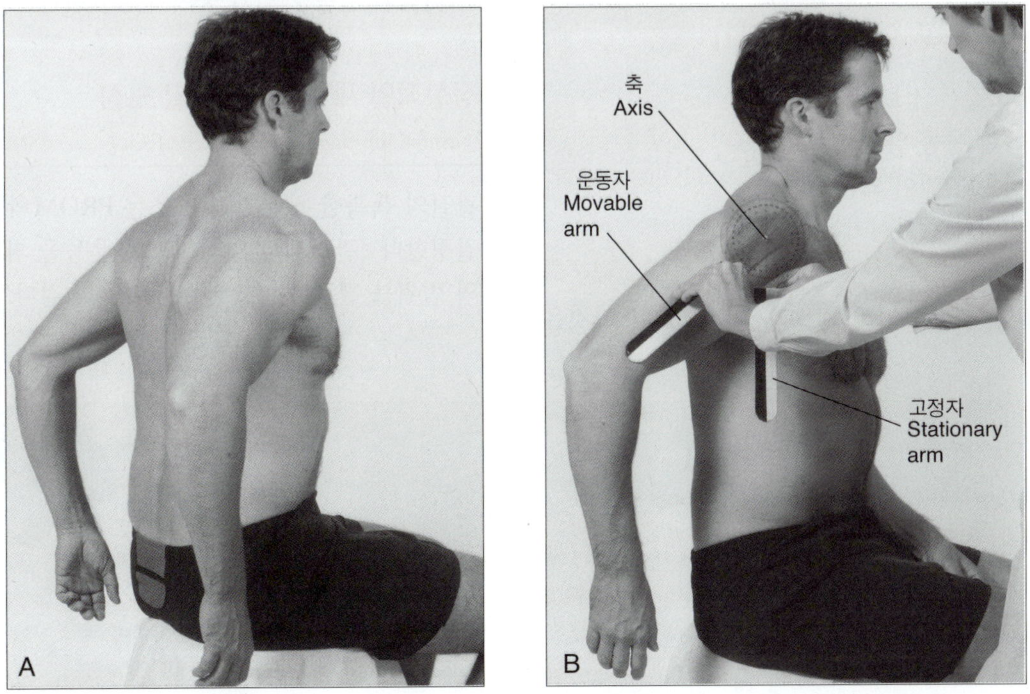

그림 1-24 예로 위팔오목관절 폄에 이용되는 능동관절가동범위 평가와 측정.
A. 능동관절가동범위 관찰과 평가. B. 능동관절가동범위를 측정하기 위해 일반 각도계와 같은 도구를 이용하라.

적인 근육 수축의 강도와 관절에서 허용하는 기존 PROM과 비교하여 가능한 AROM을 나타낸다. 근육 강도에 따라 정해진 근육 등급은 환자의 기능적 능력을 추정하기 위해 있는 AROM 의 일반적인 표시를 제공한다. 근육 강도 평가는 이 장의 뒷부분에 좀 더 자세하게 논의되어 있다.

AROM 평가는 뒤에 PROM과 근육 강도 평가가 행해진다.

AROM 측정 (Measurement of AROM)

일반 각도계(universal goniometer)(그림 1-24B)와 OB "Myrin" 각도계에 대한 측정 절차는 이 장의 뒷부분에 있는 "ROM 측정" 부분에 설명되어 있다. AROM 측정은 PROM 에 사용되는 이들에게 동일하거나 다른 자세를 이용할 것이다: 예를 들어, 기능적 자세와 활동은 AROM을 측정하기 위해 이용될 것이다, 환자가 능동적으로 범위를 움직일 때, 환자에게 운동의 정확성을 강조한다, 왜냐하면 다른 관절에서의 대체 운동 발생을 예방하기 위해서이다.

PROM 평가 (Assessment of PROM)

PROM은 아래와 같은 정보를 제공한다.

- 관절에서 가능한 운동 양
- 운동을 제한하는 원인이 되는 요소
- 통증을 일으키거나 증가시키는 운동

PROM은 일반적으로 AROM 보다 약간 크다. 이것은 조직의 약간의 신축성(elastic stretch)과 일부 경우 이완된 근육의 감소된 부피(bulk) 때문이다. 하지만, PROM은 근육약화의 경우에서도 또한 AROM보다 클 수 있다.

관절에서 PROM을 평가하기 위해서, 각 관절 운동의 경우, 가까운 관절분절을 안정화하고 전체 PROM을 통해 먼쪽 관절분절을 움직인다(그림 1-25). 그리고 다음을 수행한다.

- 시각적으로 PROM을 추정한다.
- PROM 동안 운동의 질(quality of the movement)을 결정한다.
- PROM을 제한하는 요인들과 관절 끝 느낌(end feel)을 규정한다.
- 통증의 존재를 기록한다.
- 운동의 관절주머니(capsular) 혹은 비관절주머니(non-capsular) 패턴을 결정한다.

PROM이 정상보다 크거나 적다면, 각도계를 이용하여 PROM을 기록하고 측정한다.

PROM을 평가할 때 관절운동 제한을 이해하기 위해서는 다음과 같은 개념과 용어가 중요하다.

정상적인 제한요소들과 끝 느낌 (Normal limiting factors and end feels)

관절의 독특한 해부학적 구조는 PROM의 방향과 크기를 결정한다. 관절에서 일반적으로 운동을 제한하고 PROM의 범위를 결정하는 요인들은 다음과 같다:

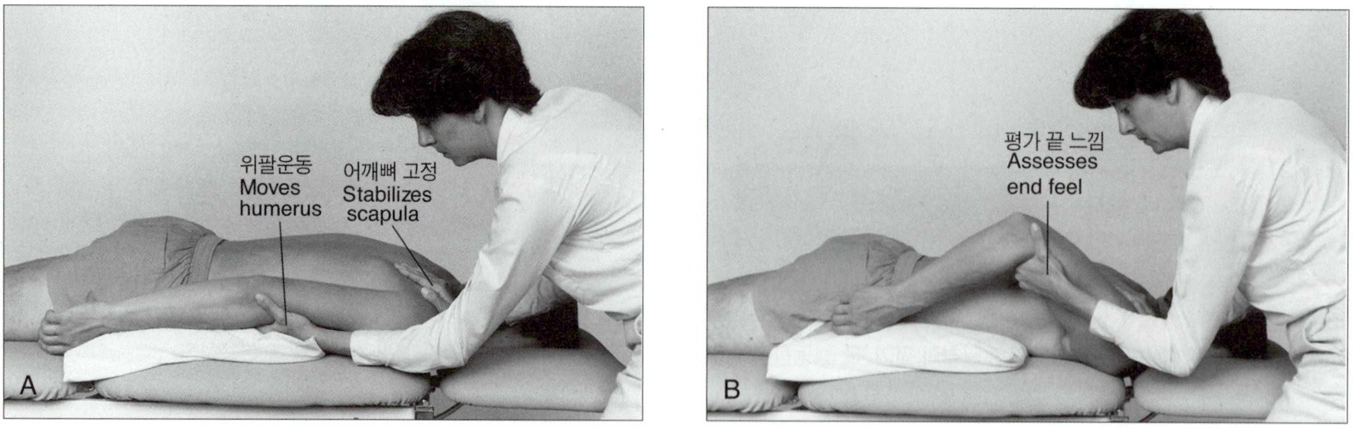

그림 1-25 예로 오목위팔 관절 폄에 적용되는 수동관절가동범위의 측정. A. 환자는 해부학적 자세에서 관절을 이완하며 편안하고 잘 지지되게 놓는다. 치료사는 맨손으로 몸쪽 관절분절(예, 어깨뼈)을 고정하고 먼쪽 관절분절(예,위팔뼈)을 움직인다. B. 먼쪽 관절분절은 수동관절가동범위 끝에서 움직이고 이때 가벼운 압력은 관절 끝 느낌을 위해 적용된다.

- 연부조직의 신장력 (예를 들어, 근육, 근막, 그리고 피부)
- 관절주머니나 인대들의 신장력
- 연부조직의 부착(apposition)
- 뼈에 접촉하는 뼈(bone contacting bone)

관절의 PROM을 평가할 때, 범위가 완전한지, 제한 있는지 혹은 과도한지를 관찰하고 느낌에 의해 구조가 운동을 제한하는지 결정한다. *끝 느낌(end feel)*은 PROM의 가장 끝 범위에서 치료사의 손에 전달된 느낌이다. 끝 느낌은 관절운동을 제한하는 연부조직에 따라 정해진다. 끝 느낌은 정상(physiological)이거나 비정상(pathological)일 것이다[19].

정상적인 끝 느낌은 관절에 전체 PROM이 가능하고 관절의 정상 해부학이 운동을 멈출 때 일어난다. 비정상적인 끝 느낌은 감소되거나 증가된 PROM이 있을 때 혹은 정상적인 PROM이 존재하더라도 정상적인 해부학적 구조와 다른 구조에 의해 운동이 멈추었을 때 발생한다. 정상적과 비정상적인 끝 느낌은 표 1-3과 1-4에서 제공한다. 관절 운동에 대한 끝 느낌은 부위의 해부학적 지식, 임상적 경험, 그리고 사용가능한 참고 문헌을 바탕으로 다음 장에 설명되어 있다. 비록 여러 다른 끝 느낌들이 특정관절운동을 위해 가능할지라도, 단 하나의 끝 느낌이 있을 것이다. 여러 다른 끝 느낌이 관절에서 가능하다면, 이것은 각각의 가능한 끝 느낌 사이에 "/"를 사용하여 표시한다. 예를 들어, 팔꿈치 굽힘의 끝 느낌은 부드러움(soft)/단단함(firm)/딱딱함(hard)(예, soft, firm or hard)일 것이다.

끝 느낌을 평가하는 방법 (Method to assess end feel)

운동은 평가되고 있는 관절에 독립(isolated)되어 있다(그림 1-25A). 환자가 이완된 상태에서 가까운쪽 관절분절을 고정하고 검사 운동에 대한 PROM의 끝까지 먼쪽 관절분절을 움직인다(그림 1-25B). PROM의 끝 범위에서 부드럽게 과도 압박을 제공한다. 그리고 이때 끝 느낌을 기록한다.

관절 PROM을 평가할 때, 끝 느낌뿐만 아니라, 시각적으로 관절에서의 각각의 운동에 대한 PROM을 평가할 수 있고 통증의 유무를 판단할 수 있어야 한다.

관절주머니와 비관절주머니 패턴 (Capsular and noncapsular patterns)

PROM이 감소되었다면 *관절운동 제한 패턴*을 평가한다. 관절주머니와 비관절주머니 패턴에 대한 설명은 시리악스(Cyriax)의 연구에서 찾을 수 있다[18].

관절주머니 패턴 (capsular pattern)

관절주머니나 관절 전체 반응에 손상이 있다면, PROM에서 특징적인 패턴이 발생할 것이다: 관절주머니 패턴. 단지 근육들에 의해 조절되는 관절들은 관절주머니 패턴을 나타낸다. 관절영역에서 고통스런 자극이 무의식적인 근연축(involuntary muscle spasm)을 일으킬 때, 관절주머니 비율에 따라 관절에 운동 제한을 일으킨다. 각각의 관절주머니는 선택된 방법에서 신장을 방해한다; 따라서, 관절주머니의 어떤 일정한 면이 다른 면보다 수축된다.

표 1-3 정상적인(생리학적) 끝 느낌[18-20]

끝 느낌 일반 용어 (전문 용어)	설명
딱딱함 (뼈가 부딪침)	뼈와 뼈가 닿는 느낌과 함께 움직임이 멈추는데, 통증은 없고 단단한 느낌. 예를 들어, 수동적으로 팔꿈치 관절을 펼 때, 팔꿈치 머리와 팔꿈치 오목이 맞닿는 느낌이다.
부드러움 (연부조직 겹침)	두 개의 몸체가 가까워져서 조직을 부드럽게 압박하는 느낌. 예를 들어, 무릎관절을 수동적으로 구부렸을 때, 종아리와 넓적다리의 뒷면이 가까워져 맞닿는 느낌이다.
팽팽함 (연부조직 신장)	팽팽함 또는 스프링이 늘어나는 느낌은 근육이 신장되었을 때 느낌. 예를 들어, 수동적으로 무릎관절을 편 채로 발목관절을 발등굽힘했을 때 장딴지근의 긴장때문에 멈추게 될 때의 느낌이다.
(관절주머니 신장)	관절주머니나 인대가 신장되었을 때, 단단하게 잡아당기는 느낌. 이 느낌은 가죽의 일부분이 신장되는 것과 유사하다. 예를 들어, 수동적으로 어깨관절을 바깥 돌림하는 느낌이다.

표 1-4 비정상적(병리학적) 끝 느낌[18-20]

끝 느낌	설명
딱딱함	거친 관절 표면을 지날 때, 뼈와 뼈가 닿거나 또는 마찰되는 느낌과 함께 갑작스럽게 움직임이 멈춘다. 예를 들어, 유리체나 퇴행성 관절질환, 탈구 또는 골절 등을 가지고 있는 관절에서 볼 수 있다.
부드러움	늪 같은 느낌은 활액염이나 연부조직 부종을 가리킨다.
단단함	스프링이 늘어나는 듯한 느낌 또는 단단하게 잡아당기는 느낌은 근육이나 관절 또는 인대의 단축을 가리킨다.
스프링 블록	탄력차단. 튕김 느낌은 무릎의 반월판 찢김과 같은 내적 문제를 가리킨다.
텅빈 느낌	수동적인 관절가동운동범위 중에 통증으로 인해 환자가 멈추어 달라고 요구했을 때, 아무런 느낌이 없다면 관절외 종양, 신생물, 급성 점액주머니염, 관절 염증 또는 골절 등의 병리학적 소견을 가리킨다.
경련	갑작스럽게 움직임이 멈추고 경련이 있는 경우 때때로 통증을 동반한다. 이는 급성 또는 아급성 관절염 또는 골절을 가리킨다. 통증이 없지만 경련이 있다면, 중추신경계 문제로 인한 근 긴장도 증가를 가리키는 것일 수 있다.

관절주머니 패턴은 각 관절의 특징인 관절운동의 비례제한으로서 명백하게 보여준다. 예를 들어, 어깨 관절의 관절주머니 패턴은 엉덩관절의 관절주머니 패턴과 다르다. 각 관절에서 나타나는 관절주머니 패턴은 각 개개인에서 비슷하다. 관절안정성을 주로 인대에 의지하고 있는 관절은 관절주머니 패턴을 나타내지 않는다. 그리고 관절이 운동의 끝부분에서 긴장된다면 관절염이나 심한 총관절반응(total joint reaction)의 경우 통증이 야기된다. 각 장에서 각 관절에 대한 관절주머니 패턴은 제한 운동을 제시한다(가장 많은 제한에서 적은 제한까지). 하지만 관절주머니 패턴을 나타내는 연구[21-23]는 이전 생각만큼 확실하다는 정보를 받아들이지 않는다.

비관절주머니 패턴 (noncapsular pattern)

비관절주머니 패턴은 관절에 운동 제한이 있을 때 존재한다. 그러나 관절주머니 패턴에서의 제한은 아니다. 비관절주머니 패턴은 총관절반응(total joint reaction)의 결손을 보인다.

인대성 염좌(ligamentous sprains)나 유착(adhensions)은 관절이나 관절주머니의 일정한 영역에 영향을 미친다. 운동은 제한되고 영향을 받는 인대가 늘어나는 방향에서 움직일 때 통증도 발생한다. 관절에서의 다른 운동들은 일반적으로 완전하고 통증에서 자유롭다.

관절내장증(internal derangement)은 연골이나 뼈의 떨어진 조각(loose fragments)이 관절내에 존재할 때 발생한다. 관절면 사이에서 떨어진 조각이 충돌할 때, 운동은 갑자기 잠기고 국소적인 통증이 일어날 것이다. 다른 모든 관절 운동은 완전하고 통증에서 자유롭다. 관절내장증은 무릎, 턱, 그리고 팔꿈치와 같은 관절에서 발생한다.

관절외 병변(extra-articular lesion)들은 근육유착, 근육염좌, 혈종, 그리고 낭종들과 같은 비관절 구조에 영향을 받으며, 한 방향에서 관절가동범위가 제한될 것이다. 반면에 다른 모든 방향에서 통증없고 완전한 PROM이 존재할 것이다.

관절가동범위 평가 (Measurement of ROM)

기구 (Instrumentation)

*각도계(goniometer)*는 관절각도를 평가하기 위해 이용되는 도구이다. ROM을 측정하기 위해 선택된 각도계(goniometer)는 평가에 요구되는 정확도, 임상가의 사용능력, 그리고 환자의 안락과 웰빙(well-being)에 달려있다. 방사선 사진(radiographs), 디지털 화상(digital images), 사진(photographs), 복사사진(photocopies), 그리고 전자각도계(electrogoniometer), 자력선속계(flexometer), 혹은 추선(plumb line)의 사용은 ROM의 객관적이고, 타당한 그리고 신뢰 있는 평가를 제공할 것이다. 그러나 임상에서 항상 실용적이거나 활용하는 것은 아니다. 임상연구를 할 때, 치료사는 관절 ROM의 좀 더 엄격한 측정을 제공할 대체 기구를 조사할 것이다

임상에서 일반 각도계(그림 1-26, 1-27)는 팔, 다리관절 ROM을 평가하기 위해 가장 많이 사용되는 각도계이다. 이 문서에, 일반 각도계는 팔, 다리와 척주관절 ROM

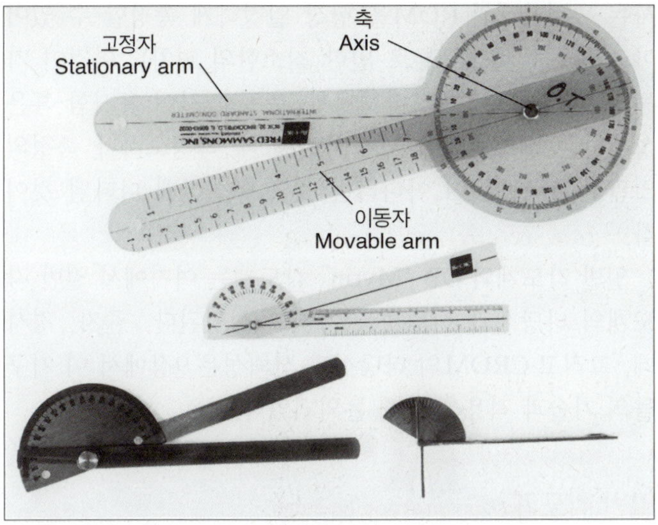

그림 1-26 일반 각도계는 180°와 360°의 크기가 다양하다.

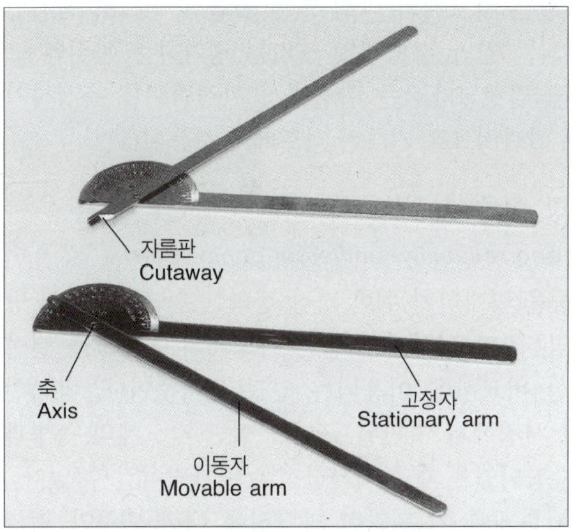

그림 1-27 180° 각도계로 된 일반 각도계.
위: 관절가동범위는 이동자의 잘린 부분 규모에서 읽을 수 없다.
아래: 눈금위 이동자의 잘린 부분에서 ROM을 읽을 수 있다.

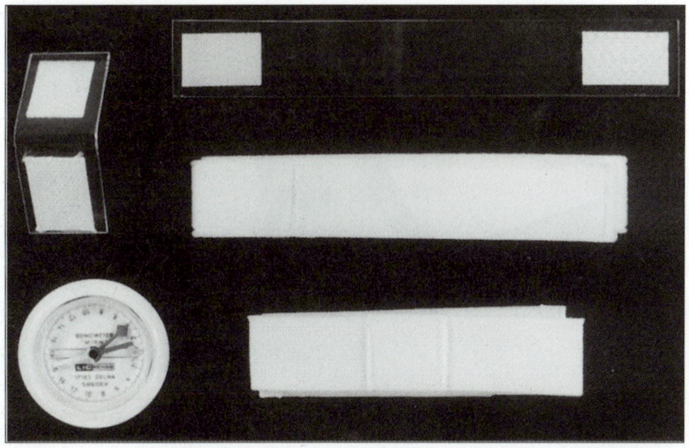

그림 1-28 측정하는 신체부위에 각도계를 부착하기 위해 이용되는 밸크로 스트랩과 플라스틱 폄 반창고를 포함한 OB 각도계. 나침판/경사계.

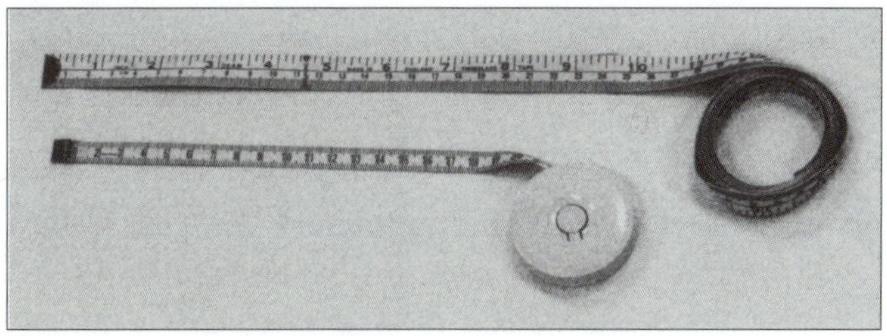

그림 1-29 관절가동범위를 측정하기 위해 이용되는 줄자.

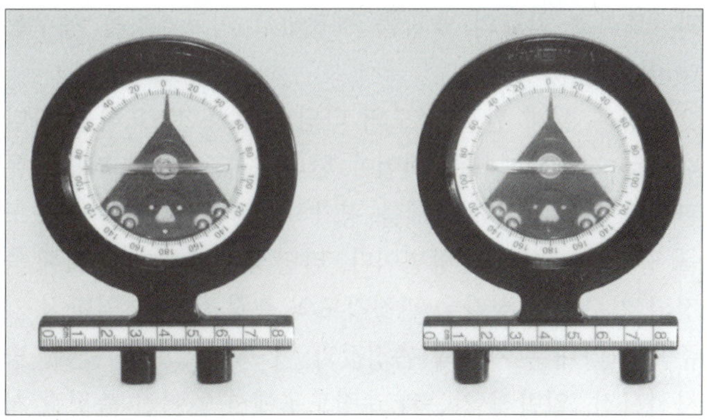

그림 1-30 신체면에 배치를 잘하기 위해 조정가능한 접촉지점을 가진 표준 경사계.

평가를 위해 설명되고 그림에 나타나 있다. OB "Myrin" 각도계[24]는(OB Rehab, Solna, Sweden)(그림 1-28), 비록 임상에서 덜 이용되더라도, 유용한 도구로 아래팔, 엉덩이, 무릎, 그리고 발목에 선택된 ROM 의 평가를 위해 그림으로 나타냈고 설명되었다.

일반 각도계, 줄자(그림 1-29), 표준 경사계(그림 1-30)와 경추 ROM 기구(CROM)[25](Performance Attainment Associates, Roseville, MN)(그림 1-31)들은 이 문서에 나타낸 것처럼 척추의 AROM을 평가하기 위해 이용된 도구이다. 턱관절의 AROM 평가는 자나 캘리퍼를 이용하여 실시한다. 척추와 턱관절 AROM을 평가하기 위해 이 기구들을 이용할 때 사용된 이 기구들과 평가 절차는 9장에서 삽화로 설명되었다.

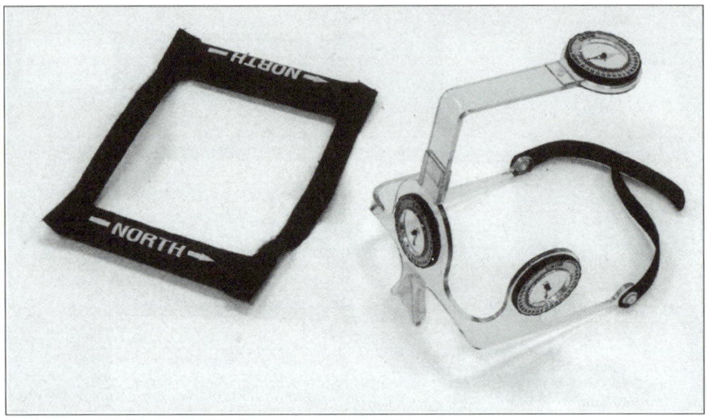

그림 1-31 목 관절가동범위 도구는 두 개의 중력 경사계로 구성된다. 마그네틱 컴파스 경사계와 마그테닉 요크 .

타당성과 신뢰성 (Validity and reliability)

타당성 (validity)

*타당성*이란 "추정된 측정을 위해 측정된 정도"를 말한다.[26(p. 171)] 타당성은 평가의 정확성을 나타낸다. 각도계(goniometer), 경사계(inclinometer) 또는 줄자(tape measure)들은 관절의 자세나 운동을 평가하고 센티미터로 간격이나 정도를 측정하기 위해 이용된다. 측정은 실제 관절각도의 확실한 표시가 될 수 있도록 행해진 결과이기 때문에 정확하여만 한다. 측정은 장애 정도, 환자의 경과, 그리고 치료의 효과를 결정하고 치료계획을 세우는데 이용된다.

측정은 실제 관절 각도의 타당한(유용한) 표시를 나타내므로 정확하게 측정되어야 한다. 기준-관련 타당성은 관절각도 혹은 관절자세를 평가하기 위한 기구의 정확도를 평가하는 하나의 방법이다. 타당성을 확립하기 위해 측정된 기구의 측정값은 관절각도의 측정을 위한 일반적 기준을 나타내는 기구의 측정값과 비교된다; 예를 들어, 방사선사진. 일반적 기준과 측정도구에서 얻어진 측정값 사이의 밀접한 관계가 발견된다면, 도구측정값은 타당하다.

신뢰성 (reliability)

신뢰성은 "동일한 치료사[검사자내 신뢰성(intraobserver reliability)] 또는 다른 치료사[검사자간 신뢰성(interobserver reliability)에 의해 반복된 동일한 측정을 사용한 기구 값을 산출하는 것이다.[27(p. 49)] 신뢰성은 측정의 일관성 혹은 반복성을 나타낸다.

치료사는 ROM을 측정하고 치료효과와 환자경과를 평가하기 위해 오랜시간동안 행해진 측정을 비교한다. 치료사는 관절자세와 ROM을 항상 일정하게 측정할 수 있어야 한다(즉, 측정오류로 인한 최소한의 편차). 이것이 가능하다면, ROM 측정비교에서, 측정값 사이 유사함 혹은 상이함은 실제변화가 발생하였을 때 측정오차나 측정의 일관성 부족때문이 아니라는 것을 확실하게 나타낼 것이다.

일반 각도계와 OB "Myrin" 각도계는 여기에서 일반 각도계의 타당성과 신뢰성을 가지고 설명된다. 줄자, 경사계, 그리고 CROM의 타당성과 신뢰성은 9장에서 이 기구들의 기술과 적용을 함께 논의되었다.

일반 각도계 (Universal goniometer)

일반 각도계(그림 1-26, 1-27 참조)는 한 축에 두 개의 팔이 연결된 180° 혹은 360° 각도계이다. 한 팔은 고정되어 있고 한 팔은 각도계의 받침 또는 축을 중심으로 움직인다. 이용되는 일반 각도계의 크기는 평가하는 관절의 크기에 의해 결정된다. 큰 관절에서 관절범위를 측정하기 위해서는 일반적으로 커다란 각도계가 사용된다.

타당성과 신뢰성-일반 각도계
(validity and reliability-universal goniometer)

"관절운동을 평가하기 위한 가장 정확한 수단"[26(p. 116)]인 방사선 촬영, 그리고 사진은 일반 각도계의 정확도를 결정하기 위한 비교시에 이용되는 인정된 기준이다. 방사선 촬영이나 사진에서 지원된 근거가 일반 각도계의 측정과 동시에 수집되었을 때 동시타당성은 평가되어질 수 있다.

일반 각도계의 기준-관련 타당성에 대한 연구가 거의 없다. X-선을 이용한 뼈각도 측정은 각도계를 사용한 측정과 비교되었고,[29, 30] 높은 기준-관련 타당성이 발견됐다. 범위의 극히 일부에서 각측정기 정확도의 서로 다른 결과와 함께 끝 폄(terminal extension) 접근에 운동의 증가된 복잡성때문이라고 생각했다. 팔꿈치관절 자세를 평가하기 위해서 사진 표준참조를 사용하는 것은 "결과를 따르도록 표준화된 방법을 제공하면 상대적으로 경험이 없는 평가자가 팔꿈치 자세를 측정하기 위해 정확하게 각도계를 사용할 수 있다"는 것을 나타낸다.[31(p. 1666)]

일반 각도계를 이용한 관절자세와 ROM의 신뢰성은 평가하고자 하는 관절에 따라 다르지만 일반적으로 good 에서 excellent를 나타낸다. 신뢰성 연구결과들은 아래와 같이 나타났다.

1. 일반 각도계는 관절 ROM의 시각적 평가보다 좀 더 확실하다.[32-37] 각도계의 사용은 검사자가 미숙할 때 좀더 중요하다.[36,38]
2. 각도계를 이용한 측정의 신뢰성은 평가된 관절과 운동에 따라 다르다.[34,39-42]
3. 검사자내 신뢰성이 검사자간 신뢰성보다 더 낫다; 따라서 같은 치료사는 가능할 때 모든 측정을 시행하여야 할 것이다.[32,33,39,40,43-44] 서로 다른 검사자는 동일한 환자에 ROM 측정을 하기 위해서 교환하여 사용되지 말아야 한다.[46]
4. 관절에 ROM을 측정하기 위해 선택된 각도계의 크기는 측정 신뢰성에 영향받지 않는다.[47,48]
5. 결과는 반복측정의 평균이 증가하거나[33,44-49] 각도계 측정의 신뢰성에 차이가 없는 것[41,42,47,50]이 혼합되어 있다.
6. 경직(spasticity)의 존재에서 각도계의 신뢰성에 관한 연구는[50-56] 현재 결론에 이르지 못했다.

관절 ROM은 일반 각도계를 이용하여 정확하게 측정될 수 있다. 이때 되도록이면 동일 치료사는 경직(spasticity)의 결손에서 "표준화된 경직 측정지침서(rigid standardized measurement protocal")를 이용하여 반복측정하여 실행한다.[43(p.57)] Miller[28]는 그들의 임상 시설에서 검사자내와 검사자간 신뢰성을 다루기 위해서 임상의를 위한 방법을 제공한다. 측정 오류요소를 아는 것은 환자경과를 결정하는 데 치료사에게 도움이 된다.

관절 ROM 평가와 측정 절차
(Joint ROM assessment and measurement procedure)

노출영역 (expose the area)

측정하고자 하는 곳의 부분 노출이 필요하다고 환자에게 설명한다. 적절하게 영역을 노출하고 필요하다면 환자를 탈의시킨다.

설명과 소개 (explanation and instruction)

환자에게 ROM 평가와 측정 절차에 대해 짧게 설명한다. ROM 동안 환자의 손상되지 않은 팔, 다리를 수동적으로 움직이고 수행하도록 운동의 시범을 보이고 설명한다.

정상 ROM 평가 (assessment of the normal ROM)

처음에 환자의 정상 ROM과 정상 끝 느낌을 결정하기 위해 그리고 손상된 쪽에 운동을 수행하기 전에 운동 시범을 보이도록 하기 위해 손상되지 않은 팔, 다리의 ROM을 평가하고 기록한다. 일반적으로 PROM이 AROM 보다 약간 크다는 것을 염두에 둔다.

미국정형외과학회[57]에서 제공된 정상 AROM수치 표를 이용한다. 제시된 정상 AROM 수치는 Berryman Reese와 Bandy[58]에 의한 연구문헌 평가에서 파생되었다. 이들 정상 AROM 수치는 각 장의 시작부분에 표로 제시하였다

"정상"범위는 개인의 성별, 나이, 직업 및 건강상태[59]에 따라 달라질 수 있기 때문에 오해의 소지가 될 수 있다. 따라서 "정상"범위는 환자를 평가하고 치료할 때 단지 길잡이로써 이용되어야 할 것이다. 더 중요한 것은 환자의 일상생활동작과 이러한 요구사항을 충족하는 환자의 능력을 수행하기 위해 필요한 기본적인 기능적 ROM을 결정하는 것이다.

평가와 측정절차
(assessment and measurement procedure)

환자 자세. 환자를 아래와 같이 확보한다.

- 편안하게 한다.
- 잘 지지한다.
- 해부학적 자세에서 관절을 측정한다.
- 원하는 운동만 허용하도록 가까운쪽(proximal) 분절은 고정되어야 한다.
- 운동은 제한없이 전체 ROM을 통해 발생할 수 있어야 한다.
- 각도계가 ROM 측정을 위해 적절하게 배치해야 한다.

여기서 설명하는 표준 측정자세에서 환자의 자세가 다양하다면, ROM 평가 양식에 특별한 노트를 만들어라.

대체 운동. AROM과 PROM을 평가하고 측정할 때, 측정하는 관절에서 발생하는 요구된 운동만 확인한다. 대상 운동은 측정하는 관절이나 다른 관절에서 추가적인 운동의 형태로 행해질 것이다. 따라서 실제로 존재하는 것보다 큰 관절의 ROM을 가지게 된다. 기능적인 활동을 수행할 때 이용되는 대체 운동은 그림 1-32에 삽입되어 있다.

AROM과 PROM을 평가하거나 측정할 때, 대체 운동이 일어나지 않도록 실시한다. AROM의 경우, 이것은 수행되는 운동과 피해야 하는 대체 운동(들)에 관한 것을 환자에게 적절한 설명과 소개를 통하여 수행될 수 있을 것이다. 또한, 대체 운동은 다음에 의해 AROM과 PROM을

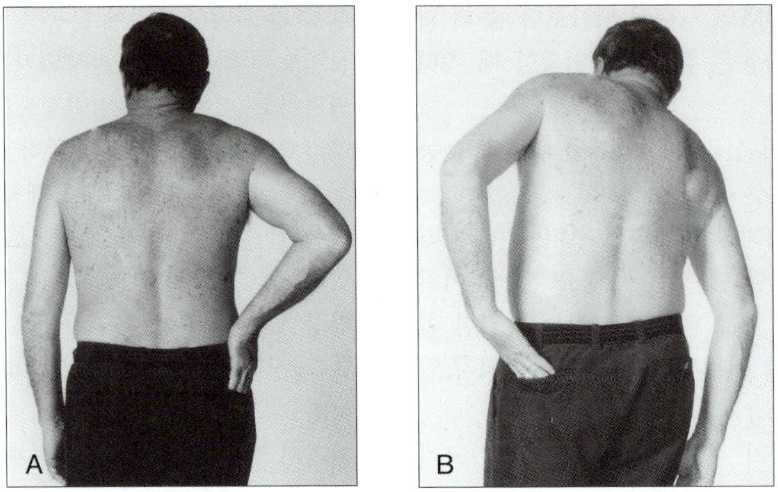

그림 1-32 A. 환자는 정상인 오른팔을 이용해 뒷주머니에 손을 넣을 수 있다. B. 환자가 뒷주머니에 손을 넣으려 할 때 왼쪽 어깨관절의 제한된 관절가동범위를 왼쪽 어깨이음뼈가 대체 운동하고 몸이 보상한다.

위해 피할 수 있다:

- 적합한 환자자세를 사용한다.
- 필요에 따라 적절하게 가까운쪽 분절을 고정한다.
- AROM과 PROM을 평가하는 데 있어 상당한 연습으로 습득한다.

정확하게 관절 ROM을 평가하기 위해서, 치료사는 가능한 대체 운동을 알고 인식해야 한다. 부정확한 AROM과 PROM의 평가와 측정 결과로 대체 운동이 나타난다면, 치료 계획이 부적절하게 될 것이다.

고정. 평가되거나 측정되는 관절에 운동을 제한하기 위해 가까운쪽 분절을 고정하고 다음을 사용함으로써 관절범위의 부족으로 인한 대체 운동을 예방한다:

1. 환자의 체중

예:

- 굽힘 PROM을 통하여 어깨올림을 측정하려면, 침대 위에 환자를 바로누운 자세(supine)로 눕힌다. 이때 몸통의 무게가 팔이음뼈(견갑대, shoulder girdle)를 고정한다(그림 1-33).
- 엉덩관절 안쪽 돌림 PROM을 평가하기 위해, 침대 위에 환자를 바로누운 자세로 눕힌다. 이때 체중이 팔이음뼈를 고정한다(그림 1-34).

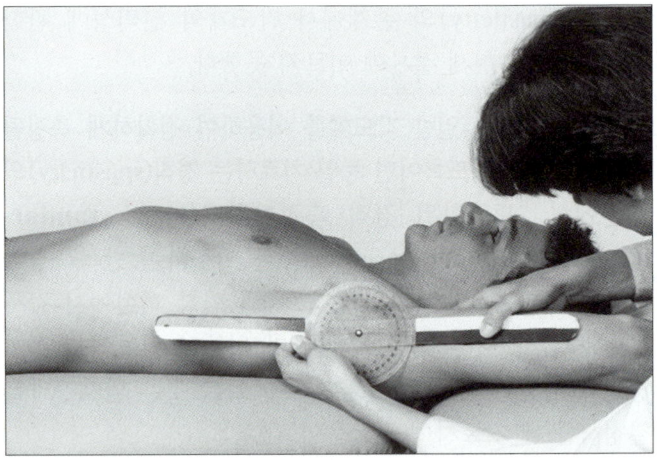

그림 1-33 치료사가 굽힘을 통한 어깨 올림의 수동관절가동범위를 측정할 때, 침대 위 몸통의 무게는 어깨뼈를 고정하는 역할을 한다.

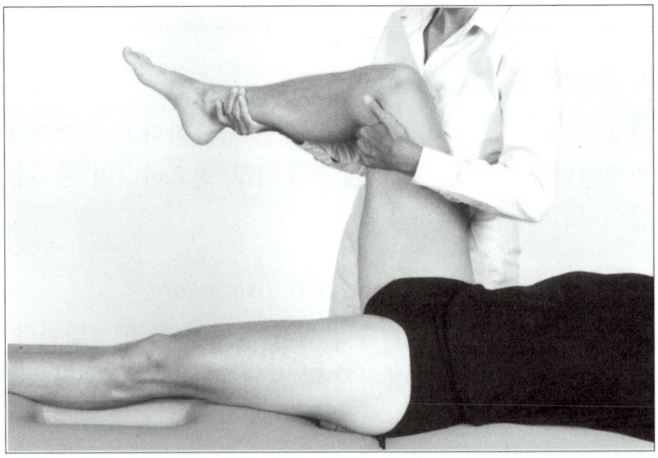

그림 1-34 치료사가 엉덩관절 안쪽 돌림 수동관절가동범위와 끝 느낌을 평가할 때, 침대 위 골반 자세와 몸통 무게는 골반을 고정하는 역할을 한다.

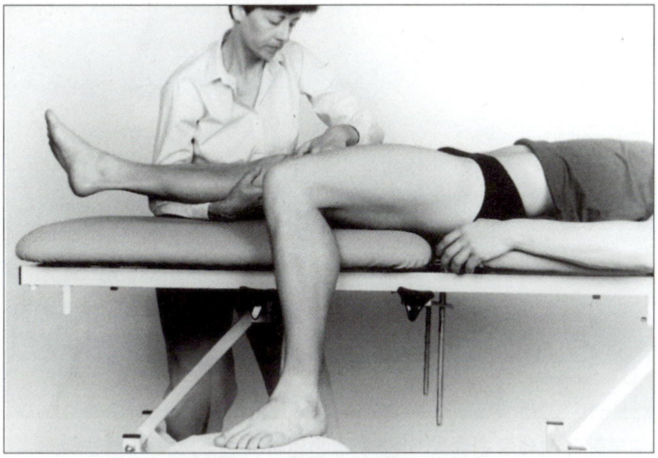

그림 1-35 엉덩관절벌림 수동관절가동범위를 검사할 때 환자의 검사하지 않는 다리의 자세는 골반을 고정한다.

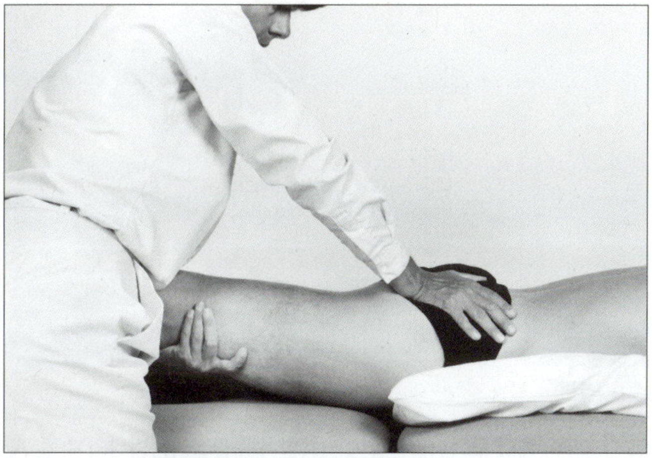

그림 1-36 치료사는 엉덩관절 폄 수동관절가동범위를 평가할 때 골반 고정을 위해 외부 압력을 제공한다.

2. 환자의 자세

   예 :

   - 엉덩관절 벌림 PROM을 평가하기 위해서(그림 1-35), 반대편 다리를 반대편 침대 위에 놓고 발을 받침대에 올려놓고 침대 위에 바로누운 자세를 한다. 이 다리의 자세는 검사쪽으로 골반 기울임 또는 이동하는 것을 방지하기 위한 것이다. 이것은 실제로 존재하는 것보다 더 큰 엉덩관절 벌림 PROM을 나타낼 것이다.

3. 외부 압력의 형태로 외부 힘은 벨트나 모래주머니같은 기구나 치료사에 의해 직접적으로 적용된다. 기구의 접촉면은 연약하거나 통증부위를 피하도록 한다. 예를 들어, 일부 바이러스성 질병[예, 회색질 척수염(소아마비, poliomyelitis)]의 경우 근육팽대부(muscle bellies)는 연약(tender)할 것이다.

   - 맨손으로 엉덩관절 폄 PROM 을 평가하기 위해 골반(pelvis)을 고정한다(그림 1-36). 그리고 양손으로 엉덩관절 폄 PROM을 측정하는 각도계를 놓기 위해 골반을 고정하는 벨트를 채운다(그림 1-37).
   - 맨손으로 발목관절 발등굽힘(족배굴곡, dorsiflexion)과 발바닥 굽힘(족저굴곡, plantarflexion) PROM을 평가하기 위해 정강뼈(경골, tibia)와 종아리뼈(비골, fibula)를 고정한다(그림 1-38).

수동적 ROM과 끝 느낌 평가. 침대면에 환자를 이완하고 편안하게 위치시킨다. 그리고 해부학적 자세에:

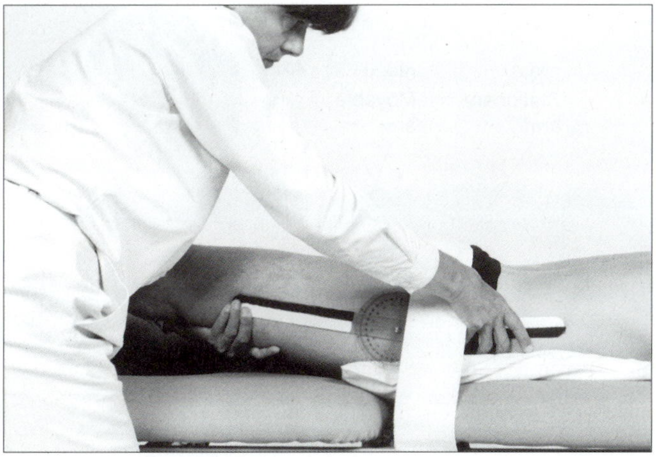

그림 1-37 엉덩관절 폄 수동관절가동범위를 측정할 때 골반을 고정하기 위해 벨트가 이용된다.

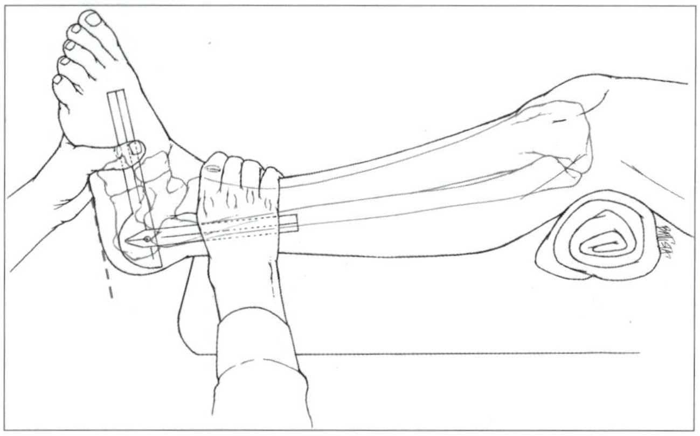

그림 1-38 발목발등 굽힘과 발바닥 굽힘 수동관절가동 범위를 측정할 때, 발목관절 가까운쪽 정강뼈와 종아리뼈를 맨손으로 고정한다.

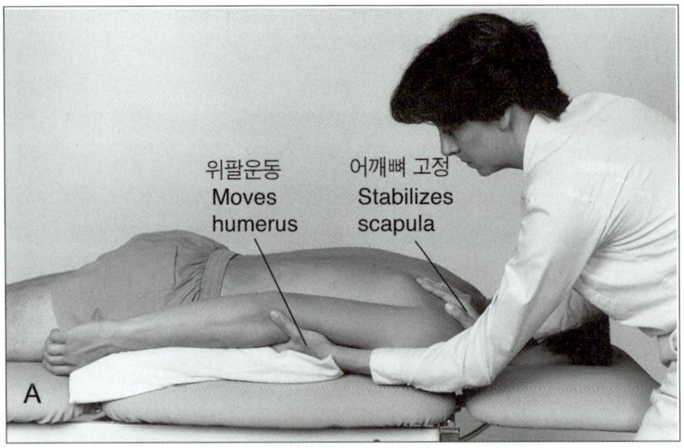

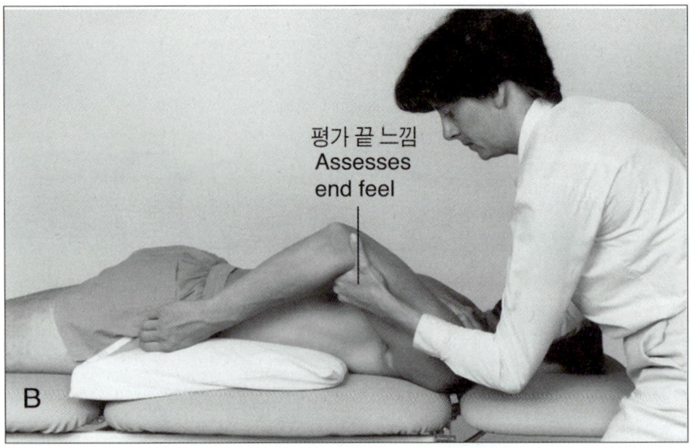

그림 1-39 예로 오목위팔관절에 적용한 수동관절가동범위의 측정. **A.** 환자는 해부학적 자세로 관절을 이완하고, 편안하고 잘 지지되게 놓는다. 치료사는 맨손으로 몸쪽 관절분절(예, 어깨뼈)을 고정하고 먼쪽 관절분절(예, 위팔뼈)을 움직인다. **B.** 먼쪽 관절분절은 수동관절가동범위 끝에서 움직이고 이때 가벼운 압력은 관절 끝 느낌을 위해 적용된다.

- 가까운쪽 분절을 고정한다(그림 1-39A).
- 검사 움직임에 대한 PROM 끝에서 먼쪽 관절분절을 움직인다(그림 1-39B). 그리고 PROM의 끝에서 가볍게 과압력 적용한다.
- 시각적으로 PROM을 추정한다.
- 통증의 유무, 끝 느낌을 기록한다.
- 시작 자세로 팔다리를 되돌린다.
- 관절에서 모든 운동에 대한 PROM을 평가한 다음, 움직임의 관절주머니나 비관절주머니 패턴을 결정한다.

측정. 손상된 관절이 전체 범위의 AROM과 PROM을 가질 때 관절 ROM을 측정할 필요는 없다. 전체 ROM을 완전함(full), 정상[normal(N)] 혹은 정상범위 이내[within normal limits(WNL)]로 기록한다.

'*neutral zero method*'[57]는 관절 ROM을 평가하고 측정하기 위해 이용된다. 모든 관절운동은 정의된 "0" 자세에서 측정된다, 이는 해부학적 자세(그림 1-14 ~ 1-16) 혹은 특별히 "0"로 정의된 특별한 자세이다. "0"의 양쪽에 있는 모든 움직임은 양성이고 180° 방향으로 움직인다.

측정 절차-일반 각도계

(Measurement procedure-universal goniometer)

- *각도계 위치(goniometer placement)*: 관절각도계의 기본위치는 팔다리의 표면에서 약간 뗀 관절의 측면이다(그림 1-40). 하지만 각도계와 피부사이 가벼운 접촉을 이용하여 관절 위에 놓을 수 있다(그림 1-41). 관절부종

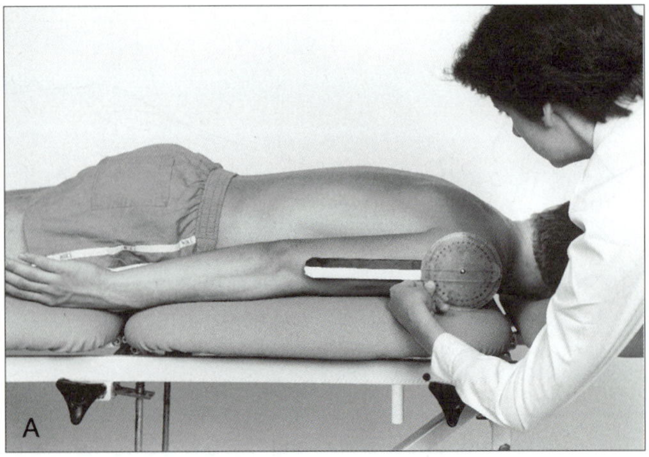

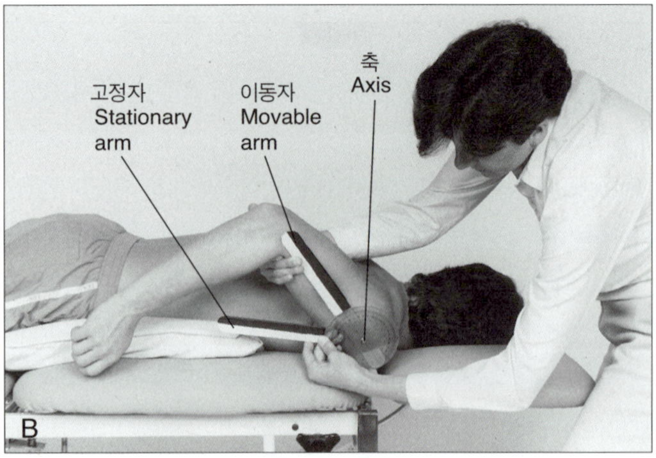

그림 1-40 예로 오목위팔관절에 적용한 수동관절가동범위의 측정. **A.** 시작 자세: 각도계는 해부학적 자세(0°)에 있는 관절에 정렬된다. **B.** 끝 자세: 어깨관절 폄 수동관절가동범위(60°) 측정.

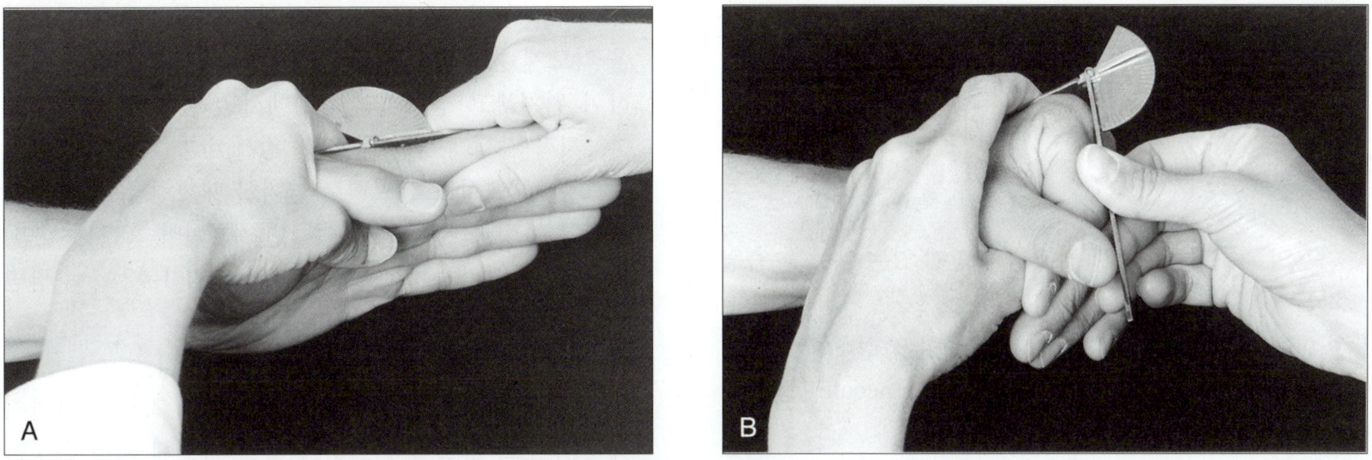

그림 1-41 A. 각도계를 이용한 손허리손가락관절 폄에 대한 시작 자세(0°)는 손허리손가락관절의 등 위에 놓는다. B. 끝 자세: 각도계를 이용한 손허리손가락관절 굽힘 수동관절가동범위(90°)는 관절 위에 정렬된다.

(swelling)이 있다면, 관절 위에 각도계를 놓는 것은 관절 ROM을 평가할 때 부종변화 정도에 따라 잘못된 결과를 발생시킬 수 있을 것이다.

- *축(axis)*: 각도계의 축은 관절의 운동 축 위에 배치된다. 전체 ROM 에 걸쳐 운동 축의 정확한 위치를 나타낼 수 없을 지라도 특정 뼈돌기나 해부학적 기준점이 운동 축을 나타내는 데 사용될 수 있다.
- *고정자(stationary arm)*: 일반적으로 각도계의 고정자는 고정된 가까운쪽 관절분절의 세로축(longitudinal axis)에 평행하게 놓인다. 그리고 몸쪽 분절뼈돌기를 향해 놓는다.
- *이동자(movable arm)*: 정상적으로 각도계의 이동자는 움직이는 먼쪽 관절분절의 가로축(longitudinal axis)에 놓여진다. 그리고 먼쪽 분절 뼈돌기를 향해 놓는다. 각도계 양팔의 올바른 위치선정에 신중한 주의가 필요하고 자세는 관절이 ROM을 통해 움직이는 때 유지된다면, 각도계 축은 운동 축과 대체로 일치할 것이다.[59]

각도계는 먼저 관절에서 ROM을 위해 정의된 '0' 위치를 측정하기 위해 맞추어진다(그림 1-40A 와 1-41A). 정의된 '0' 자세를 얻는 것이 가능하지 않다면, 관절은 '0' 자세에 가능한 한 아주 가깝게 위치시킨다. 그리고 이동자는 각도계 위 0° 시작 자세에서 멀리 위치하는데, 이 간격은 시작 자세로 기록된다.

AROM 측정. AROM을 측정하기 위해, 전체 AROM에 걸쳐 능동적으로 환자가 움직인다. 그리고 AROM 의 끝까지 전체 가동 움직임을 통해 팔, 다리를 따라 각도계의 운동자를 이동시킨다. 혹은 AROM 의 끝에 각도계를 재위치시킨다(그림 1-24B).

PROM 측정. 다음의 두 가지 방법 중 한 가지가 관절 PROM을 측정하는 데 이용된다:

1. 환자가 관절 ROM 에 걸쳐 능동적으로 움직인다. 그리고 AROM의 끝에서 각도계를 재위치시킨다. 환자는 이완하고 PROM 의 마지막 몇 도까지 팔다리 분절과 각도계를 수동적으로 이동한다 .
2. 수동적으로 PROM의 끝까지 전체 가동을 통해서 팔다리 분절과 각도계의 이동자를 움직인다.

이들 방법 사용은, 이동자가 각도계 위 '0' 시작 자세에서 멀리 움직인 간격이 관절 ROM으로 기록된다. 180° 각도계를 이용할 때(그림 1-27), 각도계 위치를 확인한다. 그러면 이동자의 장면전환 부분에서 각도계에 남아있는 ROM이 얼마인지 측정된 관절 ROM의 끝에서 읽힐 수 있다.

각도계를 읽을 때 시차(parallax)를 피하기 위해, 직접 수치를 보고 두 눈으로 혹은 한 눈을 감고 수치를 관찰한다. 일관성 있게 다음 결과에 같은 방법들을 이용한다.

관절 ROM을 평가하고 측정하는 데 있어 숙련(proficiency)은 연습을 통하여 얻을 수 있다. 이것은 각 개인 간의 편차에 익숙해지기 위해 가능한 한 많은 사람들에게 기술을 실행하는 것이 중요하다.

OB "Myrin" 각도계

나침반 경사계(compass inclinometer)인, OB "Myrin" goniometer(그림 1-28)는 격판덮개에 장착된 유체 가득한 돌릴 수 있는 용기로 구성되어 있다.[24] 용기는 다음을 가지고 있다:

- 지구의 자기장에 반작용하고 수평면에 있는 운동을 측정하는 나침판 바늘.
- 이마면과 시상면에서 일어나는 운동을 측정하고 중력에 이해 영향을 받는 경사 바늘(inclination needle).
- 용기 바닥에 수치는 2 단위로 표시된다.

베크로 잠금을 가진 두 개의 스트랩은 신체분절에 따라 각도계에 붙이기 위해 공급되었다. 그리고 두 개의 플라스틱 연장 판들은 또한 정확한 관절측정을 위한 각도계를 두기 위해 공급된다.[24] OB goniometer를 사용할 때, 지구 이외의 자기장(magnetic fields)은 OB goniometer의 나침반 바늘이 이탈하는 원인이 되므로 피해야 한다.

관절 ROM을 측정하는 동안 OB goniometer 사용의 *이점*은 다음과 같다:

- 관절 축에 경사계(inclinometer)를 맞출 필요는 없다.
- 나침반 경사계를 이용한 돌림운동은 쉽게 측정된다.
- 몸통과 목 ROM 의 평가는 쉽게 측정된다.
- ROM에 걸쳐 각도계의 정렬에 작은 변화가 있다.
- PROM은 OB goniometer을 사용하여 좀더 쉽게 측정된다. 치료사가 각도계를 고정하지 않아도 됨에 따라 한 손은 가까운쪽 관절분절을 고정할 수 있고, 다른 한 손으로는 먼쪽 분절을 수동적으로 움직일 수 있다.

OB goniometer 의 *단점*은 다음과 같다:

- 일반 각도계(universal goniometer)와 비교하여 비싸고 부피가 크다.
- 손과 발 같은 작은 관절을 측정하는 데 이용될 수 없다.
- 지구 이외의 자기장들은 나침반 바늘을 이탈하게 하는 원인이 될 것이고 피해야 한다.

측정 절차-OB "Myrin" 각도계

- *벨크로 스트랩과 플라스틱 연장판(velcro strap and/or plastic extension plate)* : 밸크로 스트랩은 측정되어지는 관절 가까운쪽과 먼쪽 분절에 적용한다. 일부 ROM 측정을 위한 밸크로 스트랩에 적당한 플라스틱연장 판을 붙인다.
- *OB goniometer* : 밸크로 스트랩이나 플라스틱 연장판을 각도계 용기에 붙인다. 각도계는 뼈의 기준점과 관련하여 위치하고 성공적인 측정에서 동일한 위치에 놓인다. 시작 자세에 있는 환자와, 경사 바늘들 밑으로 직접적으로 '0' 화살표가 일렬로 늘어설 때까지 유체 가득한 용기를 돌림한다. 운동이 수직면(예, 이마 혹은 시상면) 혹은 나침반 바늘에서 발생한다면(그림 1-42A, 수평면에서 운동이 발생한다면[24](그림 1-43).
- 측정 동안 바늘이 잘 흔들리는지 확인한다.[24] 스트랩 혹은 각도계 눈금판 접촉에 의해 혹은 OB 각도계 가까이에 연부조직 윤곽을 변화하는 악력 적용에 의해 측정하는 동안 각도계가 일탈하지 않는다.
- AROM과 PROM의 끝에서, 경사바늘(그림1-42B) 혹은 나침반 바늘(그림 1-44) 정도의 수는 나침반 눈금 위에 있는 '0' 화살표에서 멀리 움직이는데 이것을 관절 ROM 로 기록한다.
- OB goniometer는 특히 아래팔 뒤침과 엎침, 정강이 돌림과 넙다리뒤근(슬와부근육, hamstring)이나 장딴지근육(gastrocnemius muscle) 길이를 측정하기 위해 유용하다. 이들 운동의 ROM 측정은 OB goniometer 를 적용하는 방법의 예제로서 이 문서에 삽화되고 설명되어 있다.

관절 ROM 측정 시 오류의 원인
(sources of error in measuring joint ROM)

잘못된 ROM 측정을 피하기 위해 주의깊게 각도계의 눈금을 읽는다. 관절 ROM[61] 측정 시 피해야 하는 오류의 원인은 다음과 같다:

- 각도계 눈금의 잘못된 쪽 읽기(예, 각도계 지점이 40°과 50° 사이의 중간에 있는 경우, 45° 보다 큰 55° 라고 읽기) .
- 특정 손가락에서 '0' 과 같은 끝의 값을 읽는 경향(예, "_0°").
- "이럴 것이다"라는 기대를 가지고 측정하게 되고, 이것은 기록된 결과에 영향을 줄 수 있다. 예를 들어, 환자가 2주 동안 치료에 참여하고 있었고 치료사는 실제로 나타나지 않았더라도 ROM에 증진을 기대하고 본다.
- 수행하기 위한 환자 동기의 변화.
- 하루 중 다른 시간에 연속적인 ROM의 측정.
- 측정 절차 오류: 오류 원인이 최소화되거나 발생하지 않는지 확인한다. 그러므로 ROM 측정이 신뢰할 수 있고 환자 진행이 정확하게 감시될 것이다.

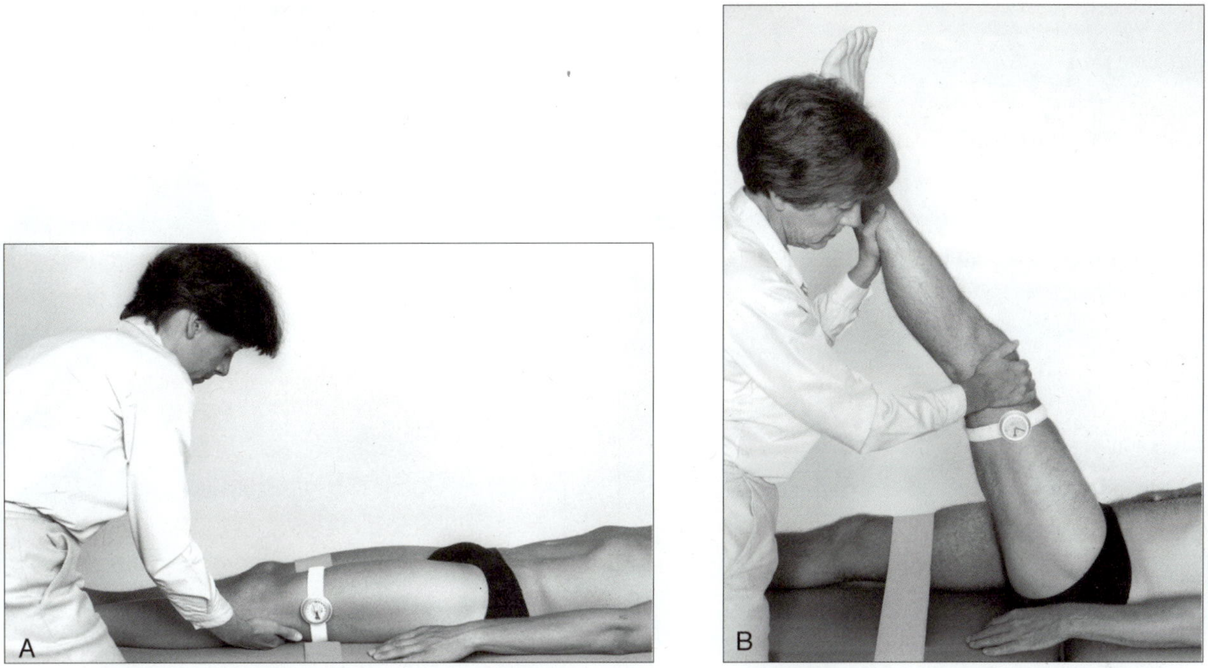

그림 1-42 **A.** 시작 자세: OB 각도계를 이용한 넙다리뒤근의 길이. **B.** 끝 자세: 엉덩관절굽힘각도의 OB 각도계 측정, 이것은 간접적인 넙다리뒤근의 길이를 나타낸다.

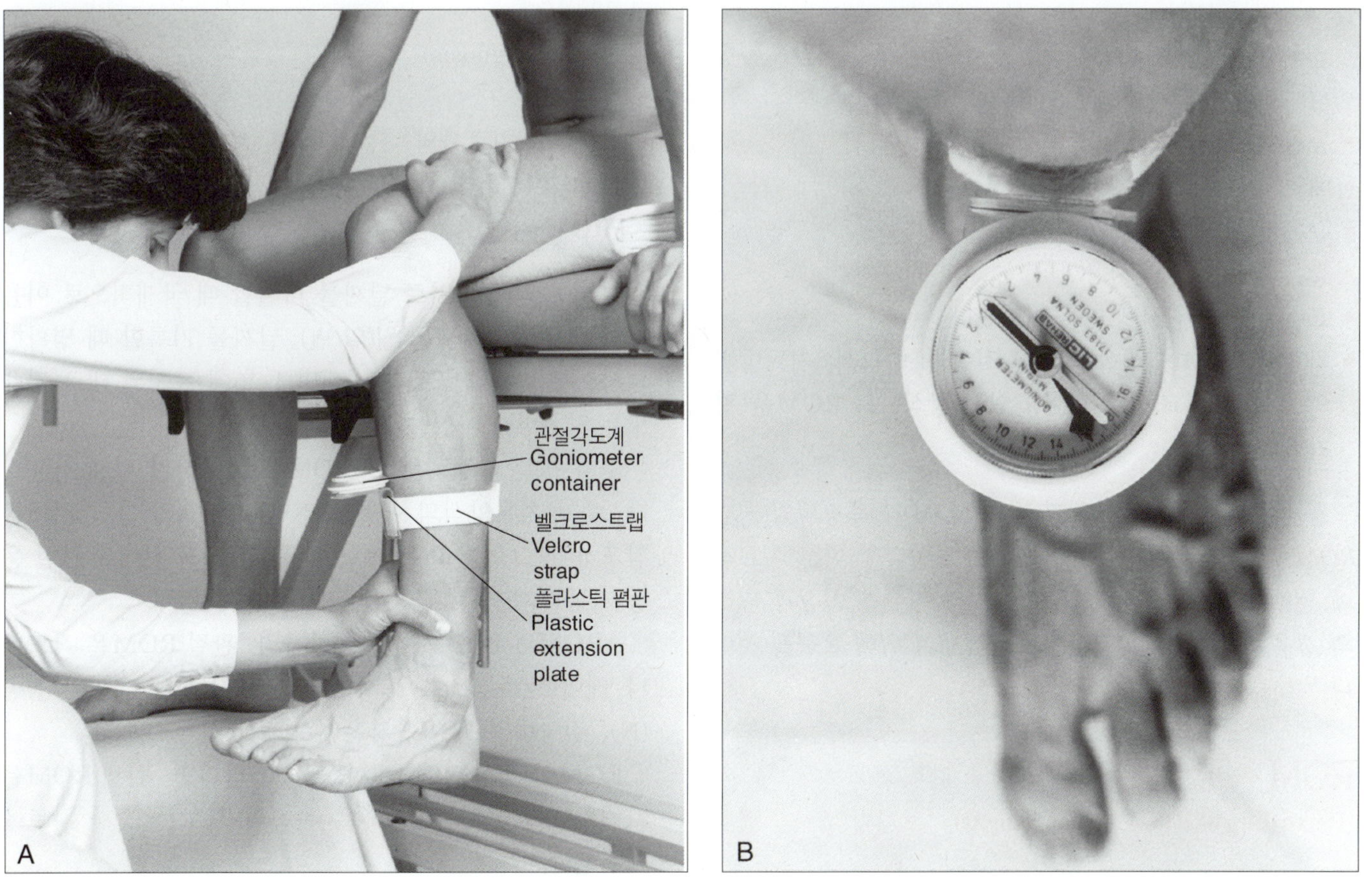

그림 1-43 **A**와 **B.** 온 정강 돌림을 위한 시작 자세: 정강 안쪽 돌림.

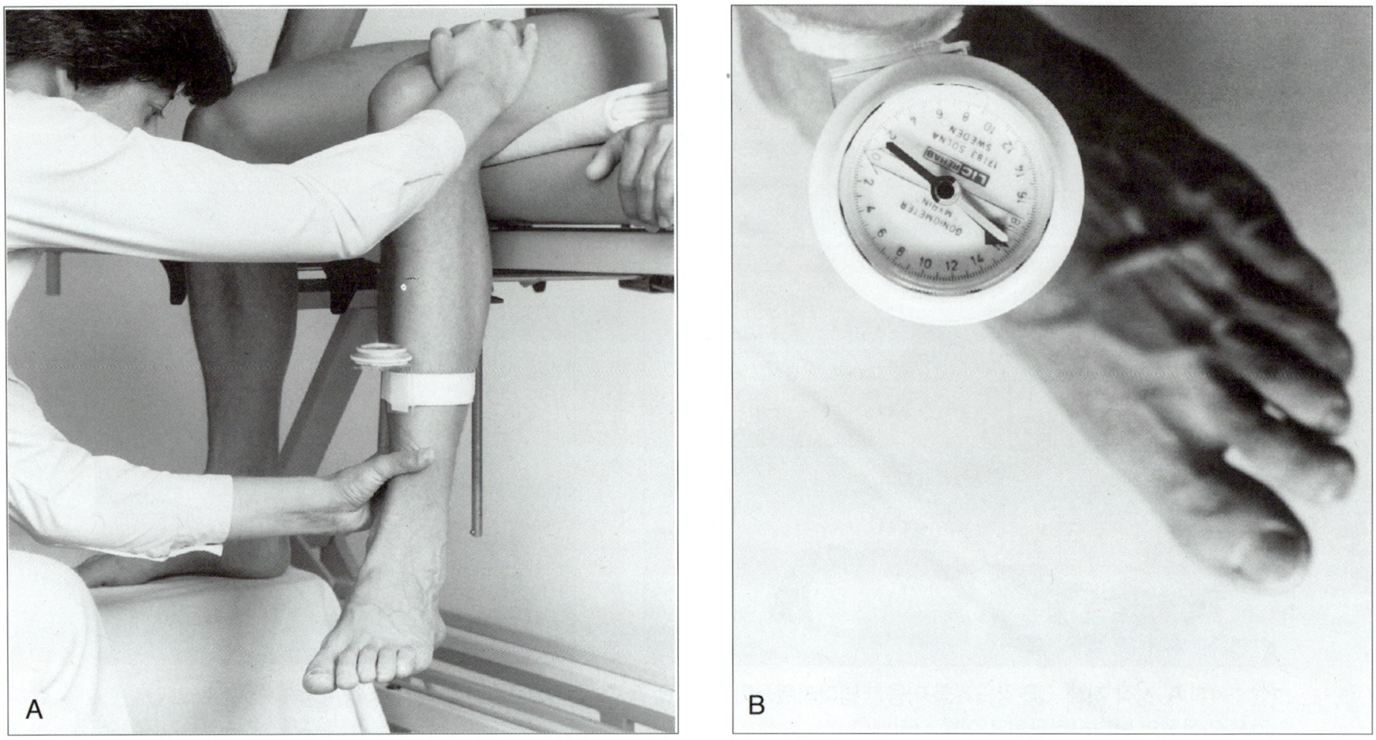

그림 1-44 A와 B. 온 정강 돌림을 위한 끝 자세: 정강 가쪽 돌림.

신뢰할 수 있는 ROM 측정을 위해 다음은 필수 사항이다:

- 동일 치료사가 ROM을 측정해야 할 것이다.
- 매일 같은 시간에 ROM을 측정한다.
- 같은 측정 도구를 사용한다.
- 같은 환자 자세를 사용한다.
- 표준 측정 지침서에 따라 이행한다.
- 치료가 ROM에 영향을 미칠 것이다: 따라서, 치료방법의 적용에 비교하여 일관성 있는 방식으로 ROM을 평가한다.

동일 치료사에 의해 팔과 다리 ROM이 측정되었다면, ROM에 3° 혹은 4° 증가의 증진을 보인다.[42] *다른 치료사에 의해 ROM이 측정되었다면, 팔의 경우 5°이상과 다리의 경우 6°이상 증가된 진행을 나타내기 위해 요구될 것이다.*[42]

ROM 측정 기록 (Recording of ROM Measurement)

ROM 기록 양식의 표준 정보는 다음과 같다:

- 환자 성명
- 환자 성별과 생년월일
- 진단명(diagnosis)
- 검사 일자
- 평가하는 치료사의 이름과 서명, 그리고 자격
- 기록되어지는 ROM의 유형, 이것은 AROM 혹은 PROM 이다.

다른 규칙이 숫자로 날짜를 나열할 때 국제적으로 이용된다 : (일/월/년 혹은 월/일/년); 날짜를 기록할 때 명확한 의사소통을 위해, 그림 1-45 및 1-46에 표시된 대로 전체 또는 약식형태로 월을 작성한다.

숫자 또는 그림 차트는 ROM을 기록하기 위해 사용된다. 숫자 기록양식의 예를 보려면 부록 A와 그림 1-45를 참조하라; 그림 1-46은 그림 기록양식에서 선택된 관절 운동 기록의 예제를 제공한다.

AROM과 PROM이 완전하다면, 관절 ROM은 각도계나 테이프 측정으로 측정되지 않고 ROM은 완전, 정상(N), 정상범위(WNL) 혹은 수치로 기록될 것이다.

ROM이 정상 ROM보다 크거나 작다면, 실제 ROM은 그림차트에 표시되고, 혹은 운동의 각도는 숫자 차트에 기록된다.

ROM 기록양식 안 모든 공간은 전체를 채워야 할 것이다.[8] 측정이 실행되지 않았다면, NT(검사되지 않음)가 입

력되어야 한다.[8]

이 문서에 제시된 대로 관절 ROM을 평가하는 표준 방법에서의 모든 변화들은 평가양식에 기록해야 한다.

운동 범위는 다음처럼 *숫자 차트(numerical chart)*에 기록된다(그림 1-45).

- 0° 시작 자세에서 운동 시작이 가능할 때, ROM 은 관절이 0°에서 멀리 움직인 정도를 숫자를 이용해 기록한다-예를 들어, 오른쪽 어깨 굽힘을 걸친 올림 160° 혹은 0~160°, 오른쪽 무릎 굽힘 75° 혹은 0~75°, 오른쪽 무릎 폄 0°.
- 0° 시작 자세에서 운동 시작이 가능하지 않을 때, ROM은 ROM이 시작된 지점에서 관절이 0°에서 멀리 움직인 정도를 숫자를 이용해 기록된다. 예를 들어, 환자가 팔꿈치 굽힘근육 구축(비정상적 단축)때문에 오른쪽 팔꿈치 폄 0°를 성취할 수 없다면; 끝 느낌은 견고하다. 좀 더 구체적으로, 오른쪽 팔꿈치는 팔꿈치 굽힘 10°이상 펼 수 없고 120° 로 가능하다. ROM 은 팔꿈치 굽힘 10~120°로 기록될 것이다
- 관절이 고정된 자세 혹은 강직되어 있는 경우, 이것은 관절자세와 함께 차트에 기록된다.

*그림차트(pictorial charts)*에서(그림 1-46), 치료사는 운동에 대한 시작과 끝 위치에서 운동 활에 표시된 적절한 각도까지 관절축으로 부터 선을 연장한다. 두 선 사이 영역은 ROM 의 시각적 이미지를 제공하기 위해 음영처리될 수 있다(그림 1-46B 참조). 날짜는 운동 활에 구분하도록 그려진 각 선의 끝에 기록된다.

그림 1-46은 다음에 대한 *그림차트*를 이용하여 기록된 ROM 의 예를 제공한다:

- 2011년 7월 12일에 평가된 오른쪽 어깨 올림 160° 혹은 0~160°와 오른쪽 어깨 폄 60° 또는 0~60°. 환자는 2011년 8월 2일 재평가되었다. 그리고 오른쪽 어깨 올림 ROM 은 170° 혹은 0~170로 증가했고, 오른쪽 어깨 폄의 경우는 ROM에 변화가 없었다.
- 오른쪽 팔꿈치 굽힘 10~120°은 2011년 7월 12에 측정되었다.
- 2011년 7월 12일 왼쪽 엉덩관절 가쪽 돌림 30° 혹은 0~30°, 안쪽 돌림 45° 또는 0~45° 평가.

SFTR 방법(SFTR Method)[62]은 관절 ROM의 기록방법에서 일반적으로 덜 이용된다. S, F, 그리고 T 문자는 관절 ROM 이 측정된 운동 면(각각 시상면, 이마면, 그리고 가로면; 그림 1-13 참조)을 나타낸다. ROM을 기록하려면, 운동 면이나 돌림하는 운동을 식별하는 문자가 기록된다. 문자는 시작 자세, 0~정상 운동, 그리고 시작 자세의 양쪽에 있는 ROM을 나타내는 3숫자 뒤에 이어진다. 시작 자세는 중간숫자로 기록된다. 시작 자세의 양쪽을 나타내는 ROM은 아래 표시된 규칙을 사용하여 시작 자세 전과 후에 기록된다.[62] 관절이 강직되었다면, 단지 규칙을 사용하여 0°와 0°의 오른쪽이나 왼쪽을 하기 위한 관절 자세, 두 숫자들이 기록된다,

SFTR 방법을 사용한 ROM 기록의 규칙과 예는 다음과 같다:

- 'S(예, 시상면, sagittal plane)' 에서 일어나는 운동은 굽힘과 폄이다. 시작 자세에서 왼쪽 숫자는 폄 ROM을 나타내고, 오른쪽 숫자는 굽힘 ROM을 나타낸다.

  예: 어깨 왼쪽 S:60~0~180° 오른쪽 S:60~0~80°
  해석: 왼쪽 어깨 ROM은 폄 60°와 어깨 올림 180°의 정상 범위이다. 오른쪽 어깨 폄은 60°이고 어깨 올림은 80°이다.

  예: 팔꿈치 왼쪽 S: 0~0~150° 오른쪽 S:0~10~120°.
  해석: 기록된 ROM은 시상면에서 발생하는 운동이다. 왼쪽 팔꿈치 ROM은 0°의 시작 자세에서 0° 폄, 그리고 150° 굽힘인 정상범위이다. 오른쪽 팔꿈치 폄과 굽힘은 10°의 시작 자세를 가지며, 팔꿈치 굽힘은 10~120°이고, 또는 오른쪽 팔꿈치 굽힘은 120°이다.

  예: 무릎 오른쪽 S: 0~15°.
  해석: 단지 두 숫자를 이용한 것은 무릎관절이 강직됨을 나타낸다. 'S' 는 시상면에서 강직된 자세를 나타낸다; 따라서, 관절은 편 혹은 굽힌 자세에 있다. 숫자는 0의 오른쪽에 있고 규칙에 따라 굽힘을 나타낸다. 그러므로 무릎은 15° 굽힘에서 강직되어 있다.

- 'F(예, 이마면, frontal plane)' 에서 발생하는 운동은 벌림과 모음이다. 시작 자세의 왼쪽에 있는 숫자는 벌림, 가쪽 번짐(외번, eversion)힘, 그리고 왼쪽 척추 가쪽 굽힘 ROM을 나타낸다. 그리고 시작 자세의 오른쪽에 있는 숫자는 모음, 안쪽 번짐(내번, inversion), 그리고 오른쪽 척추 바깥 굽힘을 나타낸다

  예: 엉덩관절 오른쪽 F: 45~0~30°.
  해석: 오른쪽 엉덩관절 벌림은 45°이고 모음은 30°이다.

관절가동범위 측정
RANGE OF MOTION MEASUREMENT

환자 성명 *Jane Donner* | 나이 *31*

진단 명 *# Ⓡ distal humeral shaft, depressed # Ⓡ tibial plateau* | 발명일 *July 10/11*

치료사 *Tom Becker* | 능동 또는 수동 *PROM*

서명 *T Becker BPT, MA*

기록 :

1. 'The American Academy of Orthopaedic Surgeons' 에 의해 정의된 중립 제로방법은 측정과 기록을 위해 사용되었다.
2. 'The American Academy of Orthopaedic Surgeons' 에 의해 정의된 평균범위는 그림에 제공되어 있다.
3. 별표(*)로 표기된 부분은 요약과 운동 범위 제한을 나타내기 위해 사용되었다.
4. 각 부분의 왼쪽 끝에 언급된 과운동성과 의견은 환자 몸의 자세, 부종, 통증 그리고 끝 느낌을 나타내고 있다.

왼쪽					오른쪽			
	*	*Oct 8/11*	*	측정일	*	*Oct 8/11*	*	
				어깨복합체				
		0-180°		굽힘을 통한 올림 (0~180°)	*	*0-160°*		
		N		벌림을 통한 올림 (0~180°)		*N*		
		↓		**어깨위팔관절**		↓		
				폄 (0~60°)				
				수평벌림 (0~45°)				
				수평모음 (0~135°)				
				안쪽 돌림 (0~70°)				
		↓		가쪽 돌림 (0~90°)		↓		
				과운동성 의견 : 끝 느낌: 오른쪽 단단한 어깨 굽힘				
				팔꿈치와 아래팔				
		0-150°		굽힘 (0~150°)	*	*10-120°*		
		N		뒤침 (0~80°)		*N*		
		↓		엎침 (0~80°)		↓		
				과운동성 : 왼쪽 팔꿈치 과도한 폄 5° 의견 : 끝 느낌 ; 오른쪽 단단한 팔꿈치 폄; 단단한 굽힘				
				무릎관절				
		0-135°		굽힘 (0~135°)	*	*0-75°*		
		NT		정강뼈 돌림		*NT*		
				과운동성 : 의견: 끝 느낌; 오른쪽 단단한 무릎 굽힘				

그림 1-45 숫자 기록양식을 이용한 관절가동범위(ROM) 기록의 예.

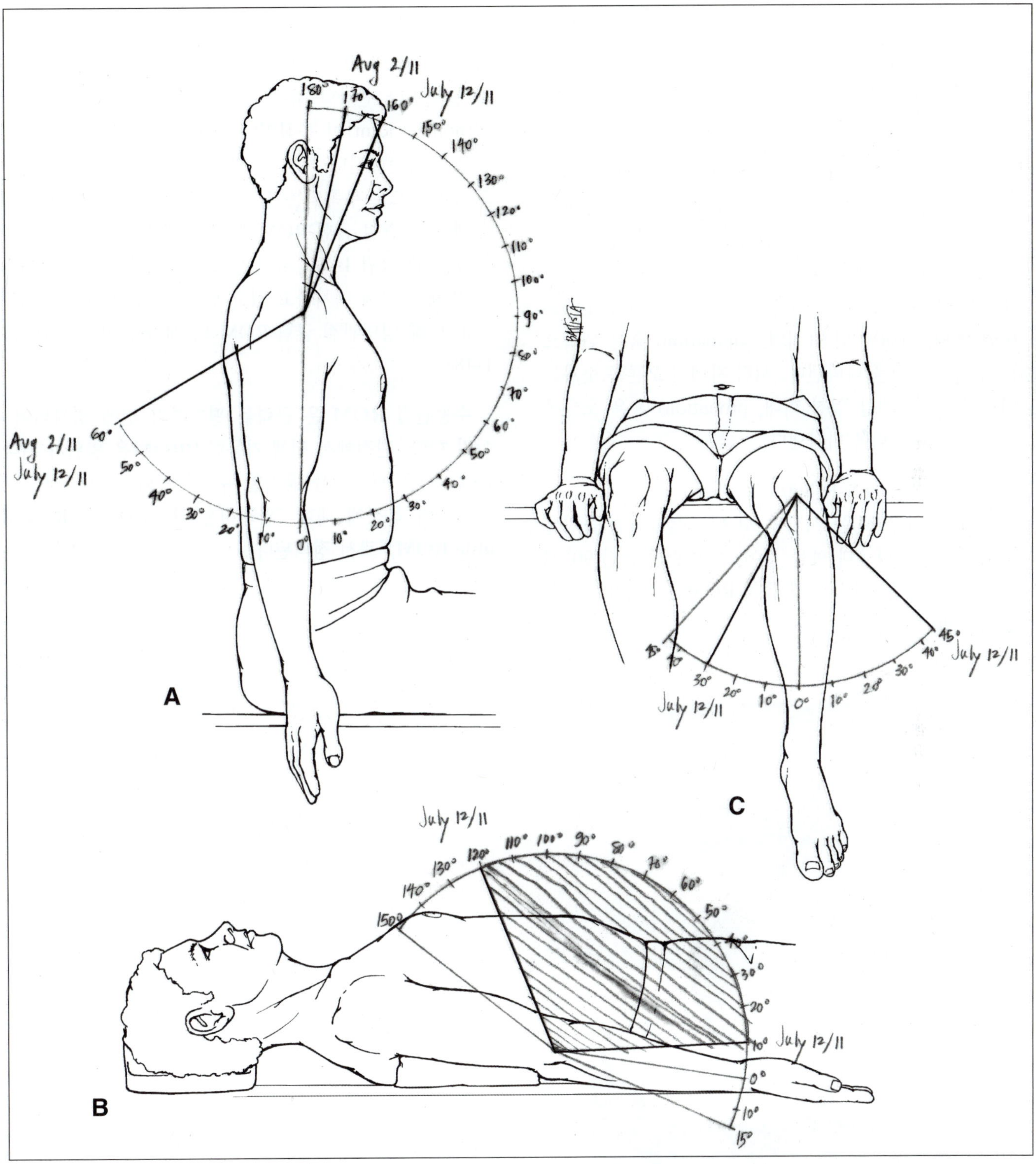

그림 1-46 그림 양식을 이용한 관절가동범위(ROM) 기록의 예: (A) 오른쪽 어깨관절 굽힘과 폄, (B) 오른쪽 팔꿉관절 굽힘과 폄/과다폄, 그리고 (C) 왼쪽 엉덩관절 안쪽 돌림과 가쪽 돌림. 가능한 팔꿉관절 굽힘 가동범위를 보기 위한 음영처리 사용은 B에 나타나 있다.

- 'T(예, 가로면, transverse plane)'에서 일어나는 운동은 수평벌림과 수평모음, 그리고 내밈과 뒤당김이다. 시작 자세에서 왼쪽 숫자는 수평벌림 혹은 뒤당김 ROM이고 시작 자세에서 오른쪽 숫자는 수평모음 또는 내밈 ROM이다.

예: 어깨 왼쪽 T(F90): 35~0~90°.
해석: (F90) 'T'의 경우 이마면 90°를 나타낸다. 수평벌림과 모음 운동 의미는 시작 자세에서 왼쪽 어깨가 90° 벌림을 수행한 것이다. 왼쪽 어깨 수평벌림은 35°이고 수평모음은 90°이다.

- 'R'은 돌림운동을 나타낸다. 시작 자세의 왼쪽 숫자는 바깥 돌림, 아래팔 뒤침(회외, supination) 혹은 왼쪽으로의 척추 돌림을 나타낸다. 시작 자세의 오른쪽 숫자는 안쪽 돌림, 아래팔 엎침(회내, pronation) 혹은 오른쪽으로의 척추 돌림을 나타낸다.

예: 엉덩관절 오른쪽 R(S90): 45~0~30°.
해석: R 뒤의 (S90)는 시상면 90°에서 엉덩관절 돌림을 측정했음을 나타낸다(예를 들어, 엉덩관절 굽힘 90°에서). 오른쪽 엉덩관절 바깥 돌림 ROM은 45°이고 안쪽 돌림은 30°이다.

두 개-혹은 다관절 근육을 가진 영역에 있는 관절 측정과 평가 (assessing and measuring joint with a two-or multi-joint muscle in the region)

관절 ROM의 평가 동안 운동이 두 개-혹은 다관절 근육을 늘리거나 신장할 경우, 근육에 의해 교차된 비검사관절(nontest joint)이 움직인다. 그래서 두 개-혹은 다관절 근육은 느슨해진다. 이것은 평가된 관절 ROM을 제한하고 수동적으로 부족되는 것으로부터 근육을 방지한다.

예: 엉덩관절 굽힘 ROM을 평가하기 위해 엉덩관절을 굽혔을 때(그림 1-47), 무릎은 느슨한 넙다리뒤근을 만들기 위해 굽힘에 위치하고 있고 넙다리뒤근의 수동적 부족으로 인해 엉덩관절 굽힘 ROM의 제한을 방지한다(그림 1-48).

수동관절 ROM은 근력을 평가하기 전에 평가되어져야만 한다. 관절에서 전체 가능한 PROM은 범위가 된다. 근육(들)은 팔다리를 움직일 수 있게 되고, 따라서 근력 등급화의 목적에 대한 "완전허용되는 ROM(full available ROM)"로서 정의된다.

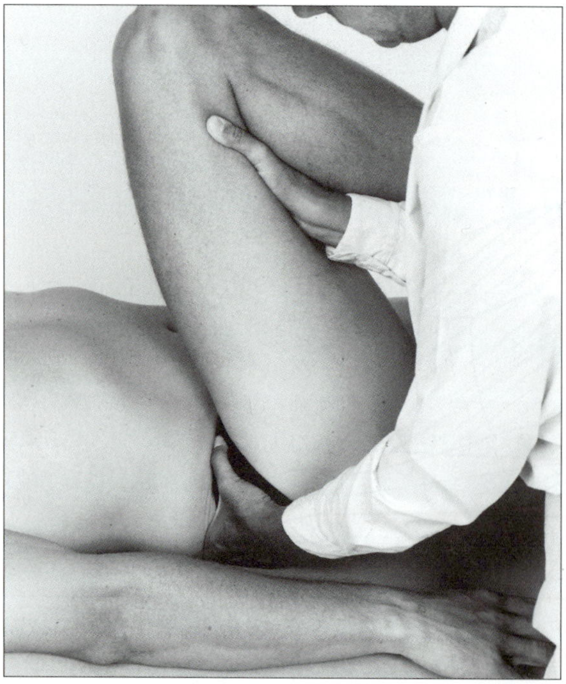

그림 1-47 무릎관절 굽힘이 두 관절 넙다리뒤근을 느슨하게 한다. 이는 엉덩관절 굽힘 가동범위가 넙다리뒤근의 길이에 의해 제한되지 않도록 하기 위해서이다.

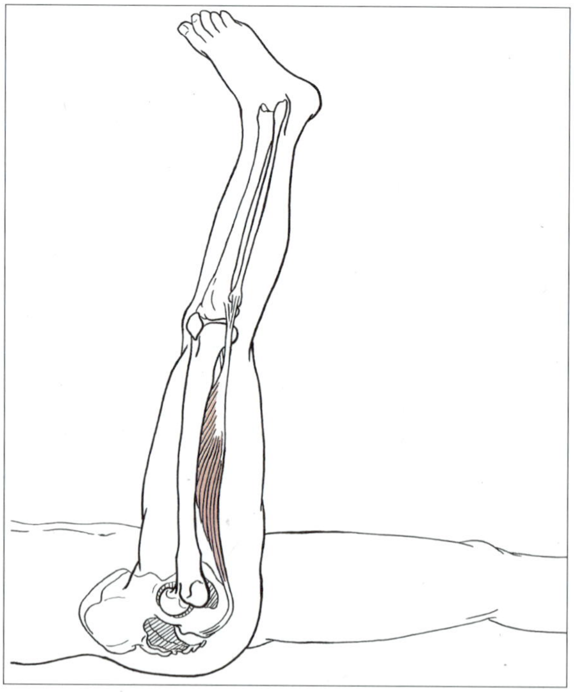

그림 1-48 넙다리뒤근의 수동 불충분. 엉덩관절 굽힘 가동범위는 무릎관절을 펴상태로 유지할 때, 넙다리뒤근의 길이에 의해 제한된다.

근육길이 평가와 측정 (ASSESSMENT AND MEASUREMENT OF MUSCLE LENGTH)

근육의 길이를 평가하고 측정하기 위해서, 근육에 의해 교차된 관절들을 가로지르는 근육을 수동적으로 신장(예, 늘림, lengthen)한다. 근육이 완전 신장되었을 때, 끝 느낌은 단단(firm)할 것이고, 환자는 근육 영역에 당김 감각(pulling sensation) 혹은 통증을 호소할 것이다. 완전 신장된 근육에 의해 움직인 마지막 관절에서 가능한 혹은 PROM을 측정하기 위해 일반 각도계(universal goniometer), 경사계[inclinometer(예, OB goniometer)], 혹은 줄자(tape measure)를 사용한다. PROM 측정은 간접적으로 짧아진 근육의 길이를 나타낸다. 위치에 놓인 근육에 의해 교차된 비검사 관절에서 관절 PROM을 재검사하는 것은 두 개 혹은 다관절 근육이 느슨하기 때문이다. 특정 근육길이를 평가하고 측정하기 위해 이용된 방법은 3~9장 각 관절 복합체에 삽화로 설명되었다.

단일 관절 근육 (One-Joint Muscle)

한 관절을 교차하는 근육길이를 평가하고 측정하기 위해서, 근육에 의해 교차된 관절은 근육이 관절을 가로질러 늘어나도록 위치된다. 관절 위치는 측정되고 이것은 근육길이의 직접적 측정을 나타낸다. 끝 느낌은 견고할 것이다.

예: 단일 관절 엉덩모음근의 길이를 평가하고 측정하기 위해서, 수동적으로 엉덩관절모음근이 늘어날 수 있도록 범위의 한계까지 엉덩관절을 벌린다. 엉덩모음근이 운동을 제한한다면(그림 1-49A), 끝 느낌은 단단할 것이다. 엉덩모음근 길이를 측정하기 위해서는, 일반 관절각도계를 사용하고 엉덩벌림 PROM을 측정한다(그림 1-49B). 이 측정은 엉덩모음근 길이의 직접적 측정을 의미한다.

두 관절 근육 (Two-joint Muscle)

두-관절 근육 길이를 평가하고 측정하기 위해, 근육에 의해 교차된 관절의 하나의 위치는 관절을 가로지르는 근육 길이, 따라서 근육이 완전 신장될 때까지 PROM을 통하여 두 번째 관절이 움직이고 더 이상의 관절운동을 예방한다. 두 번째 관절의 마지막 자세를 평가하고 측정한다; 관절자세는 근육길이의 직접적 측정을 나타낸다.

예: 두-관절 위팔세갈래근(triceps muscle) 길이를 평가하고 측정하기 위해, 어깨관절을 가로지르는 세갈래근을 신장하기 위해 어깨를 완전 올림한 자세에 놓는다 (그림 1-50A). 이때 팔꿈치는 굽히고 세갈래근이 완전 신장되도록 놓는다(그림 1-50B). 세갈래근이 운동을 제한한다면, 끝 느낌은 견고할 것이다. 일반 각도계를 사용하여 측정된다(그림 1-50C). 팔꿈치 굽힘 PROM은 간접적으로 세갈래근 길이를 나타낸다.

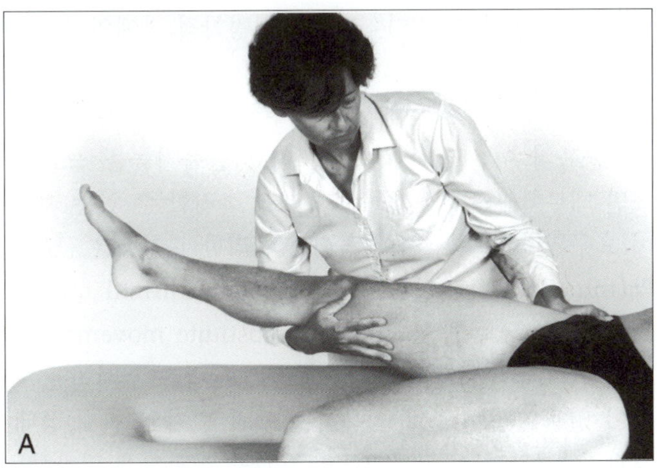
A

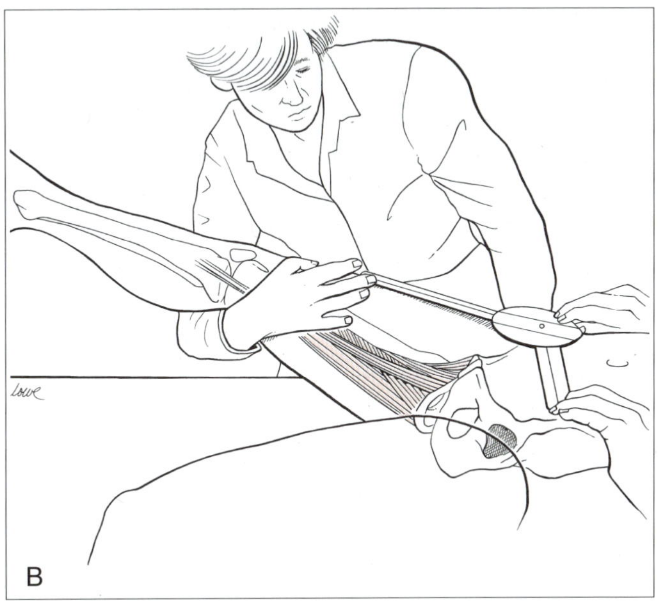
B

그림 1-49 A. 엉덩관절 벌림은 한 관절 엉덩관절모음근을 신장함으로 일어난다. B. 각도계 측정: 엉덩관절벌림 수동관절가동범위(PROM)를 제한하는 엉덩관절모음근 길이.

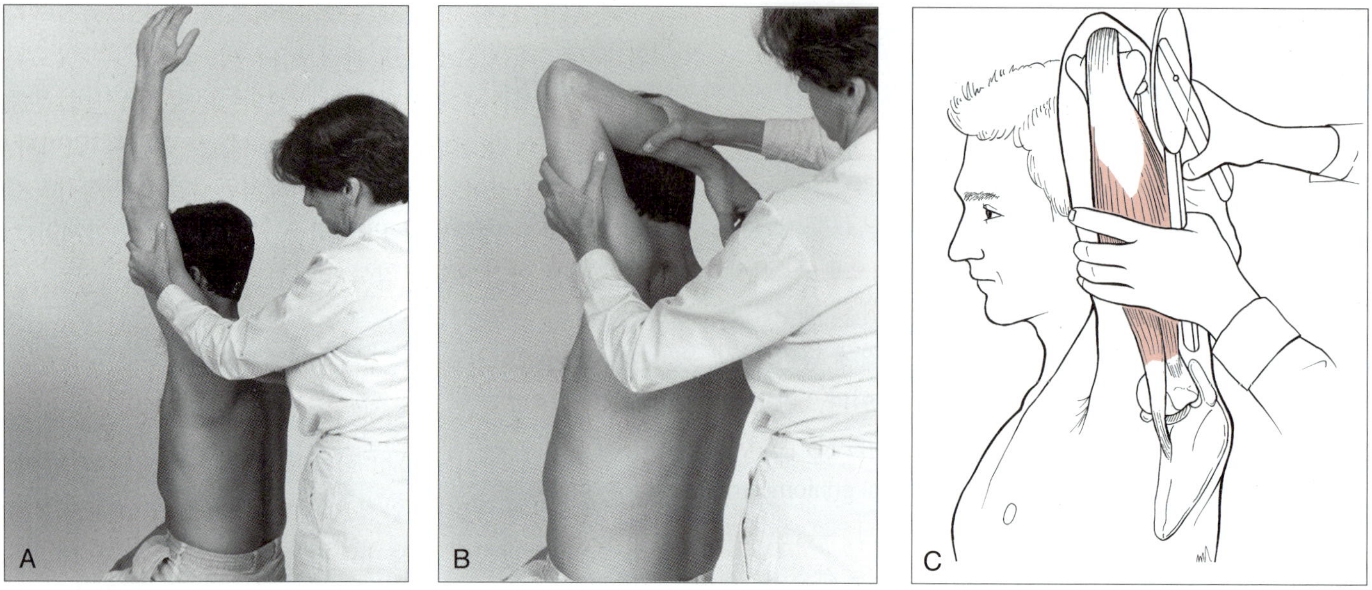

그림 1-50 A. 시작 자세: 어깨관절을 가로질러 신장된 세갈래근의 길이. B. 팔꿉관절은 세갈래근을 완전히 신장하기 위해 굽힌다. C. 각도계 측정: 팔꿉관절 관절가동범위(ROM)를 제한하는 세갈래근의 길이.

다-관절 근육 (Multi-Joint Muscle)

다-관절 근육 길이를 평가하고 측정하기 위해, 근육이 붙어 있는 관절들 중 하나의 자세를 취해야만 근육은 관절을 가로질러 늘어나게 된다. 그 다음 남아 있는 관절을 근육이 완전히 신장되어 더 이상의 관절 운동을 허용하지 않을 때까지 수동적으로 움직인다. 관절의 마지막 자세를 평가하고 측정한다; 관절자세는 근육길이의 간접적인 측정을 나타낸다.

예: 다-관절 손가락굽힘근(finger flexor muscles)의 길이를 평가하고 측정하기 위해, 관절을 가로지르는 근육을 신장하기 위해 팔꿈치와 손가락을 완전히 편다(그림 1-51A). 굽힘근육을 완전하게 신장하도록 하기 위해 손목을 젖힌다(그림 1-51B, C). 끝 느낌은 손가락 굽힘근육이 손목 폄 ROM을 제한한다면 견고할 것이다. 손목 폄 PROM의 자세는 손가락 굽힘근의 길이를 간접적으로 나타내는 일반 각도계를 사용하여 측정될 수 있다.

맨손 근력평가 (MANUAL ASSESSMENT OF MUSCLE STRENGTH)

정의-맨손 근력검사 (Definition-Manual Muscle Testing)

"맨손 근력검사"는 각각의 근육과 근육군의 강도(strength)와 기능(function) 평가에 대한 절차로 중력 및 맨손저항과 관련하여 운동의 효과적인 실행에 기초한다.[63(p. 466)]

맨손 근력검사(MMT)는 대부분의 의학적 상태를 평가하는 데 이용될 수 있다. 그러나 신경학적 장애의 치료에서는 제한적이다.[65]

근력을 평가하기 위해서는 해부학의 순수 지식(관절운동, 근육의 이는곳, 닿는곳, 그리고 근육기능을 포함)과 표면 해부학(근육과 힘줄을 가장 잘 촉진할 수 있는 지식)이 요구된다. 근력검사에 경험과 예리한 관찰력은 근육쇠약(muscle wasting), 최소 근수축(minimal muscle contraction), 운동, 대체 운동(substitute movement)을 감지하는 데 필수적이다. 맨손으로 근력을 검사하는 데 있어 일관된 방법으로 적용하는 것과 환자의 현재 상태, 경과, 그리고 치료 프로그램의 효과를 정확하게 평가하는 것은 아주 중요하다

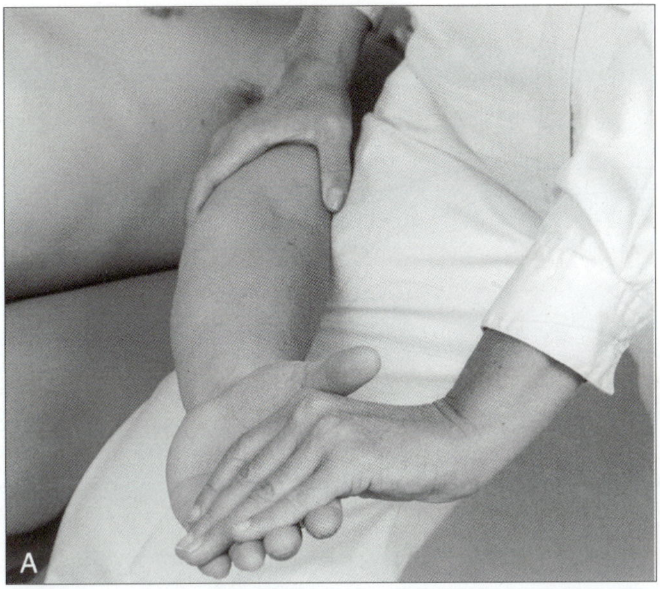

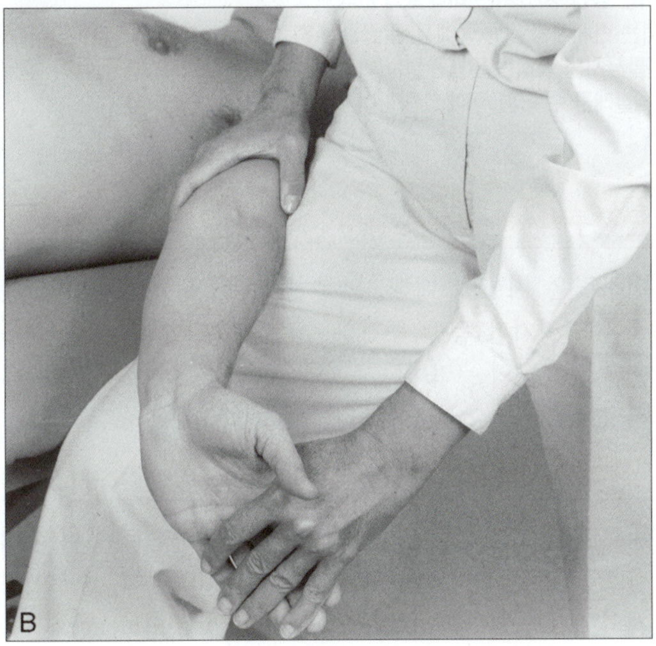

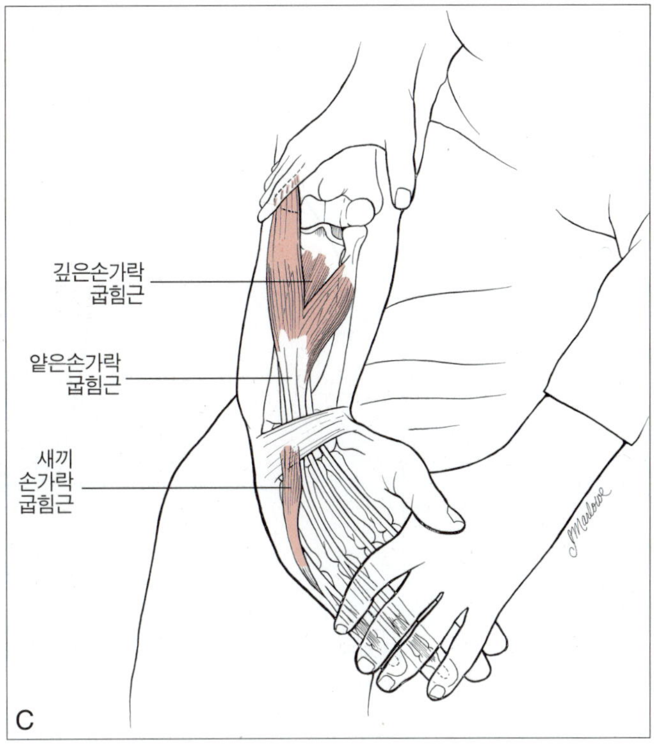

그림 1-51 **A.** 시작 자세: 다관절 손가락굽힘근의 길이(예, 얕은손가락 굽힘근, 깊은 손가락굽힘근, 그리고 짧은새끼굽힘근). 팔꿉관절과 손가락관절 폄은 이 관절을 가로지르는 근육을 신장하며 일어난다. **B.** 손목은 손가락굽힘근을 완전하게 신장하기 위해 펴진다. **C.** 치료사는 수동관절가동범위를 관찰하고 손목폄 수동관절가동범위의 제한 시점의 단단한 끝 느낌을 평가한다.

근육검사 용어 (Muscle Testing Terminology)

근력 (Muscle strength)

강도(strength)란 근육 혹은 근육군이 자발적으로 최대 노력을 할 수 있는 긴장(tension) 혹은 힘(force)의 최대 양으로 근수축의 형태, 팔 다리의 운동 속도,[66] 그리고 관절 각도에 따라 특징짓는다.[67] 실제로 회전력(torque)이 나타나는 임상 환경에서 근력이란 용어를 사용한다.[68]

회전력 (Torque)

회전력(그림 1-52)은 회전축(예, 회전의 관절 축)을 중심으로 시계방향(cw) 또는 반시계방향(ccw)에서 지레(예, 팔다리 분절)를 바꾸는 힘의 경향(예, 근육 긴장, 치료사의 당김과 밈, 혹은 중력)이다. 회전력의 크기(T)는 힘(F)과 회전력 사이의 수직거리(d)의 곱이다: $T = F \times d$. 그림 1-52에서 $T_{CW} = F_1 \times d1$ and $T_{CCW} = F_2 \times d_2$.

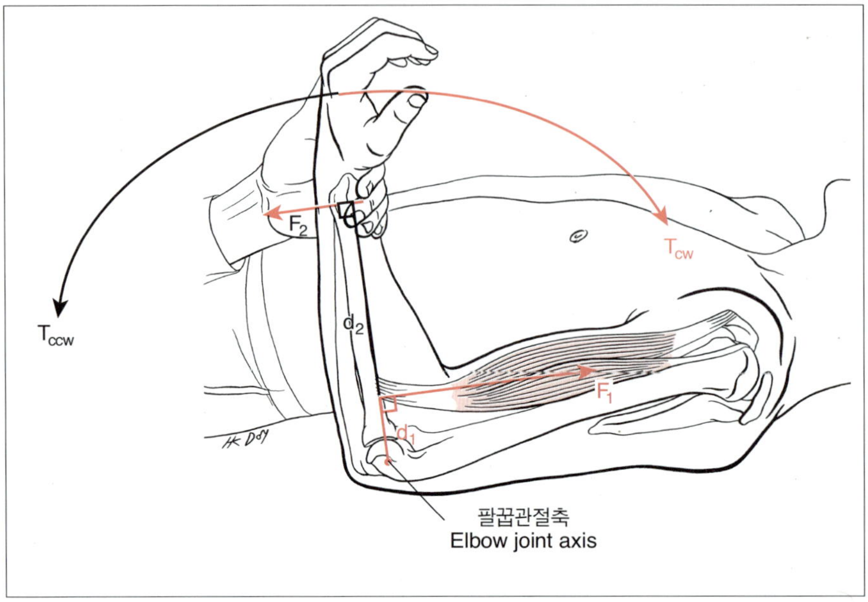

그림 1-52 위팔두갈래근의 강도를 맨손으로 평가하는 동안, 치료사는 아래팔의 먼쪽 끝(지레)에 저항 힘(F_2)을 적용한다. 이는 팔꿈치를 펴는 반시계방향(T_{CCW})에서, 팔꿉관절 축(회전축) 주위에서 아래팔 변화를 제공한다, 그리고 팔꿈치를 굽히는 팔꿉관절축(회전축) 주위 시계방향(T_{CW})에서 아래팔에 변화를 일으키는 위팔두갈래근 수축 힘(F_1)에 대항한다.

근수축의 유형 (Types of muscle contraction)

- **등척성 수축[isometric(정적, static) contraction].** 등척성 수축은 근육 사이에서 긴장이 발달하나 운동이 일어나지 않을 때 발생하는 것으로, 근육의 시작과 정지는 자세를 변화하지 않고 근육길이도 변화되지 않는다.[66]

그림 1-52에서 $T_{CCW} = T_{CW}$ 운동이 일어나지 않고 두갈래근 등척성 수축.

- **등장성 수축(isotonic contraction).** 근육은 부하와 저항에 대한 지속적인 긴장[69]을 일으킨다.
- **등속성 수축(isokinetic contraction).** 근육은 운동이나 속도의 일정한 속도로 수축한다.
- **단축성수축(concentric contraction).** 긴장이 발달되고 이때 근육의 이는곳과 닿는곳이 같이 가깝게 움직인다[70]; 근육 단축. 그림 1-52에서 $T_{CCW} < T_{CW}$ 두갈래근 수축과 팔꿉 굽힘.
- **신장성수축(eccentric contraction).** 근육에서 긴장이 발달되고 이때 근육의 이는곳과 닿는곳이 멀리 떨어지도록 움직인다; 근육 신장.

그림 1-52에서 $T_{CCW} > T_{CW}$ 두갈래근 신장성 수축과 느린 팔꿉 폄.

근지구력 (Muscle endurance)

지구력은 저항에 대해, 반복된 수축을 수행할 수 있는 혹은 일정기간 동안 등척성 수축을 유지할 수 있는 근육 혹은 근육군의 능력이다.

근피로 (Muscle fatigue)[16]

피로란 힘을 생성하는 근육의 감소된 반응으로 에너지 저장소 또는 산소의 결핍, 젖산(lactic acid) 증대, 중추신경계의 보호억제 영향(protective inhibitory influences), 혹은 신경근 접합부(myoneural junction)에서의 전도자극(conduction impulses) 감소때문일 것이다.

과로 (Overwork)[15]

과로란 근력의 일시적 또는 영구적인 상실을 일으키는 현상으로 환자의 상태를 기준으로 지나치게 활발한 활동 또는 운동으로 이미 약해진 근육에서 발생된다. 특정 신경근질환(neuromuscular diseases)이나 조직학적(systemic), 신진대사성(metabolic), 혹은 염증성(inflammatory)질환 환자에서 피로(fatigue) 또는 탈진(exhaustion)을 피해야 한다. 이것들은 근피로에 대한 민감성을 증가시킨다.

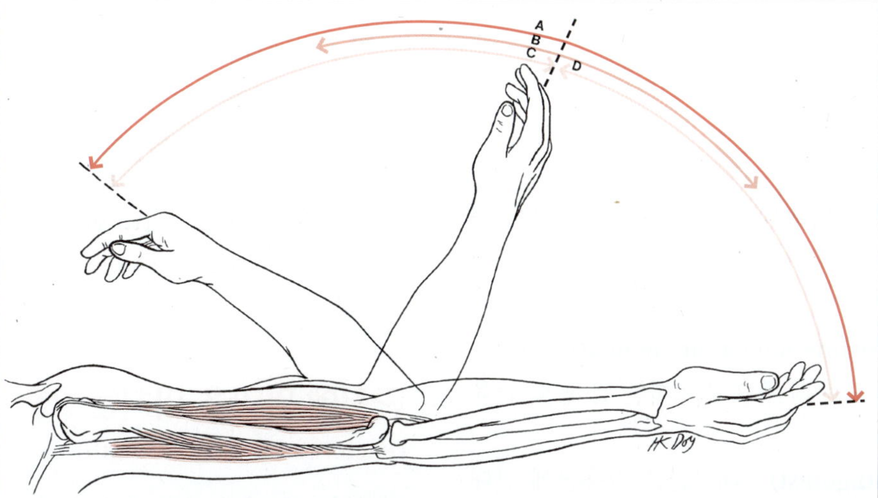

그림 1-53 근육 일의 범위.

특정 신경근질환을 가진 환자들은 이 조건에 더욱 취약하다. 왜냐하면 피로를 동반한 불안의 정상 감각의 결핍 때문이다. 그리고 손상이 발생하기 전에 활동 또는 운동 실행에 대해 자연정지를 일으킨다.

근육활동의 범위 (Ranges of muscle work)[71]

근육이 작동하는 **전체 범위(full range)**는 완전 늘어난 자세에서 변화하여 최대한 짧아진 자세로 수축하는 근육으로 언급된다. 전체 범위는 좀 더 정확하게 설명될 수 있다: 바깥부분, 안쪽 부분 그리고 중간 부분(그림 1-53).

- **바깥 범위(outer range)**는 근육이 중간위치에서 전체 범위로 완전하게 신장되어가는 범위이다.
- **안쪽 범위(inner range)**는 중간위치에서 완전하게 짧아진 범위까지의 전체 범위이다.
- **중간 범위(middle range)**는 바깥범위의 중간점과 안쪽 범위의 중간점 사이 전체범위의 수준이다.

근력을 검사하기 위한 자세를 명확하게 전달하기 위해서 이 용어를 사용한다.

능동 불충분 (Active insufficiency)

두 개 이상의 관절을 지나가는 근육의 활성부족은 모든 관절에서 동시에 운동이 일어날 때 발생한다. 동시에 운동 시, 근육은 관절들을 지나가며 짧아지는 위치에 도달하게 되는데 이 위치에서 근육은 더 이상 효과적인 긴장을 발생시킬 수 있는 능력을 발휘하지 못한다(그림 1-54).[52]

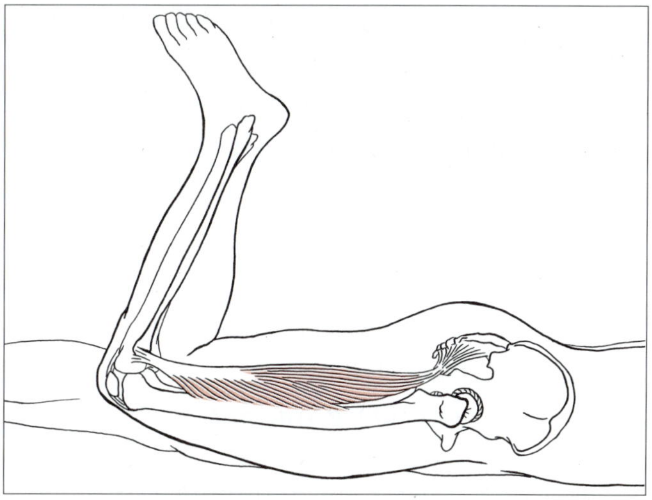

그림 1-54 넙다리뒤근의 능동 불충분(active insufficiency). 엉덩관절 폄 상태에서 수행된 무릎 굽힘은 넙다리뒤근의 짧아짐을 일으키고 따라서 긴장의 발달로 넙다리뒤근의 능력이 감소된다.

근육이 활성부족의 짧아진 위치에 놓여 있을 때, *근육의 느슨함(muscle slack)*으로 설명되어진다.[72]

근육의 기능적 분류 (Functional classification of muscle)

근육은 운동을 생산하기 위해서 그룹군으로 작동한다. 근육들은 운동 생산에서 근육의 주요 역할에 따라, 다음과 같이 분류될 수 있다.

- **주동근 및 대항근(prime mover or agonist).** 이것은 관절에서 운동을 만드는 데 주요 기여하는 근육 및 근육군이다.
- **대항근(길항근, antagonist).** 대항근은 작용근에 반대 작용하는 근육 혹은 근육군이다. 대항근은 주동근 수축 시 운동을 허용하기 위해 이완되기도 하고, 운동을 천천히 하거나 조절하기 위해 동시수축하기도 한다.[73]
- **협동근(협력근, synergist).** 협동근은 요구되는 운동을 생산하기 위해 작용근(agonist)과 함께 혹은 따라 수축하는 근육 및 근육군이다. 협동근은 운동을 생산하기 위해서 작용근을 보조하여 다른 방향에서 기능한다. 협동근에는 세 유형이 설명된다.

  Neutralizing or Counteracting Synergists.[12] 작용근에 의해 발생한 의도하지 않은 운동을 예방하기 위해 수축하는 근육이다. 예를 들어, 긴손가락 굽힘근이 손가락 굽힘을 일으키기 위해 수축할 때, 팔목 폄근육들은 손목 굽힘발생을 예방하기 위해 수축된다.

  Conjoint Synergists.[12] ***Conjoint Synergist***은 요구되는 운동을 생산하기 위해 같이 작용하는 2개 이상의 근육이다. 단독으로 수축하는 근육은 운동을 생산할 수 없을 것이다. 예를 들어, 손목 폄은 긴노쪽 손목폄근과 짧은노쪽 손목폄근(extensor carpi radialis longus and brevis)그리고 자쪽 손목폄근(extensor carpi ulnaris)의 수축에 의해 일어난다. 단지 자쪽 손목폄근이 수축한다면, 손목은 자뼈쪽으로 기울고 펴진다. 그룹으로 근육이 수축할 때, 노뼈와 자뼈 편위(radial and ulnar deviation) 작용은 사라지고 손목폄의 일반적인 동작이 일어난다.

  Stabilizing or Fixating Synergists.[12] 이들 근육들은 먼쪽 움직이는 분절이 효과적으로 작용할 수 있도록 고정 또는 안정적인 기반을 제공하기 위해 가까운쪽 관절에 운동을 예방하거나 조절한다. 예를 들어, 팔꿈치 굽힘근이 테이블 앞쪽의 물건을 몸쪽까지 들어올리기 위해 수축하는 경우, 어깨뼈(견갑골, scapula)와 어깨관절(glenohumeral joint) 근육들은 어깨뼈와 어깨관절에서 운동이 발생하지 않도록 하거나 느린 조절된 운동이 일어날 수 있도록 수축하여야 한다. 어깨뼈 근육들이 수축하지 않는다면, 물체는 들려지지 않는다. 왜냐하면 팔꿈치 굽힘근이 테이블 상단을 향해 아래쪽으로 팔이음뼈를 당기도록 작용하기 때문이다.

근력에 영향을 미치는 요인 (Factors Affecting Strength)

일반적으로 여러 가지 요소가 강도에 영향을 미치는 것으로 인식되고 있다.[12, 66, 68, 74, 75] 이들 요소들은 환자의 근력을 평가할 때 고려되어져야 한다.

연령. 근력은 태어나서부터 20~30세 사이에 최대 지점까지 증가한다. 이 최대지점 이후, 연령의 증가와 함께 근육질량(muscle mass)의 저하때문에 근력의 감소가 발생한다. 근육섬유는 크기와 수가 감소하며, 결합조직(connective tissue)과 지방(fat)은 증가하고 폐활량(respiratory capacity)이 감소한다.

성별. 남성이 일반적으로 여성보다 강하다.[76]

근육 크기. 근육의 가로면이 크면 근력이 강하다. 작은 근육을 검사할 때, 치료사는 크거나 두꺼운 근육을 검사할 때 발달된 긴장보다 덜 기대할 것이다.

근수축 속도. 근육이 동심원으로(중심이 같게) 수축할 때, 수축속도가 증가함에 따라 수축력은 감소한다. 적당한 속도로 각 근육검사 운동을 수행하도록 환자에게 지시한다.

근수축 유형. 근육에 긴장(tension)을 발달하는 능력은 근수축의 유형에 따라 다양하다(그림 1-55). 대부분의 긴장은 등척성 수축(isometric contraction) 동안보다 신장성 수축(eccentric contraction)동안 발달될 수 있다. 동심 수축은 가장 작은 긴장기능(tension capability)을 가진다. 근력을 평가할 때, 연속적인 검사에 동일한 수축 유형이 이용될 것이다.

관절 위치(그림 1-55) : 근육당김 각도와 길이 장력 관계

- **근육 당김 각도(angle of muscle pull).** 근수축 시 힘이 생성되고, 이 힘은 근육이 지나가는 관절의 특정 축을

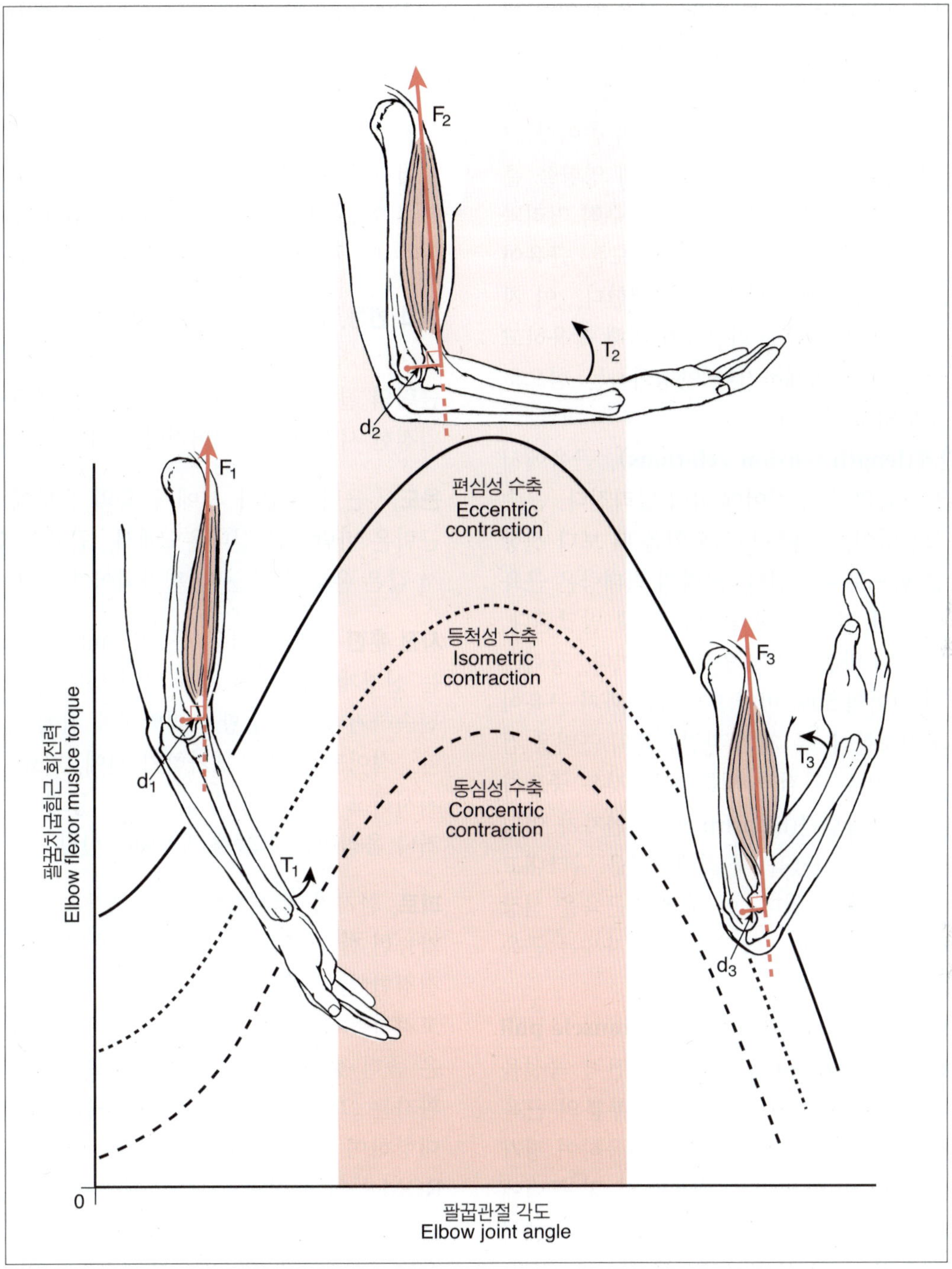

그림 1-55 **A.** 근육에서 긴장발달의 능력은 근수축의 유형에 의존하여 다양하다. 이것은 편심수축 > 등척성 수축 > 동심수축이다. **B.** 관절자세 변화에 따라 변한다: 힘(*F*) 발달을 위해 근육능력에 영향을 주는 근육길이 ; 그리고 근육힘과 관절돌림 축(*d*)사이 수직거리인 근육의 견인 각도. **C.** 다른 관절자세에서의 근육 회전력(*T*)은 F와 d 변화 사이 상호작용에 의해 결정된다.

중심으로 부착부위가 회전하도록 한다. 근육에 의해 생산된 회전 효과(turning effect)는 '회전력(염력, torque)이라 한다. 그리고 이것은 회전의 관절축과 근육 힘(muscle force) 사이 수직 거리와 근육 힘의 곱이다(그림 1-52). 관절 위치는 근육의 당김 각도에 영향을 준다. 따라서 근육 힘과 회전의 관절 축 사이 수직 거리와 회전력이 변한다. 근육 당김의 최적의 각도는 근육이 90° 혹은 뼈분절에 수직에서 당길 때 발생한다. 이 지점에서, 모든 근육들은 분절을 회전하기 위해 작용하고 힘은 팔다리 분절에서 방해하거나 안정화하는 힘으로 작용하는 데 소모되지 않는다.

- **길이-장력 관계(length-tension relations).** 근육에서 발달된 장력은 근육의 초기 길이에 따라 달라진다. 근수축의 유형에 상관없이, 근육은 단축되었을 때 보다 신장되었을 때 많은 힘으로 수축된다. 장력의 최대량은 근육이 신체에서 가능한 가장 길게 늘어났을 때 발달된다, 이것은 근육이 전체 바깥범위에 있는 경우이다. 장력은 근육의 휴식 시 길이의 50% 미만 도달할 때까지 근육이 짧아짐에 따라 감소한다. 두 개의 관절근육의 근력을 검사할 때 검사되지 않는 관절 자세를 아는 것은 중요하다. 예를 들어, 무릎굽힘근(hamstrings)은 환자가 엉덩관절 굽힘 자세에서 검사됐을 때 최대근력을 나타내고 최대 장력을 발달시킬 수 있다. 이 자세는 근육을 신장된 위치에 놓고, 이와 반대로 엉덩관절 폄 자세는 근육을 짧아진 위치에 놓이게 한다.
- **근육당김 각도와 길이-장력 관계(angle of muscle pull and length-tension relations)**는 근육 회전력 곡선을 만들기 위해 상호작용한다(그림 1-55). 대부분의 근육들은 다른 관절 각도에서 등척성 수축을 이용하여 평가할 때 바깥범위에서 안쪽 범위로 가면서 힘 및 근력에 감소를 나타낸다.[77] 모든 힘 곡선이 최대 신장 위치에서 최대 장력을 일으키는 근육을 의미한다고 볼 수는 없다. 그 이유는 최적의 근긴장을 유발할 수 있는 근육길이가 근긴장 유발을 위한 최적의 길이일지라도, 근육 당김 각도가 이 지점에서 작을 수 있기 때문이다. Williams과 Stutzman,[77] Kulig와 동료들,[78] 그리고 Williams와 관계자들은[79] 다른 근육군에 대한 근력 분석을 제공한다. 범위에 걸쳐 근력 검사를 시행할 때, 근력 패턴은 ROM을 통해서 변화한다: 따라서, 저항(resistance)은 다른 관절각도에서 근력 능력에 맞게 다양해야 한다, 그리고 전체 범위의 ROM 에 걸쳐 자연스럽게 환자가 움직일 수 있어야 한다. 등척성 근육 수축(isometric muscle contraction)을 이용한 근력 검사를 할 때, 근육이 안쪽 범위에서 검사되는 경우, 중간이나 바깥범위에서 검사될 때보다 매우 약한 등급이 될 수 있다. 등척성 근력을 검사할 때, 근력 변화를 평가하기 위한 검사간의 비교할 수 있는 연속적인 검사(successive tests)에서 같은 관절 자세를 이용한다.

일차 변동.[80, 81] 근력은 변하기 쉽고 이 가변성(variability)은 매일 일정한 주기를 따른나. 따라서 근력은 정확하게 근력의 결과값을 비교하고 진행을 결정하기 위해 하루 중 일정한 시간에 평가되어져야 한다.

온도.[82] 근력은 검사 시에 근육의 온도에 따라 변화한다. 근력은 바람직한 실내온도에서, 근육이 연속적인 검사에서 같은 온도에 있을 때 평가되어야 한다.

사전 훈련 효과. 근력은 근질량(muscle mass)을 활성화하는 신경계의 능력에 따라 달려 있다. 근력은 검사 상황과 친숙하거나 검사상황을 파악하게 됨에 따라 증가할 수 있다. 적어도 근력을 평가하기 전에, 치료사는 환자에게 잘 지시하고 환자에게 검사 운동을 통해 수동적으로 움직이거나 움직이는 기회를 제공해야 한다.

피로. 환자가 피곤함에 따라 근력은 감소한다. 치료사는 가능한 한 피로를 피하여 몇 번의 반복을 이용하여 근력을 결정한다. 근육을 검사할 때 지구력(endurance)을 또한 고려하는 경우 근육의 기능적 능력(functional capability)은 좀더 정확하게 평가된다. 치료사가 근력을 결정한 후, 환자는 그 자세를 유지하고 운동을 가능하게 하는 저항에 대항하여 검사 운동을 반복한다. 이는 환자가 더 이상 ROM 동안 움직일 수 없을 때까지 시행되며 이것은 전체 등급을 바로 아래 단계로 낮춘다. 이 시점까지의 반복횟수는 지구력(endurance)에 대한 임상지표(clinical indicator)로서 기록될 것이다. 또한, 치료사는 근력검사를 완료할 것이고 다음 ADL에 대한 좋은 지구력을 요구하는 이들 운동들을 반복한다. 환자가 특정활동에서 운동을 반복할 수 있는 시기의 횟수는 기능적 필요조건의 지표이다.

환자의 동기유발 수준(level of motivation), 통증정도(level of pain), 신체유형(body type), 직업, 그리고 우세손(occupation)은 근력에 영향을 주는 기타요인들이다. MMT를 수행할 때 근력평가에 사용할 수 있는 가장 적절

표 1-5 각각의 관절들의 잠김 자세와 열린 자세[4, 13, 20, 83]

관절	잠긴 자세	열린 자세
후관절	폄	굽힘과 폄 사이의 중간
관자아래턱관절	굳게 다문 이	입을 살짝 벌림
오목위팔관절(어깨)	벌림 그리고 가쪽 돌림	55~70° 벌림, 30° 수평모음, 돌림을 통해 아래뼈를 가로면에 위치시킴
봉우리빗장관절	팔을 90°로 벌림	팔이 옆에 놓여 있고, 어깨는 생리학적 위치*
복장빗장관절	최대 어깨 올림	팔이 옆에 놓여 있고, 어깨는 생리학적 위치*
자위팔관절(팔꿈치)	폄	70° 팔꿈치 굽힘 10° 아래뼈 뒤침
노위팔관절	팔꿈 90° 굽힘, 아래팔 5° 뒤침	완전 폄, 완전 뒤침
몸쪽 노자관절	5° 뒤침	70° 팔꿈치 굽힘 35° 아래뼈 뒤침
먼쪽 노자관절	5° 뒤침	10° 아래팔 뒤침
노손목관절	노쪽 치우침한 채 폄	가볍게 자뼈 치우침을 하고 굽힘과 폄 중간 (노뼈와 세번째 손허리뼈는 일직선상에 위치)
큰마름손허리관절	완전 맞섬	벌림과 모음의 중간 그리고 굽힘과 폄의 중간
손허리손가락(엄지)관절	완전 맞섬	약간 굽힘
손허리손가락(손가락들)관절	완전 굽힘	약간 자뼈 치우침한 채로 굽힘
손가락뼈사이관절	완전 폄	완전 굽힘
엉덩관절	완전 폄 안쪽 돌림 벌림	30° 굽힘 30° 벌림 그리고 약간 가쪽 돌림.
무릎관절	정강뼈 완전 폄 가쪽 돌림	25° 굽힘
발목다리관절	최대 발등 굽힘	최대 10° 발바닥 굽힘 안쪽 번짐과 가쪽 번짐의 중간
목말밑관절	완전 뒤침	최대의 안쪽 번짐과 가쪽 번짐의 중간
목말가운데관절	완전 뒤침	최대의 ROM 사이의 중간
발목발허리관절	완전 뒤침	최대의 ROM 사이의 중간
발허리발가락관절	완전 폄	중간 자세
발가락뼈사이관절	완전 폄	약간 굽힘

* 생리학적 자세[13]는 어깨관절의 휴식자세에서 나오는 용어이다. 어깨뼈는 갈비뼈 2~7번 위에 위치하고 있고, 추골 모서리는 가시돌기에서 가쪽으로 5cm에 위치하고 있고, 빗장뼈는 거의 수평면에 위치하고 있다. 생리학적 자세의 가상의 선들은 빗장뼈의 긴 축을 통과하는 선, 어깨뼈면의 선, 그리고 정중선들인데, 이들 3개의 선은 60°를 갖는 정삼각형을 구성하게 된다.

한 방법을 선택하고 적용의 일관성(consistency)을 보장하기 위해 근력에 영향을 미치는 요인을 고려하라.

관절 자세 (Joint Positions)

닫힌 자세(close-packed position). 관절이 닫힌 자세에 있을 때, 관절면은 완전하게 일치한다. 닫힌 자세에서, 관절주머니(joint capsule)와 인대(ligaments)가 최대 긴장상에 있다; 관절면은 단단히 함께 압박되고 관절면은 견인(traction)을 사용하여 따로 당겨질 수 없다.[20]

근력 검사할 때 닫힌 자세를 피한다. 환자는 강한 주동근으로 인하여 관절을 잠그고 저항에 대해 이 자세에서 관절을 고정한다. 이는 근력의 부정확한 평가를 일으킨다. 팔꿈치, 무릎, 그리고 발목관절에서 이 자세를 특히 조심하라. 관절들의 닫힌 자세는 표 1-5에 목록으로 만들어져 있다.

열린 자세(loose-packed position). 열린 자세는 닫힌 자세와 다른 관절면이 일치하지 않고 관절주머니 부분이 이완된 관절의 모든 자세이다.[13] 관절에 최소의 스트레스, 관절면의 최소일치, 그리고 관절주머니와 인대의 최소 이완된 자세는 관절의 '*안정 자세(resting position)*' 혹은 '최대 열린 자세(maximum loose-packed position)' 라고 한다. 안정 자세는 관절통증을 예방하는 데 이용될 것이다. 이것은 통증 관절의 등척 근력을 검사할 때, 이 자세 의해 제공되는 관절내 압력 감소와 관절주머니와 인대의 감소된 긴장 때문이다. 관절의 안정자세는 표 1-5에 목록화되어 있다.

금기증과 주의점
(Contraindications and Precautions)

근력(muscle strength)은 평가의 이 양식에 대한 어떠한 금기증이 존재한다면 평가되어서는 안 된다. 특별한 경우에, 평가 기술은 수정된 접근방법(modified approach)으로 실행되어야 한다. 근력을 맨손으로 평가할 때 AROM과 PROM을 평가하는 동안 적용되었던 같은 금기증과 주의점이 적용된다. 근력 평가할 때 추가적인 금기증과 주의점은 여기에 나타나 있다. 금기증과 주의점은 저항운동의 적용에서 Kisner와 Colby에 의해 설명되었던 것들에 기반하여 나타냈다.

근력의 맨손평가는 평가의 양식이 치유과정을 방해하거나 손상을 일으킬 수 있거나 환자의 상태를 악화시킬 수 있는 경우에는 금기 시 된다. 예를 들어:

1. 영역에 염증(inflammation)이 존재하는 경우.
2. 염증성 신경근질환(inflammatory neuromuscular disease)이 존재하는 경우[예, 길랑-바레증후군(Guillain-barre), 다발근육염(polymyositis), 피부근육염(dermatomyositis)].
3. 심한 심장 혹은 호흡질환이나 장애를 가진 환자가 급성증상(acute symptoms)을 가진 경우.
4. 통증(pain)이 존재하는 경우. 통증은 근수축(muscle contraction)을 제한할 것이고 근력의 정확한 표시를 제공하지 않을 것이다. 통증이 있을 때 근력검사를 하는 것은 더욱 더 손상을 일으킬 것이다.

상태를 악화시킬 수 있는 저항운동에는 추가적인 주의가 요구되어진다. 그것은 아래와 같다:

1. 복부, 추간판 디스크 및 눈의 최근 수술이나 신경학적 수술(neurosurgery)[16] 이후; 추간판 병리(intervertebral disc pathology)[16], 혹은 복부벽의 탈출(herniation)을 가진 환자; 혹은 심혈관계 문제의 병력을 가진 환자[예, 동맥류(aneurysm), 고정속도박동조율기(fixed-rate pacemaker), 부정맥(arrhythmia), 혈전정맥염(thrombophlebitis), 최근의 색전(recent embolus), 명확한 비만(marked obesity), 고혈압(hypertension), 심폐질환(cardiopulmonary disease), 협심증(angina pectoris), 심근경색(myocardial infarctions), 그리고 뇌혈관 장애(cerebrovascular disorders)]. 이들 환자들에게 근력검사 절차 동안 *발살바 조작(Valsalva maneuver)*을 피할 수 있도록 설명한다.

   Kisner와 Colby[16]는 발살바 조작(Valsalva maneuver)의 발생 순서를 설명한다, 이것은 극심하고 지연된 노력 동안 폐쇄된 성문(glottis)에 대한 날숨노력(호기 노력, expiratory effort)으로 구성된다. 심호흡(deep breath)은 노력의 시작에서 행해지고 성문이 닫힘에 의해 유지된다. 복부근(abdominal muscle) 수축은 복부내와 흉강내 압력(intraabdominal and intrathoracic pressures)에 증가를 일으키고, 혈액은 심장에서 분출된다. 이것은 동맥혈압에 일시적이고 갑작스런 상승을 일으키게 된다. 또한 복부근 수축은 복부벽에 불안정한 스트레스를 가할 수 있을 것이다.

   발살바 조작은 AROM의 평가 동안 숨을 참지 않도록 환자에게 지시함으로써 방지할 수 있다. 만일 이것이 어렵다면, 검사 동안 숨을 내쉬거나(breathe out) 말을 하도록 지시한다.[16]
2. 피로가 환자의 상태를 악화시키거나 해롭게 할 수 있는 상황에서[예, 극심한 쇠약(extreme debility), 영양실조(malnutrition), 악성종양(malignancy), 만성 폐쇄성 폐질환(chronic obstructive pulmonary disease), 심혈관질환(cardiovascular disease), 다발성 경화(multiple sclerosis), 회색질척추염(poliomyelitis), 척수회백질염후성 증후군(postpoliomyelitis syndrome), 중증근육무력증(myasthenia gravis), 하위운동신경원병(lower motor neuron disease), 그리고 간헐파행(intermittent claudication)], 어려운 검사(strenuous testing)가 실행되면 안 된다. 피로(fatigue)의 징후(signs)에는 환자의 호소(complaints)혹은 피로(tired-ness)의 관찰, 통증(pain), 근육연축(muscular spasm), 수축의 대한 느린 반응, 떨림(tremor), 그리고 AROM 실행에 대한 감소된 능력이 포함된다.
3. 과로가 환자의 상태를 해롭게 할 수 있는 상황에서(예, 확실한 신경근질환(neuromuscular disease)이나 전신성(systemic), 대사성(metabolic), 혹은 염증성 질환(inflammatory disease)을 가진 환자), 의료(care)는 피로(fatigue)와 탈진(exhaustion)을 피하기 위해 이용되어야 한다.

기구조작 (Instrumentation)

근력을 평가하기 위한 기기는 측정에서 요구되는 정확도에 따라 그리고 임상에서 사용할 수 있는 자원과 시기에

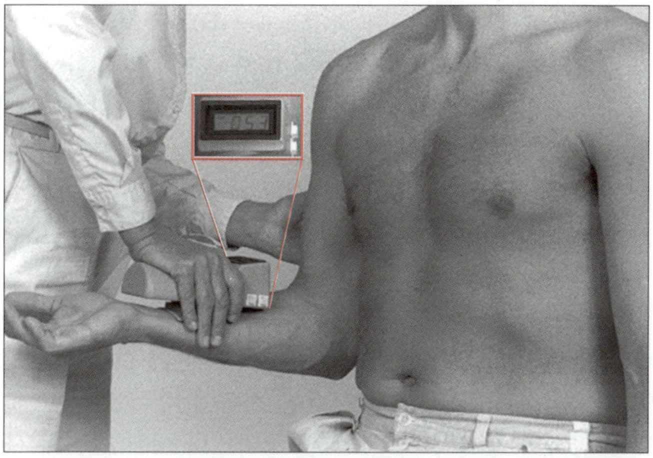

그림 1-56 손힘 측정계(HHD)를 이용한 등척성 팔꿉굽힘근 강도측정. (예, Nicholas 맨손 근육 검사기). 디지털 화면은 적용된 힘을 나타낸다. 환자가 치료사보다 강하다면, HHD(손힘 측정계)는 치료사의 힘을 측정한다.

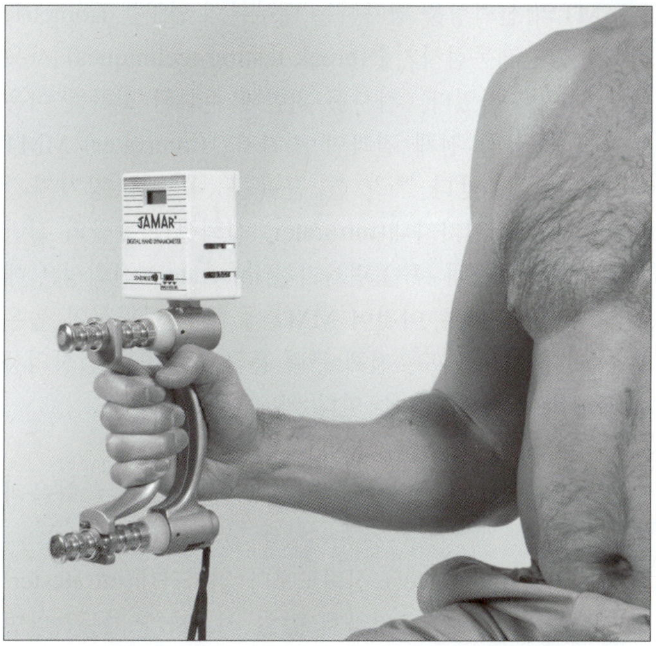

그림 1-57 JAMAR 손쥐기 힘측정계.

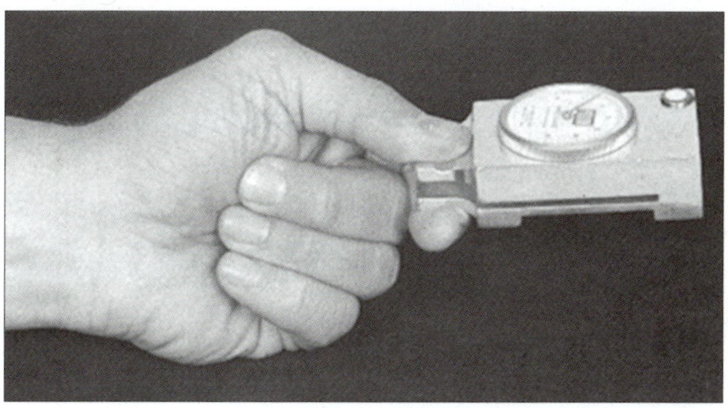

그림 1-58 집기 힘측정계를 이용하여 측정된 바깥집기 강도.

따라 선택된다. 손고정 힘측정계(hand-held dynamometer, HHD)(그림 1-56), 자유로운 무게(free weights), 케이블 장력계(cable tensiometer)의 사용, 손잡이 힘 측정계[handgrip dynamometer(그림 1-57)], 집기재기(pinch gauge)(그림 1-58)이나 등속성 힘측정계(isokinetic dynamometers)들은 근력의 객관적인, 유효한 그리고 신뢰할 만한 측정을 제공할 것이다. 그러나 항상 임상환경에서 실용화되지는 않는다. 근력을 평가할 때의 측정 수단은 몇 년 동안 존재해 왔고" 해결해야 할 문제"가 있다.[85(p.5)] 비록 MMT 또한 문제를 가지고 있더라도, 아직까지도 기구에 의해 대체되지 않았다. MMT는 임상에서 근력평가를 할 때 가장 실용적인 방법으로 남아 있다. 임상연구를 하는 동안, 치료사는 근력의 좀더 엄격한 평가를 제공할 대체기구(alternate instruments)를 조사하는 것이 좋다.

근력평가 시의 맨손근력 측정방법
(MMT Methods of Assessing Muscle Strength)

근력을 평가하고 등급화하는 기존의 방법론과 대체 방법론은 이 본문에서 설명된다. 맨손으로 근력을 평가할 때 이용되는 방법에 상관없이, 등급은 근육 혹은 근육군의 강도를 표시하기 위해 정해진다. 기존의 등급화와 일부 대체(다른) 등급화 방법에서, 등급은 미리 측정된 할 수 있는 PROM 내에서 가능한 APOM과 수의적인 근수축의 강도를 나타낸다.

설명된 근력을 평가하는 모든 방법은 임상적으로 오랫동안 발달되었던 근육검사(muscle testing)의 원리에 기초한다. Lovett(Daniels과 Worthingham에서 인용된)[86]는 근육 강도를 평가하기 위한 요소로서 중력을 이용한 개념을 개발했다. Wright[87]는 중력과 마찰의 저항을 극복할 수 있는 근육의 능력에 따라 근육을 분류하는 방법을 최초로 발표하였다. 그 이상의 발달은 Brunnstrom을 포함한 Smith와 동료들,[89] Hines,[90] Daniels과 Worthingham,[86] 그리고 Kendall과 Kendall[91] 등의해 문서화되었다.

기존의 방법 (Conventional method)

근력의 맨손 등급화(manual grading)는 세 가지 요소에 기반한다.[86]

1. 수축의 근거:
   - 근수축을 촉진하거나 관찰할 수 없는 경우(0등급).

- 근수축을 촉진하거나 관찰할 수 있지만 관절 운동은 없는 경우(1등급).

2. 저항으로서 중력-유용한 전체 ROM 에 걸쳐 그 부분을 움직이는 능력:
   - 중력이 제거된 경우(2등급).
   - 중력에 대항하는 경우(3등급).
3. 맨손 저항의 양-저항과 중력에 대한 유용한 전체 ROM에 걸쳐 그 부분을 움직이는 능력:
   - 중등정도의 멘손저항 (4등급).
   - 최대 맨손 저항(5등급).

전체 0~5등급 외에, 좀더 상세한 근력의 등급화는 ROM의 변화와 최소의 저항에 대항하여 움직이는 능력을 나타내기 위해 전체 등급에 + (plus) 혹은 - (minus) 를 추가하여 달성된다. 숫자나 문자도 근력의 등급을 나타내기 위해 사용된다. 숫자 표기법은 근력의 정확한 등급화된 양적 결정(quantitative determination)은 아니다.[64] 표 1-6은 각 등급의 설명을 나타낸다.

Beasley[92]는 3등급(fair)이 표준적인 정상 기준과 비교하였을 때 반드시 근육 또는 근육군의 정상적인 근육 강도의 50%를 가리키는 것은 아니라는 것을 발견하였다. 3등급은 어떤 근육의 경우 90%가 되는 경우에서 50% 아래까지 다양하게 잘 표시되고 연구에서 검사된 다른 근육의 경우는 30%보다 약간 많게 검사되었다. 따라서 0과 3등급 사이보다 3와 5(정상)등급사이 범위가 크다.

타당성과 신뢰성 (Validity and Reliability)

타당성 (validity)

치료사는 근력에 대한 정보를 제공하기 위해 MMT를 사용한다. 이것은 근육과 근육군이 한 번의 최대노력에서 자발적으로 발휘할 수 있는 힘(force) 및 장력(tension) 의 최대량을 나타낸다.[66] 측정은 정확하게 행해져야 한다. 왜냐하면 근력의 타당한 표시가 될 수 있는 결과는 진단(diagnosis), 환자예후(patient prognosis) 평가, 치료계획(plan treatment), 치료효과(treatment effectiveness) 결정, 그리고 기능적 상태(functional status) 파악 등을 하는 데 사용되기 때문이다. MMT의 타당성을 설명하기 위한 증거는 부족하다. 그러나 척도관련 타당성(criterion-result validity)을 확립하기 위한 노력으로 MMT결과는 HHD와 함께 얻어진 측정값(measures)과 비교되어 왔다.[93-96] MMT에서 얻어진 측정값과 HHD 측정값 사이의 밀접한 관계는 근력이 두 기법에 의해 측정됨을 제안한다.

임상의의 판단에서, MMT는 검사된 근육(들)의 회전력 생산 능력(torque-producing capability)을 측정하기 위한 것으로 MMT는 내용 타당성(content validity)을 가지는 것으로 나타난다.

신뢰성 (reliability)

근력이 항상 측정되어져야 한다는 것을 아는 것은 치료사에게 중요하다. 왜냐하면 시간이 지남에 따라 얻어진 결과는 환자의 경과와 치료효과를 평가하여 비교하는 데 사용될 수 있기 때문이다. 이것이 가능하다면, 측정을 비교할 때에 측정 사이 유사성과 차이점은 치료나 시간이 지남에 따라 진성 변화를 나타내기에 의존될 수 있다. 그리고 측정 일관성 부족과 측정오류 때문에 단순하지 않다.

MMT의 신뢰성을 평가하는 대부분의 연구는 isometric mark 혹은 제동검사기술(break testing techniques) 사용을 기본으로 하였다. 검사를 위한 표준화된 절차를 이용한, 근육등급의 전체 결과인 평가자간(interrater) MMT의 신뢰성은 낮다.[98, 99] 한 근육군 내에서 평가자간(interrater)과 평가자내(intrarater) 신뢰성과 등급의 절반 내에서(즉, 등급내 +/-) 평가자간(interrater) 신뢰성은 매우 높다.[99-102] 비록 이것이 MMT에 대한 일관성의 높은 수준을 나타낼지라도, 전체 근력 등급의 차이는 임상의사 결정에 적합하지 않을 수 있다.[101]

MMT에 대한 신뢰성과 타당성 연구결과는 다음과 같다:

1. 검사자간(intertester) 신뢰도보다 검사자내(intratester) 신뢰도가 더 좋다; 따라서 동일 치료사가 가능하다면 모든 MMT를 수행해야 한다.[100, 102, 103]
2. 특히 매우 강한 근력을 가진 환자의 경우 5등급을 평가할 때, MMT 등급화는 검사자 근력에 의해 제한된다.[104]
3. MMT는 4와 5등급보다 높은 강도 변화에 민감하지 않다.[92, 94-96, 105, 106]
4. MMT점수는 4와 5보다 높은 등급에서 환자의 강도를 과대 평가하는 경향이 있다.[92, 94, 104, 107]
5. MMT 점수는 0에서 3등급보다 낮은 것에 가장 민감하다.[108]
6. MMT는 3보다 더 큰 등급에 대해 그리고 좀더 주관적

표 1-6 통상적인 등급매기기

숫자 (등급)	문자 (등급)	설명
중력에 대항한 검사		**환자가 가능한 운동**
5	N(normal)	중력과 최대 저항에 대항하여 완전한 관절가동범위가 나옴
4	G(Good)	중력과 중등도의 저항에 대항하여 완전한 관절가동범위가 나옴
4–	G–	*중력과 중등도의 저항에 대항하여 관절가동범위가 1/2 보다 조금 더 나옴;* 등척성 검사는 적용되지 않음
3+	F+	중력과 중등도의 저항에 대항하여 *범위*가 1/2 보다 조금 덜 나옴 ; *등척성으로 검사 시* 약간의 저항과 중력에 대항하여 완전한 관절가동범위가 나옴
3	F(fair)	중력에 대항하여 완전한 관절가동범위 나옴
3–	F–	중력에 대항하여 관절가동범위가 1/2 보다 조금 더 나옴
2+	P+	중력에 대항하여 관절가동범위가 1/2 보다 조금 덜 나옴
중력을 제거한 검사		**환자의 가능한 운동**
2	P(poor)	중력을 제거한 상태로 완전한 관절가동범위가 나옴
2–	P–	중력을 제거한 상태로 관절가동범위가 덜 나옴
1	T(trace)	중력을 제거한 상태에서 관절가동범위가 나오지 않으며, 촉진이나 시진을 통해 근수축 확인 가능
0	0(zero)	중력을 제거한 상태에서 관절가동범위가 나오지 않으며, 촉진이나 시진을 통해 근수축 확인 불가능

주의 : 환자가 검사에 요구되는 자세를 취하지 못할 때, 또는 극도의 피로를 느끼거나 자세 변화하는 데 시간이 오래 걸릴 때, 치료사는 중력에 대항하거나 또는 중력을 제거한 유사한 환경을 만들기 위해 팔, 다리 무게만큼을 보조하거나 또는 그 만큼의 저항을 제공할 수 있다.

인 등급에 대해 측정 강도의 계량할 수 없는(양적인)의미로 보충된다고 제안한다(예, 손에 들고 찍는 동력 측정. 등척성 동력 측정 그리고 긴장(장력) 측정).[101, 105]

7. MMT 등급들은 단계적인 측정에 동등하지 않다.[98, 109] 예를 들어, 3등급은 근육강도 50%와 같지 않다. 비슷하게 정상 강도는 강도 100%와 같지 않고 검사된 근육에 다양하게 좌우된다. 예를 들어, 무릎폄근에 대한 5등급은 53%와 같으며 발바닥쪽 굽힘근(척굴근, plantar flexor)은 34%와 같고 엉덩이관절폄근은 각 근육 그룹의 실제 최대강도의 65%와 같다. 팔꿈치굽힘근 3등급의 최대 강도의 단지 4%만 등급 3으로 평가된다.[110]
8. 훈련, 실습, 경험, 그리고 정확한 표준화된 절차의 사용은 신뢰할 수 없는 MMT에 중요하다.[111]

근육 강도의 측정의 신뢰도 증가를 위한 MMT는 다음을 실행해야 한다.

- 다양한 치료 단계를 피하기 위한 하루에 같은 시간에
- 같은 치료사에 의해
- 같은 환경에서
- 같은 환자 자세 사용
- 표준 검사도구에 따라 환자의 경과, 검사와 측정 사이에 좀 더 정확한 비교를 하기 위해

MMT는 근강도 측정의 편리하고 다용도이며 빠르게 제공하고 저렴한 의미가 있다. 더 약한 환자에서 더 낮은 등급의 검사를 위해(예 < 3) 등장성 검사 장비 또는 HHD 같은 기구 사용은 가능하지 않다. MMT는 특정한 고정, 단일 근육 활동들의 독립적(isolated)인 검사, 대상작용의 제거, 가능한 운동 등을 사용한다.

임상에서 MMT는 강도를 평가하는 일반적임을 의미한다. 보다 더 나아간 연구가 요구될 때 타당성과 신뢰성이 이상적이지 않더라도, 제한이 있다 해도 MMT의 사용은 가치가 있다.

맨손 근력 평가
(Manual Assessment of Muscle Strength)

능동적 관절가동범위와 수동적 관절가동범위의 시각적 관찰과 평가에 따라 근력의 평가가 수행된다.

개별근육 대 근육군 근육 검사
(Individual versus group muscle test)

일반적인 활동 혹은 운동들을 가진 근육들은 종종 그룹들로 평가되어지거나 각각으로 평가되어진다. 예를 들어, 자쪽 손목굽힘근(flexor carpi ulnaris)과 노쪽 손목굽힘근(flexor carpi radialis)은 손목굽힘의 하나의 운동으로서 평가되어진다. 자쪽 손목굽힘근은 손목을 구부리면서 동시에 자뼈로 편향되는 수축을 하는 근육으로 평가된다. 비록 완벽하게 근육이 분리되어지는 것은 아니지만, 개별 근육평가들은 이 장에서 묘사되고 설명되어진다.

설명과 지시 (explanation and instruction)

- 환자에게 간단하게 맨손 근육평가 과정을 설명한다.
- 평가 운동을 통해 환자의 팔, 다리 수동적으로 움직이거나 운동이 수행되도록 묘사하거나 설명한다.

정상적 근력 평가 (assessment of normal muscle strength)

- 환자의 정상적인 근력을 평가하기 위해 초기에 손상받지 않은 쪽 팔, 다리의 근력을 평가하고 기록한다. 그리고 손상받은 쪽의 근력을 평가 전에 운동을 보여준다.
- 반대쪽 팔, 다리와 비교할 수 없다면, 환자의 나이, 성별, 인종과 직업 같은 근력에 영향을 미치는 요소들을 고려하여 이전 경험에 의존하여 환자의 정상근력을 판단한다.

평가와 측정 절차
(assessment and measurement procedure)

환자 자세

- 중력이 제거되거나 중력에 저항한 위치에서 평가하기 위해서 근육 혹은 근육군을 분리하여 환자를 위치시킨다. [115]
- 환자는 적절하게 지지되거나 편안하여야 한다.
- 전체 바깥 범위에서 평가되는 근육 혹은 근육군의 위치는 범위를 통한 근력평가 때 근육을 약간 긴장되는 위치에 놓는다. 등척성으로 근력을 평가할 때, 적절한 위치에서 평가될 수 있도록 근육 혹은 근육군을 위치시킨다.

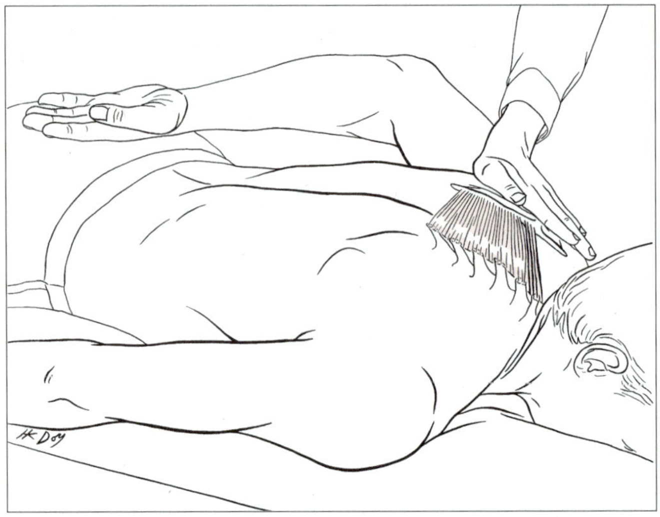

그림 1-59 침대 위 몸통 무게는 마름모근의 척추 이는곳을 고정하는 역할을 한다.

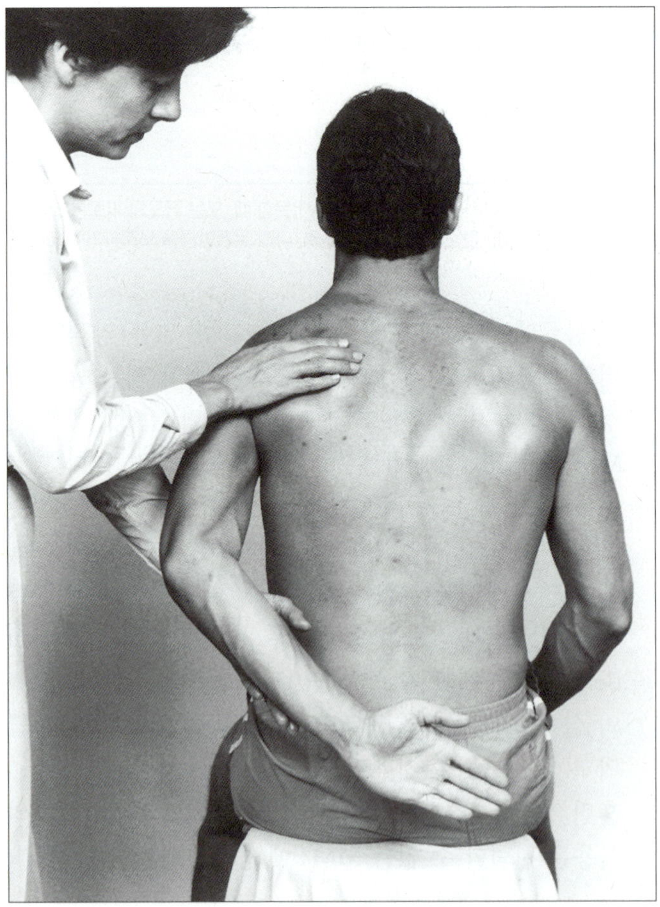

그림 1-60 환자는 곧게 앉은 자세를 유지하기 위해 몸통 근육을 수축한다. 그리고 마름모근 강도를 검사할 때 몸통을 고정한다.

- 근력을 평가할 때, '평가동안 선택된 좋은 조절(good control)과 신체자세의 특이성(specificity)은 타당한 근력 판단(valid strength estimates)을 하기 위해 필수적이다.

고정. 근육의 이는곳의 부착지점은 근육을 당겨지는 것으로부터 고정하기 위해 고정시킨다. 두 개 혹은 다관절 근육을 평가할 때, 근육 운동을 평가하기 위해 발생되는 운동이 있는 관절의 몸쪽을 고정하거나 안정화시킨다. 고정의 방법들에 따라 사용되는 표시에 의한 대체 운동을 예방한다.

1. 환자의 신체 무게–팔이음뼈, 골반이음뼈 혹은 몸통을 고정시키는 데 사용한다.

   예:

   침대 위에서 몸통의 무게는 마름근의 척추 이는곳을 고정시키는 데 제공된다(그림 1-59).

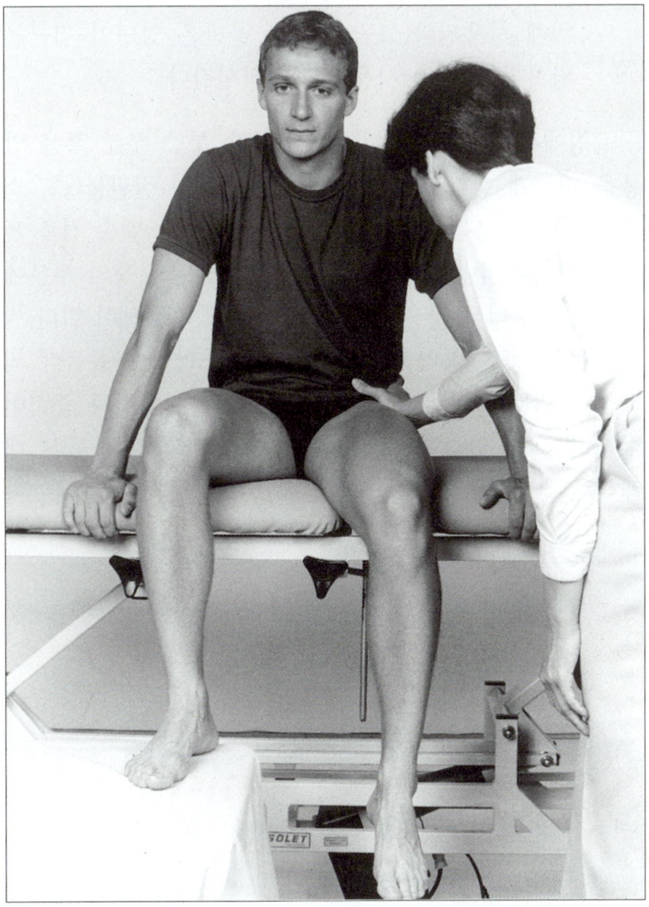

그림 1-61 엉덩굽힘근의 강도를 검사할 때 환자는 척주와 골반을 안정화하기 위해 침대 가장자리를 고정한다.

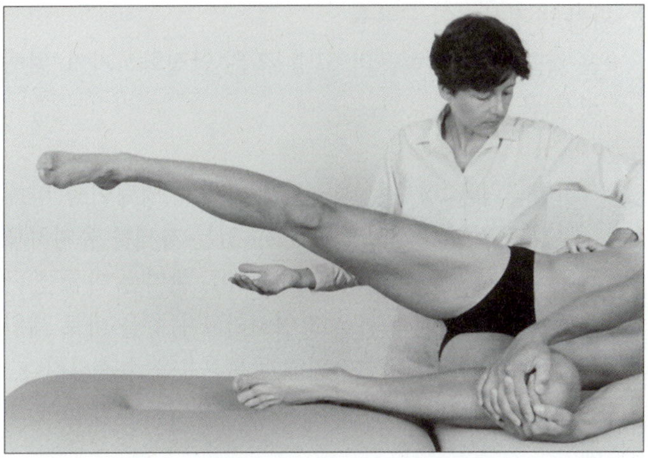

그림 1-62 환자는 골반을 안정화하기 위해 검사받지 않는 다리를 최대로 엉덩관절과 무릎관절을 굽혀서 고정한다.

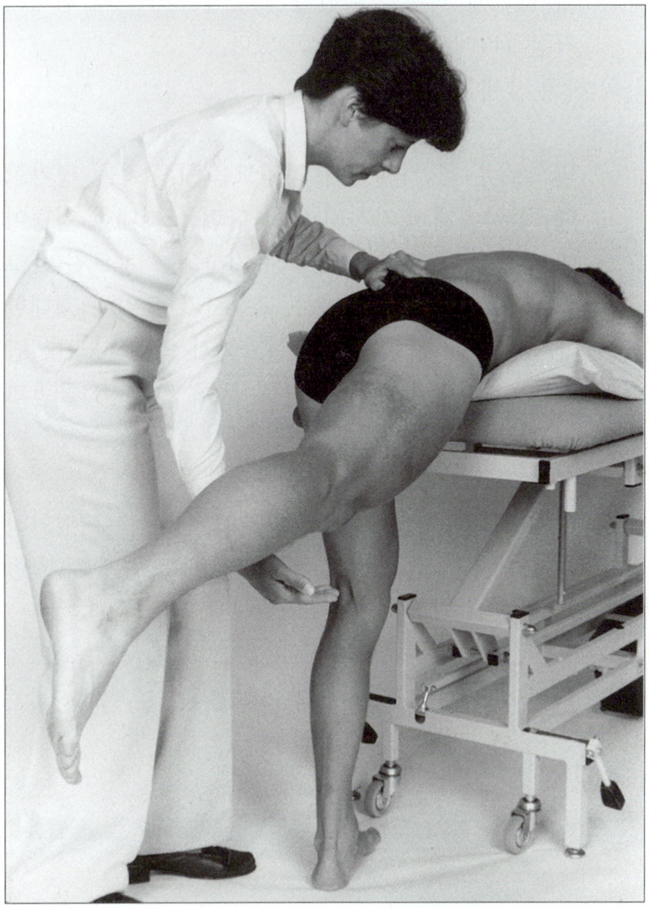

그림 1-63 엉덩관절 폄근의 강도를 측정하기 위해, 환자는 침대 가장자리를 잡고, 침대에 몸통 무게를 기대도록 하며 마루바닥에 발을 편평하게 놓고 반대편 엉덩관절을 굽힘자세를 취하도록 지시받는다.

2. 환자의 정상적인 근육들
- 운동을 위해 협력근의 고정 혹은 안정화시키기 위해 보통 움직인다.

  예:

  마름근력을 평가할 때, 손이 반대쪽 엉덩이를 향해 곧장 움직이기 시작할 때 앉아 있는 자세를 유지하도록 환자에게 가르친다(그림 1-60). 환자는 마름근 근력을 평가할 때 몸통을 고정시키고 몸통을 바로 세워 앉는 자세를 유지하기 위해 몸통근육을 수축시킨다.
- 평가 운동을 수행하기 위해 보통 사용되지는 않는다.

  예:

  엉덩이가 엉덩굽힘근의 근력을 평가하기 위해 고정시킬 때 환자에게 침대의 가장자리에 유지하도록 한다(그림 1-61). 환자는 엉덩관절굽힘근의 근력을 평가할 때 척추와 골반을 고정시키기 위해 침대의 가장자리에서 손으로 잡고 있다.

3. 환자의 자세:

  예:

  옆으로 누운 자세에서 엉덩모음근 근력을 평가할 때, 환자에게 평가하지 않는 다리를 최대한 엉덩이와 무릎을 구부린 상태로 유지하도록 가르친다(그림 1-62). 환자는 골반을 고정시키기 위해 최대한 엉덩이와 무릎을 구부려 평가하지 않는 다리를 잡는다. 이 자세에서, 골반의 뒤쪽 경사는 골반과 허리뼈를 고정시키는 작용을 한다.

  예:

  엉덩폄근들(그림 1-63), 엉덩폄근의 근력을 평가하기 위해 환자는 침대에 몸통의 무게를 두게 하고 반대쪽 엉덩이를 구부리고 바닥에 발이 닿게 한다. 이 자세에서 골반과 허리뼈 그리고 근육의 이는곳이 고정되어진다. 근력을 평가하기 위해, 환자에게 침대 위에 몸통의 무게를 놓이도록 가르치고, 침대의 가장자리를 잡고 반대쪽 엉덩이를 구부려 발을 바닥에 놓는다. 이 자세에서 골반과 허리뼈는 고정시켜진다.

4. 외적인 힘들:
- 맨손으로 직접적인 압력이 적용된다.

  예:

  손목폄근들을 평가할 때 노뼈와 자뼈는 치료사에 의해 고정되어진다(그림 1-64). 치료사는 손목의 폄근의 근력을 평가하기 위해 노뼈와 자뼈를 맨손으로 고정시킨다.
- 벨트나 모래주머니 같은 도구들을 사용한다.

  예:

  끈은 엉덩폄근들을 평가할 때 골반을 고정시키기 위해 사용된다(그림 1-65). 골반은 엉덩이 폄근을 평가할 때 끈을 사용하여 고정시킨다.

고정에서, 맨손 접촉이나 도구들은 통증 부분 혹은 압통을 피하게 한다; 예를 들어, 바이러스성 질환들(즉, 소아마비)에서 근육에서 압통이 있을 수 있다. 맨손 접촉 혹은 도구들은 수축을 억제하거나 평가되는 근육의 부분에 직접적으로 너무 많은 힘이 가해지지 않도록 해야 한다.[117]

대체 운동. 근육이 약하거나 마비될 때, 약한 근육들에 의해 수행되는 운동들은 다른 근육들이 움직이거나 중력이 수행하는 데 익숙할 수 있다. 이 간접적인 운동들은 대체 운동이라고 불린다. 대체 운동의 다른 형태들은 아

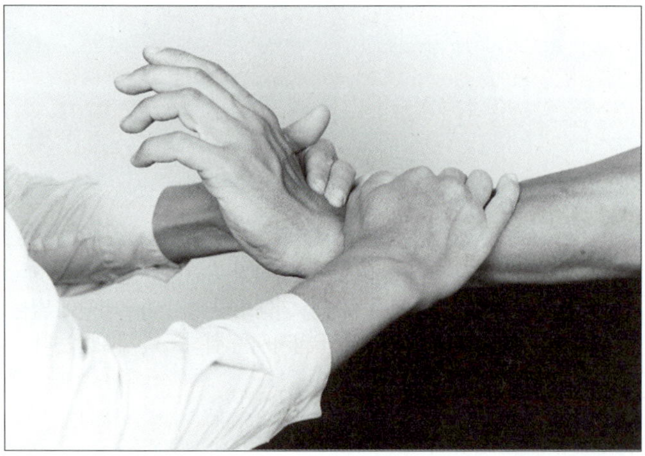

그림 1-64 치료사는 손목폄근 강도를 측정하기 위해 맨손으로 노뼈와 자뼈를 안정화한다.

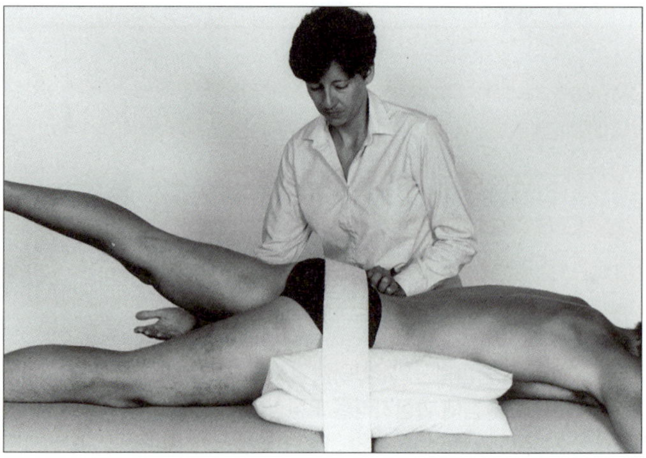

그림 1-65 엉덩굽힘근을 검사할 때 스트랩을 이용하여 골반을 고정한다.

래에 나열되어 있고 Kendall과 동료들 그리고 Wynn Parry에 의해 설명되어진 대체 운동을 기초로 한다.

1. 직접적인 혹은 간접적인 대상
   a. 또 다른 주동작(prime mover) 대상적인 주동작에 의해 수행되는 다른 운동들에 의해 직접적으로 편향을 초래할 수 있다.

      예:

      뒤침근(회외전근, supinator), 위팔두갈래근(상완이두근, biceps brachii)의 부재나 약화와 함께 뒤침을 수행하기 위해 수축할 수 있고 팔꿈치 굽힘은 동시적으로 발생할 수 있다.
   b. 고정근육들은 약한 주동근의 이는곳 부분을 통해 발생되기 시작하는 운동들을 생산한다.

      예:

      가쪽 배근육들은 엉덩이벌림근들(hip abductor)을 평가하는 동안 골반을 고정시키기 위한 수축을 할 것이다. 엉덩이벌림근이 약하다면, 배바깥근들은 골반을 올림시킬 수 있고 그 결과로 엉덩이 벌림의 형태를 주도록 다리를 움직인다.
   c. 나머지 유리하게 위치된 근육들은 다른 근육들의 새로운 관절 위치 덕분에 평가를 수행할 수 있도록 그 관절에 위치하여 수축할 수 있다.

      예:

      어깨세모근이 마비되었다면, 바깥돌림근은 위팔세갈래근의 긴갈래는 어깨 관절에 대하여 더 외측으로 놓여지도록 위팔뼈를 가쪽으로 돌림시키고, 어깨 벌림을 도와주도록 놓여 있다.
   d. 전체 팔, 다리에서 나머지 근육들은 약한 근육들을 보조할 수 있게 수축할 수 있다.

      예:

      어깨는 환자가 팔꿈치 굽힘근육들의 약화가 존재하여 팔꿈치를 구부릴 때도 구부려진다.
2. 부속 닿는곳(accessory insertion) – 하나의 근육의 닿는곳(insertion) 근육이 수축할 때 약하거나 마비된 근육의 초기 운동을 수행하는 것을 도와줄 수 있다.

   예:

   짧은엄지굽힘근과 짧은엄지벌림근은 엄지의 가까운쪽 지절 맨 아래부분에 정지하고 엄지손허리손가락 관절 구부림과 벌림의 초기 운동을 수행한다.
3. 힘줄 운동(tendon action) – 대항근이 약하거나 근 수축의 마비가 있을 때, 약화된 근육을 신장시킨 자세에서 운동을 생성해 낼 것이다. 신장은 약화된 근육의 주된 운동 방향으로 지나가는 관절의 수동적인 운동을 생성해 낼 것이다. 이 수동적 운동은 약화된 근육이 단축되거나 정상 신장범위가 부족할 때 두드러진다.

   예:

   얕은손가락굽힘근, 깊은손가락굽힘근의 마비가 있을 때, 손목폄근의 수축은 손가락굽힘근을 신장시킬 것이다. 손가락굽힘근의 신장으로 인한 손가락의 수동적 굽힘은 긴손가락굽힘근의 수축을 일으킬 것이다.
4. 반동현상(rebound phenomenon) – 대항근이 약하거나 근 수축이 마비가 있을 때, 빠르게 이완시키면 약해진 근육의 주된 운동 방향으로 수동적 운동을 생성해 낼 것이다. 이것은 약해진 근육의 수축을 일으킬 것이다.

   예:

   엄지의 손가락뼈사이(지절간) 관절의 폄자세는 긴엄지굽힘근의 근력을 평가할 수 있다. 이 자세에서 긴엄지폄근의 수축은 손가락 뼈사이(지절간) 관절을 좀더 펴지게 하고 빠르게 이완시킨다. 이러한 갑작스런 이완은 긴엄지굽힘근의 수축으로 인한 아마도 잘못된 운동을 수행하는 손가락뼈사이 관절의 약간의 굽힘을 일으킨다.
5. 중력(gravity) – 환자는 중력하에서 운동을 수행하는 데 약하거나 마비된 근육을 사용하기 위해 신체 일부분을 변경시켜 운동을 생성해 낼 것이다.

   예:

   앉은 자세에서 어깨를 90° 벌림, 팔꿈치를 구부리고 테이블 위에 팔을 올려놓았을 때, 위팔세갈래근이 약하거나 마비된 환자는 팔꿈치를 펴서 테이블 상단으로 팔을 움직이지 못할 수 있다. 환자는 어깨이음 구조를 내리고 팔을 가쪽 돌림시켜 팔꿈치 뻗는 것을 수행하여 중력의 도움을 받는다.

대체 운동은 피해야 하고, 적절한 환자의 자세잡기, 근육 이는곳의 적절한 고정, 수축을 하는지를 평가되는 근육들의 촉진, 그리고 근력을 평가에 대한 연습, 수행되어야 할 운동에 대해 환자에게 적절한 해설과 설명을 통해 대체 운동을 제거하기 위해 노력한다. 정확하게 근력을 등급화하기 위해, 치료사는 대체 운동이 발생할 수 있을지를 인지하고 알아차려야 한다. 대체 운동을 인지하지 못했을 때 환자들의 문제점을 알아내지 못할 것이고 치료 계획은 적절하지 못할 수 있다.

선별 검사(screen test). 선별 검사는 근력의 평가에서 시작점을 임의적으로 부여한다.

아래에 따라서 수행되는 빠른(screen) 검사를 이용한다.

- 근력 평가를 간소화한다.
- 불필요한 평가를 피한다.
- 가능한 환자가 성공적으로 완벽하게 할 수 없다면 많은 검사를 없앰으로써 환자에게 용기를 주거나 피로를 피한다.

아래에 따라 얻어지는 정보를 통해 환자를 빠른 검사를 한다.

- 환자의 차트 혹은 전의 근력 평가 결과들을 읽는다.
- 환자가 기능적인 활동들을 수행하는지 관찰한다; 예를 들어, 환자와 악수하는 것은 쥐는 힘을 나타낼 수 있고, 앉았다 일어서기는 다리의 근력을 나타낼 수 있고, 머리 위로 셔츠를 벗을 수 있는 것은 어깨벌림근과 바깥벌림근 근력을 나타낼 수 있으며 누웠다 일어나기는 배곧은근 근력의 조짐을 보여 줄 수 있다.
- 환자의 능동적 관절가동범위의 이전 평가

가능한 정보를 기초로 하여, 환자가 근력 평가를 시작 때 근력의 환자의 현재 수준에 가깝도록 위치시킨다. 그렇지 않으면 다음에 의해 환자를 빠른 검사를 한다.

- 부분적인 정도에서 모든 근력 평가를 시작한다. 이것은 항상 3의 수준이다. 환자에게 중력에 대항하여 전체 관절가동범위 동안 신체 부분을 능동적으로 움직이도록 설명한다. 초기 검사의 결과를 기초로 하여, 근력 검사는 멈춰지거나 지속되어진다.

근력의 등급화 (Grading Muscle Strength)

중력 대항 (Against Gravity)

이 장에 따르면, 3의 수준은 MMT의 실례를 시작하기 위해 빠른 검사를 보통 사용한다(그림 1-66A, B). 근육이 3 수준인지, 아래인지, 위인지를 평가하기 위해, 근육을 전체 바깥 범위(full outer range)와 중력에 놓여지도록 환자

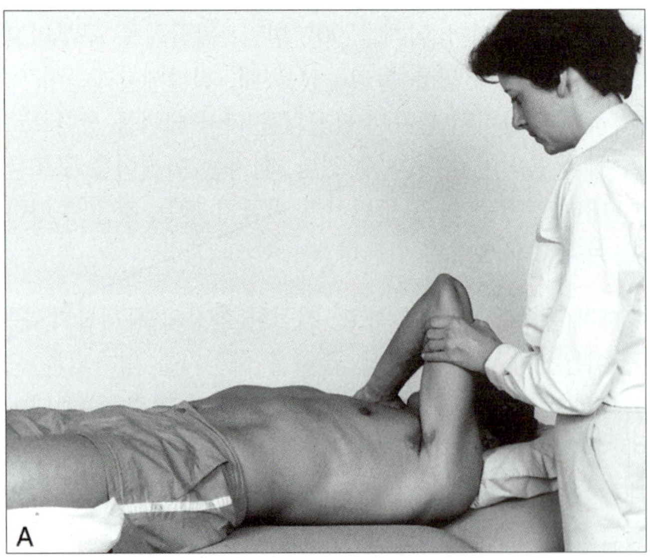

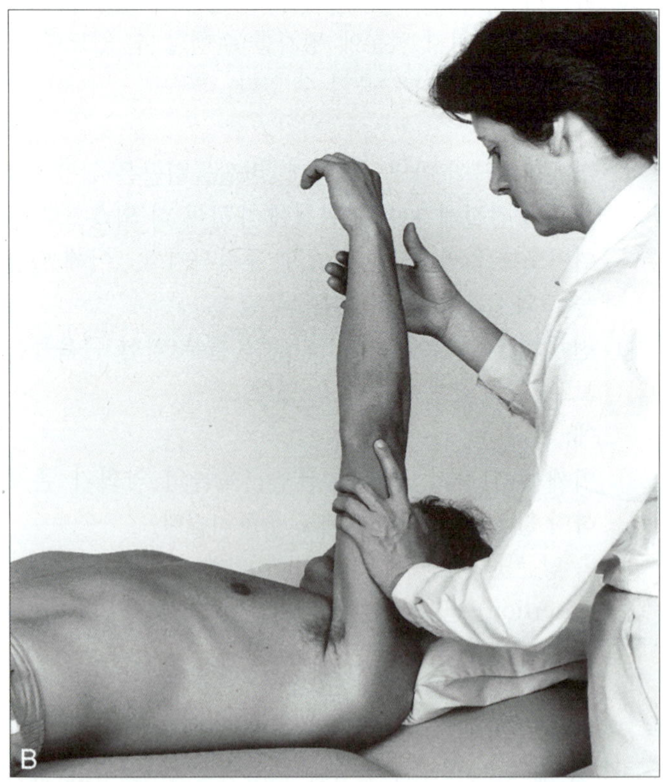

그림 1-66 **A. 중력에 대항**하는 맨손근육검사(MMT)의 시작 자세: 팔꿉폄근-위팔세갈래근. **B.** 환자는 중력에 대항하는 팔꿉 폄을 할 수 있도록 시도한다. 2+ 혹은 3-의 등급이 나타났다면, MMT는 멈춘다. 3등급이 나타났다면 검사를 계속하고 맨손저항을 제공한다(그림 1-67). 중력에 대항하여 움직일 수 없다면, 자세를 변경하여 중력제거를 하고 움직임을 검사한다(그림 1-70).

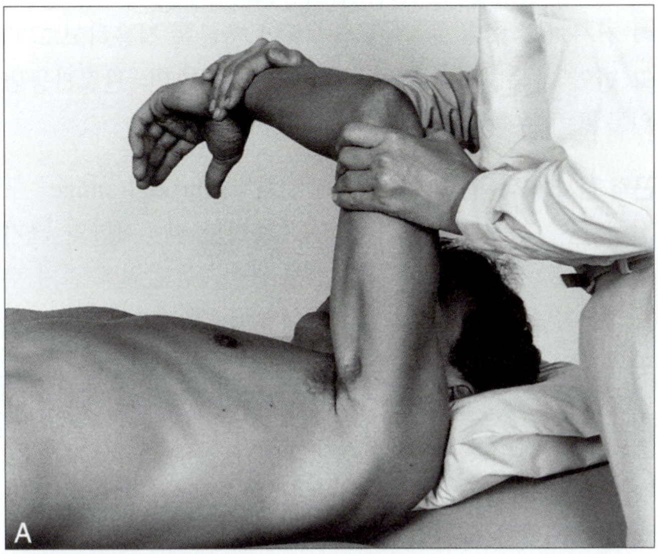

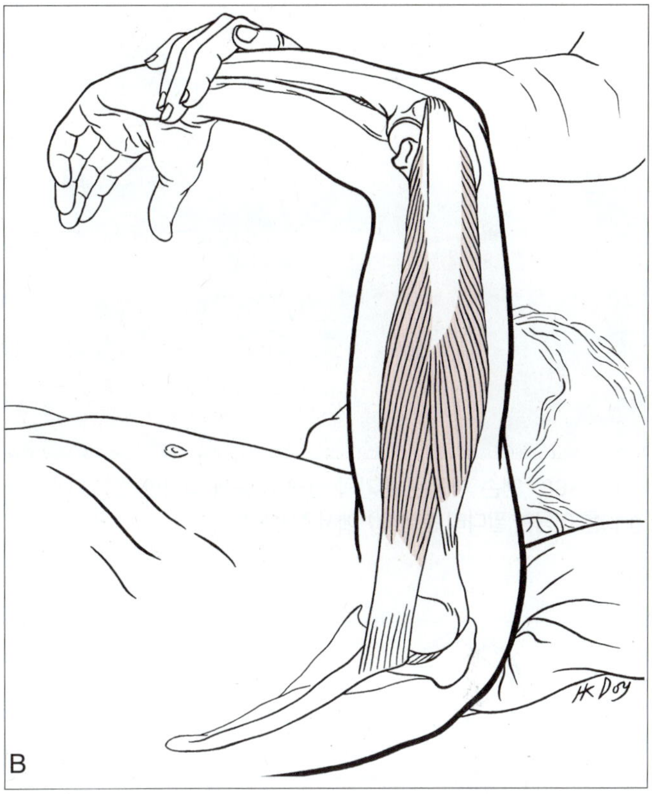

그림 1-67 MMT 팔꿈치 폄근 – 위팔세갈래근.
A. 중력에 저항한 자세를 유지한 채 전체 범위에 걸치거나 또는 등척성으로 **맨손저항**을 적용하여 근력을 측정한다.
B. 근육 부착부위의 먼쪽 부분에 맨손저항을 적용한다. 즉, 노뼈와 자뼈의 먼쪽 끝에 적용한다.

를 위치시키고, 근육을 가능한 한 많은 관절가동범위를 통해 근육 혹은 근육군의 초기 운동에 저항한다. 대부분의 경우에서, 뼈가 수평적에서 수직적 자세로 움직이거나 수직적에서 수평적 자세로 움직일 때 전체 관절가동범위 동안 중력에 대항하는 운동은 가능하지 않다. 그러면서, 근육은 운동의 시작 혹은 끝에서 중력의 당김으로부터 약간의 저항을 가지거나 근육들은 중력이 운동을 보조하거나 대항근은 관절가동범위에서 원심성으로 수축할 때 운동의 끝에서 저항을 갖지 않는다.[119]

근육검사 동안 근육에 가해진 힘은 환자에 주어진 설명들에 의해 넓은 범위에서 영향을 미칠 수 있다. 치료사의 목소리 크기는 수의적 근 수축에 영향을 미칠 수 있다. 치료사의 높은 소리 명령은 낮은 소리 명령보다 더 강력한 근육의 수축을 일으킬 수 있다. 각각의 검사 동안, 환자로부터 최대한 강한 반응을 이끌어내기 위해 명쾌하고 지속적으로 명령들을 준다. 환자가 관절가동범위동안 중등도의 속도로 움직일 때, 대체 운동들의 가능성을 배제하고 수축을 일으키는 주동근을 촉진한다.

- 환자가 중력에 대항하여 관절가동범위의 한 부분을 동안 움직인다면, 근육은 2+ 혹은 3− 수준을 나타내고 이것으로 근력검사가 끝난다.
- 환자가 중력에 대항하여 전체 관절가동범위동안 움직인다면, 검사는 등급을 결정하기 위해 맨손 저항에 대항하여 반복시킨다(그림 1-67A 그리고 B). 3의 수준은 환자가 도수적 저항에 대항하여 평가를 수행할 수 없을 때 주어진다.
- 환자가 맨손 저항에 대항하여 평가를 수행할 수 있을 때 3보다 높은 수준은 저항의 크기를 적용하여 등급을 매긴다.

환자는 각 검사 운동의 끝에서 이완하도록 요구하고 치료사는 다음 검사 운동을 위해 팔, 다리를 위치시킨다.

맨손저항 (manual resistance)

저항을 적용하기 위해, 손가락 안쪽 근육에 의거한 집기(lumbrical grip)를 사용하여 손가락손허리관절들은 엄지를 약간의 폄을 이완하거나 모으고 손가락사이 관절들은

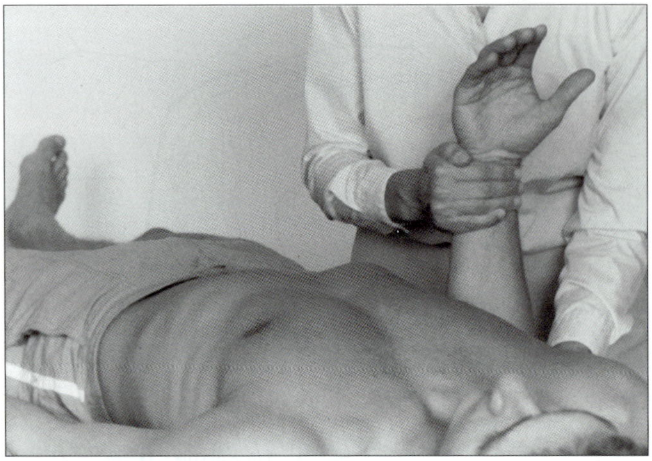

그림 1-68 맨손 저항은 손가락 안쪽 근육에 의거한 집기(lumbrical grip)를 이용한 팔다리 분절 90°에서 적용된다.

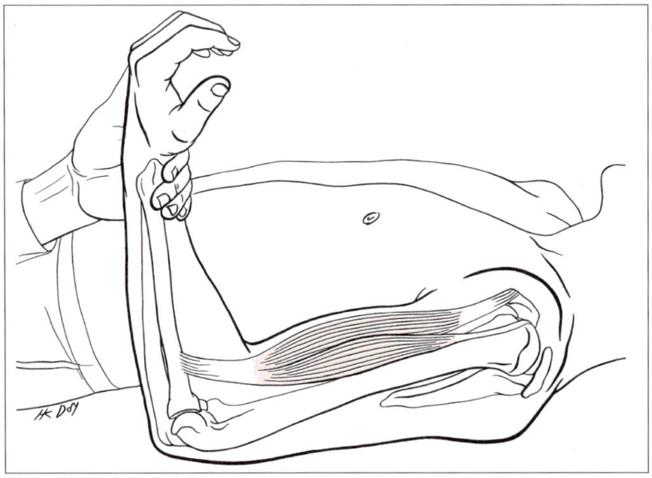

그림 1-69 근육 이는곳 분절의 먼쪽 끝에 맨손저항을 적용하라.

편 상태로 유지한 채로 구부린다[11, 85](그림 1-68). 환자가 근육을 '설정(set)' 하도록 점진적으로 저항을 더한다. 팔, 다리부분에서 90° 각도로 저항적 힘을 적용시킨다.

평가된 근육에 적용되도록 그 부분의 먼쪽 끝에 저항적 힘을 적용시킨다(그림1-69). 저항의 적용 지점과 근육 이는곳 사이에서 오는 하나의 관절을 허락하는 것은 대상의 기회를 증가시킬 수 있다. 저항은 불안정한 먼쪽이나 약하게 지지되는 관절에 주어지지 않아야 한다. 모든 시도는 저항팔(즉, 관절의 돌림 축과 맨손 저항의 적용 지점 사이 거리)의 길이를 유지시키도록 하여야 한다. 알아두기: 저항팔의 길이가 길면, 근육에 의해 생산되는 염력에 대응하기 위해 요구되는 저항적 힘이 적다.

Nicholas와 그의 동료들은 치료사가 근육 A 평가를 근육 B 평가보다 시간의 더 짧은 기간일 때 팔, 다리에 큰 혹은 같은 저항을 준다면, 근육 A는 근육 B보다 더 약하게 평가될 수 있을 것이다. 근육 평가하도록 저항을 적용할 때, 치료사는 정신적으로 근력 부족의 퍼센트에 도착되는 저항의 힘의 크기와 함께 관절가동범위동안 시간을 통합하고 등급을 매긴다. 힘과 속도와의 관계때문에, 근력 검사가 수행될 때 같은 시간동안 저항을 적용하고 그리고 만약 가동범위를 통해 근력평가를 한다면, 관절가동범위를 통해 운동의 같은 속도를 이용한다.

근력 검사에 적용된 저항 "범위에 걸쳐". "through range" 구심성 근수축을 이용하여 근력을 측정할 때, 저항의 크기는 적용할 수 있으며 환자가 전체 관절가동범위에 걸쳐 부드러운 운동을 하도록 허용할 수 있는 양이여야 한다. 저항의 크기는 운동 동안 "운동을 멈추게 하는 것보다는 다소 약하게" 적용해야 한다.[87(p. 568)] 그리고 관절가동범위에 걸쳐 주어진 저항의 크기를 수정해야 한다. 너무 많은 저항이 주어진다면, 환자는 더 이상 움직일 수 없을 것이며, 더 움직이고자 하면 다른 근육의 동원을 야기할 것이다.

범위에 걸쳐 근력 측정을 위해서는 상당한 기술과 경험이 필요하다.[85] 그 이유는 근력을 평가할 때, 등척성으로 근수축을 측정하는 MMT 방법만큼 최근 흔하게 사용되고 있는 전체 범위[85]에 걸쳐 측정하는 방법이 확실하지 않을 수 있는 때문이다. 이 사실은 완전하게 범위에 걸친 근력을 측정하기 위해서는 치료사의 기술과 경험이 도움이 된다는 것을 말해주고 있다. 근력 측정에 있는 전체 범위에 걸쳐 할 것인지 아니면, 등척성 근수축 방법으로 할 것인지는 특정 임상적 요구에 기초되어 사용되어진다.

예를 들어, 말초신경과 운동성 회복 부분이라는 특정한 임상적 부분을 알아볼 때는 전체범위에 걸친 근력 측정이 더 도움이 된다.[103(p. 666)] 근력을 등급매길 때, 관절가동범위 전체 또는 부분에 걸쳐 움직일 수 있는 환자의 능력은 맨손 저항의 크기를 변화시키는 것보다 쉽게 평가할 수 있다.[96]

"등척성으로" 근력을 평가할 때에는 특정 관절각도에 저항을 적용한다. 근력 측정을 위해 등척성 근 수축을 이용할 때, 비록 Wilson과 Murphy[124] 에 따르면 전체 운동 범위동안 근력을 대표할 수 있는 각도에 대한 연구는 없지만, 측정하는 동안 자세를 유지하는 것은 가동범위에서 움직일 수 있을 정도의 상대적인 근력을 정하는 것만큼 고려되어져야 하는 사항이다. 근력은 범위에 따라 다양하며, 근육의 안쪽, 중간 그리고 바깥범위의 자세에서 등척성으로 측정되는 근능력은 더 정확하게 얻을 수 있다.

Koo와 동료들은 편마비환자들을 대상으로 등척성으로 평가한 팔꿈치 근육의 약화에 대하여 연구하였다. 이 연구에서 임상적 그리고 기능적으로 전망하기 위한 정확한 근약화를 평가하기 위해서는 다양한 관절 위치에서 등척성으로 근력을 측정할 필요가 있다고 제안했다.

등척성 수축을 이용한 측정의 신뢰성을 유지하기 위해서는, 근육은 반드시 ROM의 같은 부분을 각 시간에 측정해야 한다.[86] 등척성 측정은 근력평가를 위한 임상적 방법으로 받아들여지고 있다.[126] 그러나 역동적인 일 능력을 등척성으로 평가하는 것은 일반적으로 신뢰적이지 않다.[69,124] 역동적 측정은 역동적 활동과의 관계에 있어서는 등척성 측정보다 우위에 있다. 등척성은 근육 또는 근육군들의 일반적 기능을 측정하는 데 더 적절할 것이다. 즉 어깨뼈 근육과 같이 안정자로써 기능하는 근육을 측정하기 위해서는 등척성 평가를 사용하는 것이 좋다.

등척성 수축을 사용하여 3단계보다 더 큰 근력 등급을 평가할 때, 치료사는 중력에 저항하게 팔, 다리를 위치시켜서 안쪽, 중간, 바깥쪽 범위로 수축할 수 있도록 해야 하며, 그후에는 점차적으로 환자의 자세를 유지시키기 위한 보조들을 제외시켜야 한다. 양자택일로, 환자는 근육을 평가받기 위해 사지를 안쪽, 중간, 바깥쪽 범위로 활동적으로 움직인다. 교재에 그려져 있는 대부분의 근육 평가를 위한 자세들은 안쪽 범위이며, 이 자세들은 때때로 범위에서 가장 약한 부분이다.

중력에 대항한 팔, 다리의 시작 자세를 유지한다면, 치료사는 점차적으로 저항을 적용하면서 다음을 따를 수 있다.

- *Make 검사*[127]는 저항을 환자가 자세를 유지할 수 없을 정도로 근수축을 "제동(break)" 해서는 안 된다,
- *Break 검사*는 치료사가 점차적으로 팔, 다리에 저항을 감소시켜서 근육의 바깥쪽 범위로 떨어지도록 한다. 근력이 5단계 또는 정상으로 고려된다면 이 검사를 사용하면서 환자의 유지를 깨려고 할 필요가 없다.[11]

break 검사는 일반적으로 사용되는 기술이다. 두 검사방법을 사용시에는 최대의 등척성 수축을 얻기 위해 환자가 4초동안 근수축을 유지해야 한다. 근육은 대항할 수 있는 저항의 최대 양을 기본으로 등급 매겨지게 된다. break 검사는 make 검사보다 최고의 근력측정을 제공한다.[130] 이 검사의 신뢰성을 유지하기 위해서는, 다음 검사에서도 같은 검사기술을 사용해야 하며 검사때마다 기록해놓는 것이 필요하다.

관절 운동이 통증을 유발하지만, 금기사항이 아닐 때의 근력 측정은 등척성 근수축 수행이 가능하지 않거나, 근육에 의한 관절의 운동이 없다면 극도로 어렵다. 관절운동의 각도, 압박력, 전단력 심지어 정적 근수축은 항상 존재하고 있다. 그러나 열린 위치 자세에서 등척성으로 통증이 없게 측정하는 것은 가능할 수 있다. 운동이 없도록 한 손은 환자의 팔, 다리 아래에 위치시키거나 또는 중력에 대항할 수 있도록 팔다리를 유지시키는 것이 불가능할 경우, 단지 약간의 운동만 일어나게 한다.

환자의 상태와 요구를 기초로 하여, 임상가들은 반드시 범위에 걸쳐 맨손저항을 적용하거나 또는 3단계보다 더 큰 근력을 측정 시에는 다양한 관절자세에서 근력을 측정해야 한다. 전체범위에 걸쳐하거나 또는 특정 관절 자세에서의 맨손저항의 적용은 이 교재에 그림과 설명으로 잘 나타나 있다.

중력 제거 (Gravity eliminated)

환자가 중력에 대항하여 움직일 수 없다면, 검사를 위해 중력을 제거해야 한다(환자의 운동은 수평면에서 수행되어져야 한다). 이러한 경우에 상대적으로 마찰이 없는 지면 위에서 시행하거나, 맨손으로 팔, 다리의 무게를 보조해주는 것이 필요하다(그림 1-70). 검사 동안 환자가 관절가동범위를 움직이려고 시도하면서 치료사는 근육의 이는 곳을 고정시키고 근육을 촉진한다(그림 1-70B). 실제 검사동안 명시적으로 그리고 지속적으로 하나에서부터 다음까지 명령을 준다. 명령은 강하게 반응할 수 있도록 명시적으로 해야 한다.

- 환자가 중력을 제거한 상태에서 가능한 전체 관절가동범위를 움직인다면, 근육은 2단계로 등급을 매긴다.
- 환자가 전체 가동범위보다 조금 덜 움직일 수 있다면 등급은 2−이다.
- 운동이 일어나지 않는다면, 치료사는 근육수축 존재의 유무가 있는지를 확인하고 1 또는 0 등급으로 평가되어진다.

치료사는 환자에게 운동이 끝나면 이완하도록 하며, 팔, 다리를 다음 검사를 위한 자세로 유지하도록 요구한다.

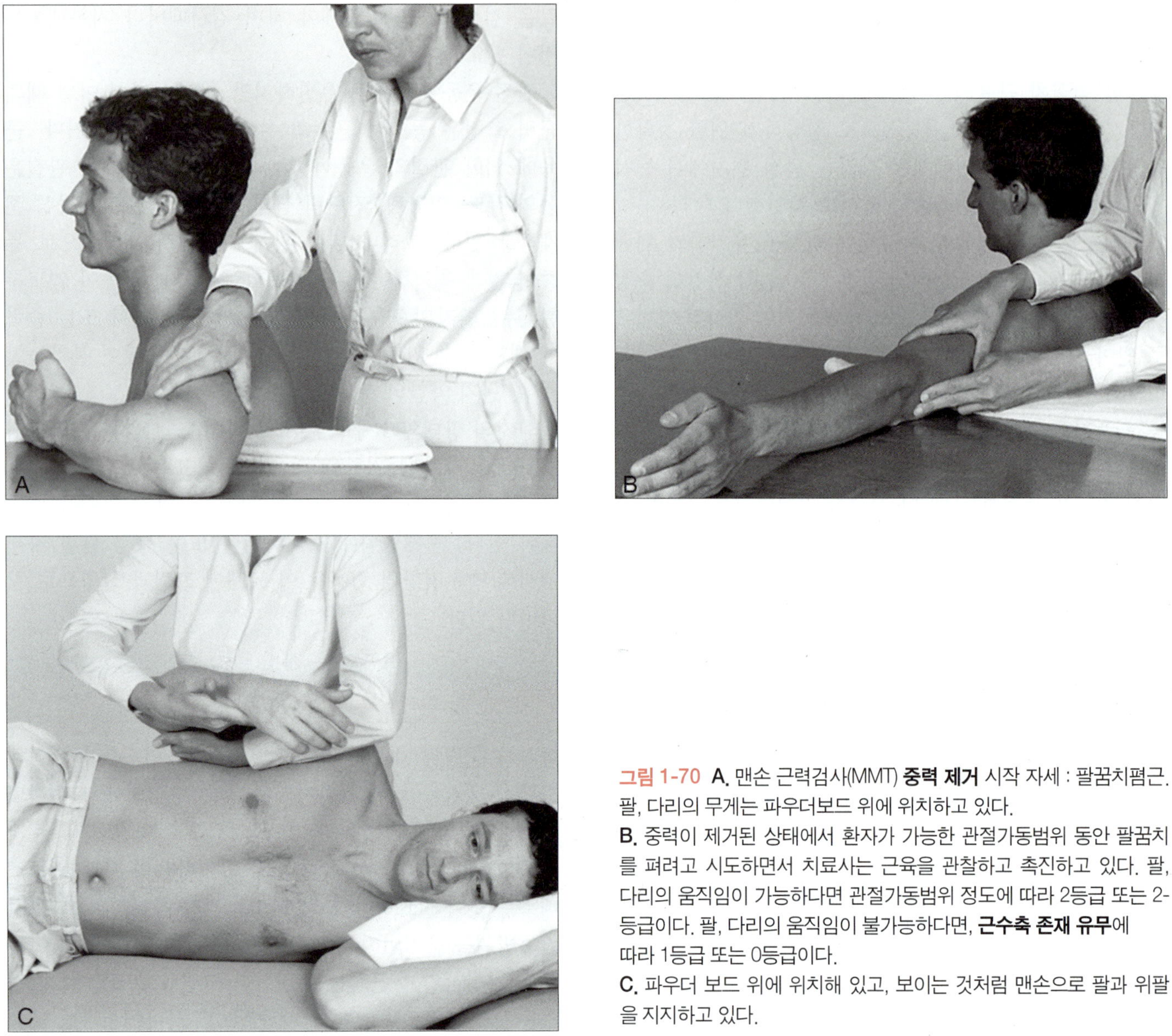

그림 1-70 **A.** 맨손 근력검사(MMT) **중력 제거** 시작 자세 : 팔꿈치폄근. 팔, 다리의 무게는 파우더보드 위에 위치하고 있다.
B. 중력이 제거된 상태에서 환자가 가능한 관절가동범위 동안 팔꿈치를 펴려고 시도하면서 치료사는 근육을 관찰하고 촉진하고 있다. 팔, 다리의 움직임이 가능하다면 관절가동범위 정도에 따라 2등급 또는 2-등급이다. 팔, 다리의 움직임이 불가능하다면, **근수축 존재 유무**에 따라 1등급 또는 0등급이다.
C. 파우더 보드 위에 위치해 있고, 보이는 것처럼 맨손으로 팔과 위팔을 지지하고 있다.

촉진. 힘줄이나 뼈 가까이 부착되어 있는 근육의 촉진은 집게손가락이나 가운데손가락의 패드부위를 이용한다. 근육의 운동이 가능하지 않거나, 대체 운동을 나타낼 수 있는 근긴장이 존재하지 않을 때 수축의 질을 기초로 하기 위하여 0~3등급을 검사하기 위해서는 항상 근육을 촉진하고 관찰해야 한다. 극도의 근약화가 있는 경우, 근육의 수축이 있는가 하는 것은 촉진보다는 피부의 운동을 관찰함에 의해 더 쉽게 발견할 수 있다.

근육이 매우 약할 때, 팔, 다리를 지지하고 위치시켜 근육이 중력에 대항한 안쪽 범위에서 수축할 수 있도록 할 때 가능한 강한 수축을 이끌어낼 수 있다. 환자에게 이 자세를 유지하도록 알려주고 점차적으로 팔, 다리의 지지를 줄여나가라. 한 손은 팔, 다리의 아래에 위치시켜 환자가 중력에 대항하여 팔, 다리를 유지시킬 수 없을 때 떨어지는 것을 조절한다. 이 기술은 촉진할 수 있는 최소한의 또는 연장된 단단한 수축을 유도할 수 있다.

검사에 이용된 반복수. 검사는 2~3번의 반복 후에 근력을 측정한다. 너무 많은 반복은 근피로를 유발할 수 있으며, 맨손 근력측정 방법은 지구력을 고려하지 않기 때문에 환자의 실제 근력보다 낮게 측정되거나 잘못 기록될 수 있다.

등척성 근수축을 이용한 다른 측정 절차(Other assessment procedures that employ isometric muscle contraction)

등척성 근수축을 위한 다른 임상적 적용은 이 텍스트의 범위를 넘어서 있지만 간략하게 여기서 다루어보겠다. 부가적으로 근력을 평가하는 데 사용되어지는 등척성 근수축은 아래 설명되어지고 있다.

1. 근분절의 약화를 검사하기 위해서 사용한다(즉, 신경근 병리에서 유발되어지는 신경학적 약화). 관절은 이완되거나 또는 이와 유사한 자세를 유지하여 등척성 수축을 적용한다. 치료사는 근수축이 강한지 약한지를 주시하여 신경학적 결손이 있는지 검사한다.
2. 근수축에 의해 조직에 스트레스를 가함으로써 수축성 조직(즉, 근육 그리고 힘줄)의 완전성을 선택적으로 검사하기 위해서 사용한다. 관절은 이완자세이며 등척성 수축동안에 운동은 발생되지 않는다. 즉, 스트레스는 비수축 구조(즉, 관절주머니, 인대, 신경)에 미치지 않는다. 치료사는 등척성 수축 동안 통증의 유무와 근수축이 강한지 약한지의 정도를 주시하여 검사한다.

대체적인 방법 그리고 근력의 등급 (Alternate Methods and Grading of Muscle Strength)

대체적인 방법 그리고 근력의 등급은 다음에서 설명하는 때에 사용되어진다.

- 무게가 중력의 영향을 거의 받지 않고, 고려할 필요가 없을 정도로 너무 작을 때 사용한다(즉, 손가락근육, 엄지, 그리고 발가락).
- 검사 운동 동안 중력 대항 또는 중력이 없는 상태에 위치하거나 저항을 적용하고 근육을 촉진하는 등의 방법들이 가능하거나 실용적이지 않을 때 사용한다(즉, 얼굴근육을 검사 시).
- 몸의 무게가 최대의 저항이 되도록 하는 저항을 요구할 때 사용한다(즉, 장딴지근, 가자미근).

두 개 또는 다관절 근육 검사 (Testing with a two or multi-joint muscle in the region)

두 개 관절에 직접 또는 간접적으로 저항을 적용할 때, 경련이 유발되어 통증이 생길 수 있기 때문에 과도하게 짧아지는 자세는 피하도록 한다.[72]

1. 같은 기능을 수행하는 두 개 또는 다관절 근육이 있는 단관절 근육을 검사하기 위해서는 두 개 또는 다관절 근육의 기여를 줄이거나 제거해야 한다. 이것을 성사시키기 위해서는 수동적으로 두 개 또는 다관절 근육이 단관절근육을 검사하는 동안 활성화되지 않도록 검사하지 않는 다른 관절에 짧게 위치시켜야 한다.

   예 :

   어깨관절 굽힘과 벌림을 검사하기 위해 부리위팔근의 근력을 측정할 때, 팔꿈치와 아래팔은 수동적으로 굽힘과 뒤침을 유지하여 상대적으로 위팔두갈래근이 짧아지게 위치하여 어깨관절굽힘근과 벌림근으로써 활성화되지 못하도록 한다.
2. 하나의 관절에서 두 개 또는 다관절 근육을 검사하기 위해서는 검사하지 않는 다른 관절은 근육의 불활성화를 피하기 위해서 중립자세에 있어야 한다.

   예 :

   무릎 굽힘을 검사하기 위해 넙다리뒤근을 측정할 때. 엉덩관절을 굽힘자세로 위치시킨다.
3. 두 개 또는 다관절을 검사하기 위해서는 길항근은 이완되게 위치시킨다. 이것은 근육검사동안 스트레칭을 피하고, 수동 장력 발생 유발을 막아 관절을 움직이기 위한 첫 번째 운동 능력을 감소시킨다.

   예:

   엉덩관절 굽힘을 검사하기 위한 엉덩허리근육 근력 측정을 할 때, 무릎관절은 굽힘으로 유지시켜 넙다리뒤근의 긴장을 막고 이완되도록 하여 엉덩관절 굽힘 제한을 막는다(그림 1-47과 1-48).

기록 (Recording)

근력측정 형식은 근력 기록이 사용되어지고 있다. 그림 1-71과 부록 B를 보면 근육검사 기록 형식의 예가 나와 있다; 그림 1-71은 선택적 근력 기록의 예를 제시하고 있다.

근육을 정확히 측정하는 것이 가능하지 않을 때(예, 통증의 존재나 또는 환자의 불협조로 인하여) 기록형식에 등급 옆에 물음 표시를 사용하라 ; 예를 들어, "3?". 이 물음 표시는 다른 시간에 가능할 때 다시 재평가할 수 있도록 할 것이다. 물음표 아래에는 의견이나 부가적 설명을 적어두면 된다.

기록형식 위의 모든 공간은 기입되어야 한다.[8] "NT(not test)"는 평가하지 않았다면, 기입하며 선은 NT가 모든 공간에 기록되지 않도록 하기 위하여 여러 인접 항목

Manual MuscleStrength Assessment

Patient's Name *Connie Pearson* Age 54

Diagnosis *Guillian Barre Syndrome* Date of Onset Oct 10/11

Therapist Name *Sue Bart*

Signature *Sue Bart DPT*

ManualMuscleTesting (MMT) Method Used
Date of Assessment: Oct 21/11 MMT method used: C
Date of Assessment: Nov 25/11 MMT method used: C
Date of Assessment: Dec 15/11 MMT method used: C
Date of Assessment: ______ MMT method used: ______

Key : MMT Method Used.
C Conventional "through range" grading
I Conventional "Isometric" grading: b breaktest or m maketest
(eg: Ib indicates Conventional "Isometric" breaktest)

Left Side			Therapist Initials			Right Side		
SB	SB	SB				SB	SB	SB
Dec 15/11	Nov 25/11	Oct 21/11	Date of Assessment			Oct 21/11	Nov 25/11	Dec 15/11
			Motion	Muscle	Nerve supply			
			Scapula					
4	3+	3	Abduction Lateral rotation	Serratus anterior	Long Thoracic	3	3+	4
↓	3+	3	Elevation	Upper trapezius Levator scapulae	Accessory, CN XI Dorsal Scapular	3	3+	↓
	3+	NT	Adduction	Middle trapezius	Accessory, CN XI	NT	3+	
	3	NT	Adduction Medial rotation	Rhomboids	Dorsal Scapular	NT	3	
	3	NT	Depression	Lower trapezius	Accessory, CN XI	NT	3	
			Shoulder					
↓	3+	3-	Flexion	Anterior deltoid	Axillary	3-	3+	↓
			Hip					
4-	2	2	Flexion	Psoas major Illiacus	Lumar Femoral	2	2	4-
4-	2	1		Sartorius	Femoral	1	2	4-
3-	1	1	Extension	Gluteus maximus Bicepsfemoris Semitendinosus Semimembranosus	Gluteal Sciatic Sciatic Sciatic	1	1	3-
3-	2	1	Abduction	Gluteus medius Gluteus minimus	Gluteal Gluteal	1	2	3-
			Knee					
3-	1	0	Flexion	Bicepsfemoris Semitendinosus Semimembranosus	Sciatic Sciatic Sciatic	0	1	3-
4-	2	1	Extension	Quadriceps	Femoral	1	2	4-
			Ankle					
2	0	0	Dorsiflexion	Tibialis anterior	Peroneal	0	0	2
↓	↓	↓	Plantarflexion	Gastrocnemius	Tibial	↓	↓	↓
				Soleus	Tibial			
			Inversion	Tibialis posterior	Tibial			
↓	↓	↓		Extensor digitorum longus		↓	↓	↓

Remarks:

그림 1-71 맨손 근육 강도 측정 양식을 이용한 기록의 예.

의 마지막에 최초로 사용되어진다.[8]

어떠한 환자의 불협조나 표준화된 검사절차를 벗어났는지, 그리고 근육 검사 결과에 영향을 미칠 수 있는 것들은 차트에 모두 기록해두어야 한다. 근육 검사 등급의 적절한 문자가 기록지(chart)에 기재되어 있는지 확인한다.

3등급이 반드시 기능적 등급을 표시하지는 않는다. 팔, 몸통, 그리고 목의 경우 3등급 혹은 그보다 낮은 등급을 기록하고, 그리고 다리의 경우 4등급보다 낮은 등급을 기록한다. 왜냐하면 그들은 주요관심 영역이나 비기능적 등급(nonfunctional grades)이 존재함에 따라 기록지 읽기에서 빠르게 확인될 수 있기 때문이다. 비기능적 등급은 괄호 안에 등급을 작성함으로써 강조된다. 피로는 면밀히 관찰될 수 있고 ADL에 대한 근력검사의 응용을 용이하게 하기 위해 기록될 수 있다.

관절가동범위와 맨손 근력검사의 평가의 기능적 응용 (FUNCTIONAL APPLICATION OF ASSESSMENT OF JOINT RANGE OF MOTION AND MANUAL MUSCLE TESTING)

작업분석(task analysis)과 활동에 대한 환자의 수행관찰을 통한, 기능적 활동(functional activities)의 평가는 치료사에게 세밀한 평가 진행을 유도하고 객관적이고 의미있는 치료목적을 제공할 수 있다. 치료사가 환자에게 활동을 수행하는 환자의 능력에 대해 물어볼 수 있다. 치료사가 기능적 활동을 수행하는 환자를 관찰하는 것은 중요하다.[131] 환자는 초기평가(initial assessment) 동안 옷입기, 앉기, 혹은 걷는 것 같은 기능적 활동을 수행하는 것이 관찰된다.

관절가동범위(ROM)와 근력평가의 완료에서, 치료사는 환자의 일상생활 결손에 영향을 고려해야 한다. 근골격계(근육뼈대계, musculoskeletal system)의 기능해부학 지식은 의미있고 실제적인 정보에 평가결과를 통합하기 위해 요구된다. 기능해부학 지식은 치료사에게 환자의 일상생활에서 관절 ROM 혹은 근력 제한의 영향에 대한 안목을 얻는 데 도움을 줄 것이다.

평가과정의 개요 (Outline of the Assessment Process)

이 책의 끝부분에 있는 "평가과정의 개요"는 평가과정의 개관과 이 책에 제시된 주요내용의 일부를 재검토하는 역할을 한다.

참고문헌(References)

1. Basmajian JV. *Surface Anatomy: An Instructional Manual*. Baltimore: Williams & Wilkins; 1983.
2. Neumann DA. *Kinesiology of the Musculoskeletal System: Foundations for Rehabilitation*. St. Louis: Mosby Elsevier; 2010.
3. Hollis M. *Safer Lifting for Patient Care*. 2nd ed. Oxford, England: Blackwell Scientific Publications; 1985.
4. MacConaill MA, Basmajian JV. *Muscles and Movements: A Basis for Human Kinesiology*. 2nd ed. New York: Robert E. Krieger; 1977.
5. Kapandji AI. *The Physiology of the Joints. Vol. 1. The Upper Limb*. 6th ed. New York: Churchill Livingstone; 2007.
6. Standring S, ed. *Gray's Anatomy: The Anatomical Basis of Clinical Practice*. 39th ed. London: Elsevier Churchill Livingstone; 2005.
7. Stedman TL. *Stedman's Medical Dictionary for the Health Professions and Nursing*. 6th ed. Philadelphia: Lippincott Williams & Wilkins; 2008.
8. Duesterhaus Minor MA, Duesterhaus Minor S. *Patient Evaluation Methods for the Health Professional*. Reston, VA: Reston Publishing; 1985.
9. Soderberg GL. *Kinesiology: Application to Pathological Motion*. 2nd ed. Baltimore: Williams & Wilkins; 1997.
10. Perry J. Shoulder function for the activities of daily living. In: Matsen FA, Fu FH, Hawkins RJ, eds. *The Shoulder: A Balance of Mobility and Stability*. Rosemont, IL: American Academy of Orthopaedic Surgeons; 1993.
11. Kendall FP, McCreary EK, Provance PG, et al. *Muscles Testing and Function with Posture and Pain*. 5th ed. Baltimore: Lippincott Williams & Wilkins; 2005.
12. Gowitzke BA, Milner M. *Understanding the Scientific Bases of Human Movement*. 2nd ed. Baltimore: Williams & Wilkins; 1980.
13. Kaltenborn FM. *Mobilization of the Extremity Joints. Examination and Basic Treatment Techniques*. 3rd ed. Oslo: Olaf Norlis Bokhandel; 1985.
14. Lundon K, Hampson D. Acquired ectopic ossification of soft tissues: implications for physical therapy. *Can J Rehabil*. 1997;10:231–246.
15. Kisner C, Colby LA. *Therapeutic Exercise: Foundations and Techniques*. 5th ed. Philadelphia: FA Davis; 2007.
16. Hall CM, Brody LT. *Therapeutic Exercise: Moving Toward Function*. 2nd ed. Philadelphia: Lippincott Williams & Wilkins; 2005.
17. O' Connor P, Sforzo GA, Frye P. Effect of breathing instruction on blood pressure responses during isometric exercise. *Phys Ther*. 1989;69:55–59.
18. Cyriax J. *Textbook of Orthopaedic Medicine: Vol 1. Diagnosis of Soft Tissue Lesions*. 8th ed. London: Bailliere Tindall; 1982.
19. Norkin CC, White DJ. *Measurement of Joint Motion: A Guide to Goniometry*. 4th ed. Philadelphia: FA Davis; 2009.

20. Magee DJ. *Orthopedic Physical Assessment.* 5th ed. St. Louis: Saunders Elsevier; 2008.
21. Hayes KW, Petersen C, Falconer J. An examination of Cyriax's passive motion tests with patients having osteoarthritis of the knee. *Phys Ther.* 1994;74:697–707.
22. Klassbo M, Harms-Ringdahl K. Examination of passive ROM and capsular patterns in the hip. *Physiother Res Int.* 2003;8:1–12.
23. Mitsch J, Casey J, McKinnis R, Kegerreis S, Stikeleather J. Investigation of a consistent pattern of motion restriction in patients with adhesive capsulitis. *J Manual Manipulative Ther.* 2004;12:153–159.
24. Instruction Manual: OB Goniometer "Myrin." Available from OB Rehab, Solna, Sweden.
25. Performance Attainment Associates. *CROM Procedure Manual: Procedure for Measuring Neck Motion with the CROM.* St. Paul, MN: University of Minnesota; 1988.
26. Currier DP. *Elements of Research in Physical Therapy.* 3rd ed. Baltimore: Williams & Wilkins; 1990.
27. Sim J, Arnell P. Measurement validity in physical therapy research. *Phys Ther.* 1993;73:48–56.
28. Miller PJ. Assessment of joint motion. In: Rothstein JM, ed. *Measurement in Physical Therapy.* New York: Churchill Livingstone; 1985.
29. Gogia PP, Braatz JH, Rose SJ, Norton BJ. Reliability and validity of goniometric measurements at the knee. *Phys Ther.* 1987;67:192–195.
30. Enwemeka CS. Radiographic verification of knee goniometry. *Scand J Rehabil Med.* 1986;18:47–49.
31. Fish DR, Wingate L. Sources of goniometric error at the elbow. *Phys Ther.* 1985;65:1666–1670.
32. Youdas JW, Carey JR, Garrett TR. Reliability of measurements of cervical spine range of motion—comparison of three methods. *Phys Ther.* 1991;71:23–29.
33. Low J. The reliability of joint measurement. *Physiotherapy.* 1976;62:227–229.
34. Baldwin J, Cunningham K. Goniometry under attack: a clinical study involving physiotherapists. *Physiother Can.* 1974;26:74–76.
35. Watkins MA, Riddle DL, Lamb RL, Personius WJ. Reliability of goniometric measurements and visual estimates of knee range of motion obtained in a clinical setting. *Phys Ther.* 1991;71:15–22.
36. Banskota B, Lewis J, Hossain M, Irvine A, Jones MW. Estimation of the accuracy of joint mobility assessment in a group of health professionals. *Eur J Orthop Surg Traumatol.* 2008;18:287–289.
37. Lavernia C, D'Apuzzo M, Rossi MD, Lee D. Accuracy of knee range of motion assessment after total knee arthroplasty. *J Arthroplasty.* 2008;23(6):Suppl 1,85–91.
38. Rachkidi R, Ghanem I, Kalouche I, et al. Is visual estimation of passive range of motion in the pediatric lower limb valid and reliable. *BMC Musculoskelet Disord.* 2009;10:126–135.
39. Bovens AMPM, van Baak MA, Vrencken JGPM, et al. Variability and reliability of joint measurements. *Am J Sports Med.* 1990;18:58–63.
40. Pandya S, Florence JM, King WM, et al. Reliability of goniometric measurements in patients with Duchenne muscular dystrophy. *Phys Ther.* 1985;65:1339–1342.
41. Elveru RA, Rothstein JM, Lamb RL. Goniometric reliability in a clinical setting: subtalar and ankle joint measurements. *Phys Ther.* 1988;68:672–677.
42. Boone DC, Azen SP, Lin C-M, et al. Reliability of goniometric measurements. *Phys Ther.* 1978;58:1355–1360.
43. Dijkstra PU, deBont LGM, van der Weele LTh, Boering G. Joint mobility measurements: reliability of a standardized method. *J Craniomandibular Practice.* 1994;12:52–57.
44. Youdas JW, Bogard CL, Suman VJ. Reliability of goniometric measurements and visual estimates of ankle joint active range of motion obtained in a clinical setting. *Arch Phys Med Rehabil.* 1993;74:1113–1118.
45. Horger MM. The reliability of goniometric measurements of active and passive wrist motions. *Am J Occup Ther.* 1990;44:342–348.
46. Hellebrant FA, Duvall EN, Moore ML. The measurement of joint motion: Part III, reliability of goniometry. *Phys Ther Rev.* 1949;29:302–307.
47. Rothstein JM, Miller PJ, Roettger RF. Goniometric reliability in a clinical setting: elbow and knee measurements. *Phys Ther.* 1983;63:1611–1615.
48. Riddle DL, Rothstein JM, Lamb RL. Goniometric reliability in a clinical setting: shoulder measurements. *Phys Ther.* 1987;67:668–673.
49. Watkins B, Darrah J, Pain K. Reliability of passive ankle dorsiflexion measurements in children: comparison of universal and biplane goniometers. *Pediatr Phys Ther.* 1995;7:3–8.
50. Kilgour G, McNair P, Stott NS. Intrarater reliability of lower limb sagittal range-of-motion measures in children with spastic diplegia. *Develop Med Child Neurol.* 2003;45:385–390.
51. Stuberg WA, Fuchs RH, Miedaner JA. Reliability of goniometric measurements of children with cerebral palsy. *Develop Med Child Neurol.* 1988;30:657–666.
52. Ashton B, Pickles B, Roll JW. Reliability of goniometric measurements of hip motion in spastic cerebral palsy. *Develop Med Child Neurol.* 1978;20:87–94.
53. Harris SR, Smith LH, Krukowski L. Goniometric reliability for a child with spastic quadriplegia. *J Pediatr Orthop.* 1985;5:348–351.
54. Mutlu A, Livanelioglu A, Gunel MK. Reliability of goniometric measurements in children with spastic cerebral palsy. *Med Sci Monit.* 2007;13(7):CR323–329.
55. McWhirk LB, Glanzman AM. Within-session inter-rater reliability of goniometric measures in patients with spastic cerebral palsy. *Pediatr Phys Ther.* 2006;18(4):262–265.
56. ten Berge SR, Habertsma JPK, Maathius PGM, Verheij NP, Dijkstra PU, Maathuis KGB. Reliability of popliteal angle measurement: A study in cerebral palsy patients and healthy controls. *J Paediatr Orthop.* 2007;27(6):648–652.
57. American Academy of Orthopaedic Surgeons. *Joint Motion: Method of Measuring and Recording.* Chicago: AAOS; 1965.
58. Berryman Reese N, Bandy WD. *Joint Range of Motion and Muscle Length Testing.* 2nd ed. St. Louis: Saunders Elsevier; 2010.
59. Moore ML. Clinical assessment of joint motion. In: Basmajian JV, ed. *Therapeutic Exercise.* 4th ed. Baltimore: Williams & Wilkins; 1984.
60. Ekstrand J, Wiktorsson M, Oberg B, Gillquist J. Lower extremity goniometric measurements: a study to determine their reliability. *Arch Phys Med Rehabil.* 1982;63:171–175.
61. Stratford P, Agostino V, Brazeau C, Gowitzke BA. Reliability of joint angle measurement: a discussion of methodology issues. *Physiother Can.* 1984;36:5–9.
62. Gerhardt JJ, Cocchiarella L, Randall LD. *The Practical Guide to Range of Motion Assessment.* Chicago: American Medical Association; 2002.
63. Wintz MM. Variations in current manual muscle testing. *Phys Ther Rev.* 1959;39:466–475.

64. Williams M. Manual muscle testing, development and current use. *Phys Ther Rev*. 1956;36:797–805.
65. Rothstein JM. Commentary. *Phys Ther*. 1989;69:61–66. In response to Bohannon RW. Is the measurement of muscle strength appropriate in patients with brain lesions? A special communication. *Phys Ther*. 1989;69:56–61 (Author's response: 66–67).
66. Fox EL, Mathews DK. *The Physiological Basis of Physical Education and Athletics*. 3rd ed. Philadelphia: Saunders College Publishing; 1981.
67. Knuttgen HG, ed. *Neuromuscular Mechanisms for Therapeutic and Conditioning Exercise*. Baltimore: University Park Press; 1976.
68. Lieber RL, Bodine-Fowler SC. Skeletal muscle mechanics: implications for rehabilitation. *Phys Ther*. 1993;73:25–37.
69. Kroemer KHE. Human strength: terminology, measurement, and interpretation of data. *Hum Factors*. 1970;12:297–313.
70. Smith LK, Weiss EL, Lehmkuhl LD. *Brunnstrom's Clinical Kinesiology*. 5th ed. Philadelphia: FA Davis; 1996.
71. Hollis M. *Practical Exercise Therapy*. 3rd ed. Oxford, England: Blackwell Scientific Publications; 1989.
72. Kendall FP, McCreary EK, Provance PG. *Muscles Testing and Function*. 4th ed. Baltimore: Williams & Wilkins; 1993.
73. Hamill J, Knutzen KM. *Biomechanical Basis of Human Movement*. 3rd ed. Philadelphia: Lippincott, Williams & Wilkins; 2009.
74. Brooks GA, Fahey TD. *Exercise Physiology: Human Bioenergetics and Its Application*. New York: John Wiley & Sons; 1984.
75. Oatis CA. *Kinesiology: The Mechanics and Pathomechanics of Human Movement*. 2nd ed. Philadelphia: Lippincott, Williams & Wilkins; 2009.
76. Laubach LL. Comparative muscular strength of men and women: a review of the literature. *Aviat Space Environ Med*. 1976;47:534–542.
77. Williams M, Stutzman L. Strength variation through the range of joint motion. *Phys Ther Rev*. 1959;39:145–152.
78. Kulig K, Andrews JG, Hay JG. Human strength curves. *Exerc Sport Sci Rev*. 1984;12:417–466.
79. Williams M, Tomberlin JA, Robertson KJ. Muscle force curves of school children. *J Am Phys Ther Assoc*. 1965;45:539–549.
80. Wyse JP, Mercer TH, Gleeson NP. Time-of-day dependence of isokinetic leg strength and associated interday variability. *Br J Sports Med*. 1994;28:167–170.
81. Gauthier A, Davenne D, Martin A, Cometti G, Van Hoecke J. Diurnal rhythm of the muscular performance of elbow flexors during isometric contractions. *Chronobiol Int*. 1996;13:135–146.
82. Holewijn M, Heus R. Effects of temperature on electromyogram and muscle function. *Eur J Appl Physiol*. 1992;65:541–545.
83. Hertling D, Kessler RM. *Management of Common Musculoskeletal Disorders: Physical Therapy Principles and Methods*. 4th ed. Philadelphia: Lippincott, Williams & Wilkins; 2006.
84. Sorenson EJ, Great Lakes ALS Study Group. A comparison of muscle strength testing techniques in amyotrophic lateral sclerosis. *Neurology*. 2003;61(11):1503–1507.
85. Hislop HJ, Montgomery J. *Daniels and Worthingham's Muscle Testing: Techniques of Manual Examination*. 8th ed. St. Louis: Saunders Elsevier; 2007.
86. Daniels L, Worthingham C. *Muscle Testing: Techniques of Manual Examination*. 5th ed. Philadelphia: WB Saunders; 1986.
87. Wright WG. Muscle training in the treatment of infantile paralysis. *Boston Med Surg J*. 1912;167:567–574.
88. Brunnstrom S. Muscle group testing. *Physiother Rev*. 1941;21:3–22.
89. Smith LK, Iddings DM, Spencer WA, Harrington PR. Muscle testing: Part 1. Description of a numerical index for clinical research. *Phys Ther Rev*. 1961;41:99–105.
90. Hines TF. Manual muscle examination. In: Licht S, ed. *Therapeutic Exercise*. 2nd ed. Baltimore: Waverly Press; 1965.
91. Kendall HO, Kendall FP. *Muscles Testing and Function*. Baltimore: Williams & Wilkins; 1949.
92. Beasley WC. Quantitative muscle testing: principles and applications to research and clinical services. *Arch Phys Med Rehabil*. 1961;42:398–425.
93. Bohannon RW. Manual muscle test scores and dynamometer test scores of knee extension strength. *Arch Phys Med Rehabil*. 1986;67:390–392.
94. Schwartz S, Cohen ME, Herbison GJ, Shah A. Relationship between two measures of upper extremity strength: manual muscle test compared to hand-held myometry. *Arch Phys Med Rehabil*. 1992;73:1063–1068.
95. Aitkens S, Lord J, Bernauer E, Fowler WM, Lieberman JS, Berck P. Relationship of manual muscle testing to objective strength measurements. *Muscle Nerve*. 1989;12:173–177.
96. Bohannon RW. Measuring knee extensor muscle strength. *Am J Phys Med Rehab*. 2001;80(1):13–18.
97. Lamb RL. Manual muscle testing. In: Rothstein JM, ed. *Measurement in Physical Therapy*. New York: Churchill Livingstone; 1985.
98. Silver M, McElroy A, Morrow L, Heafner BK. Further standardization of manual muscle test for clinical study: applied in chronic renal disease. *Phys Ther*. 1970;50:1456–1464.
99. Lilienfeld AM, Jacobs M, Willis M. A study of the reproducibility of muscle testing and certain other aspects of muscle scoring. *Phys Ther Rev*. 1954;34:279–289.
100. Iddings DM, Smith LK, Spencer WA. Muscle testing: Part 2. Reliability in clinical use. *Phys Ther Rev*. 1961;41:249–256.
101. Frese E, Brown M, Norton BJ. Clinical reliability of manual muscle testing. Middle trapezius and gluteus medius muscles. *Phys Ther*. 1987;67:1072–1076.
102. Florence JM, Pandya S, King WM, et al. Clinical trials in duchenne dystrophy: standardization and reliability of evaluation procedures. *Phys Ther*. 1984;64:41–45.
103. Paternostro-Sluga T, Grim-Stieger M, Posch M, et al. Reliability and validity of the Medical Research Council (MRC) scale and a modified scale for testing muscle strength in patients with radial palsy. *J Rehabil Med*. 2008;40:665–671.
104. Beasley WC. Influence of method on estimates of normal knee extensor force among normal and post-polio children. *Phys Ther Rev*. 1956;36:21–41.
105. Mahony K, Hunt A, Daley D, et al. Inter-tester reliability and precision of manual muscle testing and hand-held dynamometry in lower limb muscles of children with spina bifida. *Phys Occup Ther Pediatr*. 2009;29(1):44–59.
106. Bohannon RW, Corrigan D. A broad range of forces is encompassed by the maximum manual muscle test grade of five. *Percept Motor Skills*. 2000;90:747–750.
107. Hayes KW, Falconer J. Reliability of hand-held dynamometry and its relationship with manual muscle testing in patients with osteoarthritis in the knee. *J Orthop Sports Phys Ther*. 1992;16:145–149.
108. Bohannon RW. Nature, implications, and measurement of limb muscle strength in patients with orthopedic or neurological disorders. *Phys Ther Prac*. 1992;2:22–31.

109. Dvir Z. Grade 4 in manual muscle testing: the problem with submaximal strength assessment. *Clin Rehabil.* 1997;11:36–41.
110. MacAvoy MC, Green DP. Critical appraisal of medical research council muscle testing for elbow flexion. *J Hand Surg Am.* 2007;32(2):149–153.
111. Escolar DM, Henricson EK, Mayhew J, et al. Clinical evaluator reliability for quantitative and manual muscle testing measures of strength in children. *Muscle Nerve.* 2001;24: 787–793.
112. Griffin JW, McClure MH, Bertorini TE. Sequential isokinetic and manual muscle testing in patients with neuromuscular disease. *Phys Ther.* 1986;66:32–35.
113. Rabin SI, Post M. A comparative study of clinical muscle testing and Cybex evaluation after shoulder operations. *Clin Orthop Rel Res.* 1990;258:147–156.
114. Wadsworth CT, Krishnan R, Sear M, Harrold J, Nielsen DH. Intrarater reliability of manual muscle testing and hand-held dynametric muscle testing. *Phys Ther.* 1987;67:1342–1347.
115. Donaldson R. The importance of position in the examination of muscles and in exercise. *Physiother Rev.* 1927;7: 22–24.
116. Chaffin DB. Ergonomics guide for the assessment of human static strength. *Am Ind Hyg Assoc J.* 1975;36:505–511.
117. Brown T, Galea V, McComas A. Loss of twitch torque following muscle compression. *Muscle Nerve.* 1997;20:167–171.
118. Wynn Parry CB. Vicarious motions (trick movements). In: Basmajian JV, ed. *Therapeutic Exercise.* 4th ed. Baltimore: Williams & Wilkins; 1984.
119. Kendall FP, McCreary EK. *Muscles Testing and Function.* 3rd ed. Baltimore: Williams & Wilkins; 1983.
120. Christ CB, Boileau RA, Slaughter MH, Stillman RJ, Cameron J. The effect of test protocol instructions on measurement of muscle function in adult men. *J Orthop Sports Phys Ther.* 1993;18:502–510.
121. Johansson CA, Kent BE, Shepard KF. Relationship between verbal command volume and magnitude of muscle contraction. *Phys Ther.* 1983;63:1260–1265.
122. McNair PJ, Depledge J, Brettkelly M, Stanley SN. Verbal encouragement: effects on maximum effort voluntary muscle action. *Br J Sports Med.* 1996;30:243–245.
123. Nicholas JA, Sapega A, Kraus H, Webb JN. Factors influencing manual muscle tests in physical therapy: the magnitude and duration of the force applied. *J Bone Joint Surg [Am].* 1978;60:186–190.
124. Wilson GJ, Murphy AJ. The use of isometric tests of muscular function in athletic assessment. *Sports Med.* 1996;22: 19–37.
125. Koo TK, Mak AF, Hung LK, et al. Joint position dependence of weakness during maximum isometric voluntary contractions in subjects with hemiparesis. *Arch Phys Med Rehabil.* 2003;84:1380–1386.
126. McGarvey SR, Morrey BF, Askew LJ, Kai-Nan A. Reliability of isometric strength testing: temporal factors and strength variation. *Clin Orthop.* 1984;185:301–305.
127. Bohannon RW. Make tests and break tests of elbow flexor muscle strength. *Phys Ther.* 1988;68:193–194.
128. Velsher E. Factors affecting higher force readings: a survey of the literature on isometric exercise. *Physiother Can.* 1977;29:141–147.
129. Burns SP, Breuninger A, Kaplan C, et al. Hand-held dynamometry in persons with tetraplegia: Comparison of make- versus break-testing techniques. *Am J Phys Med Rehab.* 2005;84(1):22–29.
130. Lamb DW. A review of manual therapy for spinal pain. In: Boyling JD, Palastanga N, eds. *Grieve's Modern Manual Therapy: The Vertebral Column.* 2nd ed. London: Churchill Livingstone; 1994.
131. Smith LK. Functional tests. *Phys Ther Rev.* 1954;34:19–21.

제 2 장

치료와 관련된 평가
Relating Assessment to Treatment

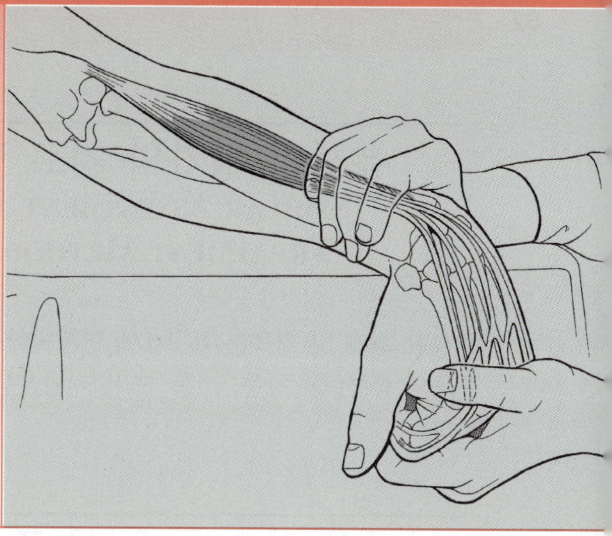

이론적 근거 (Chapter Rationale)

- 진단 및 치료 절차에 대한 지침이 텍스트의 범위를 넘어 있지만, 이 장은 능동가동범위(AROM), 수동가동범위(PROM), 근육길이(muscle length), 그리고 근력(muscle strength)을 평가하고 치료하는 기술들을 나열한다.
- 그림과 설명을 통해, 독자에게 이 교재에서는 임상평가의 차이점과 유사점 그리고 보완치료(complementary treatments)의 개념을 제공한다.
- 평가와 치료 사이의 유사성을 알고, 능동관절가동범위(AROM), 수동관절가동범위(PROM), 근육길이(muscle length), 그리고 근력(muscle strength) 평가의 기술과 지식을 사용하여 능동적, 수동적, 혹은 저항운동을 이용하여 치료기술과 유사한 기술들을 사용할 수 있다.
- 평가 및 치료 사이의 관계를 이해하는 것은 임상에서 환자 평가 및 치료를 통합할 수 있도록 하는 데 있어 필수적이다.

선택 학습 방법(optional learning approach): 평가 및 치료 기술이 관련된 방법을 고려하기 전에 이 책에서 제시된 평가 방법을 학습하는 것이 선행되어야 할 것이다. 이 장은 이 교재의 마지막 장으로 고려되어질 것이다.

유사한 평가와 치료 방법 (SIMILAR ASSESSMENT AND TREATMENT METHODS)

유사한 평가 및 치료는 표 2-1에 명시되어 있듯이 사용된 운동의 종류(즉, 능동, 수동, 또는 저항운동)에 따라 분류된다.

평가와 치료 적용 시 주요 단계 (KEY STEPS WHEN APPLYING ASSESSMENTS AND TREATMENTS)

평가 및 치료를 적용할 때 사용되는 주요 단계는 표 2-1의 첫 번째 열에 순서대로 나열되어 있다. 이 단계들은 제 1장에 평가를 위해 상세히 명시되어 있고 치료를 위한 것과 비교되어 표 2-1에 요약되어 있다.

목적 (Purpose)

치료사는 손상(injury) 또는 질병(disease)이 어떻게 환자의 상태에 영향을 미치는지 측정하여 평가한다. 이외에 해당하는 경우, 치료는 손상 또는 질병의 영향을 줄이는 데 사용된다. 평가는 치료의 결과를 측정하기 위해 요구될 때 반복되어진다.

일반적 기술 (Common technique)

유사한 평가 및 치료에 능동적, 수동적, 또는 저항 운동을 사용할 때 기술은 동일하다.

설명과 지침 (Explanation and instruction)

평가 및 치료를 수행하기 전에, 환자에게 평가 혹은 치료를 설명하고 환자의 동의를 얻도록 한다. 처음으로 치료를 위한 정밀 평가를 적용할 때, 수행될 운동에 대해 설명하고 시범을 보인 후 환자에게 이완하도록 하고 움직임 동안 환자의 팔, 다리를 수동적으로 움직인다.

탈의 영역 (Expose region)

평가와 치료를 하는 동안, 평가 또는 치료되어지는 부분을 탈의하고 환자의 요구에 따라 가려질 수 있다.

시작 자세 (Start position)

평가와 치료를 하는 동안, 환자가 안전하고 편안한 자세에 적절히 지지되어 있는지 확인한다. 환자가 자세를 취할 때, 움직임에 중력의 효과가 관련될 수 있다.

고정 (stabilization)

평가와 치료를 하는 동안, 필요한 운동만 발생할 수 있도록 충분한 안정성을 제공한다. 평가와 치료를 하는 동안, 아래의 둘 중 하나가 수행되어야 한다.

(a) 가까운쪽 관절분절(proximal joint segment) 또는 근육의 이는곳(기시점, origin)이 붙어 있는 부분이 안정되어져야 된다.

(b) 먼쪽 관절분절(distal joint segment) 또는 근육의 닿는곳(정지점, insertion)이 안정되어야 한다.

운동 (Movement)

평가와 치료를 하는 동안, 아래의 둘 중 하나가 수행되어져야 한다.

(a) 먼쪽 관절분절 또는 근육의 닿는곳이 붙어 있는 부분이 움직인다.

(b) 가까운쪽 관절분절 또는 근육의 이는곳이 움직인다.

보조/저항 (Assistance/resistance)

수동 운동이 평가와 치료에 이용되는 동안, 보조(assistance)는 일반적으로 먼쪽 관절부위나 근육의 닿는 곳 중 하나의 먼쪽 끝에 적용된다. 평가와 치료에 저항 운동을 사용하는 동안, 저항(resistance)은 일반적으로 근육의 닿는곳을 포함한 분절의 먼쪽 끝에 적용된다.

끝 자세 (End position)

평가와 치료를 하는 동안, 환자에게 완전 가능한 관절가동범위 또는 부분적 움직임을 통하여 몸통을 움직이거나 (능동적 움직임을 위해) 수동적으로 팔, 다리 분절을 움직이도록(수동적 움직임을 위한) 지시한다. 연장된 수동신장을 위해, 치료사는 근육(들)의 최대 신장을 제공하는 관

표 2-1 평가와 치료 비교

	능동적 움직임		수동적 움직임				저항적 움직임	
중요 단계	**평가**	**치료**	**평가**	**치료**	**평가**	**치료**	**평가**	**치료**
	능동적 관절 가동범위	*능동운동*	*수동적 관절 가동범위 (PROM)*	*이완하는 수동 움직임*	*근육 길이*	*지속적인 근육 신장*	*근육 강도*	*저항 운동*
목적	평가 : • 능동관절 가동범위 • 근력강화 (0~3등급) • 일상생활 동작을 수행할 수 있는 능력	유지/증진을 위한 치료: •관절가동범위 근력강화 •일상생활 동작을 수행할 수 있는 능력	평가 : •수동관절 가동범위 •끝 느낌	유지/증진을 위한 치료: •관절가동 범위 운동	평가 : •근육 길이	유지/ 증진을 위한 치료 : •근육 신장	평가: •근육강도 (3 등급 이상)	유지/ 증진을 위한 치료 •근육 강화
일반적 기술								
설명/지도	← 구두지시(명확, 간결), 증명 또는 수동적 움직임 →							
노출부위	← 부위를 노출시키고 필요에 따라 가려준다. →							
시작 자세	• 안전하고 편안하며, 적절하게 지지해줌 • 중력의 영향을 고려		• 안전하고 편안하며 적절하게 지지해주고, 이완됨				• 안전하고 편안하며 적절하게 지지해줌 •중력의 영향을 고려	
고정*	• 관절분절의 가까운쪽 • 근육의 이는곳		• 관절분절의 가까운쪽		• 근육의 이는곳		• 근육의 이는곳	
운동[a]	• 관절분절의 먼쪽		• 관절분절의 먼쪽		• 근육이 지나가는 관절		• 근육이 지나가는 관절 또는 등척성 수축시는 움직임 없음	
보조/저항	없음		• 관절분절의 먼쪽 끝에 보조를 적용		• 근육이 부착되는 관절 분절의 먼쪽 끝에 보조를 적용		• 근육이 부착되는 관절 분절의 먼쪽 끝에 저항을 적용	
끝 자세	• 가능한 완전한 능동 관절가동범위 또는 가동범위의 끝		•가능한 완전한 수동 관절가동범위의 끝		• 최대로 늘어날 수 있는 근육 길이		•가능한 관절가동범위 끝 •등척성 수축 시 시작 자세	
대체 운동	← 반드시 대체적 움직임이 없도록 함 →							
특정 절차의 목적	• 측정 그리고 능동관절 가동범위 측정	• 운동처방에 따른 능동적 움직임 수행	• 관찰 그리고 수동관절 가동범위 측정 • 끝 느낌을 기록	• 치료처방에 따른 수동적 움직임 수행	• 시각적으로 관찰 그리고 근육이 완전히 신장된 자세에서 측정	• 길이회복을 위한 근육이 완전히 신장된 자세 유지	•적용하기 위해 저항의 정도를 결정한다. 그리고 움직임을 따라 움직이거나 또는 자세 유지	•저항을 준 움직임을 시행하거나 또는 운동 처방에 따른 저항에 대항한 자세 유지

표 2-1 *계속*

	능동적 움직임		수동적 움직임				저항적 움직임	
중요 단계	평가	치료	평가	치료	평가	치료	평가	치료
	능동적 관절 가동범위	*능동 운동*	*수동적 관절 가동범위*	*이완하는 수동 움직임*	*근육 길이*	*지속적인 수동 신장*	*근육 강도*	*저항 운동*
기록	•능동관절 가동범위 •도수근력 검사 등급	•운동 처방을 설명 •환지 상테 변화를 기록	•수동관절 가동범위 •끝 느낌	•치료한 처방을 설명 •환자 상대 변화를 기록	•관절자세 •끝 느낌	•자세와 신장 정도를 설명 •환자 상태 변화를 기록	•도수근력 검사 등급	•처방된 운동 설명 •환자 상태 변화를 기록

*설명과 지도를 쉽게 하기 위해 근육의 부착 부위의 가까운쪽 관절분절은 고정되고, 근육의 부착 부위의 먼쪽 관절분절은 운동분절로 설명되었다.
ADL, 일상생활활동; MMT, 맨손 근육검사.
주의: 붉은색으로 칠해진 영역은 일반적 기술로 유사한 평가와 치료이다.

절가동범위 지점까지 몸 분절(body segments)을 수동적으로 움직인다. 저항 운동을 할 때, 환자는 치료사의 맨손 저항(manual resistance)에 대해 특정한 자세(등척성 수축을 위한)를 고정·유지하거나, 치료사는 관절가동범위[동심수축(구심성 수축)을 위한]의 움직임을 환자에게 지시한다.

대체 운동 (Substitute movement)

평가와 치료를 하는 동안, 실제 관절가동범위(ROM)와 근력(muscle strength)이 과장되거나 운동을 수행하는 환자의 능력에 영향을 주는 대체 운동이 일어나지 않는지 확인을 해야 한다. 원치 않는 움직임을 방지하기 위해, 환자에게 수행되어지는 움직임과 대체 운동을 피하는 방법에 대해 설명·시범을 보여야 한다. 환자의 안정성과 자세에 주의해야 한다. 치료사의 경험과 주의깊은 관찰은 발생할 수 있는 모든 것을 발견하고 대체 운동을 예방할 수 있게 한다.

목적-특정절차 (Purpose-Specific Procedure)

일반적인 기술 적용 후, 특정절차는 치료 평가의 특정목적을 충족하는 것과 같은 결과를 제공하는 데 이용된다. 목적-특정절차는 능동관절가동범위(AROM), 수동관절가동범위(PROM), 끝 느낌(end feel)의 기록, 근력(muscle strength) 등급, 수행되어진 운동의 횟수의 변화, 자세를 유지하는 시간의 길이변화, 그리고 사용된 저항의 크기 측정을 포함한다.

기록하기 (Charting)

평가 동안, 표준화된 검사 절차와 결과의 편차는 기록지(chart) 설명되어 있고, 치료하는 동안, 사용된 운동과 치료처방 그리고 환자 상태에 모든 변화가 기록지(chart)에 기록된다.

유사한 평가 및 치료 방법의 예 (EXAMPLES OF SIMILAR ASSESSMENT AND TREATMENT METHODS)

특정 관절 운동(joint movements)과 근육(muscles)은 능동적, 수동적, 또는 저항 운동을 이용하는 유사한 평가와 치료를 설명하기 위한 예로서 사용된다.

예를 들어, 움직임의 유사한 유형을 사용하는 평가 및 치료의 경우, "일반적인 기술"은 유사하다, 그러나 "목적", "목적-특정 절차" 그리고 "기록하기"는 다르다.

표 2-1과 이 예제들에서, 설명과 이해의 편리성을 위해, 가까운쪽 관절분절 또는 근육의 이는곳이 붙는 자리는 고정되고 먼쪽 관절분절 또는 근육의 닿는곳의 자리는 움직이는 분절로 설명되어진다.

무릎 폄* : 능동적 관절가동범위 평가와 능동운동을 이용한 평가와 치료

평가
능동관절가동범위(AROM)

목적
넙다리네갈래근 근육 강도 및 ADL을 수행할 수 있는 능력을 통해 능동관절가동범위 평가.

치료
능동운동

목적
넙다리네갈래근 근육의 강화와 ADL 수행능력을 통해 능동관절가동범위 유지나 증가.

일반적 방법

설명/지시. 치료사는 수동적으로 무릎 폄 동안 팔, 다리를 설명하고, 시범을 보이고, 움직인다. 치료사는 환자에게 가능한 한 무릎을 곧게 펴도록 지시한다.
탈의 영역. 환자는 반바지를 입는다(짧게 입는다).
시작 자세. 환자는 앉은 자세를 취하고 침대의 가장자리를 잡는다. 그리고 검사하지 않는 발은 발판 위에 고정된 자세를 취한다(그림 2-1).
고정. 환자는 시작 자세에서 넙다리(thigh)를 유지할 것을 지시받거나 치료사가 넙다리를 고정할 것이다.
운동. 환자는 무릎 폄을 수행한다.
끝 자세. 무릎은 관절가동범위(ROM) 동안 가능한 한 많이 편다(그림 2-2). 이 자세에서 넙다리뒤근은 무릎 폄을 제한할 수 있다.
대체 운동. 환자는 골반 뒤쪽으로 기울임으로써 허리를 뒤로 기대고 엉덩관절을 편다.

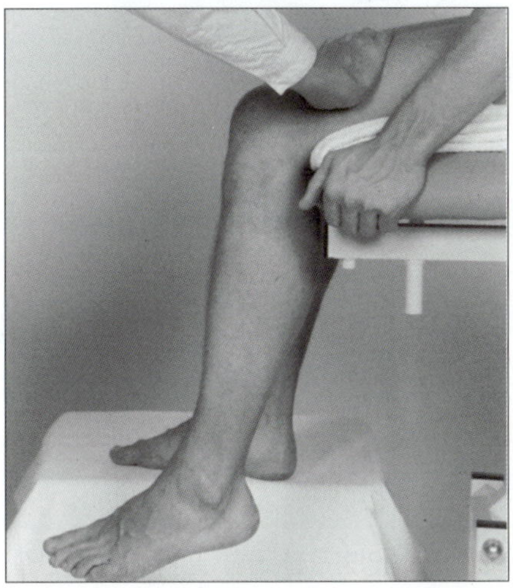

그림 2-1 무릎 폄 시작 자세: 능동관절가동범위(AROM) 측정과 능동운동.

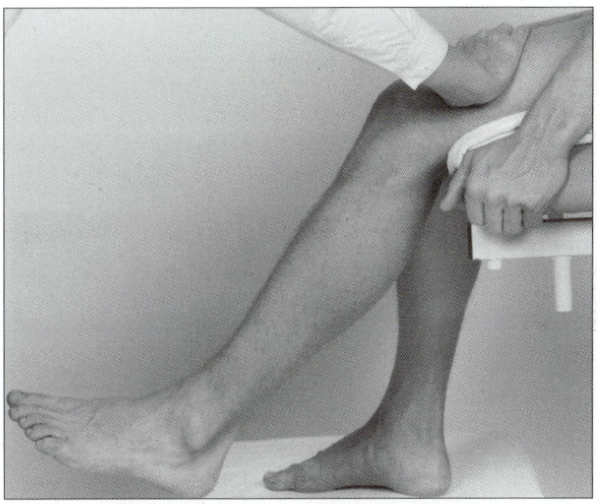

그림 2-2 끝 자세: 능동관절가동범위 측정과 능동운동. 치료사는 넙다리뼈를 고정하고 무릎폄근의 수축을 촉진해야 한다.

목적-특정 절차
AROM(능동관절가동범위)는 시각적으로 평가되거나 일반 각도계(universal goniometer)로 측정된다. PROM(수동관절가동범위)의 평가 이후, 치료사는 AROM을 이용하여 무릎폄근(knee extensors)의 근력을 등급화한다.

기록하기
무릎 폄 AROM은 각도나 무릎 폄근은 근력 등급을 기록한다.

목적-특정 절차
무릎 폄은 운동 처방에 의해 미리 결정된 횟수에 따라 환자에 의해 능동적으로 수행된다.

기록하기
처방된 운동은 설명되어지고 환자 상태의 모든 변화는 기록된다.

*중력에 대항하여 수행되는 움직임의 예.
주의: 중력이 제거되어 수행된 운동은 능동관절가동범위와 능동운동 사이의 유사성을 설명하기 위해 이용될 수 있다.

엉덩관절 굽힘 : 이완된 수동움직임을 이용한 수동관절가동범위 평가와 치료

평가
수동관절가동범위(PROM)

목적
엉덩관절 수동관절가동범위를 평가하고 끝 느낌을 결정하기 위해

치료
이완된 수동운동

목적
엉덩관절 가동범위의 유지 또는 증가를 위해

일반적 방법

설명/지시. 치료사는 설명하고 시범을 보이며, 수동적으로 엉덩관절을 굽힌다. 치료사는 환자가 이완한 상태에서 동작을 수행하도록 지시한다.

탈의 영역. 환자는 반바지를 입고 요구에 따라 가려진다.

시작 자세. 환자는 바로누운 자세(supine)를 취한다. 검사하는 쪽의 엉덩관절과 무릎관절은 중립위 자세에 놓이며, 반대쪽 엉덩관절은 침대 위에 편 상태로 놓는다(그림 2-3).

고정. 치료사는 골반을 고정한다. 몸통의 자세를 통해 상체를 고정한다.

운동. 치료사는 다리를 침대에서 들어올려 넙다리뼈를 엉덩관절이 굽혀지도록 앞으로 움직인다.

끝 자세. 엉덩관절의 제한이 있는 곳까지 넙다리뼈를 움직인다(그림 2-4).

대체 운동. 골반 뒤쪽 경사와 허리의 굽힘.

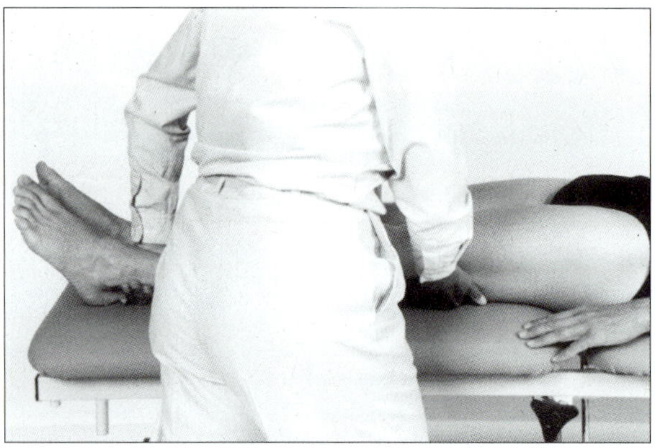

그림 2-3 엉덩관절 굽힘 시작 자세: 수동관절가동범위(PROM) 측정과 이완된 수동운동.

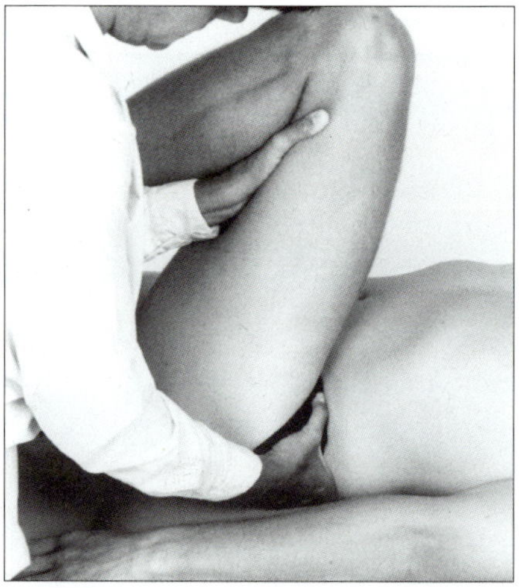

그림 2-4 엉덩관절 굽힘 끝 자세: 수동관절가동범위(PROM) 측정과 이완된 수동운동.

목적-특정 절차 (평가)
치료사는 끝 느낌을 확인하기 위해 수동관절가동범위의 끝에서 약간의 압력을 적용한다. 치료사는 관절의 수동관절가동범위를 관찰하고 측정한다.

기록하기 (평가)
끝 느낌과 엉덩관절 수동가동범위의 각도를 기록한다.

목적-특정 절차 (치료)
엉덩관절은 치료처방에 의해 미리 결정된 횟수에 따라 수동적으로 굽힘이 된다.

기록하기 (치료)
처방된 치료는 설명되어지고 환자 상태의 모든 변화는 기록된다.

긴손가락 폄근 : 지연된 수동적 신장을 이용한 근육길이 평가와 치료

평가
근육 길이

목적
긴손가락폄근의 길이를 평가하기 위해

치료
지연된 수동신장

목적
긴손가락 폄근의 길이를 유지하거나 증가하기 위해

일반적 방법

설명/지시. 치료사는 설명하거나 시범을 보여주며 신장된 자세에서 환자에게 수동적인 자세를 취하게 한다. 치료사는 환자에게 그 움직임을 수행하고 고정할 때 이완하도록 환자에게 지시한다.
탈의 영역. 짧은 소매의 옷을 입는다.
시작 자세. 환자는 앉은 자세를 취한다. 팔꿈치는 펴고, 아래팔은 엎침하며 그리고 손가락은 굽힌다(그림 2-5).
고정. 치료사는 자뼈와 노뼈를 고정한다.
운동. 치료사는 손목을 굽힌다.
끝 자세. 움직임의 끝 범위까지 굽힘을 하여 긴손가락폄근이 완전히 신장되도록 한다(그림 2-6, 2-7).
대체 운동. 손가락 폄

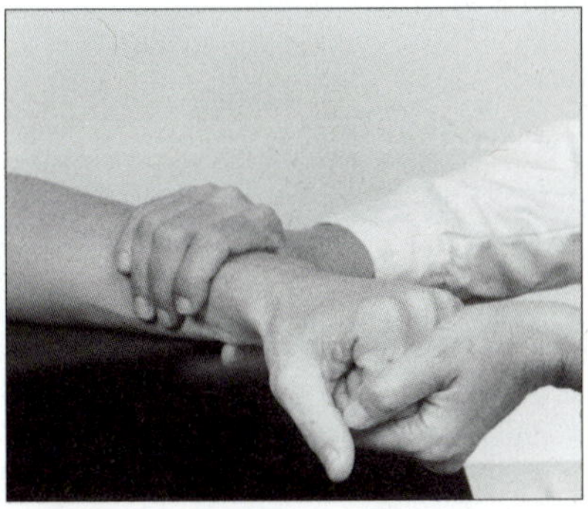

그림 2-5 긴손가락폄근 시작 자세: 근육길이 측정과 지연된 수동신장.

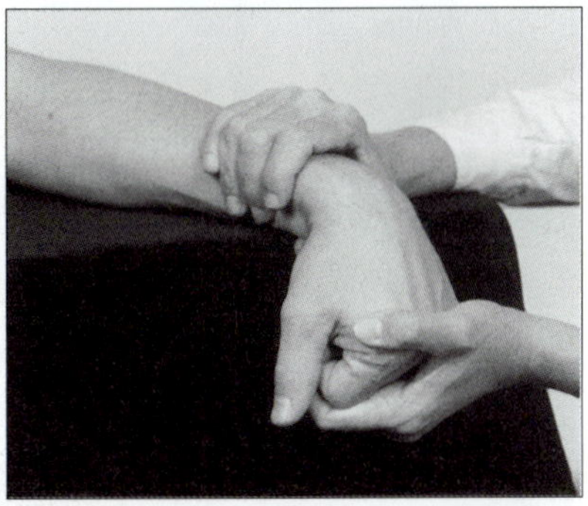

그림 2-6 긴손가락폄근 끝 자세: 근육길이 측정과 지연된 수동신장.

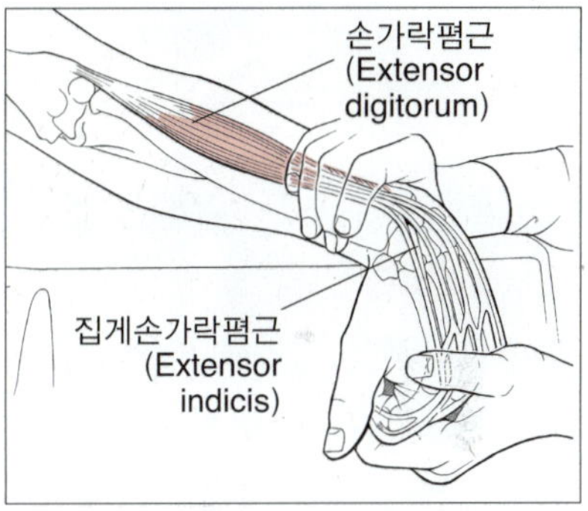

그림 2-7 신장하는 긴손가락폄근.

목적-특정 절차
완전한 신장에서의 긴손가락폄근과 손목굽힘의 각도를 관찰하거나 측정한다. 그리고 치료사는 끝 느낌을 확인한다.

기록하기
긴손가락폄근이 짧아졌다고 설명되어지고 손목굽힘의 각도는 기록되어야 한다. 끝 느낌을 기록한다.

목적-특정 절차
최대 손목굽힘의 자세는 유지된다. 그리고 긴손가락폄근은 처방에 의해 미리 결정된 길이에 따라 완전히 신장시키고 치료사는 끝 느낌을 확인한다.

기록하기
긴손가락폄근에 적용된 신장된 자세 그리고 신장된 시기의 길이는 기록된다. 환자 상태의 모든 변화는 기록된다.

어깨세모근 앞섬유* : 저항운동을 이용한 근력 평가와 치료

평가 근력	치료 저항 운동

목적

어깨세모근 앞섬유의 근력을 평가하기 위해

목적

어깨세모근 앞섬유의 근력을 유지하거나 증가시키기 위해

일반적 방법

설명/지시 치료사는 설명하고, 시범을 보여주며, 환자를 약간의 모음과 안쪽 돌림과 함께 90° 어깨 굽힘을 수동적으로 움직인다. 치료사는 움직임에 대한 제한이 있는 곳까지 저항을 주고 환자에게 가능한 한 많이 팔을 올리라고 지시한다.

탈의 영역. 환자의 상의를 벗긴다. 환자가 원한다면 가려준다.

시작 자세. 환자는 앉은 자세를 취한다. 약간의 어깨 벌림과 손바닥은 중앙을 향하게 하여 팔을 옆에 놓는다(그림 2-8).

고정. 치료사는 어깨뼈(scapula)와 빗장뼈(clavicle)를 고정한다.

운동. 환자는 어깨관절을 약간의 모음과 안쪽 돌림과 동시에 굽힌다(그림 2-9, 2-10).

저항 위치. 팔꿉관절의 윗팔 앞안쪽 면(anteromedial aspect)에 적용한다.

끝 자세. 환자는 어깨관절을 90° 까지 굽힌다.

대체 운동. 어깨뼈 올림, 몸통 폄.

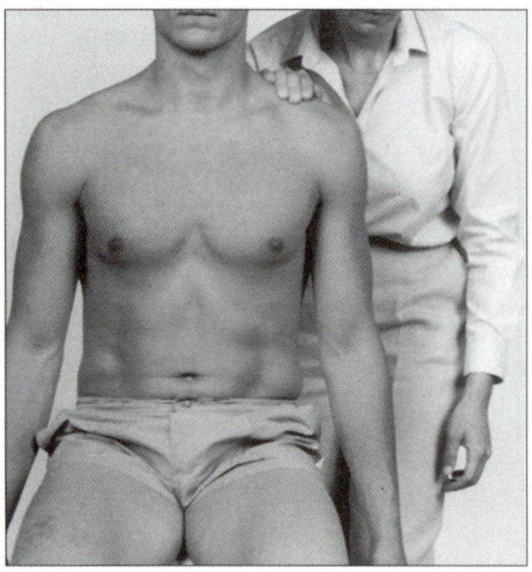

그림 2-8 어깨세모근 앞섬유 시작 자세: 맨손근육검사(MMT)와 저항운동.

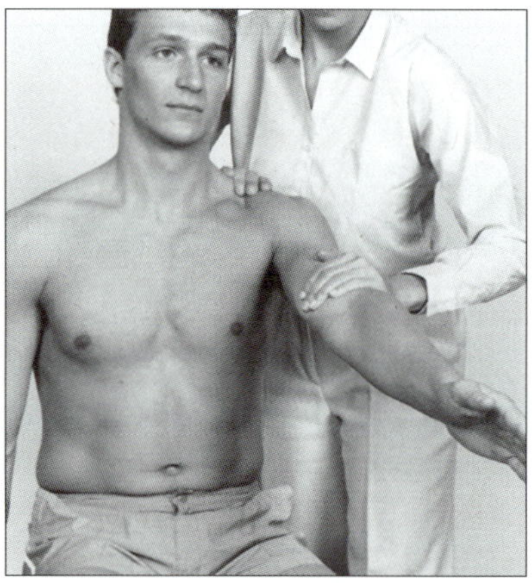

그림 2-9 끝 자세: 어깨세모근 앞섬유 맨손근육검사(MMT)와 어깨세모근 앞섬유 강화를 위한 저항운동.

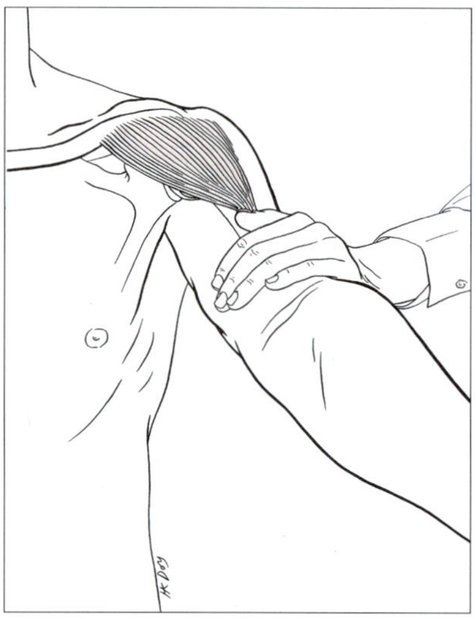

그림 2-10 어깨세모근 앞섬유.

목적-특정 절차

치료사는 움직임 동안 환자가 자연스럽게 움직일 수 있고 적용될 수 있는 맨손저항의 양을 평가한다.

기록하기

어깨세모근 앞섬유의 근력등급이 기록된다.

목적-특정 절차

어깨세모근 앞섬유는 치료 처방에 따라 미리 결정된 저항의 양에 대해서 관절가동범위의 수축을 한다.

기록하기

처방된 운동이 설명되어지고 환자상태의 모든 변화를 기록한다.

*동심성 근수축은 근육강화평가와 저항 운동 사이의 유사점을 나타내기 위한 예에 사용되었다.
주의: 등척성 근수축 또한 이 유사점을 나타내기 위해 사용되었다.

제2부

부위별 평가기법
Regional Evaluation Techniques

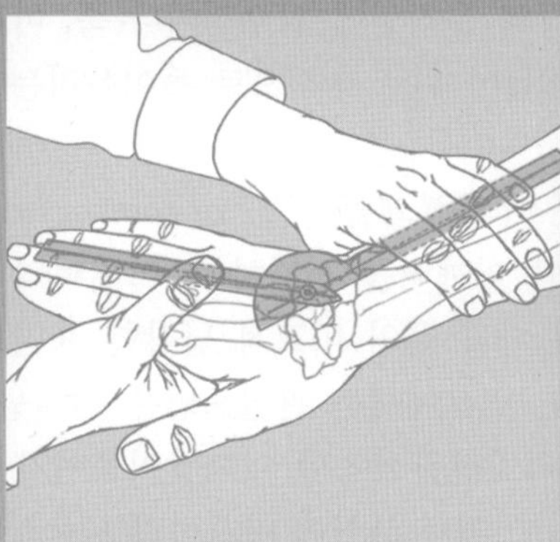

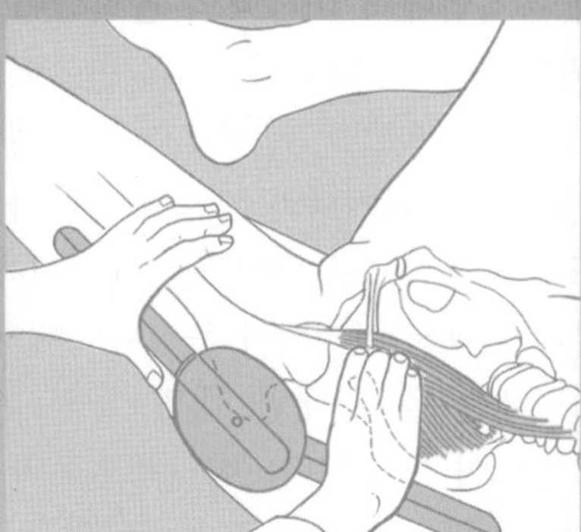

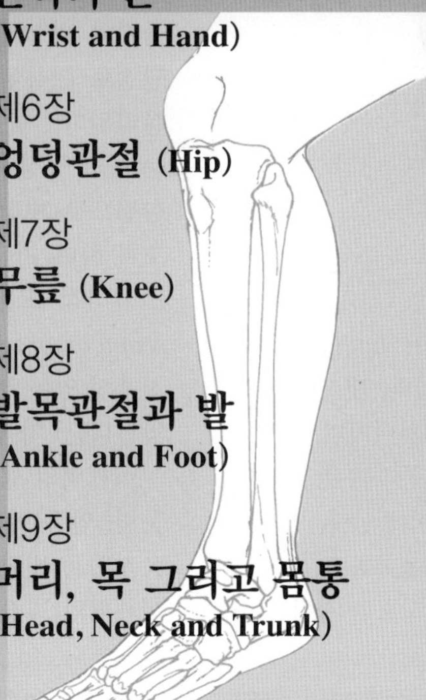

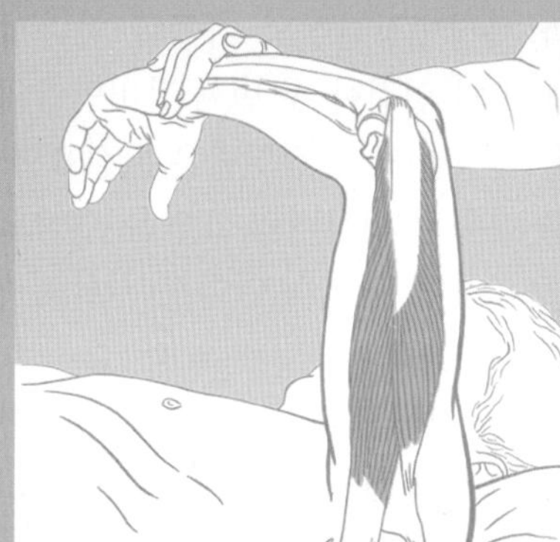

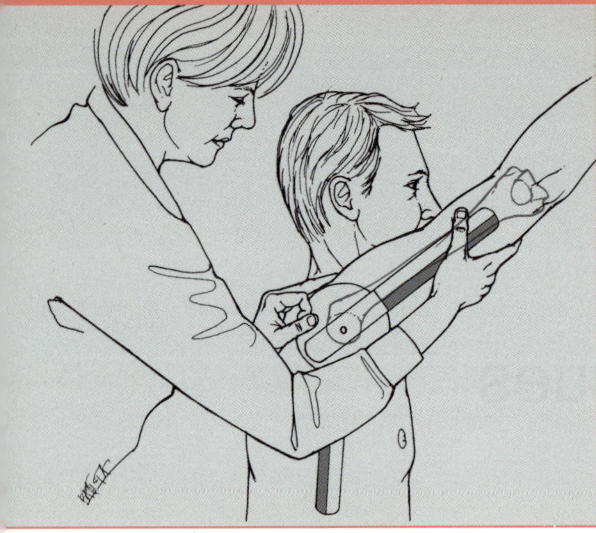

제 3 장
어깨복합체
Shoulder Complex

관절과 운동 (ARTICULATIONS AND MOVEMENTS)

어깨복합체(shoulder complex)는 관절 그룹과 관계가 있다. 이 관절 그룹(그림 3-1)에는 복장빗장, 봉우리빗장, 어깨가슴 그리고 오목위팔관절들이 포함된다. 어깨복합체는 두 개의 주요소들로 다시 나눌 수 있다.

a. *팔이음뼈(shoulder girdle)*에는 복장빗장, 봉우리빗장 그리고 어깨가슴관절들이 포함된다.
b. 어깨관절, 즉 오목위팔관절이다.

팔 이음뼈 (The shoulder Girdle)

팔이음뼈는 *복장빗장관절(흉쇄관절, sternoclavicular joint)*을 통하여 몸통과 바로 연결되어 있다. 빗장뼈의 안쪽과 복장빗장관절의 가쪽이 만나서 이루어지며 복장뼈의 가쪽과 인접한 첫 번째 갈비연골의 위쪽과는 관절의 안쪽을 형성한다. 관절원반은 관절표면 사이에 있다. 안장관절로 분류된 빗장뼈의 표면은 수직으로 볼록하고, 수평으로 오목하며, 관절의 안쪽끼리 서로 상호적으로 관절을 이루고 있다.[1]

복장빗장관절의 움직임에는 빗장뼈의 올림, 내림, 들임, 내밈 그리고 돌림이 포함된다. 올리고 내릴 때, 빗장뼈의 바깥면은 위와 아래로 각각, 이마면, 시상축내에서 움직인다. 빗장뼈 바깥 끝은 앞쪽으로는 내밈과 함께 움직이며, 뒤쪽으로는 들임과 함께 움직인다. 빗장뼈의 내밈과 들임의 움직임은 수직축을 중심으로 수평면 안에서 일어난다. 빗장의 돌림은 안면 축을 중심으로 시상면에서 일어난다 (즉, 빗장뼈의 긴 축에 따라 축이 지나간다). 복장빗장관절의 가동성은 어깨 올림을 정상적으로 수행하는 데 필요한 어깨뼈와 빗장뼈 움직임에 필수적이다(즉, 머리와 나란하게 팔을 어깨높이 위로 수직으로 들어올리는 움직임에 필수적이다).

*봉우리빗장관절(견봉쇄골관절, acromioclavicular joint)*은 빗장뼈와 어깨뼈를 연결하며, 어깨뼈의 봉우리돌기와 빗장뼈의 바깥 끝의 비교적 납작한 표면으로 된 관절로 분류된다. 일부에서는 관절표면은 관절원반으로 분리된다.[1] 봉우리빗장관절에서 어깨팔이음뼈가 움직이는 동안 빗장뼈와 어깨뼈 사이에 미끄러지는 움직임이 제한됨으로 빗장뼈 움직임에서 어깨뼈의 움직임이 독립되도록 하며, 가슴벽에 대한 어깨뼈의 정렬을 만들어 준다.[2]

생리적 또는 기능적 관절인 *어깨가슴관절(견흉관절, scapulothoracic joint)*은 어깨뼈와 가슴벽 사이가 포개진 신축성 있는 부드러운 조직으로 되어 있어(즉, 어깨밑근과 앞톱니근) 가슴우리 위에서 어깨뼈가 움직이도록 한다.

어깨뼈의 움직임에는 올림, 내림, 내밈, 들임, 가쪽(위)돌림, 안쪽(아래)돌림이 포함된다. 머리쪽으로의 어깨뼈 움직임은 빗장뼈의 올림이 동반되고 올림이라고 불린다. 어깨뼈와 빗장뼈는 어깨뼈 내림과 함께 꼬리뼈 방향으로 움직인다. 어깨뼈의 들임과 내밈은 수직축을 중심으로 수평면에서 어깨뼈의 안쪽 가장자리가 척추쪽으로 움직이거나(들임) 척추에서 멀어지는(내밈) 동작이다. 어깨뼈의 들임이나 내밈은 각각 빗장의 내밈과 들임이 동반된다. 어깨뼈는 또한 아래 각을 기준으로 하여 안쪽이나 가쪽으로 돌림하고, 그래서 관절오목이 위쪽(머리쪽), 혹은 아래쪽(꼬리쪽) 방향으로 각각 움직인다(그림 3-2).

임상에서, 복장빗장관절과 어깨뼈의 움직임을 측정하기

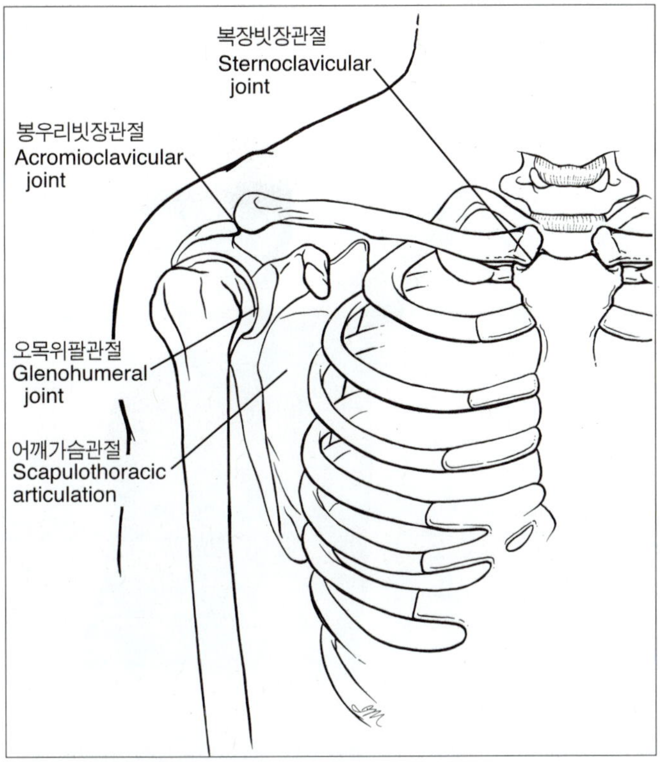

그림 3-1 어깨복합체관절.

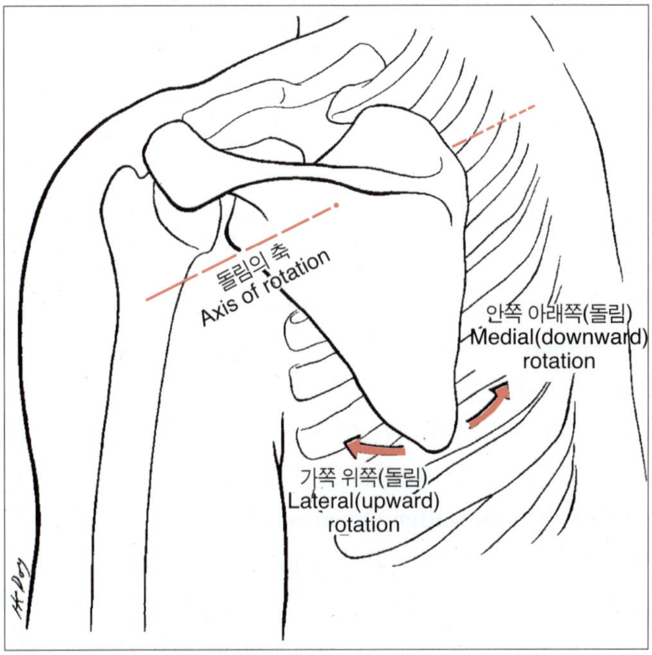

그림 3-2 돌림의 어깨뼈 축.

는 쉽지 않다. 그리고 봉우리빗장관절에서 움직임을 측정하는 것은 불가능하다. 그러므로, 어깨뼈와 빗장뼈의 움직임은 일반적으로 능동적인 움직임과 수동적인 움직임을 하는 동안 시각적 관찰을 통하여 평가한다.

오목위팔관절 (The Glenohumeral Joint)

오목위팔(관절상완, glenohumeral joint) 혹은 *어깨관절 (shoulder joint)*은 가쪽으로는 위팔뼈 머리의 볼록 면과 안쪽으로는 어깨뼈 관절오목의 오목한 면으로 이루어진 절구관절(ball and socket)이다. 그림 3-3과 3-4는 오목위팔관절에서 축을 중심으로 일어나는 운동이 설명되어 있다. 그림 3-4는 해부학적 자세에서 오목위팔관절이 이마축을 중심으로 시상면에서 굽힘과 폄을 하는 것이다. 위팔 벌림과 모음의 움직임은 시상축을 중심으로 이마면에서 일어난다. 그림 3-3에서는, 가로면에서 어깨를 수평으로 벌리고 모음하는 동작이 일어나는 수직축을 설명하기 위해 어깨를 90° 벌리는 자세를 취했다. 어깨를 90° 벌린 상태로 안쪽과 가쪽 돌림하는 것은 위팔의 세로축을 중심으로 시상면에서 일어난다(그림 3-3). 그러나 해부학적 자세에서 팔을 옆으로 놓은 채 안쪽과 가쪽 돌림하는 것은 위팔의 세로축을 중심으로 수평면에서 움직임이 일어난다.

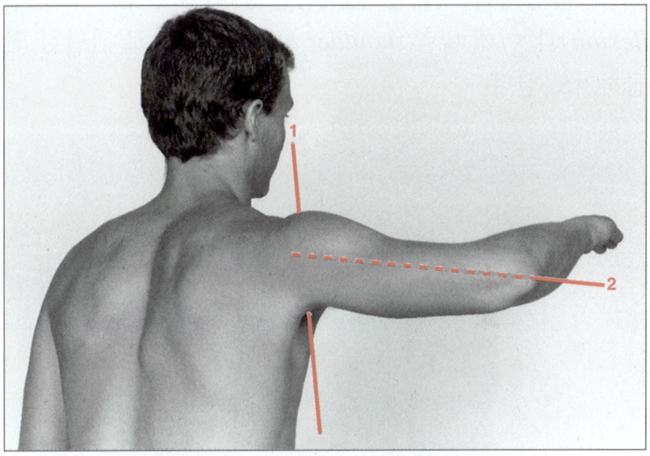

그림 3-3 오목위팔 축들 : *(1)* 수평벌림-모음; *(2)* 안쪽-바깥 돌림.

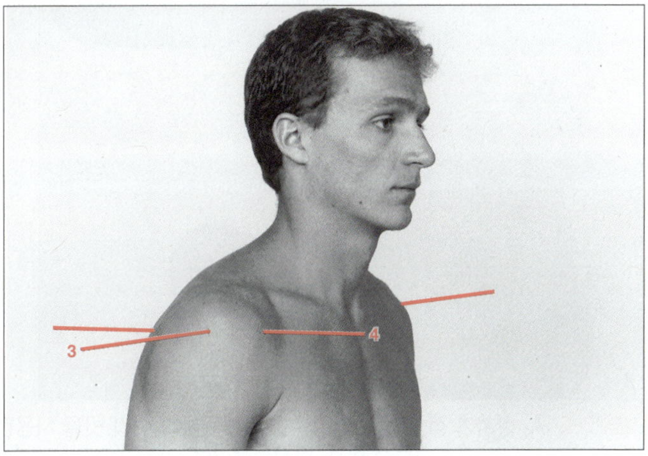

그림 3-4 오목위팔 축들: *(3)* 굽힘-폄; *(4)* 벌림-모음.

어깨복합체 (The Shoulder Complex)

일상생활을 정상적으로 수행하는 기능은 어깨(오목위팔)관절과 팔이음뼈의 관절의 통합적인 움직임 패턴에 달려 있다. 어깨(오목위팔관절)의 움직임은 어깨뼈(견갑, scapular), 빗장뼈(쇄골, clavicular), 그리고 몸통 움직임으로 관절가동범위(ROM) 내의 여러 지점에서 이루어진다. 어깨가슴(견흉, scapulothorocic), 봉우리빗장(견봉쇄골, acromioclavicular), 복장빗장(흉쇄, sternoclavicular), 그리고 척추관질의 움직임은 오목위필관절의 관절가동범위 능력을 확장시켜준다. 어깨 올림은 어깨복합체의 모든 관절의 통합 움직임 패턴을 요구하는 움직임의 한 예이다.

어깨 올림(shoulder elevation)은 어깨 높이 위로(즉, 90°) 팔을 머리높이까지(즉, 180°) 수직위치로 움직이는 것을 설명하기 위한 용어이다. 수직위치는 팔을 시상면이나 이마면에서 움직임으로 취해지며, 운동은 벌림을 통한 *어깨 올림이나, 굽힘을 통한 어깨 올림*으로 언급되어질 수 있다. 임상에서 이러한 움직임들은 *어깨 굽힘(shoulder flexion)*과 *어깨 벌림(shoulder abduction)*으로 간단히 언급하기도 한다.

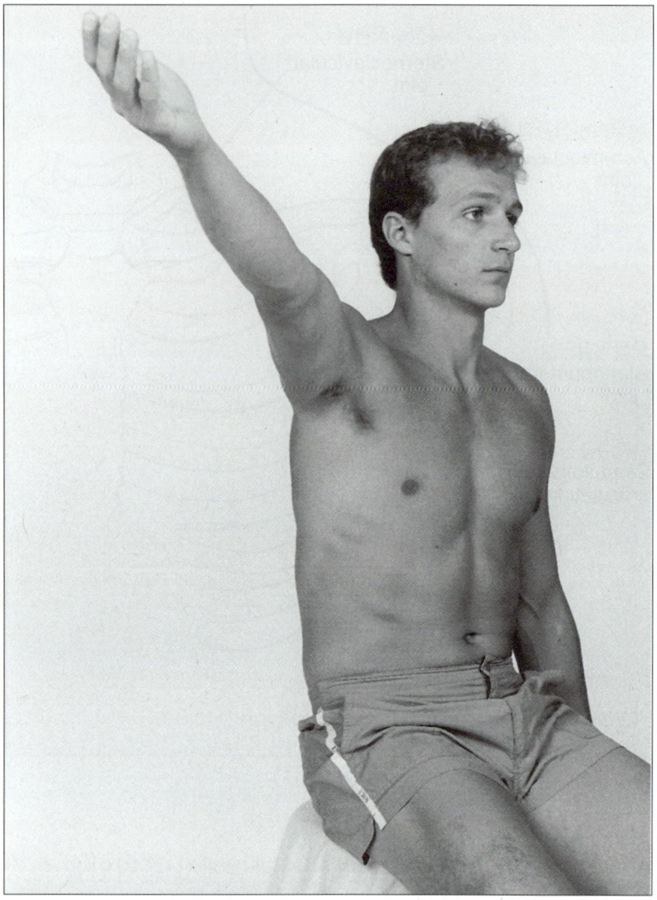

그림 3-5 올림: 어깨뼈 면.

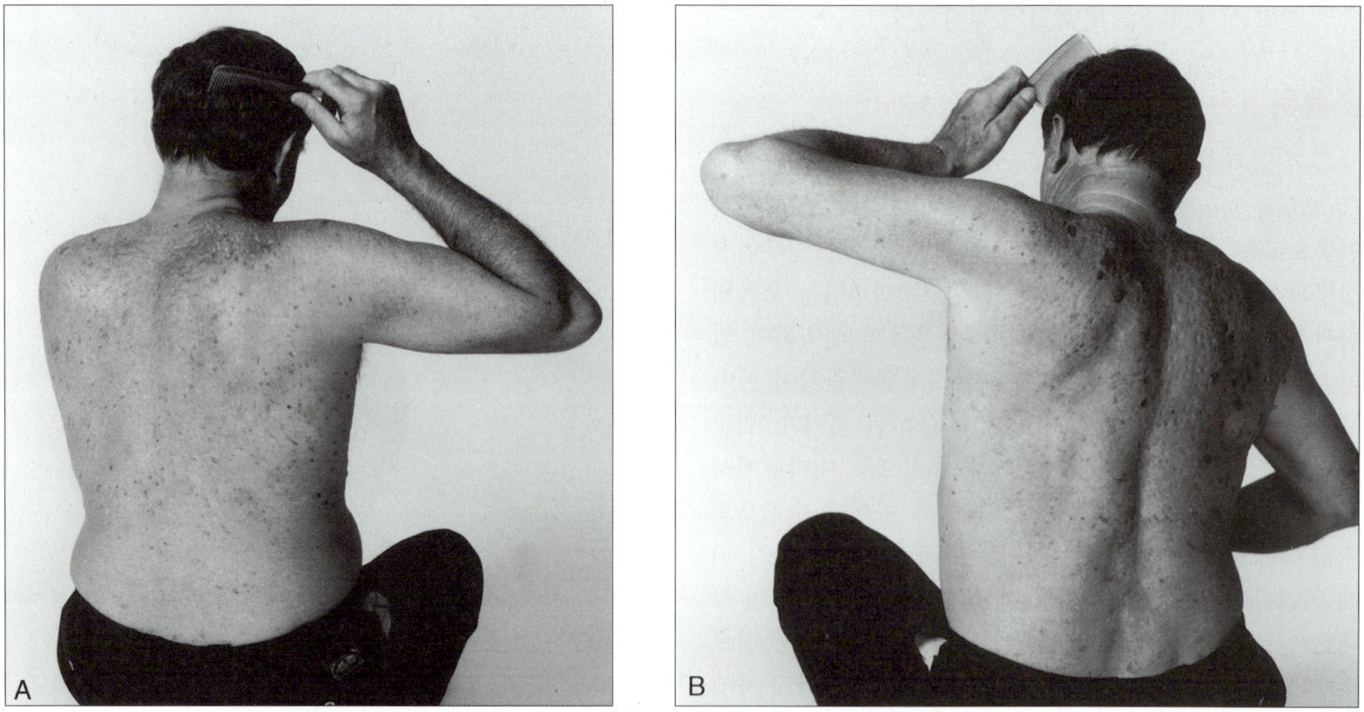

그림 3-6 A. 환자가 정상적인 오른쪽 팔을 사용하여 머리 빗을 사용한다. B. 환자는 왼쪽 팔을 사용해 제한된 오목위팔관절 움직임과 함께 머리빗 사용을 시도한다. 대체 운동은 왼쪽 팔이음뼈와(팔이음뼈) 더 먼 관절에서 관찰되었다.

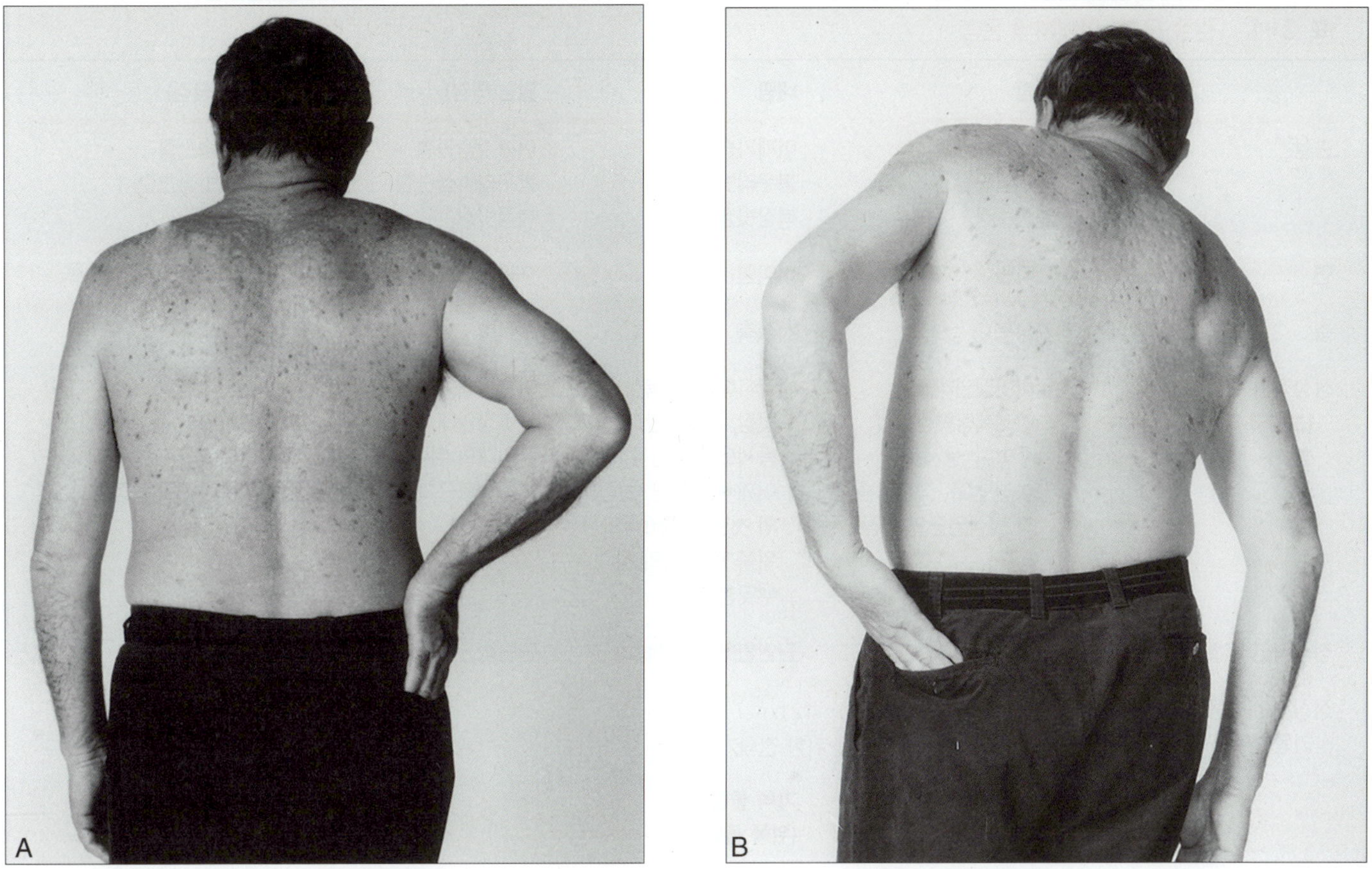

그림 3-7 A. 환자는 정상적인 오른쪽 팔을 사용하여 뒷주머니에 손을 넣는다. B. 환자는 제한된 오목위팔관절 움직임으로 왼쪽 팔을 사용하여 뒷주머니에 손을 넣는다. 대체 운동은 왼쪽 어깨복합체와 더 먼 관절들에서 관찰된다.

시상면과 이마면 사이에 위치한 다른 수직면들을 통해서 팔을 움직임으로 팔을 머리높이까지 수직위치로 올릴 수 있다. 어깨뼈의 면은 이마면에서 앞쪽으로 30~45° 기울어져 있다. 어깨뼈 면은 어깨 올림의 사선 움직임을 위한 기준면이고, 머리 위로 동작을 수행하기 위해 올릴 때 종종 사용되는 면이다. 이러한 중간면에서의 올림을 scaption이라고 한다[4](그림 3-5).

그림 3-6A와 3-7A는 머리 빗기와 뒷주머니에 손을 넣는 것과 같은 정상적인 일상생활을 수행하는 동안 어깨복합체 관절의 통합적인 움직임 패턴을 보여주고 있다. 그림 3-6B와 3-7B는 어깨복합체의 관절들 중의 하나에서 움직임이 제한될 때 통합 움직임 패턴상에서 일어나는 변화를 보여주고 있다. 오목위팔관절(관절상완, glenohumeral)의 움직임의 손실을 보상하기 위해 어깨뼈와 몸통뼈의 움직임을 어떻게 증가시키는지 관찰하라(대체 운동). 앞의 두 가지의 일상생활동작을 완벽히 수행하기 위해서 대체 운동을 하지 않고는 불가능하다.

어깨복합체의 관절들과 움직임은 표 3-1부터 표 3-3까지 요약되어 있다.

표 3-1 관절 구조: 어깨뼈의 운동

	올림	내림	벌림(내밈)	모음(뒤당김)
관절[1,5]	어깨가슴관절 봉우리빗장관절 복장빗장	어깨가슴관절 봉우리빗장관절 복장빗장	어깨가슴관절 봉우리빗장관절 복장빗장	어깨가슴관절 봉우리빗장관절 복장빗장
면	이마면	이마면	수평면	수평면
축	시상축	시상축	수직축	수직축
정상적인 제한 요인[5-9*] **(그림 3-8A와 B 참조)**	갈비빗장인대, 아래복장빗장관절 주머니, 등세모근 아래 섬유, 작은가슴근과 빗장밑근의 긴장	빗장사이인대, 복장빗장, 관절원반, 등세모근 위섬유, 어깨뼈 올림근: 빗장뼈와 첫번째 갈비뼈의 위쪽 면 사이의 뼈 부딪힘	마름인대, 뒤쪽 복상빗장인대, 갈비빗장 인대의 뒤쪽의 얇은층, 등세모근과 마름모근의 긴장	원뿔인대, 갈비빗장인내의 앞쪽 얇은층, 복장빗장 인대, 작은가슴근과 앞톱니근의 긴장
정상적인 끝 느낌[6,10]	단단함(firm)	단단함/딱딱함(hard)	단단함	단단함
정상적인 능동관절 가동범위[5†]	10～12 cm (올림과 내림을 위한 전체가동범위)		10～12 cm (벌림과 모음을 위한 전체가동범위)	

	안쪽 돌림 (아래쪽 돌림)	가쪽 돌림 (위쪽 돌림)
관절[1,5]	어깨가슴관절 봉우리빗장관절 복장빗장	어깨가슴관절 봉우리빗장관절 복장빗장
면	이마면	이마면
축	시상축	시상축
정상적인 제한 요인[5-9*] **(그림 3-8 A와 B 참조)**	원뿔인대와 앞톱니근의 긴장	마름인대, 마름모근과 어깨뼈 올림근의 긴장
정상적인 끝 느낌[6,10]	단단함	단단함
정상적인 능동관절 가동범위[5]	45～60° (안쪽-바깥쪽 돌림을 위한 전체가동범위)	

주의: 어깨뼈의 안쪽과 바깥쪽 돌림은 각각 어깨의 벌림 굽힘, 폄과 모음과 관련있다.

* 관절운동의 정상적인 제한 요인(NLF)을 확인하는 연구는 부족하다. 정상적인 제한요소와 끝 느낌은 해부학, 임상적 경험과 유용한 참고문헌을 토대로 여기에 정리하였다.

† AROM: 능동관절가동범위.

표 3-2 관절 구조: 오목위팔관절 운동

	폄	안쪽 돌림	바깥 돌림	수평벌림	수평모음
관절[1,5]	오목위팔	오목위팔	오목위팔	오목위팔	오목위팔
면	시상면	수평면	수평면	수평면	수평면
축	이마축	세로	세로	수직	수직
정상적인 제한 요인[5-9*] (그림 3-8B 참조)	부리위팔뼈, 앞관절주머니, 큰가슴근의 빗장 섬유의 앞쪽 밴드 긴장	뒤관절주머니, 아래가시근, 작은가슴근의 긴장	오목위팔인대, 부리어깨인대, 앞관절주머니, 아래어깨근, 큰가슴근, 넓은등근의 모든 밴드긴장	앞관절주머니, 위팔어깨인대, 큰가슴근의 긴장	뒤관절주머니 긴장, 부드러운 조직 동격
정상적인 끝 느낌[6,10]	단단함	단단함	단단함	단단함	단단함/부드러움
정상적인 능동 관절가동범위[11] (능동관절가동범위[12])	0~60° (0~60°)	0~70° (0~70°)	0~90° (0~90°)	0~45° (–)	0~135° (–)

* 관절움직임의 정상적인 제한된 요소(NLF)를 확인하는 연구는 부족하다. 정상적인 제한 요인과 끝 느낌은 해부학, 임상적 경험과 유용한 참고문헌을 토대로 여기에 정리하였다.

표 3-3 관절 구조: 어깨복합체 운동

	굽힘을 통한 올림	벌림을 통한 올림
관절[1,5]	오목위팔 봉우리빗장 복장빗장 어깨가슴	오목위팔 봉우리빗장 복장빗장 어깨가슴 세모밑근[1]
면	시상면	이마면
축	이마축	시상축
정상적인 제한 요인[5-9*] (그림 3-8B 참조)	부리위팔인대, 뒤관절주머니, 어깨 폄, 바깥 돌림의 뒤쪽 밴드 긴장; 마름근, 어깨 올림근 그리고 마름인대의 긴장으로 인한 어깨 움직임 제한	어깨모음, 아래관절주머니, 위팔어깨인대의 중간과 아래 밴드 긴장; 어깨봉우리의 바깥표면 혹은 관절오목이나 오목테두리의 위쪽 부분이 위팔뼈의 큰결절과 연접; 마름근, 어깨올림근 그리고 마름인대의 긴장으로 인한 어깨 움직임 제한
정상적인 끝 느낌[6,10]	단단함	단단함/딱딱함
정상적인 능동관절가동범위[1,5,11] (능동관절가동범위[12])	0~180° (0~165°) 0~60°, 오목위팔 60~180°, 오목위팔, 어깨뼈 움직임 그리고 가슴 움직임	0~180° (0~165°) 0~30°, 오목위팔 30~180°, 오목위팔, 어깨뼈의 움직임 그리고 가슴 움직임
주머니패턴[10,13]	오목위팔 : 바깥 돌림, 벌림 (단지 90~120° 범위까지), 안쪽 돌림 복장빗장/봉우리빗장 : 맨끝범위로 움직일 시 통증. 특히 수평모음, 최대올림	

* 관절움직임의 정상적인 제한된 요소(NLF)를 확인하는 연구는 부족하다. 정상적인 제한 요인과 끝 느낌은 해부학, 임상적 경험과 유용한 참고문헌을 토대로 여기에 정리하였다.

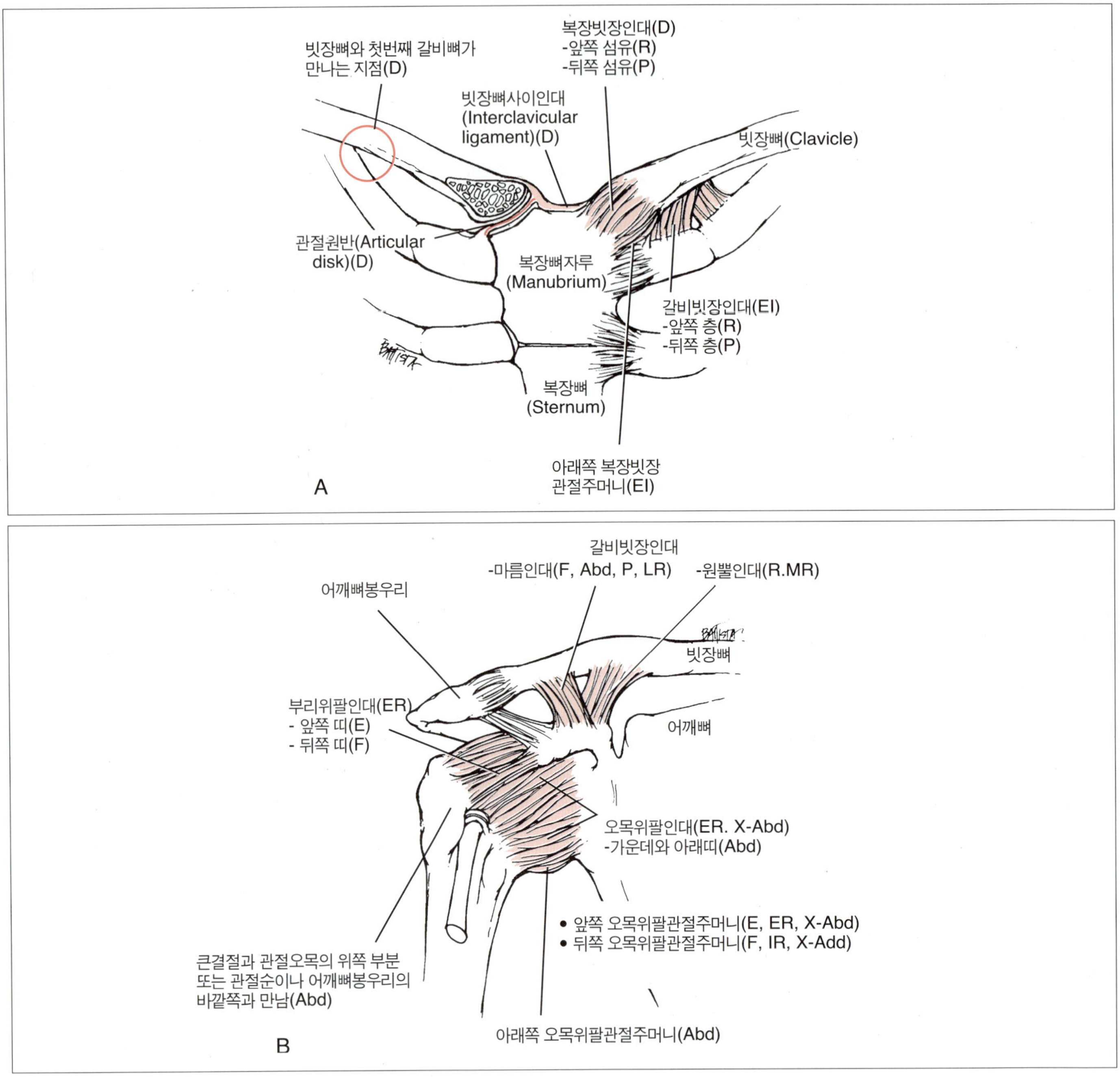

그림 3-8 **정상적인 제한 요인. A.** 정상적 움직임을 제한하는 비수축성 구조를 보여주는 복장빗장관절의 앞쪽 면. **B.** 정상적 움직임을 제한하는 비수축성 구조를 보여주는 어깨관절의 앞쪽 면.

* 구조에 의해 제한되는 움직임을 아래의 괄호: (1) 어깨뼈의 움직임, (2) 어깨관절 움직임, (3) 어깨복합체 움직임들로 축약하여 정리하였다:

(1) 어깨뼈 움직임:

EL, 올림	P, 앞당김
D, 내림	R, 뒤당김
MR, 안쪽(아래) 돌림	LR, 바깥쪽(위) 돌림

(2) 어깨관절 움직임

E, 폄	X-Add, 수평 모음
IR, 안쪽 돌림	X-Abb, 수평 벌림
ER, 바깥 돌림	

(3) 어깨복합체 움직임

F, 굽힘을 통한 올림	Abd, 벌림을 통한 올림

정상적으로 움직임을 제한하는 근육들은 소개되지 않았다.

표면 해부학(SURFACE ANATOMY) (그림 3-9에서 3-14)

구조	위치
1. 바깥 뒤통수뼈 융기	상부 후경부선의 중앙에 나타나 있는 반구형의 돌기
2. 어깨뼈의 척추모서리	등뼈 가시돌기에서 거의 5~6 cm 가쪽으로 2~7 번째 갈비뼈를 감싸고 있음
3. 어깨뼈의 아래각	어깨뼈 척주 가장자리의 아랫면
4. 어깨뼈의 가시	어깨뼈의 위쪽 4/5를 사선으로 가로지르는 골능선
5. 봉우리돌기	어깨의 끝쪽에서 어깨뼈 가시의 바깥 면
6. 빗장뼈	가슴우리의 위앞쪽 면에서 S자형으로 융기된 뼈
7. 부리돌기	세모가슴근 삼각 내에서 빗장뼈의 중간 및 가쪽 1/3 지점의 2 cm 정도 먼부위 위쪽과 바깥쪽으로 단단히 누르면, 어깨세모근 앞섬유에 깊게 있음
8. 위팔 맥박	위팔노근이 있는 위팔의 뒷부분의 중간, 가까운 쪽에서 촉진됨
9. 위팔뼈의 가쪽 위관절융기	위팔뼈의 먼쪽 끝에 바깥으로 돌출되어 있음
10. 자뼈의 팔꿈치돌기	자뼈 간의 가까운 쪽 끝에 팔꿈치의 뒤쪽에 있음
11. 등뼈12 가시돌기	해부학적 자세일 때, 자뼈의 팔꿈치돌기 높이 약간 위에 가장 먼쪽에 있는 등뼈 가시돌기
12. 복장뼈	가슴우리의 앞면의 정중선을 따라 있는 납작한 뼈의 표면

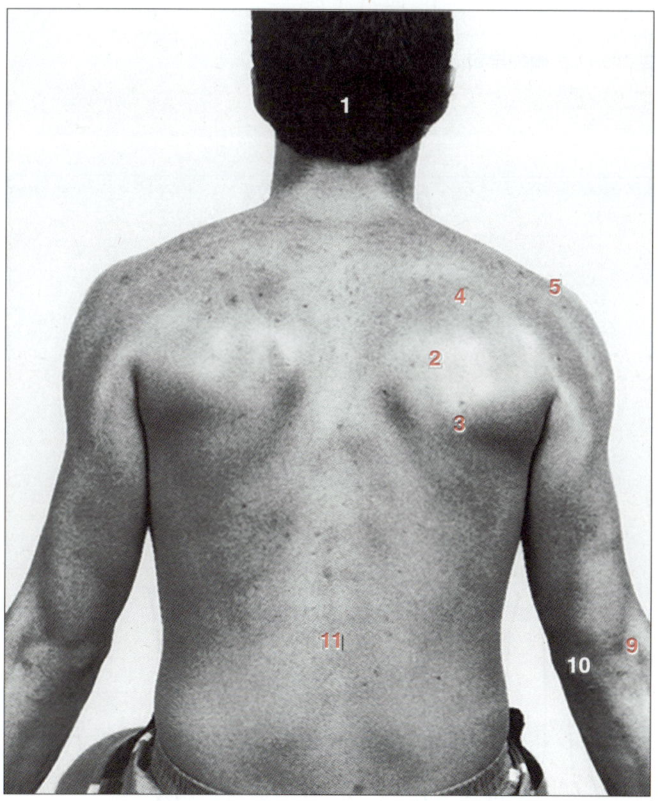

그림 3-9 어깨복합체의 뒤쪽 면.

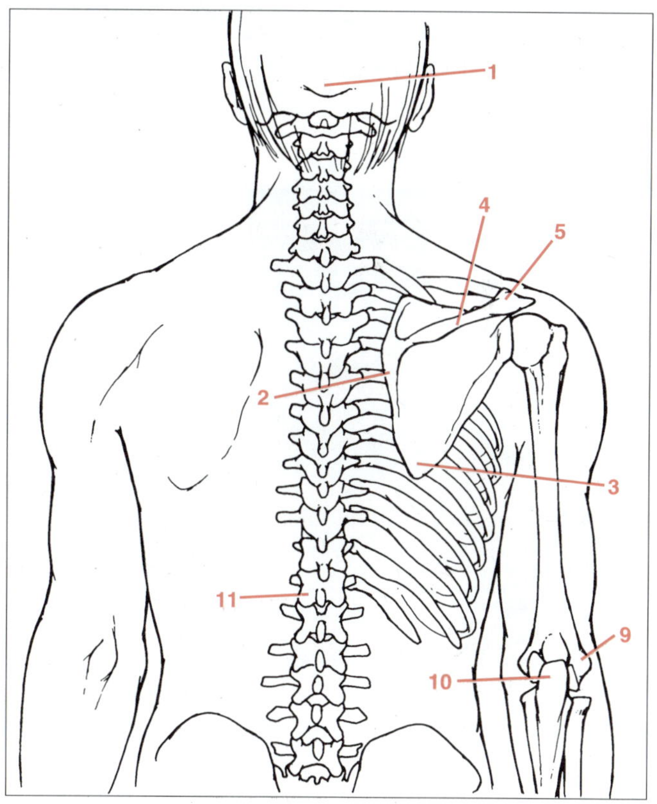

그림 3-10 뼈 해부학, 어깨복합체의 뒤쪽 면.

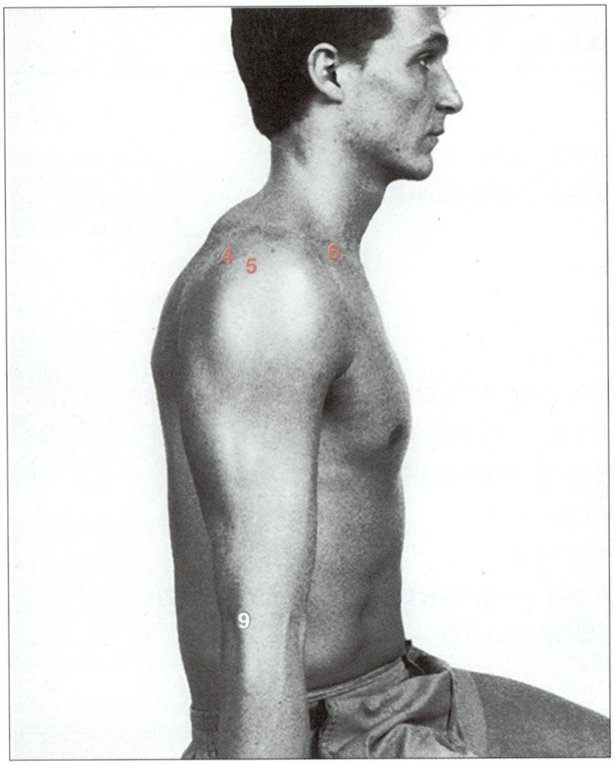

그림 3-11 어깨복합체의 가쪽 면.

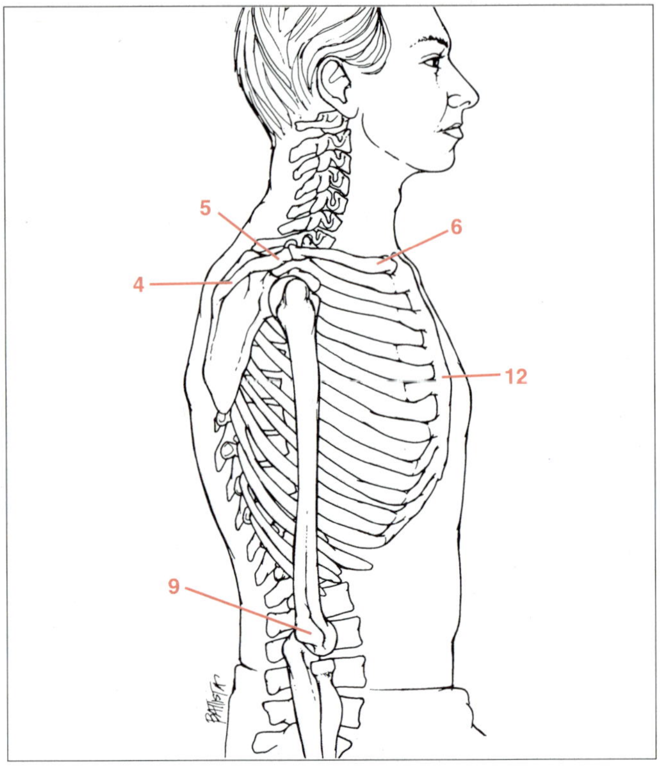

그림 3-12 뼈해부학, 어깨복합체의 가쪽 면.

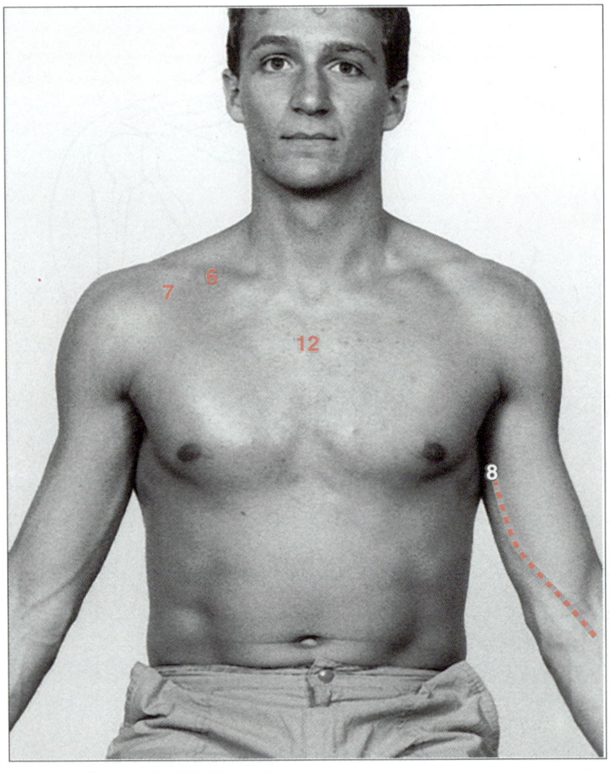

그림 3-13 어깨복합체의 앞면.

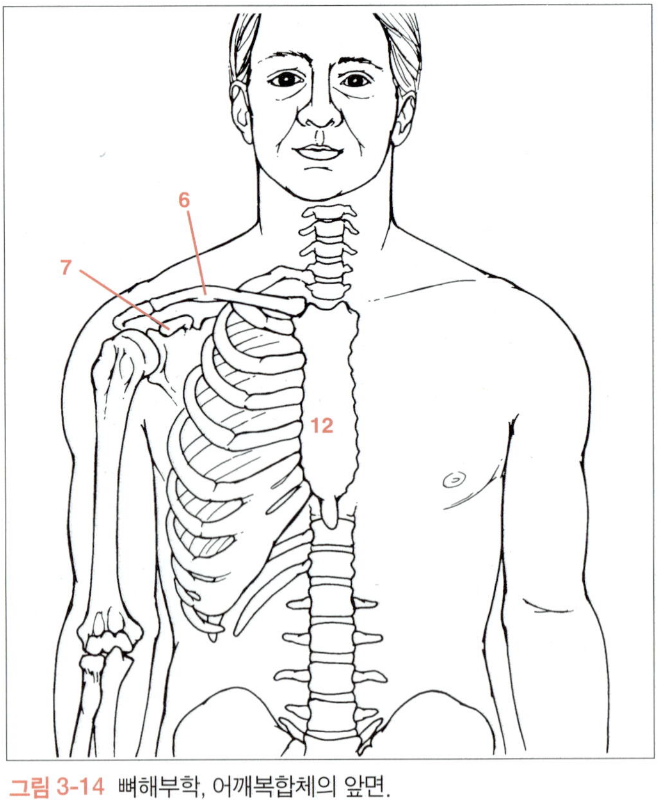

그림 3-14 뼈해부학, 어깨복합체의 앞면.

관절가동범위 평가와 측정 (RANGE OF MOTION ASSESSMENT AND MEASUREMENT)

연습이 완벽함을 만든다.

이 단락의 기술들을 연습하거나 간단한 복습을 위해서 http://thepoint.lww.com/Clarkson3e에 있는 실습용 검사 방식을 이용하라.

어깨복합체의 정상적인 기능은 어깨복합체를 이루는 모든 관절의 움직임 패턴의 통합에 달려 있다. 그러므로 어깨복합체 가동범위의 전체 평가를 위해서는 오목위팔관절의 능동 및 수동 가동범위와 어깨뼈의 평가가 반드시 포함되어야 한다. 아래에는 어깨뼈, 오목위팔관절의 평가와 통합된 어깨복합체의 움직임이 제시되어 있다.

일반 검사 : 팔의 능동가동범위 (General Scan: Upper Extremity Active Range of Motion)

팔의 **능동관절가동범위** 검사는 환자가 앉거나 선 자세에서 팔을 양옆으로 붙이고 시작한다(그림 3-15).

환자에게 왼손을 목 뒤에 두고 가능한 척추에서 멀리 아래로 내리도록 지시한다(그림 3-16A). 어깨뼈 벌림과 위쪽 돌림(회전, rotation), 어깨 올림(거상, elevation)과 바깥 돌림(외회전, external rotation), 팔꿉관절 굽힘, 아래팔 바깥 돌림, 손목관절의 노쪽 편위와 손가락 폄의 가동범위를 관찰한다.

환자에게 오른손을 허리아래에 두고 가능한 척추에서 멀리 위로 올리도록 지시한다(그림 3-16A). 어깨뼈 모음(내전, adduction)과 아래돌림, 어깨 폄과 안쪽 돌림, 팔꿉관절 굽힘, 아래팔 엎침(회내, pronation), 손목관절의 노쪽 치우침(편위, deviation)와 손가락 폄의 가동범위를 관찰한다.

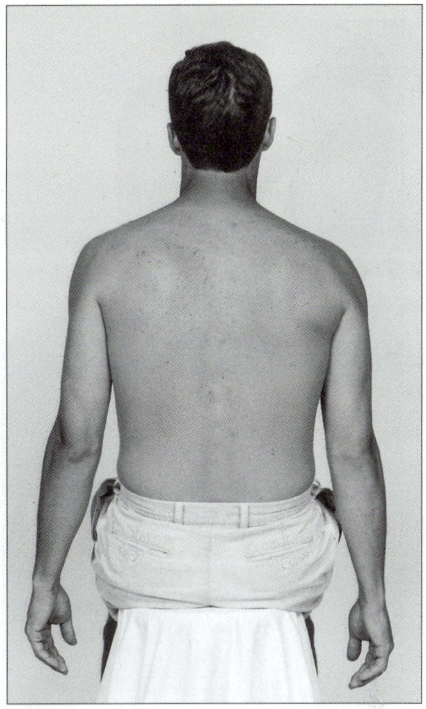

그림 3-15 시작 자세: 팔의 능동관절가동범위 검사.

환자가 목 뒤로 또는 등 위로 손을 뻗는 동안 가운데 손가락 끝이 척추에 닿는 높이로 위팔관절의 능동관절가동범위를 일반적으로 측정할 수 있다.

환자에게 시작 자세로 돌아가도록 하여 반대쪽에서 움직임을 다시 하도록 지시한다(그림 3-16B).

그림 3-16에 관찰되듯이, 양쪽에서 정상이라고 여길 수 있는 정도의 가동범위의 차이가 종종 감지될 수 있다.

그림 3-17에서는 팔의 능동 가동범위의 일반검사를 통해 왼쪽 오목위팔관절에서는 가동범위가 감소되었고 오른쪽에서는 정상적인 가동범위를 확실히 보여줬다. 환자가 평가 동작을 수행하려고 할 때, 제한된 왼쪽 어깨관절의 가동범위를 보상하기 위해 왼쪽 팔이음뼈와 좀더 먼쪽 관절들에서 대체 운동을 만들어내었다.

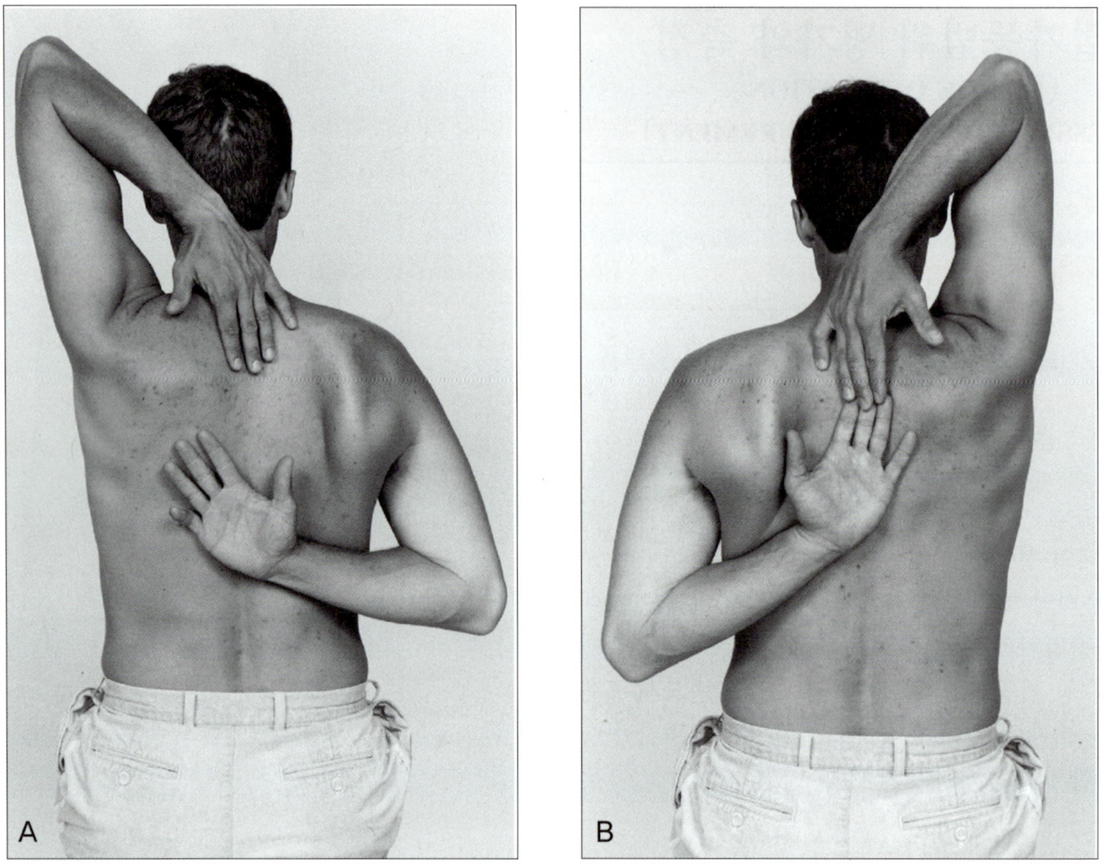

그림 3-16 A와 B. 끝 자세: 팔의 능동관절가동범위 검사.

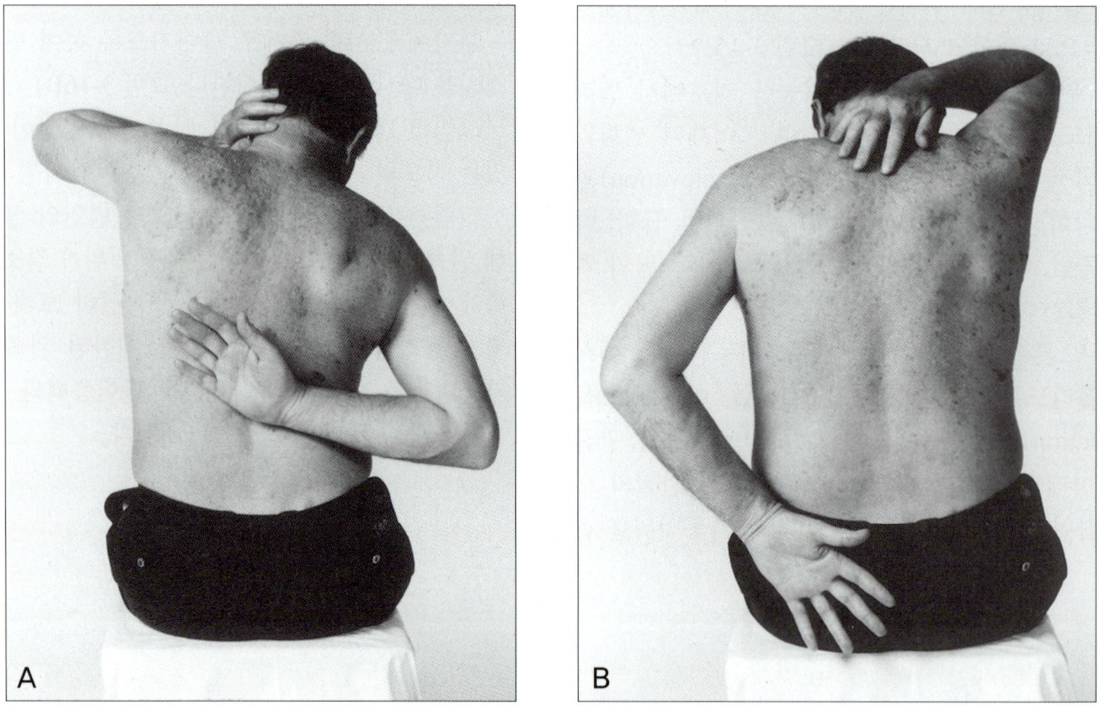

그림 3-17 A와 B. 끝 자세: 팔의 능동관절가동범위 검사 시 왼쪽 오목위팔관절의 가동성이 감소되어 있다. 왼쪽 팔이음뼈와 좀 더 먼쪽 관절들에서 대체 운동이 관찰된다.

어깨뼈의 운동 (Scapular Movements)

복장빗장관절과 봉우리빗장관절에서의 정상 관절가동범위는 어깨뼈의 정상적인 움직임에 필요하다. 임상에서, 복장빗장관절과 어깨뼈에서의 움직임이 쉽게 측정할 수 없다면, 우리빗장관절에서의 움직임도 측정할 수가 없다.

어깨뼈의 움직임(표 3-1 참조)은 수동적인 움직임의 평가와 능동관절가동범위를 시각적으로 관찰함으로 평가할 수 있다. 관절가동범위는 "완전"하거나 "제한"되거나 둘 중 하나로 추측되어진다. 어깨뼈의 관절가동범위가 감소되면, 복장빗장관절과 봉우리빗장관절을 평가하여야 하지만 이러한 평가기법은 이 교재의 영역은 아니다.

능동관절가동범위 평가 (AROM assessment)

시작 자세. 환자는 앉거나 이완된 해부학적 자세를 취한다(그림 3-18). 이 자세에서 어깨뼈는 일반적으로 두 번째와 일곱 번째 갈비뼈 사이에 놓여 있으며, 어깨뼈 수직연은 척추의 약 5~6cm 가쪽에 놓여 있다. 치료사는 환자의 뒤에 서서 어깨뼈의 움직임을 관찰한다.

어깨뼈 올림 (scapular elevation)

운동. 환자는 어깨를 위쪽 또는 머리 방향으로 귀를 향하여 움직인다(그림 3-19).

어깨뼈 내림 (scapular depression)

운동. 환자는 어깨를 아래방향 또는 꼬리방향으로 허리를 향하여 움직인다(그림 3-20).

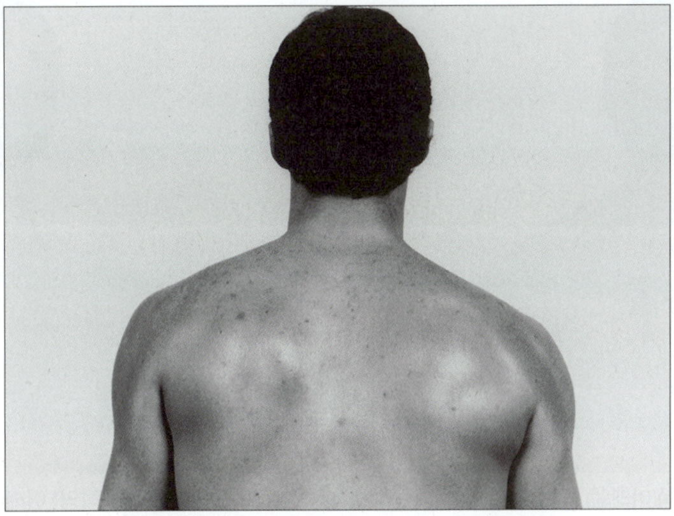

그림 3-18 모든 어깨뼈의 움직임을 할 수 있는 시작 자세.

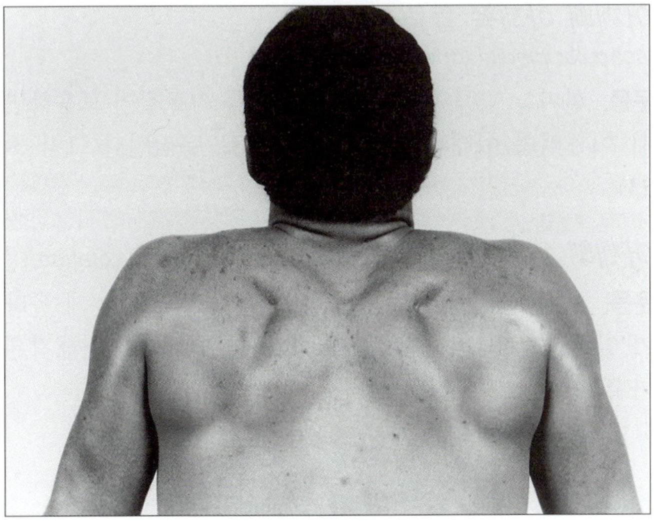

그림 3-19 능동적 움직임: 어깨뼈 올림.

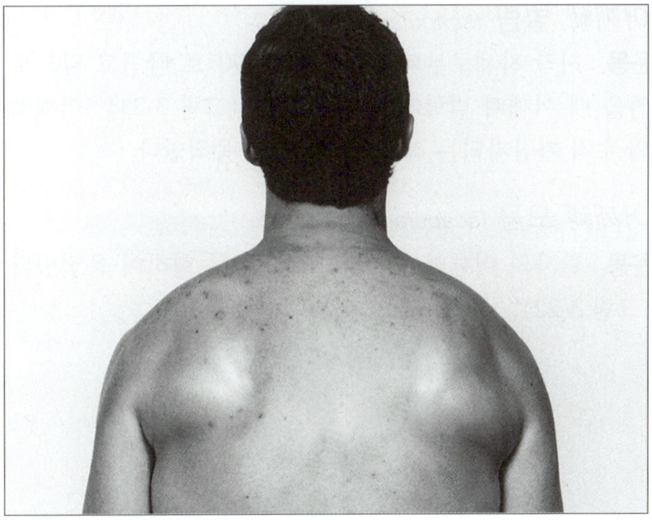

그림 3-20 능동적 움직임: 어깨뼈 내림.

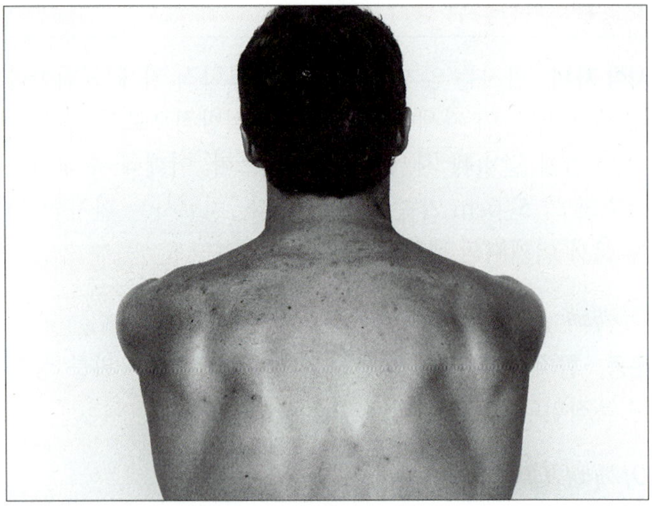

그림 3-21 능동적 움직임: 어깨뼈 벌림.

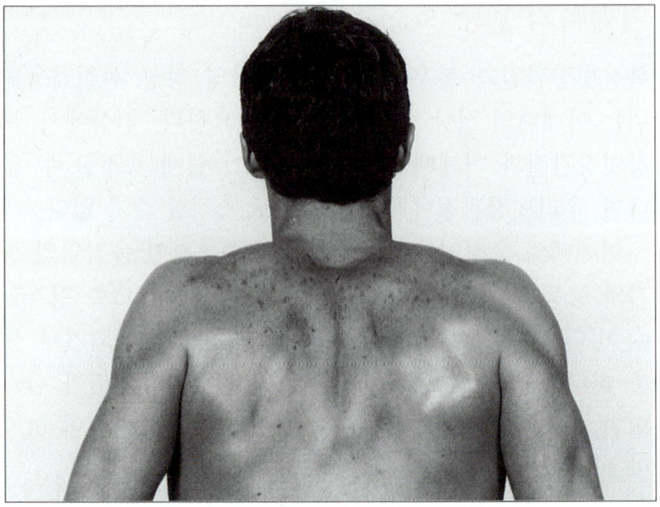

그림 3-22 능동적 움직임: 어깨뼈 모음.

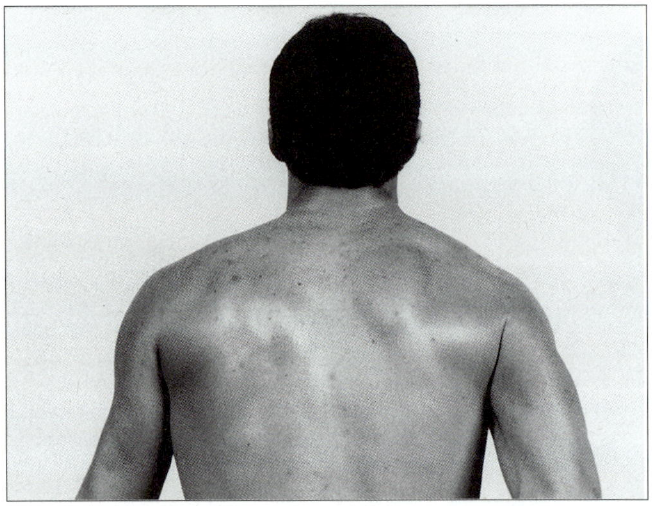

그림 3-23 능동적 움직임: 어깨뼈 안쪽(아래쪽) 돌림.

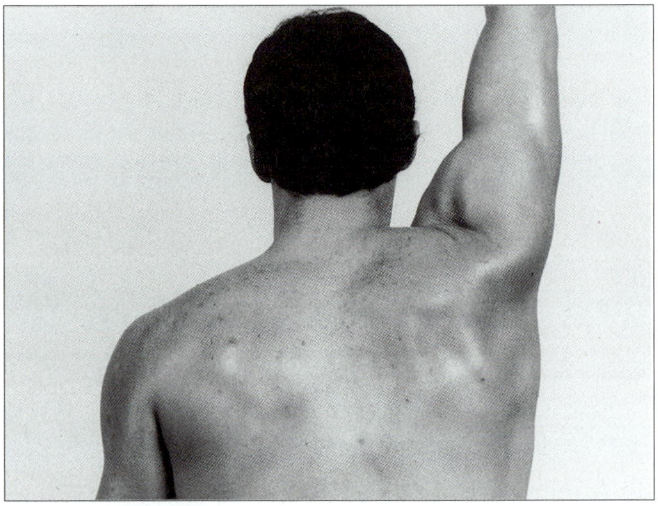

그림 3-24 능동적 움직임: 어깨뼈 가쪽(위쪽) 돌림.

어깨뼈 벌림 (scapular abduction)

운동. 시작 자세로부터 환자가 팔을 90° 로 굽히고 앞으로 뻗을 때 어깨뼈 벌림이 관찰되어진다(그림 3-21). 어깨뼈의 수직 가장자리는 척주로부터 멀리 움직인다.

어깨뼈 모음 (scapular adduction)

운동. 환자의 어깨뼈는 수평으로 척주를 향하여 움직인다(그림 3-22).

어깨뼈 아래쪽 돌림 [scapular medial (downward) rotation]

운동. 환자는 팔을 펴고 손은 등허리를 가로질러 모음하면서 어깨뼈의 아래각을 안쪽 방향으로 움직인다(그림 3-23).

어깨뼈 위쪽 돌림 [scapular medial (upward) rotation]

운동. 팔을 굽히거나 벌리는 동안 환자의 팔은 높게 올라가 있다(그림 3-24). 올리는 동작 동안 어깨뼈의 아래각은 가쪽 방향으로 움직인다.

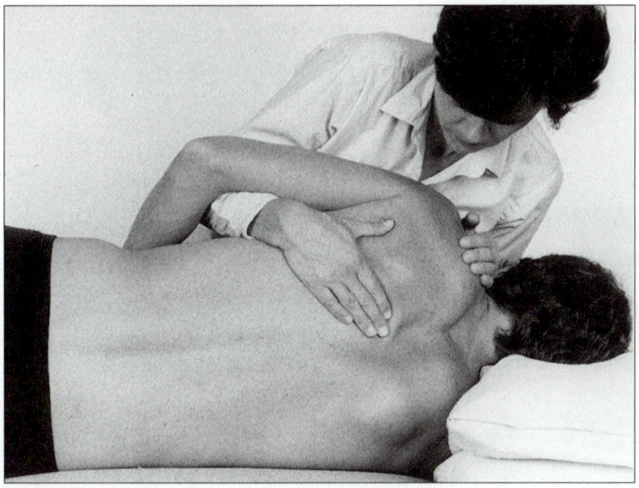

그림 3-25 수동적 움직임: 어깨뼈 올림.

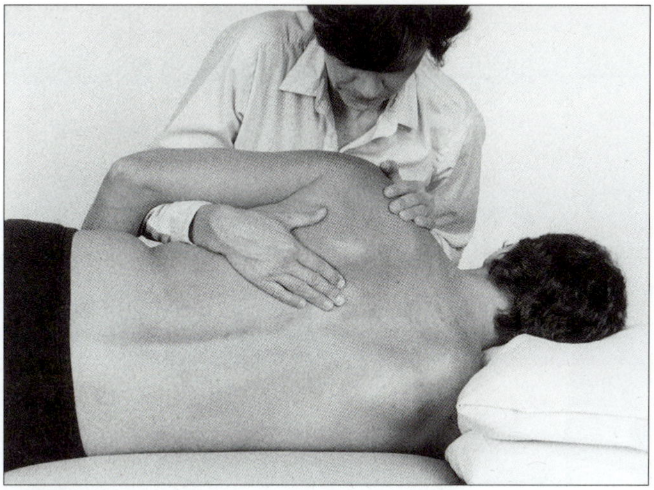

그림 3-26 수동적 움직임: 어깨뼈 내림.

수동관절가동범위 평가 (PROM assessment)

Forms 3-1~3-4

시작 자세. 환자를 옆으로 눕힌 자세에서 엉덩이와 무릎을 굽히고, 머리에 베개를 받쳐 편안하게 한다. 이 자세는 모든 어깨뼈의 움직임동안 변하지 않을 것이다.

고정. 몸통(체간, trunk)의 무게로 가슴우리를 고정한다.

어깨뼈 올림 (scapular elevation)

절차. 치료사는 한 손으로 어깨뼈의 아래각을 감싸 어깨뼈를 올려주는 동안 다른 손으로는 움직임의 방향을 조절해준다(그림 3-25).

끝 느낌. 단단함.

관절 미끄러짐. *어깨뼈 올림(scapular elevation)*–어깨뼈는 가슴우리에서 머리 방향으로 미끄러진다. 이때 복장빗장관절에서는 빗장뼈가 올라가고 고정된 복장뼈자루의 오목면에서 빗장뼈의 볼록면의 안쪽은 아래로 미끄러진다. *봉우리빗장관절*–미끄러짐.

어깨뼈 내림 (scapular depression)

절차. 치료사의 한 손은 팔이음뼈 가장 윗부분에서 어깨뼈를 눌러준다. 치료사의 다른 손으로는 어깨뼈의 아래각을 감싸 움직임의 방향을 조절해준다(그림 3-26).

끝 느낌. 단단함/딱딱함.

관절 미끄러짐. *어깨뼈 내림(scapular depression)*–어깨뼈는 가슴우리에서 꼬리 방향으로 미끄러진다. 이때 복장빗장관절에서는 빗장뼈가 내려가고–고정된 복장뼈자루의 오목면에서 빗장뼈의 볼록면의 안쪽은 위로 미끄러진다. *봉우리빗장관절*–미끄러짐.

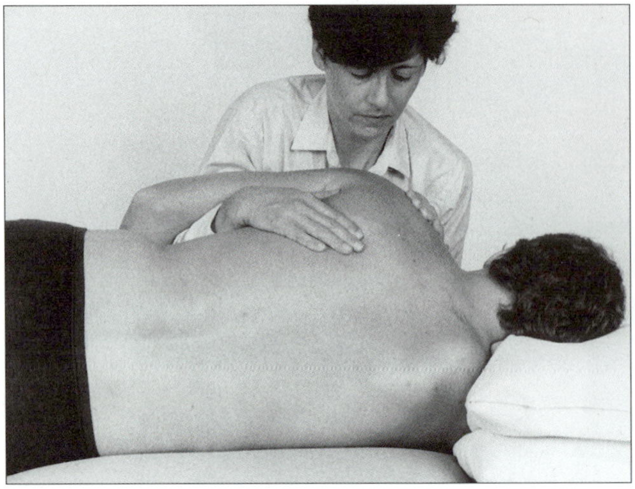

그림 3-27 수동적 움직임: 어깨뼈 벌림.

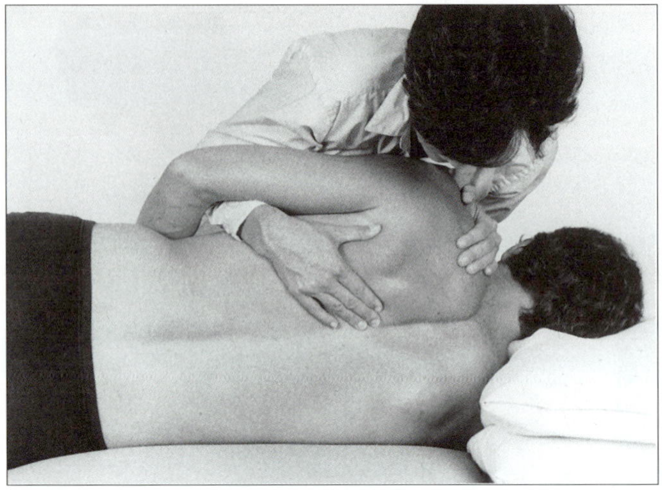

그림 3-28 수동적 움직임: 어깨뼈 모음.

어깨뼈 벌림 (scapular abduction)

절차. 치료사는 한 손의 검지와 엄지를 사용하여 어깨뼈의 아래각과 척추연을 쥐고 어깨뼈를 벌려 준다. 다른 한 손은 팔이음뼈의 상단부에 위치하여 어깨뼈를 벌리는 것을 보조한다(그림 3-27).

끝 느낌. 단단함.

관절 미끄러짐. *어깨뼈 벌림(scapular abduction)*–가슴우리에서 가쪽으로 미끄러진다. 복장빗장관절: 빗장뼈의 내밈–빗장뼈의 오목한 안쪽 단은 복장뼈자루의 볼록한 면에서 앞으로 미끄러진다. *봉우리빗장관절*–미끄러짐.

어깨뼈 모음 (scapular adduction)

절차. 치료사는 한 손의 검지와 엄지를 사용하여 어깨뼈의 아래각과 겨드랑이쪽 연을 쥐고 어깨뼈를 모은다. 다른 한 손은 팔이음뼈의 상단부에 위치하여 모음을 보조한다(그림 3-28).

끝 느낌. 단단함.

관절 미끄러짐. *어깨뼈 모음(scapular adduction)*–가슴우리 위에서 안쪽으로 미끄러진다. *복장빗장관절*: 빗장뼈의 뒤당김–빗장뼈의 오목한 안쪽 끝은 고정된 복장뼈 자루의 볼록한 면에서 뒤쪽으로 미끄러진다. *봉우리빗장관절*–미끄러짐.

어깨의 복합적인 운동 (Shoulder Complex-Movements)

어깨의 올림은 오목위팔, 어깨뼈, 봉우리빗장, 복장빗장관절에서 완전한 가동범위가 필요하다(표 3-2와 3-3). 어깨의 올림 가동범위가 감소되었을 때, 치료사는 완전한 가동범위를 다시 얻기 위하여 효과적인 치료계획을 세우기 위해 어깨 복합관절의 어느 관절이 완전한 가동범위를 만들지 못하게 하는지 확인한다. 팔이음뼈에서 PROM(즉, 어깨뼈와 빗장뼈의 움직임)은 오목위팔관절에서 PROM과는 독립적인 평가이다. 오목위팔관절의 PROM을 분리하기 위해 치료사는 어깨뼈와 빗장뼈를 고정해야 한다. 오목위팔관절의 PROM을 측정할 때 적절한 고정을 하기 위해, 또 다른 치료사가 관절각도계를 사용하도록 도와준다. 어깨복합의 모든 관절들의 움직임을 평가하고 측정하기 위해 몸통을 고정해야 한다.

굽힘동안 어깨 올림(오목위팔관절, 어깨뼈와 빗장뼈의 운동) [Shoulder Elevation Through Flexion (Glenohumeral Joint, Scapular and Clavicular Motion)]

능동관절가동범위 평가 (AROM assessment)

대체 운동. 몸통의 폄과 어깨의 벌림.

수동관절가동범위 평가 (PROM assessment)

Forms 3-5

시작 자세. 환자는 무릎을 반쯤 구부리고 누운자세(crooklying)(그림 3-29) 또는 앉은 자세에서 시작한다. 팔은 손바닥이 안쪽을 향하도록 한다.

고정. 몸통의 무게. 치료사가 몸통을 고정.

치료사의 먼쪽 손위치. 치료사는 위팔뼈의 먼쪽 부위를 잡는다.

끝 자세. 치료사는 팔을 굽히는 동안 어깨뼈를 올리는 데 제한이 있을 때까지 위팔뼈를 앞쪽과 위쪽으로 움직인다(그림 3-30). 팔꿉은 다관절 근육인 위팔세갈래근의 수동 불충분 때문에 어깨 굽힘의 제한되지 않도록 팔꿈치를 펴도록 한다.[14]

끝 느낌. 단단함.

관절 미끄러짐/축회전. 굽히는 동안 어깨 올림:

어깨뼈 가쪽(위쪽) 돌림[scapular lateral(upward) rotation]–어깨뼈의 아래각이 가슴에서 가쪽 방향으로 돌림한다.

복장빗장관절(sternoclavicular joint): (a) 빗장뼈의 올림–빗장뼈의 안쪽 단의 볼록면이 고정된 복장뼈 자루의 오목면에서 아래쪽으로 돌림하고, (b) 빗장뼈의 뒤쪽 돌림–빗장뼈는 고정된 복장뼈 자루에서 축돌림한다(spin). *봉우리빗장관절–미끄러짐.*

오목위팔관절 굽힘(glenohumeral joint flexion)–볼록한 위팔뼈 머리는 고정된 오목한 관절오목에서 축돌림한다(즉, 고정된 지점을 중심으로 돌림).

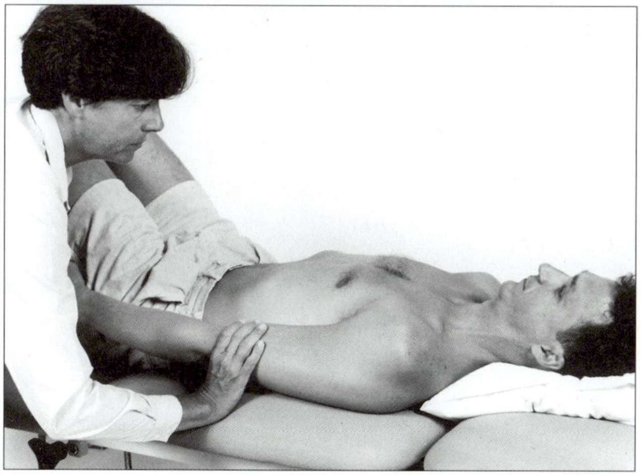

그림 3-29 굽힘동안 어깨 올림의 시작 자세.

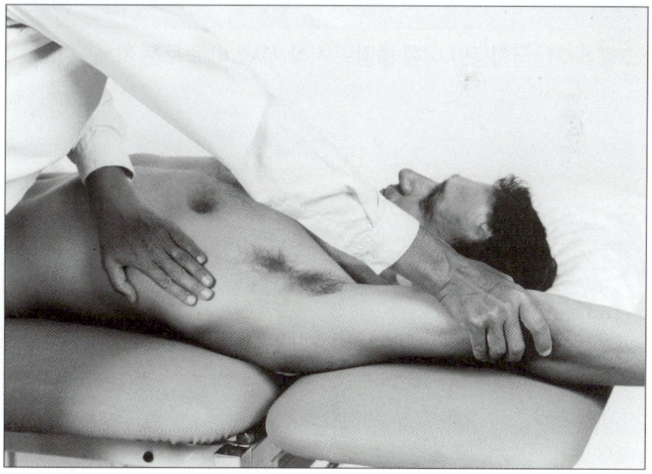

그림 3-30 굽힘동안 제한된 어깨 올림의 단단한 끝 느낌.

측정: 일반 각도계 (Measurement: universal goniometer)

시작 자세. 환자는 무릎을 반쯤 구부리고 누운 자세 또는 앉은 자세에서 시작한다(그림 3-31). 팔은 손바닥이 안쪽을 향하도록 한다.

고정. 몸통의 무게. 어깨뼈는 움직임이 자유롭게 놓아둔다.

각도계의 축. 축은 위팔뼈 머리중심 가쪽에 위치한다. 해부학적 자세에서, 위팔뼈 머리 중심은 어깨뼈봉우리돌기의 가쪽에서 대략 2.5cm 아래에 위치한다(그림 3-31, 3-36).

고정자. 몸통의 가쪽 중간선에 평행

이동자. 위팔뼈의 긴 축과 평행.

끝 자세. 위팔뼈는 움직임이 제한될 때까지 앞과 위쪽으로 움직인다(어깨 올림 180°). 이러한 움직임은 어깨뼈, 빗장뼈, 오목위팔의 움직임에 해당된다(그림 3-32).

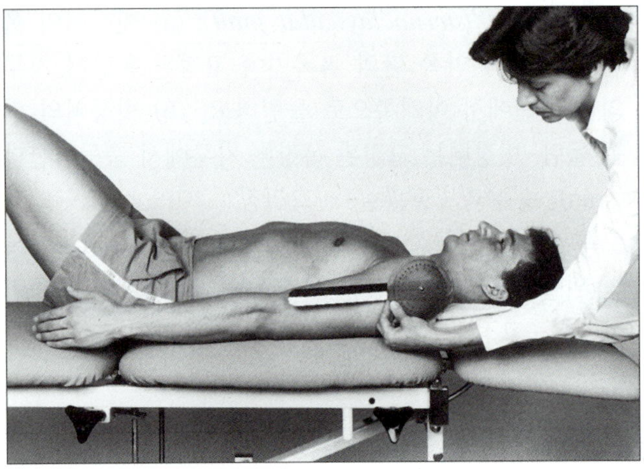

그림 3-31 굽힘동안 어깨 올림의 시작 자세: 바로 누운 자세.

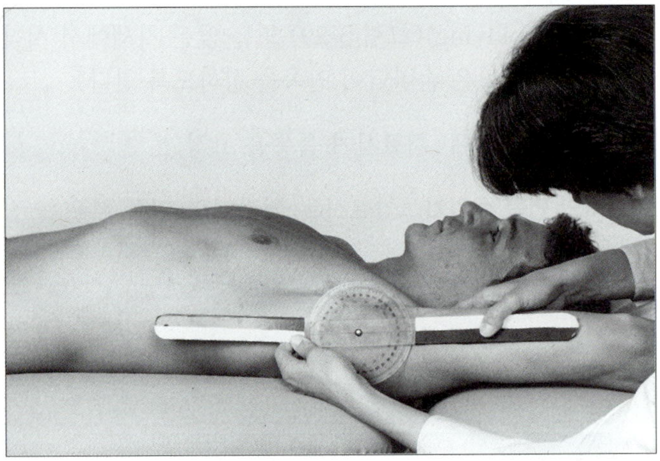

그림 3-32 굽힘동안 제한된 어깨 올림의 단단한 끝 느낌.

오목위팔관절(어깨) 굽힘
[Glenohumeral Joint (Shoulder) Flexion]

능동관절가동범위 평가 (AROM assessment)

환자는 어깨뼈를 고정하지 않고 오목위팔관절 굽힘 가동범위만 분리하여 수행하지 못한다.

수동관절가동범위 평가 (PROM assessment)

Forms 3-6

시작 자세. 환자는 무릎을 반쯤 구부리고 누운자세(crook-lying) 또는 앉은 자세에서 시작한다. 팔은 손바닥이 안쪽을 향하도록 한다.

고정. 치료사의 한 손을 어깨뼈의 겨드랑이쪽 모서리에 대어 고정한다.

치료사의 먼쪽 손 위치. 치료사는 위팔뼈의 먼쪽 부위를 잡는다.

끝 자세. 어깨뼈를 고정시키면서, 치료사는 오목위팔관절 움직임을 평가하기 위하여 움직임이 제한되는 지점까지 위팔뼈를 앞과 위쪽 방향으로 움직인다(그림 3-33).

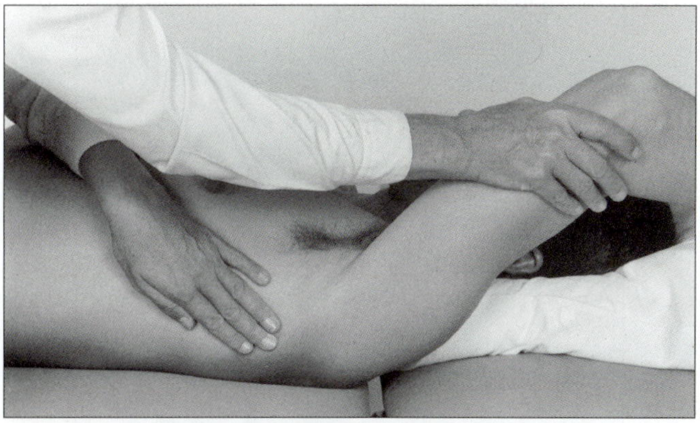

그림 3-33 제한된 오목위팔관절 굽힘의 단단한 끝 느낌.

끝 느낌. 단단함.

관절 축돌림. *오목위팔관절 굽힘(glenohumeral joint flexion)*–볼록한 위팔뼈 머리는 고정된 오목한 관절오목 위에서 축돌림한다.

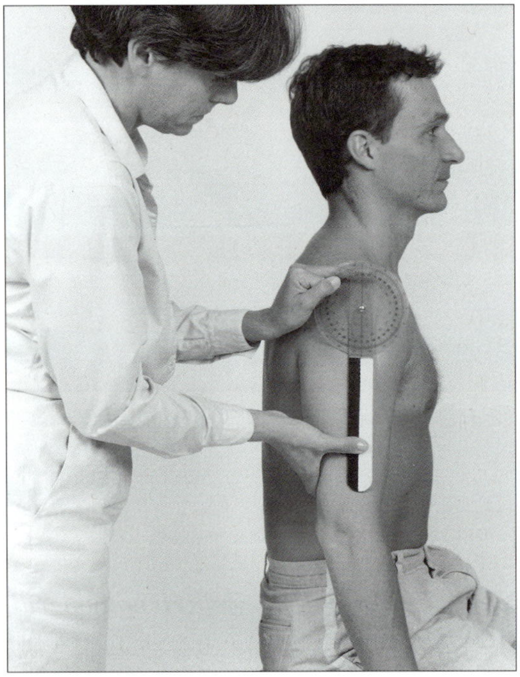

그림 3-34 굽힘동안 어깨 올림을 위한 시작 자세: 앉은 자세.

측정: 일반 각도계 (Measurement: universal goniometer)

시작 자세. 환자는 무릎을 반쯤 구부리고 누운자세(crook-lying) 또는 앉은 자세에서 시작한다. 팔은 손바닥이 안쪽을 향하도록 한다.

고정. 치료사는 어깨뼈를 고정한다.

각도계 축. 축은 위팔뼈 머리중심의 가쪽 면에 위치한다. 해부학적 자세에서, 위팔뼈 머리 중심은 어깨뼈봉우리돌기의 가쪽 면에서 대략 2.5cm 아래에 위치한다(그림 3-34와 3-36).

고정자. 몸통의 가쪽 중간선과 평행.

이동자. 위팔뼈의 긴 축과 평행.

끝 자세. 움직임이 제한되는 지점까지 위팔뼈를 앞과 위쪽 방향으로 움직인다(오목위팔관절 굽힘 120°)(그림 3-35와 3-36).

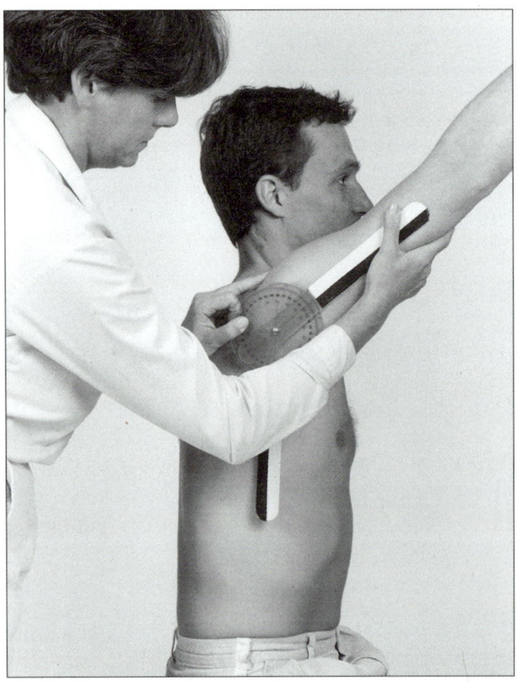

그림 3-35 각도계 정렬: 굽힘동안 어깨 올림, 오목위팔관절 굽힘과 폄.

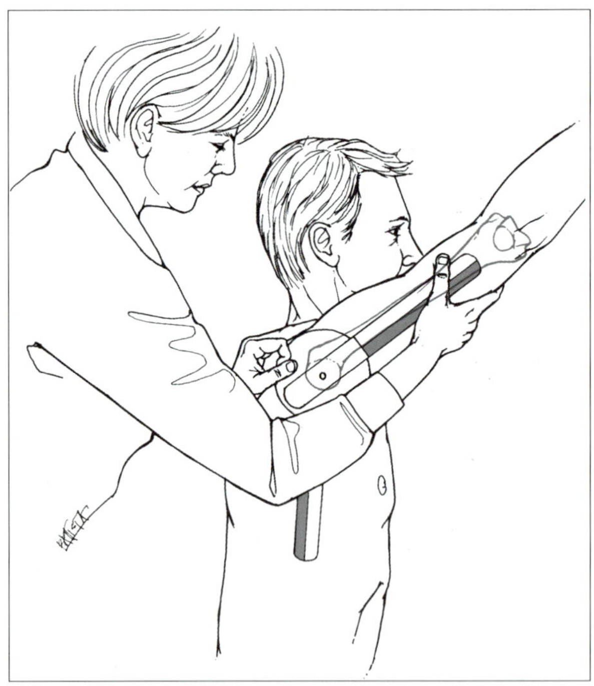

그림 3-36 오목위팔관절 굽힘 관절가동범위.

어깨 폄 (Shoulder Extension)

능동관절가동범위 평가(AROM assessment)

대체 운동. 어깨뼈의 앞쪽 기울임, 어깨뼈 올림, 어깨 벌림. 앉은 자세에서 환자의 몸통은 같은 방향으로 돌리고 굽힌다.

수동관절가동범위 평가 (PROM assessment)

Forms 3-7

시작 자세. 환자는 앉거나 엎드린 자세를 한다. 팔을 손바닥이 안쪽으로 향하도록 한다.

고정. 치료사는 오목위팔관절 움직임을 분리하고 평가하기 위해 어깨뼈를 고정한다.

치료사의 먼쪽 손 위치. 치료사는 먼쪽 위팔뼈를 잡는다.

끝 자세. 치료사는 어깨뼈가 움직이기 시작할 때까지 위팔뼈를 뒤로 움직인다(그림 3-38). 다관절 근육인 위팔두갈래근의 수동불충분 때문에 어깨를 펴지 못하는 것을 방지하기 위해 팔꿉을 굽힌다.[14]

끝 느낌. 단단함.

관절 축돌림. *오목위팔관절 폄(glenohumeral joint extension)*–볼록한 위팔뼈 머리는 고정된 오목한 관절오목 위에서 축돌림한다.

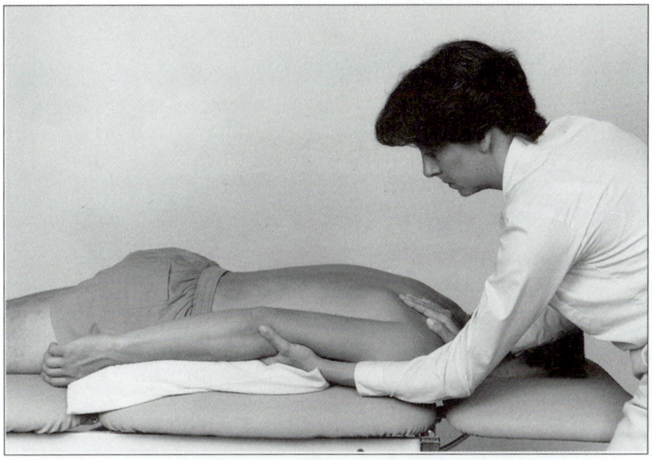

그림 3-37 오목위팔관절 폄을 위한 시작 자세.

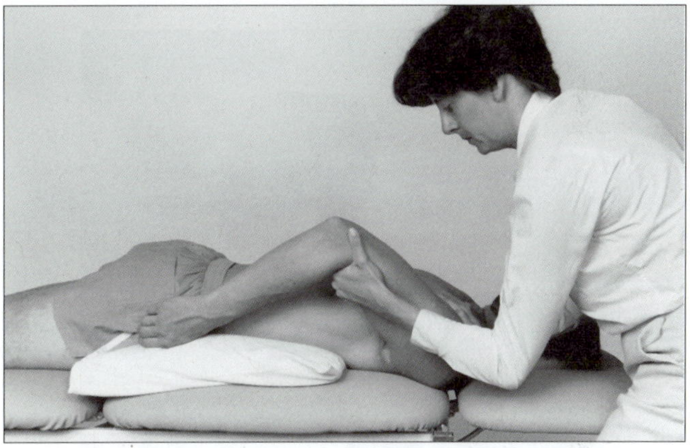

그림 3-38 제한된 오목위팔관절 폄을 위한 단단한 끝 느낌.

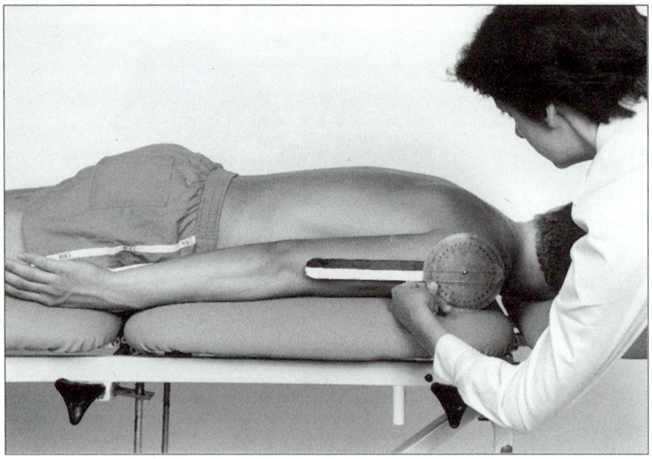

그림 3-39 어깨 폄을 위한 시작 자세.

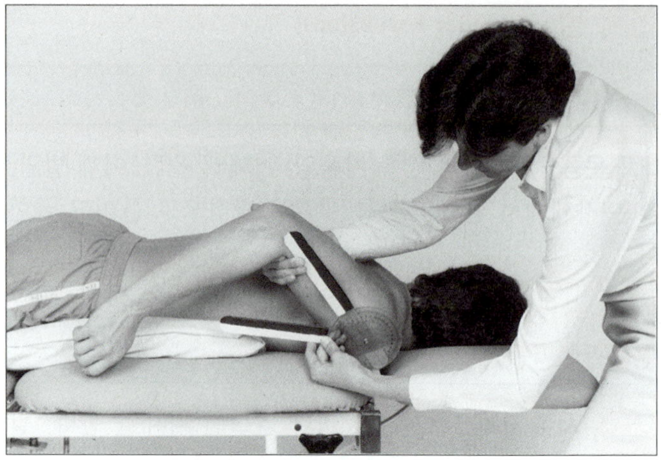

그림 3-40 어깨 폄: 엎드려 누운 자세.

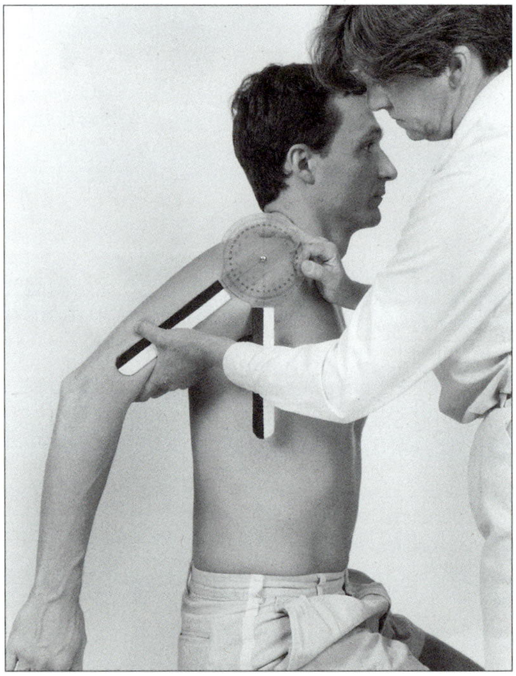

그림 3-41 어깨 폄: 앉은 자세.

측정: 일반 각도계 (Measurement: universal goniometer)

시작 자세. 환자는 앉거나 엎드린 자세를 취한다(그림 3-39). 팔은 손바닥이 안쪽을 향하도록 한다.

고정. 치료사의 아래팔로 어깨뼈를 고정한다.

각도계 축. 축은 위팔뼈 머리중앙의 가쪽에 위치한다. 해부학적 자세에서 위팔뼈 머리 중심은 어깨뼈봉우리돌기의 가쪽에서 대략 2.5cm 아래에 위치한다(그림 3-36, 3-39 참조).

고정자. 몸통의 가쪽 중간선과 평행.

이동자. 위팔뼈의 가쪽 위관절융기를 향하도록 하고 위팔뼈의 긴 축과 평행.

끝 자세. 치료사는 어깨뼈가 움직임을 시작할 때까지 위팔뼈를 뒤로 움직인다(어깨 폄 60°)(그림 3-40과 3-41).

어깨 벌림을 통한 올림(오목위팔관절, 어깨뼈와 빗장뼈 운동)[Shoulder Elevation Through Abduction (Glenohumeral Joint, Scapular and Clavicular Motion)]

능동관절가동범위 평가 (AROM assessment)

대체 운동: 반대편으로 몸통을 옆으로 굽힘, 어깨뼈 올림 및 어깨 굽힘.

수동관절가동범위 평가 (PROM assessment)

Forms 3-8

위팔뼈는 어깨를 올릴 때 바깥 돌림하는데, 이때 위팔뼈를 벌림으로 큰돌기가 봉우리에 닿지 않고 지나가도록 한다. 위팔뼈를 벌리면서 올리는 것을 검사하기 전에, 환자가 어깨를 끝까지 바깥 돌림을 할 수 있는지 여부를 확인한다.

시작 자세. 환자는 그림 3-42와 같이 바로 눕거나 앉은 자세를 취한다. 팔은 바깥 돌림된 상태로 양옆에 놓는다. 구부정한 자세는 어깨 벌림의 각도를 감소시키기 때문에 환자가 똑바른 자세로 앉도록 확실히 한다.

고정. 치료사는 몸통을 고정한다.

치료사의 먼쪽 손의 위치. 치료사는 위팔뼈의 먼쪽 부분을 잡는다.

끝 자세. 치료사는 위팔뼈를 가쪽 및 위쪽 방향으로 움직임의 제한이 있는 범위까지 올린다(그림 3-43).

끝 느낌. 단단함.

관절 미끄러짐. 어깨 벌림을 통한 올림:

어깨뼈 가쪽(위쪽)돌림–어깨뼈의 아래각이 가슴우리에서 가쪽 방향으로 돌림된다.

복장빗장관절: (a) 빗장뼈 올림–빗장뼈의 안쪽 끝의 볼록한 면이 고정된 복장뼈의 오목한 면 위에서 아래쪽으로 미끄러진다. 그리고 (b) 빗장뼈 뒤쪽 돌림–빗장뼈는 고정된 복장뼈 면에서 축 돌림한다.

봉우리빗장관절–*미끄러짐.*

오목위팔관절 벌림–볼록한 위팔뼈머리가 고정된 관절오목에 대해 아래쪽으로 미끄러진다.

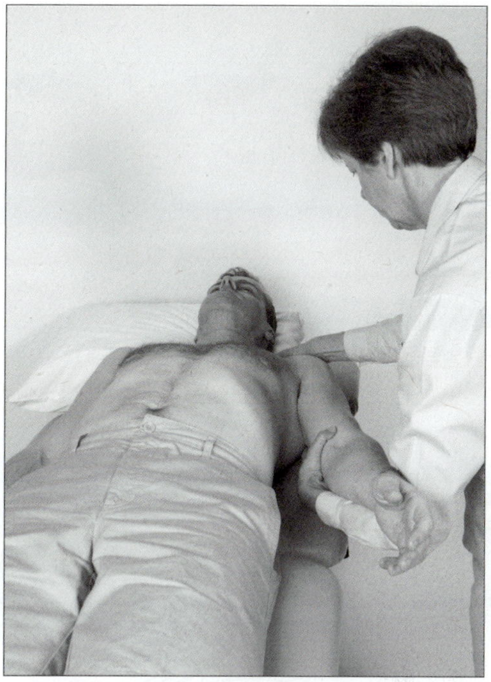

그림 3-42 벌림동안 어깨올림의 시작 자세.

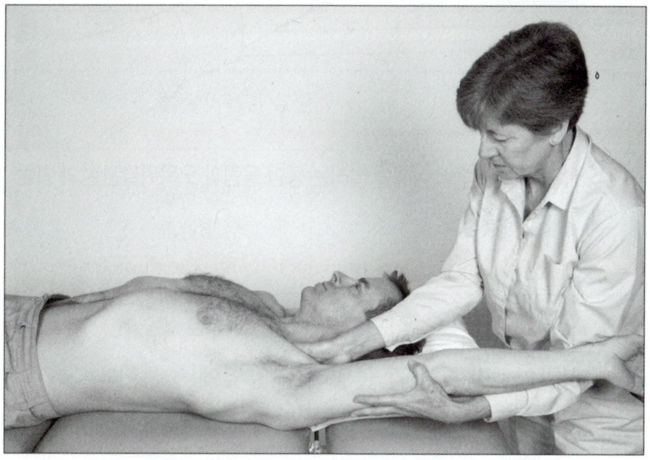

그림 3-43 벌림동안 어깨올림의 단단한 끝 느낌.

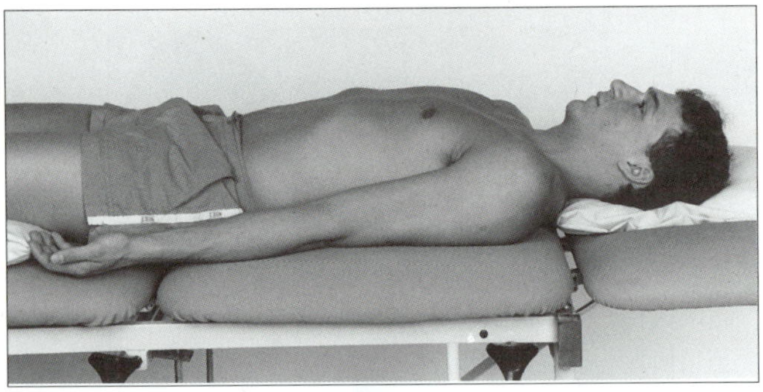

그림 3-44 벌림동안 어깨 올림의 시작 자세.

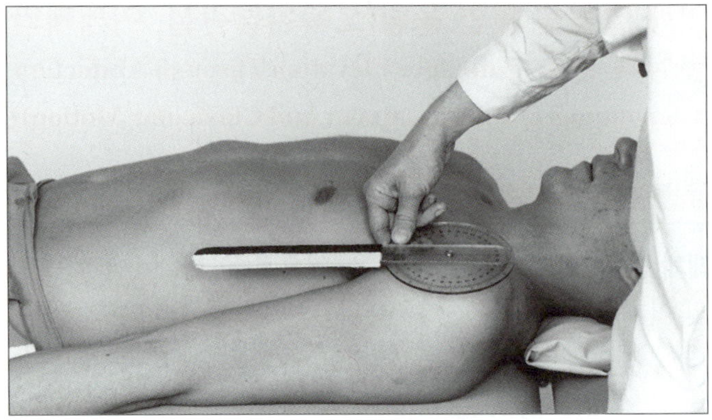

그림 3-45 벌림동안 어깨 올림 시 각도계 위치.

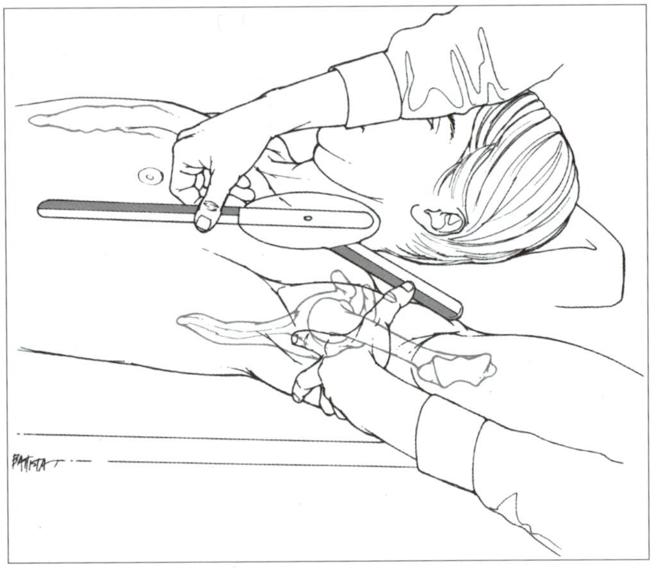

그림 3-46 각도계 정렬: 어깨를 벌리는 동안 올림과 오목위팔관절의 벌림.

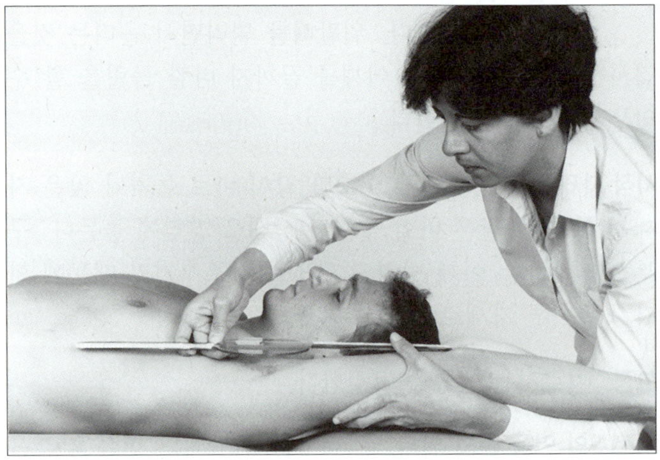

그림 3-47 벌림동안 어깨 올림.

측정: 일반 각도계 (Measurement: universal goniometer)

시작 자세. 환자는 그림 3-44와 같이 바로 눕거나 앉은 자세를 취한다. 팔을 바깥 돌림하여 양옆에 놓는다.

고정. 몸통의 체중.

각도계의 축. 축은 오목위팔관절의 앞쪽 또는 뒤쪽의 중간 지점에 위치하는데, 부리돌기에서 대략 1.3cm 정도 아래와 가쪽에 위치한다(그림 3-45와 3-46).

고정자. 복장뼈와 평행.

이동자. 위팔뼈의 긴 축에 평행.

끝 자세. 위팔뼈는 운동의 제한이 있는 범위(어깨 올림 180°)까지 가쪽과 위쪽으로 올린다(그림 3-47). 이 움직임은 어깨뼈와 오목위팔관절의 움직임을 나타낸다. 여자들은 어깨뼈를 벌리면서 올림하는 것을 측정할 때 보통 뒤쪽에서 하기를 원하는데, 앞쪽에 각도계를 위치시키는 것은 가슴때문에 방해되기 때문이다(그림 3-48).

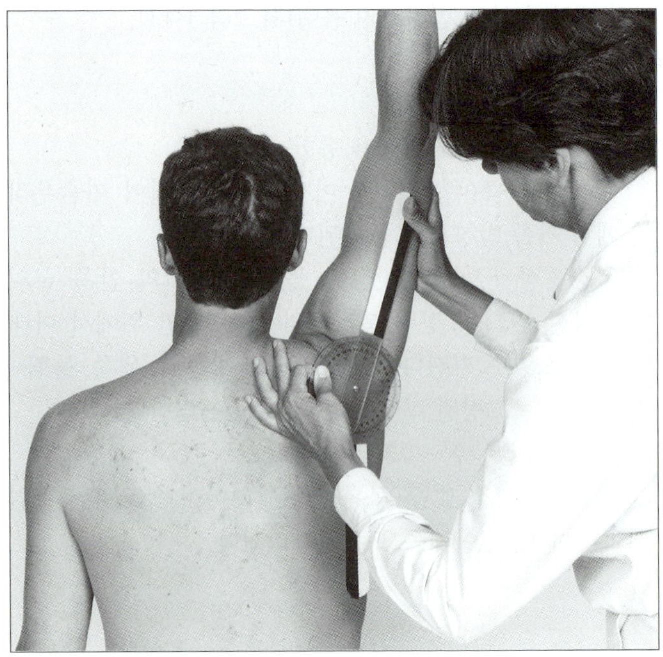

그림 3-48 벌림동안 어깨 올림; 앉은 자세.

오목위팔관절(어깨) 벌림
[Glenohumeral Joint (Shoulder) Abduction]

능동관절가동범위 평가 (AROM assessment)

환자는 어깨뼈를 고정하지 않고 독립된 어깨관절을 벌릴 수 없다.

수동관절가동범위 평가(PROM assessment)

Forms 3-9

시작 자세. 환자는 바로누운 자세나 앉아 있는다(그림 3-49). 팔은 팔꿈치를 90° 굽힘하여 옆에 놓는다.

고정. 치료사는 어깨뼈와 빗장뼈를 고정시킨다.

치료사 먼쪽 손의 위치. 치료사는 위팔뼈의 먼쪽 부분을 잡는다.

끝 자세. 치료사는 어깨관절 벌림의 제한이 있는 가동범위까지 위팔뼈를 가쪽과 위쪽으로 움직인다(그림 3-50).

끝 느낌. 단단하거나 딱딱함.

관절 미끄러짐. *어깨관절 벌림(glenohumeral joint abduction)*–볼록한 위팔뼈 머리는 고정된 오목한 관절공간 위에서 아래방향으로 미끄러진다.

측정: 일반 각도계(그림에는 없음)
[Measurement: universal goniometer (not shown)]

시작 자세. 환자는 바로누운 자세로 있거나 앉아 있는다. 팔은 팔꿈치를 90° 굽혀서 옆에 위치시킨다(그림 3-49 참조).

각도계 위치. 각도계는 벌림을 하면서 어깨관절을 올림하는 동작의 검사와 같은 위치에 놓는다(그림 3-45와 3-46 참조).

고정. 치료사는 어깨관절 벌림을 평가하고 분리하기 위하여 어깨뼈와 빗장뼈를 고정한다.

끝 자세. 어깨관절 벌림을 측정하기 위해 위팔뼈를 움직임의 제한범위(어깨관절 벌림 90~120°)까지 가쪽 및 위쪽으로 움직인다.

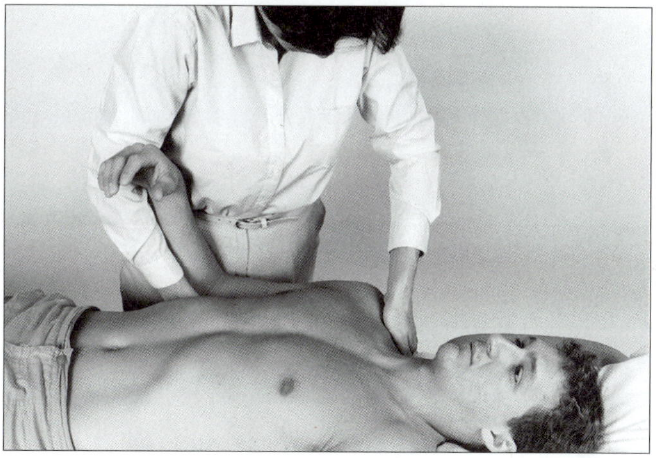

그림 3-49 오목위팔관절의 벌림을 위한 시작 자세.

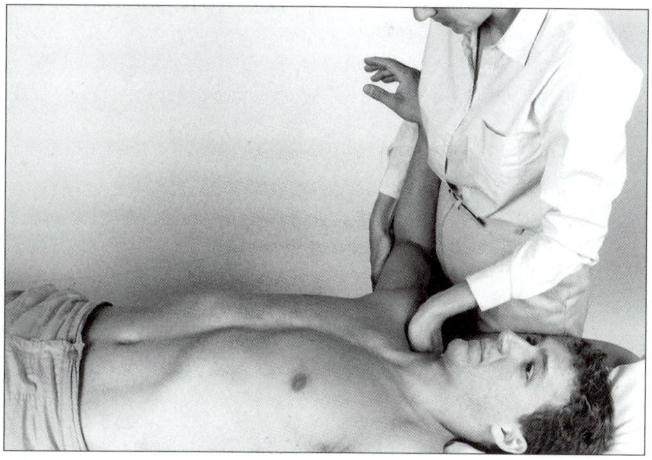

그림 3-50 제한된 오목위팔관절의 벌림의 딱딱하고 단단한 끝 느낌.

어깨관절 수평벌림과 수평모음
(Shoulder Horizontal Abduction and Adduction)

능동관절가동범위 평가 (AROM assessment)

대체 운동. 어깨뼈 뒤당김(수평벌림), 어깨뼈 내밈(수평모음), 몸통돌림.

수동관절가동범위 평가 (PROM assessment)

Forms 3-10, 3-11

시작 자세. 환자는 앉는다. 어깨관절은 90° 벌림시킨 상태에서 중립위치로 한다. 팔꿈치는 굽힘하고 아래팔은 중립위치에 놓는다(그림 3-51).

고정. 치료사는 어깨관절의 움직임을 평가하고 분리하기 위하여 어깨뼈와 빗장뼈를 각각 고정한다.

치료사의 먼쪽 손 위치. 치료사는 벌린 팔을 지지하고 위팔뼈 먼쪽 부분을 잡는다.

끝 자세. 치료사는 위팔뼈를 수평벌림 움직임의 제한범위까지 뒤쪽으로 움직인다. 그리고 수평모음의 움직임이 제한된 범위까지 앞쪽으로 움직인다.

끝 느낌. *수평벌림(horizontal abduction)*–단단함; *수평모음(horizontal adduction)*–단단함/부드러움.

관절 미끄러짐. *오목위팔관절 수평벌림(glenohumeral joint horizontal abduction)*–위팔뼈머리의 볼록한 면은 고정된 관절공간의 오목한 면을 따라 앞으로 미끄러진다. *어깨관절 수평모음(glenohumeral joint horizontal adduction)*–위팔뼈머리의 볼록한 면은 고정된 관절공간의 오목한 면을 따라 뒤쪽으로 미끄러진다.

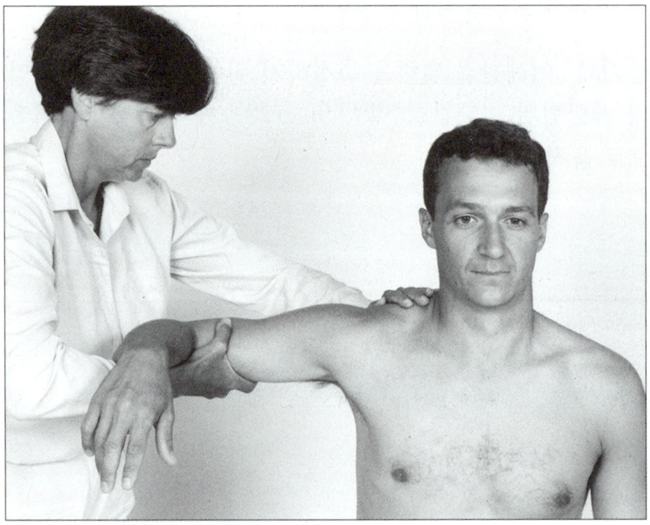

그림 3-51 어깨 수평벌림과 수평모음을 위한 시작 자세.

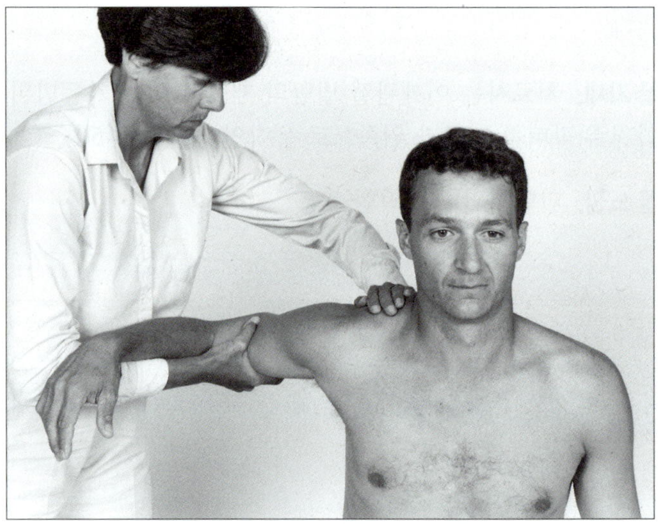

그림 3-52 제한된 어깨 수평벌림의 단단한 끝 느낌.

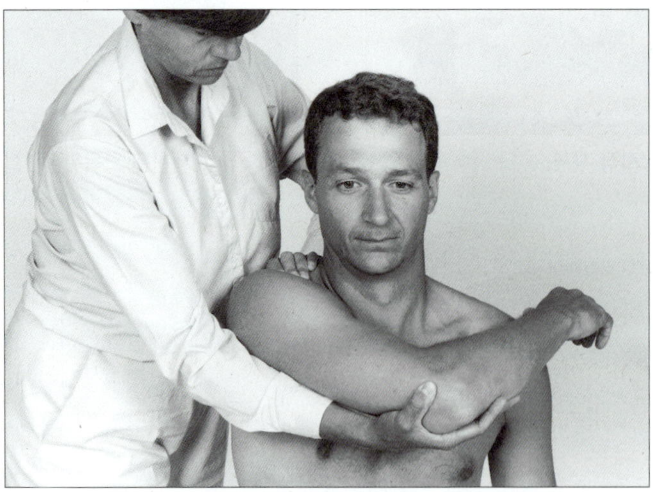

그림 3-53 제한된 어깨의 수평모음의 단단하거나 부드러운 끝 느낌.

측정: 일반 각도계 (Measurement: universal goniometer)

시작 자세. 환자는 앉아 있는다. 어깨관절을 90° 벌림하고 중립위치로 한다. 팔꿈치를 굽히고 아래팔을 중립위치에 놓는다(그림 3-54). 대체할 수 있는 시작 자세는 어깨관절을 90° 굽히고 팔꿈치를 굽혀서 아래팔을 중립위치에 놓는다(그림 3-58). 어깨관절의 시작 자세를 기록해야 한다.

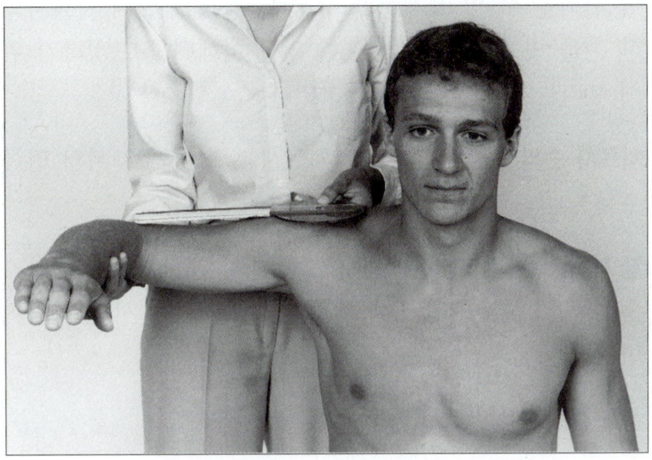

그림 3-54 수평벌림과 모음을 위한 시작 자세.

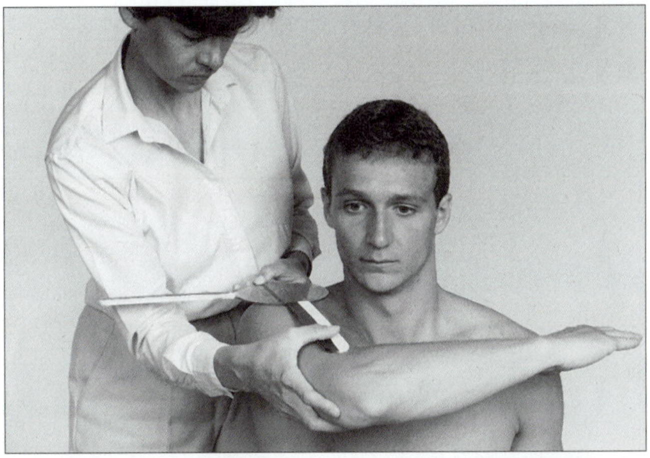

그림 3-55 어깨 수평모음.

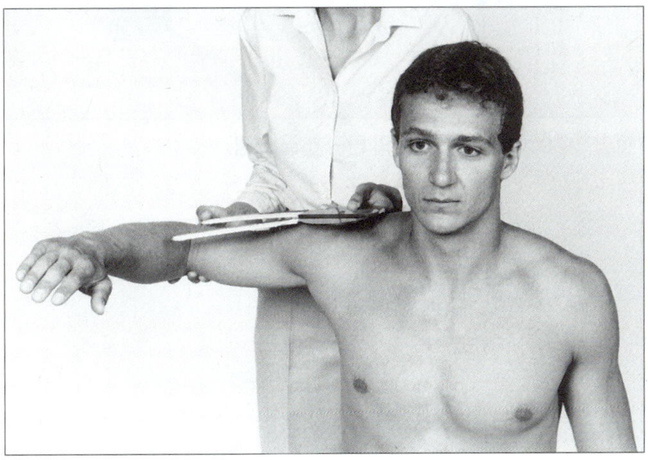

그림 3-57 어깨 수평벌림.

고정. 치료사는 몸통과 어깨뼈를 고정한다.

각도계 축. 축은 봉우리돌기의 제일 높은 곳에 위치시킨다(그림 3-55와 3-56).

고정자. 몸통에 대해 직각으로 위치.

이동자. 위팔뼈 세로축에 평행하게 위치.

끝 자세. 치료사는 벌린 팔을 지지한다. 치료사는 위팔뼈를 움직임의 제한이 있는 범위까지 가슴을 가로질러 앞쪽으로 움직이고(어깨관절 수평모음 135°), 움직임의 제한이 있는 범위까지 뒤쪽으로 움직인다(어깨관절 수평벌림 45°)(그림 3-57).

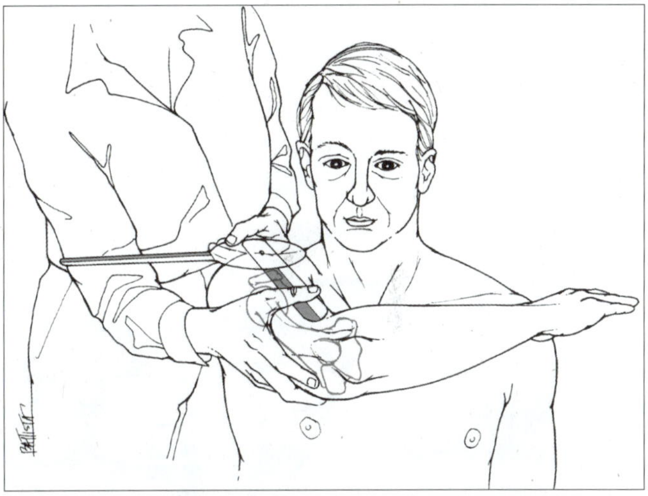

그림 3-56 각도계 정렬: 어깨 수평모음.

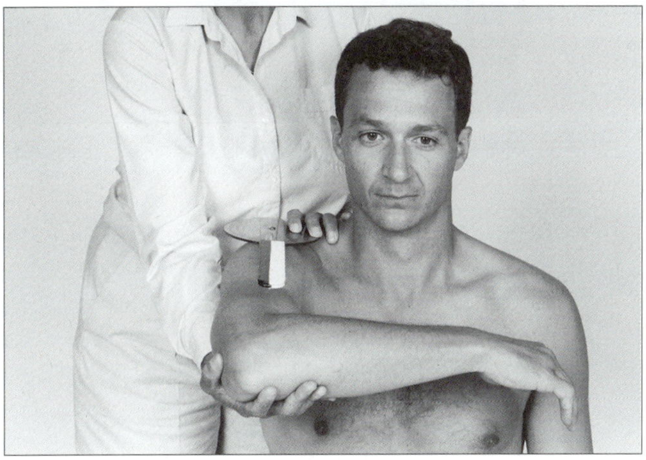

그림 3-58 수평벌림과 모음을 위한 대체 시작 자세.

어깨관절 안쪽 돌림 (Shoulder Internal Rotation)

능동관절가동범위 평가 (AROM assessment)

대체 운동. *엎드린 자세(prone)*에서 어깨관절 90° 벌림: 어깨뼈 올림, 어깨관절 벌림, 팔꿉관절 폄. *바로누운 자세(supine)*에서 어깨관절 90° 벌림: 어깨뼈 올림, 내밈, 앞쪽 기울임, 어깨관절 벌림, 팔꿉관절 폄. 앉은 자세: 어깨뼈 올림, 어깨관절 벌림, 몸통돌림.

수동관절가동범위 평가 (PROM assessment)

Forms 3-12

시작 자세. 환자는 엎드려 누운 자세 또는 바로누운 자세를 취한다. 엎드린 자세에서 어깨관절을 90° 벌림상태에서 팔꿉관절을 90° 굽히고, 아래팔은 중립위치에 놓는다(그림 3-59). 벌린 상태를 유지하기 위해 타월을 어깨관절 밑에 놓는다. 이 시작 자세는 어깨관절 뒤쪽 탈구의 병력이 있는 환자에게는 금기되어야 한다.

고정. 치료사는 어깨뼈를 안정화시키고 움직임의 제한이 없는 부분까지 위팔뼈를 유지시킨다. 엎드린 자세에서 침대(plinth)는 어깨뼈의 내밈과 앞쪽 기울임을 제한한다. 바로누운 자세에서 어깨관절을 90° 벌리고 어깨관절을 안쪽 돌림의 가동범위를 평가할 때 Boon과 Smith는 보다 더 신뢰할 수 있고 재현할 수 있는 결과를 위해 치료사의 한 손을 빗장뼈 위에 다른 한 손은 어깨뼈를 고정하기 위해 부리돌기에 위치하라고 하였다.

치료사 손의 먼쪽 부분 위치. 치료사는 노뼈와 자뼈의 먼쪽 부분을 잡는다.

끝 자세. 치료사는 안쪽 돌림이 최대한 제한되는 범위까지 손바닥을 움직인다(그림 3-60). 즉, 어깨뼈에서 움직임이 먼저 일어난다.

끝 느낌. 단단함(firm).

관절 미끄러짐. *오목위팔관절 안쪽 돌림(glenohumeral joint internal rotation)*–해부학적 위치에서 보면 어깨관절은 위팔뼈머리의 볼록한 관절면이 고정된 관절공간의 오목한 면 위에서 뒤쪽으로 미끄러진다.

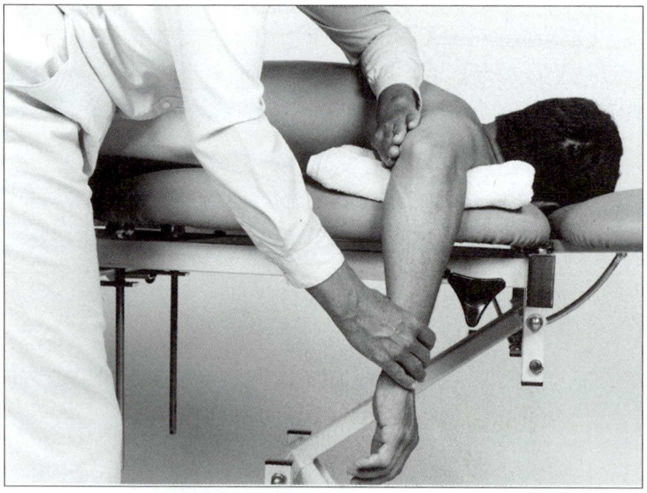

그림 3-59 어깨 안쪽 돌림을 위한 시작 자세.

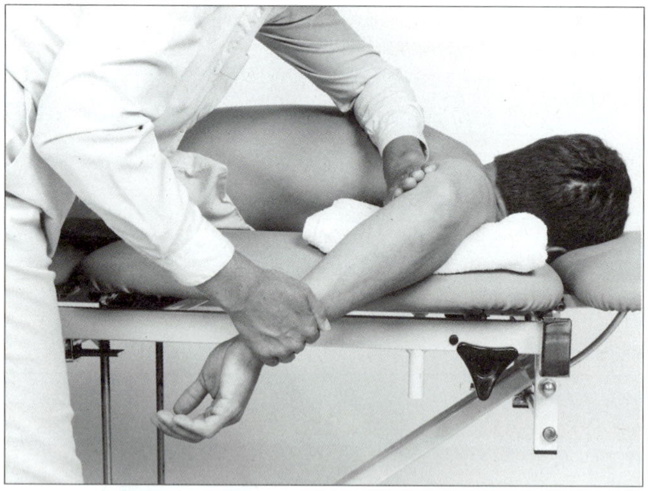

그림 3-60 어깨 안쪽 돌림의 단단한 끝 느낌.

측정: 일반 각도계 (Measurement: universal goniometer)

시작 자세. 환자는 엎드린 자세 또는 바로누운 자세를 취한다. 어깨관절은 90° 벌리고 팔꿉관절을 90° 굽히고 아래팔은 중립위치를 취한다(그림 3-61). 벌린 자세를 유지하기 위해 어깨관절 아래에 타월을 놓는다. 이 시작 자세는 어깨관절 뒤쪽 탈구의 병력이 있는 환자에게는 금기되어야 한다.

각도계 축. 축은 자뼈의 팔꿈치머리돌기에 위치시킨다(그림 3-62, 3-63).

고정자. 바닥에 직각으로 위치시킨다.

이동자. 자뼈의 세로축에 평행하게 위치시키고, 붓돌기쪽으로 향하게 한다.

끝 자세. 치료사는 안쪽 돌림이 제한되는 최대범위까지 손바닥을 움직인다(어깨관절 안쪽 돌림 70°)(그림 3-63과 3-64).

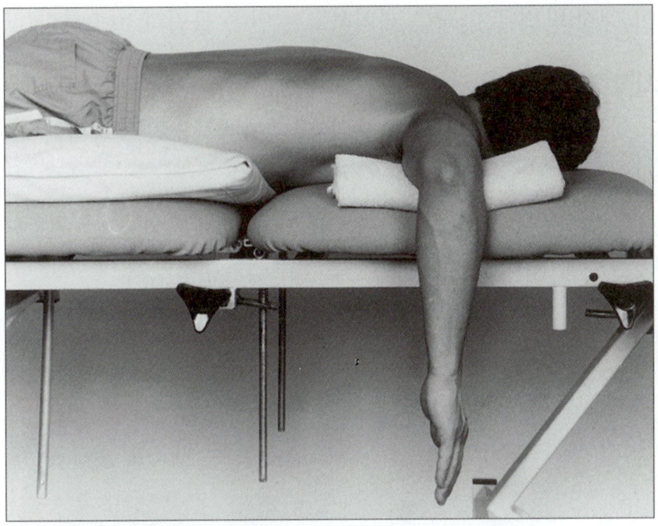

그림 3-61 어깨 안쪽 돌림을 위한 시작 자세.

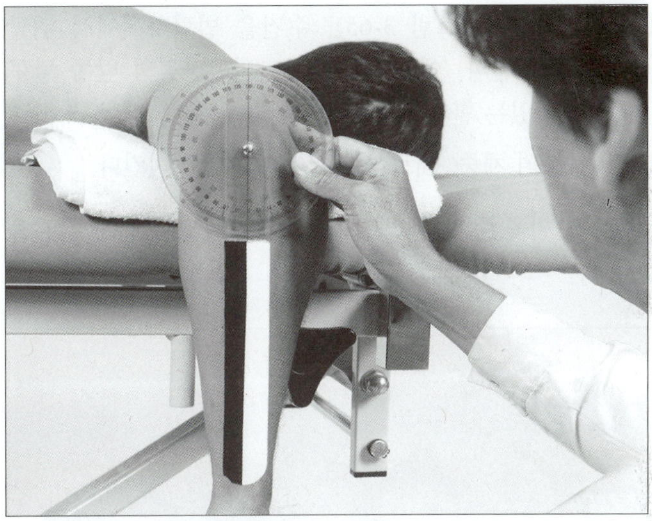

그림 3-62 어깨 안쪽 돌림을 위한 각도계 위치.

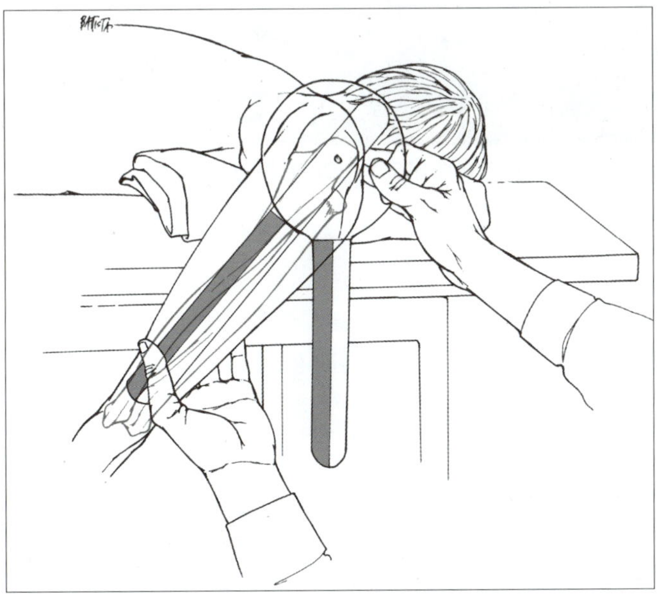

그림 3-63 어깨 안쪽 돌림.

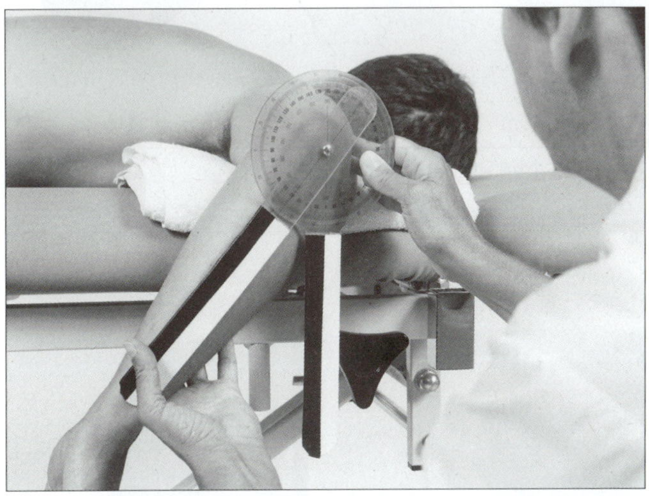

그림 3-64 각도계 정렬: 어깨 안쪽과 바깥 돌림.

어깨관절 바깥 돌림 (Shoulder External Rotation)

능동관절가동범위 평가(AROM assessment)

대체 운동. *바로누운 자세(supine)*에서 어깨관절을 90° 벌림시킨다: 팔꿉관절은 폄, 어깨뼈는 내림하고 어깨관절을 모음시킨다. *앉은 자세(sitting)*에서 팔을 몸에 붙인다: 어깨뼈 내림, 어깨관절 모음 및 몸통을 돌린다.

수동관절가동범위 평가(PROM assessment)

Forms 3-13

시작 자세. 환자는 누운자세에서 어깨관절을 90° 벌림, 팔꿉관절을 90° 굽히고 아래팔을 중립에 위치시킨다(그림 3-65). 수건을 벌림자세에서 위팔 아래에 놓아둔다. 이 시작 자세는 위팔관절의 앞쪽 탈구의 병력이 있는 환자에게는 금기이다.

고정 몸통의 체중. 치료사는 어깨뼈를 고정시킨다.

치료사의 먼쪽 손 위치. 치료사는 자뼈와 노뼈 먼쪽 부분을 잡는다.

끝 자세. 치료사는 바깥 돌림이 제한되는 지점까지 손의 손등을 바닥쪽으로 움직인다(그림 3-66). 즉, 어깨뼈에서 첫 번째 움직임이 일어난다.

끝 느낌. 단단함

관절 미끄러짐. *오목위팔관절의 바깥 돌림*–어깨관절의 해부학적 자세에서 볼록한 위팔머리는 고정된 오목한 관절 오목 위에서 앞쪽으로 미끄러진다.

측정: 일반 각도계 (Measurement: universal goniometer)

이 측정 방법은 아래를 제외하고는 안쪽 돌림과 비슷하다.

시작 자세. 환자는 누운자세(그림 3-67). 이 시작 자세는 오목위팔관절의 앞쪽 탈구의 병력이 있는 환자에게는 금기이다.

끝 자세. 움직임의 제한되는 지점까지 손의 손등을 바닥쪽으로 움직인다(어깨 바깥 돌림 90°)(그림 3-68).

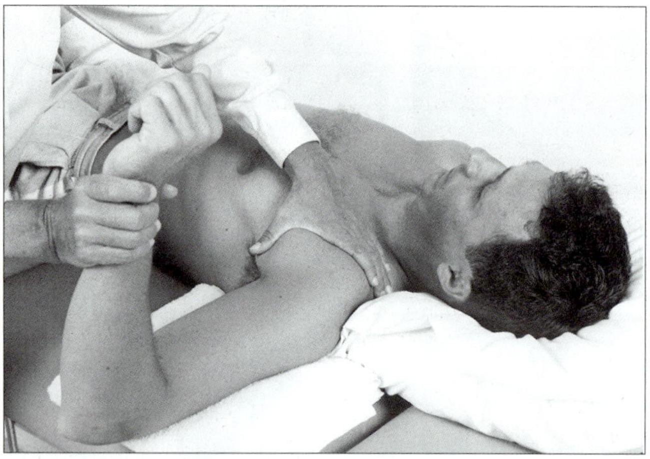

그림 3-65 어깨 바깥 돌림을 위한 시작 자세.

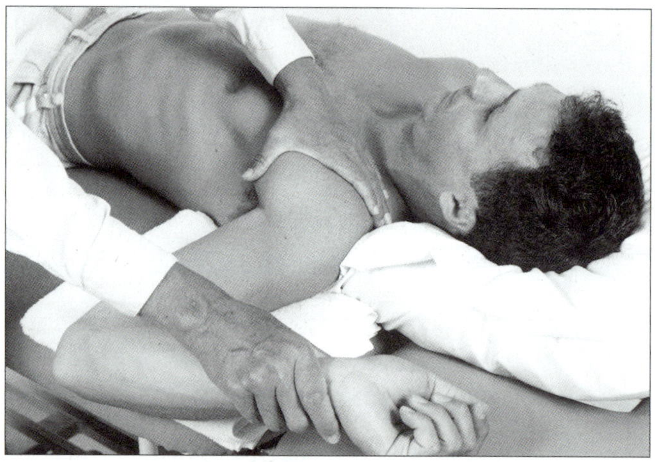

그림 3-66 제한된 어깨 바깥 돌림의 단단한 끝 느낌.

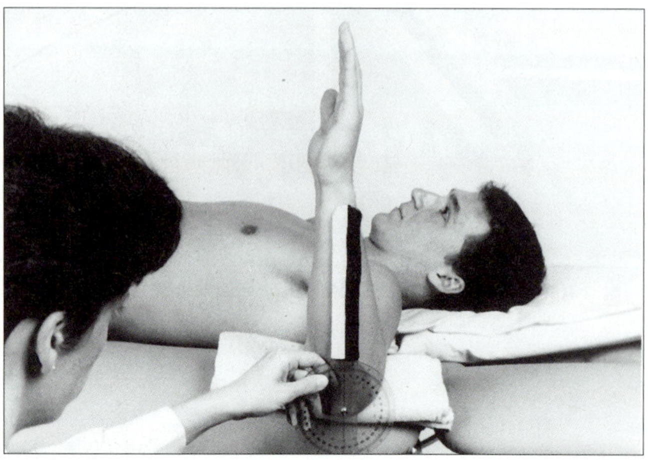

그림 3-67 어깨 바깥 돌림을 위한 시작 자세.

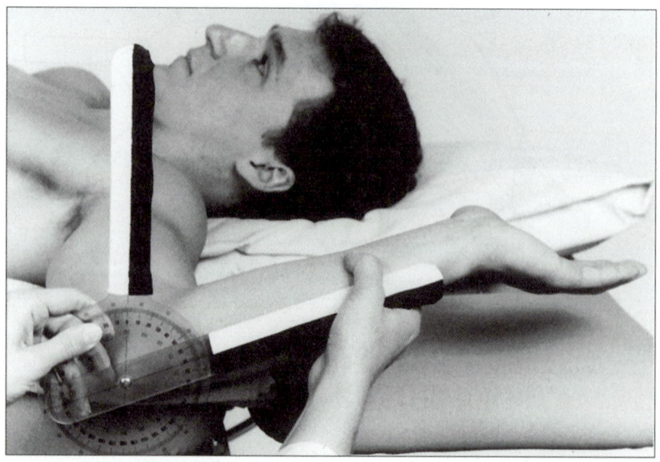

그림 3-68 어깨 바깥 돌림.

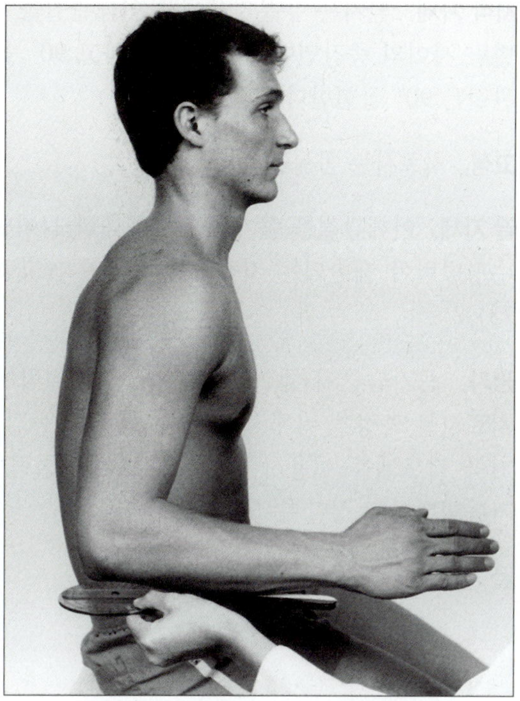

그림 3-69 어깨 안쪽 돌림을 위한 대체 시작 자세.

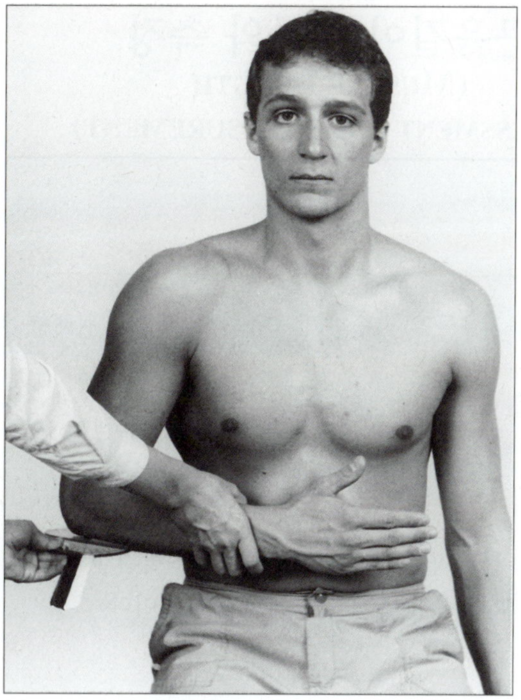

그림 3-70 어깨 안쪽 돌림.

대체 평가와 측정: 안쪽 돌림/바깥 돌림 (Alternate assessment and measurement: internal/external rotation)

환자 어깨관절 90°를 할 수 없고 끝 느낌을 평가할 수 없다면, 측정은 앉은 자세에서 실시한다. 시작 자세를 기록한다.

시작 자세. 환자는 앉은 자세. 안쪽 돌림 측정은 어깨관절 15° 벌림, 팔꿉관절 90° 굽힘, 아래팔은 중립위치에서 실시한다(그림 3-69). 바깥 돌림을 측정하기 위해 팔은 모음시켜 몸에 붙이고 팔꿉관절은 90° 굽히고, 아래팔은 중립시킨다.

각도계의 축. 축은 팔꿈치 머리 아래에 둔다.

고정자. 몸통과 수직.

이동자. 자뼈의 세로축과 평행.

끝 자세. 안쪽 돌림이 제한되는 지점까지 손의 손바닥 방향을 복부쪽으로 움직인다(그림 3-70). 치료사는 바깥 돌림이 제한되는 지점까지 손을 복부쪽으로 움직인다(그림에서는 보이지 않음).

근육길이 평가와 측정 (Muscle Length Assessment and Measurement)

연습이 완벽함을 만든다.

이 단락의 기술들을 연습하거나 간단한 복습을 위해서 http://thepoint.lww.com/Clarkson3e에 있는 실습용 검사 방식을 이용하라.

큰가슴근 (Pectoralis Major)

Forms 3-14

근육 길이 평가 방법은 만약 오목위팔관절의 앞쪽 탈구의 병력이 있는 환자에게는 금기이다.

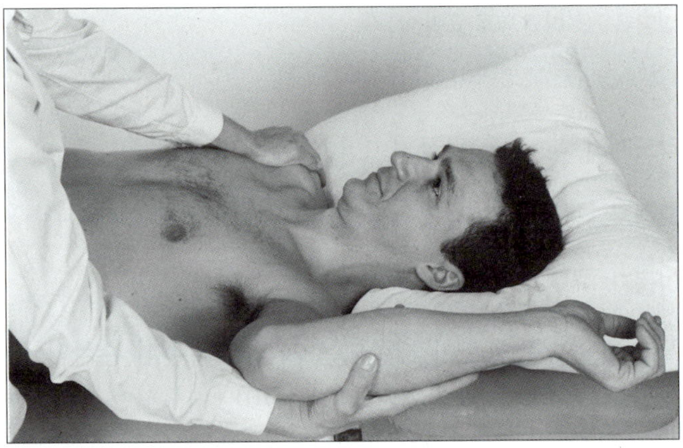

그림 3-71 시작 자세: 큰가슴근의 길이.

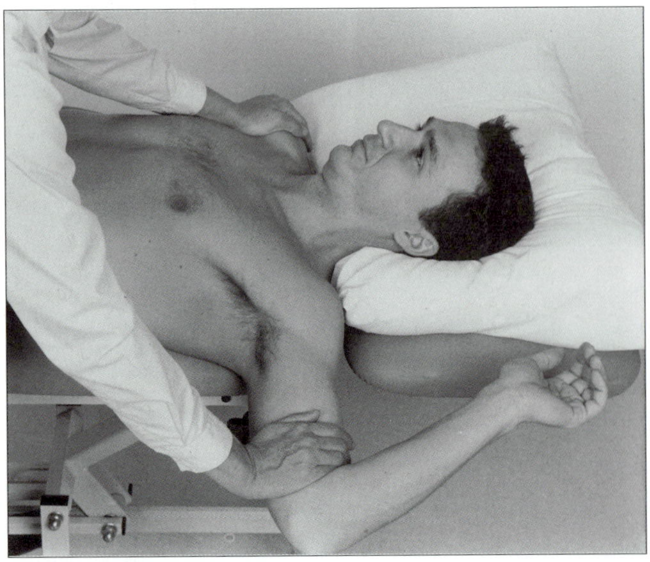

그림 3-72 큰가슴근의 신장.

시작 자세. 환자는 누운자세에서 어깨관절을 앞쪽 굽힘과 벌림 사이의 중간면에서 바깥 돌림하고 90° 올린다. 팔꿉관절은 90° 굽힌다(그림 3-71).

고정. 치료사는 몸통을 고정한다.

끝 자세. 어깨관절을 큰가슴근이 최대한 늘어날 수 있도록 수평벌림이 제한되는 지점까지 움직인다(그림 3-72와 3-73).

평가. 큰가슴근이 짧아져 있다면, 수평벌림이 제한된다. 치료사는 측정을 위해 가능한 수동관절가동범위를 관찰하거나 각도계를 이용하여 어깨관절 수평벌림의 수동관절가동범위를 측정할 수 있다.

끝 자세. 큰가슴근이 늘어남–단단함.

이는곳(origin)[1]	닿는곳(insertion)[1]
큰가슴근	
a. 빗장뼈머리: 빗장뼈의 복장뼈 중간의 앞쪽 가장자리 b. 복장뼈머리: 복장뼈의 같은쪽 앞쪽 면의 반; 처음 여섯 번째 또는 일곱 번째 갈비뼈의 연골; 바깥빗근의 널힘줄	위팔뼈의 결절사이고랑의 가쪽 순

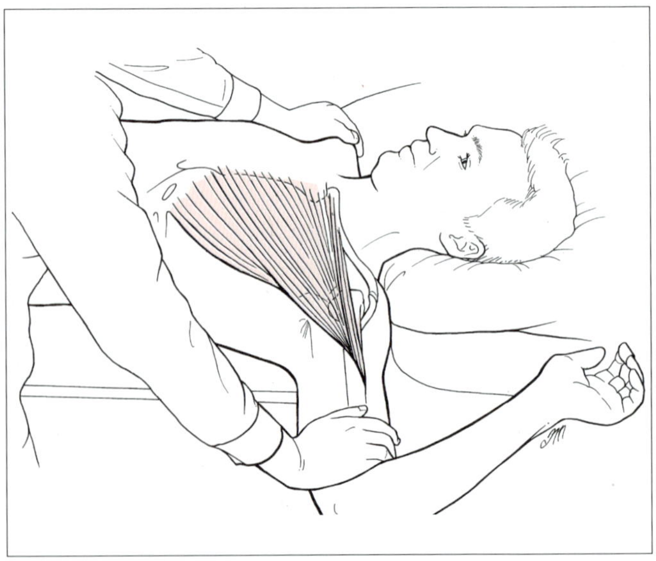

그림 3-73 큰가슴근.

작은가슴근 (Pectoralis Minor)[17]

Forms 3-15

이 근육의 길이 평가법은 환자가 만약 오목위팔관절의 뒤쪽 탈구의 병력이 있다면 금기사항이다.

시작 자세. 환자는 누운자세에서 어깨뼈를 테이블 끝에 떨어지게 놓고 어깨관절을 바깥으로 돌리고 80° 굽힌다. 팔꿉관절은 최대로 굽힌다(그림 3-74).

고정. 몸통의 체중.

끝 자세. 치료사는 위팔의 긴축에 딸라 어깨관절을 머리쪽과 등쪽으로 움직여 작은가슴근이 최대한 늘어날 수 있도록 한다(그림 3-75와 3-76).

평가. 치료사는 작은가슴근이 짧아진 상태를 어깨뼈의 관절가동범위 감소로 확인할 수 있다.

끝 느낌. 작은가슴근이 늘어남-단단함.

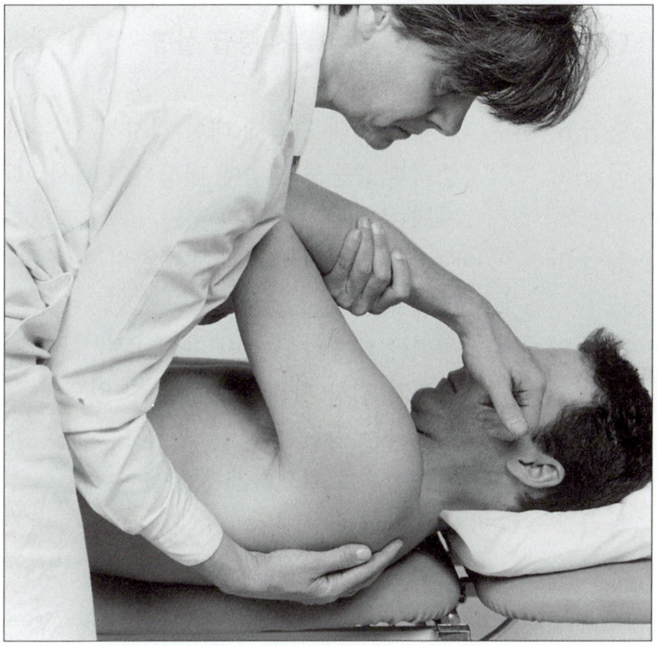

그림 3-74 시작 자세: 작은가슴근의 길이.

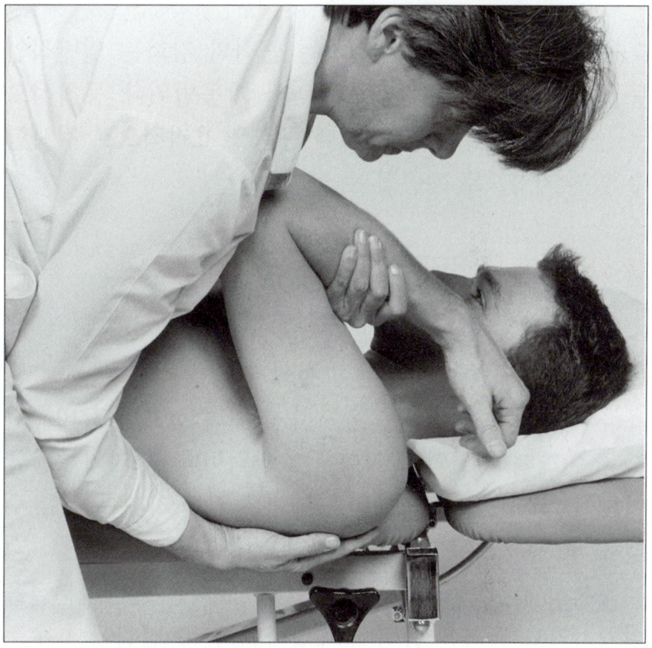

그림 3-75 작은가슴근의 신장.

이는곳(origin)[1]	닿는곳(insertion)[1]
작은가슴근	
갈비연골 근처의 2번째에서 4 또는 3번째에 5번째 갈비뼈의 바깥면; 바깥 갈비사이근의 근막	어깨뼈의 부리돌기의 안쪽 모서리와 위쪽 면

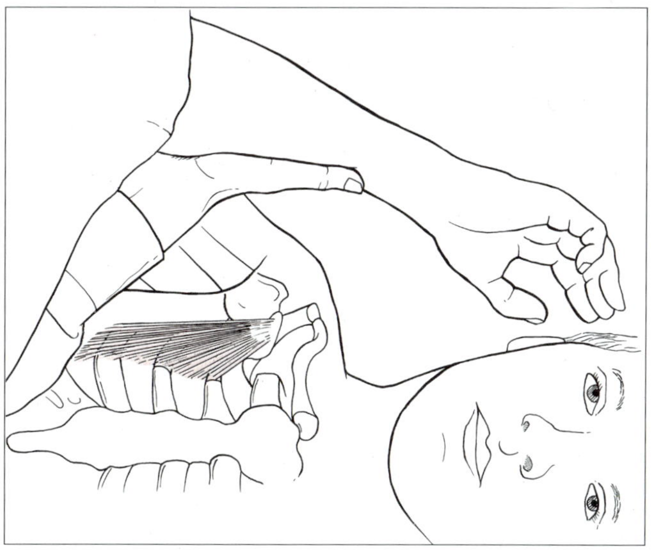

그림 3-76 작은가슴근.

근력 평가 (Muscle Strength Assessment)(표 3-4)

연습이 완벽함을 만든다.

이 단락의 기술들을 연습하거나 간단한 복습을 위해서 http://thepoint.lww.com/Clarkson3e에 있는 실습용 검사 방식을 이용하라.

몸통에 어깨뼈대를 연결하는 근력의 강화는 일반적인 등급을 사용하여 검사할 수 있다(가동범위나 등척성으로). 팔의 무게는 종종 어깨뼈 근력을 효과적으로 검사할 수 있는 저항으로 제공될 수 있다.

등척성/촉진 등급 매기기(어깨뼈 근육) [Isometric/Palpation Grading (Scapular Muscles)]

등척성/촉진 등급매기기는 고정의 역할을 하는 어깨뼈 근육들의 일차적인 기능을 평가하기 위해 선호되고 비교적 작은 어깨뼈 범위의 움직임에 효과적이다. 환자가 2등급 이하의 약화된 근육에 중력을 제거된 검사 자세를 취할 수 없을 때, 등척성/촉진 등급매기기를 사용할 수 있다.

등척성/촉진 등급매기기를 위해 치료사는 팔다리분절을 위치시키고 근육은 중력에 대항하여 안쪽 범위에서 수축시키고 다음과 같이 등급을 매긴다. 중력에 대항한 자세에서 검사를 할 수 있는 근육의 능력(등급 3) 또는 중력과 도수 저항에 대항한 자세에서 검사를 할 수 있는 근육의 능력 (등급 3+~ 5), 또는 환자가 검사 자세를 유지하는 동안 근육수축을 할 수 있는 경우(등급 0~2).

환자가 중력에 대항하여 ROM의 어떤 부분에서 팔다리를 유지할 수 없다면, 등급 0~2에 해당하며, 치료사의 한 손을 팔다리 밑에 놓아 떨어지지 않도록 조절하고, 근육수축의 느낌에 따라 근력의 등급을 매기기 위해 근육을 촉진하도록 한다.

단위	환자의 등척/촉진 등급 설명
	환자:
등급 5:	중력과 최대 저항에 대한 검사 자세 유지
등급 4:	중력과 중등도 저항에 대항하여 검사 자세 유지
등급 3+:	중력과 최소한의 저항에 대항하여 검사 자세 유지
등급 3:	중력에 대항하여 검사 자세 유지.
	환자가 검사 자세를 유지할 수 없으면 치료사는 촉진한다:
등급 2:	지속적으로 확실하게 근육을 수축
등급 2−:	최소한의 근육 수축
등급 1:	약간의 근수축과 근이완을 느낄 수 있다.
등급 0:	근수축 전혀 없음

표 3-4 근육작용, 부착점, 신경지배: 어깨뼈대[18]

근육	주작용	이는곳	닿는곳	말초신경	신경뿌리
앞톱니근	어깨뼈 벌림 어깨뼈 바깥 돌림	갈비뼈 8, 9, 10번째 위쪽 가장자리와 외부 표면; 근막은 가슴 사이근의 근막	위쪽 각과 아래 각을 포함하는 어깨뼈 안쪽 모서리의 갈비뼈 표면	긴가슴신경	C567
어깨올림근	어깨뼈 올림 어깨뼈 안쪽 돌림	위쪽 4개 목뼈의 가로돌기	위쪽 각과 어깨뼈 가시 뿌리쪽 어깨뼈의 안쪽 모서리	3, 4번째 목뼈; 등쪽 어깨뼈	C345
등세모근 a. 위쪽 섬유	어깨뼈 올림	뒷머리뼈의 위목덜미선 안쪽 1/3, 가쪽 뒤통수융기: 목덜미 인대	빗장뼈 바깥쪽 1/3지점의 뒷면	척수신경	C34

(계속)

표 3-4 *계속*

근육	주작용	이는곳	닿는곳	말초신경	신경뿌리
b. 가운데 섬유	어깨뼈 모음	T1~T5 가시돌기, 가시끝인대	봉우리 돌기의 안쪽 연, 어깨뼈가시의 나머지 위쪽 모서리	척수더부신경	C34
c. 아래 섬유	어깨뼈 내림 어깨뼈 모음	T6~T12의 가시돌기, 가시끝인대	어깨뼈 가시의 안쪽 모서리에서 삼각첨단의 거친면	척수더부신경	C34
작은마름근	어깨뼈 모음 어깨뼈 안쪽 돌림	목덜미인대의 아래 부분: C7과 T1의 가시돌기, 가시끝인대	어깨뼈 가시의 뿌리부분의 삼각모양 부위의 부드러운 기저	등쪽 어깨신경	C45
큰마름근	어깨뼈 모음 어깨뼈 안쪽 돌림	T2~T5의 가시돌기, 가시끝인대	어깨뼈 가시의 뿌리부분과 아래각 사이의 안쪽 모서리	등쪽 어깨신경	C45
어깨세모근 a. 앞섬유	어깨관절 굽힘 어깨관절 안쪽 돌림	빗장뼈의 바깥쪽 1/3의 앞쪽 모서리	위팔뼈 가쪽 면의 삼각조면	겨드랑신경	C56
b. 가운데 섬유	어깨관절 벌림	봉우리돌기 위쪽 모서리와 가쪽 모서리	위팔뼈 가쪽 면의 삼각조면	겨드랑신경	C56
c. 뒤쪽 섬유	어깨관절 폄 어깨관절 바깥 돌림	어깨뼈가시의 능선의 아래쪽 모서리	위팔뼈 가쪽 면의 삼각조면	겨드랑신경	C56
가시위근	어깨관절 벌림	가시위오목의 안쪽 2/3	위팔뼈 큰결절의 위쪽 부분	어깨위신경	C56
뿌리돌기위팔근	어깨관절 굽힘과 모음	뿌리돌기의 끝	위팔뼈 안쪽 면의 중간	근육피부신경	C567
큰가슴근	어깨관절 수평모음 어깨관절 안쪽 돌림	a. 빗장뼈머리: 빗장뼈 중간의 앞쪽 모서리	위팔뼈 결절사이고랑의 가쪽 끝	안쪽 및 바깥쪽 가슴신경	C56
		b. 빗장뼈 머리: 복장뼈 앞면의 중간 1/2 ; 위쪽 6, 7번 갈비뼈의 연골; 배바깥빗근의 널힘줄		안쪽 및 바깥쪽 가슴신경	C678T1

(계속)

표 3-4 *계속*

근육	주작용	이는곳	닿는곳	말초신경	신경뿌리
큰가슴근	어깨뼈 내밈 어깨뼈 안쪽 돌림	갈비뼈 2~4번 또는 3~5번 부분의 갈비뼈연골 부근의 바깥쪽 모서리; 바깥갈비사이근의 근막	어깨뼈 뿌리돌기의 안쪽 모서리와 위쪽 모서리	안쪽 및 바깥쪽 가슴신경	C56**78**T1
어깨밑근	어깨관절 안쪽 돌림	어깨뼈의 어깨뼈밑오목의 안쪽 2/3	위팔뼈의 작은결절; 어깨관절주머니의 앞쪽 모서리	위쪽 및 아래 어깨밑신경	C5**6**
가시아래근	어깨관절 바깥 돌림	어깨뼈밑오목의 중간 2/3	위팔뼈 큰결절의 중간면	어깨위신경	C**5**6
작은원근	어깨관절 바깥 돌림	어깨뼈의 등쪽 면 바깥 모서리의 위쪽 2/3	위팔뼈 큰결절의 아래면	겨드랑신경	C5**6**
큰원근	어깨관절 폄 어깨관절 안쪽 돌림	어깨관절 아래각의 뒤쪽 면	위팔뼈 결절사이고랑의 중간 가장자리	아래쪽 어깨 아래신경	C567
넓은등근	어깨관절 폄 어깨관절 모음 어깨관절 안쪽 돌림	엉치뼈가시돌기와 허리뼈로부터 등허리근막의 뒤쪽 층, 가시끝인대, 엉덩뼈능선의 뒤쪽 부, 등세모근의 부착에 6개의 등뼈 앞면; 아래 3, 4번 갈비뼈; 어깨뼈의 아래각	위팔뼈의 결절사이고랑의 바닥	가슴등신경	C6**78**

어깨뼈 벌림과 바깥 돌림
(Scapular Abduction and Lateral Rotation)

중력 대항: 앞톱니근 (Against gravity: serratus anterior)

부속근: 등세모근(바깥 돌림)과 작은가슴근(벌림).

Forms 3-16

시작 자세. 환자는 바로 눕는다. 어깨는 약간 수평 모음으로 90° 까지 굽힌다(시상면에서 안쪽으로 15°), 그리고 팔꿉관절을 편다(그림 3-77). 이러한 자세는 큰가슴근의 활동을 줄이면서 앞톱니근을 검사하는 최적의 자세이다.[19]

고정. 몸통의 무게.

운동. 환자는 전 가동범위를 동안 어깨뼈를 벌린다(앞으로 내민다)(그림 3-78).

촉진. 가슴우리 위의 겨드랑이 중앙선.

대체 운동. 큰가슴근, 작은가슴근.

저항 위치. 위팔뼈의 먼쪽 부분에 적용한다(그림 3-79와 3-80).

저항 방향. 어깨뼈 모음.

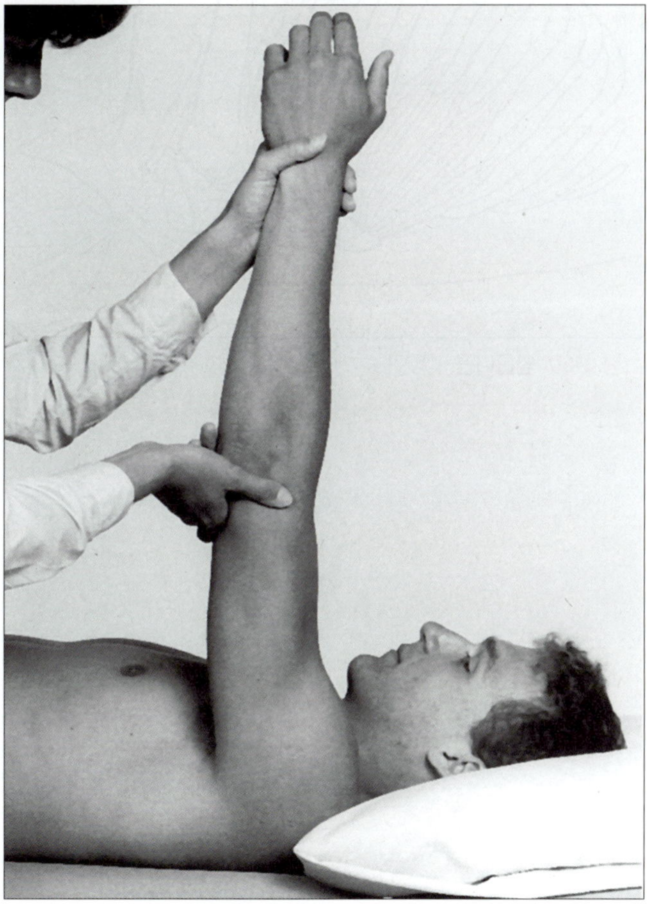

그림 3-77 시작 자세: 앞톱니근.

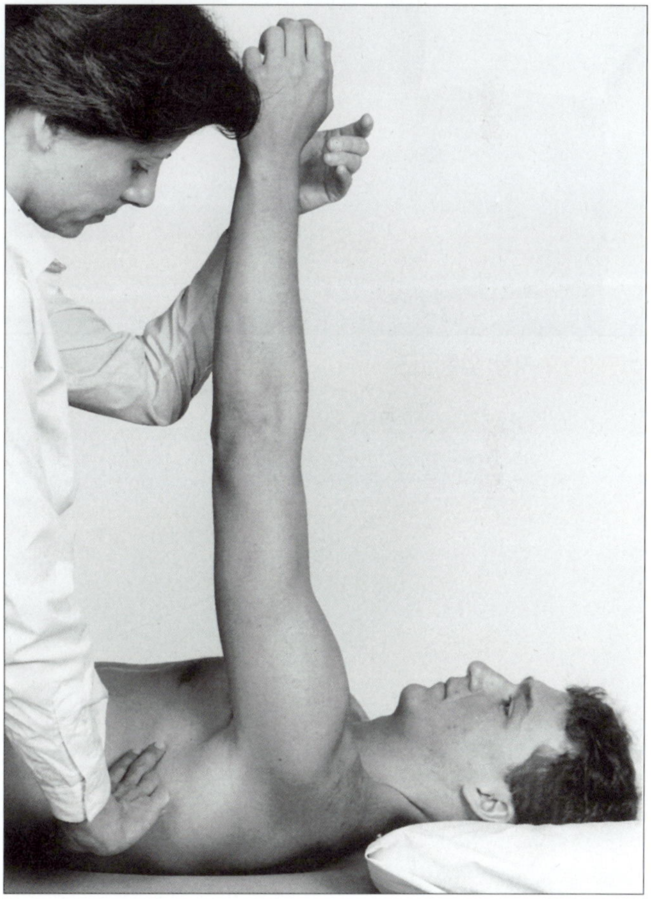

그림 3-78 검사 자세: 앞톱니근.

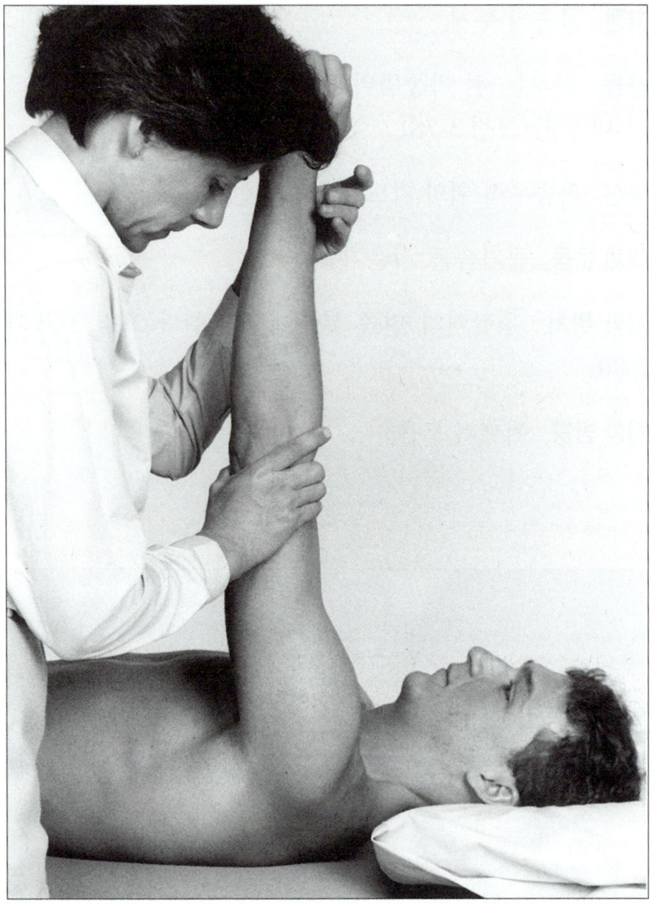

그림 3-79 저항: 앞톱니근.

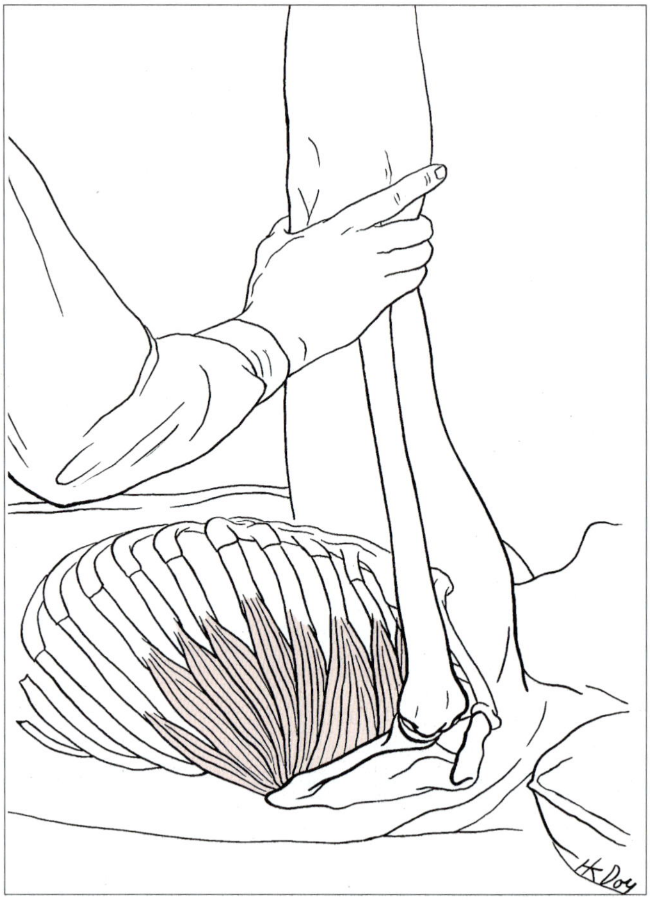

그림 3-80 앞톱니근.

중력 제거 : 앞톱니근 (Gravity eliminated: serratus anterior)

시작 자세. 환자는 앉는 자세를 취한다. 어깨는 약간 수평 모음으로 90°까지 굽히고 팔꿉은 편다(그림 3-81). 치료사는 팔의 무게를 지지한다.

고정. 환자에게 몸통을 돌리지 않도록 지시한다.

끝 자세. 환자는 전체 가동범위동안 어깨뼈를 벌림한다(그림 3-82).

대체 운동. 큰가슴근과 작은가슴근, 등세모근의 위섬유와 아래섬유, 반대편 몸통돌림.

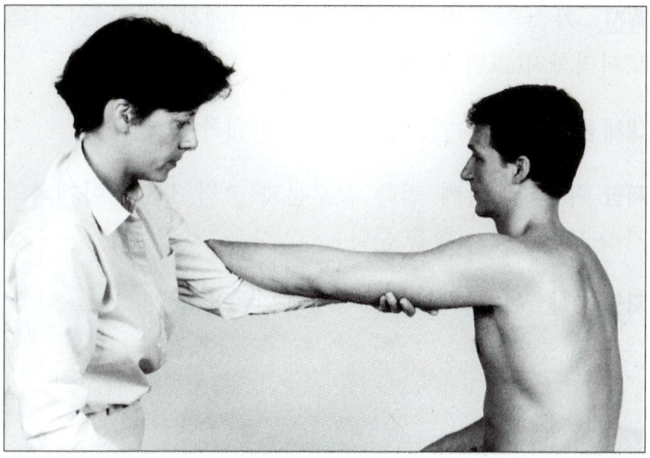

그림 3-81 시작 자세: 앞톱니근.

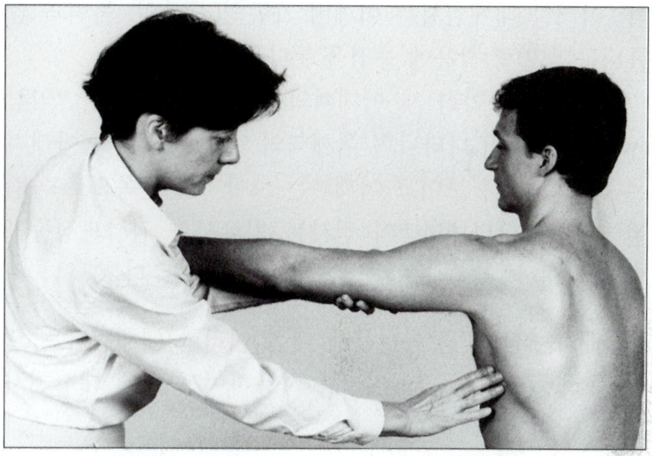

그림 3-82 끝 자세: 앞톱니근.

대체 검사 (Alternate Test)

중력 대항: 앞톱니근 (Against gravity: serratus anterior)

환자는 이 검사를 수행하기 위해 적당한 어깨굽힘 근력이 있어야 한다.

앞톱니근의 활동은 바깥(위쪽의) 돌림 작용이 근육의 직접적인 어깨뼈 벌림 작용을 따라서 부하를 줄 때 증가된다. 이러한 대체검사는 어깨뼈 가쪽의(상방의) 돌림과 앞톱니근의 벌림 작용에 중점을 둔다.

앞톱니근의 약화 시 어깨뼈의 익상이 나타난다. "익상(winging)"[21]이 나타나면 어깨뼈의 안쪽 모서리와 아래각은 더욱 드러나 보이고 어깨뼈는 모아지고 안쪽으로 돌림된 자세를 나타낸다. 이 검사는 치료사가 검사과정동안 익상에 대한 어깨뼈를 관찰할 수 있도록 해준다.

등급매기는 방법. 앞톱니근에 대한 이러한 대체검사는 오직 등척성/촉진 등급매기기를 사용하여 중력에 대항해서만 실시된다.

시작 자세. 환자는 앉은 자세를 취한다. 어깨는 약간의 수평모음 120°로 굽힌다(즉, 시상면에서 15° 안쪽), 그리고 팔꿉관절을 편다(그림 3-83).

고정. 환자는 검사하지 않는 어깨뼈 아래부분을 손으로 눌러 유지한다.

운동. 환자는 검사 자세를 유지한다.

촉진. 가슴우리 위의 중앙겨드랑이선에서 어깨뼈의 가쪽 모서리까지(그림 3-84)

대체 운동. 큰가슴근, 작은가슴근, 반대쪽 몸통 돌림.

저항 위치. 위팔뼈 먼쪽 끝부분과(그림 3-83) 어깨뼈의 가쪽 모서리에 저항을 준다.

저항 방향. 어깨관절 폄과 어깨뼈 안쪽 돌림.

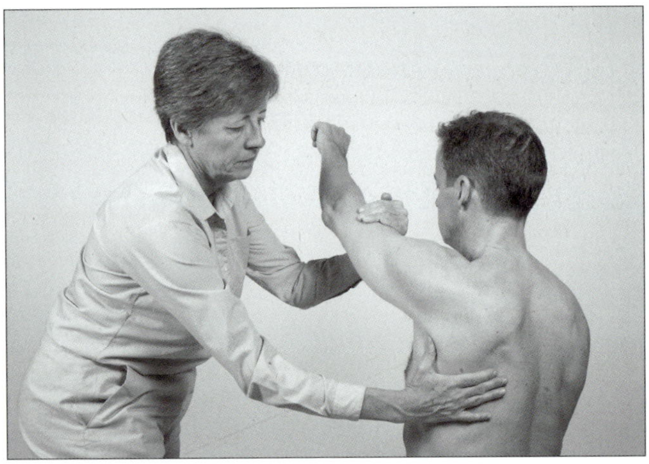

그림 3-83 대체 시작 자세: 앞톱니근의 등척성 등급매기기.

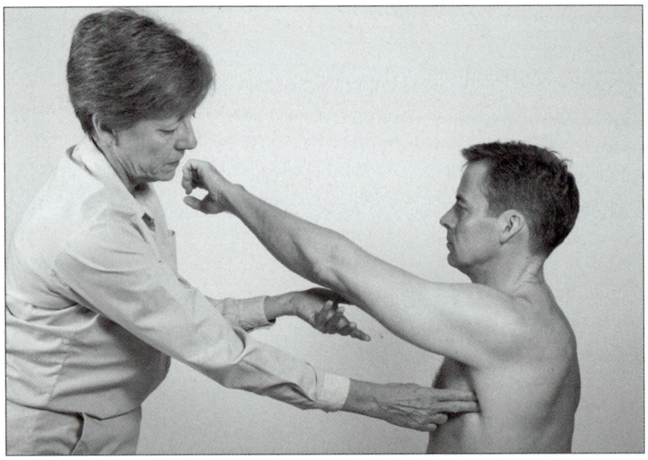

그림 3-84 대체 자세: 앞톱니근의 촉진 등급매기기.

중력 제거: 등세모근 위섬유와 어깨올림근 (Gravity eliminated: upper fibers of trapezius and levator scapulae)

시작 자세. 환자는 엎드린 자세를 취한다. 팔을 옆에 놓고 어깨는 중립위치로 한다(그림 3-93). 치료사는 위팔과 바닥사이의 마찰력 줄이기 위해 최대한 팔의 무게를 지지한다.

고정. 머리의 무게.

끝 자세. 환자는 전가동범위 동안 어깨뼈를 들어올린다(그림 3-94).

대체 운동. 반대편으로 몸통을 굽힌다.

대체 검사. 만약 환자가 엎드린 자세를 할 수 없다면, 등급 2 이하의 근력을 평가하기 위해 등척성/촉진등급을 사용하여 앉은 자세에서 중력에 대항하여 검사할 수 있다. 치료사는 환자가 자세를 유지하는 동안 어깨뼈대를 올리도록 한 다음 근수축의 정도를 촉진한다.

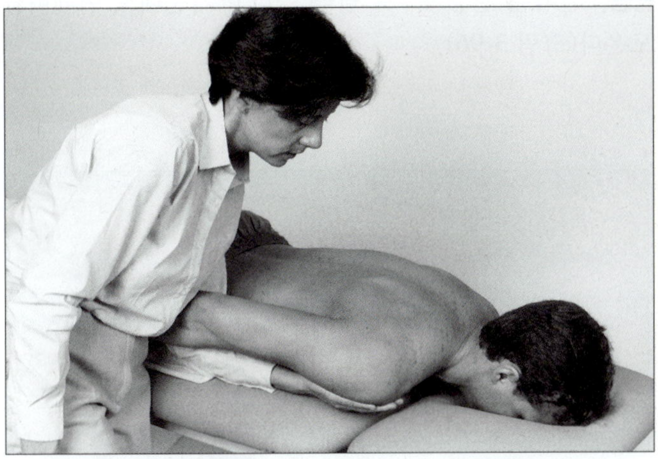

그림 3-93 시작 자세: 등세모근의 위섬유와 어깨올림근.

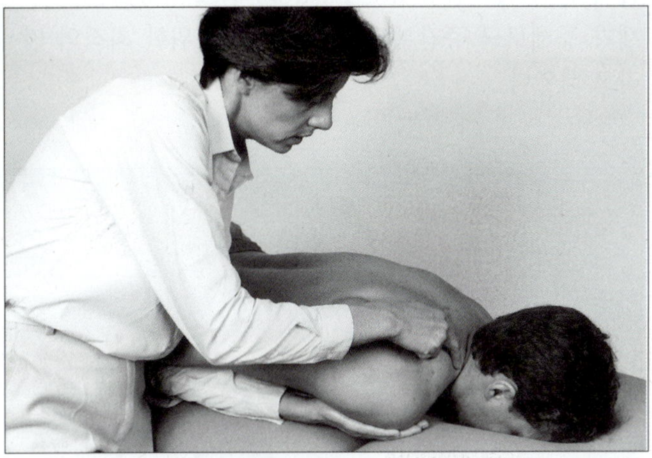

그림 3-94 끝 자세: 등세모근의 위섬유와 어깨올림근.

어깨뼈 모음 (Scapular Adduction)

중력 대항: 등세모근의 가운데 섬유
(Against gravity: middle fibers of trapezius)

Forms 3-18

보조근: 등세모근(윗부분과 아랫부분).

환자는 이 검사를 수행할 수 있는 어깨 수평벌림 근육의 강도가 충분하여야 한다.

시작 자세.[22] 환자는 엎드린 자세를 취한다. 어깨를 90° 벌리고 엄지손가락이 천장을 향하게 바깥쪽으로 돌린다. 팔꿈치를 편다(그림 3-95). Ekstrom과 그 동료들[20]은 이 자세가 등세모근 중간부분이 활성화하기 위한 최적의 자세라고 하였다.

어깨의 바깥쪽 돌림은 등세모근 중간부분의 활성을 증가시키는 것으로 알려져 있고 이 근육을 검사할 때 중요하다.[23] 바깥쪽 돌림 자세는 작은원근을 신장시키고 어깨뼈를 바깥으로 돌려서 어깨뼈의 바깥 가장자리를 당겨주게 된다.[22] 어깨뼈의 바깥 돌림위치는 어깨뼈 모음처럼 등세모근 중간부분의 검사에 좋지만, 반대로 마름근은 어깨뼈를 안쪽 돌림한 어깨뼈 모음 자세가 좋다.[22]

고정. 몸통의 무게. 치료사는 환자가 몸통을 들어올리는 것을 방지하기 위해 반대쪽 가슴우리를 고정시킨다.

운동. 환자는 천장쪽으로 팔을 올리고 가운데로 어깨뼈를 모은다(그림 3-96).

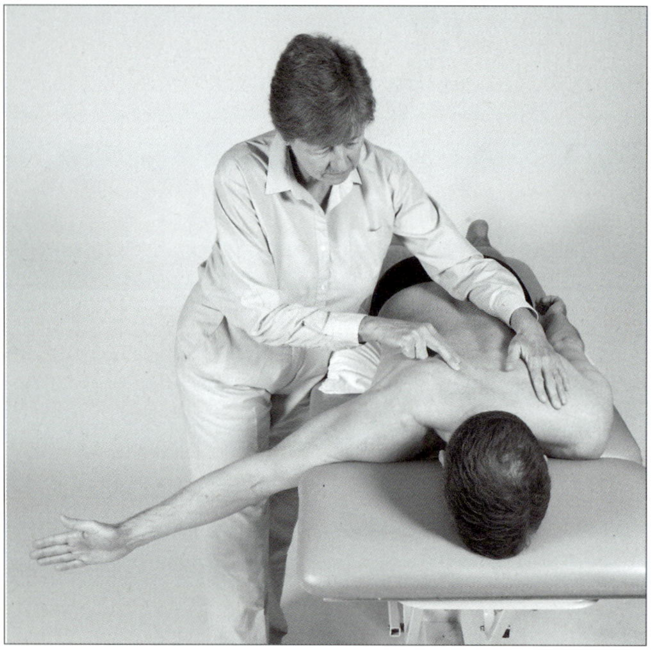

그림 3-95 시작 자세: 등세모근의 가운데 섬유.

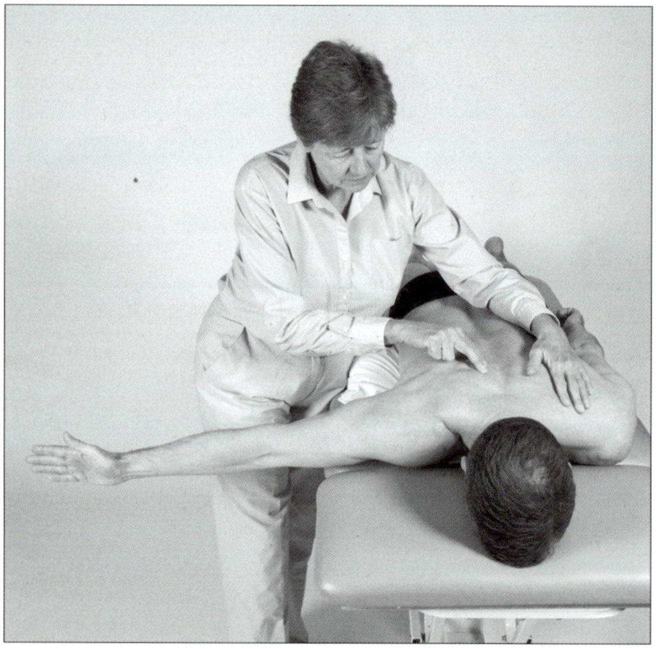

그림 3-96 검사 자세: 등세모근의 가운데 섬유.

촉진. 어깨뼈 가시돌기위 척추와 어깨뼈의 안쪽 가장자리(추체) 사이.

대체 운동. 큰 · 작은마름근, 같은 쪽으로의 몸통 돌림, 그리고 어깨 수평벌림.

저항위치. 아래팔의 끝부분에 적용(그림 3-97). 어깨 세모근 뒤쪽이 약할 경우에는 어깨를 90° 굽히고 테이블 끝에 팔을 수직으로 하고 저항은 어깨뼈 위에 저항을 주면서(그림 3-98) 저항의 위치를 기록한다. 등척성 등급을 매긴다.

저항 방향. 어깨뼈 벌림.

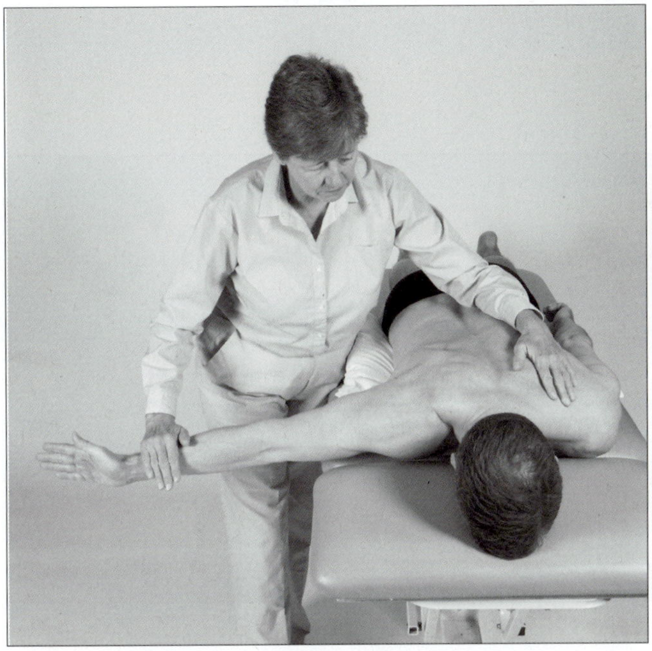

그림 3-97 아래팔 먼쪽에 부여하는 저항: 등세모근의 가운데 섬유.

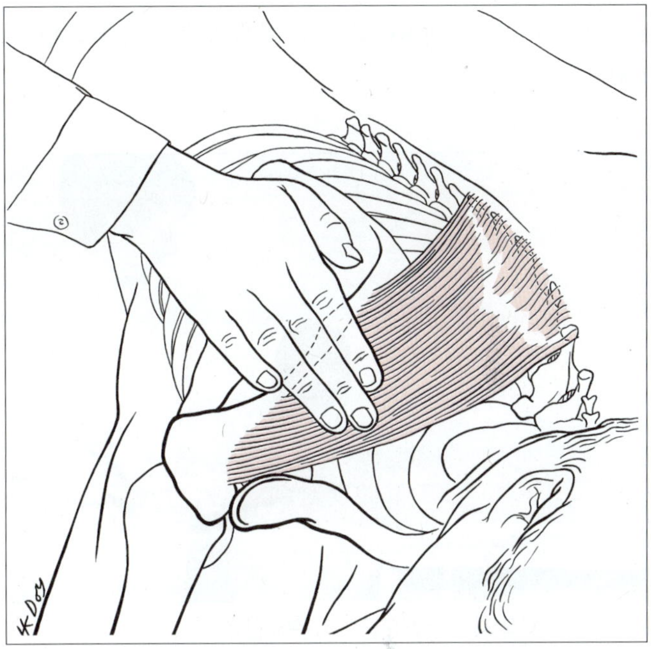

그림 3-98 어깨뼈 위에 부여하는 저항: 등세모근의 가운데 섬유.

중력 제거: 등세모근의 가운데 섬유
(Gravity eliminated: middle fibers of trapezius)

시작 자세. 환자는 앉는 자세를 취한다. 어깨를 90° 벌리고 바깥 돌림한다. 팔꿈치를 편다(그림 3-99). 팔을 치료사 또는 판자로 지지한다.

고정. 치료사는 환자에게 몸통돌림을 피하라고 지시한다.

끝 자세. 환자는 전체 ROM 동안 어깨뼈를 벌린다(그림 3-100).

대체 운동. 어깨를 수평으로 벌리고 몸통을 같은 쪽으로 돌린다.

대체 검사. 환자가 앉은 자세를 취할 수 없다면, 엎드린 자세에서 중력에 대항하여 등척성/촉진으로 2등급이나 그 이하의 근육 강도를 평가할 수 있다. 치료사는 위팔을 지지하고 어깨뼈를 모은 자세에서 환자가 자세를 유지하는 동안 근육 수축 정도를 촉진한다.

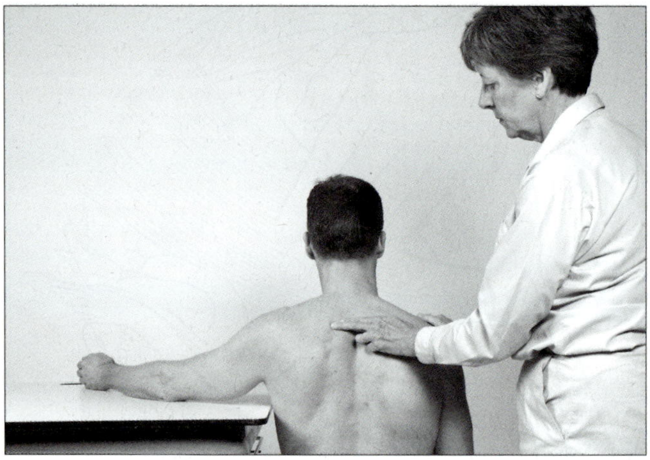

그림 3-99 시작 자세: 등세모근의 가운데 섬유.

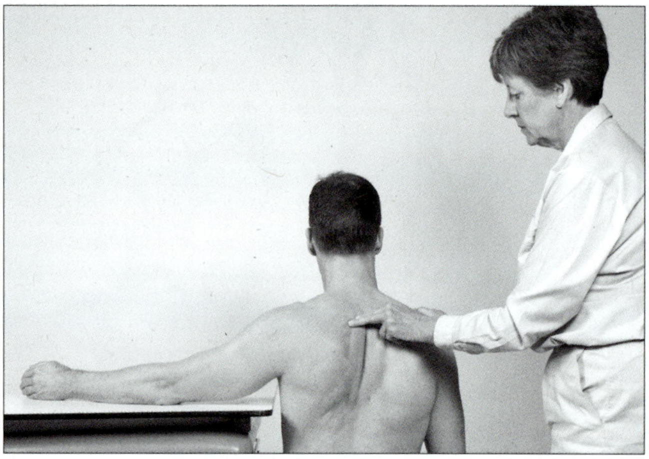

그림 3-100 끝 자세: 등세모근의 가운데 섬유.

어깨뼈 모음과 안쪽 돌림 (Scapular Adduction and Medial Rotation)

중력 대항: 큰마름근과 작은마름근 (Against gravity: rhomboid major and rhomboid minor)

보조근: 어깨올림근, 등세모근 중간부분.

Forms 3-19

시작 자세. 환자는 엎드린 자세를 취한다. 평가하지 않는 쪽의 엉덩이 위에 손등을 놓고, 어깨를 편안히 한다(그림 3-101).

고정. 몸통의 무게.

운동. 환자는 등에서 팔을 들어올린다. 팔을 들어올리는 무게는 어깨뼈 움직임 평가를 위한 저항이 된다(그림 3-102).

주의: 엉덩이에서 손을 들어올리는 것이 불가능한 것은 어깨근육의 약화, 특히 어깨밑근의 약화일 수 있다. 마름근의 약화가 아니다. 평가동안 환자가 반드시 평가하지 않은 반대쪽 엉덩이 위에 손을 유지하고 어깨뼈를 모음과 안쪽 돌림을 유지하도록 한다.

촉진. 어깨뼈의 척추 가장자리와 C7~T5사이 사선지점. 큰마름근은 어깨뼈의 아래각 근처, 등세모근 아래부분, 어깨뼈 바깥부분의 척추가장자리 안쪽에서 촉진할 수 있다.

대체 운동. 작은가슴근으로 어깨뼈를 앞쪽으로 기울임.[21]

저항위치. 어깨뼈 위에 적용(그림 3-103과 3-104). 저항은 위팔뼈 위에 적용하면 안 된다. 등척성 등급을 매긴다.

저항 방향. 어깨뼈 벌림과 바깥쪽 돌림.

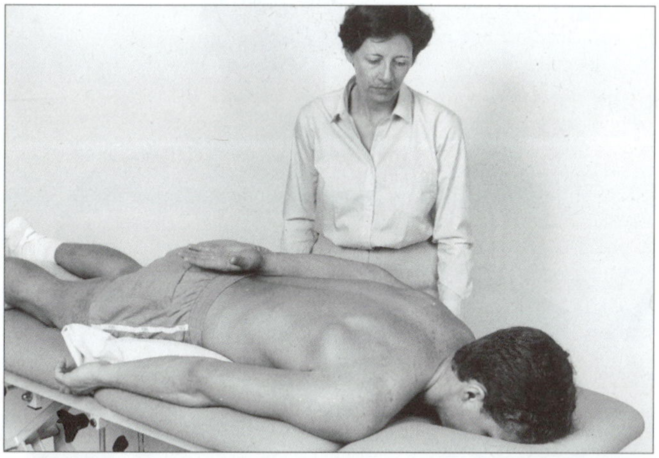

그림 3-101 시작 자세: 마름근.

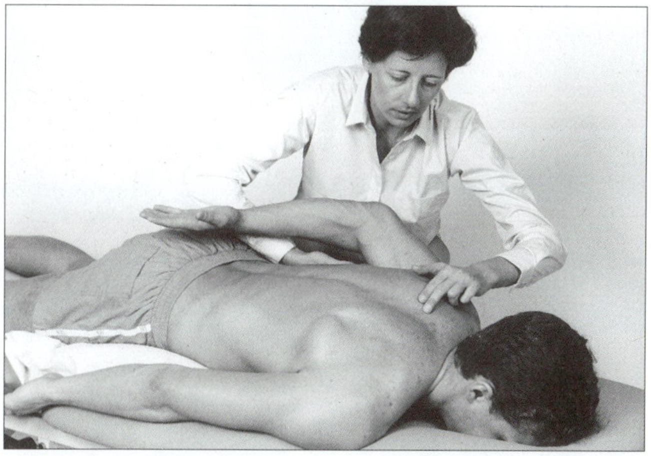

그림 3-102 검사 자세: 마름근.

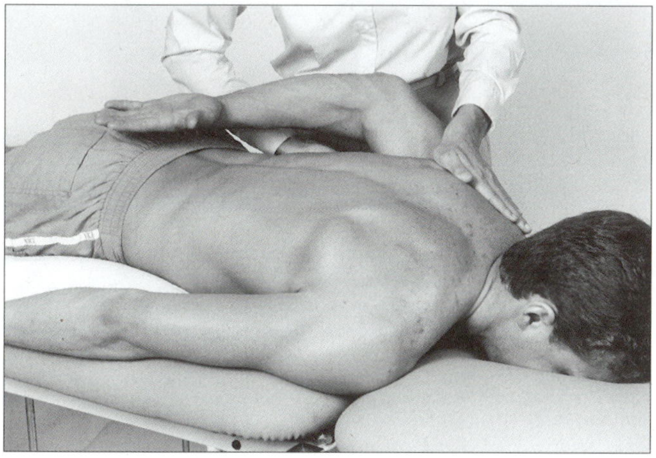

그림 3-103 저항: 마름근.

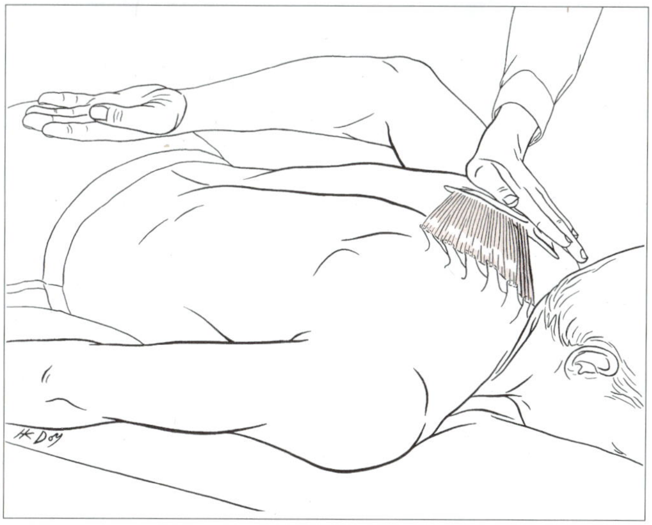

그림 3-104 마름근.

중력 제거: 큰마름근과 작은마름근
(Gravity eliminated: rhomboid major and rhomboid minor)

시작 자세. 환자는 앉은 자세를 취한다. 반대편 엉덩이 위에 손등을 놓는다. 어깨를 편안하게 한다(그림 3-105).

고정. 치료사는 환자의 몸통을 굽히거나 같은쪽으로 돌리지 않도록 한다.

끝 자세. 환자는 엉덩이 위에 손을 놓고 허리로부터 팔을 움직임으로써 어깨뼈를 어깨뼈 모음과 안쪽 돌림한다(그림 3-106).

대체 운동. 같은쪽으로 몸통 돌림과 앞으로 굽힘, 어깨뼈를 앞쪽으로 기울임.

대체 검사. 환자가 앉은 자세를 할 수 없다면, 이 근육은 중력에 대항하여 엎드려 누운 자세에서 검사할 수 있다. 등척성 수축/촉진 등급 매기기를 사용하여 2등급이나 그 이하의 등급에서 근육의 힘을 평가할 수 있다. 치료사는 어깨뼈 모음과 안쪽 돌림 자세에서 엉덩이 위에 손을 유지하면서 허리로부터 위팔을 들어올리는 것을 지지한다. 환자가 이 자세를 유지하는 동안 근육수축 정도를 촉진할 수 있다.

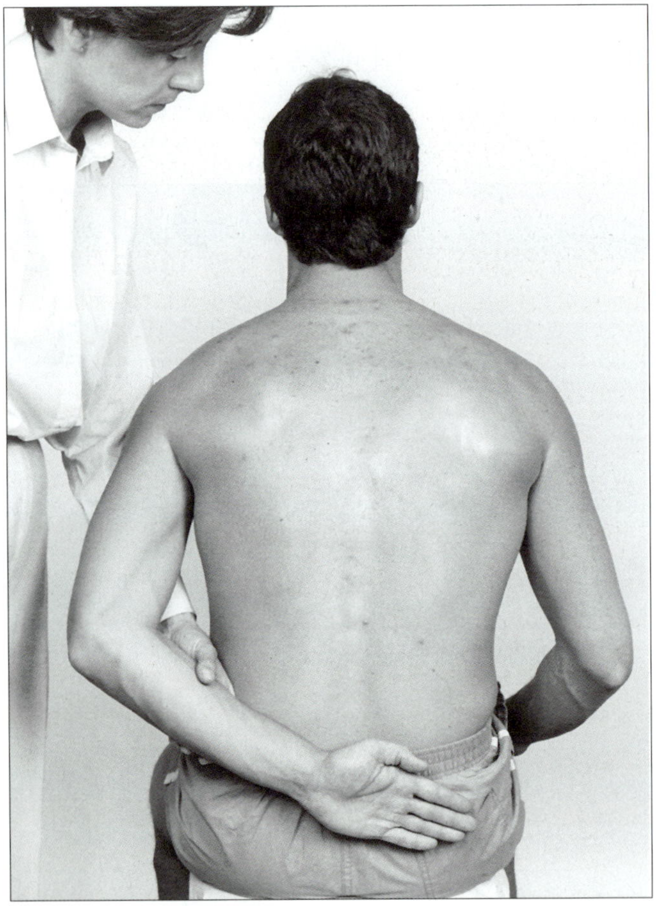

그림 3-105 시작 자세: 마름근.

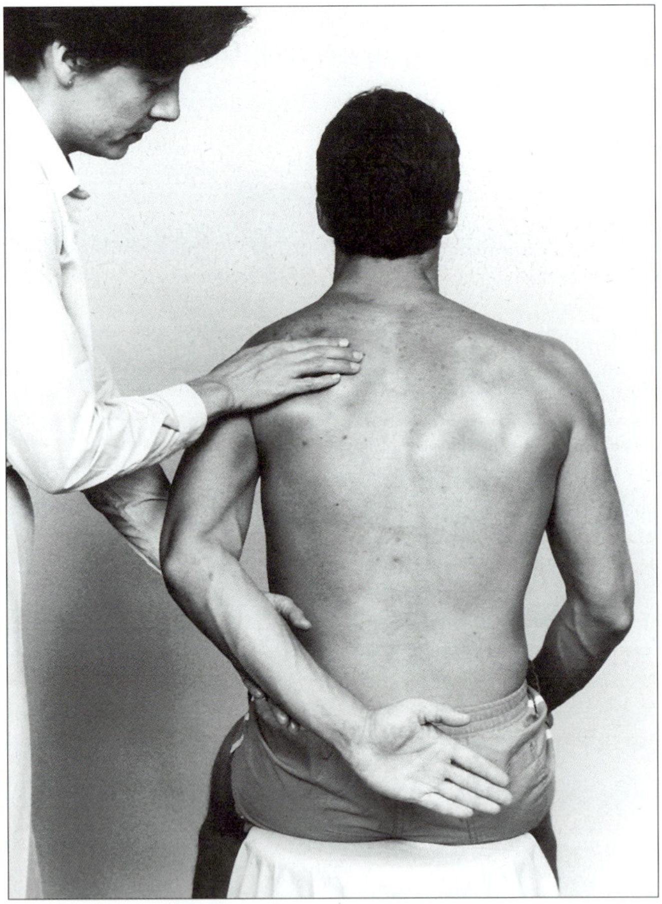

그림 3-106 끝 자세: 마름근.

중력 대항 대체검사: 큰마름근과 작은마름근 (Alternate test against gravity: rhomboid major and rhomboid minor)

보조근: 어깨올림근, 등세모근 중간부분.

마름근과 어깨올림근의 평가[22]는 켄달의 중력에 대항한 평가법을 활용한다.

시작 자세. 환자는 엎드린 자세를 취한다. 어깨를 0° 모음으로 팔꿈치를 굽히고 아래팔을 엎침한다(그림 3-107).

고정. 몸통의 무게.

운동. 환자는 팔꿈치를 위쪽과 안쪽으로 들어올리고 반대쪽 어깨를 향하여 펴고 모은다(그림 3-108).

촉진. 어깨뼈 척추가장자리와 C7~T5의 사이의 사선지점. 큰마름근 어깨뼈의 아래각 근처, 등세모근 아래에서 어깨뼈 바깥쪽의 척추가장자리 안쪽에서 촉진할 수 있다.

대체 운동. 작은가슴근 사용 시 어깨뼈 앞쪽 기울임.

저항 위치. 위팔뼈의 뒤쪽안쪽에서 팔꿈치관절의 위쪽(그림 3-109).

저항 방향. 어깨 벌림과 굽힘.

2등급 또는 그 이하를 위한 검사. 등척성 수축/촉진 등급매기기로 근육강도를 검사한다. 치료사는 위팔뼈 폄과 모음을 지지하고 환자가 이 자세를 유지하는 동안 큰마름근의 근 수축 정도를 촉진한다.

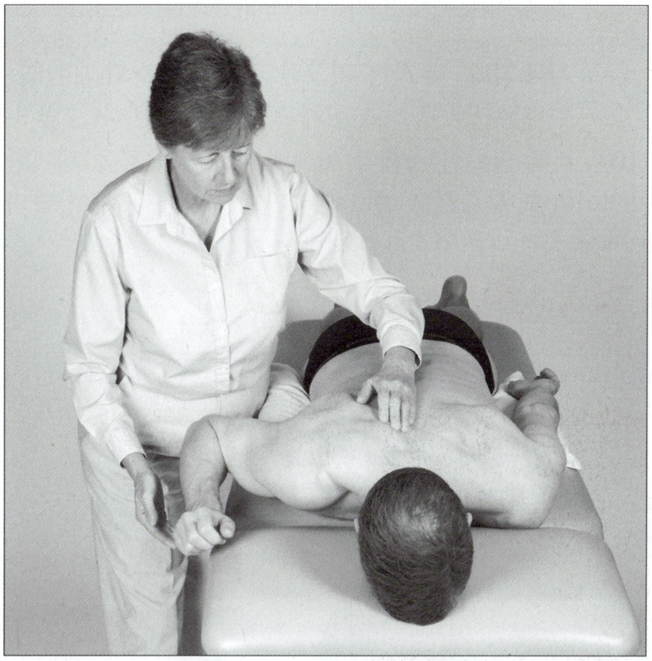

그림 3-107 시작 자세: 마름근.

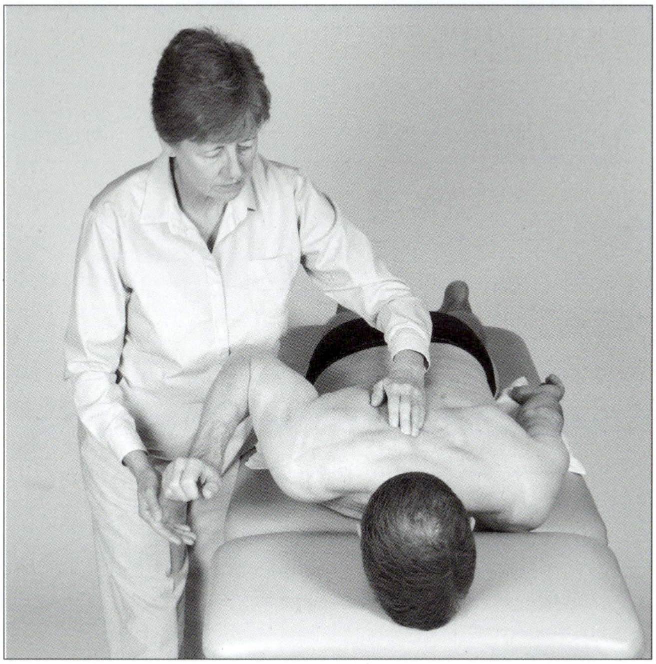

그림 3-108 검사 자세: 마름근.

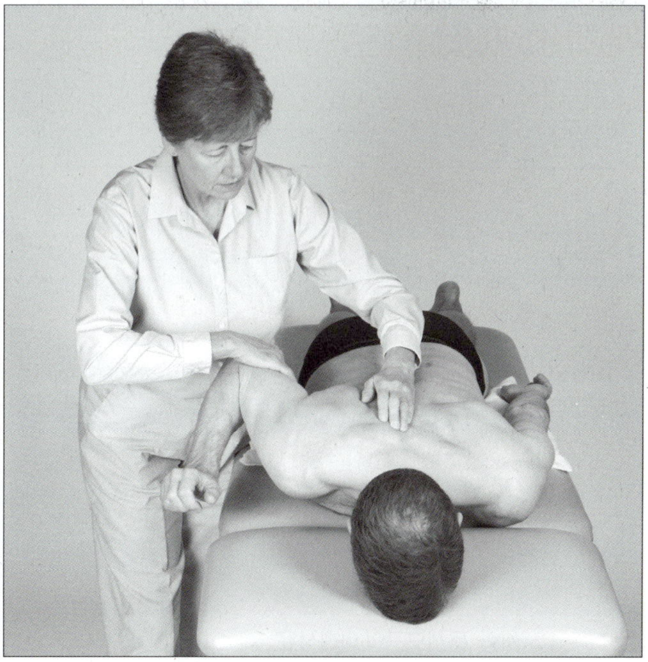

그림 3-109 저항: 마름근.

어깨뼈 내림과 모음

(Scapular Depression and Adduction)

중력 대항: 등세모근 아래 섬유

(Against gravity: upper fibers of trapezius)

보조근: 등세모근 가운데 섬유.

Forms 3-20 **시작 자세.** 환자는 엎드린 자세를 취한다. 머리는 반대쪽으로 돌리고 어깨를 130° 벌림한다(그림 3-110). 비록 엎드린 자세가 어깨뼈 내림의 중력을 제거한 자세이지만, 등세모근 아래에는 팔의 자세를 통하여 팔의 무게가 저항으로 작용하게 된다.

고정. 몸통의 무게.

운동. 환자는 어깨뼈를 내리고 모으도록 팔을 들어올린다(그림 3-111).

촉진. 어깨뼈가시의 뿌리와 T12 가시돌기 사이를 따라 어깨뼈의 아래각의 안쪽 부분.

대체 운동. 몸통 폄, 등세모근의 가운데.

저항위치. 등척성 등급매기기를 실시하고 저항은 어깨뼈 위에 적용한다(그림 3-112와 3-113).

저항 방향. 어깨뼈 올림과 벌림.

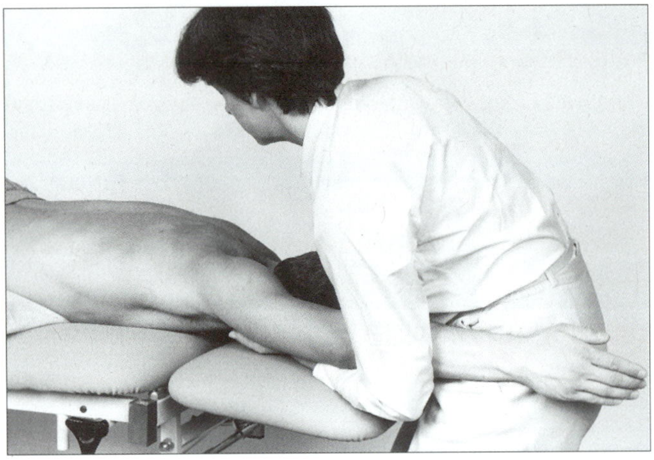

그림 3-110 시작 자세: 등세모근의 아래섬유.

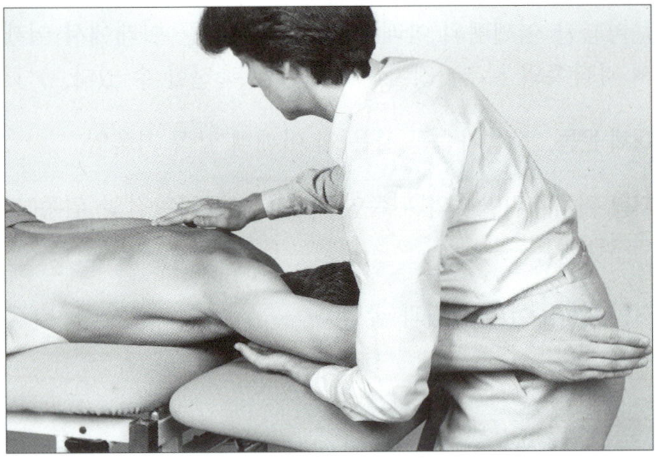

그림 3-111 검사 자세: 등세모근의 아래섬유.

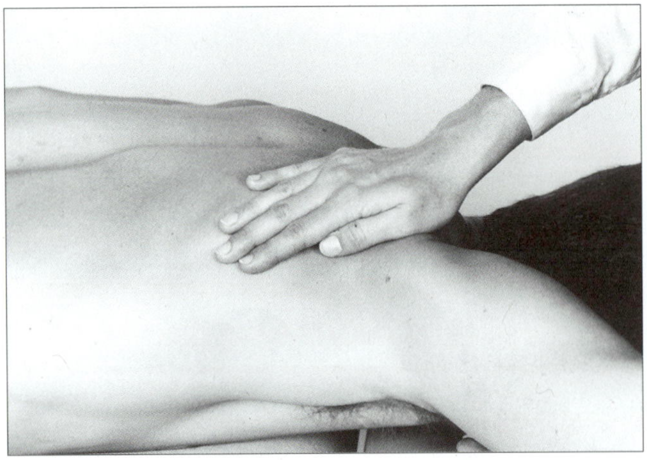

그림 3-112 저항: 등세모근의 아래섬유.

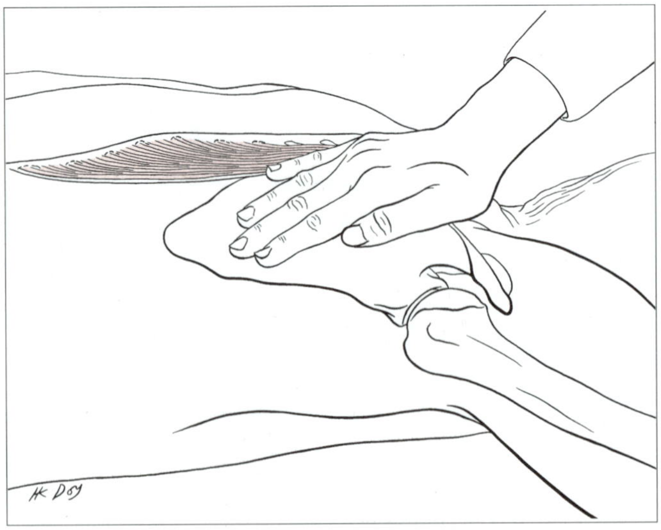

그림 3-113 검사 자세: 등세모근의 아래섬유.

중력 제거: 등세모근 아래 섬유

(Gravity eliminated: lower fibers of trapezius)

시작 자세. 환자는 팔을 옆으로 하여 엎드려 눕는다(그림 3-114). 치료사는 테이블과 팔 사이의 마찰 저항을 줄이기 위해 움직이는 범위 전체에 걸쳐 팔을 지탱한다.

고정. 몸통의 무게.

끝 자세. 환자는 전체 ROM에 걸쳐 어깨뼈를 누르고 모은다(그림 3-115).

대체 운동. 같은쪽으로 몸통을 굽히고 등세모근의 가운데 섬유.

대체 검사. 환자가 앉는 자세를 취할 수 없다면, 이 근육은 2등급 이하의 근력을 평가하는 등척성/촉진 등급매기기법을 사용하여 엎드려서 중력에 반대되는 자세에서 검사할 수 있다.

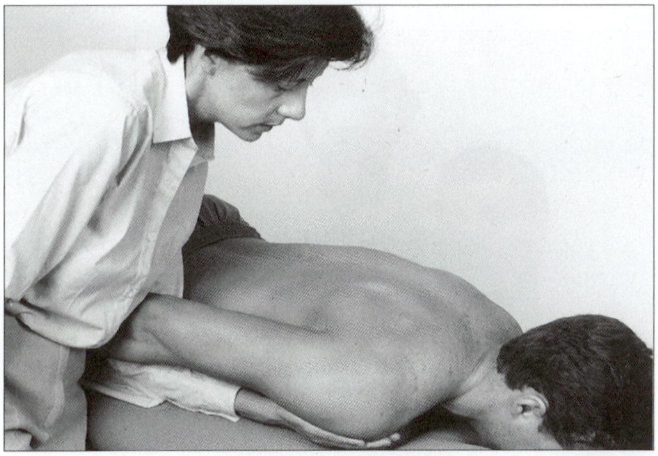

그림 3-114 시작 자세: 등세모근의 아래섬유.

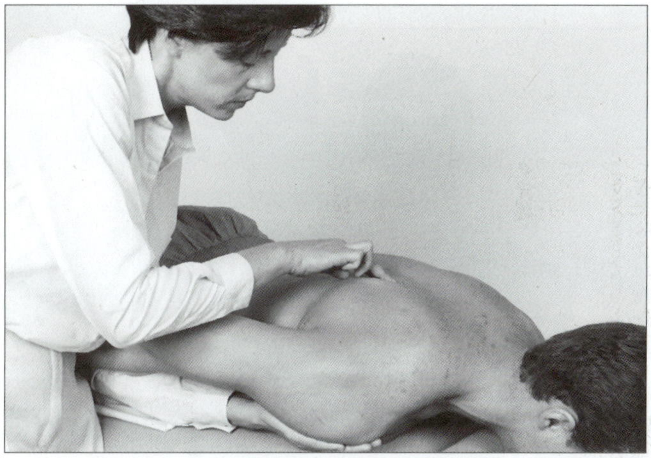

그림 3-115 끝 자세: 등세모근의 아래섬유.

90°° 어깨 굽힘 (Shoulder Flexion to 90°)

중력 대항: 어깨세모근 앞섬유

(Against gravity: anterior fibers of deltoid)

Forms 3-21 보조근: 부리위팔근, 세모근의 가운데 섬유, 큰가슴근 빗장뼈 섬유, 위팔두갈래근, 등세모근의 위쪽 및 아래쪽 섬유 그리고 앞톱니근.

시작 자세. 환자는 앉는 자세. 어깨를 약간 벌리고 손바닥을 안쪽으로 마주보게 하여 팔을 옆에 놓는다(그림 3-116).

고정. 치료사는 어깨뼈와 빗장뼈를 고정시킨다.

운동. 환자는 어깨를 90°로 수축시키고 동시에 어깨관절을 약간 모음시켜 안쪽 돌림시킨다(그림 3-117).

촉진. 어깨관절 앞쪽에서 아래부분과 빗장뼈의 측면 3분의 1.

저항 위치. 팔의 앞안쪽면의 팔꿈치관절 바로 위쪽 부분에 적용(그림 3-118과 3-119).

저항 방향. 어깨의 폄, 약간의 벌림, 그리고 바깥 돌림.

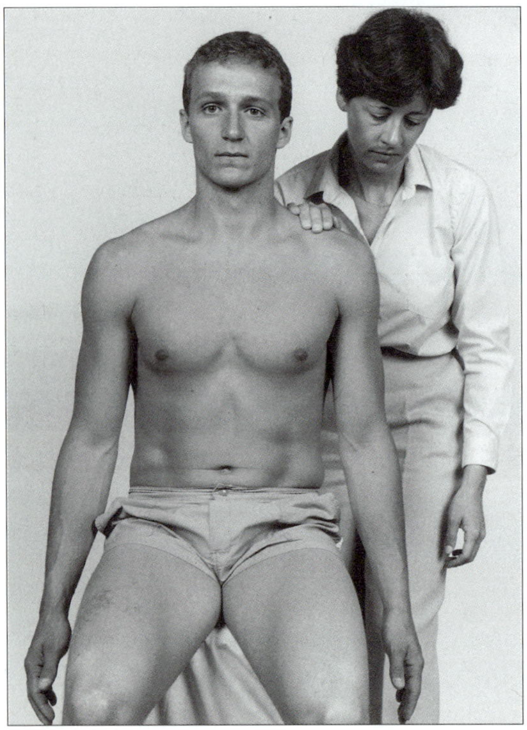

그림 3-116 시작 자세: 어깨세모근 앞섬유.

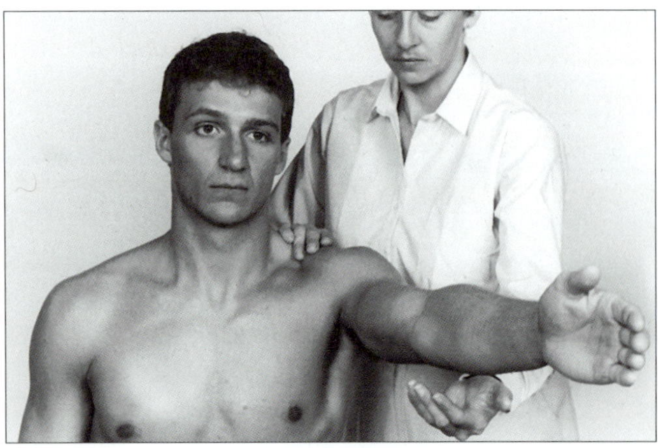

그림 3-117 검사 자세: 어깨세모근 앞섬유.

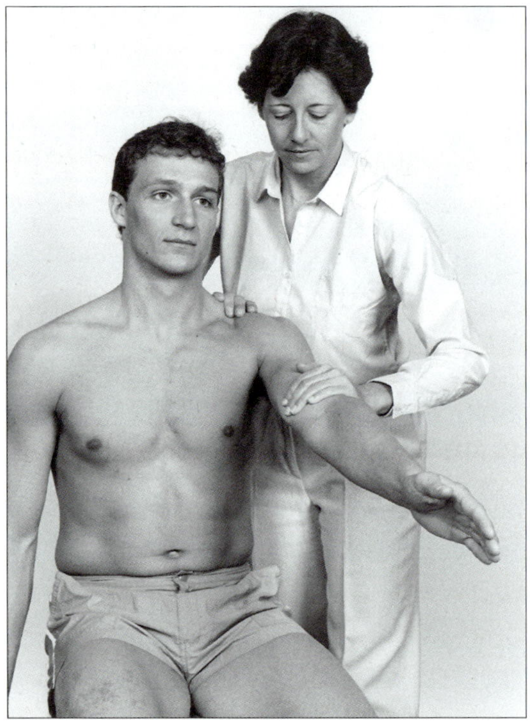

그림 3-118 저항: 어깨세모근 앞섬유.

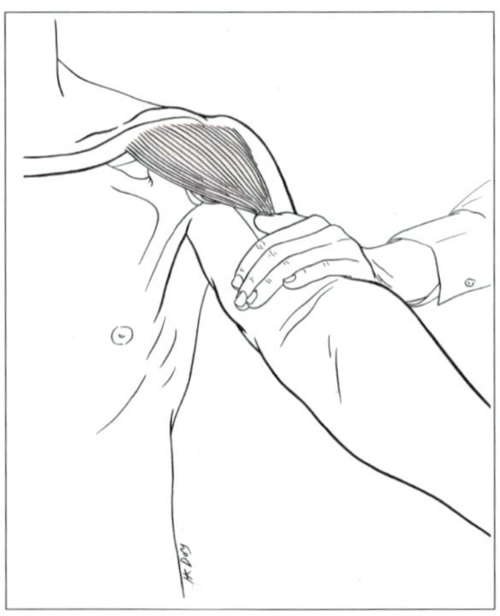

그림 3-119 끝 자세: 어깨세모근 앞섬유.

중력 제거: 어깨세모근 앞섬유

(Gravity eliminated: anterior fibers of deltoid)

시작 자세. 환자는 검사받지 않는 쪽을 아래로 하여 옆으로 누워 있는다. 팔은 옆면에 놓고 어깨를 약간 벌림하고 중립 돌림 위치에 둔다(그림 3-120). 치료사는 팔의 무게를 지지한다.

고정. 치료사는 어깨뼈와 빗장뼈를 고정시킨다.

끝 자세. 환자는 어깨를 90°로 굽히고 동시에 어깨관절을 약간 모으고 안쪽으로 돌린다(그림 3-121).

대체 운동. 어깨뼈 올림과 몸통 폄.

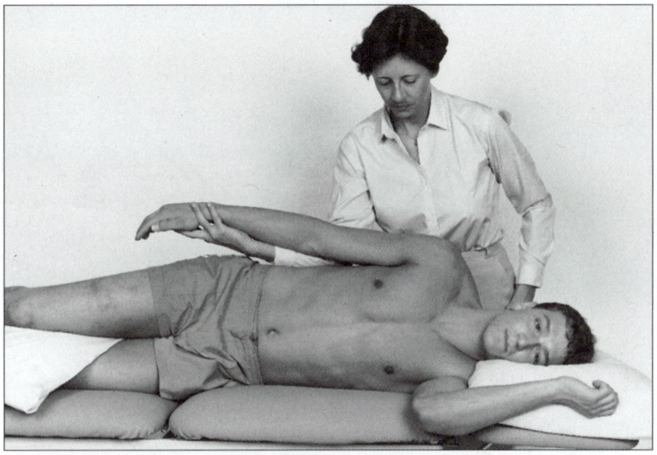

그림 3-120 시작 자세: 어깨세모근 앞섬유.

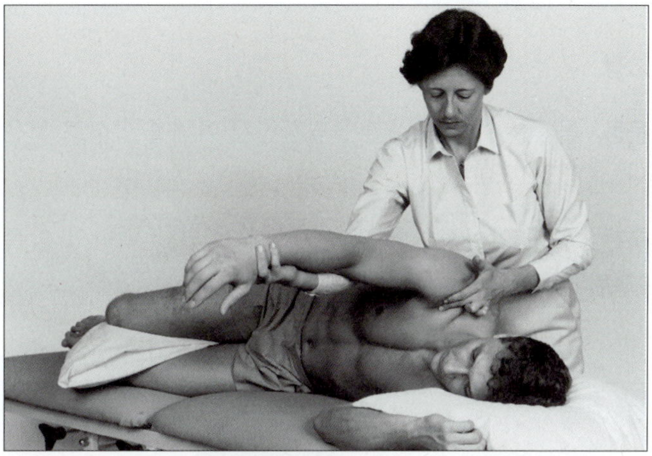

그림 3-121 끝 자세: 어깨세모근 앞섬유.

어깨 굽힘과 모음(Shoulder Flexion and Adduction)

중력 대항: 부리위팔근 (Against gravity: coracobrachialis)

Forms 3-22

보조근: 어깨세모근 앞쪽 섬유, 큰가슴근 빗장뼈 섬유 그리고 위팔두갈래근의 짧은갈래.

시작 자세. 환자는 바로 눕는다. 어깨는 약간 모으고 바깥으로 돌리고 팔꿈치를 굽히고 아래팔을 뒤침한다(그림 3-122).

고정. 몸통의 무게.

운동. 환자는 어깨를 바깥 돌림하면서 어깨를 굽히고 모은다(그림 3-123).

촉진. 팔의 앞안쪽면의 위쪽 3분의 1, 위팔 맥박의 앞쪽(그림 3-124).

대체 운동. 어깨뼈 올림.

저항 위치. 위팔뼈의 끝부분에서 앞안쪽면에 적용(그림 3-125와 3-126).

저항 방향. 어깨의 벌림과 폄.

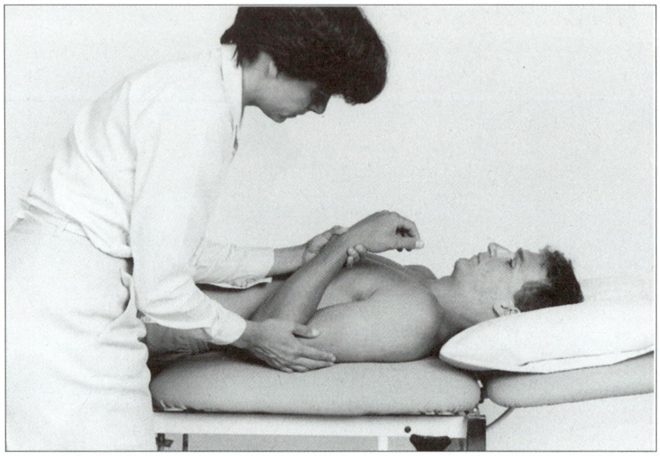

그림 3-122 시작 자세: 부리위팔근.

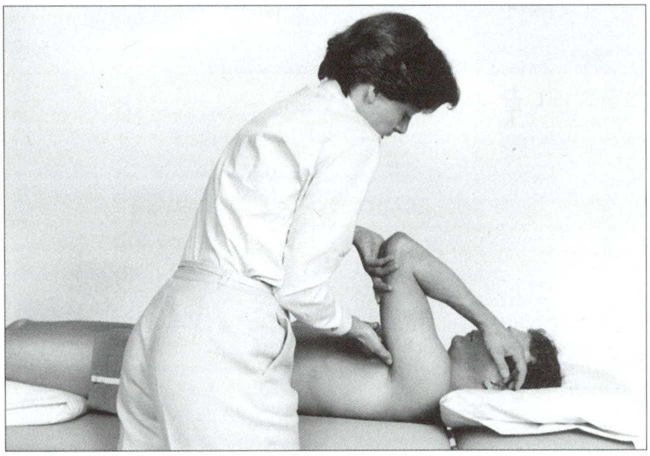

그림 3-123 검사 자세: 부리위팔근.

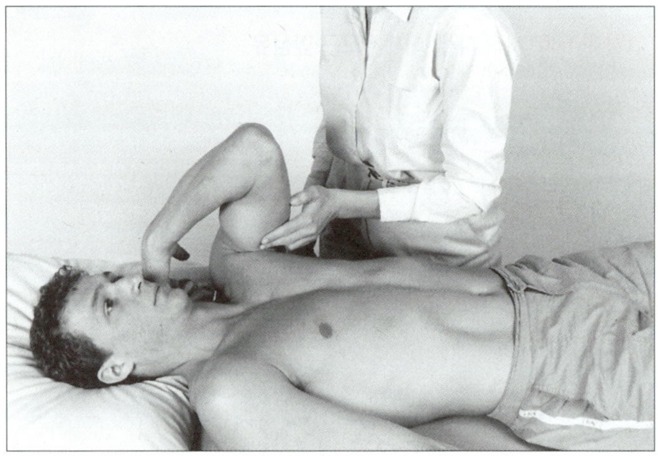

그림 3-124 촉진: 부리위팔근.

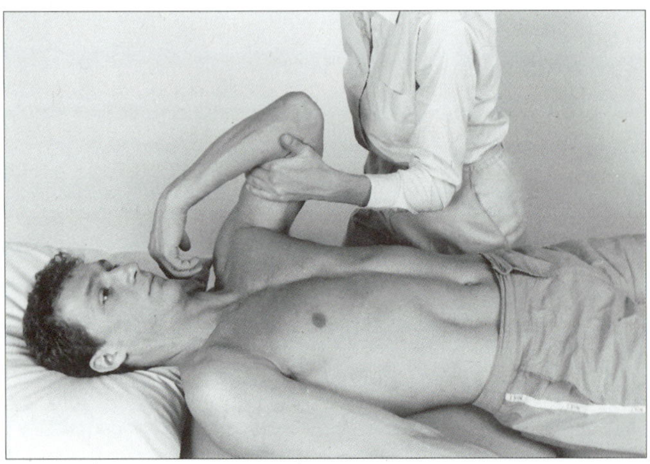

그림 3-125 저항: 부리위팔근.

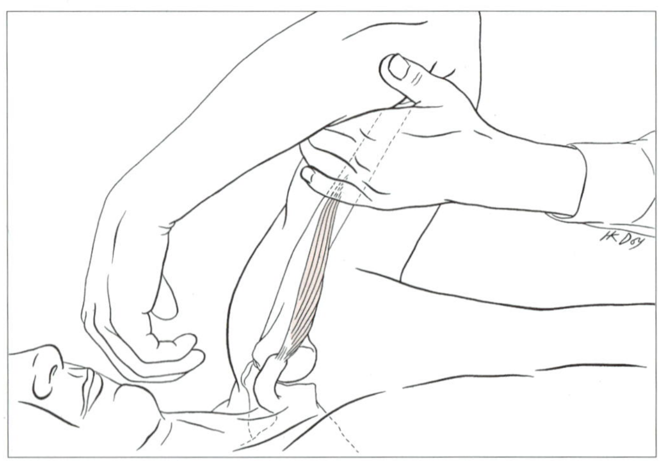

그림 3-126 : 부리위팔근.

중력 제거: 부리위팔근 (Gravity eliminated: coracobrachialis)

시작 자세. 환자는 검사하지 않는 쪽을 아래로 하여 옆으로 눕는다. 팔을 옆에 놓고 어깨를 약간 벌리고 바깥 돌림하며 아래팔은 뒤침하여 팔꿈치를 완전히 굽힌다(그림 3-127). 치료사는 팔의 무게를 지탱한다.

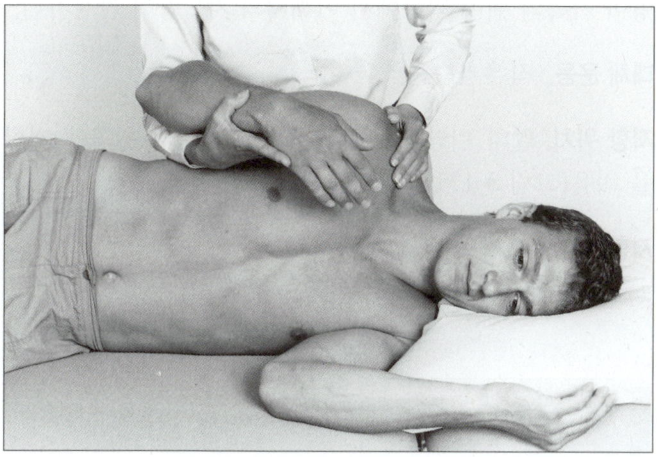

그림 3-127 시작 자세: 부리위팔근.

고정. 치료사는 어깨뼈를 고정시킨다.

끝 자세. 환자는 전체 ROM에 걸쳐 어깨를 굽히고 모은다(그림 3-128).

대체 운동. 어깨뼈 올림.

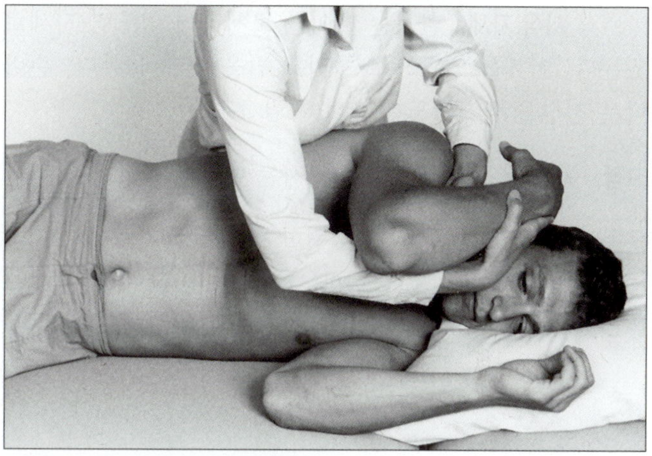

그림 3-128 끝 자세: 부리위팔근.

어깨 폄 (Shoulder Extension)

중력 대항: 넓은등근과 큰원근
(Against gravity: latissimus dorsi and teres major)

Forms 3-23

보조근: 어깨세모근 뒤쪽 섬유, 위팔세갈래근, 그리고 작은원근.

시작 자세. 환자는 테이블 모서리에 엎드린 자세로 있는다. 어깨를 안쪽으로 돌리고 팔을 옆에 놓는다. 손바닥은 천장을 바라보도록 한다(그림 3-129).

고정. 몸통의 무게 그리고 치료사는 어깨뼈를 고정시킨다.

운동. 환자는 어깨를 약간 벌림한 상태를 유지하면서 전체 ROM에 걸쳐 어깨를 굽힌다(그림 3-130A). 어깨세모근 뒤쪽 섬유는 어깨를 완전히 펴는 데 필수적이다.[24] 어깨세모근의 마비의 경우에는, 이 검사 자세가 전체 어깨 수축 ROM의 약 3분의 1로 제한될 수도 있다.

촉진. *넓은등근(latissimus dorsi)*: 어깨뼈의 바깥면에서 아래각이나 겨드랑이 뒤쪽(그림 3-130B)(어깨뼈 아래각에서 바깥면으로 작은원근 촉진), *큰원근(teres major)*: 겨드랑이 가쪽의 뒤쪽 벽쪽에서 어깨뼈의 겨드랑이 가장자리.

대체 운동. 작은가슴근.

저항 위치. 팔의 뒤안쪽 면에서 팔꿈치관절의 위쪽에 저항을 적용(그림 3-131과 3-132).

저항 방향. 어깨 굽힘과 모음.

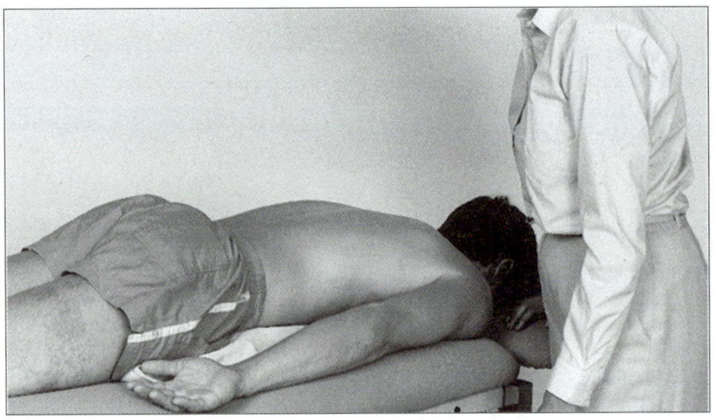

그림 3-129 시작 자세: 넓은등근과 큰원근.

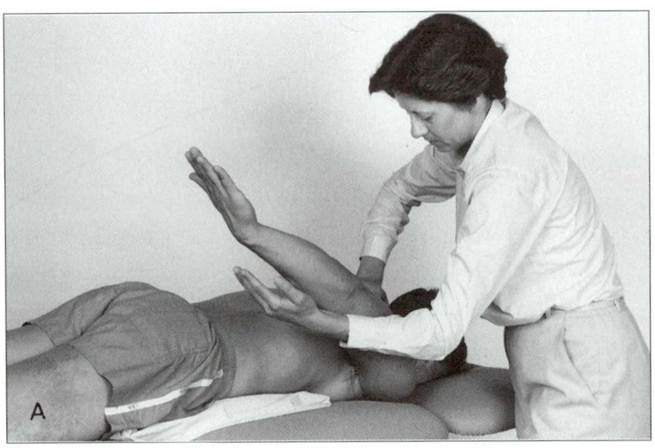

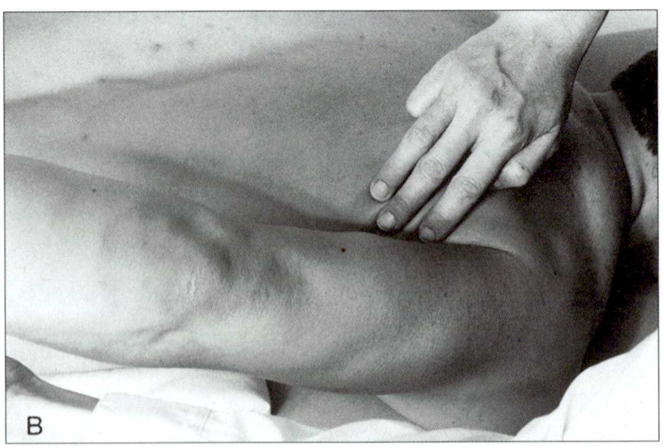

그림 3-130 A. 검사 자세: 넓은등근과 큰원근. B. 촉진: 넓은등근.

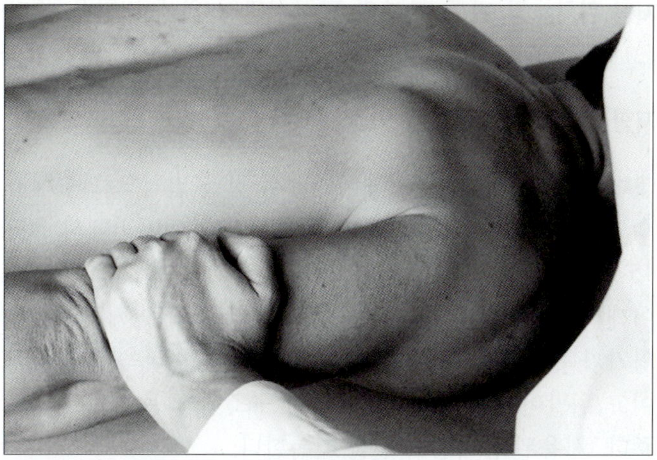

그림 3-131 저항: 넓은등근과 큰원근.

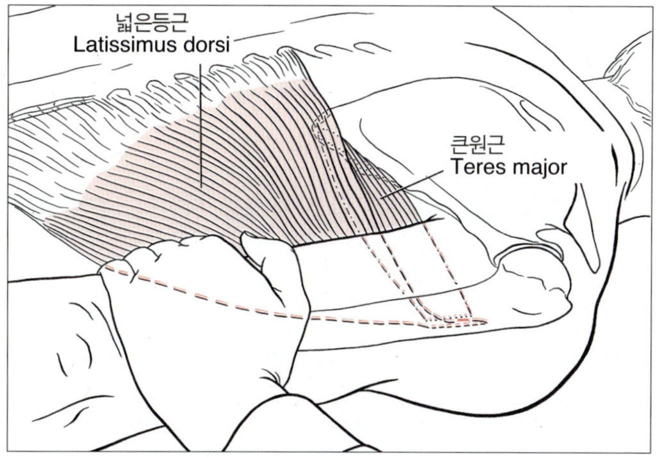

그림 3-132 넓은등근과 큰원근.

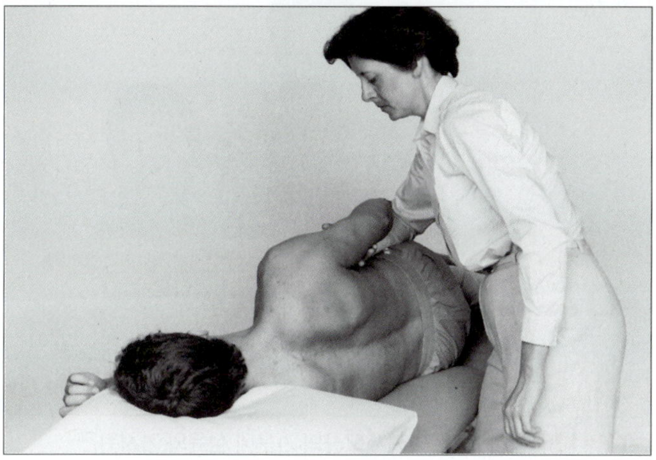

그림 3-133 시작 자세: 넓은등근과 큰원근.

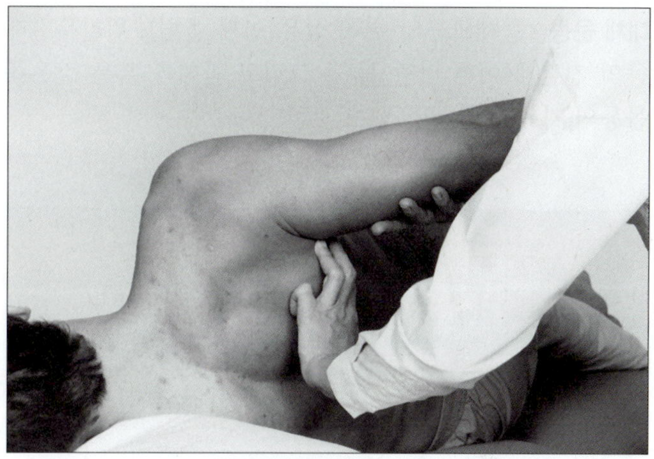

그림 3-134 끝 자세: 넓은등근과 큰원근.

중력 제거: 넓은등근과 큰원근

(Gravity eliminated: latissimus dorsi and teres major)

시작 자세. 환자는 검사를 받지 않는 쪽을 아래로 하여 측면으로 누워 있으며 어깨를 안쪽으로 돌려서 팔을 몸통 옆에 둔다. 엉덩관절과 무릎은 굽힌다(그림 3-133). 치료사는 팔의 무게를 지지한다.

고정. 몸통의 무게 그리고 치료사는 어깨뼈를 고정시킨다.

끝 자세. 환자는 어깨를 벌리면서 동시에 어깨를 편다(그림 3-134).

대체 운동. 작은가슴근.

90° 어깨°벌림 (Shoulder Abduction to 90°)

중력 대항: 어깨세모근의 가운데 섬유와 가시위근

(Against gravity: middle fibers of deltoid and supraspinatus)

Forms 3-24

시작 자세. 환자는 앉은 자세를 취한다. 검사를 하기 위한 팔은 자연스럽게 팔꿈치가 펴진 상태로 몸 옆에 둔다(그림 3-135).

고정. 치료사는 어깨뼈를 고정시킨다.

운동. 환자는 팔을 90°로 벌림한다(그림 3-136).

촉진. *어깨세모근의 가운데 섬유*(봉우리돌기 꼭대기 부분의 아랫부분), 가시위근(너무 깊게 있어 촉진하기 어려움).

대체 운동. 등세모근의 위쪽 섬유(어깨 올림), 위팔두갈래근의 긴갈래(어깨 바깥 돌림) 그리고 반대쪽 혹은 같은쪽 몸통의 가쪽 굽힘.

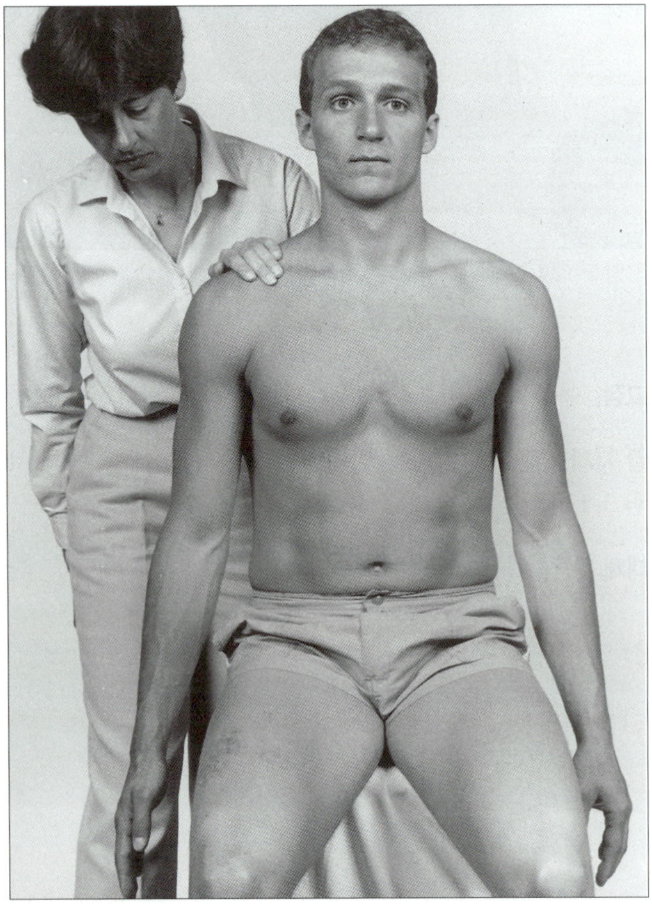

그림 3-135 시작 자세: 어깨세모근의 가운데 섬유와 가시위근.

저항 위치. 팔 가쪽 부분의 팔꿈치관절 위에 저항을 준다(그림 3-137~3-139).

저항 방향. 어깨 모음방향.

대체 검사. 이 검사는 어깨뼈면에서 팔을 벌림으로 수행될 수 있을 것이다(그림 3-140). 어깨면은 이마면에서 30~45° 앞쪽에 놓여 있다. 이마면이나 어깨면에서의 검사 시 어깨 벌림의 힘 크기는 별 차이가 없더라도 어깨면에서의 평가가 선호된다. 어깨면에서의 움직임은 더욱더 효과적이고 위팔어깨관절의 관절주머니 구조에 적은 스트레스를 준다. 사용된 움직임의 면을 기록한다.

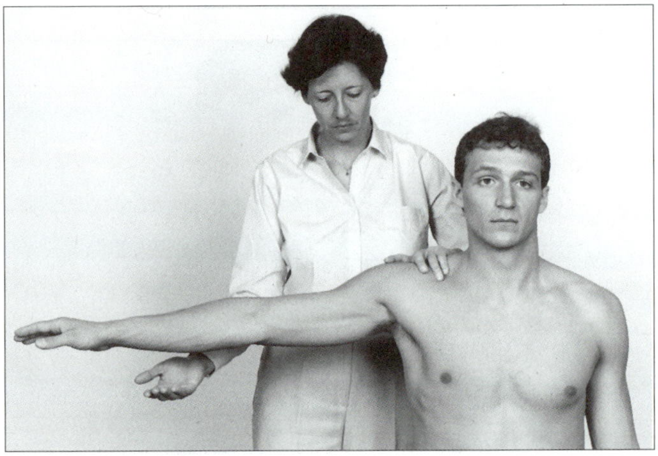

그림 3-136 검사 자세: 어깨세모근의 가운데 섬유와 가시위근.

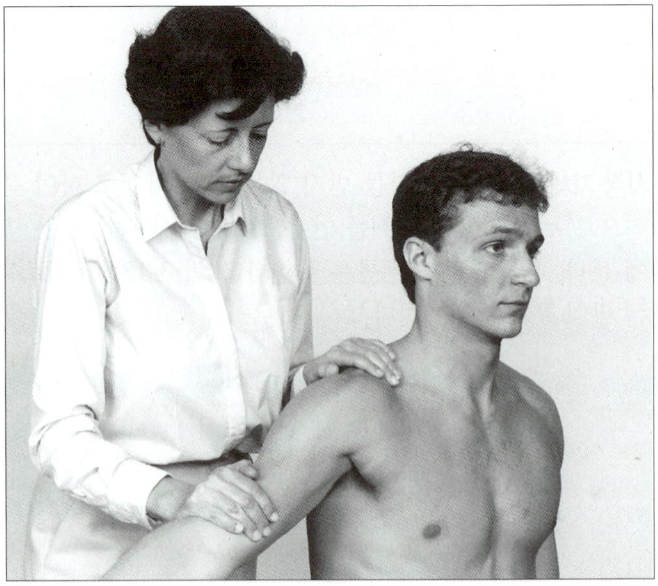

그림 3-137 저항: 어깨세모근의 가운데 섬유와 가시위근.

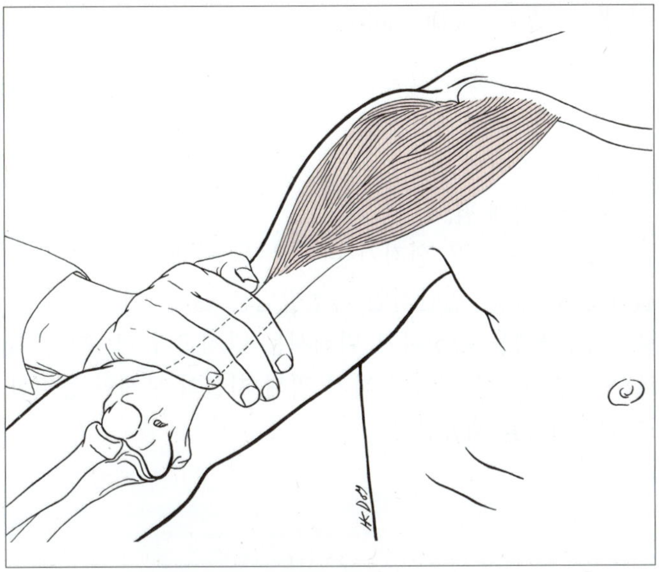

그림 3-138 어깨세모근의 가운데 섬유.

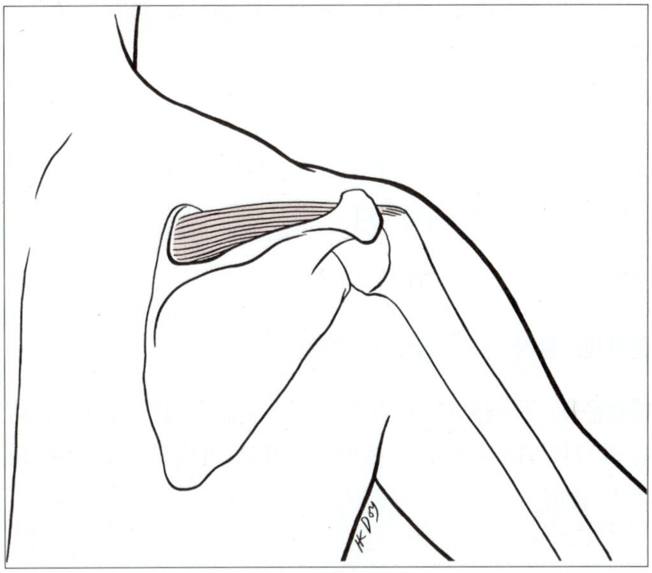

그림 3-139 가시위근.

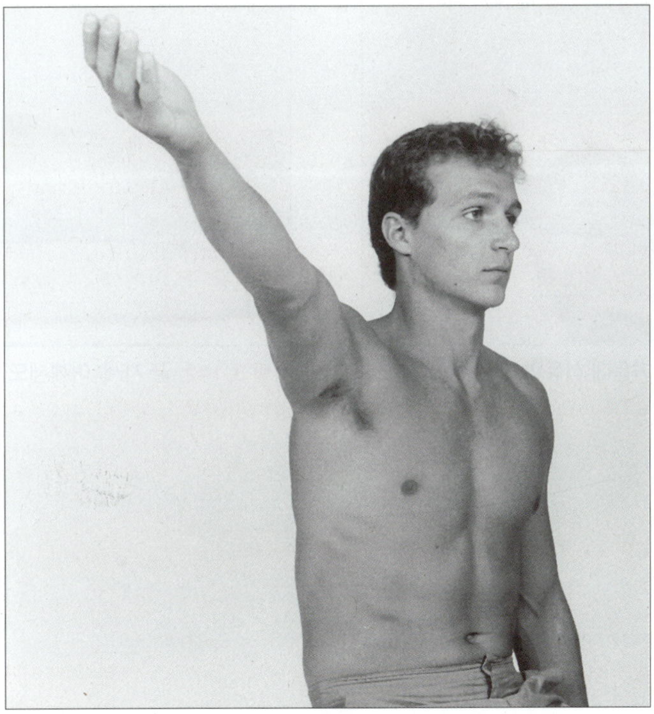

그림 3-140 어깨뼈 면에서 어깨 벌림.

중력 제거: 어깨세모근의 가운데 섬유와 가시위근
(Gravity eliminated: middle fibers of deltoid and supraspanitus)

시작 자세. 환자는 바로 누운자세를 취한다. 검사를 하기 위해 팔을 자연스럽게 팔꿈치를 펴서 몸 옆에 둔다. 치료사는 팔의 무게를 지지한다.

고정. 치료사는 어깨뼈를 고정시킨다.

끝자세. 환자는 어깨를 90° 벌린다.

대체운동. 등세모근의 위쪽 섬유(어깨 올림), 위팔두갈래근의 긴갈래(어깨바깥 돌림) 그리고 반대쪽으로 몸통의 가쪽 굽힘.

어깨 모음 (Shoulder adduction)

이 움직임의 주요 근육들은 아래의 움직임으로 검사된다.

큰가슴근: 어깨 수평모음.

넓은등근: 어깨 폄.

큰원근: 어깨 폄.

어깨 모음근들은 환자가 바로 누운 자세에서 그룹으로 검사될 수 있다. 일반적인 측정방법은 단계 0에서 2가 사용된다. 근력을 측정하기 위해서는 단계 2가 더 좋다. 치료사는 중력저항 검사를 하기 위해 지절의 무게와 동일한 크기의 저항을 제공한다.

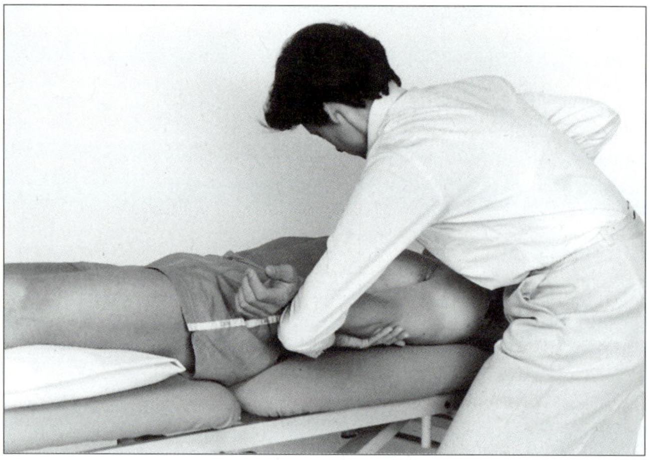

그림 3-141 시작 자세: 어깨세모근의 가운데 섬유와 가시위근.

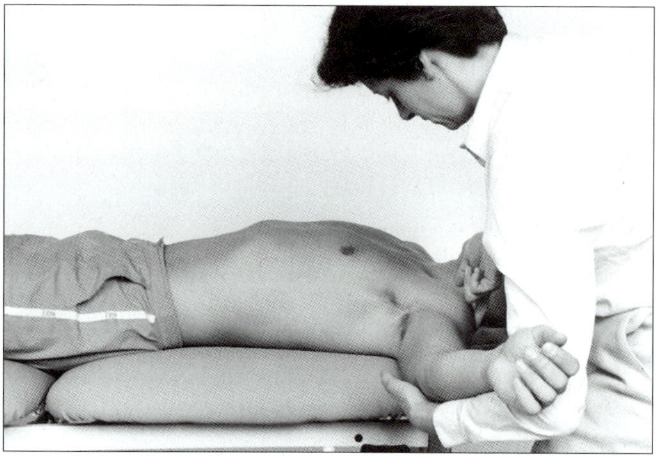

그림 3-142 끝 자세: 어깨세모근의 가운데 섬유와 가시위근.

어깨 수평모음 (Shoulder Horizontal Adduction)

중력 대항: 큰가슴근(복장뼈와 빗장뼈 머리)

[Against gravity: pectoralis major (sternal and clavicular heads)]

Forms 3-25

보조근 : 어깨세모근의 앞섬유.

시작 자세. 환자는 바로누운 자세를 취한다. 어깨는 90° 벌리고 팔꿈치를 90° 굽힌다(그림 3-143).

고 정. 몸통의 무게 그리고 치료사는 몸통이 들리는 걸 막을 정도의 힘으로 반대쪽 어깨 위를 고정한다.

운동. 환자는 어깨를 전체 범위로 수평모음한다(그림 3-144).

촉진. *큰가슴근의 복장뼈머리(pectoralis major sternal head)*(겨드랑이의 앞쪽 경계선), *큰가슴근의 빗장뼈머리(pectoralis major clavicular head)*(빗장뼈 앞쪽 경계선의 중간 아래부분).

대체 운동. 몸통 돌림.

저항위치. 팔꿈치관절 위의 앞쪽에 저항을 준다(그림 3-145와 3-146).

저항 방향. 어깨 수평벌림.

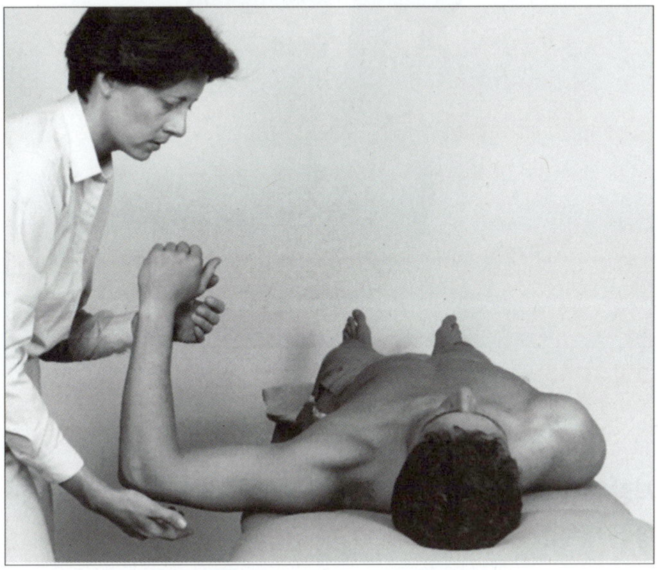

그림 3-143 시작 자세: 큰가슴근.

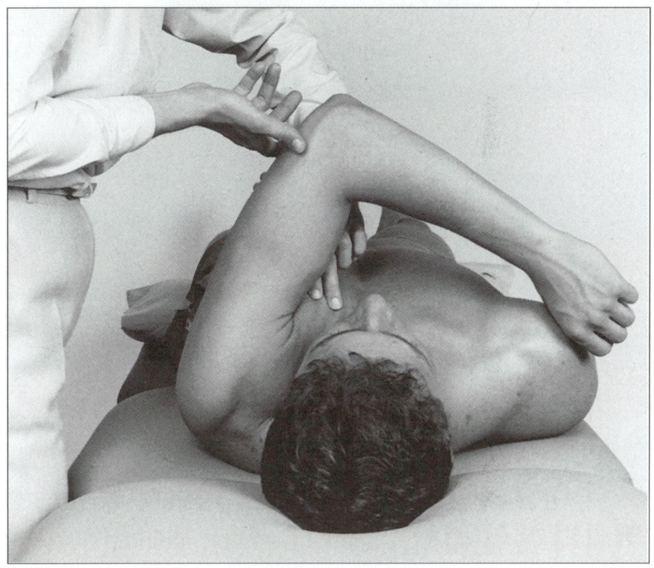

그림 3-144 검사 자세: 큰가슴근.

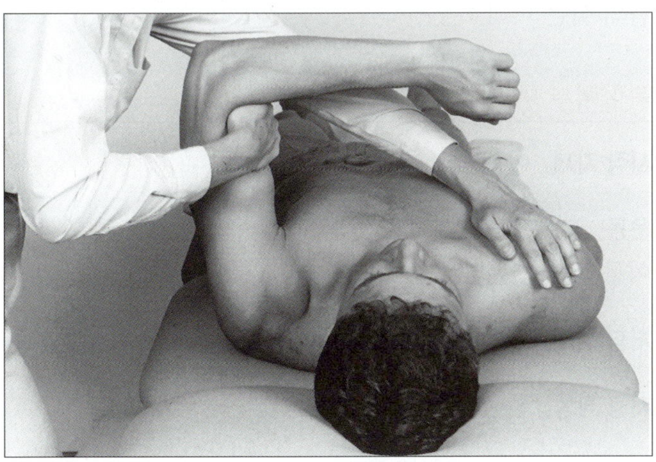

그림 3-145 저항: 큰가슴근.

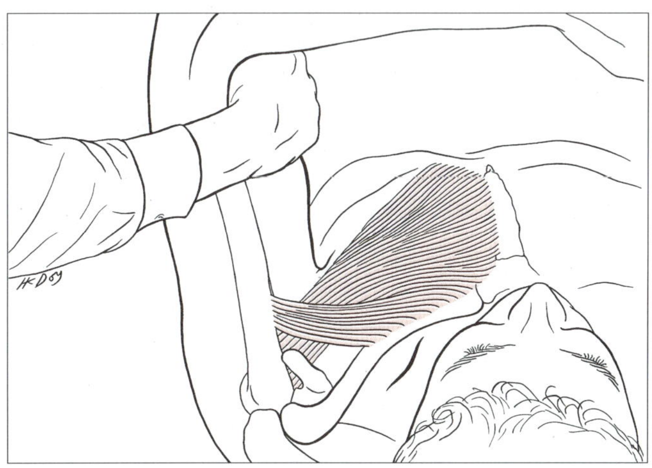

그림 3-146 큰가슴근.

중력 제거: 큰가슴근(복장뼈와 빗장뼈 머리) [Gravity eliminated: pectoralis major (sternal and clavicular heads)]

시작 자세. 환자는 앉은 자세를 취한다. 환자는 어깨를 90° 벌리고, 팔꿈치를 90° 굽히도록 한다. 그리고 치료사는 환자의 팔을 지지한다(그림 3-147).

고정. 치료사는 환자의 어깨 위에 손을 위치시켜 어깨와 몸통을 고정한다.

끝 자세. 환자는 어깨를 전 가동범위동안 수평으로 모은다(그림 3-148).

대체 운동. 반대쪽 몸통돌림.

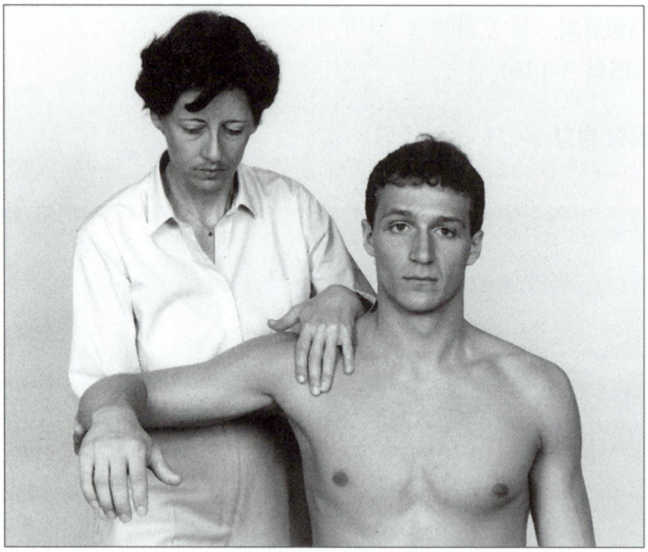

그림 3-147 시작 자세: 큰가슴근.

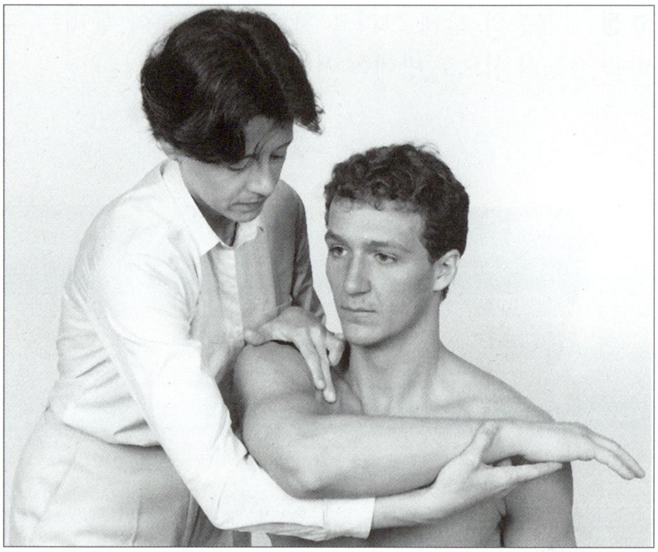

그림 3-148 끝 자세: 큰가슴근.

중력 대항: 큰가슴근의 빗장뼈 머리와 복장뼈 머리의 분리 검사 (Against Gravity: Isolated testing of Clavicular Head of Pectoralis Major, and Sternal Head of Pectoralis Major)

만약 검사하는 동안 복장뼈 머리와 빗장뼈 머리의 약화가 있다면 두 근육은 다른 신경지배를 받기 때문에 특별한 검사를 실시해야 한다. 환자는 위팔뼈가 근육의 각분절과 일직선으로 맞춰지도록 해야 한다. 환자는 바로누운 자세의 중력저항 자세로 눕는다. 0~2단계 등급매기기를 위해 치료사는 중력이 제거된 상태를 만들기 위해 팔다리의 무게에 해당하는 보조를 제공한다.

빗장뼈 머리 (Clavicular head)

시작 자세. 어깨 70~75° 벌림된 상태

운동. 모음, 앞쪽 굽힘 및 어깨의 안쪽 돌림(손은 반대쪽 어깨 윗부분으로 뻗는다).

저항위치. 팔의 앞안쪽 부위, 팔꿈치관절의 몸쪽 부분에 저항을 준다.

저항 방향. 벌림, 폄 그리고 약간의 어깨 바깥 돌림.

대체 운동. 같은쪽으로 몸통 돌림, 부리위팔근, 위팔두갈래근의 짧은 머리.

복장뼈부 머리 (Sternal head)

시작 자세. 어깨 약 135° 벌림.

운동. 모음, 폄 그리고 어깨의 안쪽 돌림(손은 반대쪽 엉덩이를 향해 뻗는다).

저항 위치. 팔의 앞안쪽 부위, 팔꿈치관절의 몸쪽 부분.

저항 방향. 벌림, 굽힘 그리고 약간의 어깨 바깥 돌림.

대체 운동. 넓은등근, 큰원근 그리고 반대쪽 몸통돌림.

어깨 수평 벌림 (Shoulder Horizontal Abduction)

중력 대항: 어깨세모근의 뒤쪽 섬유

(Against gravity: posterior fibers of deltoid)

보조근: 가시아래근과 작은원근.

Forms 3-26

시작 자세. 환자는 엎드려 누운 자세를 취한다. 어깨는 75° 벌리고 팔꿈치를 90° 굽혀서 팔을 치료 테이블 모서리에 수직으로 늘어뜨린다(그림 3-149).

고정. 치료사는 어깨뼈를 고정한다.

운동. 환자는 어깨를 수평으로 벌리고 약간 어깨바깥으로 돌린다(그림 3-150).

촉진. 어깨뼈 가시의 가쪽 아래부분.

대체 운동. 마름근, 등세모근의 가운데 섬유, 같은쪽으로 몸통 돌림.

저항 위치. 팔 몸쪽 부분 팔꿉관절의 뒤가쪽 부위에 저항을 준다(그림 3-151과 3-152).

저항 방향. 어깨 수평모음과 약간의 안쪽 돌림.

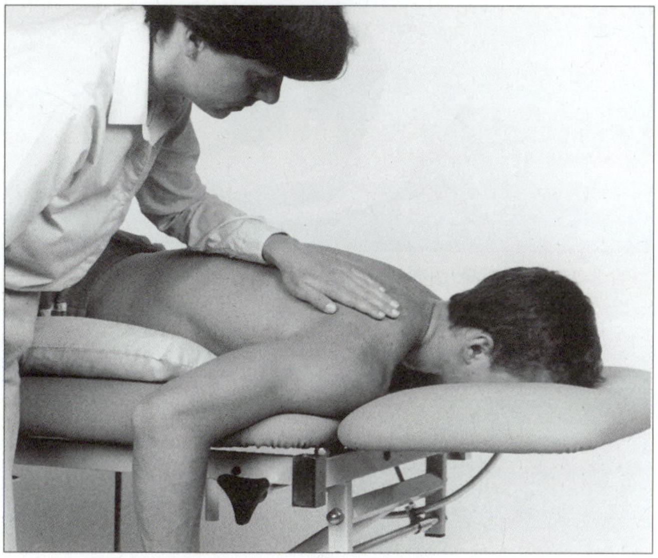

그림 3-149 시작 자세: 어깨세모근의 뒤쪽 섬유.

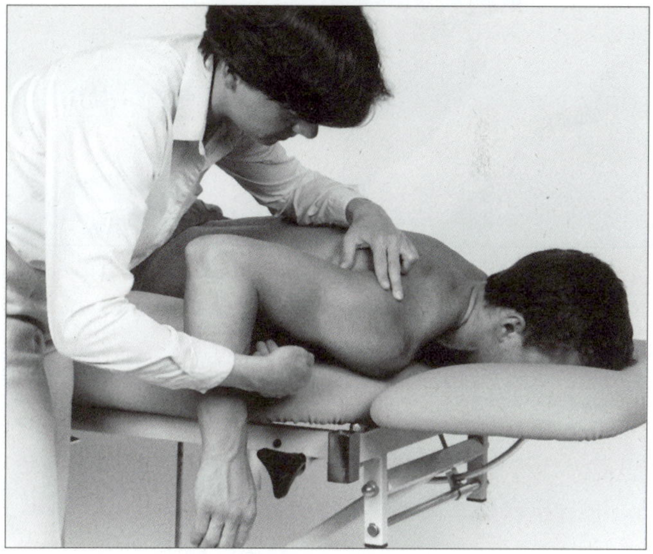

그림 3-150 검사 자세: 어깨세모근의 뒤쪽 섬유.

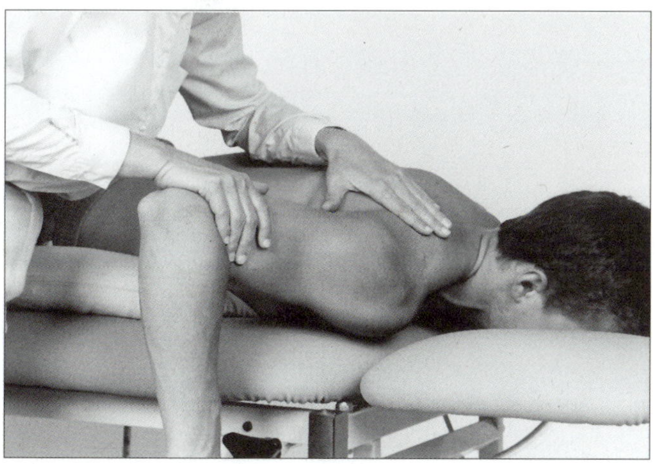

그림 3-151 저항: 어깨세모근의 뒤쪽 섬유.

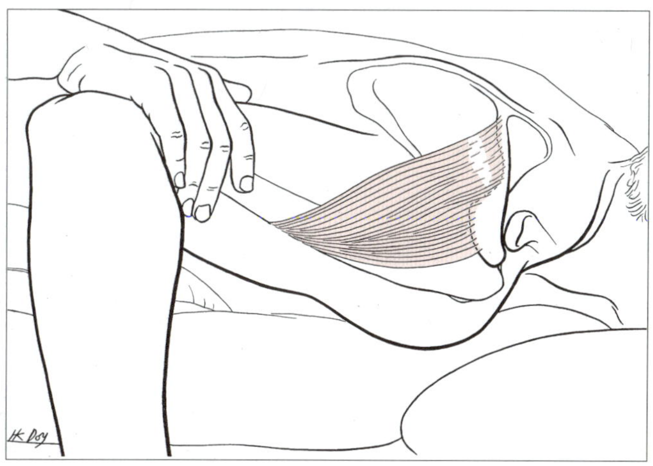

그림 3-152 어깨세모근의 뒤쪽 섬유.

중력 제거: 어깨세모근의 뒤쪽 섬유
(Gravity eliminated: posterior fibers of deltoid)

시작 자세. 환자는 앉은 자세를 취한다. 어깨를 약 75° 벌린다(그림 3-153). 치료사는 위팔을 지지한다.

고정. 치료사는 어깨뼈를 고정한다.

끝 자세. 환자는 수평 벌림과 어깨를 약간 어깨 바깥으로 돌린다(그림 3-154).

대체 운동. 마름근, 등세모근의 가운데 섬유, 같은쪽으로 몸통 돌림.

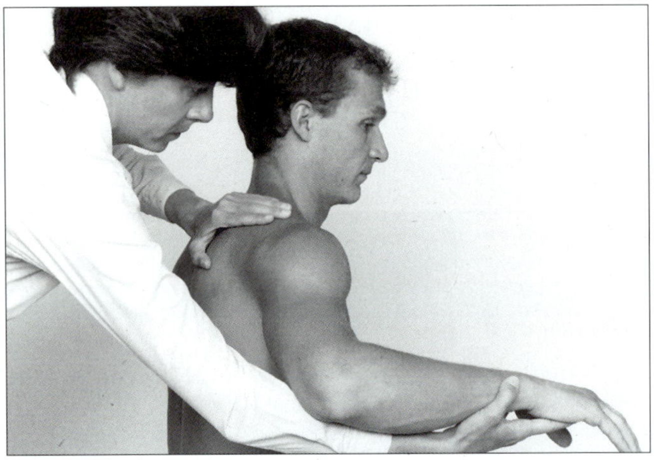

그림 3-153 시작 자세: 어깨세모근의 뒤쪽 섬유.

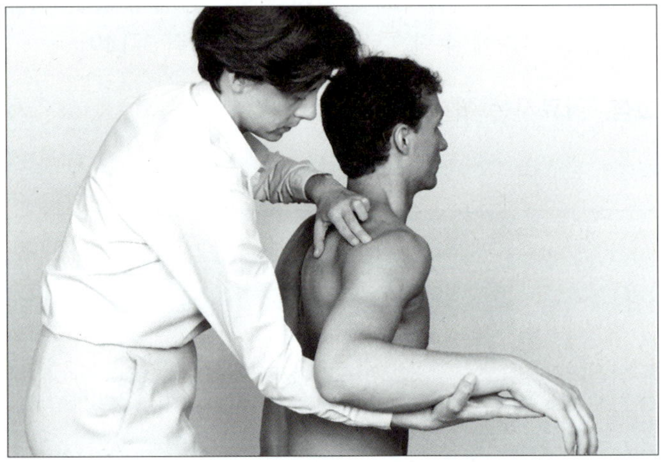

그림 3-154 끝 자세: 어깨세모근의 뒤쪽 섬유.

어깨 안쪽 돌림 (Shoulder Internal Rotation)

중력 대항: 어깨밑근 (Against gravity: subscapularis)

보조근: 큰원근, 큰가슴근, 넓은등근, 어깨세모근의 앞쪽 섬유.

Forms 3-27

시작 자세. 환자는 엎드린다. 어깨를 90° 벌리고 팔꿈치를 90° 굽힌다. 팔은 테이블 끝에 편안하게 놓는다(그림 3-155).

고정. 치료사는 위팔뼈를 모으지 않고 고정한다.

운동. 환자는 손바닥을 천장쪽으로 움직이면서 어깨를 안쪽으로 돌려준다(그림 3-156).

촉진. 어깨밑근은 촉진하기에는 너무 깊다.

대체 운동. 위팔세갈래근(팔꿈치 펴기), 작은가슴근(어깨뼈 뒤당기기).

대체 검사. 환자가 어깨가 빠진 적이 있거나, 엎드린 자세를 못하거나, 어깨를 90°로 벌리지 못할 경우, 중력이 제거된 앉아있는 자세를 취할 수 있다(그림 3-158). 그리고 치료사는 중력저항 검사의 상황과 비슷하게 만들기 위하여 지절의 무게를 저항으로 이용한다.

저항 위치. 팔목관절 몸쪽 부위에 저항을 준다(그림 3-157에서 3-159). 어깨와 팔꿈치관절에 저항을 주며 주의사항은 움직여야 한다는 것이다.

저항 방향. 어깨 벌림.

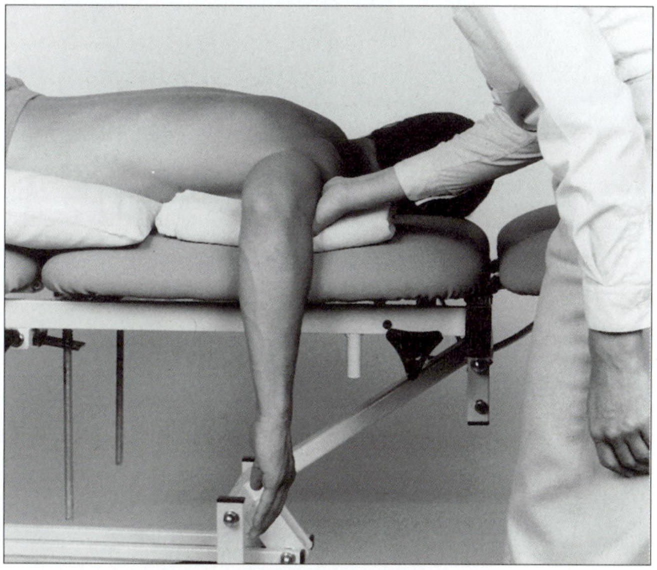

그림 3-155 시작 자세: 어깨밑근.

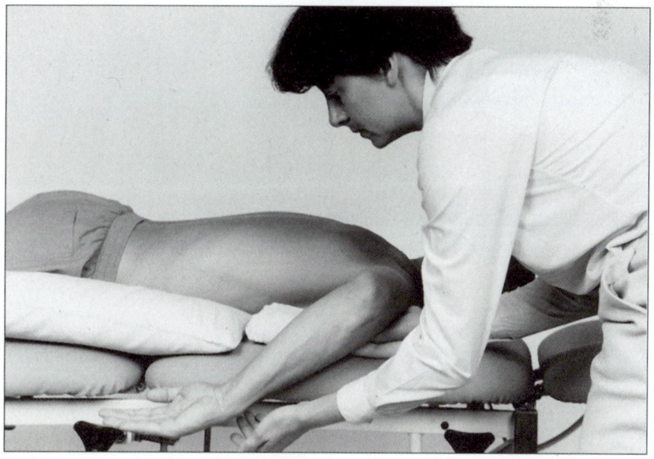

그림 3-156 검사 자세: 어깨밑근.

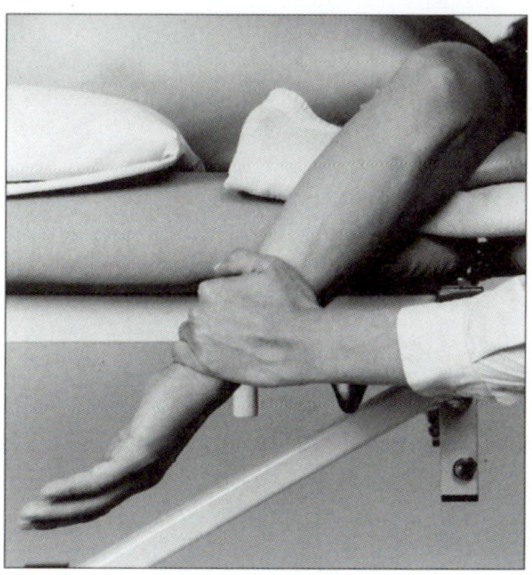

그림 3-157 저항: 어깨밑근.

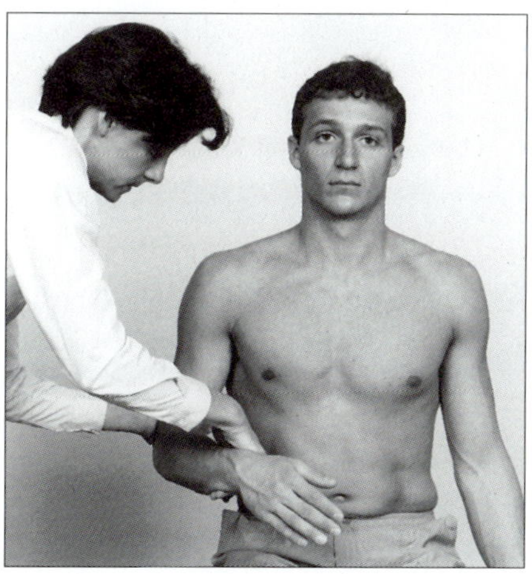

그림 3-158 대체 검사: 어깨밑근.

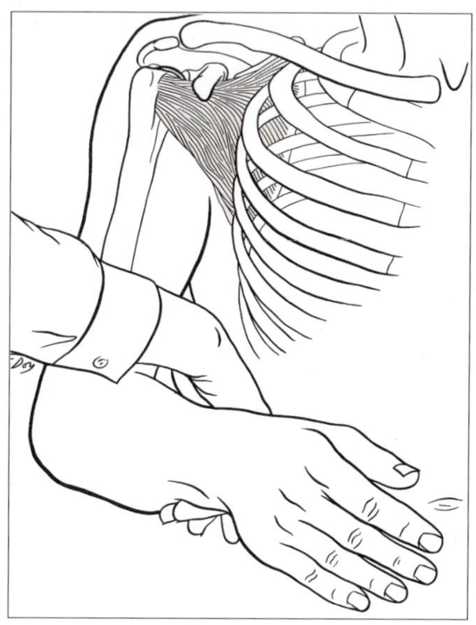

그림 3-159 어깨밑근.

중력 제거: 어깨밑근 (Gravity eliminated: subscapularis)

시작 자세. 환자는 앉는다. 어깨는 중립위에서 약간 벌린다. 아래팔을 중간 자세로 하여 팔꿈치를 90° 구부린다(그림 3-160).

고정. 치료사는 위팔뼈가 벌리는 것을 막아준다.

끝 자세. 환자는 손바닥을 배쪽으로 가져와서 어깨를 안쪽으로 돌린다(그림 3-161).

대체 운동. 위팔뼈세갈래근(팔꿈치 펴기), 어깨 벌림, 아래팔 뒤침.

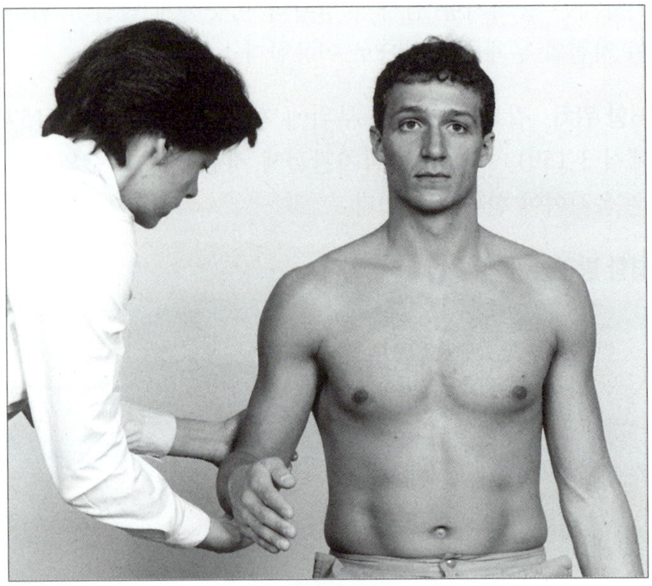

그림 3-160 시작 자세: 어깨밑근.

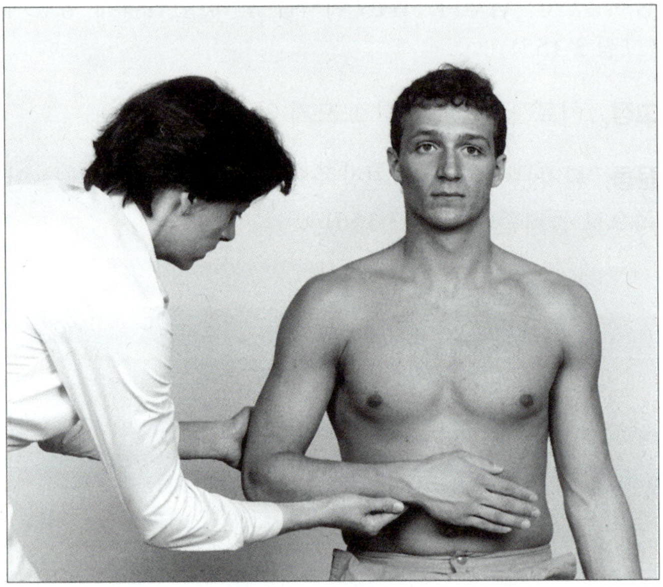

그림 3-161 끝 자세: 어깨밑근.

어깨뼈밑근 대체 검사. 환자는 완전히 어깨를 안쪽으로 돌린다. 이 검사는 어깨뼈밑근의 활성도를 가장 최대로 하고, 보조근육들(넓은등근, 큰가슴근,[26, 27] 큰원근[26])의 활성도를 최소로 한다.

시작 자세. 환자는 앉아서 어깨를 안쪽으로 돌리고 손바닥을 등에 갖다 댄다(그림 3-162).

고정. 치료사는 환자에게 몸통을 구부리거나 돌리지 말라고 한다.

끝 자세(보이지 않음). 환자는 손을 등에서 뗀다.

촉진. 어깨밑근은 만지기에 너무 깊숙이 있다.

대체 운동. 몸통의 앞쪽 굽힘과 같은쪽 돌림, 어깨뼈의 앞쪽 기울임, 들임, 안쪽 돌림, 올림.

저항 위치(보이지 않음). 손목관절의 몸쪽 부위에 저항을 주며, 저항은 어깨와 팔꿈치관절에 스트레스를 주며, 주의사항은 움직여야 한다는 것이다.

저항 방향. 어깨 안쪽 돌림, 등척성 검사의 등급을 매긴다.

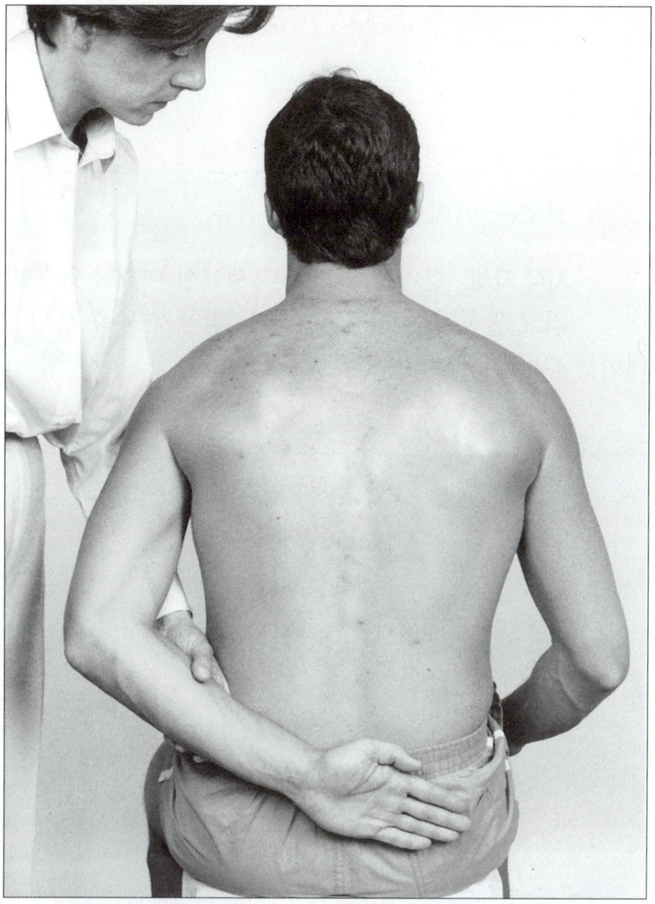

그림 3-162 대체 검사의 시작 자세: 어깨밑근.

어깨 바깥 돌림 (Shoulder External Rotation)

중력 대항: 가시아래근과 작은원근

(Against gravity: infraspinatus and teres minor)

보조근: 어깨세모근의 뒤쪽 섬유.

Forms 3-28

시작 자세. 환자는 엎드린 자세에서 어깨를 90° 벌리고 팔꿈치를 90° 구부린다. 팔꿈치 몸쪽 부위를 테이블 끝에 편안하게 놓는다(그림 3-163).

고정. 치료사는 위팔뼈가 모음되지 않게 한다.

운동. 환자는 손등을 천장쪽으로 움직이면서 어깨를 벌린다(그림 3-164).

촉진. *가시아래근(infraspinatus)*: 어깨뼈가시아래 어깨뼈 몸통 위쪽. *작은원근(teres minor)*: 촉진 못함.

대체 운동. 위팔세갈래근(팔꿈치 펴기), 등세모근 아래섬유(어깨뼈 아래로 내리기).

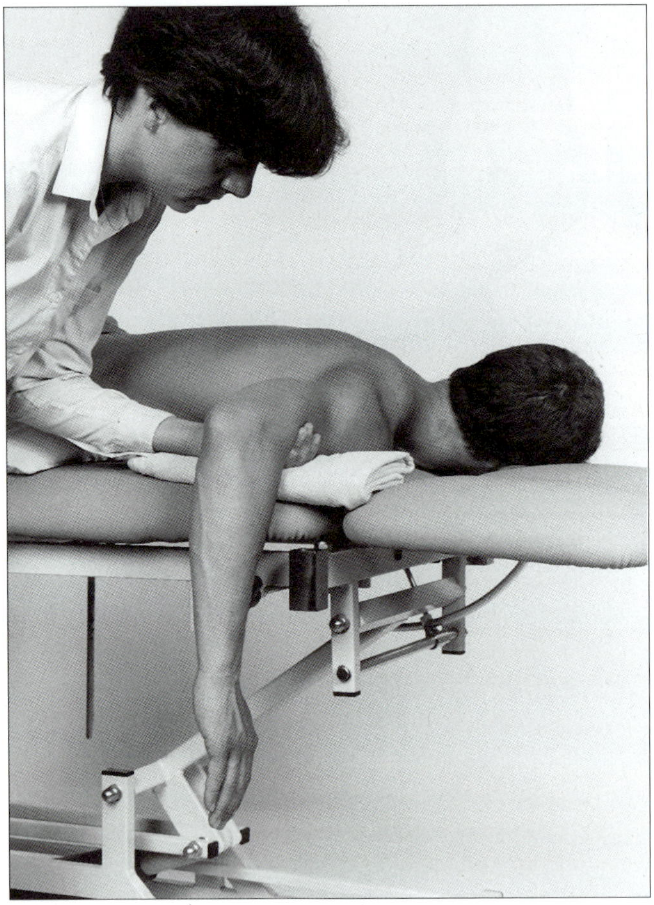

그림 3-163 시작 자세: 가시아래근, 작은원근.

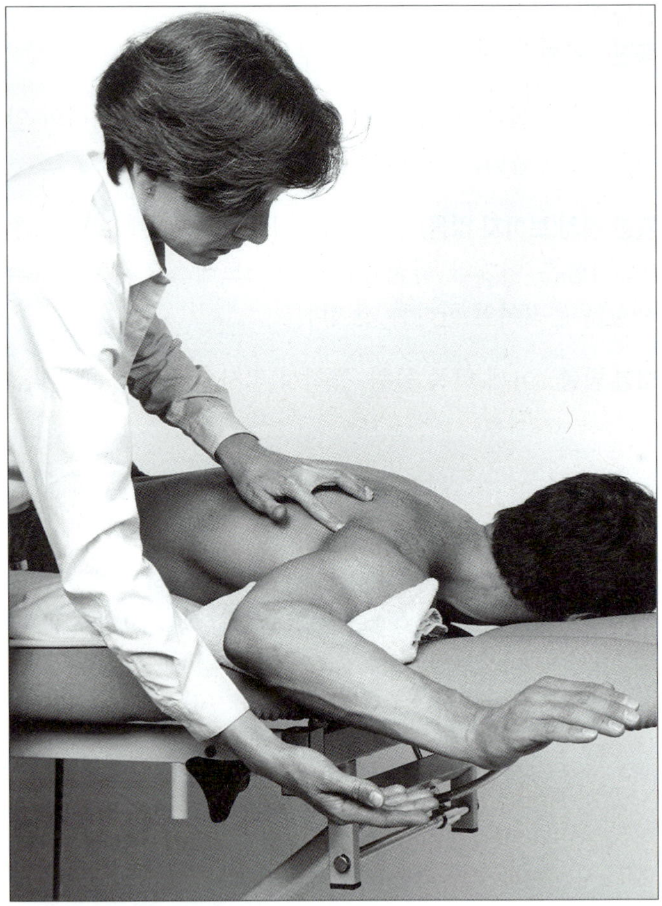

그림 3-164 검사 자세: 가시아래근, 작은원근.

대체 검사. 환자가 어깨가 빠진 적이 있거나, 엎드린 자세를 못하거나, 어깨 90° 벌림 상태가 불가한 경우, 중력이 제거된 앉아 있는 자세를 취할 수 있으며 중력을 제거한 방법을 사용한다(그림 3-166).

저항 위치. 아래팔의 뒤쪽에서 손목관절의 몸쪽 부위에 저항을 준다(그림 3-165에서 3-167). 저항은 어깨와 팔꿈치 관절에 스트레스를 주며 주의사항은 움직여야 한다는 것이다.

저항 방향. 어깨 안쪽 돌림.

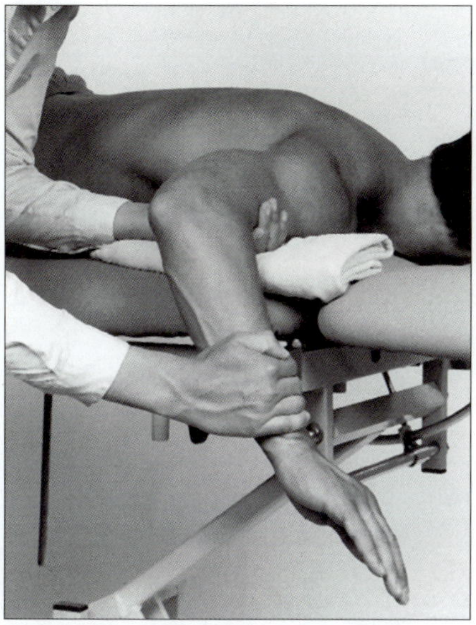

그림 3-165 저항: 가시아래근, 작은원근.

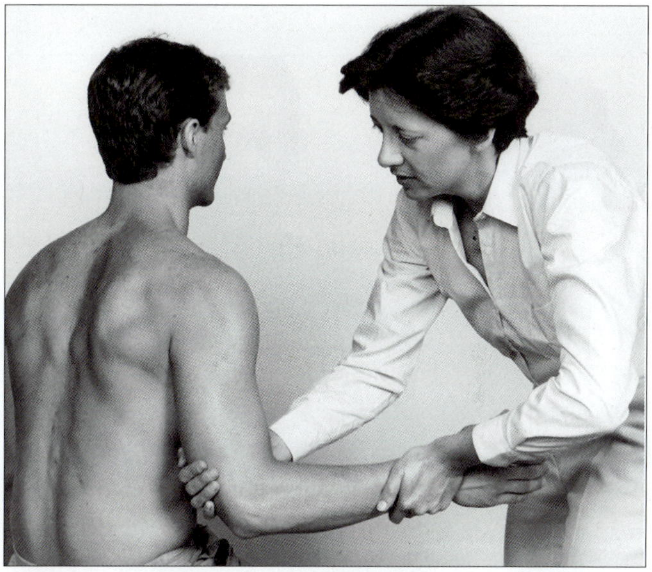

그림 3-166 대체 검사 자세: 가시아래근, 작은원근.

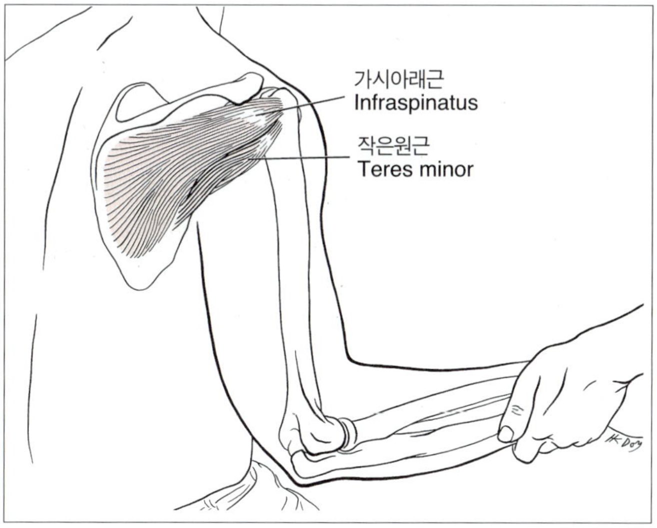

그림 3-167 가시아래근과 작은원근.

중력 제거: 가시아래근과 작은원근

(Gravity eliminated: infraspinatus and teres minor)

시작 자세. 환자는 앉는 자세를 취한다. 어깨를 중립위치에서 모으고 아래팔을 중간위치로 하여 팔꿉을 90° 굽힌다(그림 3-168).

고정. 치료사는 위팔뼈를 고정시킨다.

끝 자세. 환자는 손을 몸통에서 멀어지게 하면서 어깨를 바깥으로 돌린다(그림 3-169).

대체 운동. 위팔세갈래근(팔꿈치 폄), 등세모근 아래섬유(어깨뼈 내림), 손바닥 뒤침.

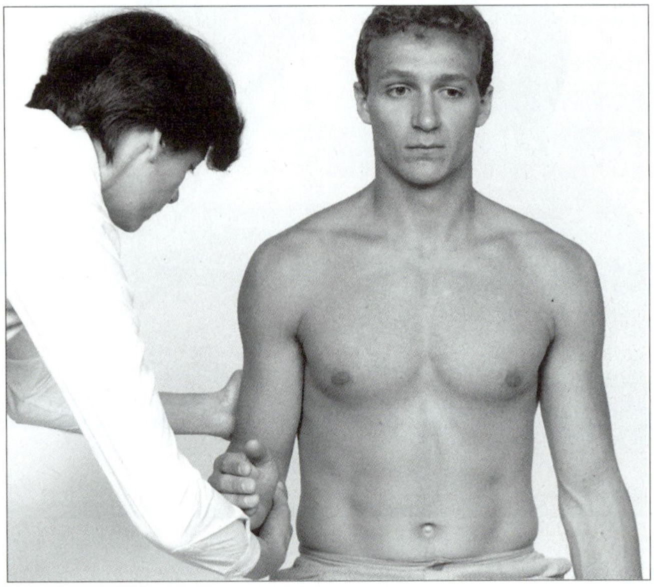

그림 3-168 시작 자세 : 가시아래근, 작은원근.

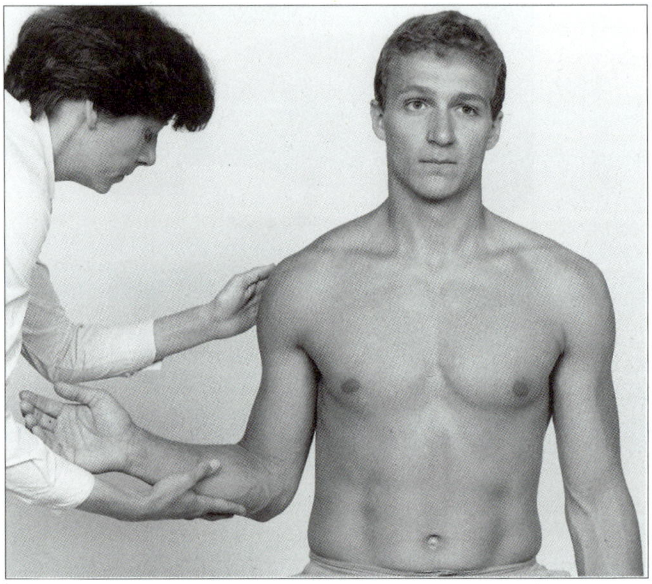

그림 3-169 끝 자세: 가시아래근, 작은원근.

기능적인 적용 (FUNCTIONAL APPLICATION)

관절 기능 (Joint Function)

어깨관절의 기능은 손 기능의 목적을 위해 팔을 공간에 배치하거나 이동하는 것이다. 어깨관절은 몸 중에서 가장 움직임이 많은 관절이고 다른 관절에 비해서 더 많은 관절의 움직임을 제공한다. 이러한 가동성때문에 안정성이 떨어진다.[8, 28-32]

기능적인 가동범위 (Functional Range of Motion)

오목위팔관절은 벌림, 모음, 안쪽 돌림, 바깥 돌림, 굽힘, 폄 움직임이 있다. 기능적인 움직임을 할 때 오목위팔의 움직임은 어깨뼈, 빗장뼈 그리고 몸통과 함께 움직인다. 이러한 움직임들은 어깨관절의 기능적인 범위를 넓혀 주고, 이들의 연합이 없으면 위쪽 지절의 움직임은 제한된다.[29, 31, 32] 즉, 어깨복합체의 기능적인 움직임은 움직임을 통해서 어깨복합체와 몸통의 구성요소들의 상호의존성을 강조한다.

머리 위로 팔 올리기 (Elevation of the arm over the head)

170°와 180° 사이의 이러한 기능적 동작은 시상면에서는 굽힘과 이마면에서는 벌림을 통하여 이루어진다. 어깨뼈는 이마면에서 앞쪽으로 30~45° 정도 기울어져 있기 때문에 많은 일상적 기능 활동은 어깨뼈면에서 이루어진다. 어깨뼈면은 어깨올림에서 사선으로 움직이는 것에 대한 기준이다. Scaption은 중립면에서 올리는 것을 말한다. 이 면은 과제를 수행하기 위한 손의 위치와 활동 시 요구되는 동작에 따라 개별적으로 이용된다(그림 3-5).

팔을 굽히거나 벌려서 180°까지 올리기 위해, 오목위팔관절의 움직임은 복장빗장관절, 봉우리빗장관절, 어깨가슴관절 움직임에 의해 이뤄진다. 마지막 끝 범위에서는 척추를 펴거나 가쪽으로 굽혀서 움직인다.[3, 5, 28] 어깨관절복합체는 위팔을 부드럽게 움직이고 큰 동작을 하도록 상호 협응작용을 한다. 협응된 움직임은 어깨가슴관절과 오목위팔관절에 의해 일어나는데 이를 어깨뼈위팔리듬이라 한다.[3, 8, 28, 30]

팔을 머리 위로 올리기 위해 모든 관절이 개별적으로 기여를 하는 개별적인 다양성이 존재한다. 다양성은 올림면, 올림의 호(arc), 팔에 걸리는 부하, 개인적 해부학적 차이에 의존한다. 이러한 다양성을 인지하면서 올림 시 어깨뼈 움직임에 대한 오목위팔관절 범위에 주목할 수 있는데 2:1로 움직이며 오목위팔관절이 2° 정도, 어깨뼈 움직임은 1° 정도 움직임이 발생한다. 어깨뼈위팔리듬은 굽히는 동안 올림, 벌림동안 올림으로 묘사된다.[8, 30, 31, 34] 어깨뼈위팔리듬의 이해를 하기 위해 어깨관절복합체의 관절가동범위 현저한 제한을 이해하는 것이 필수적이다.

표 3-5 어깨 수평위 모음/벌림 및 선별된 기능적 활동[33]을 위한 다른 어깨 ROM*

활동	수평모음 ROM(°)†	다른 어깨 ROM(°)
겨드랑이 씻기	104 ± 12	굽힘 52 ± 14
먹기	87 ± 29	굽힘 52 ± 8
머리빗기	54 ± 27	벌림 112 ± 10
	수평모음 ROM(°)†	
등 뒤로 최대로 뻗어 올리기	69 ± 11	폄 56 ± 13
회음부 닿기	86 ± 13	폄 38 ± 10

* 정상적인 8명을 대상으로 한 ±SD의 평균값이다.
† 수평벌림과 수평모음을 하기 위한 시작사제 0°는 어깨벌림 90°이다(그림 3-51참조).

어깨뼈위팔리듬 (Scapulohumeral rhythm)

시상면에서 초기 60° 굽힘이나 이마면의 30° 벌림의 시작에는 어깨뼈위팔리듬이 일관되지 않다. 이는 어깨뼈가 위팔뼈에 대한 안정성 있는 위치를 찾기 위한 단계이다.[34-36] 어깨뼈는 안정기(setting) 단계로 고정의 위치 또는 약간 안쪽(하방) 또는 바깥(위쪽) 돌림을 한다(그림 3-170). 오목위팔관절은 이 단계에서 움직임에 대한 주동적 역할을 한다. 이 단계에서는 스푼이나 포크를 사용하거나 컵으로 음료를 마시는 것을 포함하여 어깨를 올림시키는 밥먹기 동작이 이루어진다. 이 동작은 어깨를 5~45° 굽힘시키고, 5~30° 정도 벌림시키면서 수행할 수 있다.[37]

안정기(setting) 단계 다음으로 170°까지 호를 그리면서 예측할 수 있는 어깨뼈위팔리듬이 나타난다(그림 3-171). 30° 벌림 또는 60° 굽힘과 170° 벌림/굽힘 사이의 매 15° 각도의 움직임동안, 10°는 위팔관절에서 나타나고 5°는 어깨가슴관절에서 나타난다. 어깨뼈의 가쪽(상방)돌림을 주로 이루고 있는 안정기 단계 다음 단계는 어깨뼈의 뒤쪽 기울임(시상면에서)과 뒤쪽 돌림(가로면)을 동반하는데 이때 위팔뼈의 각도가 어깨뼈면에서 팔을 올리면서 증가한다.[38]

170° 벌림 관절범위는 정상적인 어깨뼈위팔리듬에 의존하고 올리는 동안 위팔뼈의 바깥 돌림 능력에 의존한다. 90°까지 팔을 벌릴 때 팔을 끝까지 올리는 동작은 계속될 수가 없다. 이는 위팔뼈의 큰결절이 관절오목의 위쪽 경계와 부리어깨부위와 부딪치기 때문이다. 위팔뼈의 바깥 돌림은(대략 25~50° 내에서) 큰결절을 뒤쪽으로 가도록 해서 위팔뼈가 부리어깨아치 아래로 움직이도록 한다. 어깨관절의 전체 가동범위에 걸쳐 굽히는 동안 올림은 어깨뼈위팔리듬에 의존하고 위팔뼈의 돌림능력에 영향을 받는다.

올림의 마지막 각도는 몸통의 가쪽 굽힘이나 폄에 영향을 받는다(그림 3-172). 어깨뼈위팔리듬으로부터 다음과 같은 명백한 사실이 밝혀졌는데 이는 어깨관절복합체에 제한이 있으면 기능적인 움직임을 할 수 있도록 손을 위치시키는 데 어려움이 있다는 것을 알 수 있었다.

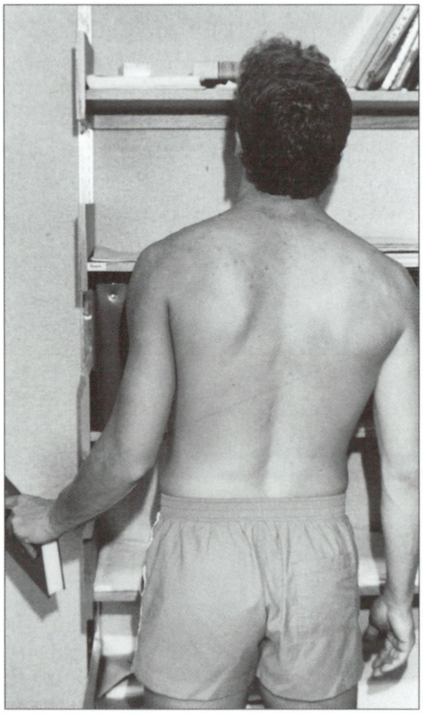

그림 3-170 벌림동안 팔을 올릴 때 어깨뼈의 안정화 단계. 어깨뼈는 고정상태를 유지한다.

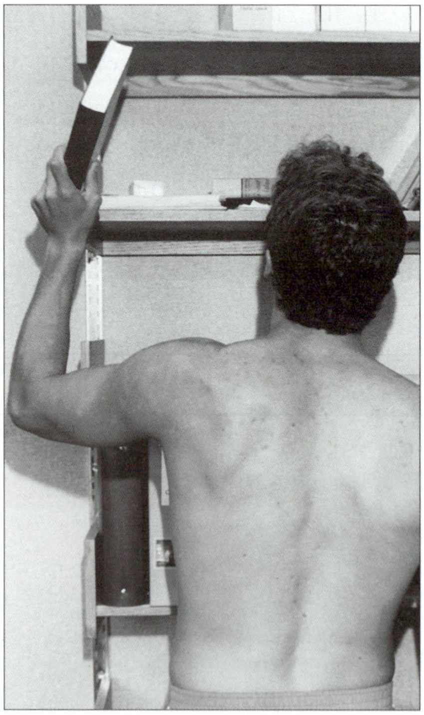

그림 3-171 어깨뼈위팔리듬: 굽힘 60° 이상 또는 벌림 30° 이상으로 올릴 때, 어깨뼈를 벌리고 바깥쪽(위쪽)으로 돌린다.

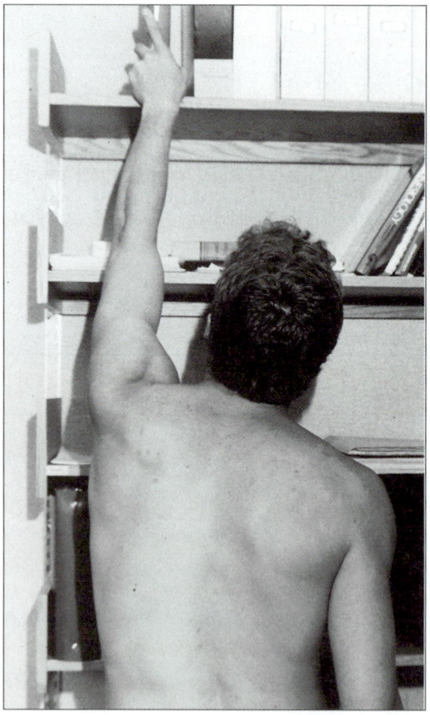

그림 3-172 벌리면서 완전히 올림: 완전한 범위는 반대편 몸통을 가쪽으로 굽힘으로 얻어진다.

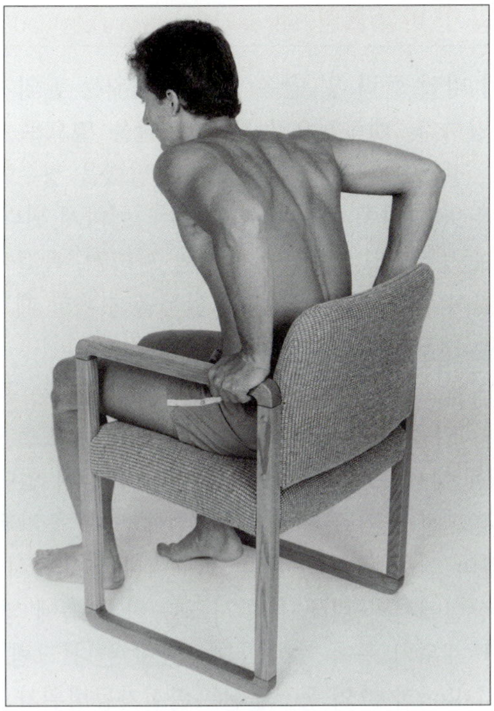

그림 3-173 어깨 폄은 어깨뼈 모음과 안쪽(아래쪽) 돌림이 동반된다.

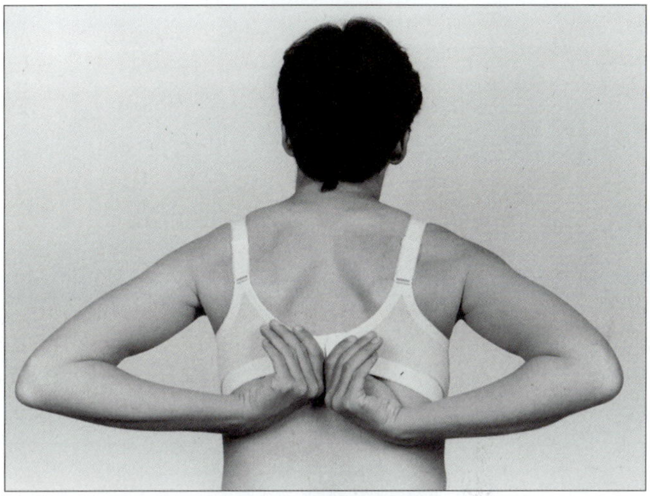

그림 3-174 어깨의 기능적 폄과 안쪽 돌림.

어깨관절 폄 (Shoulder extension)

어깨관절폄의 범위는 60°이며 이는 주로 오목위팔관절에서 이루어진다. 기능적 활동을 할 때 폄은 종종 어깨뼈의 모음과 안쪽 돌림(아래방향돌림)을 동반한다(그림 3-173). 이 움직임에서는 일관된 어깨위팔리듬이 발생하지 않는다.

43~69° 폄은 최대로 등 위쪽까지 닿게 해 준다(예: 브래지어끈 채우기, 그림 3-174 참조)[33]. 그리고 28~48° 폄은 화장실 위생관리 시 꼭 확보되어야 할 관절범위이다.

수평모음과 수평벌림 (Horizontal adduction and abduction)

수평모음과 수평벌림 동작은 어깨 높이에서 팔을 움직이는 것을 말하며 이는 겨드랑이나 등 씻기(그림 3-175), 칠판에 글쓰기(그림 3-176), 창문을 수평으로 열고 닫는 동작동안 나타난다. 비록 수평모음 및 수평벌림이 가로면에서 주로 일어나지만, 많은 ADL에서는 어깨 높이 위 또는 아래에 위치한 면들에서 비슷한 움직임들이 많이 일어난다. 이러한 움직임들은 이마면에 가까워질 때까지 수평모음과 벌림으로 언급될 수 있다. 움직임들은 모음 또는 벌림이라 할 수 있다. 표 3-5을 보면 몸 앞으로 팔 가져오기, 몸 뒤로 팔 가져오기, 팔을 반대 어깨에 올려놓기 등의 동작과 같은 선별된 ADL에 필요한 관절가동범위의 예시들이 있다.

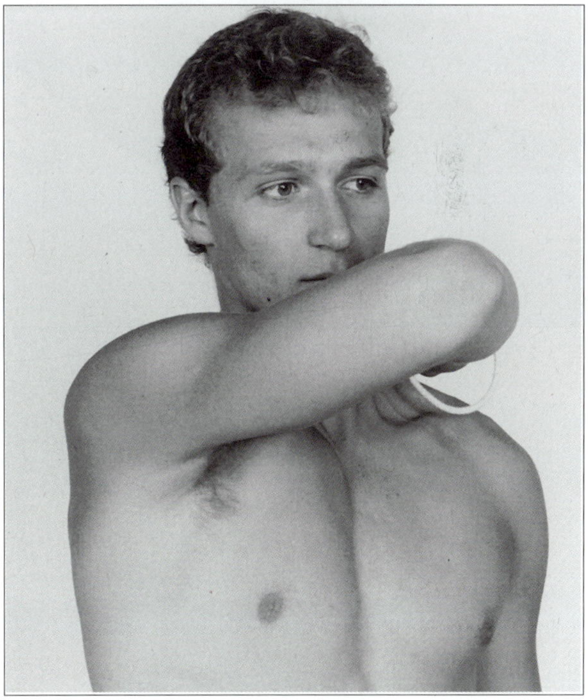

그림 3-175 수평모음- 큰가슴근의 기능.

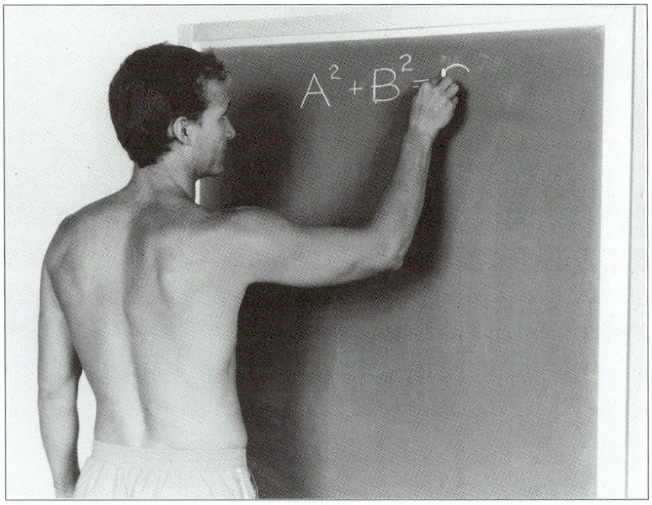

그림 3-176 수평 벌림.

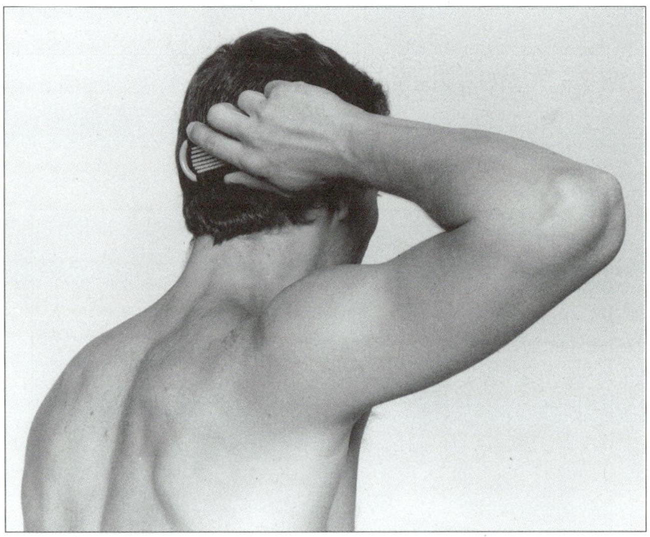

그림 3-177 완전한 어깨 바깥 돌림.

안쪽 돌림 및 바깥 돌림 (Internal and external rotation)

움직임의 바깥 돌림 및 안쪽 돌림의 범위는 팔의 위치에 따라 다양하다. 대략적으로 범위는 팔을 옆으로 두었을 경우 68° 정도이고 반면, 어깨를 90° 벌렸을 경우에는 바깥 돌림은 90°, 안쪽 돌림은 70°까지 일어나게 된다. 완전한 바깥 돌림은 머리 빗질하기(그림 3-177), 목걸이의 클러치를 걸어 잠그기와 같은 자조 활동을 수행할 때 목뒤로 손을 놓는 경우에 필요하다.

어깨 안쪽 돌림은 셔츠의 단추를 위로 잠그는 동작 시 필요하다. 컵을 이용해 마시거나 스푼 또는 포크 이용을 할 때는 5°에서 25° 정도의 어깨 안쪽 돌림이 있어야 한다.[37] 견흉관절과 팔꿉 관절가동범위에 의해 증가된 오목위팔관절의 안쪽 돌림은 손을 뒷주머니에 위치시키도록 하고 화장실에서의 위생처리, 셔츠를 바지 속에 넣기, 브래지어끈 채우기 등을 수행할 수 있게 한다(그림 3-174 참조). Mallon과 그의 동료들은[41] 관절가동범위가 어깨관절복합체와 팔꿉관절이 등 뒤로 팔을 위치시키는 데 도움을 준다고 분석한 바 있다. 이러한 분석은 어깨뼈와 오목위팔관절 사이에서 발생할 수 있는 협응패턴이 있음을 나타낸다. 관절가동범위 초기에 안쪽 돌림은 오목위팔관절에서 몸 앞으로 손을 가져오고, 같은쪽 엉덩관절쪽에 손을 위치시키는 데 거의 대부분의 역할을 한다. 움직임이 지속되고 허리쪽으로 손을 가져갔을 때 어깨가슴관절의 움직임은 어깨의 안쪽 돌림을 증가시킨다. 팔이 척추에서 등뼈 높이까지 올라가기 위해서 팔꿈치는 구부려진다. 어깨 돌림들은 아래팔 돌림과 기능적으로 연결되어 있다. 팔을 옆으로 들어올릴 때 양관절에서의 돌림은 손바닥을 천장이나 바닥을 향해서 돌리는 것이라 여길 수 있다.

어깨 안쪽 돌림은 아래팔의 돌림하는 기능과 관련이 있다.[28] 팔이 한쪽에서 멀어질 때, 두 관절의 돌림은 손바닥을 바닥이나 천장쪽으로 돌리는 것과 관련이 있다. 어깨의 안쪽 돌림은 아래팔의 엎침과 관련이 있고 양쪽 동작은 많은 활동의 수행과 동시에 발생되며 엎침은 어깨의 안쪽 돌림으로 증가될 수 있다(그림 3-178). 어깨 바깥 돌림은 팔꿉을 펼 때 아래팔의 뒤침과 기능적으로 연결될 수 있다. 이러한 결합 동작을 설명할 수 있는 활동들의 예로는 천정의 소켓에 백열전구 넣기, 팔을 펴서 볼링공을 놓기 및 신발에 발을 집어넣는 것과 같은 것에 해당된다(그림 3-179).

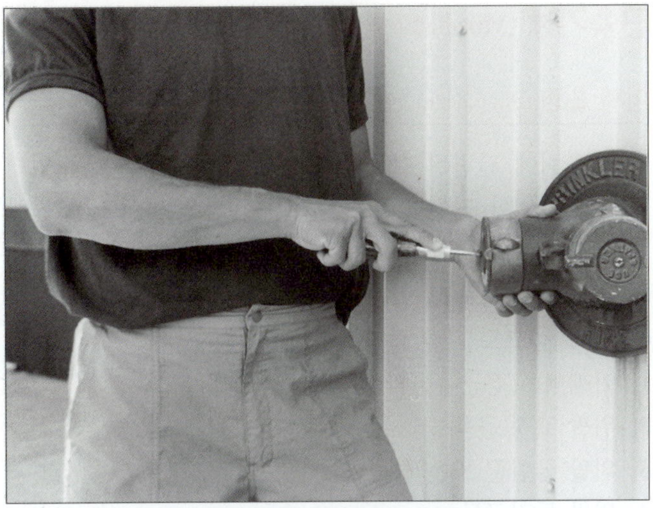

그림 3-178 기능적 관련: 어깨 안쪽 돌림과 아래팔 엎침.

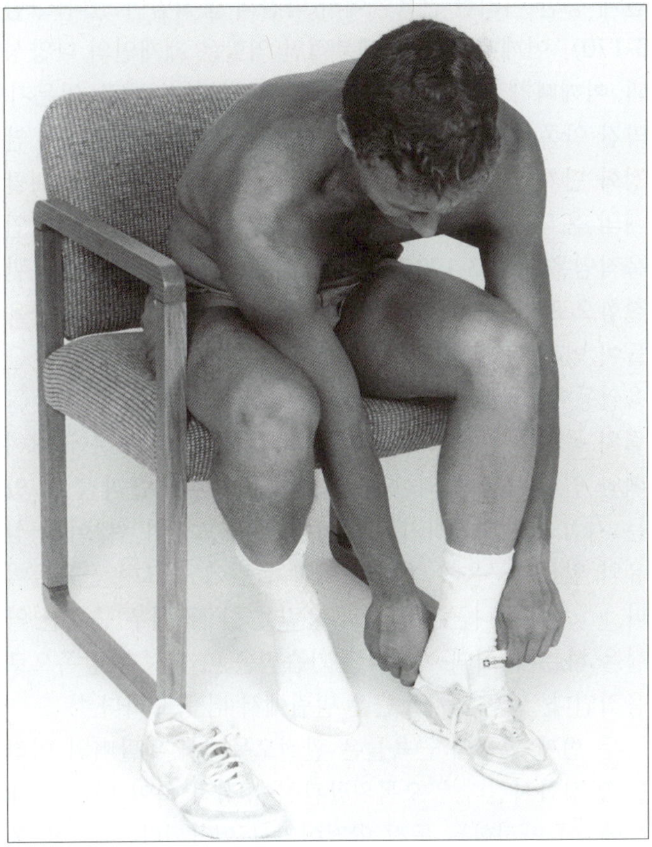

그림 3-179 기능적 연관: 어깨바깥 돌림과 아래팔 뒤침.

근육기능 (Muscle Function)

어깨 올림 (Shoulder elevation)

팔의 올림에 관련된 활동들을 수행하는 능력은 움직임의 자유도를 위한 관절의 완전함과 움직임을 만들고 조절하는 견갑대의 근육들의 기능과 힘에 달려 있다. 팔의 올림과 관련된 부드럽고 협응된 움직임에 관여하는 근육들은 4개의 그룹으로 나뉠 수 있다.

1. 어깨뼈 고정근육들과 움직임근육들
2. 위팔 고정 근육들
3. 위팔 굽힘근 또는 벌림근
4. 위팔 돌림근들

어깨뼈 고정 근육들과 움직임 근육들에는 등세모근, 마름근, 앞톱니근과 어깨뼈올림근 등이다. 어깨뼈의 setting 단계 동안 이러한 근육들에서 약간의 움직임이 있다(그림 3-170). 어깨뼈 근육의 세부적인 역할은 개개인의 다양성과 어깨뼈가 고정역할을 할 때 고정위치 그대로 있든지, 약간 안쪽이나 가쪽으로 돌아간 것에 의해 결정된다[34]. 안정화 단계 후에, 어깨위팔리듬은 어깨뼈의 움직임과 위팔뼈의 움직임을 동시에 일으킨다. 안정화 단계와 동시적인 움직임은 그림 3-170과 3-171과 같이 어깨뼈의 위치를 관찰함으로써 시각화할 수 있다. 팔을 올릴 때, 어깨뼈 근육들이 먼저 어깨뼈를 가쪽 또는 위로 돌림으로써 이러한 근육활동이 끝 범위[34]까지 점진적으로 증가한다. 어깨뼈 돌림의 목적은 관절오목과 어깨뼈의 다른 가쪽 부분에 대해 뼈와 인대 구조에 의한 제한 없이 위팔뼈가 올라갈 수 있는 지점까지 위치시키는 것이다. 등세모근의 위, 아래 섬유와 앞톱니근은 어깨뼈의 바깥 돌림에 중요한 근육들이다.[3, 38, 44] 앞톱니근은 굽힘과 올림을 할 때 매우 중요한 역할을 하는데, 이때 어깨뼈는 가슴벽을 따라 보다 앞쪽으로 움직인다. 반면 등세모근은 벌림에서 더 중요하다.[42]

두 번째 그룹의 근육들은 관절오목에서 위팔뼈의 머리를 안정화시킨다.[45] 오목위팔관절이 정적 축이 아니기 때문에, 이 안정화는 동적 안정이라고 언급된다. 위팔을 올리는 동안 특정한 근육의 움직임을 분석함으로 이런 근육들의 안정화시키는 노력이나 움직임의 기능적 중요성이 명백하게 드러날 수 있다. 전체 관절가동범위동안, 위팔뼈의 머리는 어깨뼈밑근, 가시위근, 가시아래근, 작은원근[45, 46]의 위쪽 반쯤과 위팔두갈래근의 긴갈래[47]에 의해 관절오목에서 안정된다. EMG연구에 따르면, Saha[45]는 벌림 시 0~150° 범위에서 어깨밑근과 가시아래근이 안정화시키는 작용을 하며 나머지 범위에서는 가시아래근만 주로 고정의 역할을 한다. 가시위근은 팔의 펜던트 자세에서 고정을 한다고 하였다.[30, 46]

세 번째 그룹의 근육들은 위팔뼈를 시상면 또는 이마면에서 움직이는 역할을 수행한다. 이러한 근육들에는 0~180° 의 관절가동범위동안 활성된다. 이러한 근육들은 어깨뼈 가까운 지점에 부착되고 위팔뼈 먼쪽에 부착되며 어깨벌림근과 어깨굽힘근들이 포함된다. 어깨세모근의 가운데 섬유와 가시위근은 위팔뼈를 벌리고 올려준다; 어깨세모근의 앞섬유, 큰가슴근의 빗장부분과 부리위팔근은 굽힘동안 위팔뼈를 올림시킨다.

어깨 근육들이 팔을 굽히거나 벌릴 때, 돌림띠근들은 관절오목에서 위팔뼈의 머리를 고정시키거나 동적으로 "고정(fix)"시킴으로 어깨뼈가 벌리거나 굽히는 움직임 주변으로 축이나 고정된 지점(fixed point)을 만들어낸다. 이러한 고정은 다른 움직임이 생기는 것을 살피고 막아주며 위팔뼈를 올리는 동안 어깨 벌림 또는 굽힘의 수축 힘에 의해 나타난 원치 않는 움직임을 예방한다.

네 번째 그룹의 목적은 위팔뼈를 안쪽 또는 가쪽으로 돌리는 것이다. 벌림과 올림은 위팔뼈의 바깥 돌림으로 일어난다.[5, 28, 36, 39] 어깨세모근의 앞쪽 섬유는 위팔뼈를 안쪽[48]으로 돌리며, 이때 안쪽 돌림에 의한 굽힘이 나타난다.[40]

어깨 올림의 기능은 손 기능의 목적을 위해 공간에서 움직이거나 위치시키는 것이다. 손의 활동은 거상을 시키는 어깨띠 근육의 추가적인 활동이 필요하다. Sporrong과 그의 동료들[49]은 앉은 자세에서 팔을 올린 상태로 손에 약간의 부하를 주는 산업 도구와 유사한 무게의 도구를 쥐게 한 후 어깨띠의 4개의 근육, 즉, 어깨뼈 고정과 움직임 근육(등세모근), 위팔뼈 고정 근육들(가시위근, 가시아래근), 그리고 위팔뼈 동기부여 근육(어깨세모근)들의 활동을 평가했다. 손의 쥐는 힘의 증가가 부하로 되어, 어깨띠 근육들에서 특히 위팔뼈 고정 근육들의 활성도가 증가되었다.

어깨 모음과 폄 (Shoulder adduction and extension)

굽히거나 벌리는 동안 팔을 올림으로 팔은 펴거나 모음을 통해 몸의 옆으로 내려간다. 창문을 닫거나 사다리를 오르거나 테니스 서브를 할 때와 같은 빠른 움직임 또는 힘이 필요할 때(그림 3-180), 넓은등근과 큰원근이 위팔뼈를 모으고 펴준다.[46] 이 경우에 큰원근은 어깨뼈를 안쪽으로 돌리는 기능을 하며 마름근의 작용이 동반된다. 시상면에서 팔을 뒤쪽으로 위치할 때, 넓은등근과 큰원근의 작용은 어깨세모근의 뒤쪽 섬유의 도움을 받는다.

엉덩뼈능선에 부착된 넓은등근의 기능적인 역할은 손의 부하가 필요한 활동들에서 명백하게 나타난다.[28] 앉은 자세에서 목발 걷기와 같은 활동 중 넓은등근이 몸통과 골반을 올리기 위해서 어깨띠를 내린다(그림 3-173). 큰가슴근의 복장섬유는 체중을 감소시켜[50] 넓은등근이 고정된 위팔뼈에 대해 몸통(체간, trunk)을 올리도록 도움을 준다.[51] 또는 낮은 수준의 하지 마비 환자의 이동을 돕는다.

굽힘과 모음 (Flexion and adduction)

큰가슴근은 팔을 굽히고 모은다. 큰가슴근의 기능적인 중요성은 팔을 굽히고 모으는 자조활동을 할 때 나타난다. 이 같은 움직임의 패턴은 옷 입고 목욕하고(그림 3-175) 위생적 관리와 같은 많은 자조 활동에서 현저하게 나타난다.

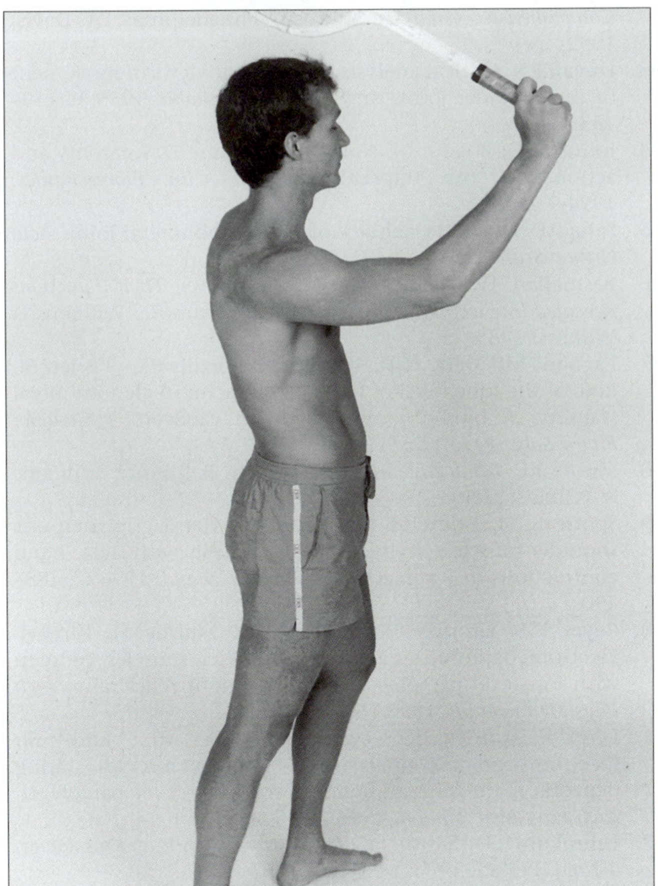

그림 3-180 어깨 폄- 넓은등근과 작은 원근의 기능.

안쪽 돌림 (Internal rotation)

어깨밑근은 오직 순수하게 어깨를 안쪽 돌림시키는 근육이다.[52] 작은원근, 넓은등근, 큰가슴근과 어깨세모근의 앞쪽 섬유가 앞서 서술했던 다른 움직임과 함께 안쪽 움직임을 결합시킨다. 팔이 몸 뒤나 앞에 위치될 때, 어깨밑근은 위팔뼈를 안쪽으로 돌린다. 이 근육은 손을 허리 중간 부분에서 멀리 들어올리는 데 중요한 역할을 하는데,[26] 예를 들어, 앉은 자세에서 베개를 등 뒤로 위치시키는 동작이다.

위팔뼈의 안쪽 돌림은 아래팔의 엎침과 기능적으로 연결되어 있는데, 이는 많은 활동을 수행할 때 두 가지 동작이 동시에 일어나며,[28] 엎침은 어깨가 안쪽 돌림에 의해 증폭되기 때문이다(그림 3-178).

바깥 돌림 (External rotation)

바깥 돌림 동작은 가시아래근, 작은원근, 어깨세모근의 뒤쪽 섬유의 동작으로 나타난다. 바깥 돌림은 팔꿈치를 펼 때 아래팔의 뒤침근육들과 기능적으로 연결된다. 두 근육 그룹들은 손바닥을 천장을 향한 돌림을 할 때 관련된다. 이러한 복합 동작을 설명하는 활동의 예로는 천창에 있는 전구의 소켓에 전구를 넣거나 팔을 펴서 볼링공을 놓거나 신발에 발을 넣도록 하는 동작들이다(그림 3-179).

참고문헌 (References)

1. Standring S, ed. *Gray's Anatomy: The Anatomical Basis of Clinical Practice*. 39th ed. London: Elsevier Churchill Livingstone; 2005.
2. Neumann DA. *Kinesiology of the Musculoskeletal System: Foundations for Rehabilitation*. 2nd ed. St Louis: Mosby Elsevier; 2010.
3. Soderberg GL. *Kinesiology: Application to Pathological Motion*. 2nd ed. Baltimore: Williams & Wilkins; 1997.
4. Perry J. Shoulder function for the activities of daily living. In: Matsen FA, Fu FH, Hawkins RJ, eds. *The Shoulder: A Balance of Mobility and Stability*. Rosemont, IL: American Academy of Orthopaedic Surgeons; 1993.
5. Kapandji IA. *The Physiology of the Joints. Vol. 1. The Upper Limb*. 6th ed. New York: Churchill Livingstone Elsevier; 2007.
6. Norkin CC, White DJ. *Measurement of Joint Motion: A Guide to Goniometry*. 4th ed. Philadelphia: FA Davis; 2009.
7. Daniels L, Worthingham C. *Muscle Testing: Techniques of Manual Examination*. 5th ed. Philadelphia: WB Saunders; 1986.
8. Levangie PK, Norkin CC. *Joint Structure & Function: A Comprehensive Analysis*. 3rd ed. Philadelphia: FA Davis; 2001.

9. Woodburne RT. *Essentials of Human Anatomy.* 5th ed. London: Oxford University Press; 1973.
10. Magee DJ. *Orthopedic Physical Assessment.* 5th ed. St Louis: Saunders Elsevier; 2008.
11. American Academy of Orthopaedic Surgeons. *Joint Motion: Method of Measuring and Recording.* Chicago: AAOS; 1965.
12. Berryman Reese N, Bandy WD. *Joint Range of Motion and Muscle Length Testing.* Philadelphia: WB Saunders; 2002.
13. Cyriax J. *Textbook of Orthopaedic Medicine, Vol. 1. Diagnosis of Soft Tissue Lesions.* 8th ed. London: Bailliere Tindall; 1982.
14. Gajdosik RL, Hallett JP, Slaughter LL. Passive insufficiency of two-joint shoulder muscles. *Clin Biomech.* 1994;9:377–378.
15. Kebaetse M, McClure P, Pratt NA. Thoracic position effect on shoulder range of motion, strength, and three-dimensional scapular kinematics. *Arch Phys Med Rehabil.* 1999;80:945–950.
16. Boon AJ, Smith J. Manual scapular stabilization: its effect on shoulder rotational range of motion. *Arch Phys Med Rehabil.* 2000;81:978–983.
17. Evjenth O, Hamberg J. *Muscle Stretching in Manual Therapy A Clinical Manual: The Extremities.* Vol. 1. Alfta, Sweden: *Alfta Rehab Forlag;* 1984.
18. Soames RW, ed. Skeletal system. In: Salmons S, ed. Muscle. *Gray's Anatomy.* 38th ed. New York: Churchill Livingstone; 1995.
19. Wang SS, Normile SO, Lawshe BT. Reliability and smallest detectable change determination for serratus anterior muscle strength and endurance tests. *Physiother Theor Pract.* 2006;22(1):33–42.
20. Ekstrom RA, Donatelli RA, Soderberg GL. Surface electromyographic analysis of exercises for the trapezius and serratus anterior muscles. *J Orthop Sports Phys Ther.* 2003; 33(5):247–258.
21. Brunnstrom MA. Muscle testing around the shoulder girdle. *J Bone Joint Surg [Am].* 1941;23:263–272.
22. Kendall FP, McCreary EK, Provance PG, Rodgers MM, Romani WA. *Muscles Testing and Function with Posture and Pain.* 5th ed. Philadelphia: Lippincott Williams & Wilkins; 2005.
23. Robel SJ, Mills MM, Terpstra L, Vardaxis V. Middle and lower trapezius manual muscle testing. *J Orthop Sports Phys Ther.* 2009;39:A79–A79.
24. Nishijima N, Yamamuro T, Fujio K, Ohba M. The swallowtail sign: a test of deltoid function. *J Bone Joint Surg [Br].* 1994; 77:152–153.
25. Whitcomb LJ, Kelley MJ, Leiper CI. A comparison of torque production during dynamic strength testing of shoulder abduction in the coronal plane and the plane of the scapula. *J Orthop Sports Phys Ther.* 1995;21:227–232.
26. Greis PE, Kuhn JE, Schultheis J, Hintermeister R, Hawkins R. Validation of the lift-off test and analysis of subscapularis activity during maximal internal rotation. *Am J Sports Med.* 1996;24:589–593.
27. Kelly BT, Kadrmas WR, Speer KP. The manual muscle examination for rotator cuff strength. *Am J Sports Med.* 1996;24: 581–588.
28. Smith LK, Lawrence Weiss E, Lehmkuhl LD. *Brunnstrom's Clinical Kinesiology.* 5th ed. Philadelphia: FA Davis; 1996.
29. MacConaill MA, Basmajian JV. *Muscles and Movements.* 2nd ed. New York: RE Kreiger; 1977.
30. Cailliet R. *Shoulder Pain.* 3rd ed. Philadelphia: FA Davis; 1991.
31. Rosse C. The shoulder region and the brachial plexus. In: Rosse C, Clawson DK, eds. *The Musculoskeletal System in Health and Disease.* New York: Harper & Row; 1980.
32. Zuckerman JD, Matsen FA. Biomechanics of the shoulder. In: Nordin M, Frankel VM, eds. *Basic Biomechanics of the Musculoskeletal System.* 2nd ed. Philadelphia: Lea & Febiger; 1989.
33. Matsen FA, Lippitt SB, Sidles JA, Harryman DT. *Practical Evaluation and Management of the Shoulder.* Philadelphia: WB Saunders; 1994.
34. Inman VT, Saunders M, Abbot LC. Observations on the function of the shoulder joint. *J Bone Joint Surg.* 1944;26:1–30.
35. Dvir Z, Berme N. The shoulder complex in elevation of the arm: a mechanism approach. *J Biomech.* 1978;11:219–225.
36. Kent BE. Functional anatomy of the shoulder complex: a review. *Phys Ther.* 1971;51:867–888.
37. Safaee-Rad R, Shwedyk E, Quanbury AO, Cooper JE. Normal functional range of motion of upper limb joints during performance of three feeding activities. *Arch Phys Med Rehabil.* 1990;71:505–509.
38. Ludewig PM, Cook TM, Nawoczenski DA. Three-dimensional scapular orientation and muscle activity at selected positions of humeral elevation. *J Orthop Sports Phys Ther.* 1996;24:57–65.
39. Peat M. The shoulder complex: a review of some aspects of functional anatomy. *Physiother Can.* 1977;29:241–246.
40. Blakey RL, Palmer ML. Analysis of rotation accompanying shoulder flexion. *Phys Ther.* 1984;64:1214–1216.
41. Mallon WJ, Herring CL, Sallay PI, et al. Use of vertebral levels to measure presumed internal rotation at the shoulder: a radiologic analysis. *J Shoulder Elbow Surg.* 1996;5:299–306.
42. Norkin CC, Levangie PK. *Joint Structure & Function: A Comprehensive Analysis.* 2nd ed. Philadelphia: FA Davis; 1992.
43. Duvall EN. Critical analysis of divergent views of movement of the shoulder joint. *Arch Phys Med Rehabil.* 1955;36:149–153.
44. Johnson G, Bogduk N, Nowitzke A, House D. Anatomy and actions of the trapezius muscle. *Clin Biomechanics.* 1994;9:44–50.
45. Saha AK. Dynamic stability of the glenohumeral joint. *Acta Orthop Scand.* 1971;42:491–505.
46. Basmajian JV, DeLuca CJ. *Muscles Alive: Their Functions Revealed by Electromyography.* 5th ed. Baltimore: Williams & Wilkins; 1985.
47. Pagnani MJ, Deng X-H, Warren RF, Torzilli PA, O'Brien SJ. Role of the long head of the biceps brachii in glenohumeral stability: A biomechanical study in cadavers. *J Shoulder Elbow Surg.* 1996;5:255–262.
48. Moore KL. *Clinically Oriented Anatomy.* Baltimore: Williams & Wilkins; 1980.
49. Sporrong H, Palmerud G, Herberts P. Hand grip increases shoulder muscle activity: an EMG analysis with static hand contractions in 9 subjects. *Acta Orthop Scand.* 1996;67:485–490.
50. Reyes ML, Gronley JK, Newsam CJ, Mulroy SJ, Perry J. Electromyographic analysis of shoulder muscles of men with low-level paraplegia during a weight relief raise. *Arch Phys Med Rehabil.* 1995;76:433–439.
51. Perry J, Gronley JK, Newsam CJ, Reyes ML, Mulroy SJ. Electromyographic analysis of shoulder muscles during depression transfers in subjects with low-level paraplegia. *Arch Phys Med Rehabil.* 1996;77:350–355.
52. Lehmkuhl LD, Smith LK. *Brunnstrom's Clinical Kinesiology.* 4th ed. Philadelphia: FA Davis; 1983.

제 4 장

팔꿈치와 아래팔
Elbow and Forearm

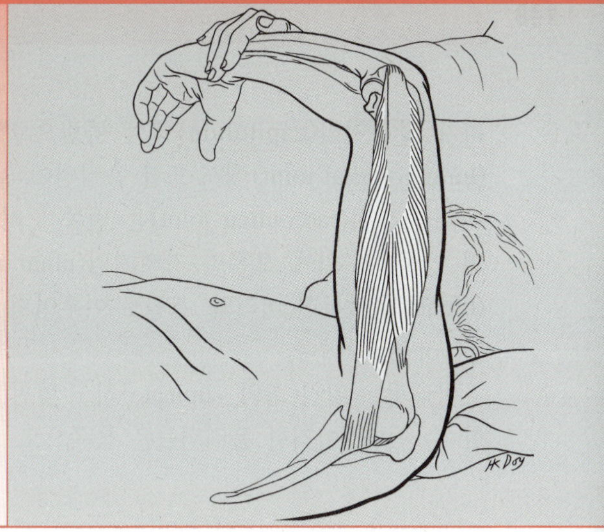

관절과 운동 (ARTICULATIONS AND MOVEMENTS)

경첩관절(hinge joint)(그림 4-1)인 팔굽관절(elbow joint)은 위팔자관절(상완척관절, humeroulnar joint)과 위팔노관절(상완요관절, humeroradial joint)로 구성된다. 위팔노관절은 몸쪽의 앞뒤로 볼록한 위팔뼈(humerus)의 위팔뼈도르래(trochlea of humerus)에 의해 형성되어 있고,[1] 자뼈(ulnar) 도르래패임(trochlear notch)의 오목한 표면의 관절로 이어져 있다. 위팔뼈 작은머리(소두, capitulum)의 오목한 표면은 위팔노관절을 형성하고 있는 노뼈머리(radial head)의 오목한 몸쪽 면과 관절로 이어져 있다.

팔굽관절(elbow joint)은 이마축(frontal axis) 주위에서 일어나는 움직임으로 시상면에서 굽혀지고 펴질 수 있다(그림 4-2). 팔꿈치 굽힘과 펴짐의 축은 축이 앞쪽 뒤쪽[2]으로 각각 옮겨질 때 과도한 움직임을 제외하고 위팔뼈(humerus)의 도드래홈(trochlear sulcus)과 위팔뼈작은머리(capitellum)[2(p. 534)]에 의해 형성된 중심홈을 지나간다.

아래팔관절(forearm articulations)(그림 4-1)은 노뼈(radius)와 자뼈(ulnar) 사이에 뼈사이막(interosseous membrane)에 의해 형성된 위아래 노자관절(radioulnar joints)과 인대결합(syndesmosis)으로 구성되어 있다. 위쪽 노자관절(radioulnar joints)은 팔꿉관절(elbow joint)[1]의 주머니(capsule)내에 들어 있고 노뼈머리(radial head)의 볼록한 표면과 몸쪽 자뼈(proximal ulna)의 노뼈면(radial aspect)에 오목한 노패임(radial notch) 사이에 형성된 중쇠관절(pivot joint)이다. 관절연골과 붙어 있는 고리인대는 노뼈머리(radial head)의 막을 포함하고 있다. 움직임이 위쪽 노자관절에서 발생할 때 노뼈(radius)의 머

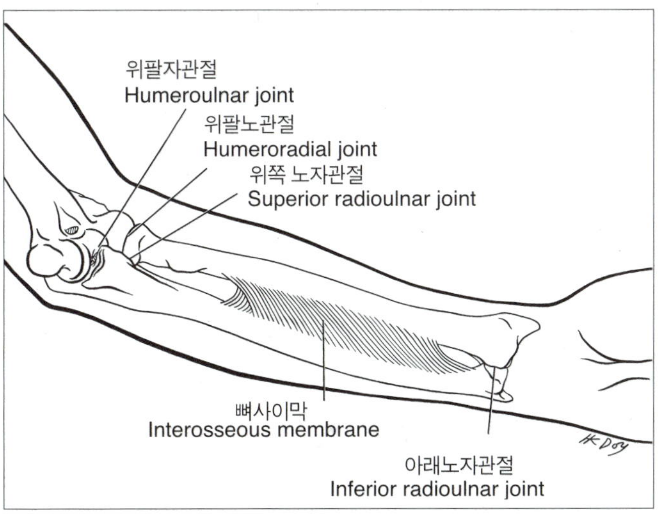

그림 4-1 팔굽관절과 아래팔관절.

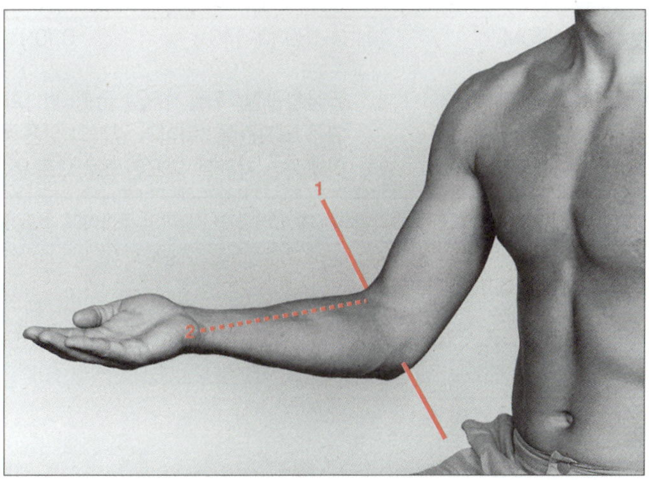

그림 4-2 팔굽관절과 아래팔 축 (1) 굽힘-폄 그리고 (2) 뒤침-엎침.

리가 작은머리(capitulum)에서 돌림으로써 위팔노관절(humeroradial joint)에서 또한 움직임이 일어난다.[3] 아래쪽 노자관절(radioulnar joint)은 먼쪽 노뼈(distal radius)의 안쪽 면 위에 오목한 자뼈패임(ulnar notch)은 자뼈(ulnar)의 볼록한 머리와 관절로 이루어져 있는 중쇠관절(pivot joint)이다.

아래팔은 뒤침(회외, supinate)하고 엎침(회내, pronate)할 수 있다. 이러한 움직임들은 몸쪽으로 노뼈(radius)의 머리를 통하고 먼쪽으로 자뼈(ulna)의 머리를 통한 사선축 주위에서 발생한다(그림 4-2)[4, 5]. 해부학적 자세에서 팔꿈치관절의 엎침과 뒤침의 움직임은 세로축(longitudinal axis) 주위에 정면(frontal plane)에서 발생한다. 뒤침시 노뼈(radius)는 자뼈(ulna)와 나란히 있다(그림 4-3A). 엎침시 노뼈(radius)는 고정된 자뼈(ulna) 주위를 돌림하는 것이다(그림 4-3B). 팔꿈치와 아래팔관절의 움직임은 표 4-1에 설명하고 있다.

표 4-1 관절 구조: 팔꿈치와 아래팔 운동

	굽힘	폄	뒤침	엎침
관절[1, 6]	위팔자, 위팔노	위팔자, 위팔노	위팔노, 위쪽 노자, 아래쪽 노자, 뼈사이막	위팔노, 위쪽 노자, 아래쪽 노자, 뼈사이막
평면	시상면	시상면	가로면	가로면
축	이마축	이마축	세로축	세로축
정상적인 제한 요소들[3, 6-8*] **(그림 4-3A와 B 참조)**	앞쪽 아래팔과 위쪽 팔의 연부조직; 갈고리오목과 접해 있는 갈고리돌기와 노오목에 접해 있는 노뼈머리 뒤쪽 주머니와 위팔 세갈래근에 긴장	팔꿈치오목에 접해 있는 팔꿈치 머리돌기 팔꿈치 굽힘근과 앞쪽 관절주머니와 안쪽 곁인대의 긴장	엎침근들, 네모인대, 아래쪽 노자관절의 바닥쪽 노자인대, 그리고 빗끈의 긴장	자뼈 위에 노뼈의 접합; 네모인대, 아래쪽 노자관절의 등쪽 노자인대, 뼈사이막[9]의 먼쪽 길, 엎침근, 팔꿈치 폄을 하는 위팔두갈래근의 긴장
정상 끝 느낌[7, 10, 11*]	부드럽고/강하고/단단하다	강하고/단단하다	단단하다	강하고/단단하다
정상 AROM [12†]	0~150°(0~140°)	0°(0°)	0~80~90°(0~80°)	0~80~90°(0~80°)
관절주머니 패턴[10, 11]	팔꿈치관절: 위팔자관절-굽힘, 폄, 그리고 돌림 그리고 통증이 없는 노자관절-굽힘, 폄, 뒤침, 엎침 위쪽 노자관절 : 뒤침과 엎침의 같은 제한 아래쪽 노자관절: 과도한 돌림으로 통증을 동반한 돌림			

*관절운동의 정상 제한요인들을 확인하는 데 있어서 연구결과의 결핍이다. 표에 실린 정상 제한요인(NLF)과 끝 느낌은 해부학, 임상실습, 그리고 유용한 참고문헌의 지식을 바탕으로 하고 있다.

† AROM, 능동관절가동범위.

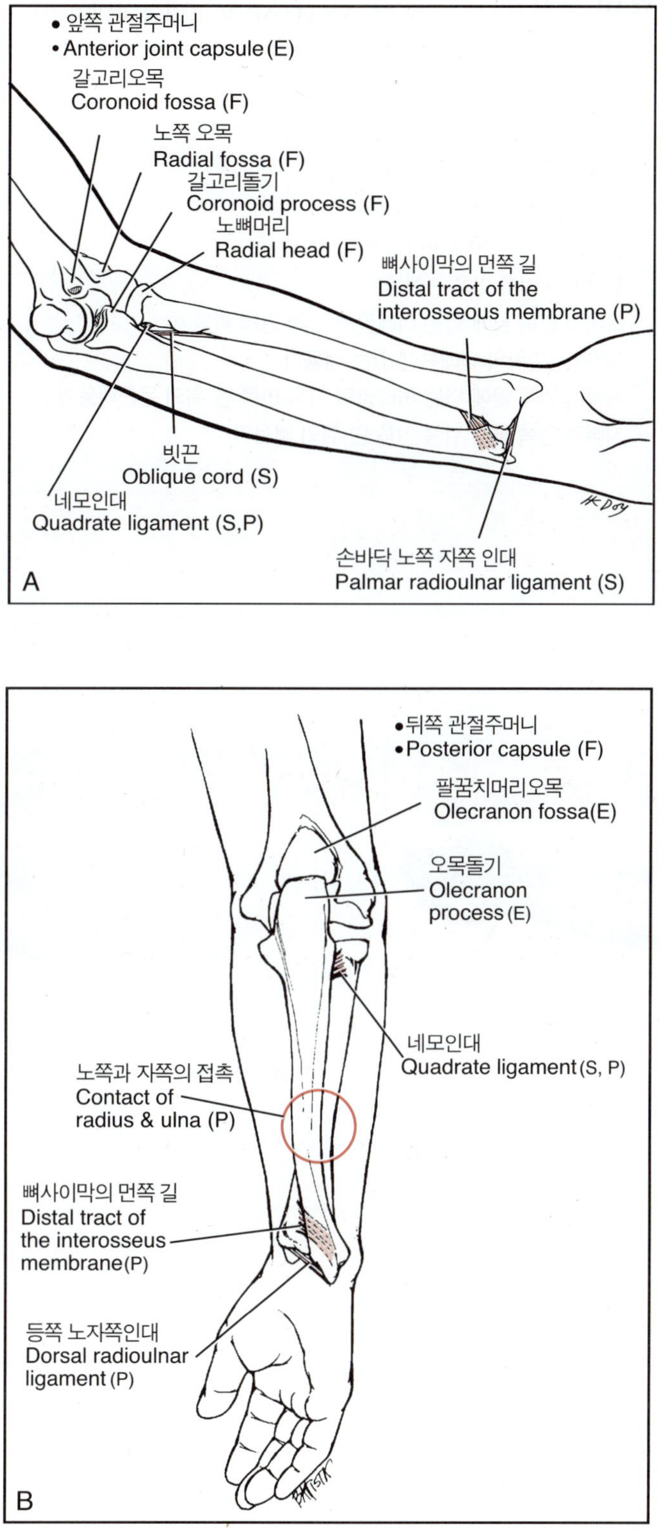

그림 4-3 정상적 제한요소 A. 정상적인 제한운동의 비수축성 구조가 보여주는 아래팔 뒤침의 해부학적 면. **B.** 정상적인 제한 움직임의 비수축성 구조가 보여주는 아래팔의 뒤쪽 면. 구조에 의한 움직임의 제한은 단축으로 인해 사용되어지는 것과 동일시된다: *F*, 굽힘; *E*, 폄; *P*, 엎침; *S*, 뒤침. 정상적으로 제한되는 움직임의 근육은 표시하지 않았다.

표면해부학 (Surface Anatomy)(그림 4-4와 4-6)

구조	위치
1. 봉우리돌기	어깨 꼭대기에 있는 어깨뼈가시의 가쪽면
2. 위팔뼈의 안쪽 위관절융기	위팔뼈 먼쪽 끝에 있는 안쪽 융기
3. 위팔뼈의 가쪽 위관절융기	위팔뼈 먼쪽 끝에 있는 가쪽 융기
4. 팔꿈치머리돌기	팔꿉의 뒤쪽면: 자뼈돌기의 먼쪽 끝
5. 노쪽 머리	위팔뼈의 먼쪽 가쪽 관절융기
6. 노쪽 붓돌기	노뼈의 먼쪽 끝에 있는 아래팔의 가쪽 면의 뼈융기
7. 3번째 손허리뼈머리	3번째 손가락의 아래쪽에 있는 뼈융기
8. 자쪽 머리	자뼈의 먼쪽 끝에 있는 아래팔의 뒤쪽 안쪽 면 위의 둥근뼈융기
9. 자쪽 붓돌기	자뼈의 먼쪽 끝의 뒤쪽 안쪽 면 위의 뼈융기

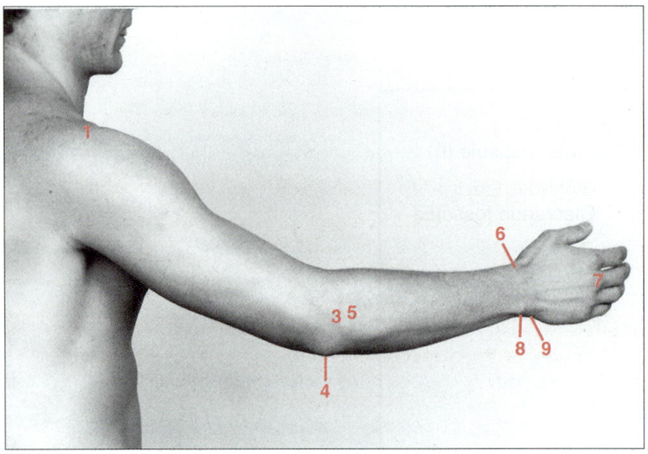

그림 4-4 팔의 뒤쪽 가쪽면.

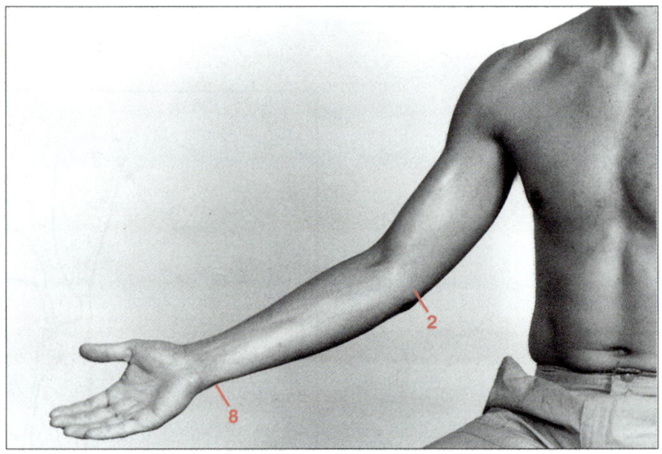

그림 4-5 팔의 앞쪽 안쪽 면.

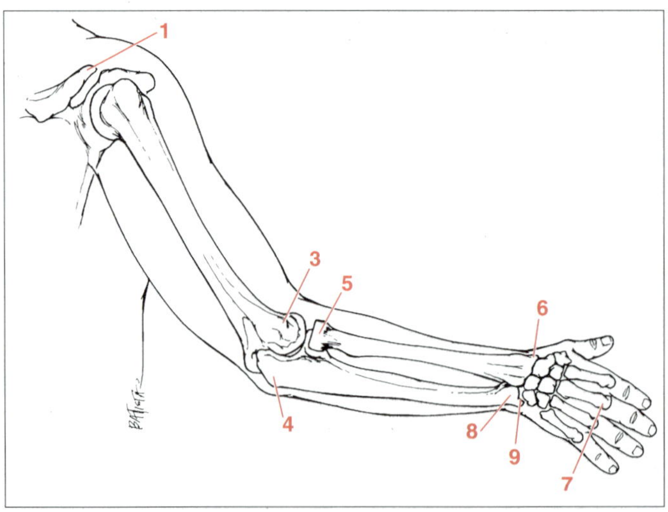

그림 4-6 뼈해부, 팔의 뒤쪽 가쪽 면.

관절가동범위 평가와 측정 (Range of Motion Assessment and Measurement)

연습이 완벽함을 만든다.

이 단락의 기술들을 연습하거나 간단한 복습을 위해서 http://thepoint.lww.com/Clarkson3e에 있는 실습용 검사 방식을 이용하라.

팔꿈치 굽힘-폄/젖힘 (Elbow Flexion-Extension/hyperextension)

능동관절가동범위 평가 (AROM Assessment)

대체 운동. *굽힘(굴곡, flexion)*-몸통(체간, trunk) 폄, 팔 굽힘, 어깨뼈 내림, 그리고 손목 굽힘. 폄-몸통 굽힘, 어깨 폄, 어깨뼈 올림, 그리고 손목 폄.

수동관절가동범위 평가 (PROM Assessment)

Forms 4-1, 4-2

시작 자세. 환자는 바로 눕거나 앉는다. 팔은 팔꿈치 편 해부학적 자세이다(그림 4-7). 수건은 관절가동범위의 충분한 공간을 제공하기 위해 위팔뼈(humerus)의 먼쪽 끝에 아래 놓는다. 위팔두갈래근(biceps)의 긴장때문에 특히, 근육이 발달한 남성들에 있어서 0°를 할 수 없을 수도 있다. 대부분 여성들[12, 14, 15] 또는 팔꿈치가 작은 아이들은 젖힘 15°이다.[15]

고정. 치료사는 위팔뼈를 고정한다.

치료사의 먼쪽 손위치. 치료사는 먼쪽 노뼈와 자뼈를 잡는다.

끝 자세. 치료사는 팔꿈치의 굽힘 동작을 제한하기 위해 앞쪽 방향으로 위팔을 움직인다(그림 4-8). 치료사는 팔꿈치의 폄 동작을 제한하기 위해 뒤쪽 방향으로 위팔을 움직인다(그림 4-9).

끝 느낌. *굽힘(flexion)*-부드럽고/단단하고/딱딱하다; *폄(extension)/젖힘(hyperextension)*-단단하고/딱딱하다.

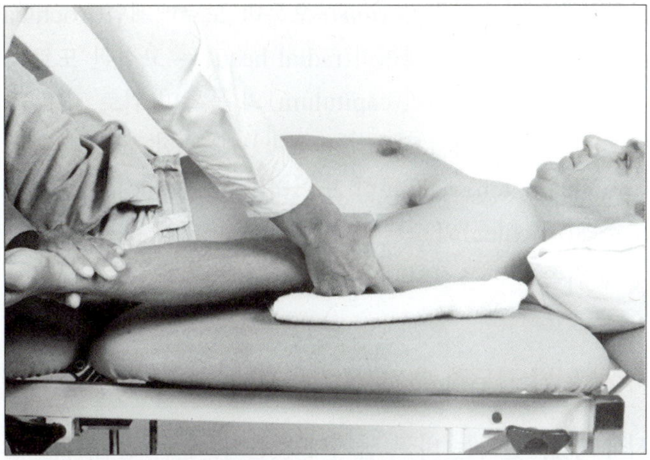

그림 4-7 팔꿈치 굽힘과 폄/젖힘 수동관절가동범위의 시작 자세.

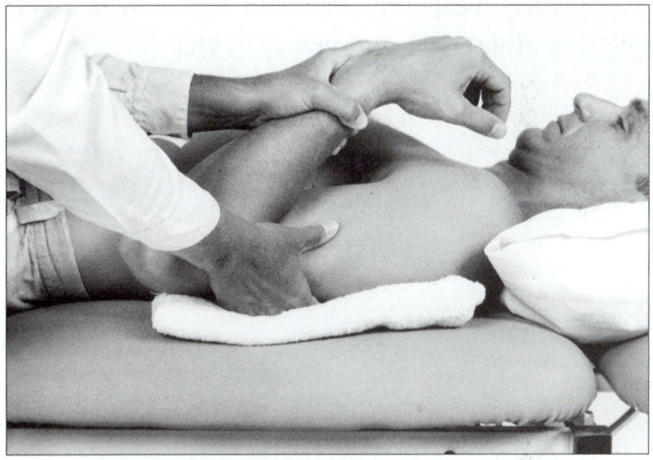

그림 4-8 팔꿈치 굽힘 제한에서 부드럽고, 단단하고 딱딱한 끝 느낌.

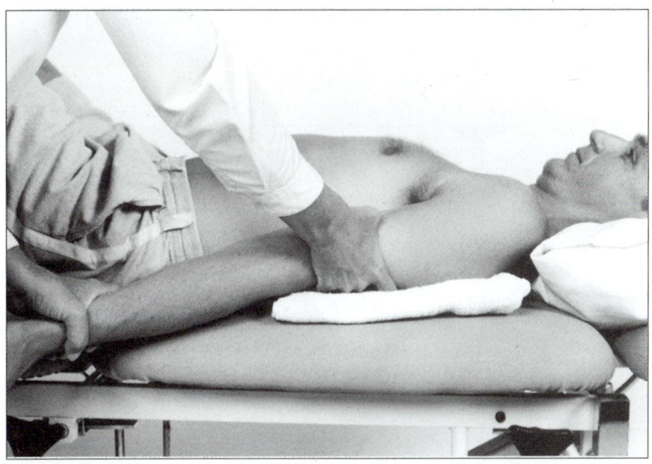

그림 4-9 팔꿈치 젖힘 제한에서 단단하고 딱딱한 끝 느낌.

관절 미끄러짐. *굽힘(flexion)*–오목한 도르래패임(trochlea notch)과 오목한 노뼈머리(radial head)는 고정된 도르래(trochlea)와 작은머리(capitulum)의 볼록면 위로 각각 앞쪽으로 움직인다. *폄(extension)*–오목한 도르래패임(trochlea notch)과 오목한 노머리(radial glide)는 고정된 도르래(trochlea)와 작은머리(capitulum)의 볼록면 위로 각각 뒤쪽으로 움직인다.

측정: 일반 각도계 (Measurement: universal goniometer)

시작 자세. 환자는 바로 눕거나 앉는다. 팔은 팔꿈치를 편(0°) 해부학적 자세이다(그림 4-10). 수건은 관절가동범위를 충분히 하기 위해서 위팔뼈의 먼쪽 끝아래 놓는다. 위팔두갈래근(biceps)의 긴장때문에 특히 근육이 발달한 남성들에 있어서 0°가 되지 않을 수도 있다.

고정. 치료사는 위팔뼈를 고정한다.

각도계 축. 축은 위팔뼈의 가쪽 위관절융기(lateral epicondyle)에 놓는다(그림 4-10과 4-11).

고정자. 봉우리돌기(acromion process)의 끝에서 위팔뼈의 세로축으로 평행하게 놓는다.

끝 자세. 팔꿈치 폄 자세로부터 아래팔은 팔꿈치 굽힘 상태에서 손이 어깨쪽인 앞쪽 방향으로 인다(팔꿈치 굽힘 150°)(그림 4-12).

폄/젖힘. 아래팔은 팔꿈치 폄(0°)/젖힘(위로 15°까지) 자세에서 뒤쪽으로 움직인다(그림 4-13).

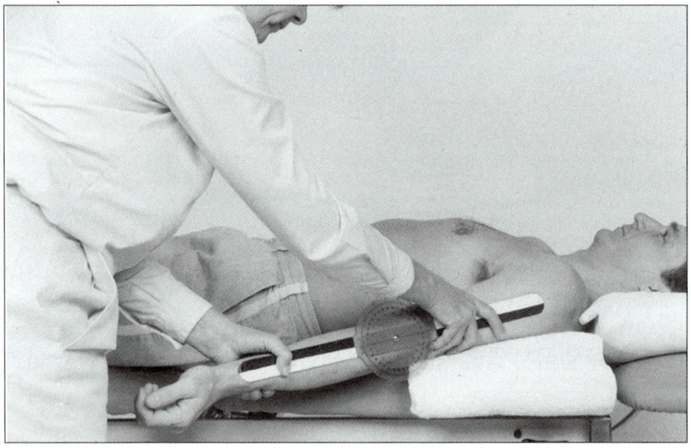

그림 4-10 팔꿈치 굽힘과 폄의 시작 자세.

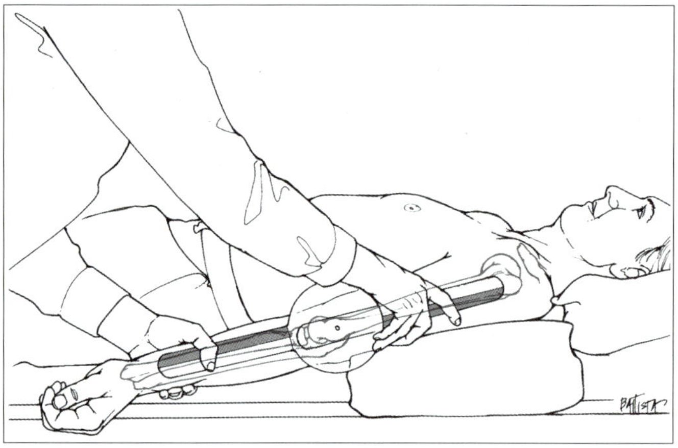

그림 4-11 팔꿈치 굽힘과 폄의 관절각도 측정.

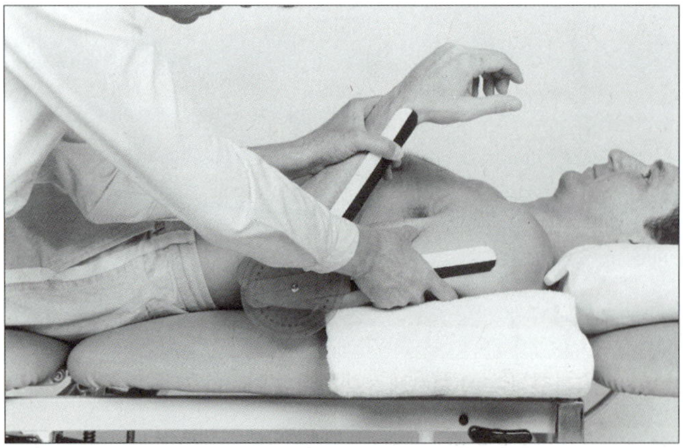

그림 4-12 팔꿈치 굽힘 끝 자세.

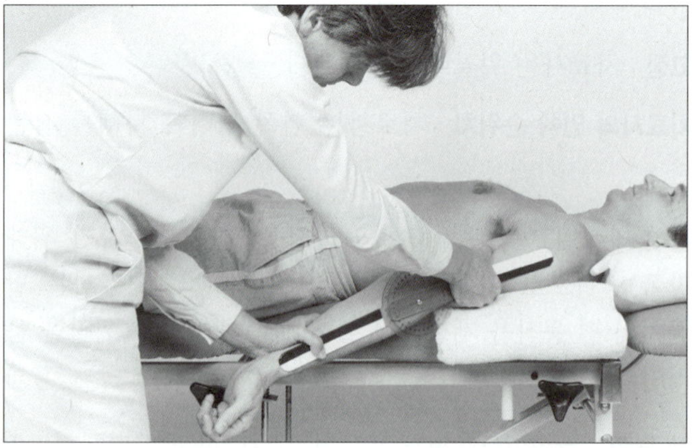

그림 4-13 팔꿈치 젖힘 끝 자세.

대체 측정 (Alternate measurment)

환자는 앉아 있는다(그림 4-14 와 4-15).

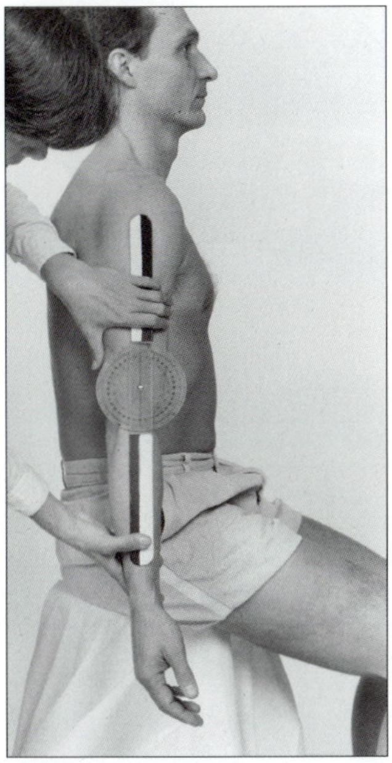

그림 4-14 팔꿈치 폄 0°.

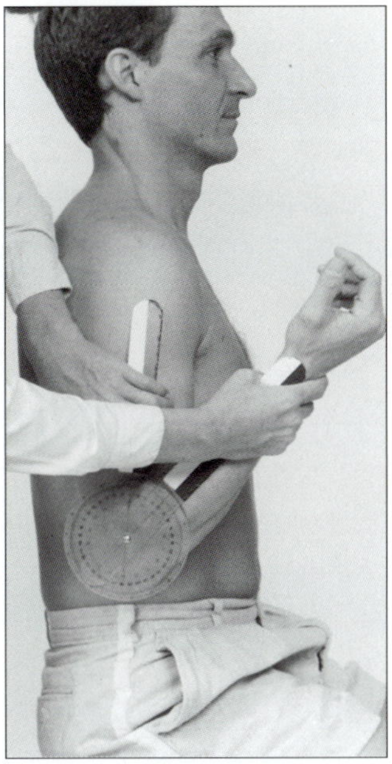

그림 4-15 팔꿈치 굽힘.

뒤침 – 엎침 (Supination-Pronation)

능동관절가동범위 평가 (AROM Assessment)

대체 운동. *뒤침(supination)*–위팔뼈의 모음(adduction)과 가쪽 돌림(external rotation)과 같은쪽의 몸통 가쪽 굽힘. *엎침(pronation)*–위팔뼈의 벌림(abduction)과 안쪽 돌림(internal rotation)과 반대쪽 몸통 가쪽 굽힘.

수동관절가동범위 평가 (PROM Assessment)

Forms 4-3, 4-4

시작 자세. 환자는 앉는다. 팔은 팔꿈치를 90° 굽힘의 상태로 한다(그림 4-16A).

고정. 치료사는 위팔뼈를 고정한다.

치료사의 먼쪽 손위치. 치료사는 먼쪽 노뼈와 자뼈를 잡는다(그림 4-16B).

끝 자세. 아래팔은 아래팔 뒤침 자세에서 손바닥이 천정을 향하고 가쪽으로 돌림한 자세이다(그림 4-17A and B). 아래팔은 아래팔 엎침 상태에서 손바닥이 바닥을 향해 안쪽으로 돌림한 자세이다(그림 4-18A, B).

끝 느낌. *뒤침*–단단하다; *엎침*–단단하고 딱딱하다.

관절 미끄러짐. *뒤침(supination)*–(1) 볼록한 노뼈머리는 고리인대에서 뼈사이섬유테 내에서 돌림한다. 그리고 고정되어진 오목한 노뼈패임[16]은 Barneys와 그의 동료들[17]에 따르면 대조적으로 앞쪽으로 미끄러진다. 이것을 오목-볼록 법칙(concave-convex rule)이라 한다. (2) 오목한 자뼈패임은 고정된 볼록 자뼈머리[16] 위로 뒤쪽으로 미끄러진다. *엎침*–(1) 볼록한 노뼈머리는 고리인대에서 뼈사이섬유테 내에서 돌림한다. 그리고 고정된 오목한 노뼈패임은 Barneys와 동료들에 따르면 뒤쪽으로 미끄러진다. 이를 오목–볼록 법칙(concave-convex rule)이라 한다. (2) 오목한 자뼈패임은 볼록한 자뼈머리 위인 앞쪽으로 미끄러진다.[16] *위팔노관절(humeroradial joint)*–노뼈 머리는 뒤침과 엎침하는 동안 위팔뼈작은머리 위로 돌림한다.

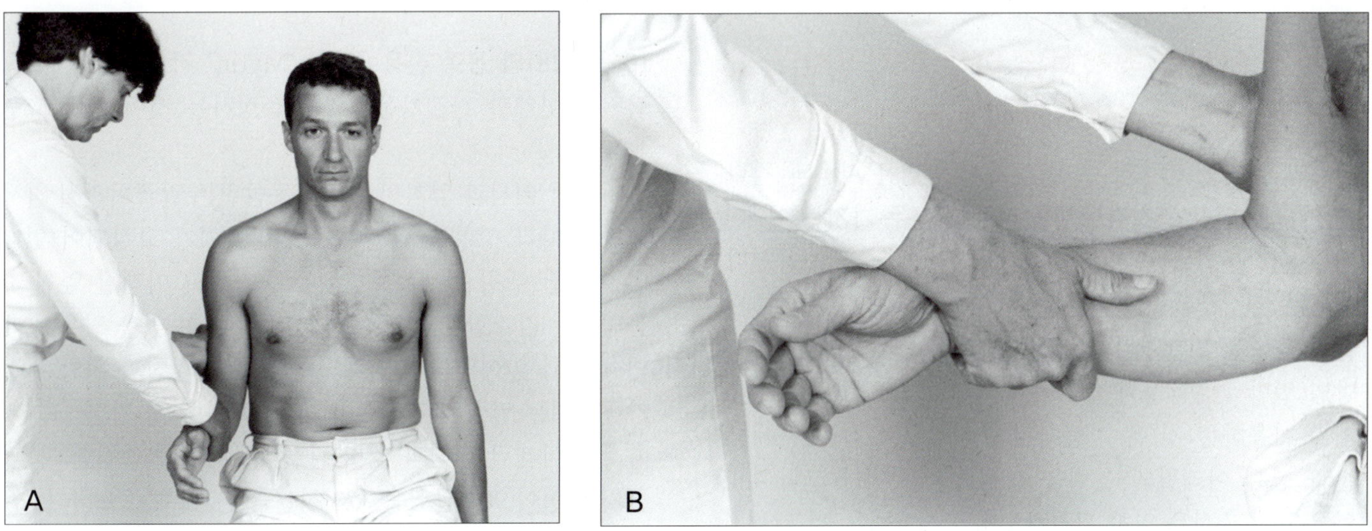

그림 4-16 A. 뒤침과 엎침의 시작 자세. B. 수동적으로 관절가동범위 측정 시 치료사의 손 위치.

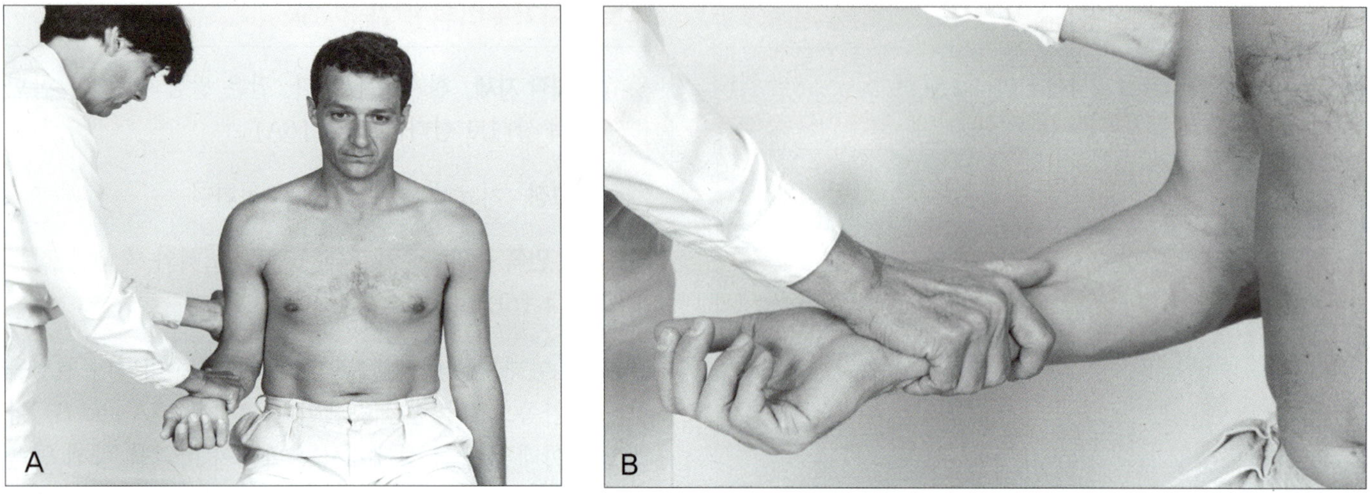

그림 4-17 A. 뒤침의 딱딱한 끝 느낌. B. 치료사의 손 위치.

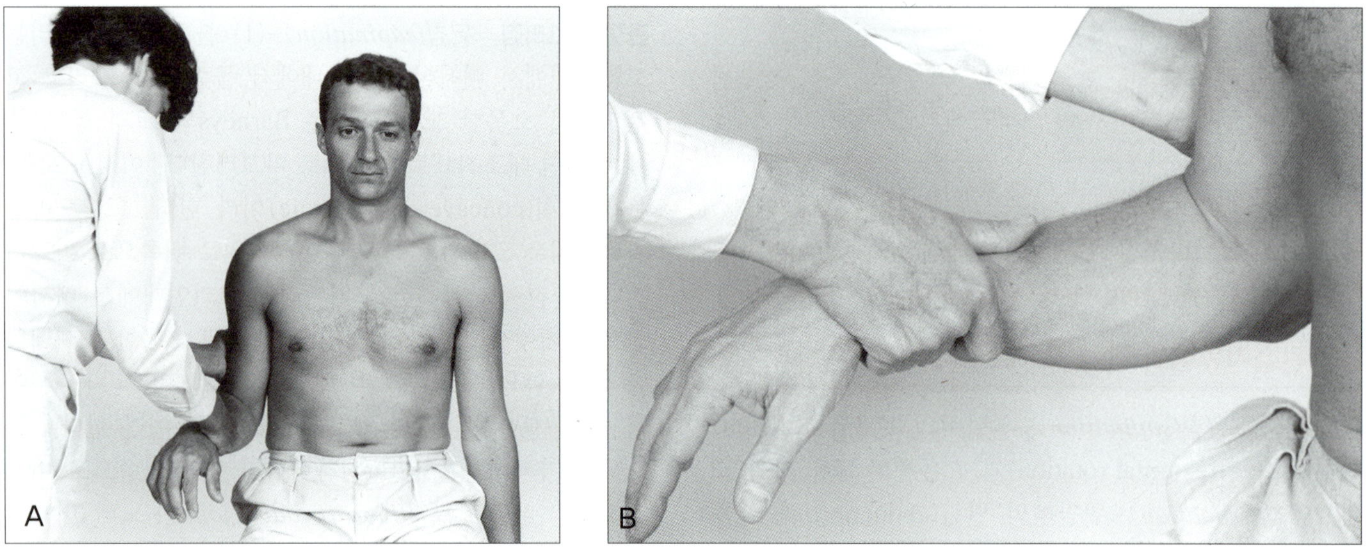

그림 4-18 A. 엎침의 단단한 끝 느낌. B. 치료사의 손 위치.

뒤침과 엎침을 측정하는 다섯 가지 방법 (Five Methods for Measuring Supination and Pronation)

뒤침과 엎침을 측정하는 다섯 가지 방법은 다음과 같다. 세 가지는 일반 관절각도계를 사용하고 두 가지는 아래팔의 관절가동범위 측정을 위한 OB "Myrin"을 사용한다. 대부분 일상생활동작들은 손을 사용함으로 인한 아래팔 돌림 동작을 병행한다(잡는 동작). 다섯 가지 중 두 가지 방법(일반 관절각도계를 사용하는 것과 OB "Myrin"각도계를 사용하는 것)은 기능적인 움직임으로 잡는 자세 시 손과 함께 아래팔의 돌림을 측정하는 것이다(그림 4-19와 4-29). 측정은 일반 관절각도계를 사용하는 것(그림 4-15와 4-28)과 몸쪽 손목에 OB "Myrin" 각도계를 놓고 독립적인 아래팔 관절가동범위를 측정하는 것이 있다(그림 4-32).

아래팔 뒤침과 엎침의 관절가동범위는 팔꿈치관절 자세 변화에 따라 영향을 받는다. 즉, 팔꿈치가 고정되어 있다면 아래팔 뒤침 관절가동범위는 증가하고 아래팔 엎침 가동범위는 감소할 것이며 팔꿈치 관절이 펴 있을 경우 반대의 경우가 일어난다.[19] 전체적인 아래팔 엎침과 뒤침 관절가동범위는 팔꿈치 관절이 45°와 90°사이 시 가장 크다.[19] 따라서 아래팔 뒤침과 엎침 관절가동범위가 측정할 때 팔꿈치 관절이 90° 굽힘을 유지하는 것은 매우 중요하다.

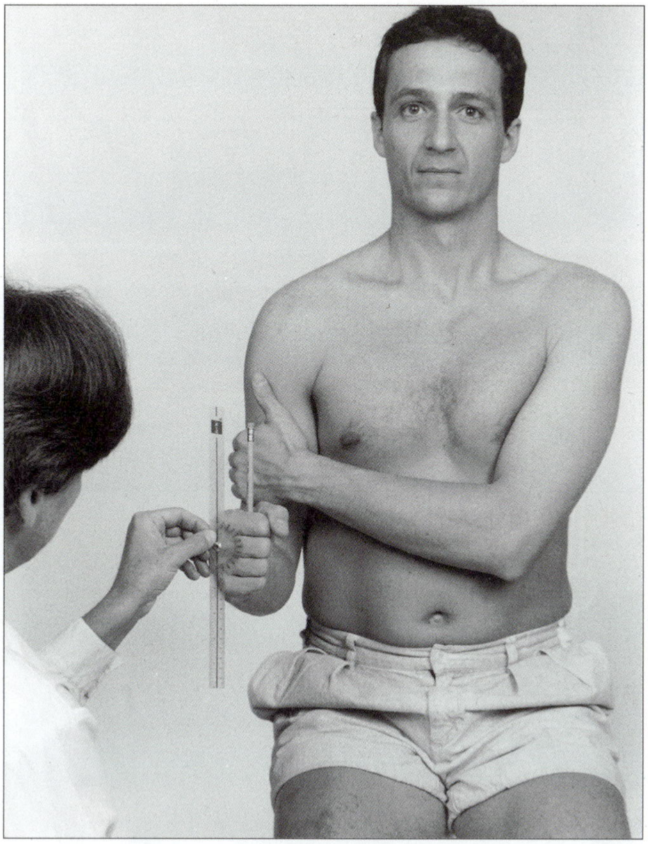

그림 4-19 기능적인 측정방법: 뒤침과 엎침을 위한 시작 자세.

측정: 일반 각도계 (Measurement: universal goniometer)

시작 자세. 환자는 앉는다. 팔은 편안한 자세로 아래팔은 중간위치이고 팔꿈치 관절은 90° 굽힌 자세이다. 연필을 손의 노뼈면에 튀어나오도록 하고 손목은 정상자세로 하고 주먹을 쥐고 꽉 잡는다(그림 4-19). 주먹은 4, 5번째 손가락을 고정하기 위한 것으로 검사시 연필로 인해 생길 수 있는 움직임을 피하기 위함이다.

고정. 환자는 검사받지 않는 손을 사용해 위팔뼈를 고정한다.

각도계 축. 3번째 손가락 머리 위에 놓는다.

고정자. 바닥과 수직으로 놓는다.

이동자. 연필과 평행하게 놓는다.

끝 자세. 아래팔은 바깥쪽으로 돌리고 손바닥은 아래팔 뒤침을 제한하기 위해 천정을 향한다(80~90° 사이)(그림 4-20).

대체 운동. 검사하는 동안 주먹을 꽉 쥐지 않았다면 연필 잡는 것을 다시 바꿔야 한다. 엄지손가락을 만지거나 연필을 움직이거나 손목을 펴거나 노뼈쪽으로 돌리거나 해도 그렇다.

끝 자세. 아래팔은 엎침 제한으로 손바닥이 바닥을 향하도록 하고 안쪽으로 돌림한다(80~90°)(그림 4-21).

대체 운동. 연필을 잡았을 때 바뀐다. 손목 굽힘과 또는 자뼈 돌림.

검사자간[18]과 검사자내[18, 20]의 높은 신뢰도는 능동적인 뒤침과 엎침 관절가동범위 측정 시 손에 연필을 잡게 하고, 일반 관절각도계를 사용하는 것이 기능적인 측정 방법이라고 보고되고 있다.

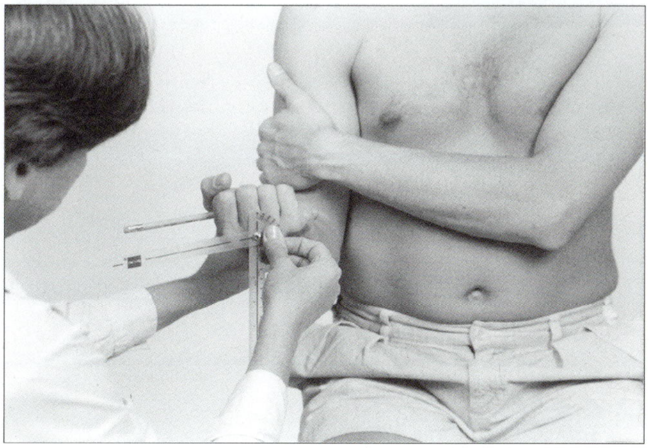

그림 4-20 뒤침.

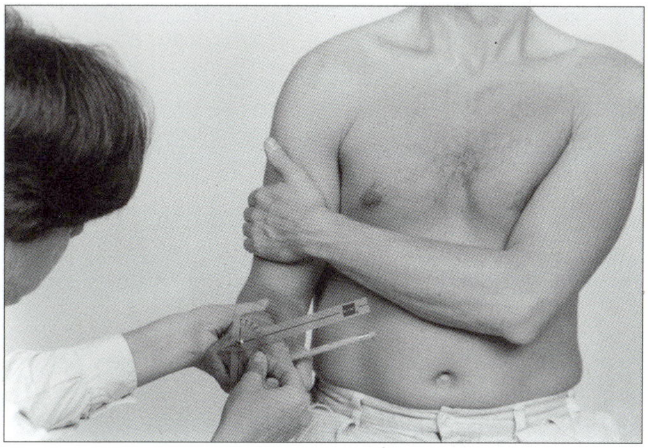

그림 4-21 엎침.

대체 측정: 일반 각도계

(Alternate measurement: universal goniometer)

이 측정은 환자가 연필을 잡을 수 없을 때 사용되어진다.

시작 자세. 팔은 편안한 자세로 팔꿈치가 90° 굽혀진 상대이다. 손목은 편안하게 하고 손가락들은 핀 상태로 한다(그림 4-22).

고정. 환자는 검사받지 않는 손을 사용해 위팔뼈를 고정한다.

각도계 축. 축은 중간 손가락끝에 놓는다.

고정자. 바닥과 수직으로 한다.

이동자. 쫙 펴진 4번째 손가락 끝에 평행하게 놓는다.

끝 자세. 아래팔 뒤침 제한을 위해 손바닥은 천정을 향해 놓고 아래팔은 바깥쪽으로 돌림한다(80~90°)(그림 4-23).

대체 운동. 손가락 젓힘, 손목 폄, 손목 돌림.

끝 자세. 아래팔 엎침을 제한하기 위해 손바닥은 바닥을 향하게 하고 아래팔은 안쪽으로 돌림한다(80~90°)(그림 4-24).

대체 운동. 손가락 굽힘, 손목 굽힘 그리고 손목 돌림.

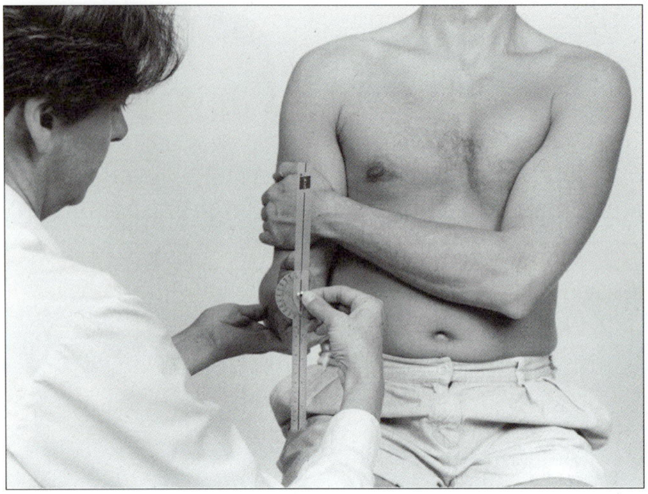

그림 4-22 대체 방법: 뒤침과 엎침의 시작 자세.

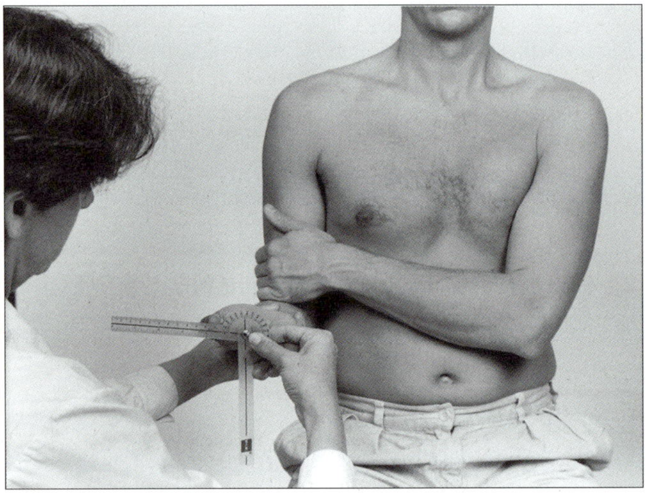

그림 4-23 뒤침.

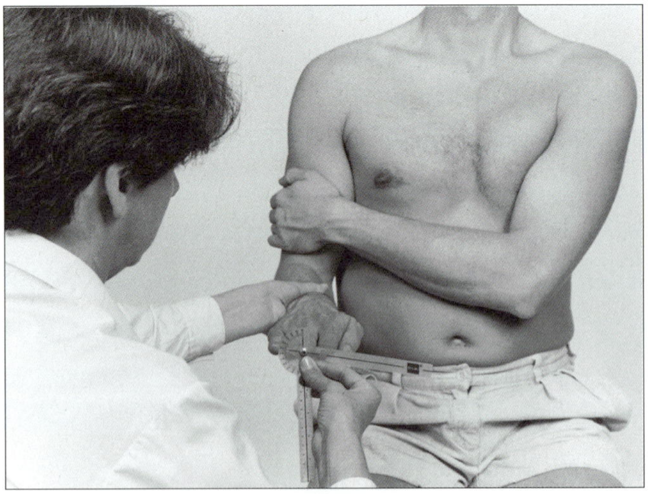

그림 4-24 엎침.

대체 측정: 몸쪽으로 손목의 일반 각도계 측정

(Alternate measurement: universal goniometer proximal to wrist)

이 방법은 측정 시 영향을 주는 아래팔의 먼쪽 관절에 움직임을 감소시키고 환자가 연필을 잡지 못할 경우 사용될 수 있다. 이러한 방법을 사용하여 측정한 능동관절가동범위는 위팔뼈 중간에 평행으로 고정자를 놓고 측정함으로 좋은 검사자간 신뢰도를 보여주고 있다. [20]

시작 자세. 팔은 편안한 자세로 팔꿈치관절은 90°로 굽힌 상태로 한다. 손목과 손가락은 편안하게 한다(그림 4-25).

고정. 환자는 검사받지 않는 손으로 다른 위팔뼈를 고정한다.

각도계 축. 축은 자뼈붓돌기와 같이 놓는다.

고정자. 수직으로 놓는다.

이동자. *뒤침(supination)*–자뼈붓돌기와 평행으로 아래팔 먼쪽 앞쪽 면에 붙여 놓는다(그림 4-25). 엎침–자뼈붓돌기와 평행으로 하고 아래팔 먼쪽 뒤쪽에 붙여놓는다(그림 4- 27).

끝 자세. 아래팔 뒤침 제한을 위해 손바닥은 천정을 향해 놓고 아래팔은 바깥쪽으로 돌림한다(80~90°)(그림 4-26).

대체 운동. 어깨 모음, 어깨 바깥쪽 돌림, 그리고 같은쪽 몸통 바깥쪽 굽힘.

끝 자세. 아래팔 엎침 제한을 위해 손바닥은 바닥을 향하게 하고 아래팔은 안쪽으로 돌림한다(80~90°)(그림 4-28).

대체 운동. 어깨 벌림, 어깨 안쪽 돌림 그리고 반대쪽 몸통 바깥쪽 굽힘.

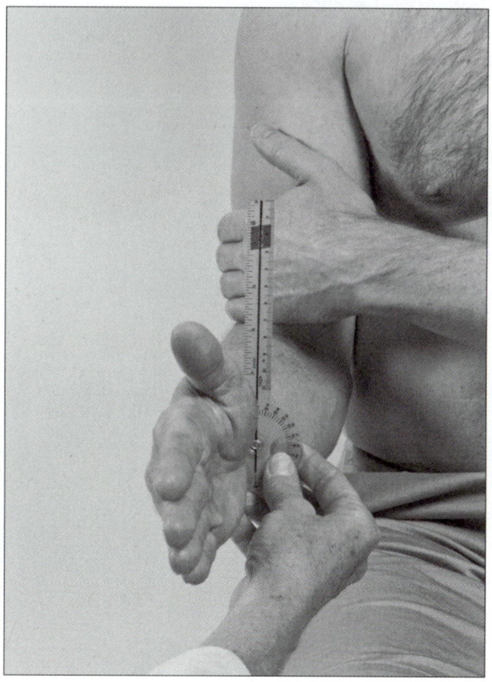

그림 4-25 뒤침의 시작 자세.

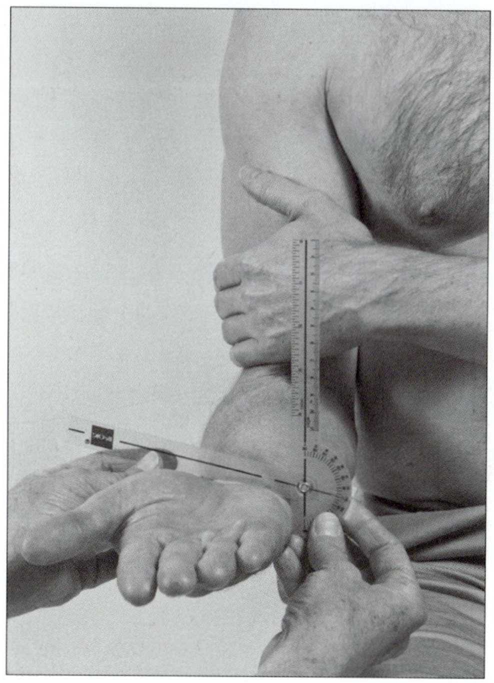

그림 4-26 뒤침의 끝 자세.

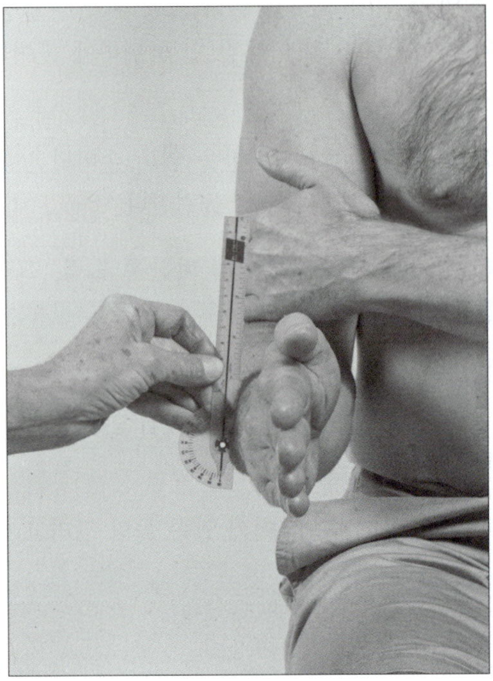

그림 4-27 엎침의 시작 자세.

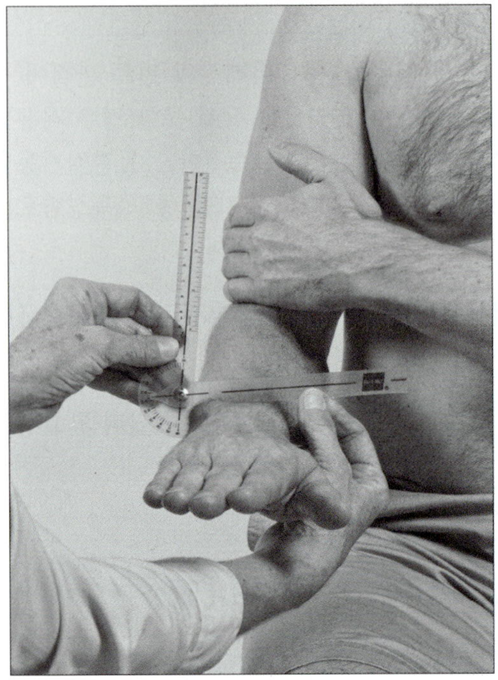

그림 4-28 엎침의 끝 자세.

측정: OB" "Myrin" 각도계 (Measurement OB" "Myrin" goniometer)

시작 자세. 환자는 앉는다. 어깨는 벌림하고 팔꿈치는 아래팔 중간자세에서 90° 굽힘한다. 손목은 편하게 하고 손가락은 굽힘한다(그림 4-29).

각도계 위치. 다이얼은 오른쪽 판에 놓는다. 판은 환자의 2~3번째 손가락 사이에 꼽는다.

고정. 치료사는 위팔뼈를 고정한다.

끝 자세. 아래팔은 뒤침을 제한하기 위해 중간자세에서 바깥쪽으로 돌림한다(그림 4-30).

대체 운동. 손목 폄과 돌림, 어깨 모음과 바깥쪽 돌림, 그리고 같은쪽 몸통 바깥쪽 굽힘.

끝 자세. 아래팔은 엎침을 제한하기 위해 중간자세에서 안쪽으로 돌림한다(그림 4-31).

대체 운동. 손목 굽힘과 돌림, 어깨 벌림과 안쪽 돌림, 반대쪽 몸통 바깥쪽 굽힘.

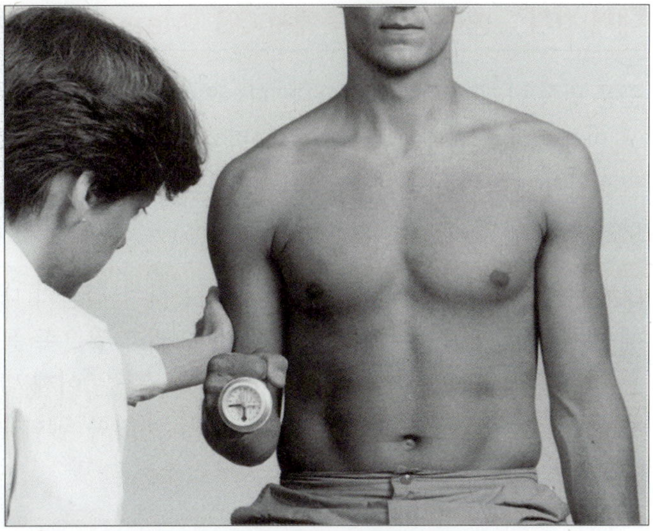

그림 4-29 OB 측정계를 사용한 뒤침과 엎침의 시작 자세.

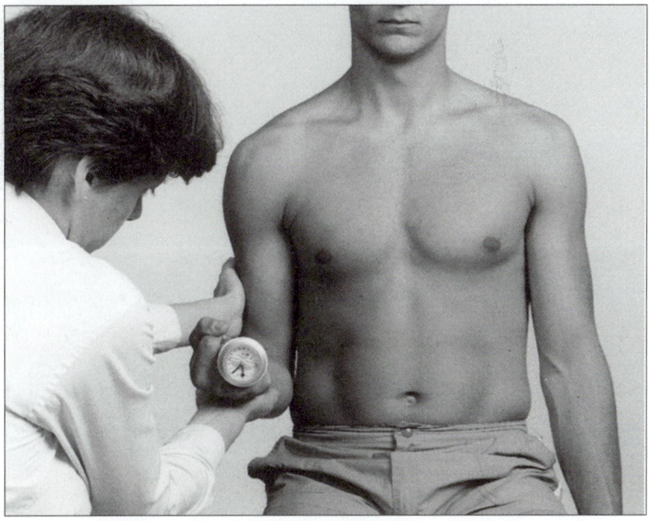

그림 4-30 뒤침의 끝 자세.

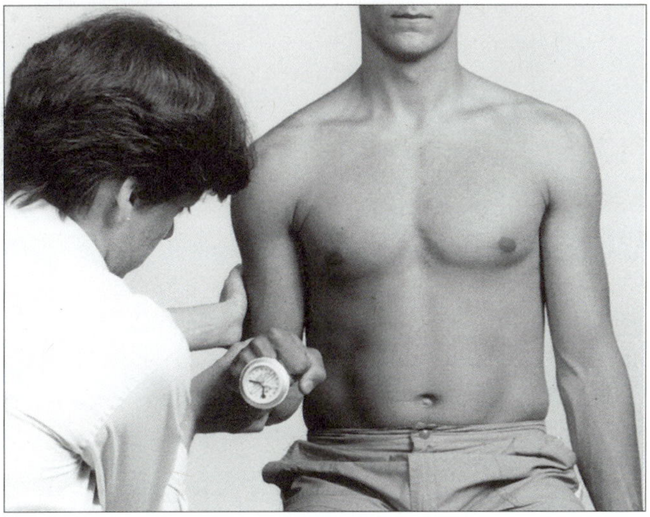

그림 4-31 엎침의 끝 자세.

대체 위치 : 손목 가까운쪽에서 OB "Maryin" 측정

끈은 먼쪽 아래팔 주위에 놓는다. 다이얼은 오른쪽 판에 놓고 아래팔의 노뼈쪽에 부착한다(그림 4-32). 이 관절각도 측정위치는 독립적인 아래팔 돌림 관절가동범위를 측정한다.

대체 운동. 이러한 각도 측정 위치를 사용하여 뒤침의 대체 운동(어깨 모음, 어깨 바깥쪽 돌림, 그리고 같은쪽 몸통 바깥쪽 굽힘)을 제한한다. 엎침의 대체 운동은 어깨 벌림, 어깨 안쪽 돌림, 그리고 반대쪽 몸통 바깥쪽 굽힘을 제한한다.

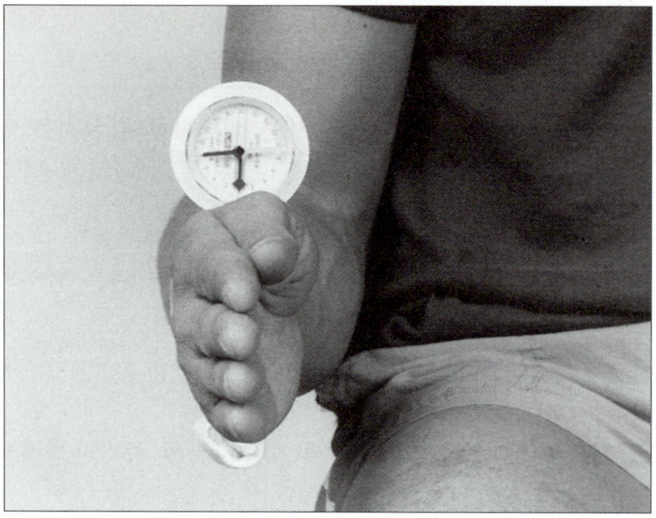

그림 4-32 뒤침과 엎침 측정을 위한 대체 OB 관절각도계 위치.

근육길이 평가와 측정 (Muscle Length Assessment and Measurement)

연습이 완벽함을 만든다.

이 단락의 기술들을 연습하거나 간단한 복습을 위해서 http://thepoint.lww.com/Clarkson3e에 있는 실습용 검사 방식을 이용하라.

위팔두갈래근 (Biceps Brachii)

이는곳(origin)[1]	닿는곳(insertion)[1]
위팔두갈래근	
a. 짧은 갈래 : 어깨뼈 부리돌기 b. 긴 갈래 : 어깨뼈의 관절오목 위결절	노뼈 융기의 뒤쪽 면과 아래팔 굽힘근의 이는곳을 덮고 있는 깊은 근막을 가 두 개로 나누어진 이두근의 널힘줄 융합

Forms 4-5 **시작 자세.** 환자는 바로누운 자세로 어깨 폄과 팔꿈치 굽힘, 그리고 아래팔 엎침상태로 침대 모서리에 팔을 놓는다.

고정. 치료사는 위팔뼈를 고정한다.

끝 자세. 팔꿈치는 편 상태로 위팔두갈래근을 완전히 신장한다(그림 4-34, 4-35).

끝 느낌. 위팔두갈래근 신장 시 단단하다.

측정. 치료사는 관절각도계를 사용하고 팔꿈치 폄의 수동적인 관절가동범위를 기록한다. 위팔두갈래근이 짧아져 있다면, 팔꿈치 편 자세의 수동적인 관절가동범위 측정시 근육 길이에 제한이 있을 수 있다.

관절각도계 위치. 각도계의 위치는 팔꿈치 폄과 굽힘의 경우와 같다.

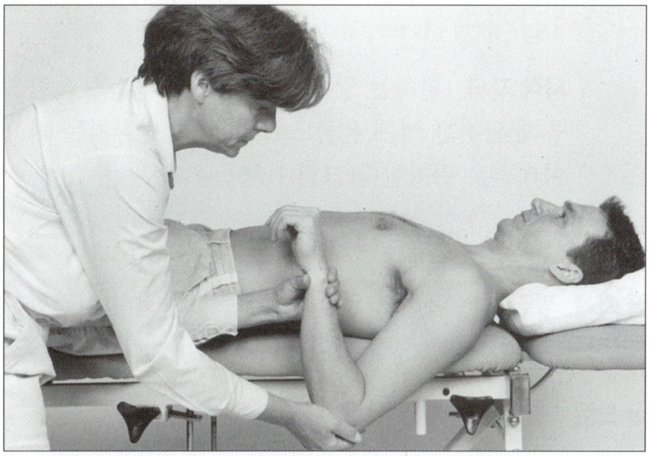

그림 4-33 시작 자세: 위팔두갈래근의 길이.

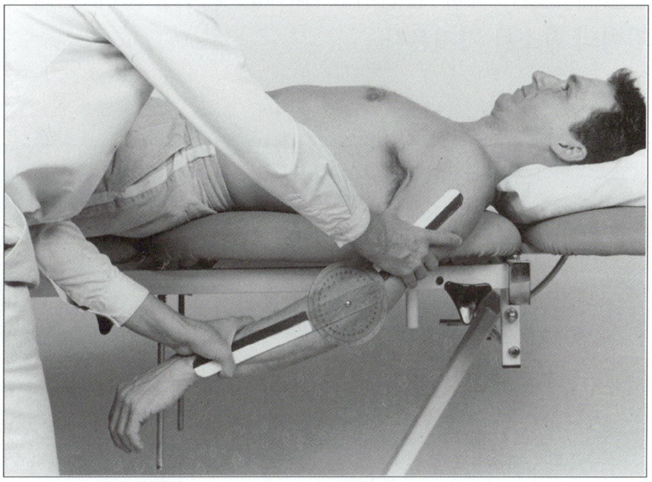

그림 4-34 각도계 측정 : 위팔두갈래근 길이.

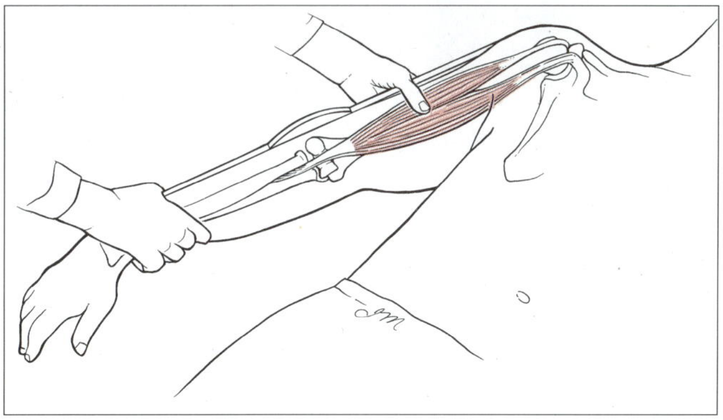

그림 4-35 신장 시 위팔두갈래근.

위팔세갈래근 (Triceps)

Forms 4-6

시작 자세. 환자는 앞쪽으로 굽힘과 바깥쪽 돌림을 통해 완전한 어깨 올림으로 앉는다. 팔꿈치는 펴고 아래팔은 뒤침한다(그림 4-36).

고정. 치료사는 위팔뼈를 고정한다.

끝 자세. 팔꿈치는 굽히고 위팔세갈래근은 완전히 신장한다(그림 4-37과 4-38).

끝 느낌. 위팔세갈래근 신장시–단단하다.

측정. 치료사는 관절각도계를 사용하며 팔꿈치의 굽힘 수동관절가동범위를 기록한다. 위팔세갈래근이 짧아졌다면 팔꿈치 굽힘 시의 관절가동범위에 제한이 오며 근육의 길이의 감소를 가져온다.

이는곳(origin)[1]	닿는곳(insertion)[1]
위팔세갈래근	
a. 긴갈래: 어깨뼈 관절 아래 결절 b. 가쪽 갈래: 노뼈쪽 구와 작은 원근 이는곳 사이에 위팔뼈의 뒤쪽 면 몸통; 가쪽 근육사이막 c. 안쪽 갈래: 위팔뼈도르래와 큰원근의 닿는곳 사이에 노쪽 구 아래 위팔뼈의 뒤쪽 면; 안쪽 가쪽 근육사이막	뒤쪽, 팔꿈치머리의 몸쪽 면 위: 몇몇 근섬유들은 아래팔근막의 먼쪽으로 지속된다.

각도계 위치. 각도계는 팔꿈치 굽힘과 폄 측정시 위치와 동일하게 놓는다.

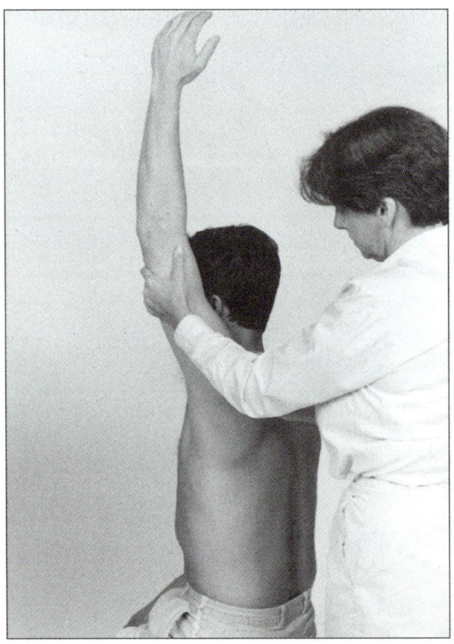

그림 4-36 시작 자세: 위팔세갈래근의 길이.

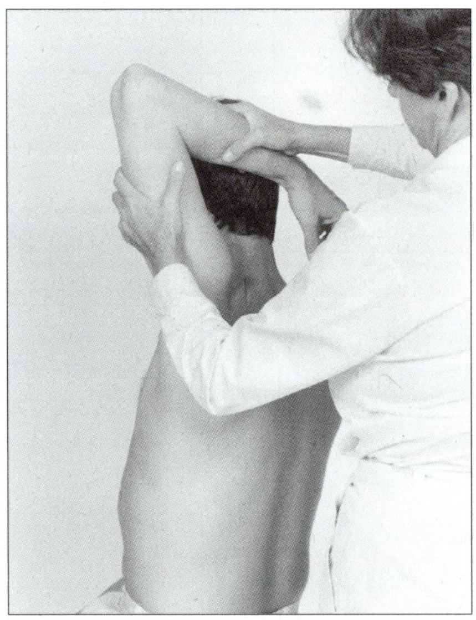

그림 4-37 끝자세: 신장시 위팔세갈래근.

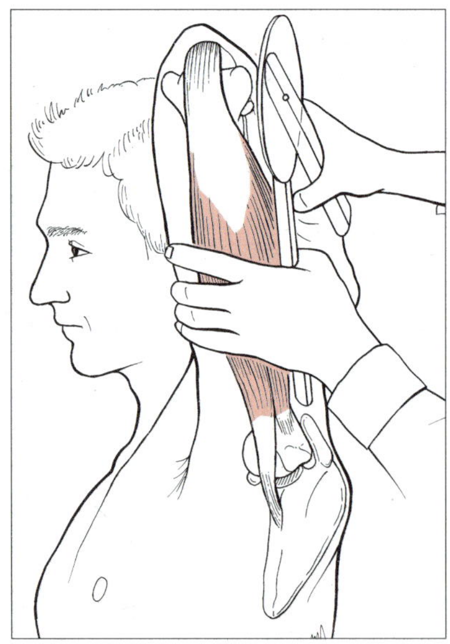

그림 4-38 각도계 측정: 위팔세갈래근의 길이.

대체 측정: 뒤침 (Alternate measurement: supine)

이 자세는 환자가 어깨 굽힘 가동범위가 감소되었을 때 사용된다.

시작 자세. 환자는 어깨 90° 굽힘과 팔꿈치를 편 자세에서 바로 눕는다(그림 4-39).

고정. 치료사는 위팔뼈를 고정한다.

끝 자세. 팔꿈치는 굽히고 위팔세갈래근은 신장한다(그림 4-40).

각도계 위치. 각도계는 팔꿈치 굽힘과 폄의 위치와 동일하다(그림 4-38).

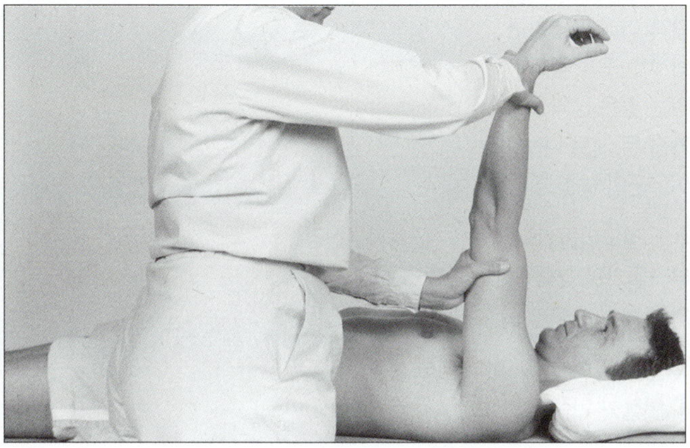

그림 4-39 대체 시작 자세: 위팔세갈래근 길이.

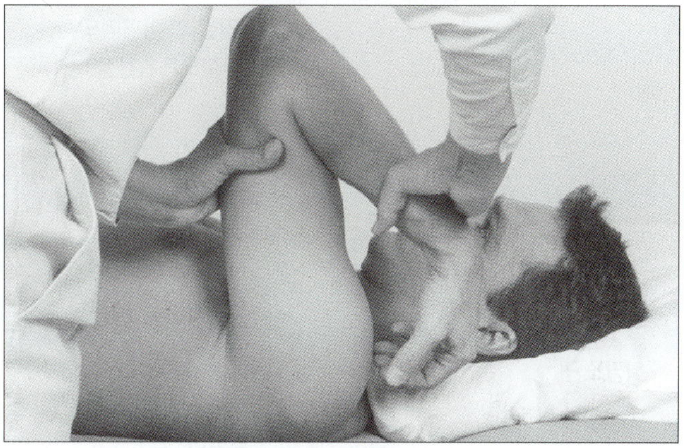

그림 4-40 끝 자세 : 위팔세갈래근 신장.

근력 평가 (Muscle Strength Assessment)(표 4-2)

표 4-2 근육작용, 부착점 그리고 신경지배: 팔꿈치와 아래팔[21]

근육	주작용	이는곳	닿는곳	말초신경	신경뿌리
위팔두갈래근	팔꿈치 굽힘 아래팔 뒤침	a. 짧은 갈래 : 어깨뼈 부리돌기의 꼭지 b. 긴갈래: 어깨뼈의 관절오목위결절	a. 노뼈의 거친면 b. 노뼈 융기의 뒤쪽 면과 아래팔 굽힘근의 이는곳을 덮고 있는 깊은 근막을 가진 두 개로 나누어진 이두근의 널힘줄 융합	근육피부신경	C56
위팔근	팔꿈치 굽힘	위팔근 앞면의 먼쪽의 1/2; 안쪽과 가쪽 근육사이중격막	자뼈의 갈고리돌기, 부리돌기의 앞쪽 면 위의 자뼈거친면	근육피부신경, 노신경	C 56(7)
위팔노근	팔꿈치 굽힘	위팔뼈 가쪽 모서리의 몸쪽 2/3; 근육사이 중격막	노쪽 먼쪽 끝의 가쪽 면, 단, 붓돌기 먼쪽	노신경	C56
위팔세갈래근	팔꿈치 폄	a. 긴갈래: 어깨뼈의 관절, 오목아래결절 b. 가쪽 갈래: 작은원근의 닿는곳과 노쪽 구 사이의 뒤쪽 가쪽면 c. 안쪽 갈래: 큰원근의 닿는곳과 위팔뼈도르래 패임 사이의 노쪽 구 아래 위팔뼈 뒷면	팔꿈치머리의 몸쪽 면 위의 뒤쪽; 몇몇 섬유들은 아래팔근막 먼쪽으로 지속된다.	노신경	C678
손뒤침근	아래팔 뒤침	위팔뼈의 가쪽 위관절융기; 팔굽관절의 노쪽 곁인대; 위쪽 노자뼈관절의 고리인대; 자뼈의 엎침근능선과 앞쪽 내림의 뒷부분	노뼈의 몸쪽 3/1의 뒤쪽 가쪽 면과 앞쪽 가쪽 면	노신경의 뼈사이막가지 뒤쪽	C67
원엎침근	아래팔 엎침	a. 위팔뼈머리: 아래팔뼈 안쪽 위관절융기의 몸쪽 굽힘근 긴장 b. 자뼈머리: 자뼈의 갈고리돌기 안쪽	노뼈능선의 앞쪽 가쪽 중앙	정중신경	C67
네모엎침근	아래팔 엎침	자뼈 능선의 앞쪽의 먼쪽 1/4	노뼈의 앞쪽 먼쪽의 1/4과 노쪽 능선면; 노뼈의 자패임	정중신경의 뼈사이막가지 앞쪽	C78

연습이 완벽함을 만든다.

이 단락의 기술들을 연습하거나 간단한 복습을 위해서 http://thepoint.lww.com/Clarkson3e에 있는 실습용 검사 방식을 이용하라.

팔꿈치 굽힘 (Elbow Flexion)

중력 대항: 위팔두갈래근 (Against gravity: biceps brachii)

Forms 4-7

보조근: 위팔근(brachialis), 위팔노근(brachioradialis), 원엎침근(pronator teres)[21], 길고 짧은 노쪽 손목폄근(extensor carpi radialislongus and brevis).[22]

시작 자세. 환자는 바로 눕거나 앉는다. 팔은 편안하게 하고 팔꿈치는 펴며 아래팔은 뒤침한다(그림 4-41).

고정. 치료사는 위팔뼈를 고정한다.

운동. 환자는 완전가동범위로 팔꿈치를 굽힌다(그림 4-42).

촉진. 팔꿈치 구멍의 앞쪽 면.

대체 운동. 위팔근은 위팔두갈래근의 대체 운동을 일으킬 수 있다. 왜냐하면 아래팔의 자세와 상관없이 팔꿈치굽힘근 때문이다[23].

저항 위치. 아래팔의 앞쪽 면 위에 손목관절의 가까운쪽에 적용한다(그림 4-43, 4-44).

저항 방향. 아래팔 엎침과 팔꿈치 폄.

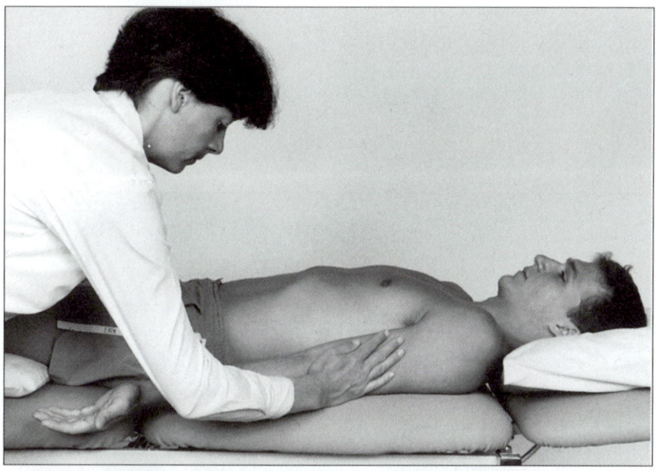

그림 4-41 시작 자세: 위팔두갈래근.

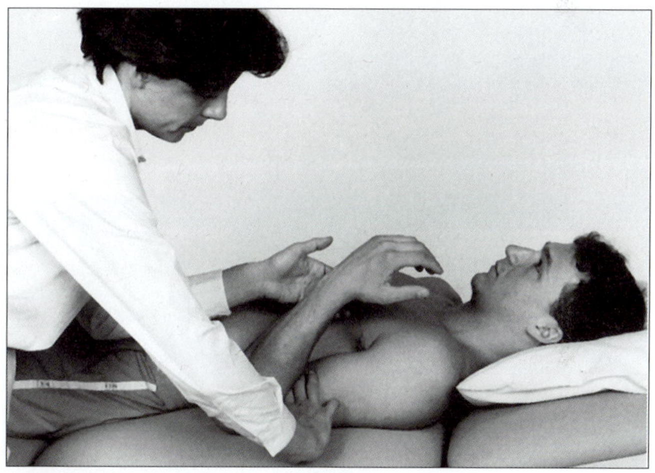

그림 4-42 검사 자세: 위팔두갈래근.

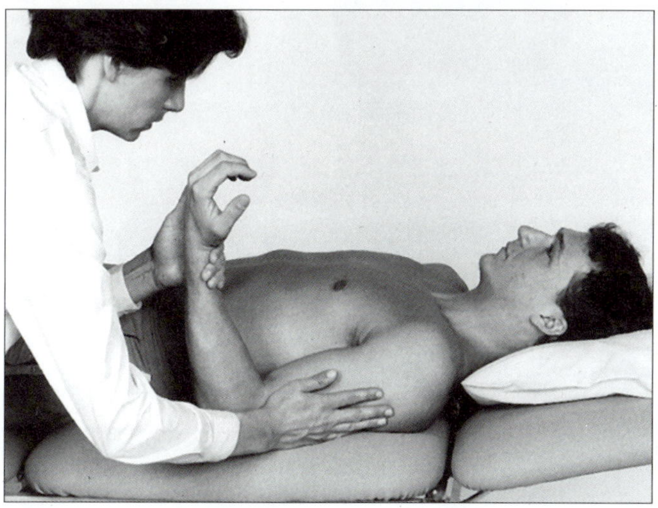

그림 4-43 저항: 위팔두갈래근.

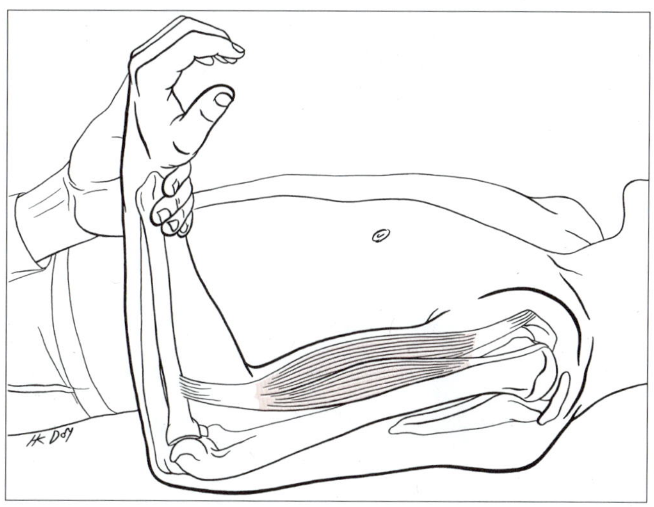

그림 4-44 위팔두갈래근.

중력 제거: 위팔두갈래근

(Gravity Eliminated: Biceps Brachii)

시작 자세. 환자는 탁자에 팔을 뒤침한 자세로 놓고 앉는다. 어깨는 90°로 벌리고 팔꿈치는 펴며 아래팔은 뒤침한다(그림 4-45).

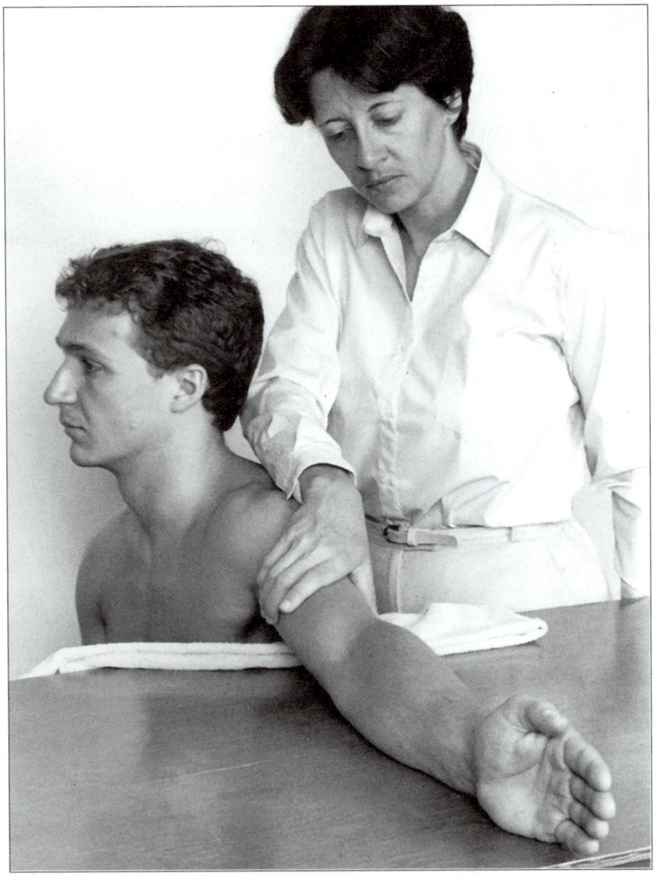

그림 4-45 시작 자세: 위팔두갈래근.

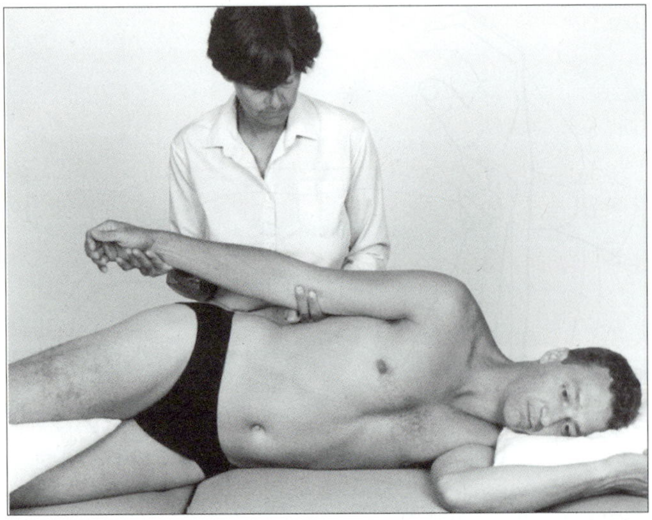

그림 4-46 대체 시작 자세.

대체 시작 자세. 환자는 옆으로 눕는다. 치료사는 팔의 무게를 지지한다(그림 4-46).

고정. 치료사는 위팔뼈를 고정한다.

끝 자세. 환자는 완전한 가동범위로 팔꿈치를 굽힌다(그림 4-47).

대체 운동. 위팔근(brachialis).

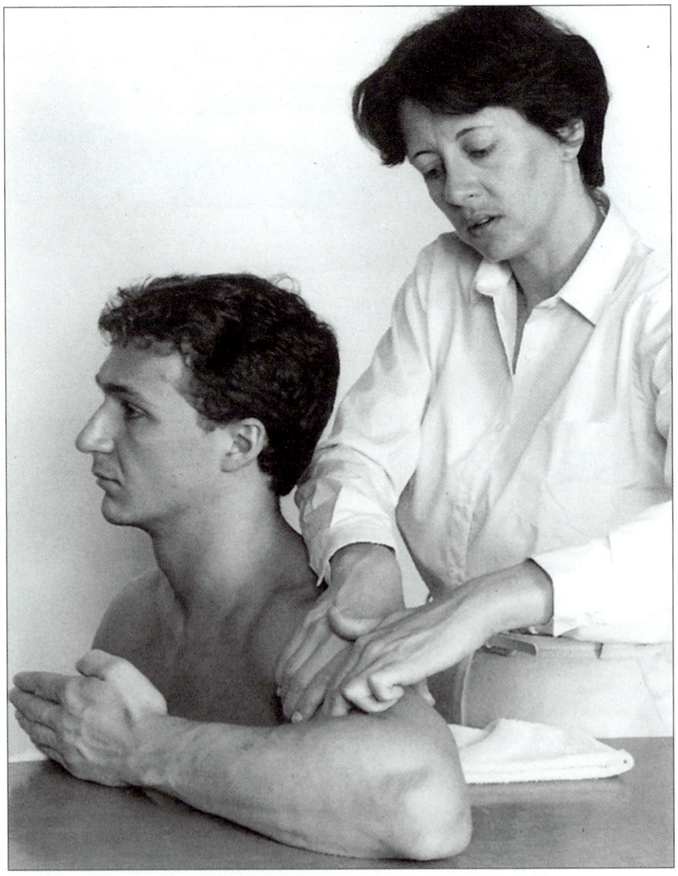

그림 4-47 끝 자세: 위팔두갈래근.

중력 대항: 위팔근과 위팔노근
(Against gravity: brachialis and brachioradialis)

Forms 4-8

보조근 : 위팔두갈래근, 원엎침근, 길고 짧은 노쪽 손목폄근.[22]

시작 자세. 환자는 바로 눕거나 앉는다. 팔은 편안하게 팔꿈치를 펴고 아래팔은 엎침한다(그림 4-48).

고정. 환자는 완전가동범위가 되게 팔꿈치를 굽힌다(그림 4-49).

촉진. *위팔근(brachialis)*: 위팔두갈래근의 안쪽 긴장. *위팔노근(brachioradialis)*: 아래팔의 안가쪽 면, 두 근육은 아래팔이 엎침[23]할 때 작용하기 때문에 근수축은 촉진이나 관찰에 의해 보여주어야 한다.

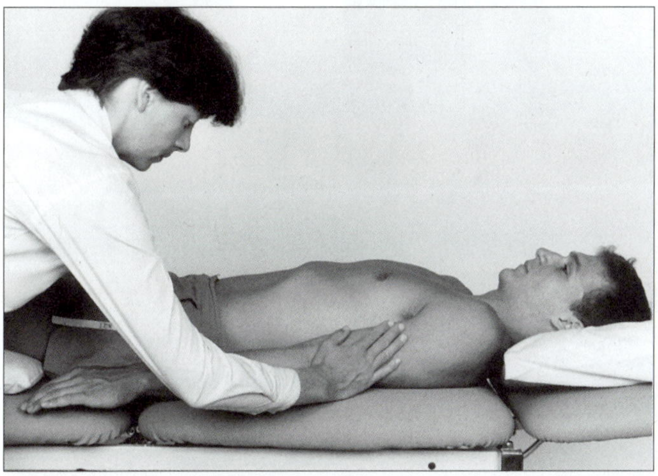

그림 4-48 시작 자세: 위팔근과 위팔노근.

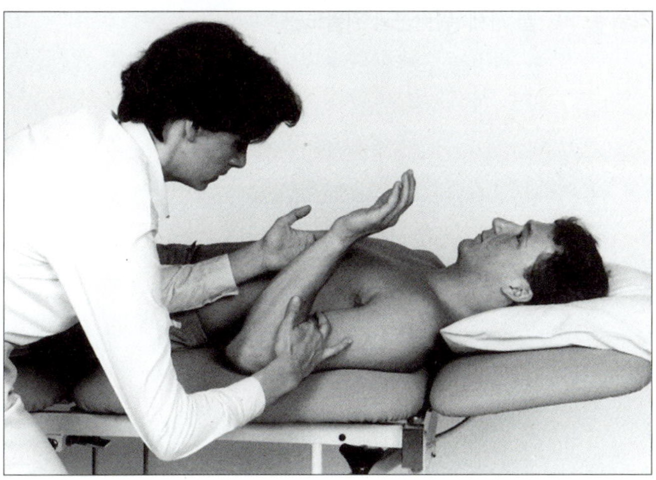

그림 4-49 검사 자세: 위팔근과 위팔노근.

저항 위치. 아래팔의 뒤쪽 면에 팔관절의 가까운쪽에 적용한다(그림 4-50, 4-51 그리고 4-52).

저항 방향. 팔꿈치 폄.

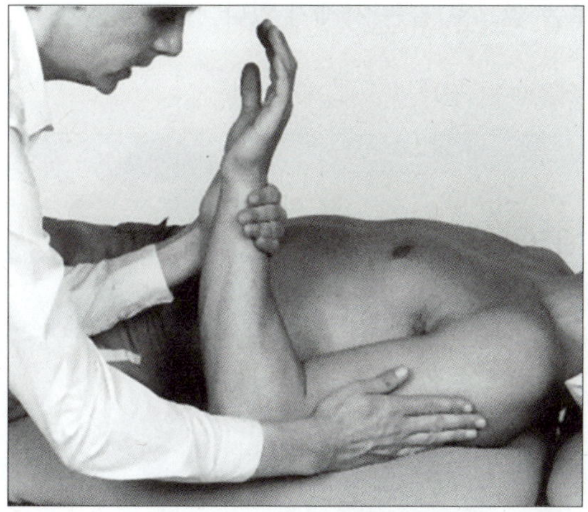

그림 4-50 저항: 위팔근과 위팔노근.

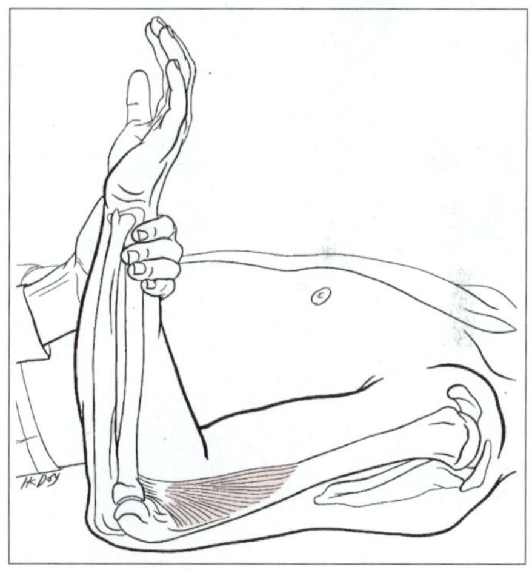

그림 4-51 위팔근.

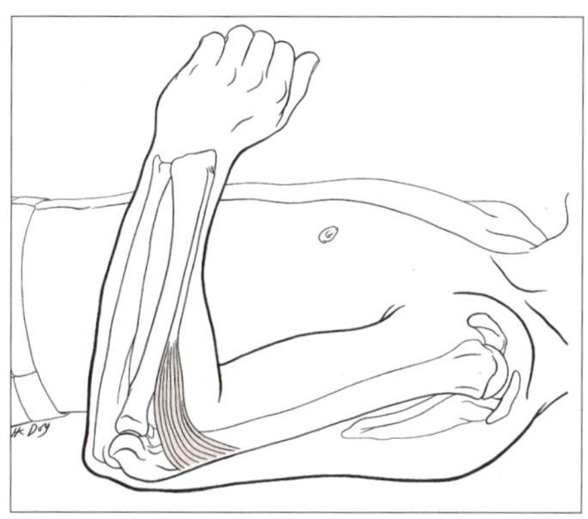

그림 4-52 위팔노근.

중력 제거: 위팔근과 위팔노근
(Gravity eliminated: brachilias and brachioradialis)

시작 자세. 환자는 탁자에 팔을 뒤침한 채로 앉는다. 어깨는 90°로 벌리고 아래팔은 엎침한다(그림 4-43). 또 다른 자세로는 옆으로 눕는 자세가 있다.

고정. 치료사는 위팔뼈를 고정한다.

끝 자세. 환자는 완전가동범위로 팔꿈치를 굽힌다(그림 4-54).

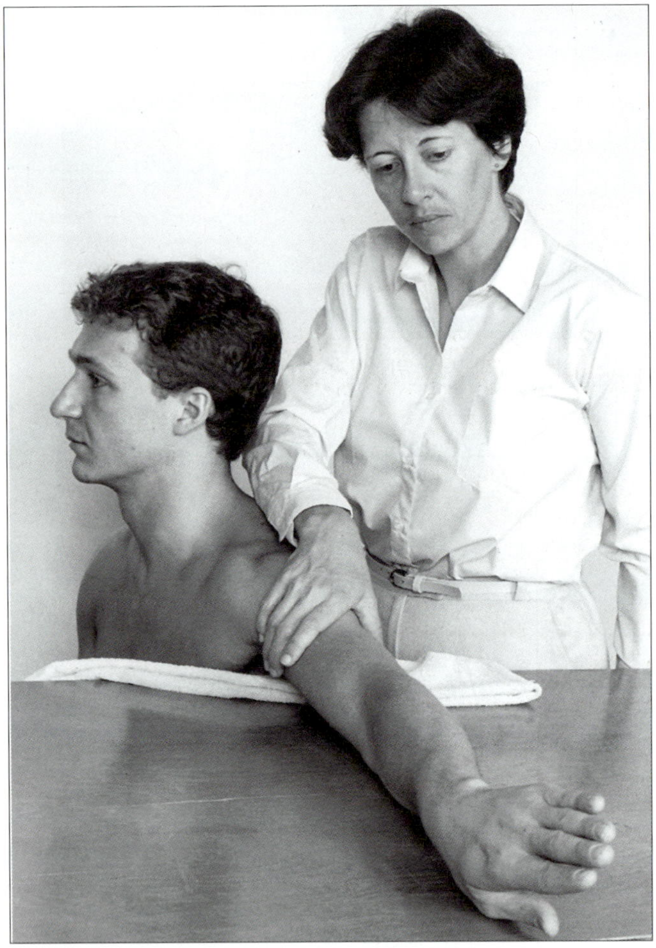

그림 4-53 시작 자세: 위팔근과 위팔노근.

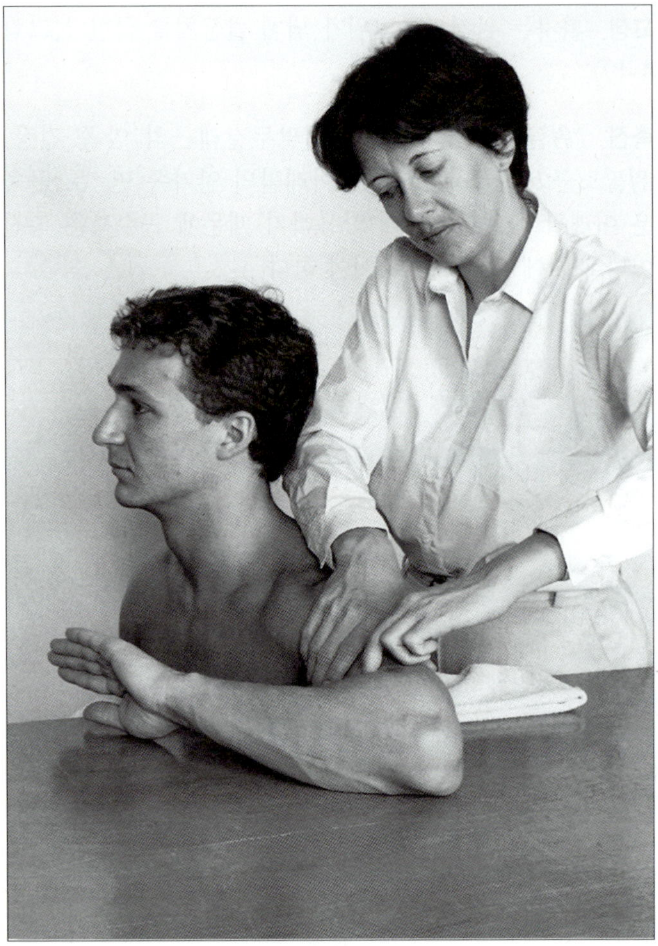

그림 4-54 끝 자세: 위팔근과 위팔노근.

팔꿈치 폄 (Elbow Extension)

중력 대항: 위팔세갈래근 (Against gravity: triceps)

보조근 : 팔꿈치근(anconeus).

Forms 4-9

시작 자세. 환자는 바로 눕는다. 어깨는 안쪽으로 돌리고 90° 굽히고, 팔꿈치는 굽히고 아래팔은 뒤침한다(그림 4-55).

고정. 치료사는 위팔뼈를 고정한다.

운동. 환자는 완전가동범위로 팔꿈치는 편다(그림 4-56). 환자는 반드시 완전 폄으로 팔꿈치는 하게 하면 안 된다(the closed-packed 자세).

촉진. 팔꿈치머리돌기(olecranon process) 몸쪽.

저항 위치. 아래팔의 뒤쪽 면에 안쪽 손목관절에 적용한다(그림 4-57 과 4-58).

저항 방향. 팔꿈치 굽힘.

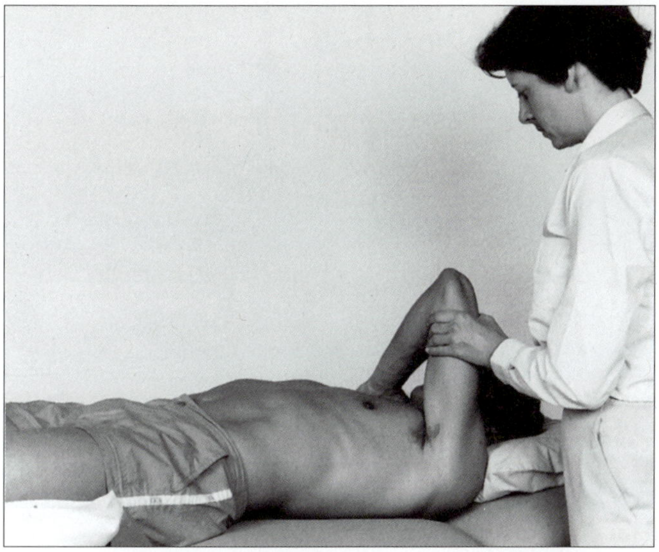

그림 4-55 시작 자세: 위팔세갈래근.

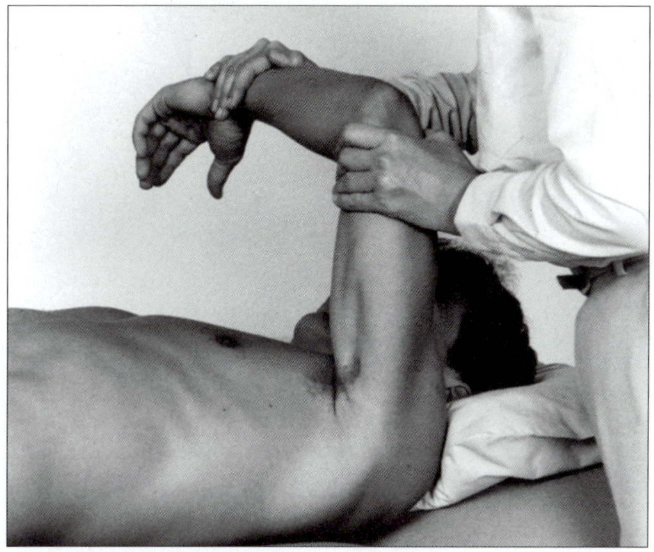

그림 4-57 저항: 위팔세갈래근.

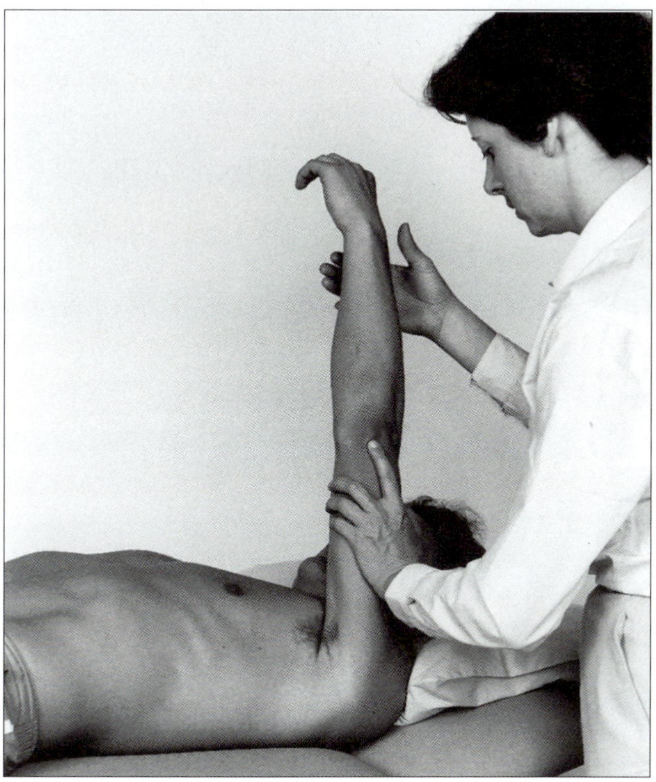

그림 4-56 검사 자세: 위팔세갈래근.

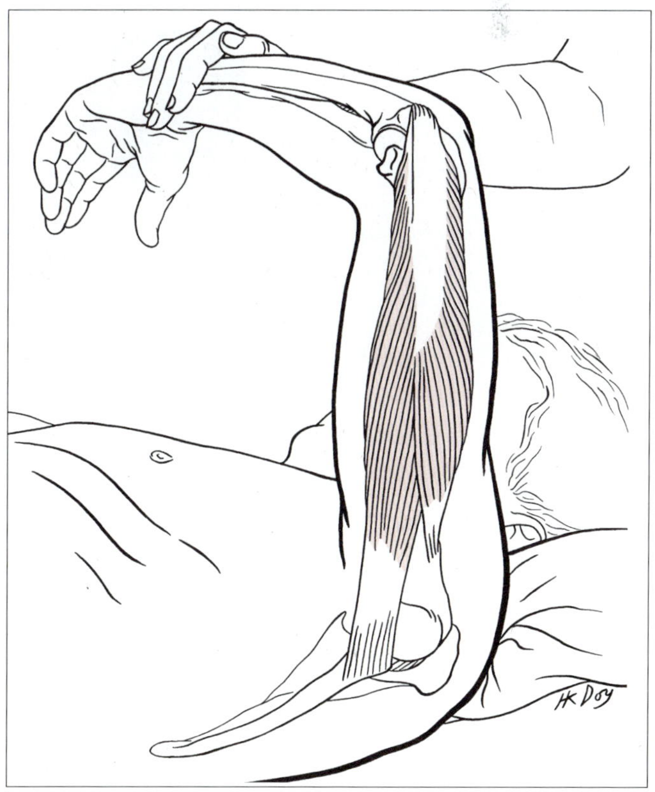

그림 4-58 위팔세갈래근.

중력 제거: 위팔세갈래근 (Gravity eliminated: triceps)

시작 자세. 환자는 판에 팔을 놓고 앉는다. 어깨는 90° 로 벌리고 팔꿈치는 굽히고 아래팔은 뒤침한다(그림 4-59).

대체 시작 자세. 환자는 옆으로 눕는다. 치료사는 팔의 무게를 지지한다(그림 4-60).

고정. 치료사는 위팔뼈를 고정한다.

끝 자세. 환자는 닫힌 자세를 피하기 위해 완전가동범위로 팔꿈치를 편다(그림 4-61).

대체 운동. 어깨 내림과 관절가동범위를 완전히 하기 위해 중력을 허용하는 자세인 어깨 바깥 돌림.

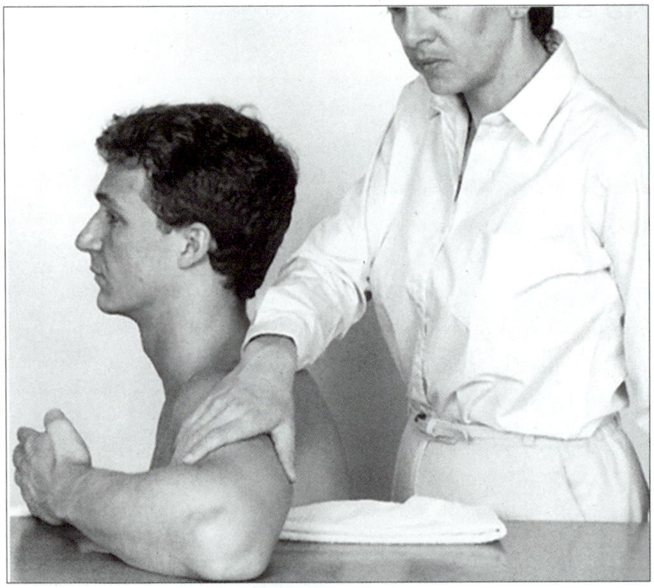

그림 4-59 시작 자세: 위팔세갈래근.

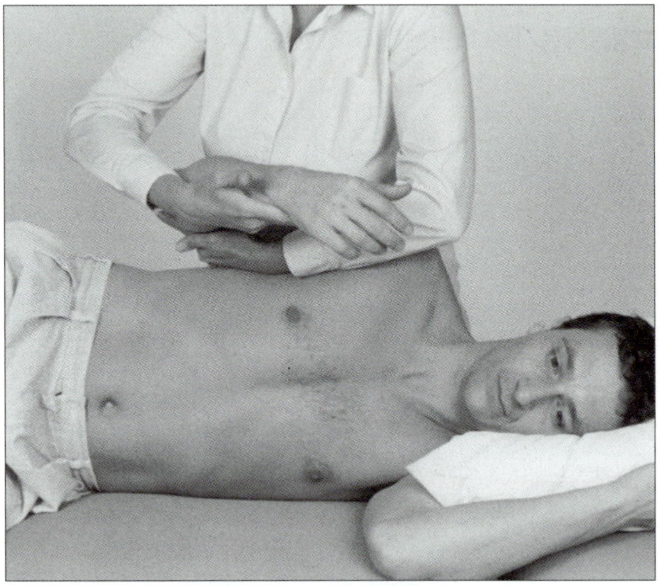

그림 4-60 대체 시작 자세.

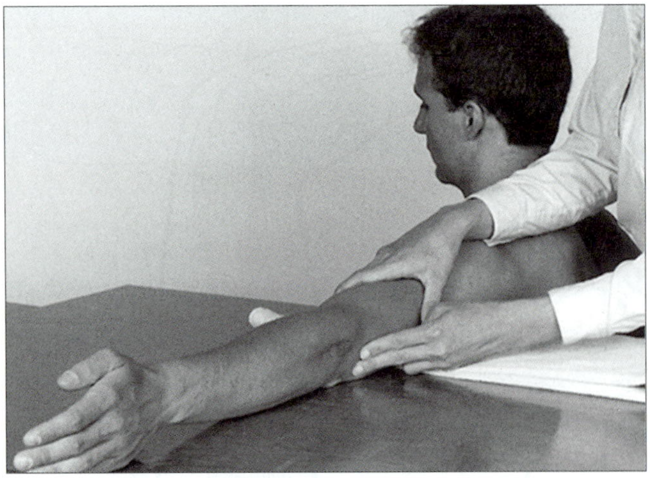

그림 4-61 끝 자세: 위팔세갈래근.

대체 중력 대항 평가: 위팔세갈래근

(Alternate against gravity assessment : triceps)

이 검사는 환자가 어깨 근육의 약화가 있을 때 나타난다.

환자는 엎드려 눕는다. 수건은 고정과 저항을 적용하는 동안 환자가 편안할 수 있도록 위팔뼈 아래 놓는다. 아래팔과 손은 침대 모서리에 수직으로 한 채, 어깨는 벌리고 팔꿈치는 굽힌다(그림 4-62). 환자는 닫힌 자세를 피하기 위하여 완전가동범위로 팔꿈치를 편다(그림 4-63). 저항은 아래팔의 뒤쪽 면의 손목관절의 가까운쪽에서 적용한다(그림 4-64).

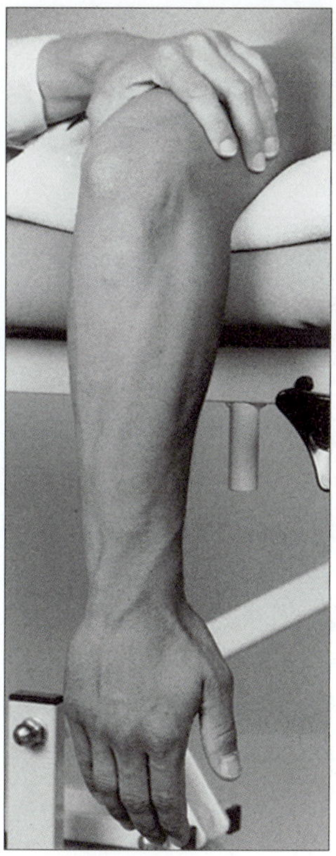

그림 4-62 시작 자세: 위팔세갈래근.

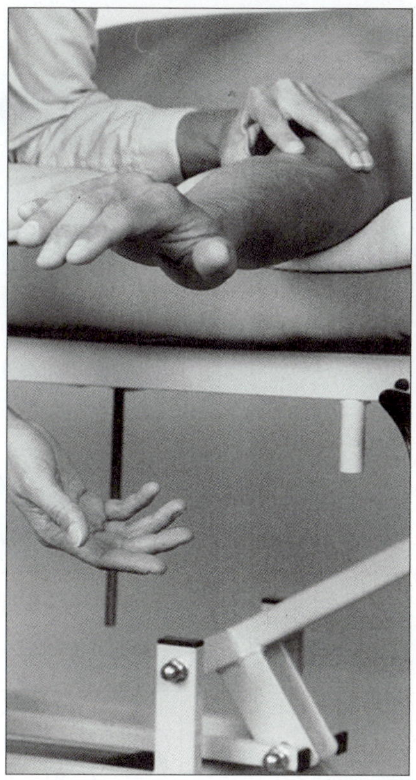

그림 4-63 검사 자세: 위팔세갈래근.

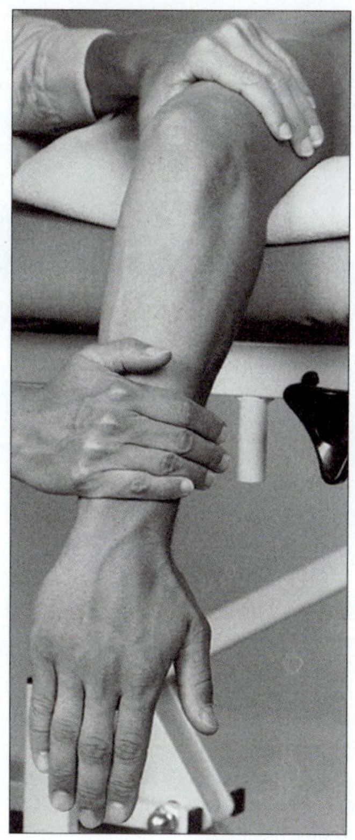

그림 4-64 저항: 위팔세갈래근.

뒤침 (Supination)

중력 대항: 손뒤침근과 위팔두갈래근

(Against gravity: supinator and biceps brachii)

Forms 4-10

시작 자세. 환자는 앉는다. 팔은 편안하게 팔꿈치를 90° 로 굽히고 아래팔은 엎침한다(그림 4-65).

고정. 치료사는 위팔뼈를 고정한다.

운동. 환자는 완전가동범위를 통해 아래팔을 뒤침한다(그림 4-66). 왜냐하면 중력은 중간지점을 넘어 뒤침을 보조할 수 있고, 아래팔과 같은 무게로 약간의 저항은 치료사에 의해 적용될 수 있다.

촉진. *위팔두갈래근(biceps brachii)*: antecubital fossa의 앞쪽 *손뒤침근(supinator)* : 아래팔의 뒤쪽과 노뼈의 머리에서 가까운쪽.

대체 운동. 어깨 바깥쪽 돌림, 어깨 모음과 같은쪽의 몸통을 굽히기 때문이다.

저항 위치. 자뼈의 앞쪽에 반대 압력으로 노뼈의 가까운쪽 끝의 위쪽 면에 적용한다(그림 4-67, 4-68).

저항 방향. 아래팔 엎침.

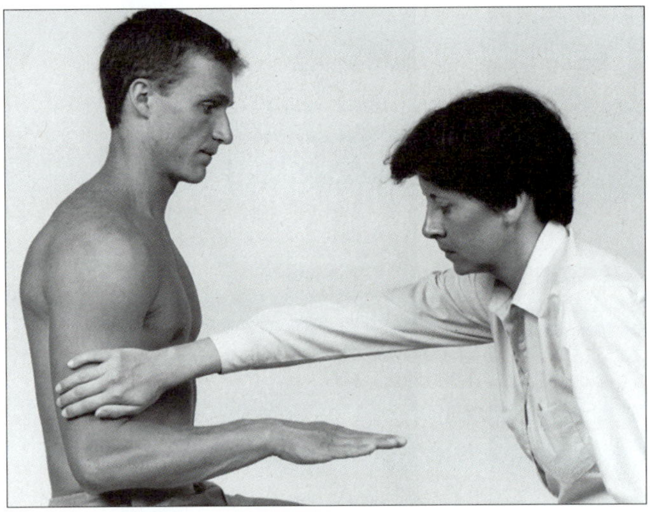

그림 4-65 시작 자세: 손뒤침근과 위팔두갈래근.

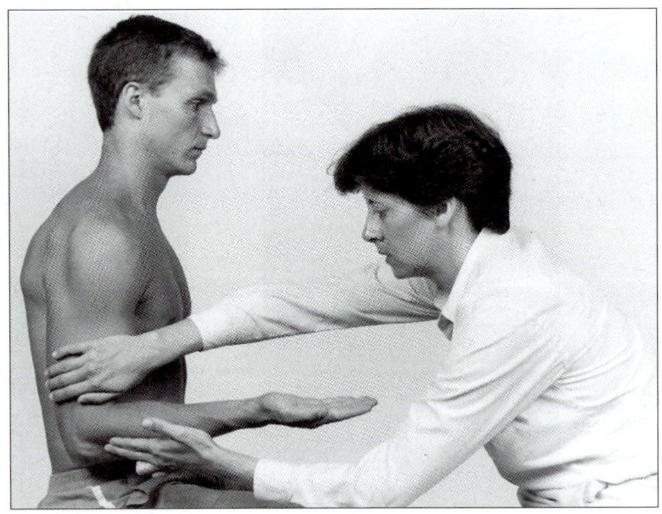

그림 4-66 검사 자세: 손뒤침근과 위팔두갈래근.

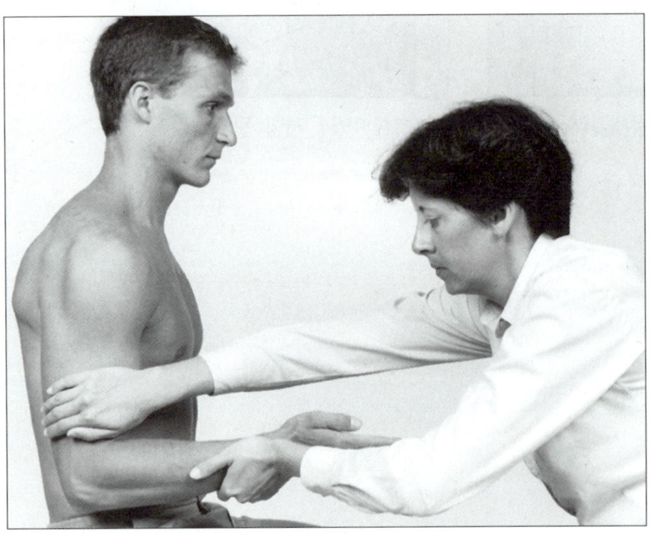

그림 4-67 저항: 손뒤침근과 위팔두갈래근.

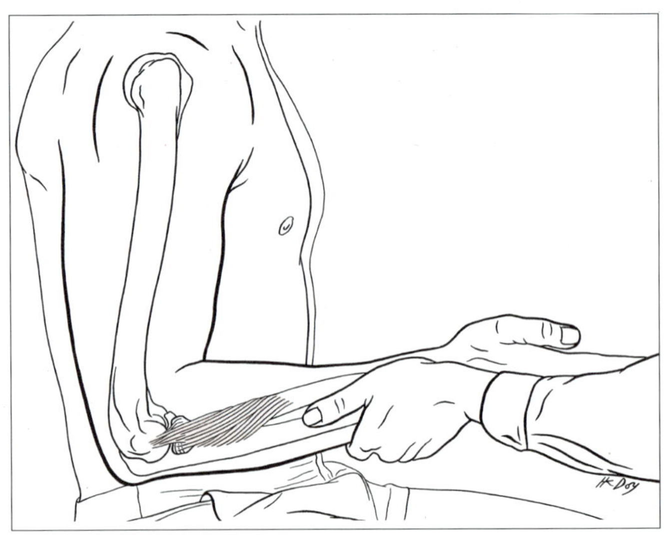

그림 4-68 손뒤침근.

중력 제거: 손뒤침근과 위팔두갈래근
(Gravity eliminated: supinator and biceps brachii)

시작 자세. 환자는 팔을 옆쪽으로 하고, 팔꿈치는 90° 굽히고, 아래팔은 엎침한 상태로 바로 눕는다(그림 4-69).

대체 시작 자세. 환자는 앉아 있고 어깨와 팔꿈치는 90°로 굽히고 아래팔은 엎침한다.

고정. 치료사는 위팔뼈를 고정한다.

끝 자세. 환자는 완전 가동범위를 통해 아래팔을 뒤침한다(그림 4-70).

대체 운동. 어깨는 모으고 바깥쪽으로 돌림.

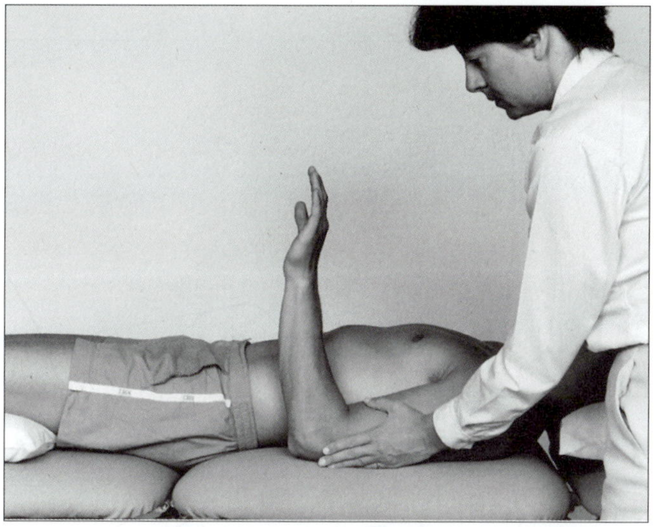

그림 4-69 시작 자세: 손뒤침근과 위팔두갈래근.

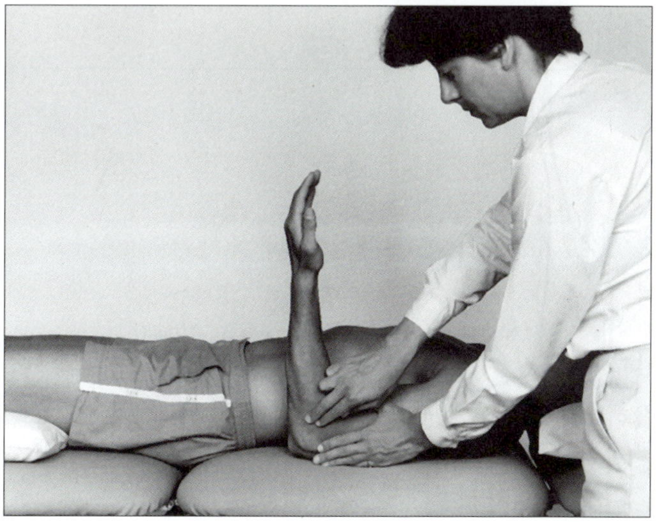

그림 4-70 끝 자세: 손뒤침근과 위팔두갈래근.

손뒤침근의 분리 (isolation of supinator)

위팔두갈래근은 팔꿈치가 펴 있을 때는 아래팔을 뒤침하지 않는다. 이 움직임은 천천히 하며 저항은 주지 않는다.[3,23]

시작 자세. 환자는 팔꿈치를 펴서 옆으로 하고 아래팔은 엎침한 상태로 앉아 있는다.

고정. 치료사는 위팔뼈를 고정한다.

운동. 환자는 완전가동범위를 통해 아래팔을 뒤침한다. 치료사는 이 운동동안 손뒤침근을 촉진한다(그림 4-71).

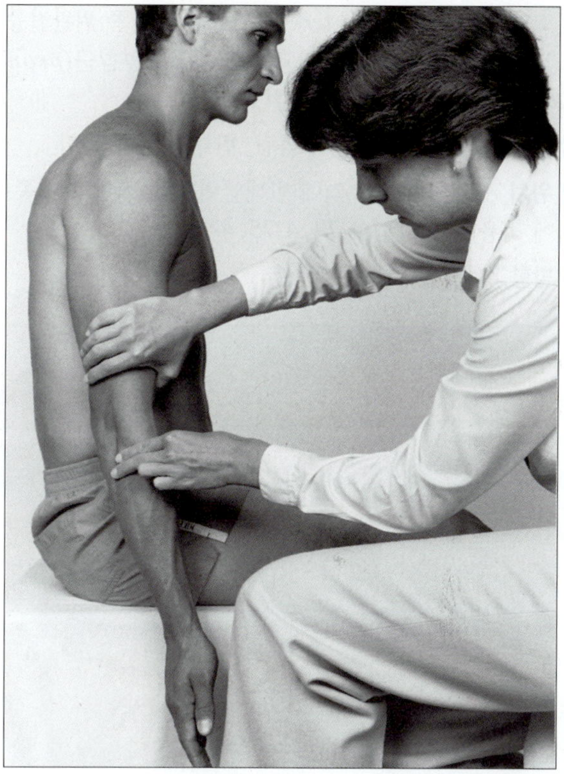

그림 4-71 손뒤침근의 임상 검사.

대체 시작 자세. 이 검사 자세를 이용하여 위팔두갈래근은 최대로 짧아진 자세로 놓는다. 즉 수동적인 자세로 두갈래근이 느슨하게 된 상태이며 더 이상 긴장할 수 없는 자세이다. 따라서 독립된 손뒤침근의 검사 자세이다.

시작 자세. 환자는 바로누운 자세에서 어깨는 굽히고 팔꿈치는 완전히 굽히고 아래팔은 엎침한다.

고정. 치료사는 위팔뼈를 고정한다.

운동. 환자는 천천히 아래팔을 뒤침한다. 치료사는 이 운동동안 손뒤침근을 촉진한다.

손뒤침근육 약화로 인해 환자는 완전한 뒤침 자세로 아래팔을 유지할 수 없다.[24]

엎침 (Pronation)

중력 대항: 원엎침근과 네모엎침근
(Against gravity: pronator teres and pronator qudratus)

Forms 4-11

시작 자세. 환자는 앉아서 팔을 옆으로 하고 팔꿈치는 90° 굽히고 아래팔은 뒤침한다(그림 4-72).

고정. 치료사는 위팔뼈를 고정한다.

운동. 환자는 완전가동범위로 아래팔을 엎침한다(그림 4-73). 중간지점을 벗어나 엎침하는 데 있어서 중력이 보조될 수 있기 때문에 약간의 저항은 치료사에 의해 적용되어야 한다.

촉진. *원엎침근(pronator teres)*: 위팔뼈의 안쪽 위관절융기의 1/3가까운쪽과 자뼈의 갈고리돌기. *네모엎침근(pronator quadratus)*: 촉진하기에 너무 깊다.

대체 운동. 어깨 벌림과 안쪽 돌림, 반대편 몸통 굽힘.

저항 위치. 자뼈의 위쪽 면에 반대압력으로 노뼈의 먼쪽 끝의 앞면에 적용한다(그림 4-74, 4-75, 4-76).

저항 방향. 아래팔 뒤침.

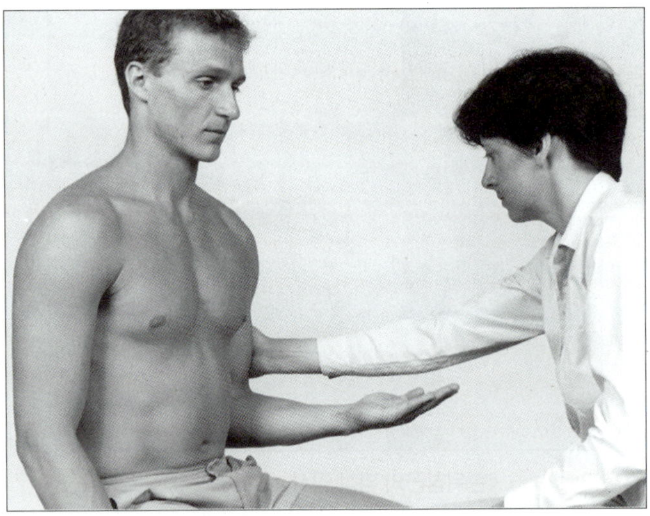

그림 4-72 시작 자세: 원엎침근과 네모엎침근.

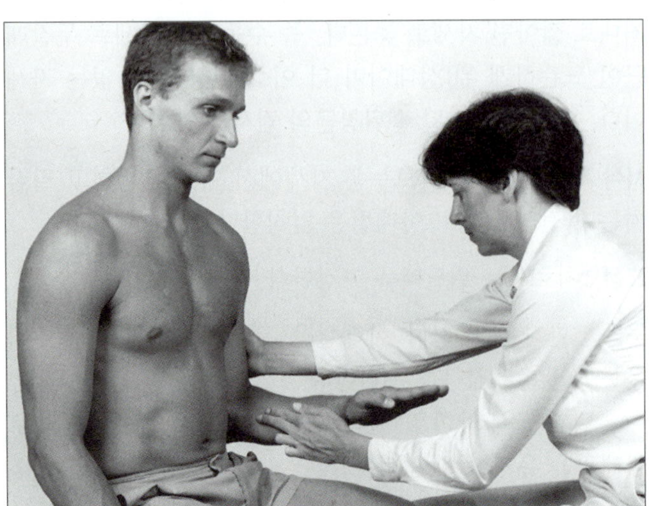

그림 4-73 검사 자세: 원엎침근과 네모엎침근.

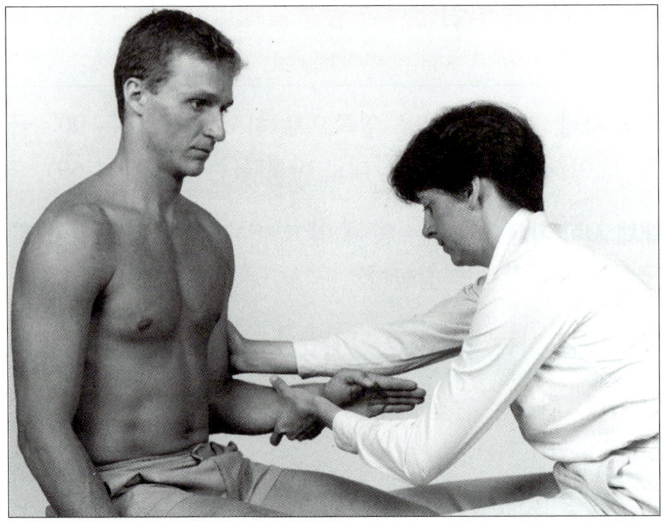

그림 4-74 저항: 원엎침근과 네모엎침근.

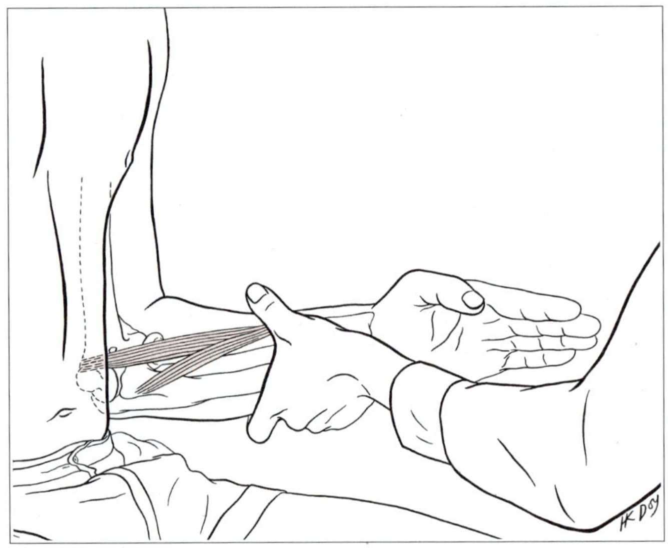

그림 4-75 원엎침근.

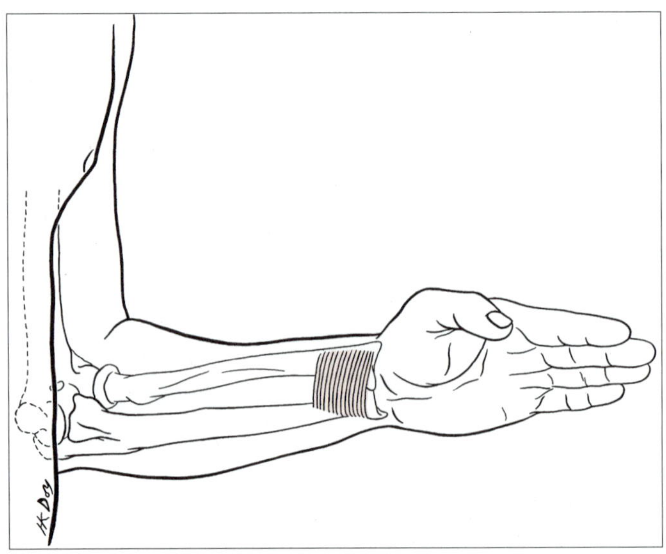

그림 4-76 네모엎침근.

중력 제거: 원엎침근과 네모엎침근

(Gravity eliminated: pronator teres and pronator quadratus)

시작 자세. 환자는 팔을 옆으로 하여 팔꿈치는 90° 굽히고 아래팔은 뒤침한 상태로 바로 눕는다(그림 4-77).

대체 시작 자세(그림 없음). 환자는 어깨와 팔꿈치는 90° 굽히고 아래팔은 뒤침한 상태로 앉는다.

고정. 치료사는 위팔뼈를 고정한다.

끝 자세. 환자는 완전가동범위를 통해 아래팔을 엎침한다(그림 4-78).

대체 운동. 어깨 벌림과 안쪽 돌림.

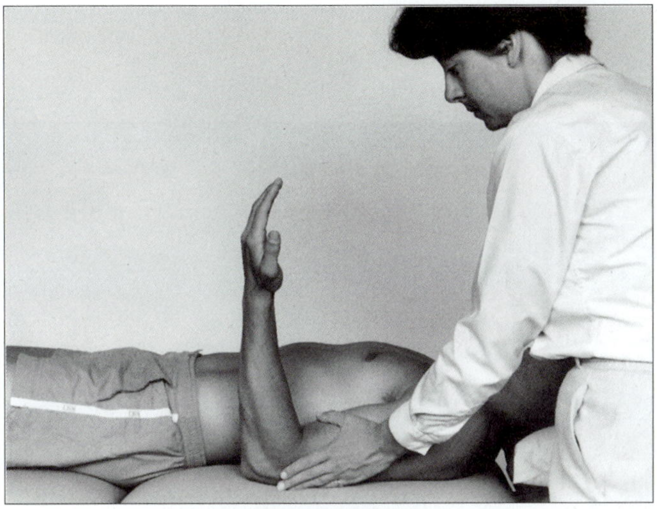

그림 4-77 시작 자세: 원엎침근과 네모엎침근.

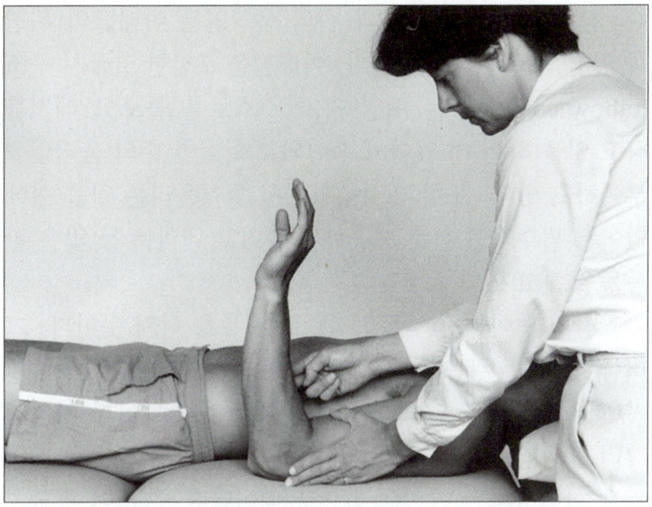

그림 4-78 끝 자세: 원엎침근과 네모엎침근.

기능적인 적용 (FUNCTIONAL APPLICATION)

관절 기능 (Joint Function)

팔꿈치구조의 기능은 손을 돕는 것이다.[3, 6, 25] 팔꿈치 관절의 움직임은 전체적으로 팔의 기능적인 길이를 조절하는 것이다.[16] 팔꿈치 폄은 몸 바깥쪽으로 손이 움직이는 것이다. 공간에 따른 손방향과 손의 움직임은 아래팔의 뒤침과 엎침을 통해 더 나아진다. 아래팔을 포함한 팔꿈치 구조(elbow complex)는 매일 자기 스스로를 돌보고 레저를 하고 일을 하는 데 있어서 숙련되고 확실한 손의 움직임을 부여하고 있다. 또한 일상생활에서 들어올리는 일을 함에 있어서 필수적인 힘을 제공하여 올리고 내리는 등 많은 활동들을 하고 있다.[25]

팔꿈치과 아래팔은 독립적으로 기능을 하지 못한다. 그러나 어깨와 손목, 손의 기능까지 향상하게 한다.[3] 팔꿈치가 펴져 있을 때 뒤침과 엎침은 기능적으로 어깨 바깥쪽 그리고 각각 안쪽 돌림한다.[25] 이러한 연관성 있는 움직임들은 활동하는 동안 연속적으로 일어난다. 그러나 팔꿈치가 굽혀져 있을 때, 아래팔 돌림은 경우 단독으로 일어나기도 한다. 이는 문고리를 돌리거나 드라이버를 사용할 때 확실히 보여진다(그림 4-79).

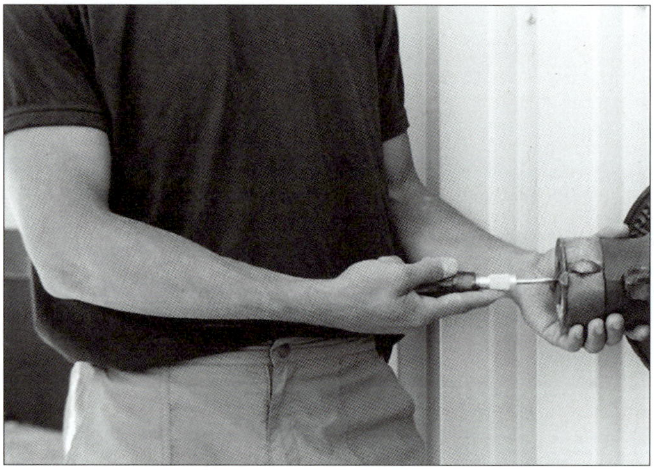

그림 4-79 팔꿈치 굽힘은 어깨 돌림으로부터 아래팔 돌림을 분리한다.

표 4-3 팔꿈치와 아래팔의 선택된 일상생활에서 필요한 관절가동범위[26-28, 29, 30, 31*]

활동	굽힘 관절가동범위(°)		뒤침 관절가동범위(°)		엎침 관절가동범위(°)	
	최소	최대	시작	끝	시작	끝
신문 읽기[26]	78	104	–	–	7	49
의자에서 일어나기[26]	20	95	–	–	10	34
앉았다 일어나기[28]	15	100	–	–	–	–
문 열기[26]	24	57	–	23	35	–
문 열기[31]	–	–	–	77	–	–
물주전자에서 따르기[26]	36	58	22	–	–	43
컵에 물 따르기[30]	38	50	20	–	–	55
컵으로 마시기[27]	72	129	3	31	–	–
유리컵으로 마시기[30]	42	132	1	23	–	–
전화 사용하기[26]	43	136	23	–	–	41
전화 사용하기[28]	75	140	–	–	–	–
전화 사용하기[30]	69	143	21	–	–	42
전화 사용하기[31]	–	146	–	–	–	–
핸드폰 사용하기[31]	–	147	–	–	–	–
컴퓨터 자판 치기[31]	–	–	–	–	–	65
칼로 자르기[26]	89	107	–	–	27	42
입에 포크 가져가기[26]	85	128	–	52	10	–
포크로 먹기[27]	94	122	–	59	38	–
스푼으로 먹기[27]	101	123	–	59	23	–
스푼으로 먹기[28]	70	115	–	–	–	–
스푼으로 먹기[30]	74	133	–	50	9	–
머리 빗기[29]	112	157	–	–	–	–
겨드랑이 닦기[29]	104	132	–	–	–	–
회음부 청결하기[29]	35	100	–	–	–	–

*원래의 자료[26, 27, 30]에서 평균값은 가장 가까운 정도로 반올림하였다. 중간값은 원래의 자료[28]이고 최소와 최대값은 원래자료[29, 31]에서 반올림하였다.

표 4-4 개인 생활과 청결 활동*에 따라 측정된 건강한 대상자들의 팔꿈치와 아래팔 자세[26]

손	팔꿈치 굽힘(°)	뒤침(°)	엎침(°)
머리-정점 (head-vertex)	119	47	–
머리-후두 (head-occiput)	144	2	–
허리 (waist)	100	12	–
가슴 (chest)	120	29	–
목 (neck)	135	41	–
꼬리뼈 (sacrum)	70	56	–
신발 (shoe)	16	–	19

*평균값은 원래 자료[26]에서 반올림하였음.

기능적인 관절가동범위
(Functional Range of Motion)

팔꿈치의 정상적인 AROM[12]은 폄 0°로부터 굽힘 150°, 80~90° 아래팔 엎침, 그리고 80~90° 뒤침이다. 그러나 많은 일상 기능은 이 범위보다 덜 행하여진다. 선택된 일상생활동작을 위해 팔꿈치와 아래팔에서 요구되어지는 ROM은 표 4-3에서 보여주고 있는데, Morry[26], Safaee-Rad[27], Packer[28], Magermans[29], Raiss[30], Sardelli[31]와 그의 동료들로 부터 편찬된 것이다. 팔꿈치와 아래팔의 자세는 개인생활과 청결활동을 위한 다른 신체부분에서 요구되는데 표 4-4에서 보여주고 있다.[26] 일상생활을 위한 ROM 요구는 가구디자인, 가정에서 사용하고 있는 도구의 위치, 그리고 환자의 자세에 의해서 영향받고 있다. 따라서 이러한 요소들은 표 4-3과 4-4에서 보여진 바와 유사한 연구들을 통해 다른 ROM 조사연구들을 확인할 수 있다. 따라서, 표 4-3과 4-4에 보여지는 ROM 값들은 일상생활동작에 필요한 가이드로서 사용되어져야 한다.

자기 생활에 있어서 30~130° 굽힘 움직임과 50° 뒤침과 50° 엎침의 범위 내에서 행해질 수 있다[26]. 쓰고, 물을 따르고, 신문을 읽고, 청결생활을 하는 것은 이러한 관절가동범위 내에서 행해지는 활동들 중의 예들이다. 컵을 통해 마시고 스푼과 포크를 사용하며 칼로 자르고 하는 등의 먹는 것에 관한 활동들은 45~136°의 굽힘과 47°의 엎침에서 59°까지의 뒤침 범위내에서 행해질 수 있다.[26, 28, 32]

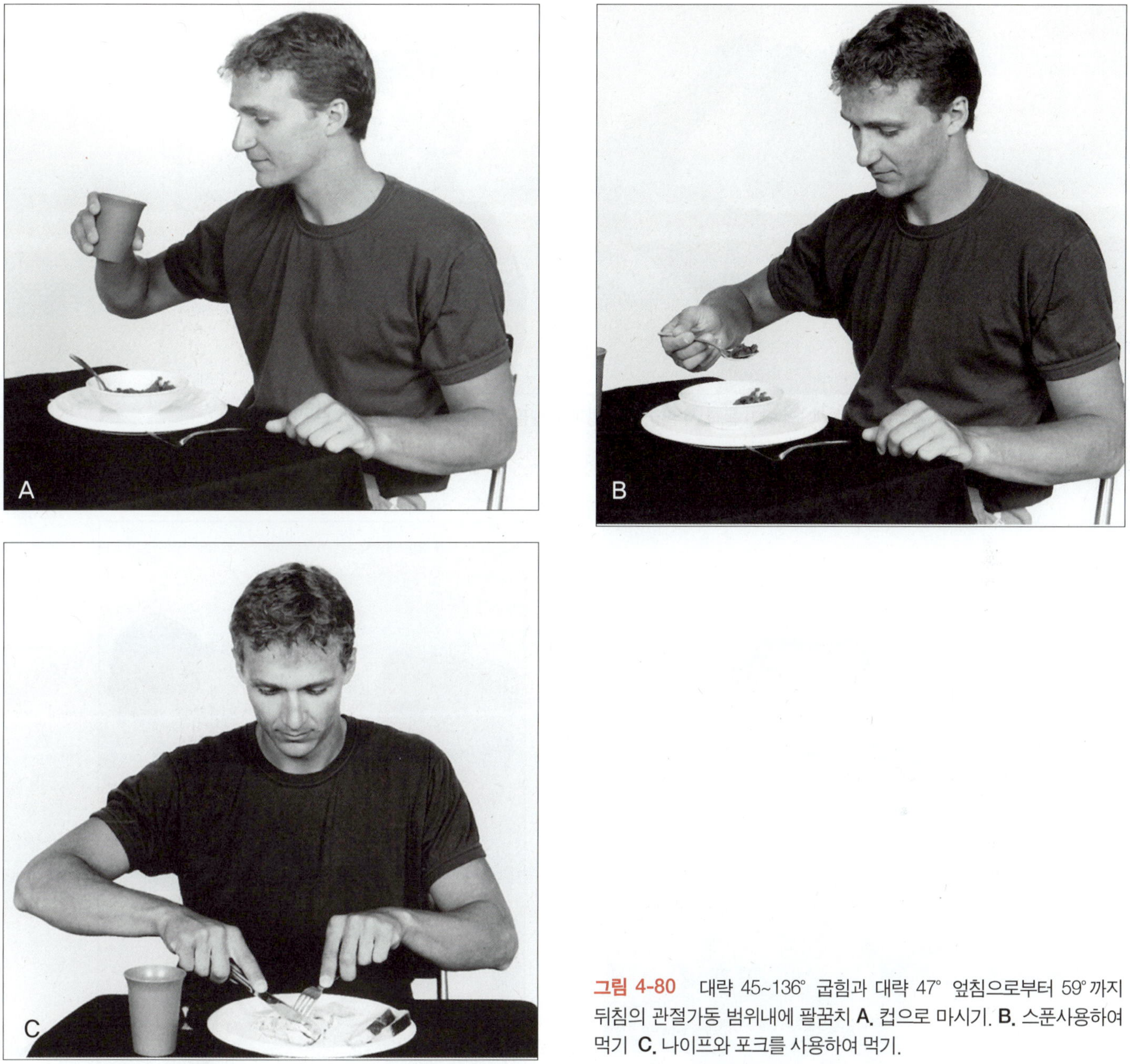

그림 4-80 대략 45~136° 굽힘과 대략 47° 엎침으로부터 59° 까지 뒤침의 관절가동 범위내에 팔꿈치 **A.** 컵으로 마시기. **B.** 스푼사용하여 먹기 **C.** 나이프와 포크를 사용하여 먹기.

팔꿈치와 연관된 일상기능들은 빗질하고 머리를 감고(굽힘, 엎침, 그리고 뒤침)(그림 4-81), 목까지 지퍼를 올리고(굽힘, 엎침), 전화와 핸드폰을 사용하고(대략 135°~145° 굽힘)[26, 28, 30, 31](그림 4-82), 신발끈을 묶고(16° 굽힘)(그림 4-83), 바지를 입고(폄)(그림 4-84), 공을 던지고(폄), 목발을 이용해 걷고(폄), 의자로부터 일어났을 때 몸을 올리도록 팔을 사용하고(15° 굽힘[28]), 테니스를 치고(폄), 그리고 컴퓨터 마우스나 키보드(65° 엎침)를 사용하는 동작들을 표함하고 있다(그림 4-85).

팔꿈치 관절가동범위가 작게 수행되는 것은 대부분 상체 활동의 경우인데, 팔꿈치 굽힘과 폄의 관절가동범위가 제한되거나 정상에 가까운 관절에서 보상 작용이 따르는 경우에서 볼 수 있다. 이 경우, 기능적인 팔꿈치 관절가동범위는 75~120° 굽힘이다.[33] 이러한 보상작용은 등뼈와 허리뼈, 어깨(주로 어깨가슴관절과 빗장관절) 그리고 손목에서 발생한다.[34] 팔꿈치의 90° 굽힘의 고정된 자세에서도 기능적 제한들이 있고 대부분의 경우 개인 일상생활(먹고, 개인청결)에서 수행될 수 있다.[33, 35] 이는 van Andel과 그의 동료들[36]의 연구결과에서도 볼 수 있는데 최소 팔꿈치 굽힘의 85° 는 머리를 빗고, 뒤쪽 주머니 또는

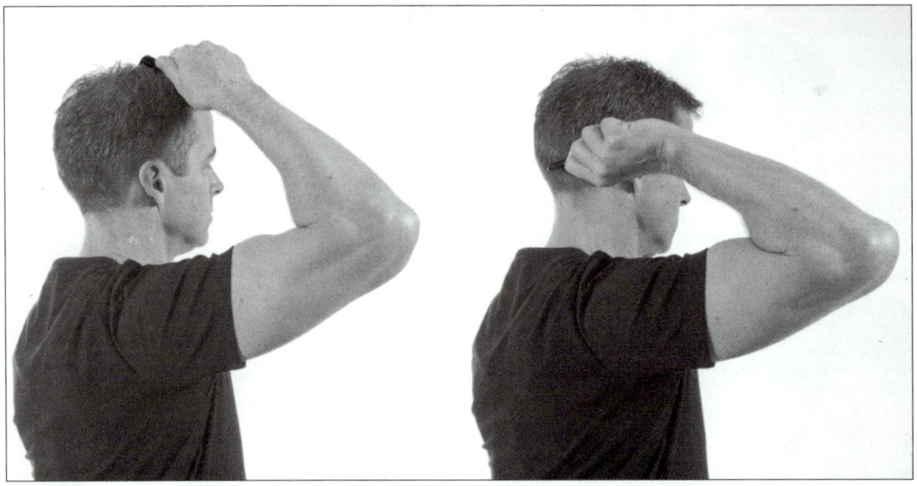

그림 4-81 머리 빗기 동작 시 팔꿈치 굽힘과 아래팔 뒤침과 엎침이 요구된다.

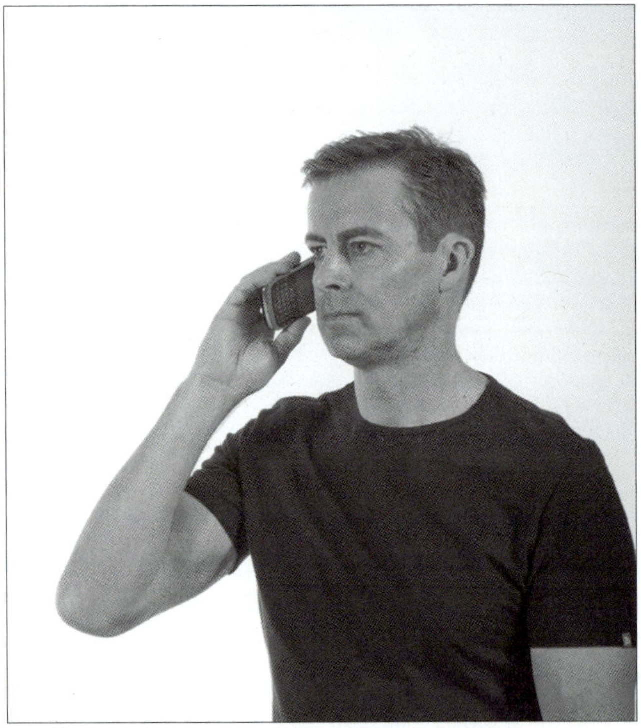

그림 4-82 팔꿈치 굽힘은 핸드폰 사용 시에도 요구된다.

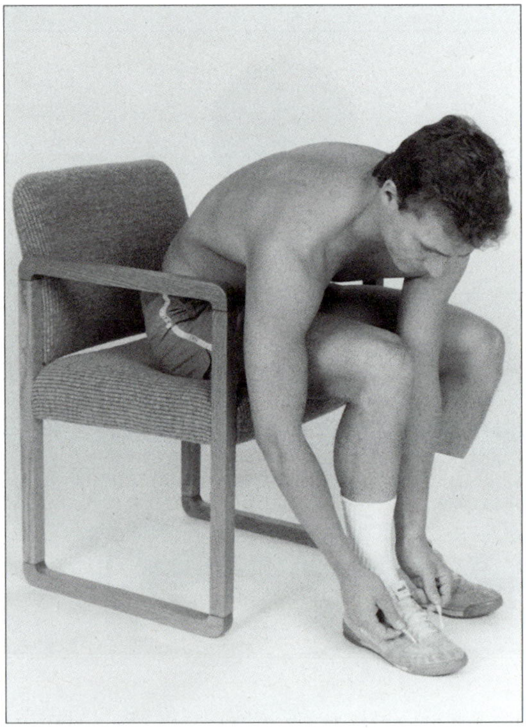

그림 4-83 신발끈을 묶을 때 팔꿈치 16°의 굽힘 동작이 요구된다.

반대쪽 어깨 닿기 또는 마실 때 입에 손을 가져가기 동작에서 요구되어진다.

팔꿈치의 관절가동범의 제한으로 굽힘의 감소는 대략 2:1의 비율로 폄의 감소 시보다 기능적으로 더 큰 영향을 미친다.[37] 따라서, 팔꿈치 굽힘이 5° 감소됨에 따른 기능적인 손상은 대략 폄의 관절가동범위에서 10° 감소와 같다고 볼 수 있다.

아래팔의 관절가동범위에 제한이 있다면, Kasten과 그의 동료들은 어깨 벌림/모음 그리고 팔꿈치 굽힘/폄에 잇따른 어깨 안쪽/바깥쪽 돌림으로 어깨와 팔꿈치에 주요한 보상 작용이 나타나고, 어깨 굽힘과 폄 동작 시 덜한 것으로 나타났다. 보상 작용은 또한 제한적인 아래팔 관절가동범위로 인해 손목관절에서도 발생한다. Kasten과 관계자들[38]은 일상생활수행에 따르는 모든 것들 즉, 유리컵에 물을 따르고 마시고, 스푼을 사용하여 먹고, 전화를 하고, 책상에 큰 수 "8"을 그리거나, 키보드를 사용하거나, 책의 페이지를 넘길 때, 열쇠로 열거나 머리를 빗고 몸을 청결하게 하는 수행들이 거의 아래팔의 고정된 중립자세에서 어깨와 팔꿈치의 움직임으로 인해 더 완벽하게 되어진다고 결론지었다.

근육 기능 (Muscle Function)

팔꿈치 굽힘 (Elbow flexion)

위팔두갈래근, 위팔근 그리고 위팔노근은 팔꿈치의 주요한 굽힘근들이다. 기능적인 활동에 있어서 굽힘근의 역할은 부분적으로 팔꿈치의 위치, 아래팔과 주변 관절들, 저항부하의 규모 그리고 운동 속도에 의해 밝혀진다. 임상적이고 기능적인 중요성은 개인들간에 활동중 굽힘근들의 작용과 근육반응의 범위 사이에서 상호작용을 근전도 자료에서 보여준다.[23] 이러한 특별한 수행동작에 요구되어지는 복합동작들은 각각의 근육기능을 도와줌을 구체적으로 명시해주고 마비로 인한 보상작용들을 분석하는 데 중요한 고려사항이다.

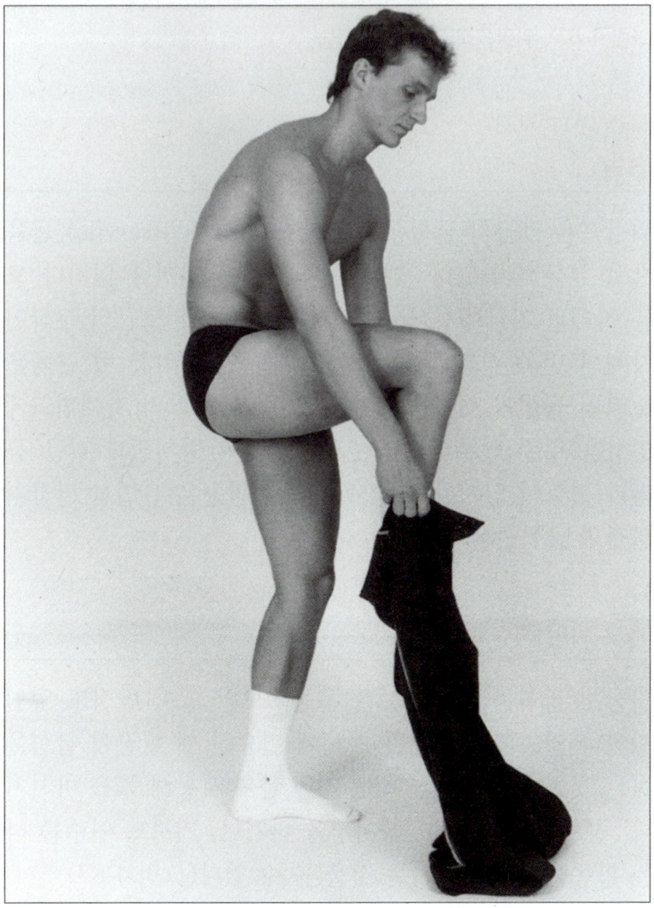

그림 4-84 바지를 입을 때 팔꿈치 폄.

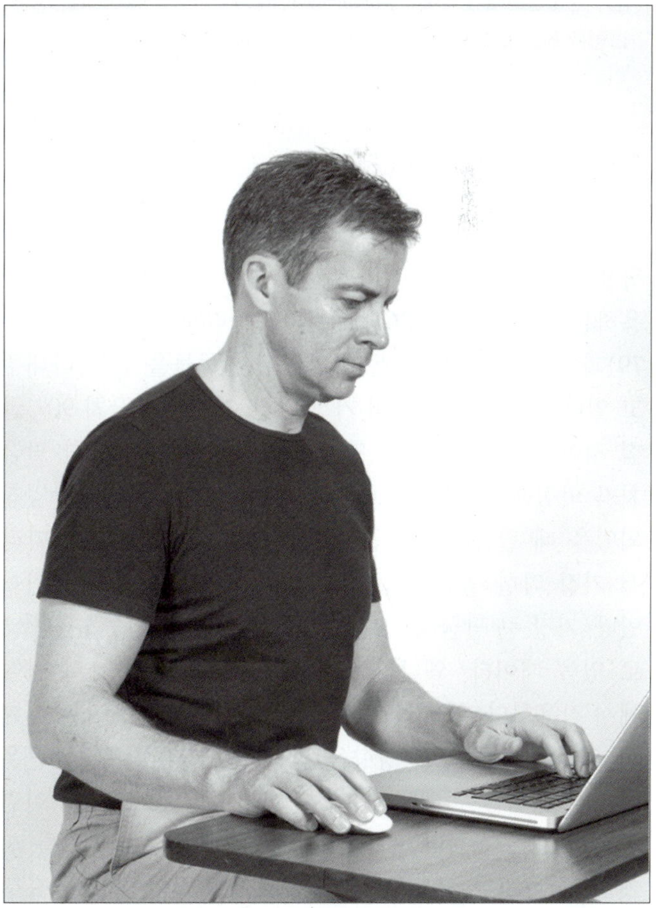

그림 4-85 컴퓨터 마우스 또는 키보드 사용 시 작용하는 아래팔 엎침.

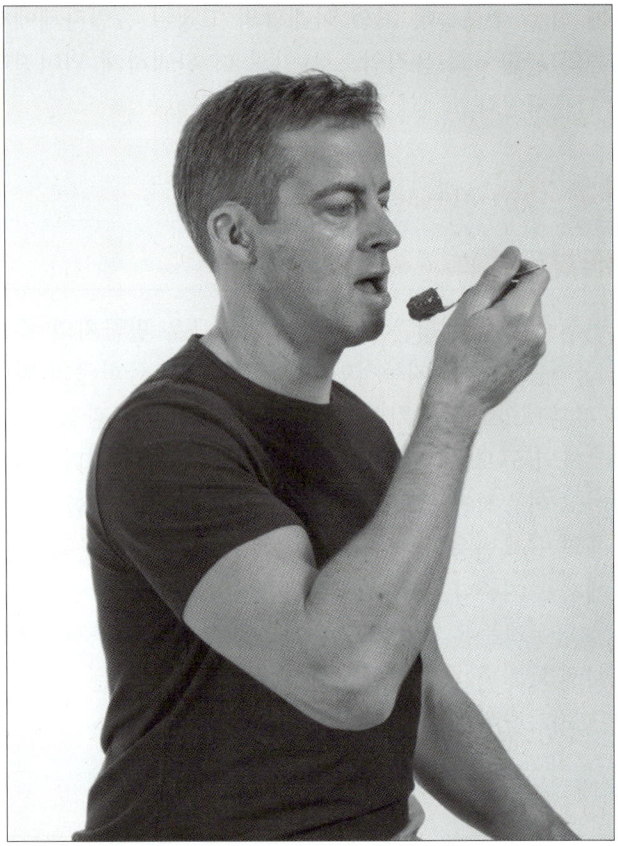

그림 4-86 음식을 입으로 가져갈 때 위팔두갈래근의 기능.

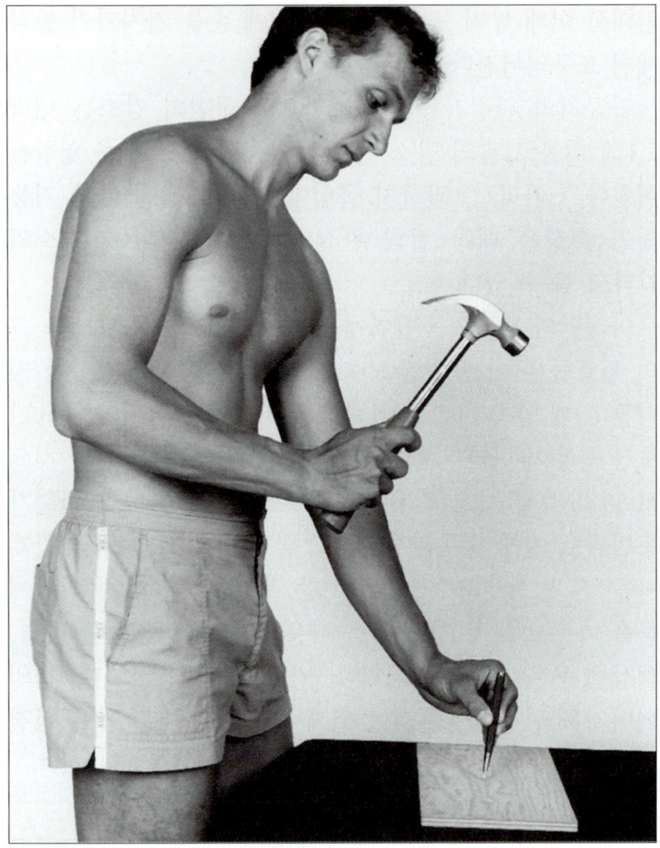

그림 4-87 위팔근과 위팔노근 기능.

위팔두갈래근 (Biceps brachii)

위팔두갈래근은 팔꿈치의 굽힘근과 아래팔의 뒤침근으로 작용한다. 이는 코르크 마개뽑는 기구 사용시, 먹을 때 사용하는 도구(그림 4-86) 또는 나사돌리개를 사용(그림 4-79)과 같은 두 가지 운동에 관련된 활동들을 잘 나타내주고 있다. 위팔두갈래근의 가장 강한 기능은 팔꿈치 90° 굽힘 시이다. 이는 뒤침이 강하게 제한적이지 않는 한 팔꿈치가 펴졌을 때 뒤침을 하지 않는다.[23] 그리고 아래팔엎침되었을 때 팔꿈치 굽힘근으로써 작용하지 않는다.[40] 따라서 가장 약한 팔꿈치 굽힘 근력은 아래팔 엎침과 관련이 있다. 가장 큰 팔꿈치 굽힘의 근력은 아래팔이 중립자세[22,40]로 있을 때이다. 왜냐하면 위팔두갈래근은 세 가지 관절에서 작용한다(어깨, 팔꿈치 그리고 노자관절). 이는 어깨의 위치에 의해서도 영향을 받는다.[22, 25] 위팔두갈래근은 어깨가 굽혀졌을 때보다 펴졌을 때 좀더 작용한다. 이런 작용은 노를 젓거나, 줄다리기 게임을 할 때 무언가를 휘저을 때 그리고 청소할 때 어깨 폄과 팔꿈치 굽힘이 요구되어지는 것을 잡아당기는 동작들을 통해 볼 수 있다.

위팔근 (Brachialis)

위팔근은 팔꿈치 굽힘근들 사이에서 따르는(servile) 근육으로 분류되어 왔다. 왜냐하면 저항이 있거나 없거나 모든 아래팔 자세에서 작용하기 때문이다. 위팔근의 부착이 자뼈의 먼쪽 끝과 위팔뼈의 가까운쪽 끝이다. 이 근육은 노뼈의 돌림과 어깨의 자세로 인한 아래팔의 자세변화에 영향을 주지 않는다. 모든 굽힘근들이 망치질과 같은 동작과 연관이 있지만(그림 4-87), 위팔근은 유일한 팔꿈치 관절의 굽힘근이다.

위팔노근 (Brachioradialis)

팔꿈치 굽힘근들의 기능은 운동속도와 힘이 반정도 엎침되거나 엎침되는 아래팔 자세에 필요될 때 팔꿈치 굽힘을 하는 것이다.[23] 이러한 작용들은 컵을 사용해 물을 마시거나, 망치질을 하거나, 타이핑을 하거나, 키보드 연주를 하는 활동들에서 나타나는 것을 볼 수 있다(그림 4-87).

팔꿈치 폄: 위팔세갈래근 (Elbow extension: triceps)

위팔세갈래근은 팔꿈치관절에서 폄근이다. 팔꿈치근(anconeus)의 역할은 논란이 많다. 팔꿈치근은 천천히 움직일 때 작용하는 근육이다.[23] 그리고 뒤침과 엎침 시 고정해주는 기능도 하며 팔꿈치관절이 폄을 도와주지만, 역할은 작은 근육이기도 하다.[41]

왜냐하면 위팔세갈래근의 긴갈래가 두 관절을 지나가기 때문이고, 이 근육의 효과는 어깨의 자세에 의해 영향을 받는다. 긴갈래가 굽힘 시 팔꿈치와 어깨관절에 길게 뻗어 있다. 따라서 위팔세갈래근은 어깨가 굽혀져 있을 때 팔꿈치 폄작용을 더 한다. 이는 빗자루질을 하거나 청소기를 돌리거나 나무를 심는 것과 같은 동작에서 보여진다.

위팔세갈래근의 안쪽 갈래는 항상 팔꿈치를 펼 때 작용하는 보조적인 부분 근육이다. 바깥쪽과 긴갈래는 힘이 필요로 될 때 작용한다. 위팔세갈래근의 기능은 몸을 들거나 의자에서 일어나거나(그림 4-88), 목발을 사용해 걷거나, 푸쉬업 동작을 할 때, 또는 문을 밀거나 하는 미는 동작들과 관련된 근육이다.

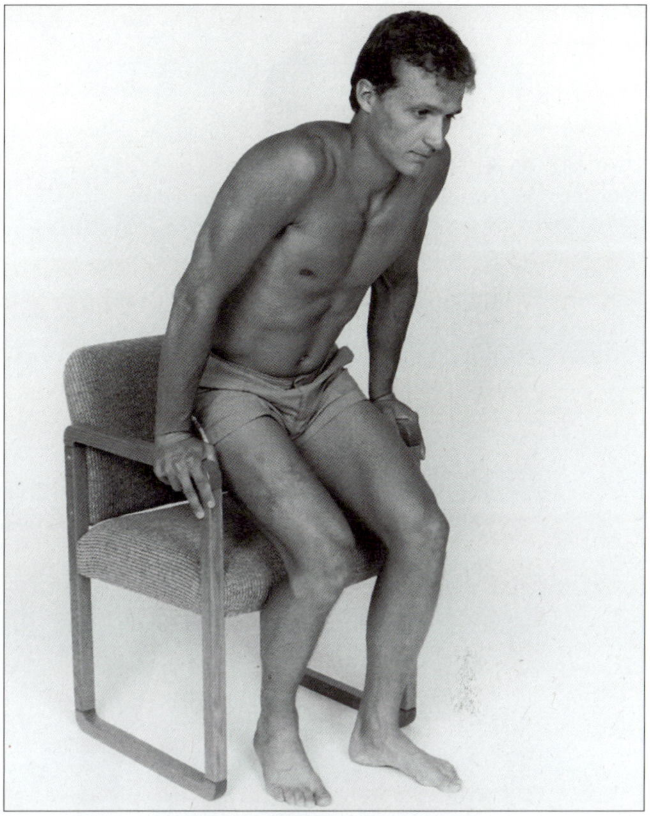

그림 4-88 의자에서 일어날 때 몸을 올려주는 위팔세갈래근의 기능.

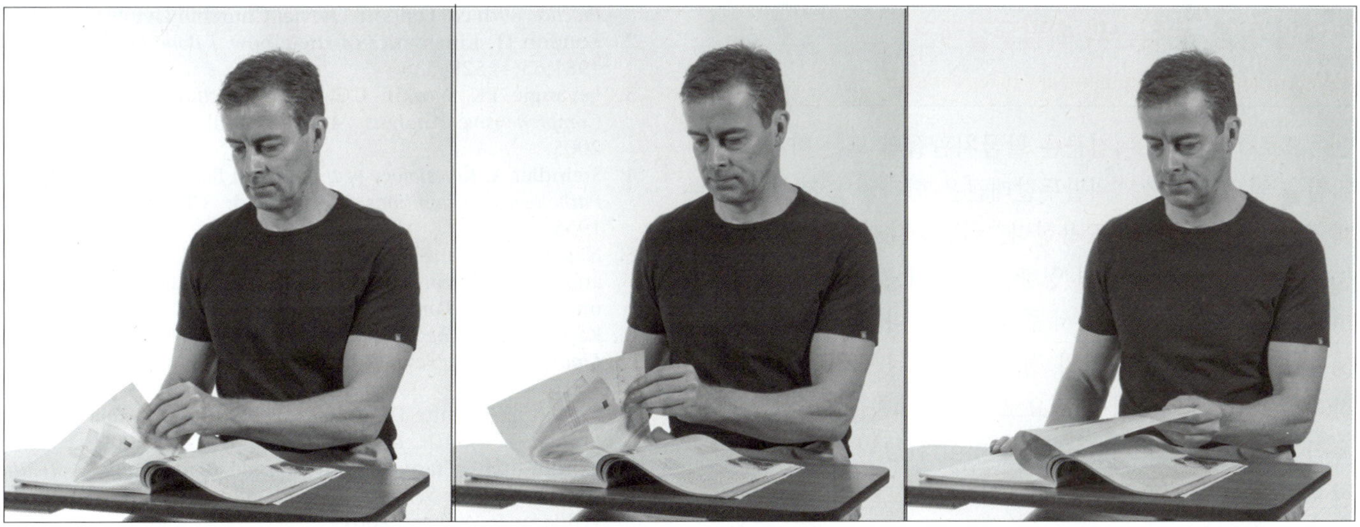

그림 4-89 뒤침근과 아래팔을 뒤침하도록 하는 위팔두갈래근의 기능.

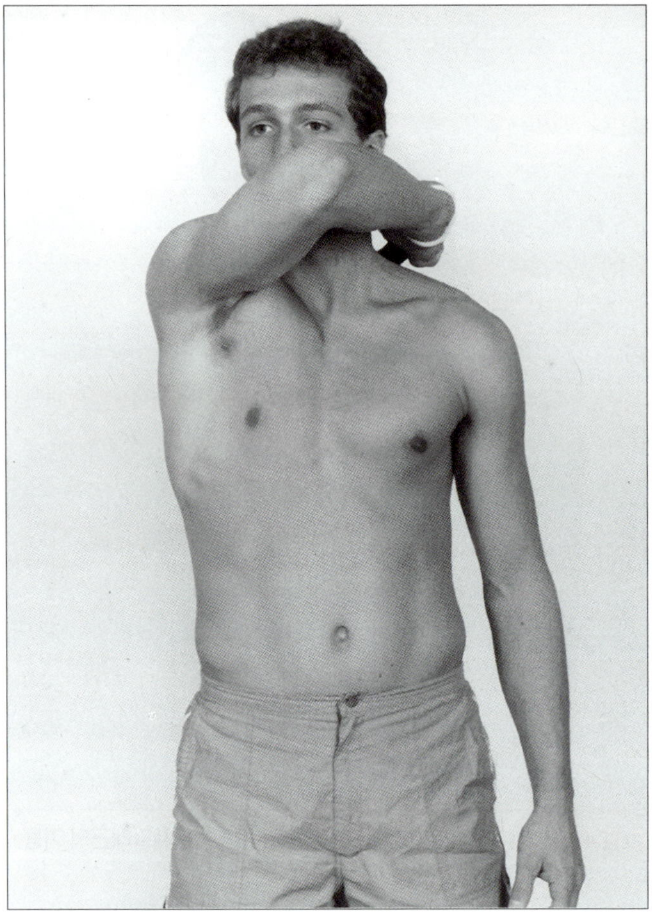

그림 4-90 엎침근과 네모엎침근 기능.

아래팔 뒤침: 뒤침근과 위팔두갈래근

(Forearm supination: supinator and biceps brachii)

단독으로 작용하는 뒤침근은 팔꿈치관절의 모든 자세에서 뒤침을 일으킨다.[23,41] 위팔두갈래근은 힘과 속도가 필요할 때 팔꿈치굽힘근으로 작용한다. 위팔두갈래근의 뒤침 기능은 팔꿈치 자세에 의해 영향을 받으며 팔꿈치가 90° 굽혀져 있을 때 뒤침근으로서 좀더 작용한다.[42] 대부분 일상생활동작들은 다양한 힘의 정도와 복합된 팔꿈치 굽힘동작과 아래팔 뒤침동작을 필요로 한다. 예를 들어, 입으로 음식을 가져오거나 책을 넘기는 것이다(그림 4-89). 이러한 복합기능들은 손을 신체와 더 가깝게 그리고 손바닥이 천장을 향해 손을 돌려주기도 한다. 위팔노근은 엎침된 자세에서 다시 중간지점으로 아래팔을 움직여주는 단지 부분적인 관절가동범위를 통한 뒤침근으로서 작용한다.[42]

어깨관절의 뒤침근과 바깥쪽 돌림근들은 팔꿈치가 펴졌을 때와 관련이 깊다.[25] 왜냐하면 뒤침과 어깨의 바깥쪽 돌림은 일상생활동안 지속적으로 일어나기 때문이다. 뒤침근력은 안쪽으로 돌림할 때보다 바깥쪽으로 돌림할 때 더 크게 발생한다. 위팔두갈래근의 긴갈래의 위치로 인해 바깥쪽으로 돌림 시 근육의 길이가 증가하기 때문이며 따라서 더 큰 힘을 내주는 데 작용되어진다.[43]

아래팔 엎침: 원엎침근과 네모엎침근

(Forearm pronation: pronator teres and pronator quadratus)

원엎침근과 네모엎침근은 아래팔의 엎침작용근들이다. 네모엎침근은 원엎침근이 나사를 조이거나 풀 때, 공을 던질 때. 라켓운동을 할 때와 같이 빠르고 힘이 필요한 움직임을[3,41] 위한 근육으로 두 근육을 말할 수 있다. 엎침근은 글을 쓰거나 몸을 씻을 때 옷을 입거나 청결을 위한 움직임 등 주로 혼자 하는 일상동작들에서 많이 쓰이는 근육이다(그림 4-90). 엎침근으로서 위팔노근은 아래팔을 뒤침된 자세에서 중립자세로 하는 근육으로 작용한다.[42] 엎침근들은 기능적으로 어깨관절의 안쪽 돌림근들과 연관이 있는데,[25] 이는 많은 일상동작들에 있어서 지속적으로 엎침과 어깨관절의 안쪽 돌림이 일어나기 때문이다.

참고문헌(References)

1. Standring S, ed. *Gray's Anatomy: The Anatomical Basis of Clinical Practice*. 39th ed. London: Elsevier Churchill Livingstone; 2005.
2. London JT. Kinematics of the elbow. *J Bone Joint Surg [Am]*. 1981;63(4):529–535.
3. Levangie PK, Norkin CC. *Joint Structure and Function: A Comprehensive Analysis*. 4th ed. Philadelphia: FA Davis; 2005.
4. Steindler A. *Kinesiology of the Human Body Under Normal and Pathological Conditions*. Springfield: Charles C Thomas; 1955.
5. Nakamura T, Yabe Y, Horiuchi Y, Yamazaki N. In vivo motion analysis of forearm rotation utilizing magnetic resonance imaging. *Clin Biomech*. 1999;14:315–320.
6. Kapandji IA. *The Physiology of the Joints. Vol. 1. The Upper Limb*. 6th ed. New York: Churchill Livingstone Elsevier; 2007.
7. Norkin CC, White DJ. *Measurement of Joint Motion: A Guide to Goniometry*. 4th ed. Philadelphia: FA Davis; 2009.
8. Nordin M, Frankel VH. *Basic Biomechanics of the Musculoskeletal System*. 3rd ed. Philadelphia: Lippincott Williams & Wilkins; 2001.
9. Gabl M, Zimmermann R, Angermann P, et al. The interosseous membrane and its influence on the distal radioulnar joint. An anatomical investigation of the distal tract. *J Hand Surg [Br]*. 1998;23(2):179–182.
10. Cyriax J. *Textbook of Orthopaedic Medicine. Vol 1. Diagnosis of Soft Tissue Lesions*. 8th ed. London: Bailliere Tindall; 1982.
11. Magee DJ. *Orthopaedic Physical Assessment*. 5th ed. Philadelphia: Saunders Elsevier; 2008.

12. American Academy of Orthopaedic Surgeons. *Joint Motion: Method of Measuring and Recording*. Chicago: AAOS; 1965.
13. Berryman Reese N, Bandy WD. *Joint Range of Motion and Muscle Length Testing*. 2nd ed. Philadelphia: Saunders Elsevier; 2010.
14. Hoppenfeld S. *Physical Examination of the Spine and Extremities*. New York: Appleton-Century-Crofts; 1976.
15. Kaltenborn FM. *Mobilization of the Extremity Joints*. 3rd ed. Oslo: Olaf Norlis Bokhandel; 1985.
16. Neumann DA. *Kinesiology of the Musculoskeletal System: Foundations for Physical Rehabilitation*. 2nd ed. Philadelphia: Mosby Elsevier; 2010.
17. Baeyens J-P, Van Glabbeek F, Goossens M, Gielen J, Van Roy P, Clarys J-P. In vivo 3D arthrokinematics of the proximal and distal radioulnar joints during active pronation and supination. *Clin Biomech*. 2006;21:S9–S12.
18. Karagiannopoulos C, Sitler M, Michlovitz S. Reliability of 2 functional goniometric methods for measuring forearm pronation and supination active range of motion. *J Orthop Sports Phys Ther.* 2003;33(9):523–531.
19. Shaaban H, Pereira C, Williams R, Lees VC. The effect of elbow position on the range of supination and pronation of the forearm. *J Hand Surg Eur Vol*. 2008;33(1):3–8.
20. Gajdosik RL. Comparison and reliability of three goniometric methods for measuring forearm supination and pronation. *Percept Mot Skills*. 2001;93:353–355.
21. Soames RW, ed. Skeletal system. Salmons S, ed. Muscle. *Gray's Anatomy*. 38th ed. New York: Churchill Livingstone; 1995.
22. Soderberg GL. *Kinesiology: Application to Pathological Motion*. 2nd ed. Baltimore: Williams & Wilkins; 1997.
23. Basmajian JV, DeLuca CJ. *Muscles Alive: Their Function Revealed by Electromyography*. 5th ed. Baltimore: Williams & Wilkins; 1985.
24. Kendall FP, McCreary EK, Provance PG. *Muscles Testing and Function*. 4th ed. Baltimore: Williams & Wilkins; 1993.
25. Smith LK, Lawrence Weiss EL, Lehmkuhl LD. *Brunnstrom's Clinical Kinesiology*. 5th ed. Philadelphia: FA Davis; 1996.
26. Morrey BF, Askew LJ, An KN, Chao EY. A biomechanical study of normal functional elbow motion. *J Bone Joint Surg [Am]*. 1981;63:872–876.
27. Safaee-Rad R, Shwedyk E, Quanbury AO, Cooper JE. Normal functional range of motion of upper limb joints during performance of three feeding activities. *Arch Phys Med Rehabil*. 1990;71:505–509.
28. Packer TL, Peat M, Wyss U, Sorbie C. Examining the elbow during functional activities. *OTJR*. 1990;10:323–333.
29. Magermans DJ, Chadwick EKJ, Veeger HEJ, van der Helm FCT. Requirements for upper extremity motions during activities of daily living. *Clin Biomech*. 2005;20:591–599.
30. Raiss P, Rettig O, Wolf S, Loew M, Kasten P. Range of motion of shoulder and elbow in activities of daily living in 3D motion analysis. *Z Orthop Unfall*. 2007;145:493–498.
31. Sardelli M, Tashjian RZ, MacWilliams BA. Functional elbow range of motion for contemporary tasks. *J Bone Joint Surg [Am]*. 2011;93:471–477.
32. Cooper JE, Shwedyk E, Quanbury AO, Miller J, Hildebrand D. Elbow joint restriction: effect on functional upper limb motion during performance of three feeding activities. *Arch Phys Med Rehabil*. 1993;74:805–809.
33. Vasen AP, Lacey SH, Keith MW, Shaffer JW. Functional range of motion of the elbow. *J Hand Surg [Am]*. 1995;20: 288–292.
34. O'Neill OR, Morrey BF, Tanaka S, An KN. Compensatory motion in the upper extremity after elbow arthrodesis. *Clin Orthop Relat Res*. 1992;281:89–96.
35. Nagy SM, Szabo RM, Sharkey NA. Unilateral elbow arthrodesis: the preferred position. *J Southern Orthop Assoc*. 1999;8(2):80–85.
36. van Andel CJ, Wolterbeek N, Doorenbosch CAM, Veeger D, Harlaar J. Complete 3D kinematics of upper extremity functional tasks. *Gait Posture*. 2008;27:120–127.
37. Morrey BF, An KN. Functional evaluation of the elbow. In: Morrey BF, ed. *The Elbow and Its Disorders*. 3rd ed. Philadelphia: WB Saunders; 2000.
38. Kasten P, Rettig O, Loew M, Wolf S, Raiss P. Three dimensional motion analysis of compensatory movements in patients with radioulnar synostosis performing activities of daily living. *J Orthop Sci*. 2009;14:307–312.
39. Ogino T, Hikino K. Congenital radio-ulnar synostosis: compensatory rotation around the wrist and rotation osteotomy. *J Hand Surg [Br]*. 1987;12(2):173–178.
40. Morrey BF, An KN, Chao EYS. Functional evaluation of the elbow. In: Morrey BF, ed. *The Elbow and Its Disorders*. 2nd ed. Toronto: WB Saunders; 1993.
41. Rosse C. The arm, forearm, and wrist. In: Rosse C, Clawson DK, eds. *The Musculoskeletal System in Health and Disease*. New York: Harper & Row; 1980.
42. Bremer AK, Sennwald GR, Favre P, Jacob HAC. Moment arms of forearm rotators. *Clin Biomech*. 2006;21:683–691.
43. Savva N, McAllen CJP, Giddins GEB. The relationship between the strength of supination of the forearm and rotation of the shoulder. *J Bone Joint Surg [Br]*. 2003;85: 406–407.

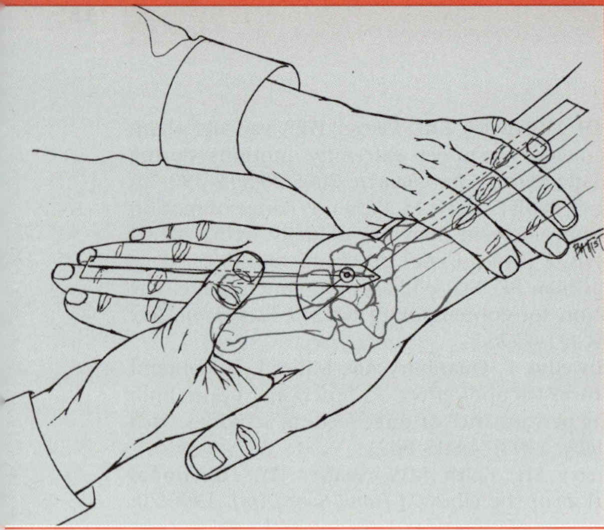

제 5 장

손과 손목 Wrist and Hand

관절과 운동 (Articulations and Forearm)

손목과 손의 관절들은 그림 5-1과 5-2에 설명되어 있다. 손목과 손의 움직임은 표 5-1, 5-2, 그리고 5-3에 요약되어 있다.

아래팔과 손 사이에 위치한 손목은 8개의 작은 뼈로 구성된다(그림 5-1과 5-2A). 이러한 뼈들은 몸쪽 열[손배뼈(주상골, scaphoid), 반달뼈(월상골, lunate), 삼각골(월상골, triquetrum bone), 그리고 콩알뼈(두상골, pisiform bone)]와 먼쪽 열[큰마름뼈(대능형골, trapezium), 작은마름뼈(소능형골, trapezoid), 알머리뼈(유두골, capitate), 그리고 갈고리뼈(유구골, hamate)]에 배열된다.

손목뼈 몸쪽 열의 몸쪽 면(세모뼈와 단독으로 관절을 이루는 콩알뼈를 제외하고)은 볼록하다(그림 5-2B). 이러한 볼록면은 노뼈 먼쪽 면의 오목면과 타원관절을 형성하는 아래쪽 노자관절의 관절원반, 노손목관절(요수근관절, radiocarpal joint)과 관절을 이룬다.[2]

*손목뼈중간관절(midcarpal joint)*은 손목뼈의 몸쪽과 먼쪽 열 사이에 형성된 복합관절[2]이다. 손목뼈 먼쪽 열의 몸쪽 면은 큰마름뼈와 작은마름뼈에 의해 형성되며, 가쪽으로 오목면을 가지며 알머리뼈와 갈고리뼈에 의해 형성되어 안쪽으로 볼록면을 가진다(그림 5-2B). 이러한 면들

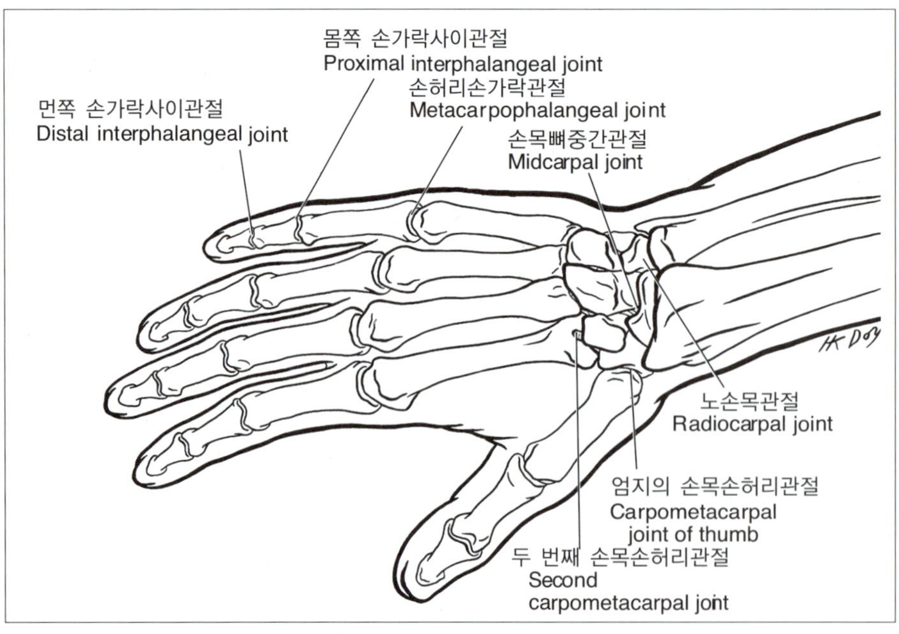

그림 5-1 손목, 손가락, 그리고 엄지관절.

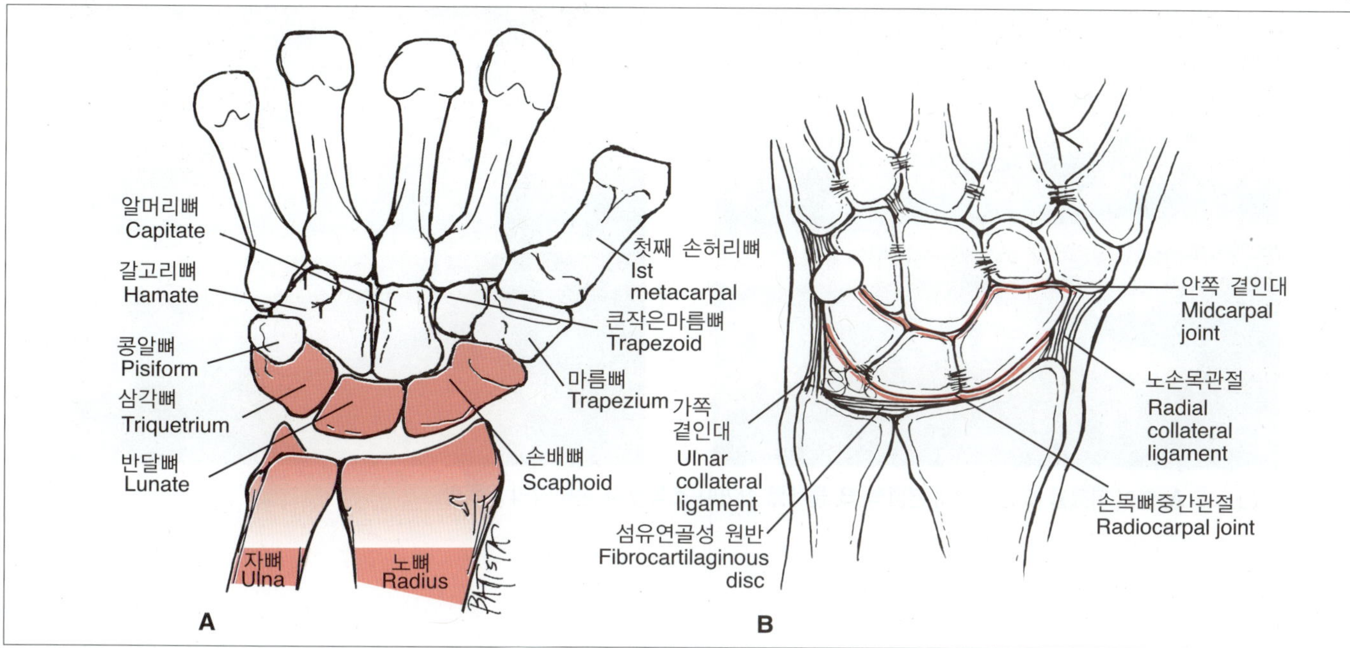

그림 5-2 손목의 앞쪽 면. (A) 뼈 해부학 (B) 손목뼈중간관절과 노손목관절의 오목-볼록 곡선.

은 손배뼈에 의해 형성되며, 가쪽으로 볼록면을 가지고 손배뼈, 반달뼈, 그리고 세모뼈에 의해 형성되어 안쪽으로 오목면을 가지는 손목뼈 몸쪽 열의 먼쪽 면과 일치하여 관절을 이룬다.

임상적 환경에서, 노손목관절과 손목뼈중간관절에서 움직임을 독립적으로 측정하는 것은 불가능하다. 따라서, 손목의 가동범위(ROM) 측정은 두 관절의 결합된 움직임을 포함한다. 노손목관절과 손목뼈중간관절에서 움직임은 손목 굽힘, 폄, 노쪽 치우침, 그리고 자쪽 치우침을 포함한다. 해부학적 자세로부터 손목 굽힘과 폄은 이마축(frontal axis) 주위로 시상면(sagittal plane)에서 발생한다(그림 5-3). 손목 노쪽 치우침과 자쪽 치우침은 시상축(sagittal axis)에 대해 이마면(frontal plane)에서 발생한다(그림 5-4). 최대 손목 굽힘과 폄의 능동관절가동범위(AROM)는 손목이 거의 0° 으로 노쪽과 자쪽 치우침되어 있고 거꾸로도 위치한 자세로 발생한다.[10]

손목뼈 먼쪽 열의 먼쪽 면과 손허리뼈 바닥 사이에 형성되는 *손목손허리관절(carpometacarpal joint)*(그림 5-1)

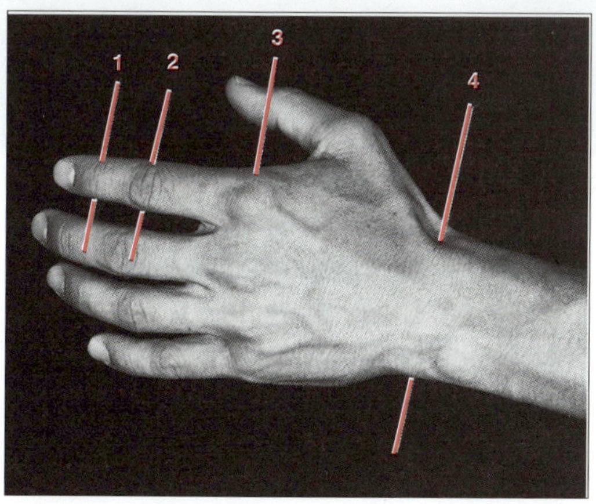

그림 5-3 손목과 손가락 이마축들: *(1)* 먼쪽 손가락사이 굽힘-폄, *(2)* 몸쪽 손가락사이 굽힘-폄, *(3)* 손허리손가락 굽힘-폄, *(4)* 손목 굽힘-폄.

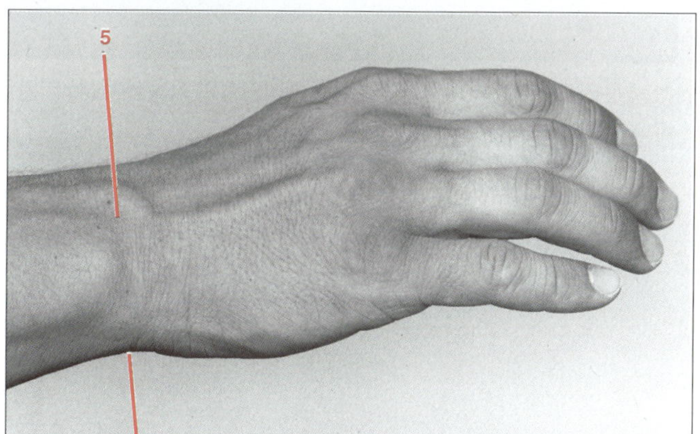

그림 5-4 손목 시상축: *(5)* 자-노쪽 치우침.

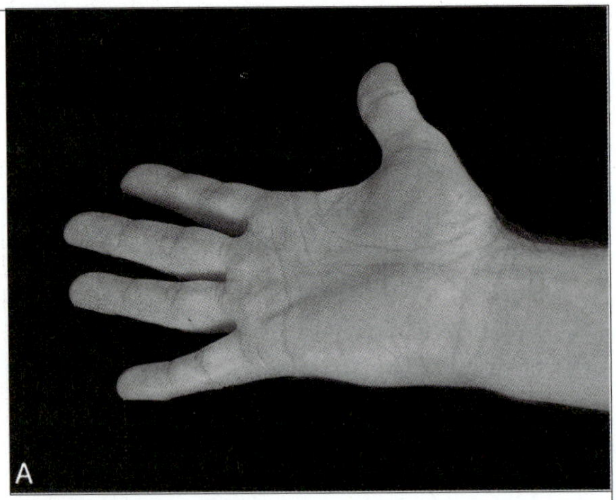

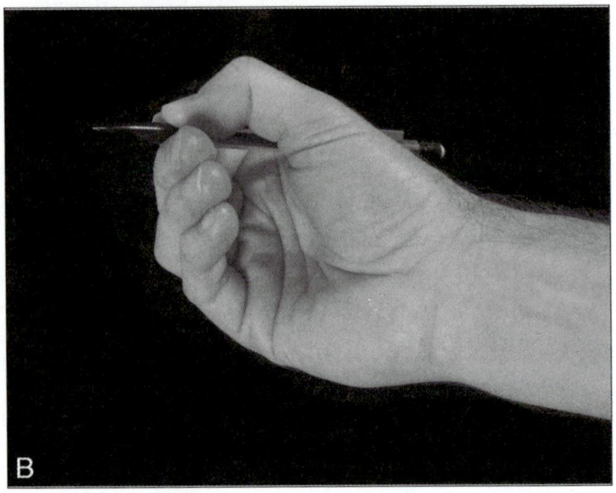

그림 5-5 A. 손이 펴졌을 때 손바닥의 편평함. B. 물체를 잡거나 조작할 때 손바닥의 오목함.

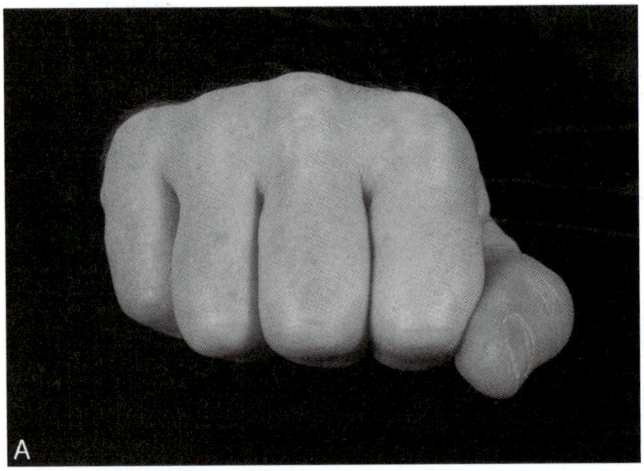

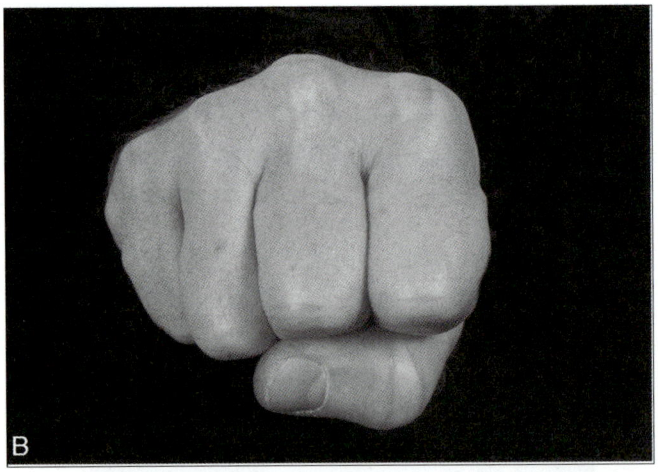

그림 5-6 네 번째와 다섯 번째 손목손허리관절의 가동성이 (A) 이완된 주먹쥔 손, (B) 꽉 쥐어진 주먹쥔 손에서 관찰된다.

에서 움직임은 정상적인 손 기능에 필수적이다. 손목손허리관절 움직임은 손이 완전히 펴 있을 때(그림 5-5A) 손바닥의 편평함에 기여하고, 물체를 쥐거나 조작할 때(그림 5-5B) 손바닥의 오목함에 기여한다. 넷째와 다섯째, 그리고 엄지손가락 주변부의 움직이는 손허리뼈는 두 번째와 세 번째 손가락의 고정된 손허리뼈 주위를 움직인다. 고정된 두 번째, 세 번째 손허리뼈 주위로 엄지, 네 번째, 다섯 번째 손허리뼈의 가동성은 열려진 손이 이완된 주먹쥔 손으로 만들어지고 꽉 쥐어진 주먹쥔 손으로 될 때 관찰된다(그림 5-6). 임상적 환경에서, 두 번째에서 다섯 번째 손목손허리뼈의 움직임을 직접적으로 측정하기는 불가능하다. 그러나 엄지의 손목손허리뼈에서는 움직임을 측정하는 것이 가능하다.

엄지의 손목손허리관절(CM joint of the thumb)(그림 5-7)은 큰마름뼈 먼쪽 면 사이에 형성된 안장관절로서, 앞뒤쪽으로 오목하고 안가쪽으로 볼록하며, 첫 번째 손허리뼈의 바닥면과 상호일치한다. 첫 번째 손목손허리뼈에서 움직임은 굽힘과 폄, 벌림, 모음, 돌림, 그리고 맞섬을 포

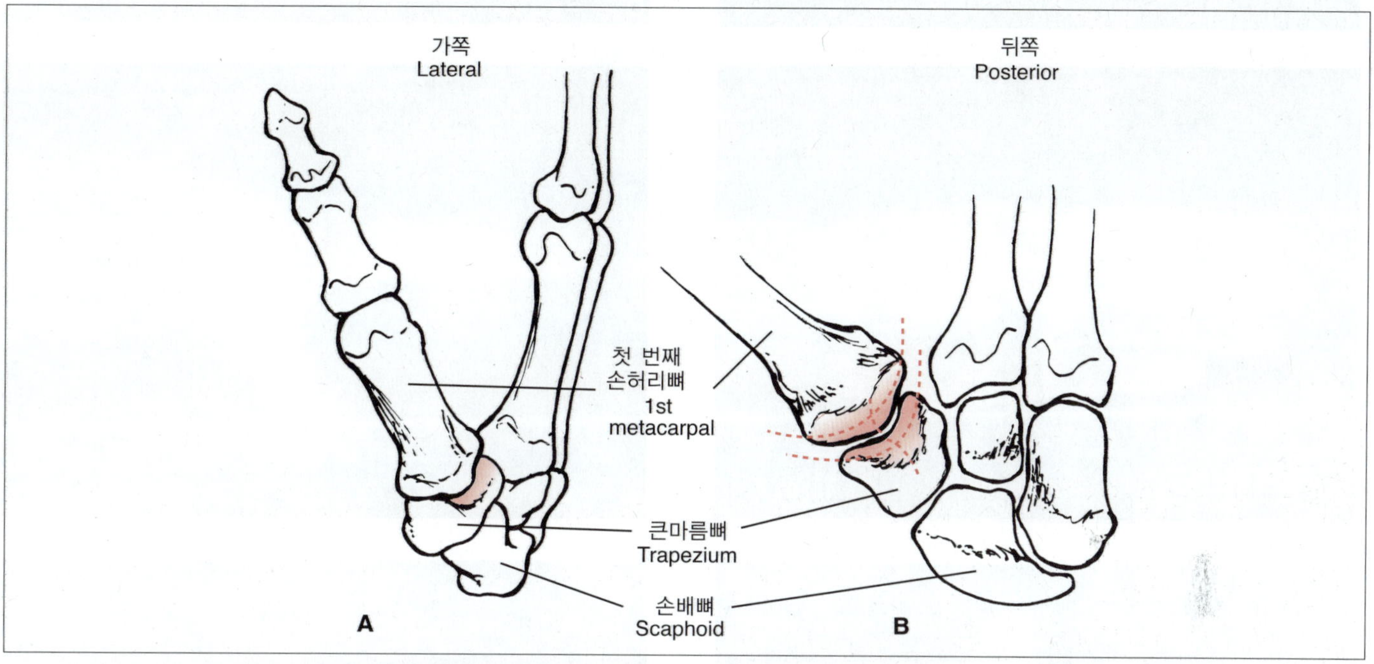

그림 5-7 (A) 오른쪽 엄지의 손목손허리뼈 (B) 볼록-오목 곡선을 보여주기 위해 노출된 관절면.

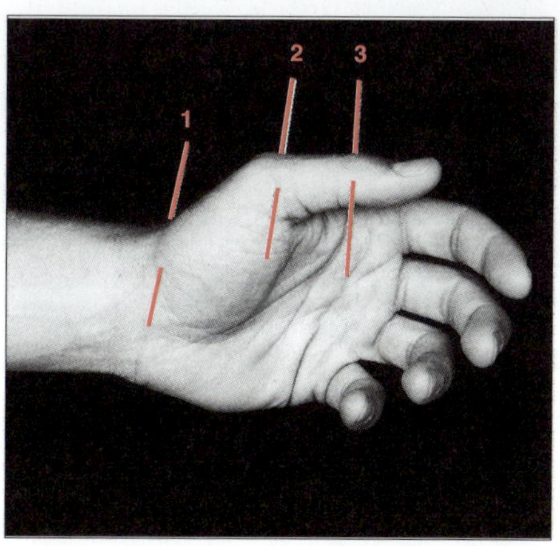

그림 5-8 엄지의 비스듬한 시상면: *(1)* 손목손허리관절의 굽힘-폄, *(2)* 손허리손가락관절의 굽힘-폄, *(3)* 손가락사이관절의 굽힘-폄.

함한다. 굽힘과 폄은 비스듬한 시상면에 대해 비스듬한 이마면에서 발생한다(그림 5-8). 굽힘 동안 엄지는 해부학적 자세(그림 5-9A)로부터 손바닥면을 가로질러 움직인다(그림 5-9B). 손목손허리관절에서 엄지 폄(그림 5-9C)은 굽힘 반대방향으로 해부학적 자세로부터 멀리 가쪽으로 엄지를 움직인다. 엄지는 해부학적 자세(그림 5-9D)로부터 손바닥에 수직 방향(그림 5-9E)으로 움직일 때 벌림된다. 엄지의 모음은 엄지가 벌림된 자세에서 해부학적 자세로 되돌아오는 것이다. 엄지의 벌림과 모음은 비스듬한 이마축 주위로 비스듬한 시상면에서 발생한다. 맞섬(그림 5-9F)은 벌림, 굽힘과 첫 번째 손허리뼈의 모음, 동시에 돌림을 포함하는 일련의 움직임이다.[11]

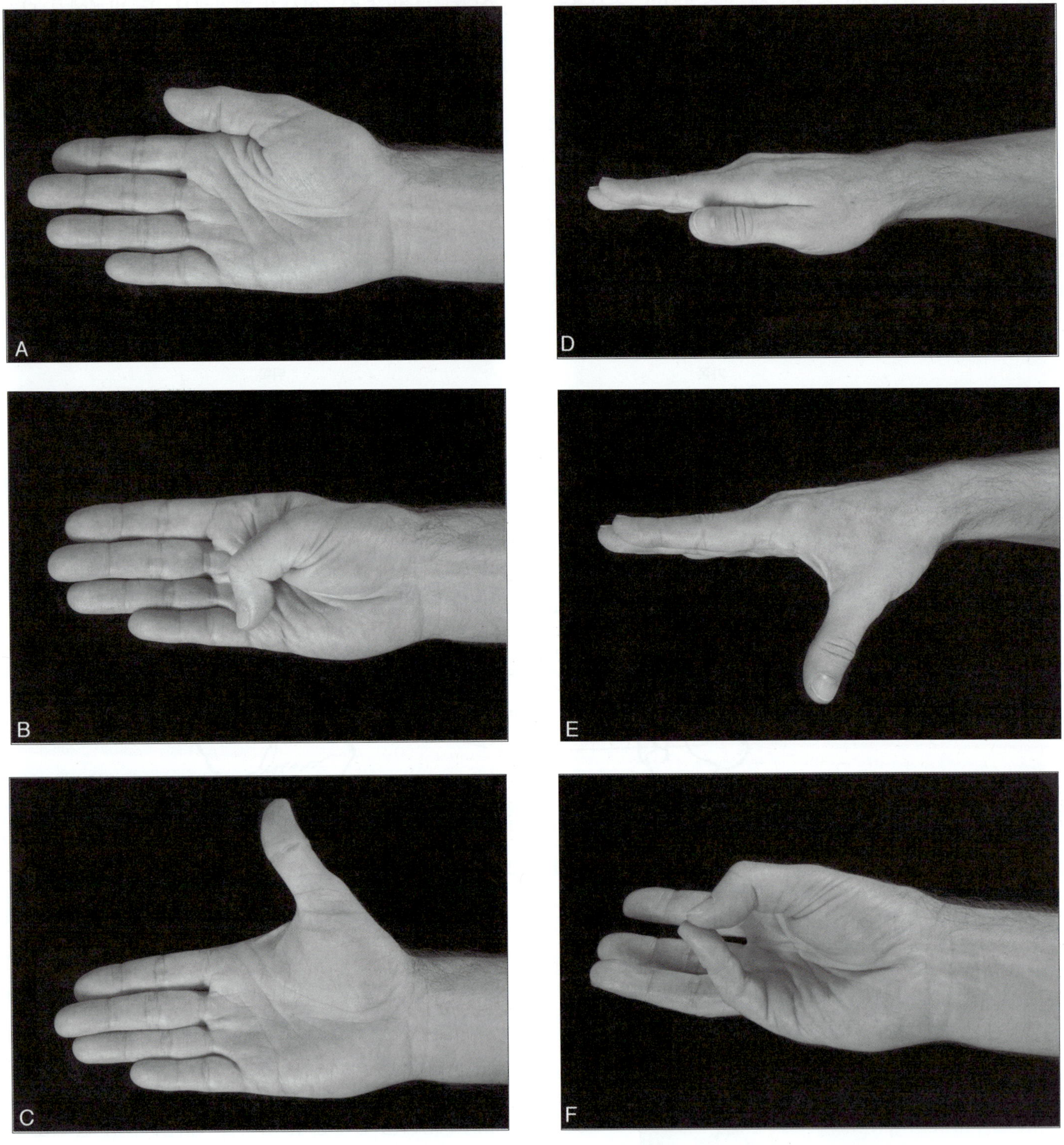

그림 5-9 **(A)** 앞쪽 면-해부학적 자세에서 엄지. 엄지 **(B)** 굽힘. **(C)** 폄. **(D)** 가쪽 면-해부학적 자세에서 엄지. 엄지 **(E)** 벌림. **(F)** 맞섬.

표 5-1 관절구조 : 손목 운동

	굽힘	폄	노쪽 치우침	자쪽 치우침
관절[1,2]	노손목관절 손목뼈중간관절	손목뼈중간관절 노손목관절	손목뼈중간관절 노손목관절	노손목관절 (대부분) 손목뼈중간관절
면	시상면	시상면	이마면	이마면
축	이마축	이마축	시상축	시상축
정상적 제한요인[1, 3, 4*] **(그림 5-10A와 B 참조)**	뒤쪽 노손목인대와 뒤관절주머니의 긴장	앞쪽 노손목인대와 앞관절주머니의 긴장 ; 노뼈와 손목뼈 사이의 접촉	가쪽 곁인대, 자손목인대, 관절주머니의 자쪽 부분의 긴장; 노뼈붓돌기와 손배뼈의 접촉	안쪽 곁인대와 관절주머니의 노쪽 부분의 긴장
정상적 끝 느낌[3,5]	단단함	단단함/딱딱함	단단함/딱딱함	단단함
정상적 능동관절가동범위[6] (AROM[7])	0~80° (0~80°)	0~70° (0~70°)	0~20° (0~20°)	0~30° (0~30°)
관절주머니 패턴[5,8]	굽힘과 폄이 모두 제한되어 있다.			

*관절 운동에 대한 정상적 제한요인(NLF)을 분류하는 결정적인 연구에 부족함이 있다. 정상적 제한요인과 끝 느낌은 해부학적 지식, 임상적 경험, 그리고 유용한 참고문헌에 기초하여 작성되었다.

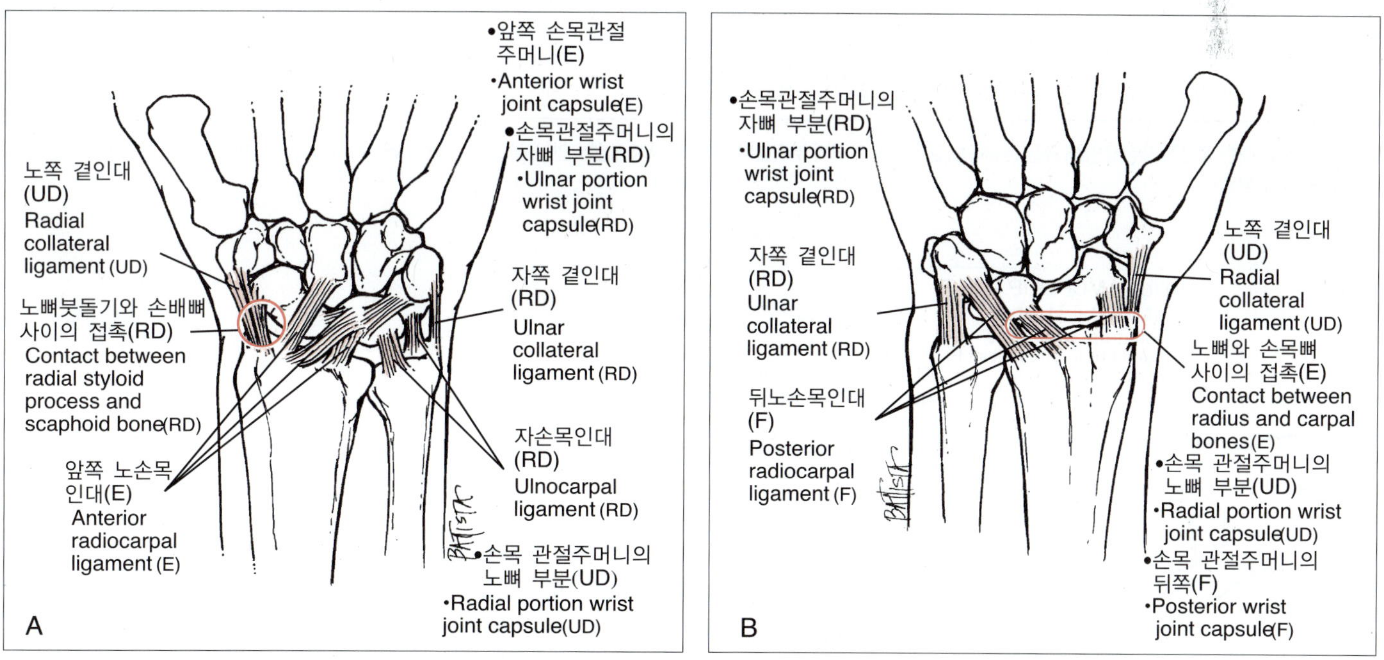

그림 5-10 **정상적 제한요인.** **A.** 손목에서 정상적으로 운동을 제한하는 비수축성 구조를 보여주는 손목의 앞쪽 면. **B.** 손목에서 정상적으로 운동을 제한하는 비수축성 구조를 보여주는 손목의 뒤쪽 면. 구조물에 의해 제한된 운동은 괄호로 확인되며, 아래의 약어를 사용하였다: *F*, 굽힘; *E*, 폄; *UD*, 자쪽 치우침; *RD*, 노쪽 치우침. 정상적으로 운동을 제한하는 근육은 설명되지 않고 있다.

표 5-2 관절구조 : 손가락 운동

	굽힘	폄	벌림	모음
관절[1,2]	손허리손가락관절(MCP) 몸쪽 손가락뼈사이관절(PIP) 먼쪽 손가락뼈사이관절(DIP)	MCP PIP DIP	MCP	MCP
면	시상면	시상면	이마면	이마면
축	이마축	이마축	시상축	시상축
정상적 제한요인[1,3,4]* **(그림 5-11 참조)**	MCP: 뒤관절주머니, 결인대의 긴장; 손허리뼈와 몸쪽 손가락뼈 사이의 접촉; 손가락폄근과 집게폄근의 긴장(손목을 굽힐 때)[9] PIP: 몸쪽 손가락뼈와 중간 손가락뼈 사이의 접촉; 몸쪽 손가락뼈와 중간손가락뼈 연부조직의 인접; 뒤관절 주머니와 결인대의 긴장 DIP: 뒤관절주머니, 결인대, 빗지지띠인대의 긴장	MCP: 앞관절주머니, 손바닥 섬유연골판 (손바닥인대); 깊은손가락굽힘근 과 깊은손가락굽힘근 긴장 (손목이 폄 될 때)[9] PIP: 앞관절주머니, 손바닥인대의 긴장 DIP: 앞관절주머니, 손바닥인대의 긴장	결인대, 근막, 피부막(web)의 긴장	인접한 손가락의 접촉
정상적 끝 느낌[3,5]	MCP: 단단함/딱딱함 PIP: 단단함/부드러움/딱딱함 DIP: 단단함	MCP: 단단함 PIP: 단단함 DIP: 단단함	단단함	
정상적 능동관절가동범위[6] (AROM[7])	MCP: 0~90° (0~90°) PIP: 0~100° (0~100°) DIP: 0~90° (0~70°)	MCP: 0~45° (0~20°) PIP: 0° (0°) DIP: 0° (0°)		
관절주머니패턴[5,8]	손허리손가락관절 및 손가락사이관절: 굽힘, 폄			

*관절 운동에 대한 정상적 제한요인(NLF)을 분류하는 결정적인 연구에 부족함이 있다. 정상적 제한요인과 끝 느낌은 해부학적 지식, 임상적 경험, 그리고 유용한 참고문헌에 기초하여 작성되었다.

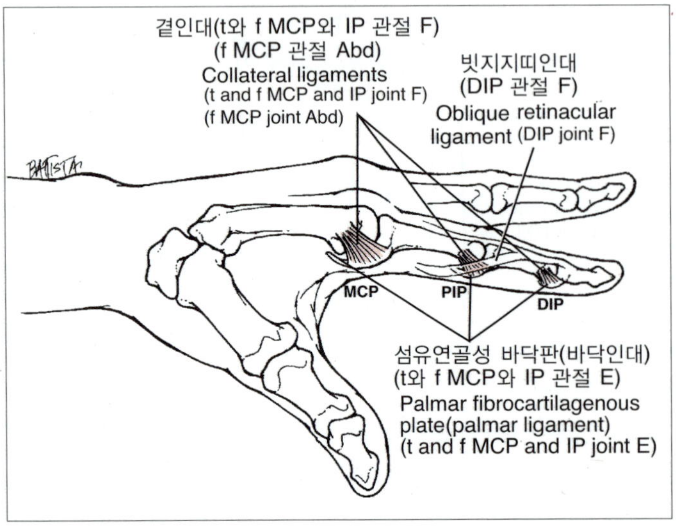

그림 5-11 정상적 제한 요인들. 손가락(f)과 엄지(t)의 MCP와 IP에서 정상적으로 운동을 제한하는 비수축성 구조를 보여주는 손목과 손의 가쪽 면. MCP와 IP 관절과 CM 관절에서 정상적으로 운동을 제한하는 다른 비수축성 구조물들이 표 5-2에 나열되어 있다. 구조물에 의해 제한된 운동은 괄호로 확인되며, 아래의 약어를 사용하였다: *F*, 굽힘; *E*, 폄; *Abd*, 벌림. 정상적으로 운동을 제한하는 근육은 설명되지 않고 있다.

표 5-3 관절구조 : 엄지 운동

	굽힘	폄	벌림	모음
관절[1,2]	손목손허리관절(CM) 손허리손가락관절(MCP) 손가락사이관절(IP)	CM MCP IP	CM MCP	CM MCP
면	CM: 비스듬한 이마면 MCP: 이마면 IP: 이마면	CM: 비스듬한 이마면 MCP: 이마면 IP: 이마면	CM: 비스듬한 시상면	CM: 비스듬한 시상면
축	CM: 비스듬한 시상축 MCP: 시상축 IP: 시상축	CM: 비스듬한 시상축 MCP: 시상축 IP: 시상축	CM: 비스듬한 이마축	CM: 비스듬한 이마축
정상적 제한요인[1,3,4*] **(그림 5-11 참조)**	CM: 엄지두덩과 손바닥 사이 연부조직 부착; 뒤관절주머니, 짧은엄지폄근, 짧은엄지벌림근의 긴장 MCP: 제1 손허리뼈와 몸쪽 손가락뼈의 접촉; 뒤관절주머니, 곁인대, 짧은엄지폄근의 긴장 IP: 곁인대, 뒤관절주머니의 긴장; 먼쪽 손가락뼈, 섬유연골성 바닥과 몸쪽 손가락뼈와 접촉	CM: 앞관절주머니, 짧은엄지굽힘근, 첫째 등쪽 뼈사이근의 긴장 MCP: 앞관절주머니 손바닥널힘줄, 짧은엄지굽힘근의 긴장 IP: 앞관절주머니, 손바닥널힘줄 인대의 긴장	널힘줄 및 첫째 피부막(web), 첫째 등쪽 뼈사이근, 엄지모음근의 긴장	엄지와 새끼손가락의 연부조직 부착
정상적 끝 느낌[3,5,8]	CM: 부드러움/단단함 MCP: 딱딱함/단단함 IP: 딱딱함/단단함	CM: 단단함 MCP: 단단함 IP: 단단함	단단함	부드러움
정상적 능동 관절가동범위[6] (AROM[7])	CM: 0~15° (0~15°) MCP: 0~50° (0~50°) IP: 0~80° (0~65°)	CM: 0~20° (0~20°) MCP: 0° (0°) IP: 0~20° (0~10°에서 20°)	0~70° (0~70°)	0° (0°)
관절주머니 패턴[5,8]	CM: 벌림, 폄 MCP, IP: 굽힘, 폄			

*관절운동에 대한 정상적 제한요인(NLF)을 분류하는 결정적인 연구에 부족함이 있다. 정상적 제한요인과 끝 느낌은 해부학적 지식, 임상적 경험, 그리고 유용한 참고문헌에 기초하여 작성되었다.

손의 *손허리손가락관절(metacarpophalangeal joint)*은 타원관절로 분류되고,[2] 각각은 인접한 몸쪽 손가락의 오목한 바닥과 관절을 이루는 손허리뼈의 볼록한 머리에 의해 몸쪽으로 형성된다(그림 5-1). 손허리손가락관절에서 움직임은 굽힘, 폄, 벌림, 모음, 그리고 돌림을 포함한다. 임상적 환경에서 측정된 움직임은 굽힘, 폄이고, 이마축 주위로 시상면에서 발생하며(그림 5-3 참조), 벌림과 모음은 시상축 주위로 이마면에서 발생한다. 임상적 환경에서 손허리손가락관절에서 돌림을 측정하는 것은 불가능하다.

엄지 *손가락사이관절(interphalangeal joint)*(그림 5-1 참조)은 경첩관절(hinge joint)로 분류되며 인접한 먼쪽 손가락의 오목한 바닥과 관절을 이루는 몸쪽 손가락의 볼록한 머리에 의해 형성된다. 손가락사이관절은 손가락의 굽힘과 폄이 발생하는데, 손가락은 이마축 주위로 시상면에서 발생하고(그림 5-3) 엄지는 비스듬한 시상축에 대해 비스듬한 이마면에서 발생한다(그림 5-8).

표면 해부학(Surface Anatomy) (그림 5-12, 5-13, 5-14)

구조	위치
1. 자뼈(ulna)의 붓돌기	자뼈의 먼쪽 끝, 아래팔의 뒤안쪽 돌출부
2. 노뼈(radius)의 붓돌기	노뼈의 먼쪽 끝, 아래팔의 가쪽 돌출부
3. 손허리뼈(metacarpal bones)	바닥부분과 몸통뼈는 손과 손목의 등쪽 폄근힘줄에서 느낌, 머리부분은 손가락 바닥의 뼈 돌출부
4. 알머리뼈(capitate bone)	셋째 손허리뼈의 바닥부분 작은 함몰부
5. 콩알뼈(pisiform bone)	손목뼈의 몸쪽 열의 안쪽 뼈; 새끼두덩의 바닥
6. 엄지막공간(thumb web space)	엄지와 손을 연결하는 막
7. 먼쪽 손바닥주름 (distal palmar crease)	손바닥의 안쪽에서 시작하는 수평주름, 둘째 손가락과 가운데 손가락사이막까지 연장됨
8. 몸쪽 손바닥주름 (proximal palmar crease)	손바닥의 가쪽에서 시작하는 수평주름, 안쪽으로 연장되어 새끼두덩에서 없어짐
9. 엄지두덩(thenar eminence)	엄지의 바닥에서 손바닥의 패드, 수직손바닥선으로 안쪽과 먼쪽의 경계
10. 새끼두덩(hypothenar eminence)	손바닥의 안쪽 바닥의 패드
11 첫째 손목손허리관절(first CM joint)	첫째 손허리뼈와 큰마름뼈의 바닥 사이 관절로서 해부학적 코담배갑의 먼쪽 면 (해부학적 코담배갑: 엄지손가락이 폄으로 유지되면서, 긴엄지폄근힘줄이 가쪽으로, 짧은엄지폄근힘줄이 안쪽으로 윤곽을 보이는 손목과 손의 뒤가쪽 면의 삼각형 지역).

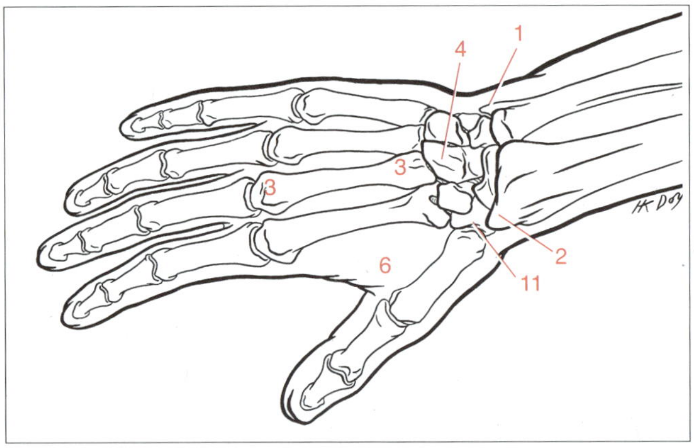

그림 5-12 뼈 해부학, 손목과 손의 뒤쪽면.

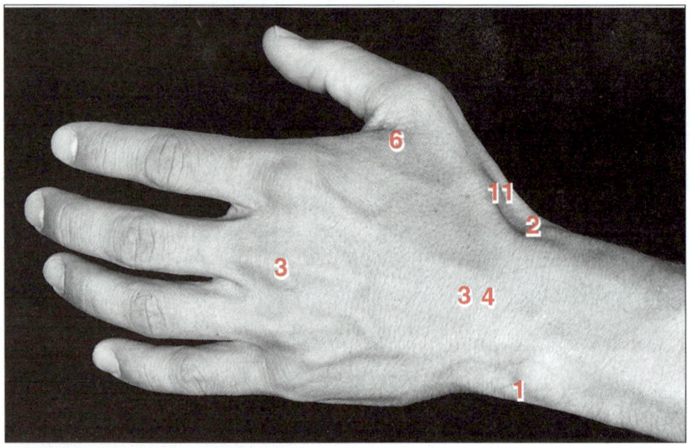

그림 5-13 손목과 손의 뒤쪽면.

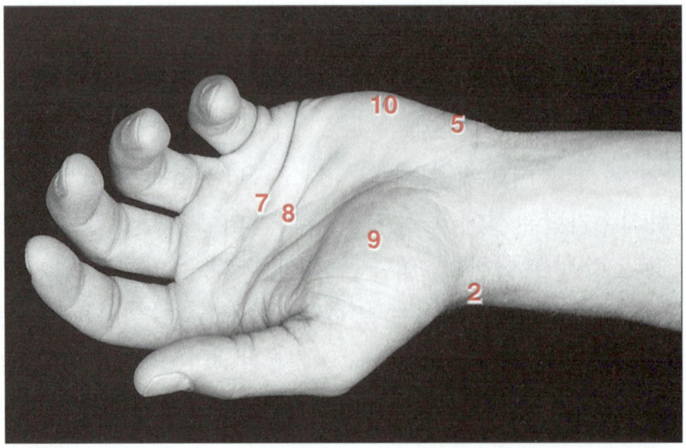

그림 5-14 손목과 손의 앞쪽 면.

관절가동범위 평가와 측정 (RANGE OF MOTION ASSESSMENT AND MEASUREMENT)

연습이 완벽함을 만든다.

이 단락의 기술들을 연습하거나 간단한 복습을 위해서 http://thepoint.lww.com/Clarkson3e에 있는 실습용 검사 방식을 이용하라.

일반 검사 : 손목과 손의 능동관절가동범위 (General Scan : Wrist and Hand AROM)

손목과 손의 능동관절가동범위는 손목과 손에서 유용한 가동범위와 근력에 대한 일반적인 적응증을 제공하기 위해 살펴볼 수 있다. 환자는 앉은 자세로, 팔꿈치를 90° 굽힘하고 아래팔을 엎침하여 환자를 지도한다:

- 주먹쥔 손을 만든다(그림 5-15A). 손가락 굽힘, 엄지 굽힘과 벌림, 손목 폄의 능동관절가동범위를 관찰한다.
- 손을 펼쳐서 손가락을 최대로 벌린다(그림 5-15B). 손가락 폄과 벌림, 엄지 폄, 손목 굽힘에 대한 능동관절가동범위를 관찰한다.
- 아래팔을 뒤침하고 엄지와 다섯째 손가락을 서로 마주한다(그림 5-15C). 엄지와 다섯째 손가락의 맞섬에 대한 능동관절가동범위를 관찰한다.

검사에 대한 소견은 부위에 대한 세부적인 평가에 대한 안내를 제공한다.

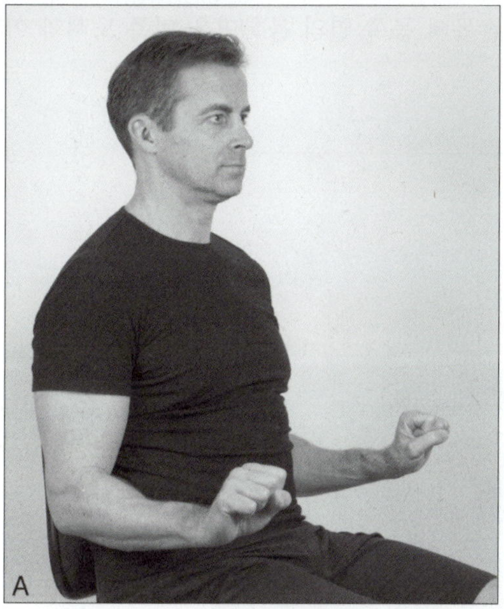

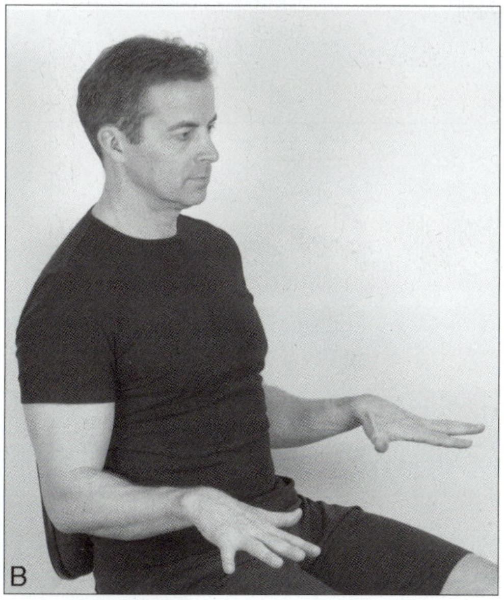

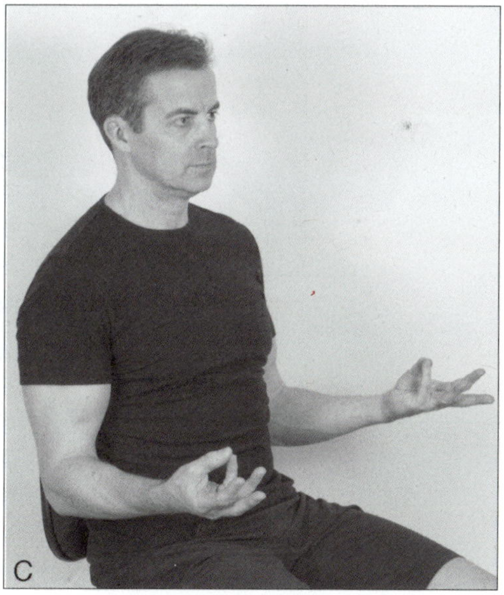

그림 5-15 손목과 손 능동관절가동범위에 대한 일반적인 검사–환자는 (A) 주먹쥔 손을 만든다, (B) 손을 펼친다, (C) 아래팔을 뒤침하고 엄지와 다섯째 손가락을 서로 마주한다.

손목의 굽힘–폄 (Wrist Flexion-Extension)

능동관절가동범위 평가 (AROM assessment)

대체 운동. 손목의 노쪽 및 자쪽 치우침.

수동관절가동범위 평가 (PROM assessment)

Forms 5-1, 5-2

시작 자세. 환자는 앉은 자세를 취한다. 아래팔의 엎침 자세로 테이블에 놓고, 팔꿈치를 굽히고 손목을 중립자세, 손은 테이블의 끝에 놓고, 손가락은 이완한다(그림 5-16). 손가락의 위치는 손목의 가동범위에 영향을 준다. 따라서, 손목의 가동범위는 표준화된 손가락 위치를 일관되게 사용하여 평가되어야 한다.[12]

고정. 치료사는 아래팔을 고정한다.

치료사의 먼쪽 손위치. 치료사는 손허리뼈를 잡는다.

끝 자세. 치료사는 손목 굽힘을 평가하기 위하여 손을 앞쪽으로 제한되는 움직임까지 움직인다(그림 5-17). 치료사는 손목 폄에 대해 운동의 제한범위까지 손을 뒤쪽으로 움직인다(그림 5-18). 치료사는 긴손목폄근이나 굽힘근의 신장때문에 손목 굽힘이나 폄에 대한 제한을 피하기 위해 끝 느낌을 평가할 때 손가락은 이완되어야 한다.

끝 느낌. *손목 굽힘–단단함; 손목 폄–단단함 또는 딱딱함.*

관절 회전. *굽힘(flexion). 노손목관절(radiocarpal joint)*–손목뼈 몸쪽 열의 볼록면은 먼쪽 노뼈와 아래쪽 노자관절

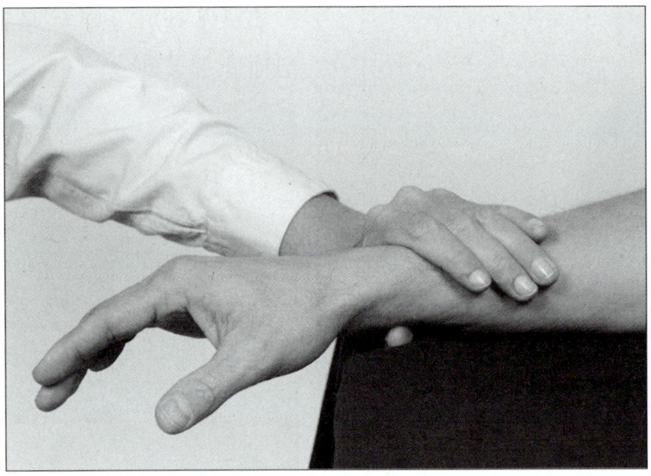

그림 5-16 손목 굽힘과 폄을 위한 시작자세.

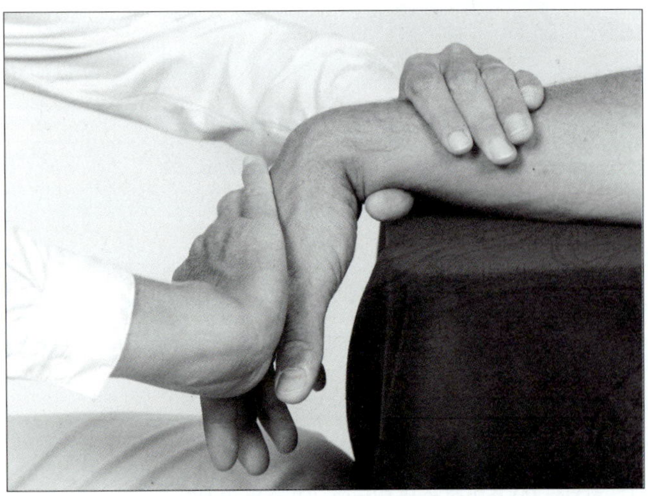

그림 5-17 손목 굽힘의 제한에서 단단한 끝 느낌.

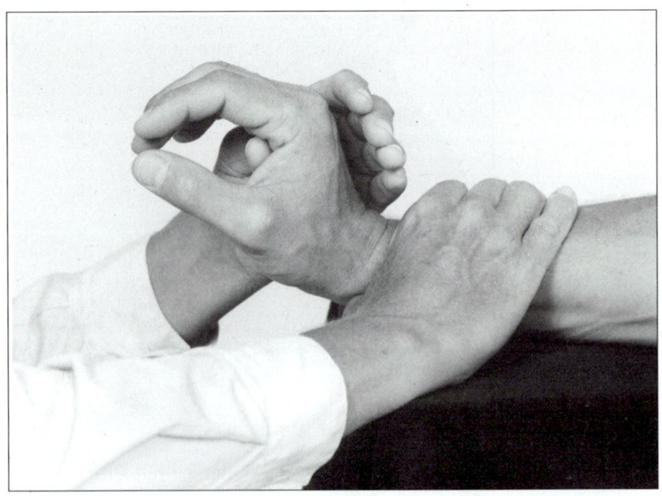

그림 5-18 손목 폄의 제한에서 단단하거나 딱딱한 끝 느낌.

(radioulnar joint)의 관절원판의 고정된 오목면에 대해 뒤쪽으로 미끄러진다. *손목뼈중간관절(중수관절, midcarpal joint)*–큰마름뼈와 작은마름뼈에 의해 형성된 오목면은 손배뼈의 고정된 볼록면에 대해 앞쪽 방향으로 미끄러진다; 알머리뼈와 갈고리뼈에 의한 볼록면은 손배뼈, 반달뼈와 세모뼈에 의한 고정된 오목면에 대해 뒤쪽 방향으로 미끄러진다.

폄(extension). *노손목관절(radiocarpal joint)*–손목뼈 몸쪽 열의 볼록면은 먼쪽 노뼈와 아래쪽 노자관절(radioulnar joint)의 관절원판의 고정된 오목면에 대해 앞쪽으로 미끄러진다. 손목뼈중간관절–큰마름뼈와 작은마름뼈에 의해 형성된 오목면은 손배뼈의 고정된 볼록면에 대해 뒤쪽 방향으로 미끄러진다; 알머리뼈와 갈고리뼈에 의한 볼록면은 손배뼈, 반달뼈와 세모뼈에 의한 고정된 오목면에 대해 앞쪽 방향으로 미끄러진다.

이상으로 손목 움직임 동안에 볼록-오목법칙의 적용과 함께 손목의 관절형상학에 대하여 간단하게 설명하였다.

측정 : 일반 각도계 (Measurement : universal goniometer)

시작 자세. 환자는 앉은 자세를 취한다. 팔꿈치는 굽혀지고 아래팔은 엎침 자세로 테이블에 놓고, 손목은 중립자세, 손은 테이블의 끝에 놓는다(그림 5-19). 긴손가락폄근과 굽힘근의 신장때문에 손목의 굽힘 또는 폄의 제한을 피하기 위해 손가락은 이완되어 있다.

고정. 치료사는 아래팔을 고정한다.

각도계 축. 축은 자뼈붓돌기 수준에 놓는다(그림 5-20).

고정자. 자뼈의 긴 축과 평행시킨다.

이동자. 5째 손허리뼈의 긴 축에 평행시킨다.

끝 자세. 손목 굽힘(wirst flexion)(80°)의 제한까지(그림 5-20과 5-21) 손목을 바닥쪽으로 움직인다. 손목 폄(wrist extension)(70°)의 제한까지(그림 5-22) 손목을 등쪽면으로 움직인다. 두 가지 움직임 동안에 가동성이 있는 4째와 5째 손허리뼈는 평가 절차 동안 시작 자세로부터 멀리 움직이지 않도록 확실하게 한다. 그리고 완전 가동범위가 일어나지 않는다면 손목치우침이 일어나지 않도록 확실하게 한다.

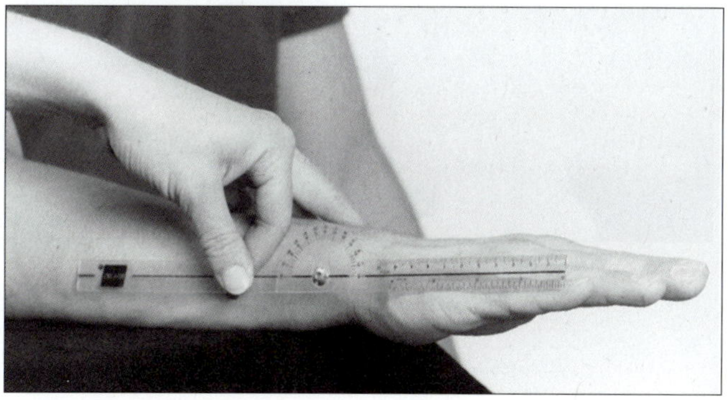

그림 5-19 손목 굽힘과 폄을 위한 시작 자세.

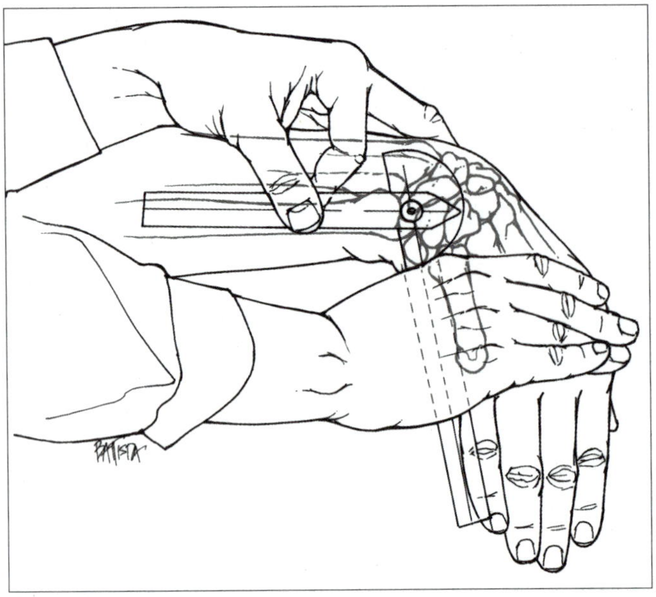

그림 5-20 손목 굽힘 제한부위를 보여주고 있으며, 손목 굽힘과 폄에 대한 각도계의 정렬.

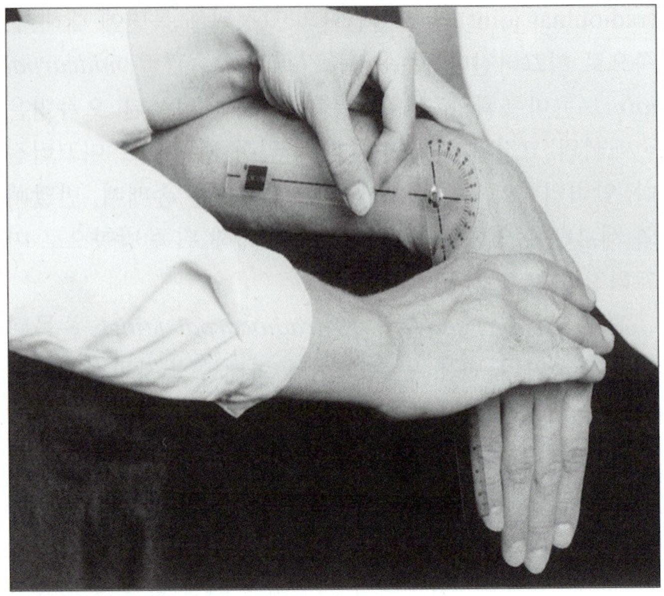

그림 5-21 손목 굽힘의 끝 자세.

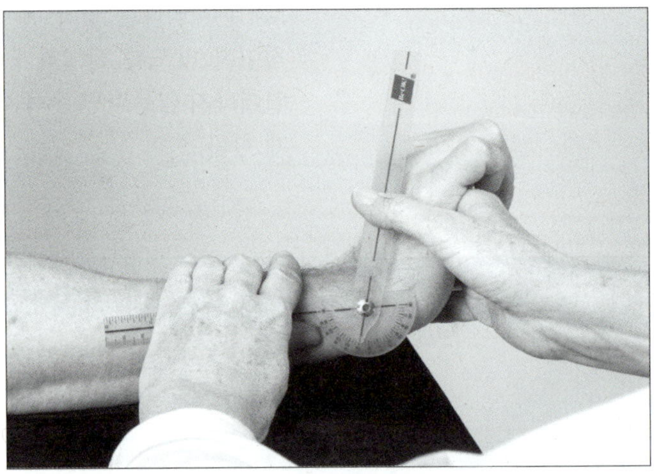

그림 5-22 손목 폄의 끝 자세.

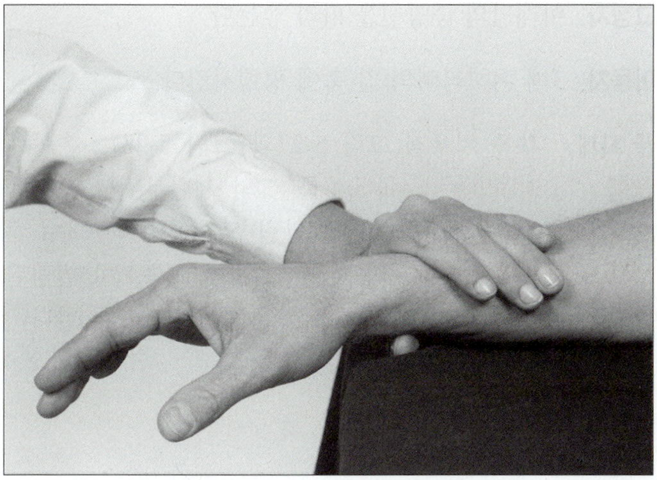

그림 5-23 손목 노쪽 및 자쪽 치우침에 대한 시작 자세.

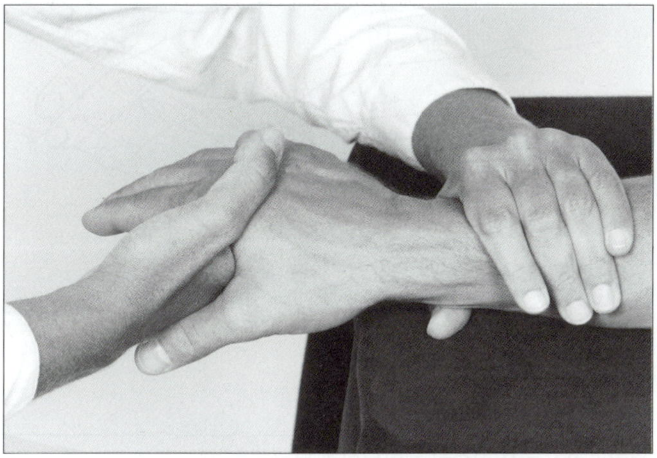

그림 5-24 손목 자쪽 치우침의 제한에서 단단한 끝 느낌.

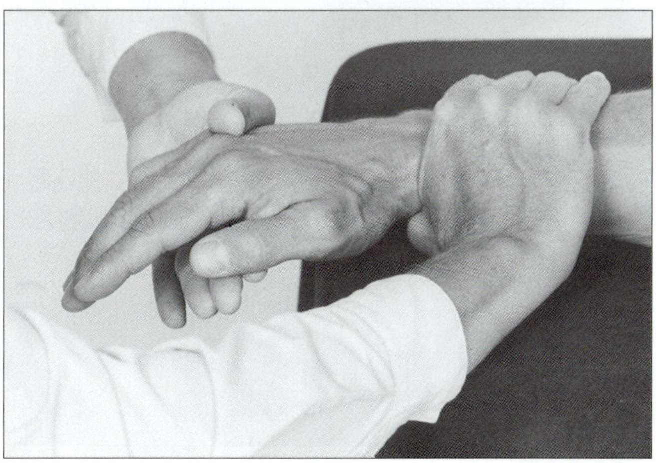

그림 5-25 손목 노쪽 치우침의 제한에서 단단하거나 딱딱한 끝 느낌.

손목관절의 노쪽 및 자쪽 치우침 (Wrist Ulnar and Radial Deviation)

능동관절가동범위 평가 (AROM assessment)

대체 운동. 손가락의 노쪽 및 자쪽 치우침, 손목 굽힘과 폄.

수동관절가동범위 평가 (PROM assessment)

Forms 5-3, 5-4

시작 자세. 환자는 앉은 자세를 취한다. 아래팔은 엎침 자세로 테이블에 놓고, 손목은 중립자세, 손은 테이블의 끝에 놓고 손가락은 이완한다(그림 5-23 참조). 손가락의 위치는 손목의 가동범위에 영향을 주므로, 손목의 가동범위는 표준화된 손가락 위치를 일관되게 사용하여 평가되어야 한다.[12]

고정. 치료사는 아래팔을 고정한다.

치료사의 먼쪽 손위치. 치료사는 자쪽 치우침을 평가하기 위해 손의 노쪽 면의 손허리뼈를 잡는다. 치료사는 노쪽 치우침을 평가하기 위해 손의 자쪽 면의 손허리뼈를 잡는다.

끝 자세. 치료사는 자쪽 치우침을 평가하기 위하여 손을 자쪽으로 제한부위까지 움직인다(그림 5-24). 치료사는 노쪽 치우침을 평가하기 위하여 손을 노쪽으로 제한부위까지 움직인다(그림 5-25).

끝 느낌. *자쪽 치우침(ulnar deviation)*–단단함 ; *노쪽 치우침(radial deviation)*–단단하거나 딱딱함.

관절 미끄러짐.[13] *자쪽 치우침. 노손목관절*–손목뼈 몸쪽 열의 볼록면은 먼쪽 노뼈와 아래쪽 노자관절의 관절원판의 고정된 오목면에 대해 가쪽으로 미끄러진다. *손목뼈중간관절*–알머리뼈와 갈고리뼈에 의한 볼록면은 손배뼈, 반달뼈와 세모뼈에 의한 고정된 오목면에 대해 가쪽 방향으로 미끄러진다.

노쪽 치우침(radial deviation)– *노손목관절*–손목뼈 몸쪽 열의 볼록면은 먼쪽 노뼈와 아래쪽 노자관절의 관절원판의 고정된 오목면에 대해 안쪽으로 미끄러진다. *손목뼈중간관절(midcarpal joint)*–알머리뼈와 갈고리뼈에 의한 볼록면은 손배뼈, 반달뼈와 세모뼈에 의한 고정된 오목면에 대해 안쪽 방향으로 미끄러진다.

이상으로 손목 움직임 동안에 볼록-오목법칙의 적용과 함께 손목의 관절형상학에 대하여 간단하게 설명하였다.

측정 : 일반 각도계 (Measurement : universal goniometer)

시작 자세. 환자는 앉은 자세를 취한다. 팔꿈치는 굽혀지고 아래팔은 엎침 자세로 테이블에 놓고, 테이블 위에 손바닥을 가볍게 놓는다. 손가락의 제한 때문에 손목 자쪽 치우침에 대한 제한을 피하기 위해 손목은 중립위치로 유지하고 손가락은 이완되어 있다(그림 5-26).[12]

고정. 치료사는 아래팔을 고정한다.

각도계 축. 축은 알머리뼈 위 손목관절의 등쪽 면에 놓는다(그림 5-27).

고정자. 아래팔의 중앙선을 따라 놓는다.

이동자. 3째 손허리뼈의 긴 축에 평행시킨다.

끝 자세. 자쪽 치우침(그림 5-27과 그림 5-28) : 손목은 자쪽 치우침(ulnar deviation)(30°)의 제한부위까지 자쪽으로 모음된다. 노쪽 치우침(그림 5-29) : 노쪽 치우침(radial deviation)(20°)의 제한부위까지 노쪽으로 벌림된다. 손목이 굽힘이나 폄 방향으로 움직이지 않도록 한다.

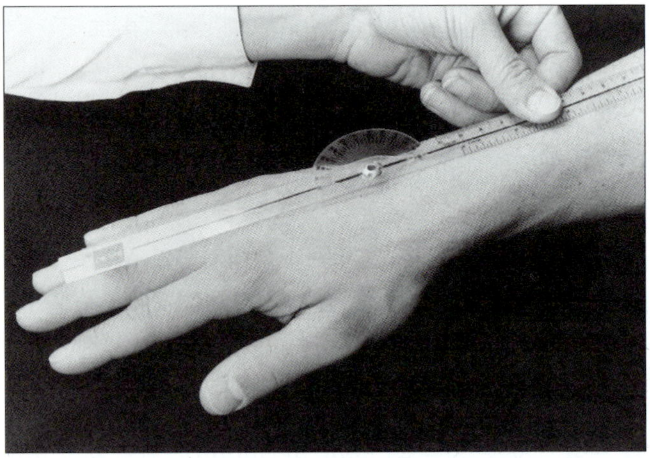

그림 5-26 손목의 노쪽과 자쪽 치우침을 위한 시작 자세.

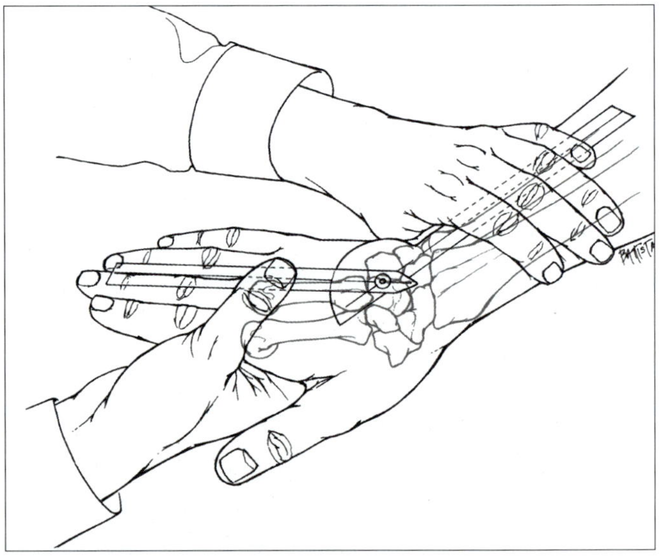

그림 5-27 자쪽 치우침 제한부위를 보여주고 있으며, 손목 자쪽 치우침과 노쪽 치우침에 대한 각도계의 정렬.

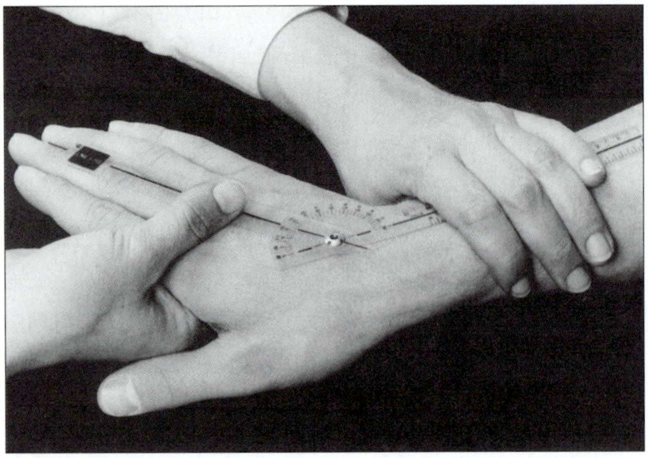

그림 5-28 끝 자세 : 자쪽 치우침.

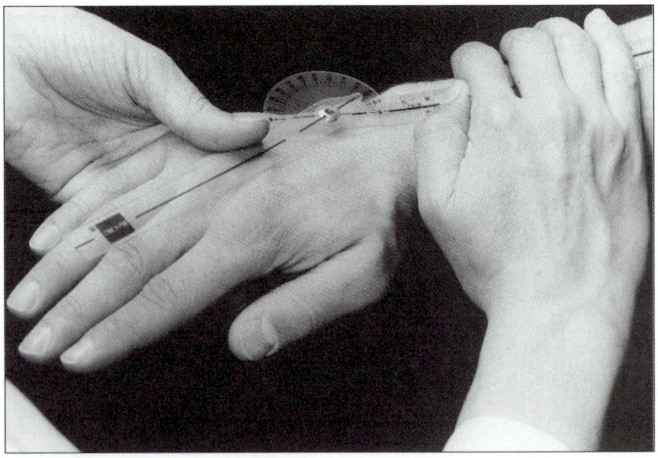

그림 5-29 끝 자세: 노쪽 치우침.

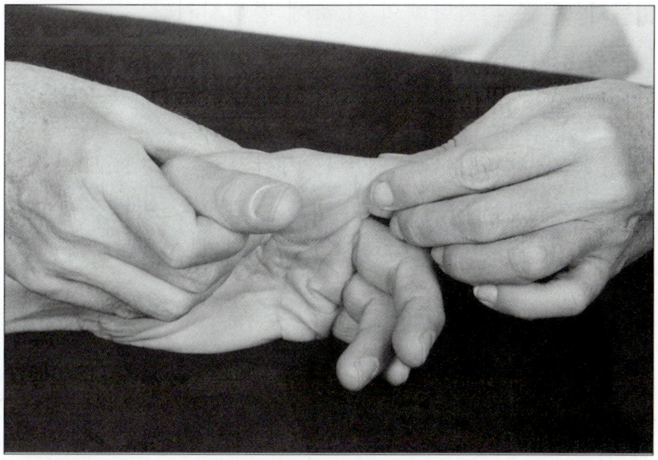

그림 5-30 시작 자세 : MCP관절의 굽힘과 폄.

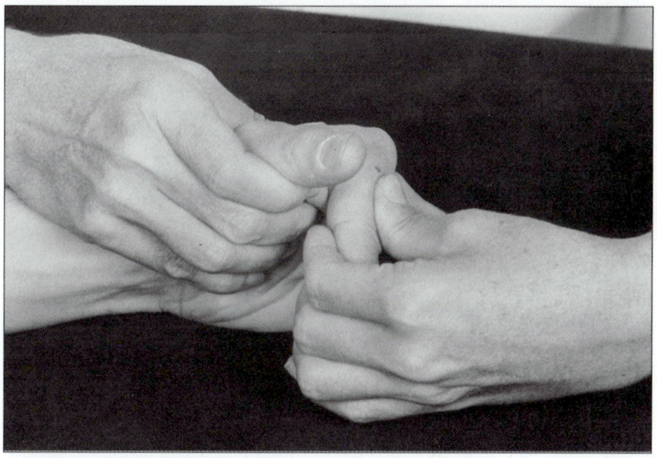

그림 5-31 MCP 굽힘의 제한에서 단단하거나 딱딱한 끝 느낌.

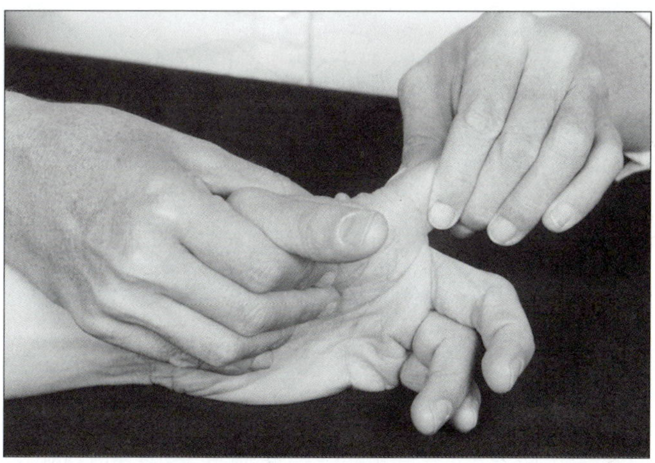

그림 5-32 MCP 폄의 제한에서 단단한 끝 느낌.

손허리손가락관절의 굽힘-폄 (Finger Metacarpophalangeal Flexion-Extension)

수동관절가동범위 평가 (PROM assessment)

Forms 5-5, 5-6

시작 자세. 환자는 앉은 자세를 취한다. 아래팔은 중립자세로 테이블 위에 놓고, 손목은 중립자세, 손가락은 이완한다(그림 5-30).

고정. 치료사는 손허리뼈를 고정한다.

치료사의 먼쪽 손위치. 치료사는 몸쪽 손가락뼈를 잡는다.

끝 자세. 치료사는 손허리손가락관절의 굽힘을 평가하기 위하여 몸쪽 손가락뼈를 움직임의 제한부위까지 앞쪽으로 움직인다(그림 5-31). 치료사는 손허리손가락관절의 폄을 평가하기 위하여 몸쪽 손가락뼈를 움직임의 제한부위까지 뒤쪽으로 움직인다(그림 5-32).

끝 느낌. *MCP 관절 굽힘(MCP joint flexion)*–단단하거나 딱딱함; *MCP 관절 폄(MCP joint extension)*–단단함.

관절 미끄러짐. *MCP 관절 굽힘*–몸쪽 손가락뼈의 오목한 바닥은 주변의 손허리뼈의 고정된 볼록 머리에 대해 앞쪽으로 미끄러진다. *MCP 관절 폄*–몸쪽 손가락뼈의 오목한 바닥은 주변의 손허리뼈의 고정된 볼록 머리에 대해 뒤쪽으로 미끄러진다.

측정 : 일반 각도계 (Measurement : universal goniometer)

손가락 손허리손가락관절의 굽힘

(finger metacarpophalangeal flexion)

시작 자세. 환자는 앉은 자세를 취한다. 아래팔은 테이블에 놓고, 팔꿉관절 굽힘, 손목은 약간 폄, 측정하고자 하는 손가락의 MCP관절은 0°로 폄한다(그림 5-33).

고정. 치료사는 손허리뼈를 고정한다.

각도계 축. 축은 측정하고자 하는 MCP 관절의 뒤쪽 면에 놓는다.

고정자. 손허리뼈 몸통의 긴 축에 평행시킨다.

이동자. 몸쪽 손가락뼈의 긴 축에 평행시킨다.

끝 자세. 모든 손가락을 손허리손가락관절 굽힘(MCP joint flexion)(90°)까지 손바닥쪽으로 굽힘한다(그림 5-34). 범위는 2째부터 5째 손가락까지 점차적으로 증가한다.[1] 손허리손가락관절에서 굽힘이 긴손가락폄근힘줄의 긴장으로 제한받지 않도록 손가락사이관절은 폄한다.

대체 운동. 2째와 5째 MCP관절은 관절의 가쪽 면에서 평가할 수 있다(그림 5-35와 그림 5-36). 2번째와 5번째 손가락이 측정되고 범위는 3째와 4째 손가락에 대하여 평가한다.[14]

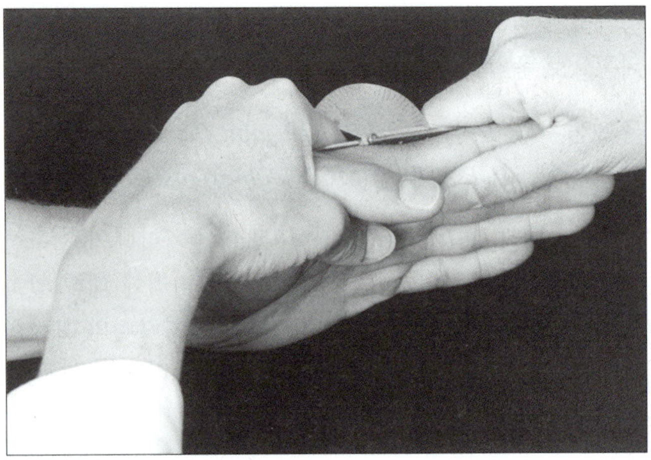

그림 5-33 MCP 굽힘을 위한 시작 자세.

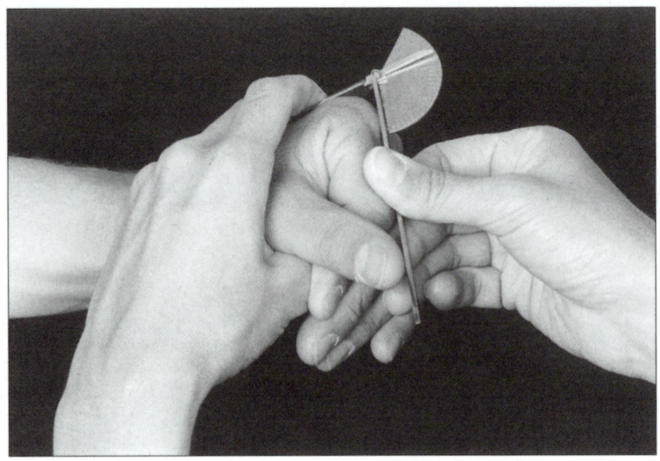

그림 5-34 끝 자세 : MCP 굽힘.

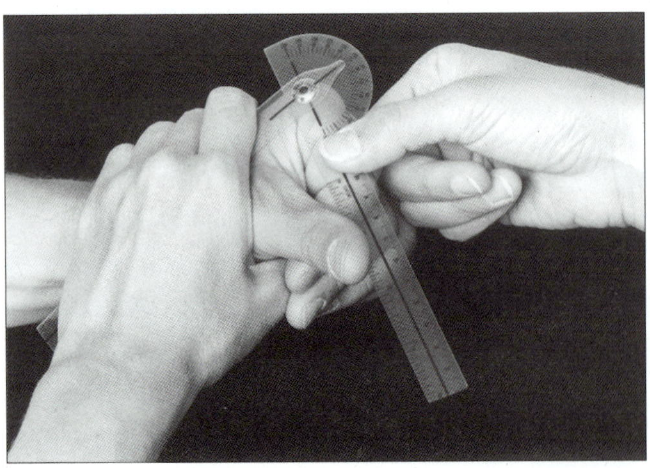

그림 5-35 MCP 굽힘을 위한 대체 자세.

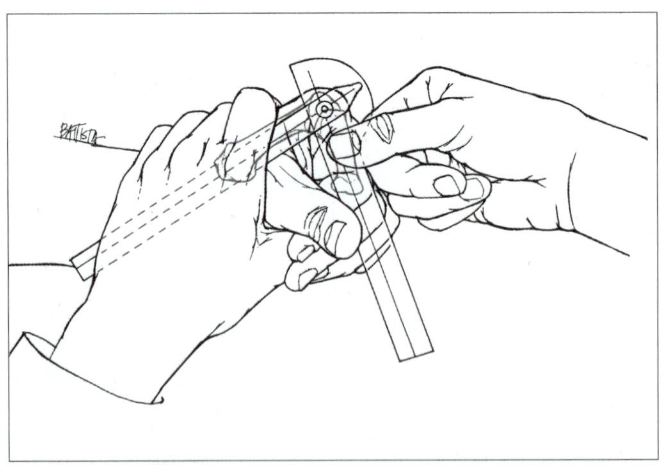

그림 5-36 MCP 굽힘을 보여주고 있으며, MCP 굽힘과 폄에 대해 가쪽으로 각도계의 정렬.

측정 : 일반 각도계 (Measurement : universal goniometer)

손가락 손허리손가락관절의 폄
(finger metacarpophalangeal extension)

시작 자세. 환자는 앉은 자세를 취한다. 아래팔은 테이블에 놓고, 팔꿉관절은 굽힘, 손목관절은 약간 굽힘, 측정하고자 하는 손가락의 MCP관절은 0°로 폄한다(그림 5-37).

고정. 치료사는 손허리뼈를 고정한다.

각도계 축. 축은 측정하고자 하는 MCP관절의 바닥면에 놓는다.

고정자. 손허리뼈 몸통의 긴 축에 평행시킨다.

이동자. 몸쪽 손가락뼈의 긴 축에 평행시킨다.

끝 자세. 손가락은 MCP 관절 폄(MCP joint extension)(45°)의 제한위치까지 뒤쪽으로 움직인다(그림 5-38). IP 관절은 MCP 관절에서 폄이 긴손가락굽힘근힘줄의 긴장으로 제한받지 않도록 굽힘한다.

대체 운동. 2째와 5째 MCP 관절은 MCP 관절의 가쪽에서 측정할 수 있다(그림 5-39).

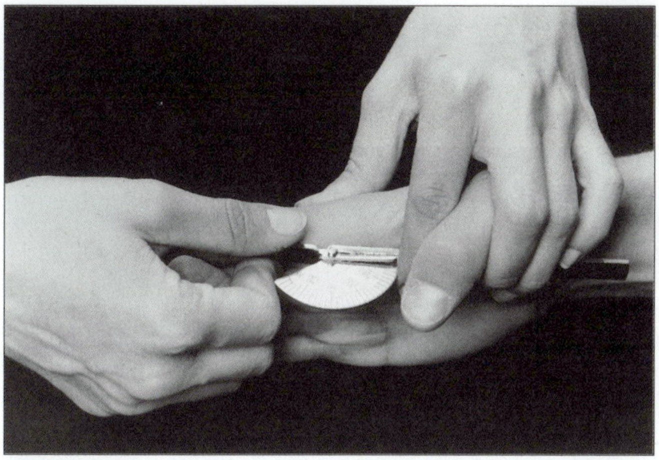

그림 5-37 MCP 폄을 위한 시작자세.

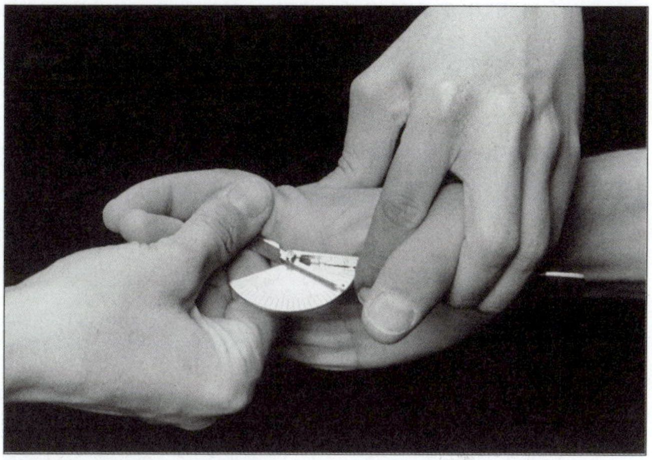

그림 5-38 끝 자세 : MCP 폄.

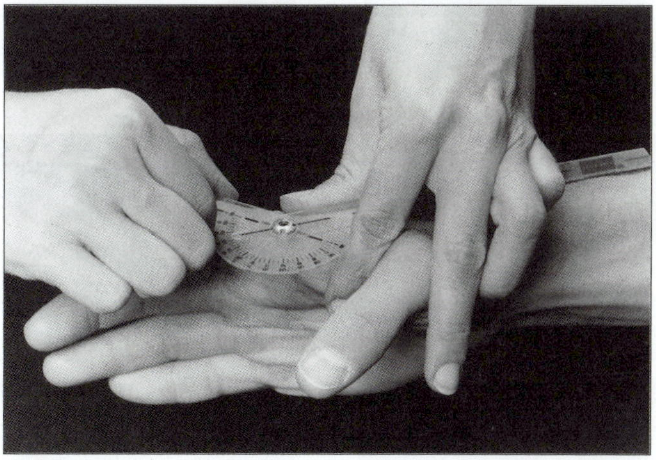

그림 5-39 MCP 폄을 위한 대체 방법.

손가락 손허리손가락관절의 벌림-모음 (Finger Metacarpophalangeal Abduction-Adduction)

능동관절가동범위 평가 (AROM assessment)

손허리손가락관절 벌림 (MCP abduction)

손가락 펼침과 엄지 갈퀴 신장의 합성 측정을 얻기 위해, 손가락 벌림과 엄지 폄이 cm로 측정될 수 있다. 종이 한 장을 환자의 손 아래에 놓는다. 치료사는 모든 손가락들과 엄지를 펴고 치료사는 손의 윤곽을 따라 그린다(그림 5-40). 환자의 손을 제거하고 각 손가락과 두 번째 손가락과 엄지의 끝 가운데 사이의 거리를 측정하여 cm로 기록한다(그림 5-41). 주의: 손가락사이관절, 손허리손가락관절, 손목손허리관절에서 가동범위는 이 방법을 사용하여 엄지 폄 가동범위를 측정하는 데 영향을 준다.

능동관절가동범위 평가 (AROM assessment)

손허리손가락관절 벌림 (MCP Abduction)

Forms 5-7, 5-8

시작 자세. 환자는 앉은 자세를 취한다. 아래팔은 테이블에 놓고, 손목은 중립자세, 손가락은 해부학적 자세를 취한다(그림 5-42).

고정. 치료사는 손허리뼈를 고정한다.

치료사의 먼쪽 손위치. 치료사는 몸쪽 손가락뼈의 옆면을 잡는다.

끝 자세. 치료사는 MCP 관절의 벌림을 측정하기 위해 제한 가동범위까지 몸쪽 손가락뼈를 움직인다.

끝 느낌. MCP관절의 벌림-단단함.

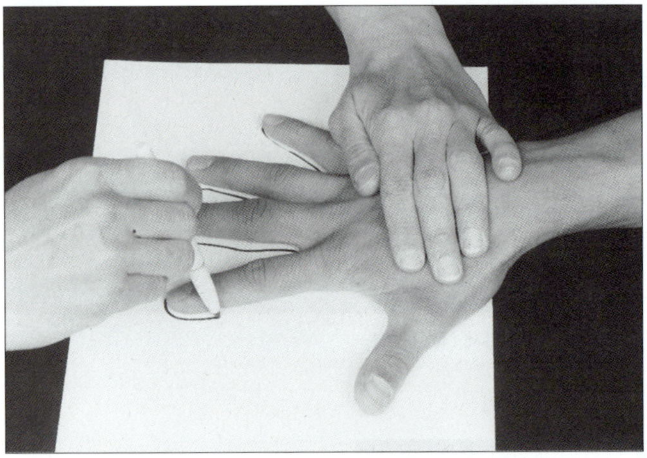

그림 5-40 대체 방법: MCP 벌림과 엄지 폄에 대한 손의 위치.

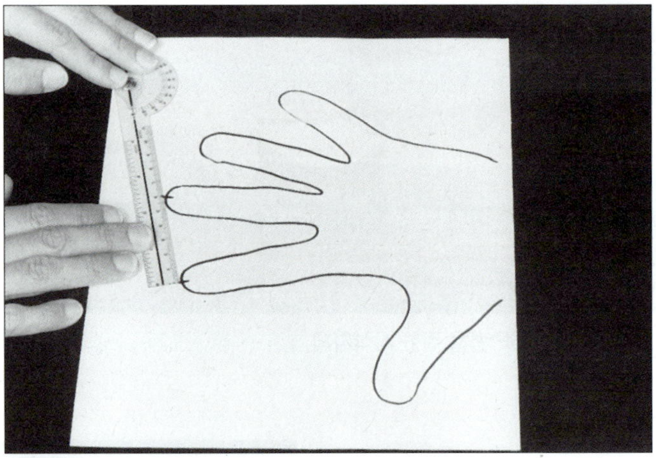

그림 5-41 자 측정: 손가락 MCP 벌림과 엄지 폄.

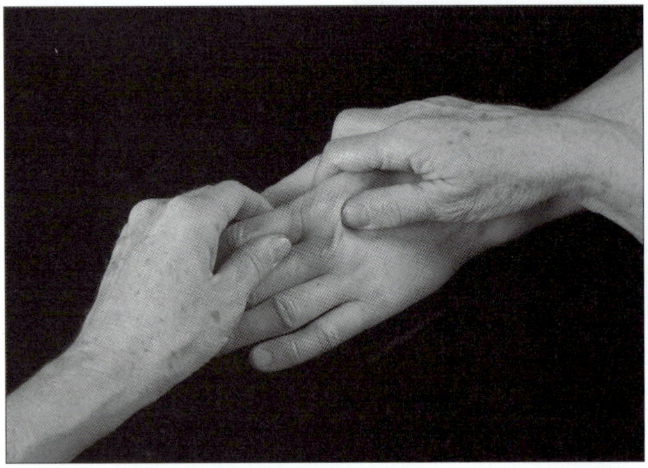

그림 5-42 시작 자세 : MCP 벌림(집게손가락).

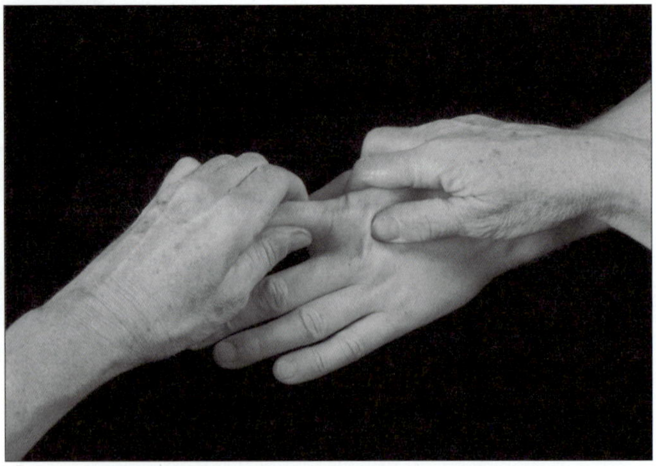

그림 5-43 MCP 벌림(집게손가락)의 제한에서 단단한 끝 느낌.

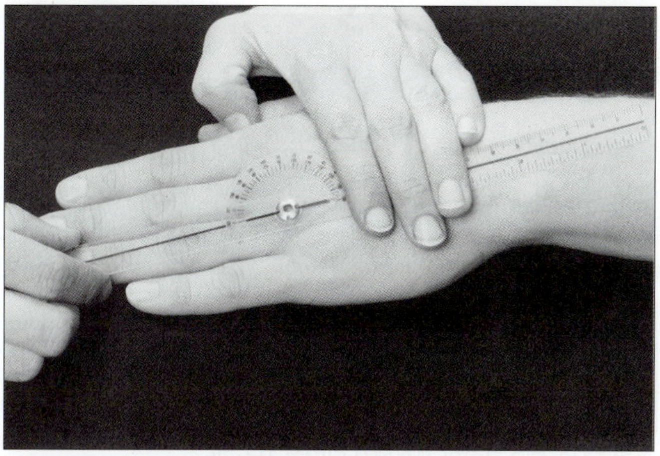

그림 5-44 시작 자세: MCP 벌림과 모음.

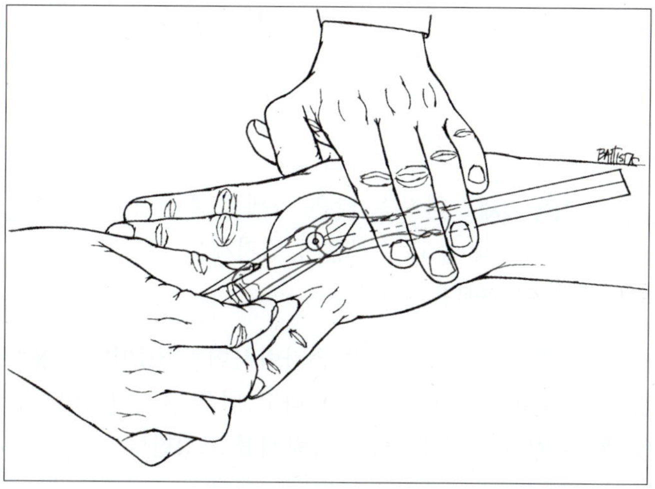

그림 5-45 네 번째 손가락 벌림을 보여주는 MCP 벌림/모음에 대한 각도계 정렬

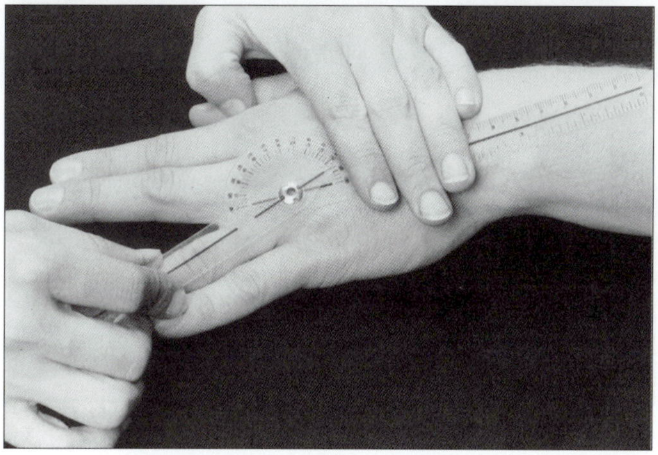

그림 5-46 끝 자세: 네 번째 손가락의 MCP 벌림.

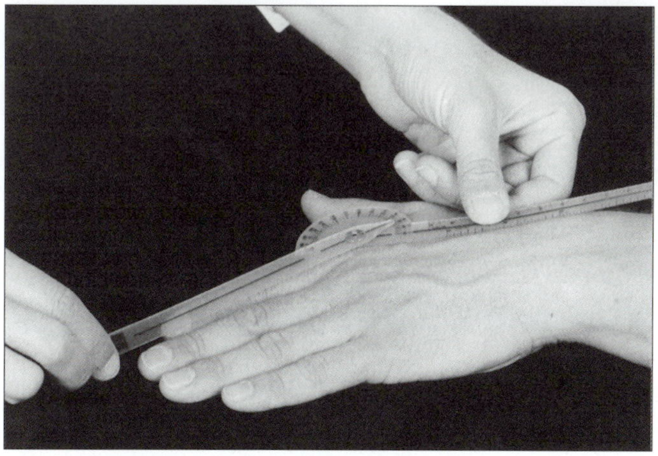

그림 5-47 끝 자세: 집게손가락의 MCP 모음.

관절 미끄러짐. *손허리손가락관절 벌림(MCP joint abduction)*–몸쪽 손가락뼈의 오목한 바닥은 몸쪽 손가락뼈의 몸통으로서 움직임과 같은 방향으로 일치하는 손허리뼈의 고정된 볼록 머리로 움직인다. *손허리손가락관절 모음(MCP joint adduction)*–몸쪽 손가락뼈의 오목한 바닥은 몸쪽 손가락뼈의 몸통으로서 움직임과 같은 방향으로 일치하는 손허리뼈의 고정된 볼록 머리로 움직인다.

측정 : 일반 각도계 (Measurement : universal goniometer)

시작 자세. 환자는 앉은 자세를 취한다. 팔꿉관절은 90° 굽힘, 아래팔은 엎침하여 테이블에 놓고, 손목은 중립자세, 손가락은 해부학적 자세를 취한다(그림 5-44).

고정. 치료사는 손허리뼈를 고정한다.

각도계 축. 축은 측정하고자 하는 MCP 관절의 뒤쪽 면에 놓는다(그림 5-45).

고정자. 손허리뼈의 긴 축에 평행시킨다.

이동자. 몸쪽 손가락뼈의 긴 축에 평행시킨다.

끝 자세. 손가락은 벌림의 제한가동범위까지 손의 중앙선으로부터 멀리 움직인다(그림 5-45와 5-46). 손가락은 모음의 제한가동범위까지 중앙선을 향하여 움직인다(그림 5-47). 남아 있는 손가락은 완전 모음하도록 움직인다.

손가락의 손가락사이관절의 굽힘과 폄
(Finger Interphalangeal Flexion-Extension)

수동관절가동범위 평가 (PROM assessment)

Forms 5-9, 5-10

시작 자세. 환자는 앉은 자세를 취한다. 아래팔은 테이블에 놓고 손목은 중립자세를 취하고 손가락은 이완한다.

고정. 치료사는 몸쪽 손가락사이관절(PIP)의 평가를 위해 몸쪽 손가락뼈를 고정하고 먼쪽 손가락사이관절(DIP)의 평가를 위해 중간손가락뼈를 고정한다.

치료사의 먼쪽 손위치. 치료사는 PIP관절을 측정하기 위하여 중간손가락뼈를 잡고 DIP관절을 측정하기 위하여 먼쪽 손가락뼈를 잡는다.

끝 자세. 치료사는 PIP관절이나 DIP관절의 굽힘을 평가하기 위하여 제한가동범위까지 앞쪽으로 중간손가락뼈나 먼쪽 손가락뼈를 움직인다(그림 5-48). 치료사는 PIP관절이나 DIP관절의 폄을 평가하기 위하여 제한가동범위까지 뒤쪽으로 중간손가락뼈나 먼쪽 손가락뼈를 움직인다(그림 5-49).

끝 느낌. *PIP 굽힘*–딱딱함/부드러움/단단함; *DIP 굽힘*–단단함; *PIP 폄*–단단함; *DIP 폄*–단단함.

관절 미끄러짐. *손가락사이관절 굽힘(IP joint flexion)*–먼쪽 손가락뼈의 오목한 바닥은 인접한 몸쪽 손가락뼈의 고정된 볼록한 머리에 대해 앞쪽 방향으로 움직인다. *손가락사이관절 폄(IP joint extension)*–먼쪽 손가락뼈의 오목한 바닥은 인접한 몸쪽 손가락뼈의 고정된 볼록한 머리에 대해 뒤쪽 방향으로 움직인다.

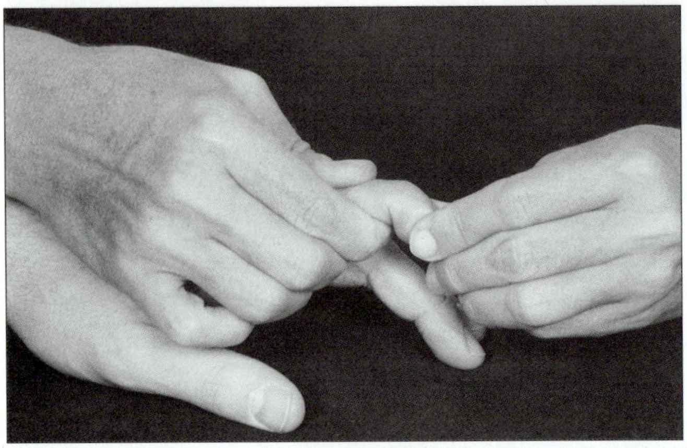

그림 5-48 DIP 굽힘의 제한에서 단단한 끝 느낌.

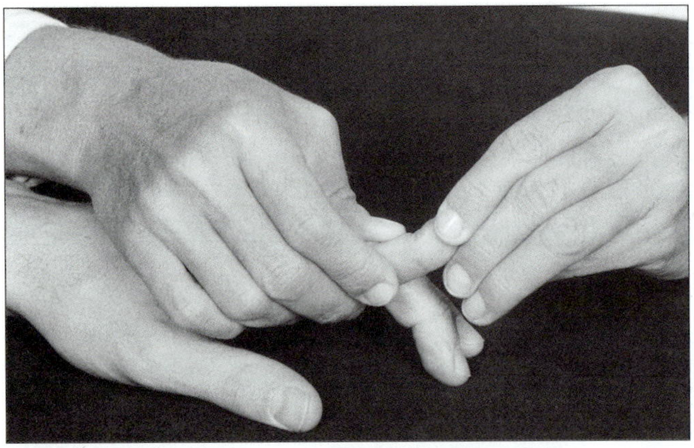

그림 5-49 DIP 폄의 제한에서 단단한 끝 느낌.

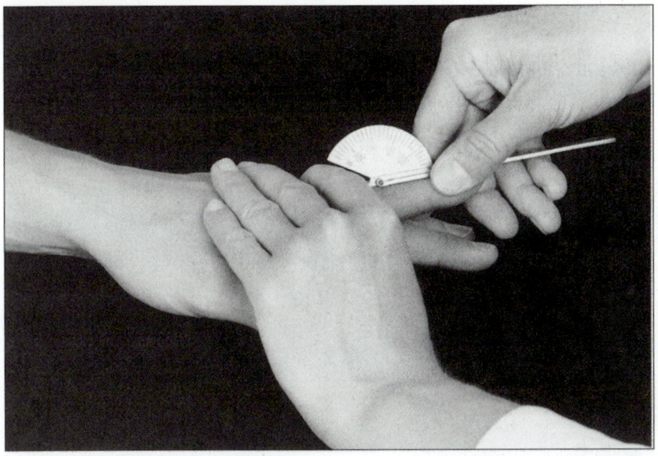
그림 5-50 시작 자세 : PIP관절의 굽힘.

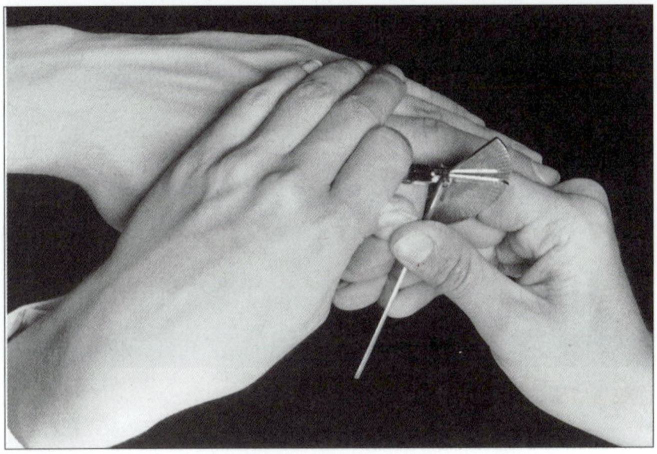
그림 5-51 끝 자세 : PIP관절의 굽힘.

측정 : 일반 각도계 (Measurement : universal goniometer)

시작 자세. 환자는 앉은 자세를 취한다. 아래팔은 중립이나 엎침하여 테이블에 놓는다. 손목과 손가락은 해부학적 자세를 취한다(MCP와 IP 폄 0°)(그림 5-50).

고정. 치료사는 PIP관절의 측정을 위하여 몸쪽 손가락뼈를, DIP관절의 측정을 위하여 중간손가락뼈를 고정한다.

각도계 축. IP관절의 굽힘을 측정하기 위하여 최소한 짧은 팔로 각도계를 사용하여 PIP나 DIP의 뒤쪽 면 위에 축을 놓는다(그림 5-50과 5-51). IP관절 폄을 측정하기 위해 PIP나 DIP관절의 앞쪽 면 위에 축을 놓는다.

Kato와 동료들은[15] 3가지 형태의 각도계를 사용하여 사체의 손에서 PIP 굽힘에 대한 정확한 각도계 측정을 연구하였다. 연구자들은 각도계를 PIP 관절의 등쪽 면 위에 놓고 ROM을 측정할 때 짧은팔의 각도계를 사용할 것을 추천하였다.

고정자. PIP 관절 : 몸쪽 손가락뼈의 긴 축에 평행시킨다. DIP 관절 : 중간손가락뼈의 긴 축에 평행시킨다.

이동자. PIP 관절 : 중간손가락뼈의 축에 평행시킨다. DIP 관절 : 먼쪽 손가락뼈의 긴 축에 평행시킨다.

끝 자세. PIP 관절(그림 5-51과 5-52)이나 DIP 관절을 100° 나 90° 까지 굽힘한다. PIP관절(그림 5-53)이나 DIP 관절을 0° 까지 폄한다.

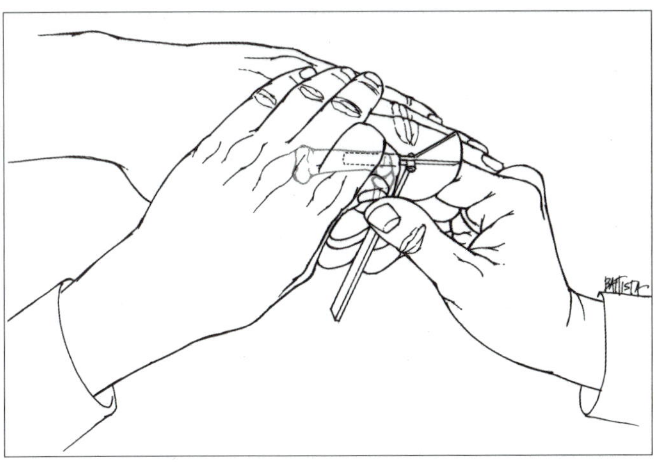
그림 5-52 굽힘을 평가하기 위해 PIP 관절의 뒤쪽 면 위에 각도계 정렬.

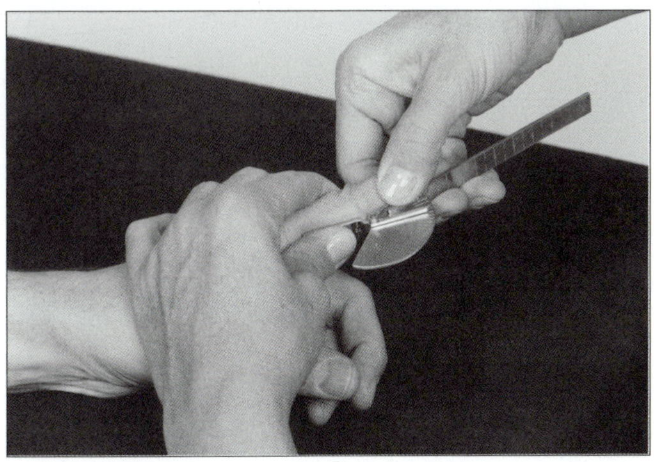
그림 5-53 끝 자세 : PIP관절의 폄.

손가락 손허리손가락관절과 손가락사이관절의 굽힘 [Finger Metacarpophalangeal(MCP) and Interphalangeal(IP) Flexion]

손의 기능의 장애를 평가할 때 손가락 굽힘의 측정은 각도계와 관련지어 평가한다. 이러한 측정은 특별히 잡기(grasp)와 관련된 손상의 정도를 평가하는 것과 관련이 있다.[16] 환자는 앉은 자세를 취하고 팔꿉관절은 굽힘, 아래팔을 뒤침하여 테이블에 놓는다. 두 가지의 측정방법은 다음과 같다.

1. 환자는 MCP 관절에서 0°의 폄을 유지하는 동안 IP관절을 굽힌다(그림 5-54). 가운데 손가락의 끝에서 먼쪽 손바닥 선까지 길이를 잰다.
2. 환자는 MCP와 IP관절을 굽힌다(그림 5-55). 손가락의 끝에서 몸쪽 손바닥 선까지 길이를 잰다.

주의: 손톱이 손바닥에 접촉할 때 손가락관절(MCP관절 굽힘이 대부분 영향을 받는다)에서 긴 손톱이 굽힘 가동범위를 제한한다.[17]

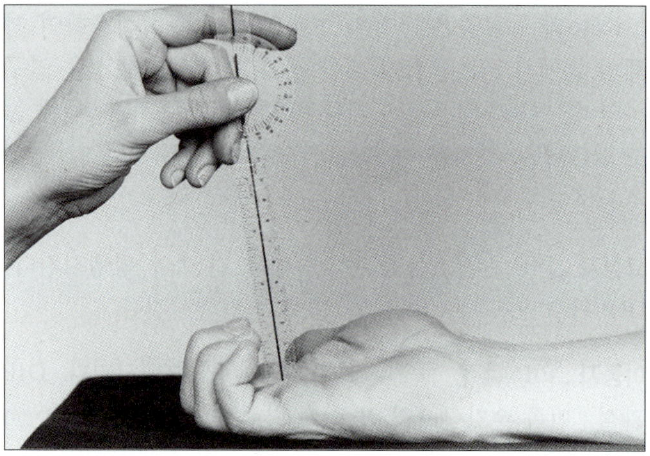

그림 5-54 감소한 IP 굽힘.

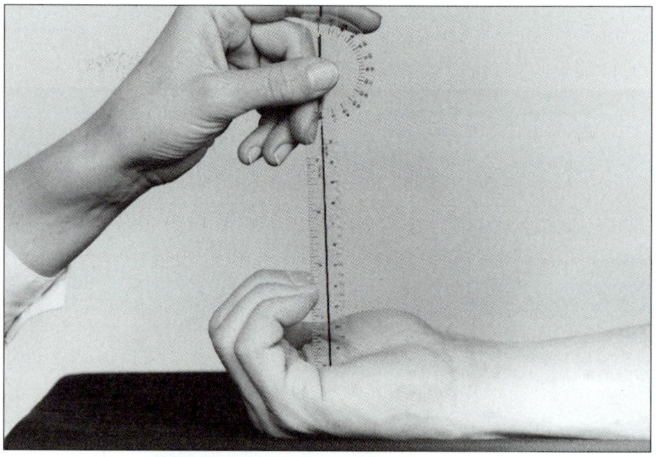

그림 5-55 감소한 MCP와 IP 굽힘.

엄지의 손목손허리관절의 굽힘과 폄 [Thumb Carpometacarpal(CM) Flexion-Extension]

수동관절가동범위 평가 (PROM assessment)

Forms 5-11, 5-12

시작 자세. 환자는 앉은 자세를 취한다. 아래팔은 중립자세로 팔꿉관절을 굽힘하고 테이블에 놓는다. 손목은 중립자세를, 손가락은 이완, 엄지는 해부학적 자세를 취한다.

고정. 치료사는 큰마름뼈, 아래팔, 손목을 고정한다(그림 5-56 참조).

치료사의 먼쪽 손위치. 치료사는 첫째 손허리뼈를 잡는다(그림 5-57).

끝 자세. 치료사는 엄지의 CM 관절 굽힘을 측정하기 위하여 제한가동범위까지 자쪽으로 첫째 손허리뼈를 움직인다(그림 5-58). 치료사는 엄지의 CM 관절의 폄을 측정하기 위하여 제한가동범위까지 노쪽으로 첫째 손허리뼈를 움직인다(그림 5-59).

끝 느낌. *엄지 CM관절 굽힘(thumb CM joint flexion)*–부드러움/단단함; *엄지 CM관절 폄(thumb CM joint extension)*–단단함.

관절 미끄러짐.[13] *엄지손목손허리관절(CM) 굽힘*–첫 번째 손허리뼈 바닥의 오목면은 큰마름뼈의 볼록면에 대해 안쪽 방향으로 미끄러진다(예를 들어, 첫 번째 손허리뼈의 몸통 움직임에 같은 방향으로). *엄지손목손허리관절(CM) 폄*–첫 번째 손허리뼈 바닥의 오목면은 큰마름뼈의 볼록면에 대해 가쪽 방향으로 미끄러진다(예를 들어, 첫 번째 손허리뼈의 몸통 움직임에 같은 방향으로).

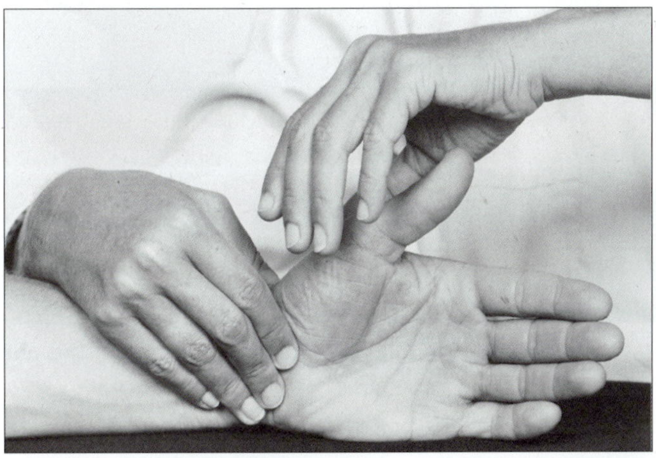

그림 5-56 시작 자세 : 엄지의 CM관절의 굽힘과 폄. 치료사는 엄지와 새끼손가락 사이의 큰마름뼈를 고정한다.

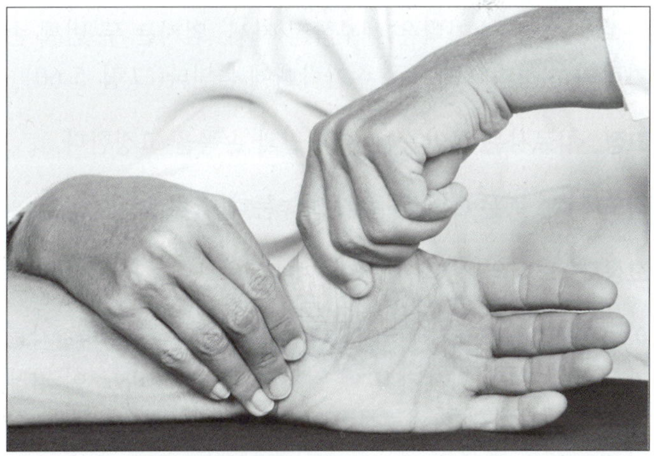

그림 5-57 치료사의 먼쪽 손은 첫째 손허리뼈를 잡는다.

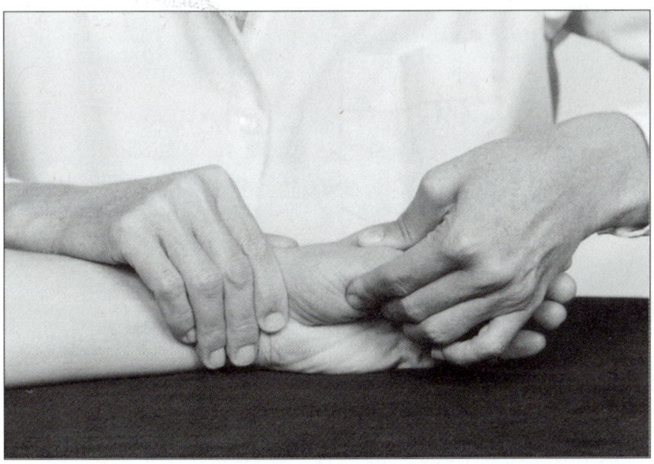

그림 5-58 엄지의 CM 굽힘의 제한에서 부드럽거나 단단한 끝 느낌.

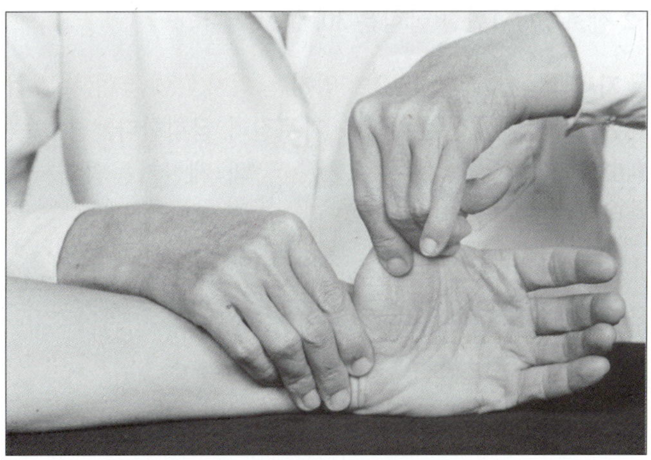

그림 5-59 엄지의 CM 폄의 제한에서 단단한 끝 느낌.

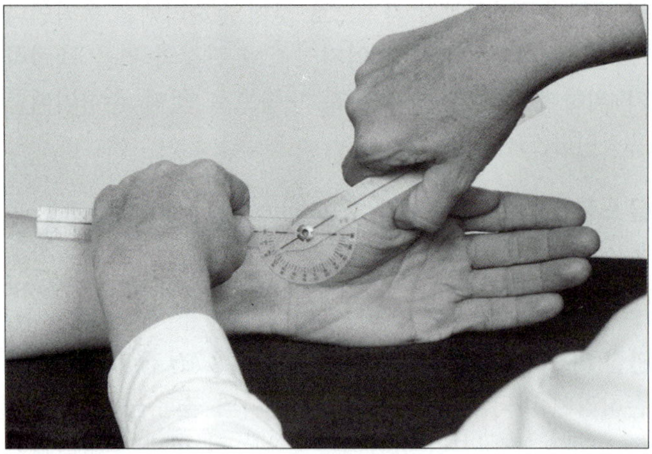

그림 5-60 시작 자세 : 엄지 CM 굽힘과 폄.

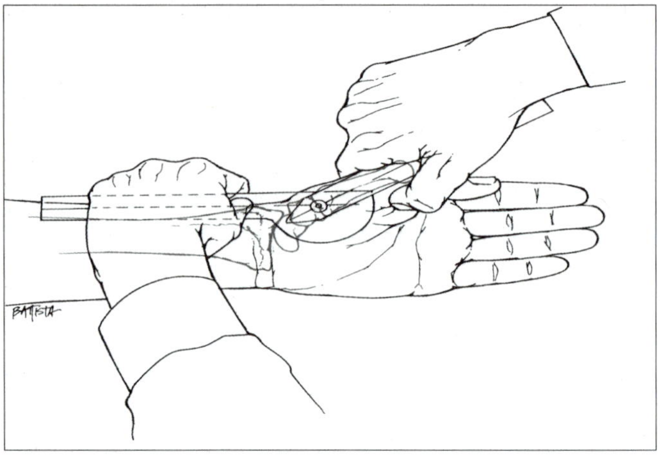

그림 5-61 엄지 CM 굽힘과 폄에 대한 각도계 정렬.

측정 : 일반 각도계 (Measurement : universal goniometer)

시작 자세. 치료사는 앉은 자세를 취한다. 아래팔은 중립자세로 팔꿉관절은 굽힘하고 테이블에 놓는다. 손목은 약간 자쪽 치우침, 손가락은 해부학적 자세, 엄지는 두 번째 손가락의 손허리뼈와 몸쪽 손가락뼈에 붙인다(그림 5-60).

고정. 치료사는 큰마름뼈, 아래팔과 손목을 고정한다.

각도계 축. 축은 CM 관절 위에 놓는다(그림 5-61).

고정자. 노뼈의 긴 축에 평행시킨다.

이동자. 엄지 손허리뼈의 긴 축에 평행시킨다. *주의* : 각도계의 팔은 시작 자세가 0°에 일치하지 않을지라도 이 자세를 0° 시작 자세로 기록한다. 손허리뼈의 각도는 0° 시작 자세로부터 멀어져 간 정도를 기록한다. 예를 들어, CM 관절의 굽힘과 폄의 시작 자세는 15°에서 시작(그림 5-60 참조)하여 CM관절의 굽힘의 끝 자세가 15°라면(그림 5-62 참조), CM관절 굽힘은 30°일 것이다.

끝 자세. 굽힘(그림 5-62) : 엄지는 엄지 CM 굽힘(15°)의 제한가동범위까지 손바닥을 가로질러 굽힘한다. 폄(그림 5-63) : 엄지는 엄지 CM 폄(20°)의 제한가동범위까지 손바닥으로부터 멀리 폄한다.

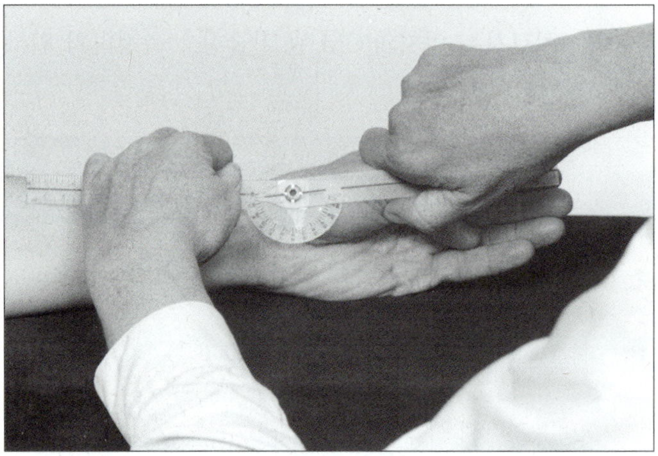

그림 5-62 끝 자세 : 엄지 CM 굽힘.

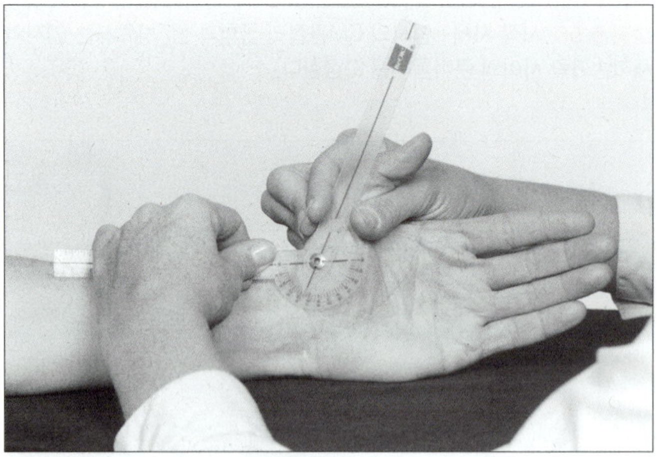

그림 5-63 끝 자세 : 엄지 CM 폄.

엄지의 손허리손가락관절과 손가락사이관절의 굽힘과 폄 (Thumb Metacarpophalangeal and Interphalangeal Flexion-Extension)

수동관절가동범위 평가 (PROM assessment)

Forms 5-13~5-16

시작 자세. 환자는 앉은 자세를 취한다. 팔꿉관절은 굽힘, 아래팔은 중립자세로 테이블에 놓는다. 손목은 중립자세를 취하고 손가락은 이완한다. 엄지의 MCP와 IP관절은 0°로 폄한다.

고정. 첫째 MCP 관절: 치료사는 첫째 손허리뼈를 고정한다. IP 관절 : 치료사는 몸쪽 손가락뼈를 고정한다.

치료사의 먼쪽 손의 위치. 첫째 MCP 관절: 치료사는 몸쪽 손가락뼈를 잡는다. IP 관절 : 치료사는 먼쪽 손가락뼈를 잡는다.

끝 자세. 치료사는 엄지의 MCP 굽힘을 측정하기 위하여 제한가동범위까지 손바닥을 가로질러 몸쪽 손가락뼈를 움직이고(그림 5-64), 엄지의 MCP 폄을 위하여 노쪽으로 제한가동범위까지 움직인다(그림 5-65). 치료사는 엄지의 IP 굽힘이나 폄을 위하여 제한가동범위까지 앞쪽으로 먼쪽 손가락뼈를 움직이거나(그림 5-66) 뒤쪽으로 움직인다(그림 5-67).

끝 느낌. *엄지의 MCP 굽힘*–딱딱하거나 단단함 : *엄지 IP 굽힘*–딱딱하거나 단단함 : *엄지의 MCP와 IP 폄*–단단함.

관절 미끄러짐. *엄지의 MCP 굽힘*–몸쪽 손가락뼈의 오목면은 첫 번째 손허리뼈의 고정된 볼록머리에 대해 앞쪽 방향으로 움직인다. *엄지의 IP 관절 굽힘*–먼쪽 손가락뼈의 오목면은 몸쪽 손가락뼈의 고정된 볼록머리에 대해 앞쪽 방향으로 미끄러진다. *엄지의 MCP 폄*–몸쪽 손가락뼈의 오목면은 첫 번째 손허리뼈의 고정된 볼록머리에 대해 뒤쪽 방향으로 움직인다. *엄지의 IP 관절 폄*–먼쪽 손가락뼈의 오목면은 몸쪽 손가락뼈의 고정된 볼록머리에 대해 뒤쪽 방향으로 미끄러진다.

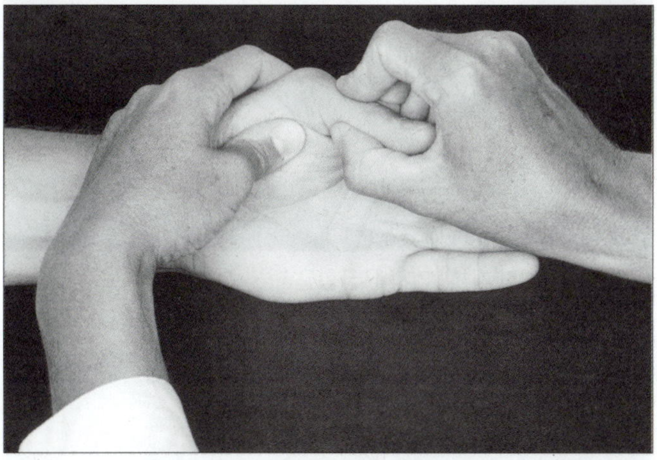

그림 5-64 엄지의 MCP 굽힘의 제한에서 딱딱하거나 단단한 끝 느낌.

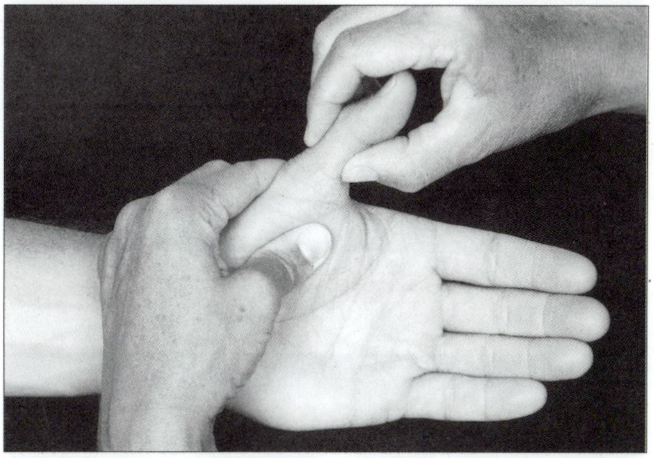

그림 5-65 엄지의 IP 굽힘의 제한에서 딱딱하거나 단단한 끝 느낌.

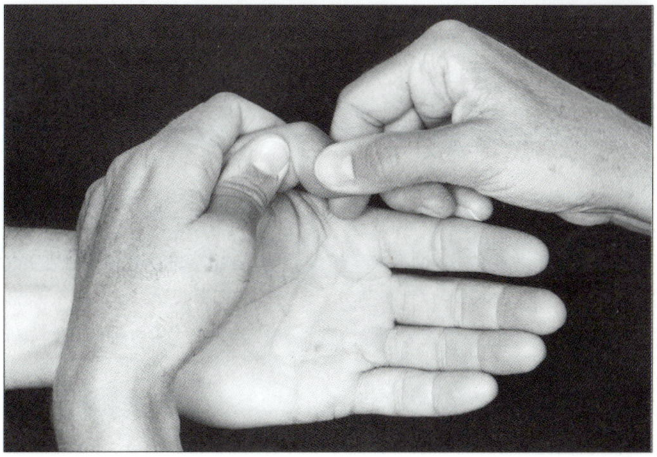

그림 5-66 엄지의 MCP 폄의 제한에서 단단한 끝 느낌.

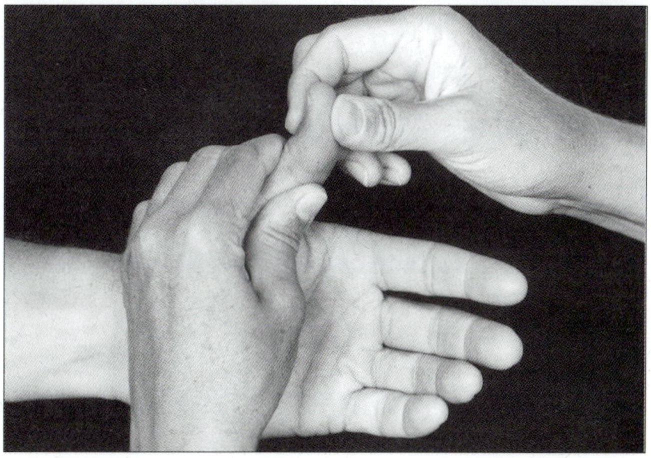

그림 5-67 엄지의 IP 폄의 제한에서 단단한 끝 느낌.

측정 : 일반 각도계 (Measurement : universal goniometer)

시작 자세. 환자는 앉은 자세를 취한다. 팔꿉관절은 굽힘, 아래팔은 중립자세로 테이블에 놓는다. 손목과 손가락은 해부학적 자세를 취한다. MCP와 IP 관절은 0°로 편다.

고정. MCP 관절 : 치료사는 첫째 손허리뼈를 고정한다. IP 관절 : 치료사는 몸쪽 손가락뼈를 고정한다.

각도계 축. 축은 엄지의 MCP 관절(그림 5-68)이나 IP 관절(그림 5-69)의 등쪽 면이나 가쪽 면에 놓는다.

고정자. MCP 관절 : 엄지 손허리뼈의 몸통 긴 축에 평행시킨다. IP 관절 : 몸쪽 손가락뼈의 긴 축에 평행시킨다.

이동자. MCP 관절 : 몸쪽 손가락뼈의 긴 축에 평행시킨다. IP 관절 : 먼쪽 손가락뼈의 긴 축에 평행시킨다.

끝 자세. MCP 관절은 엄지가 50°의 굽힘 제한범위까지 손바닥을 가로질러 움직이도록 굽힘한다(그림 5-70). IP 관절은 80°의 제한가동범위까지 굽힘한다(그림 5-71). 각도계는 MCP 관절과 IP 관절의 폄을 측정하기 위하여 가쪽이나 앞쪽 면에 놓는다. MCP관절은 0°까지 폄한다.

젖힘. 엄지 IP 관절의 젖힘은 폄 0°를 넘어 일어난다. IP 관절은 10°까지 능동적으로 그리고 30°까지 수동적으로 젖힘할 수 있다[1](그림 5-67).

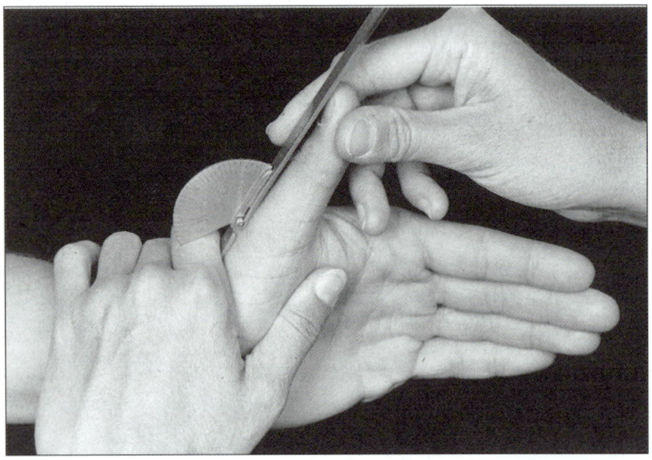

그림 5-68 시작 자세 : 엄지 MCP 굽힘.

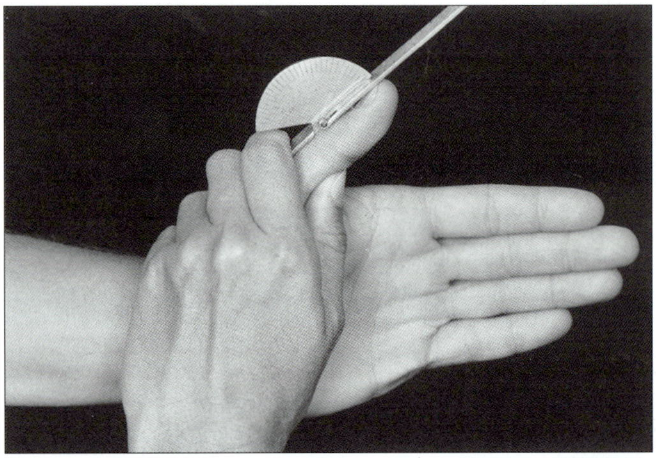

그림 5-69 시작 자세 : 엄지 IP 굽힘.

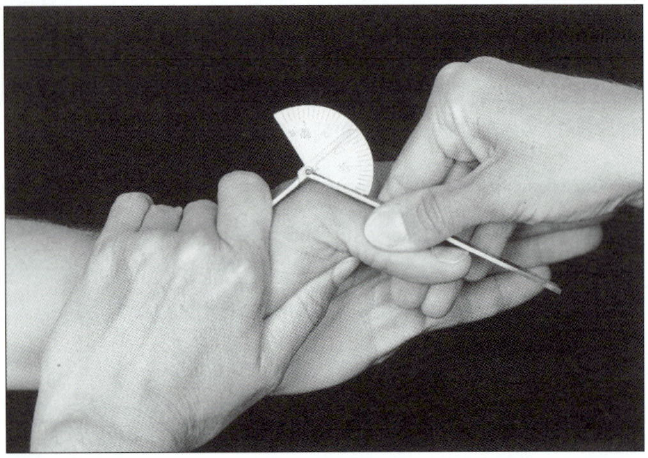

그림 5-70 끝 자세 : 엄지 MCP 굽힘.

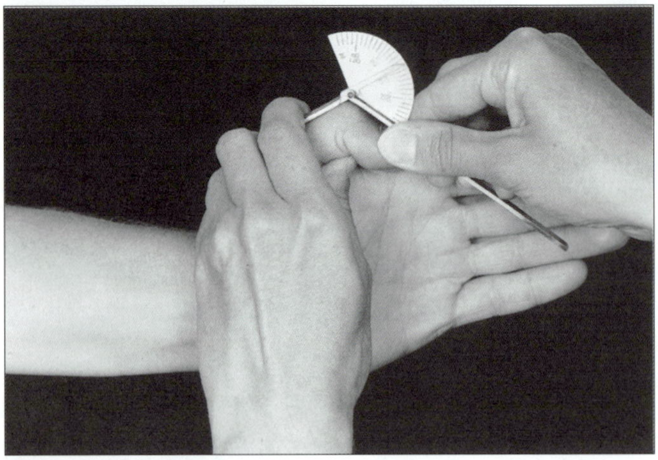

그림 5-71 끝 자세 : 엄지 IP 굽힘.

엄지의 손목손허리관절 벌림 (Thumb Carpometacarphalangeal Abduction)

수동관절가동범위 평가 (PROM assessment)

Forms 5-17 **시작 자세.** 환자는 앉은 자세를 취한다. 아래팔은 중립자세로 테이블에 놓고, 손목은 중립자세, 손가락과 엄지는 이완한다(그림 5-72).

고정. 치료사는 두 번째 손허리뼈를 고정한다.

치료사의 먼쪽 손위치. 치료사는 첫째 손허리뼈를 잡는다.

끝 자세. 치료사는 CM 관절의 벌림을 평가하기 위하여 제한가동범위까지 손바닥에 수직으로 앞쪽 방향으로 첫 번째 손허리뼈를 두 번째 손허리뼈로부터 멀어지게 움직인다(그림 5-73).

끝 느낌. CM 관절 벌림–단단함.

관절 미끄러짐. [13] *CM 관절 벌림(CM joint abduction)*– 첫 번째 손허리뼈 바닥의 볼록면은 큰마름뼈의 고정된 오목면에 대해 뒤쪽 방향으로 미끄러진다(예를 들어, 첫 번째 MCP의 몸통에 대해 반대 방향으로).

측정 : 일반 각도계 (Measurement : universal goniometer)

시작 자세. 치료사는 앉은 자세를 취한다. 팔꿉관절은 굽힘, 아래팔은 중립자세로 테이블에 놓는다. 손목과 손가락은 해부학적 자세를 취한다. 엄지는 2째 손가락의 손허리뼈와 몸쪽 손가락뼈 옆에 놓는다(그림 5-74).

고정. 치료사는 두 번째 손허리뼈를 고정한다.

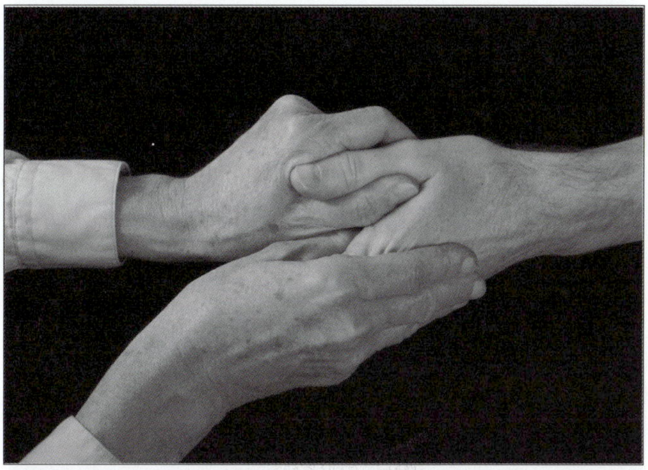

그림 5-72 시작 자세: 엄지 벌림.

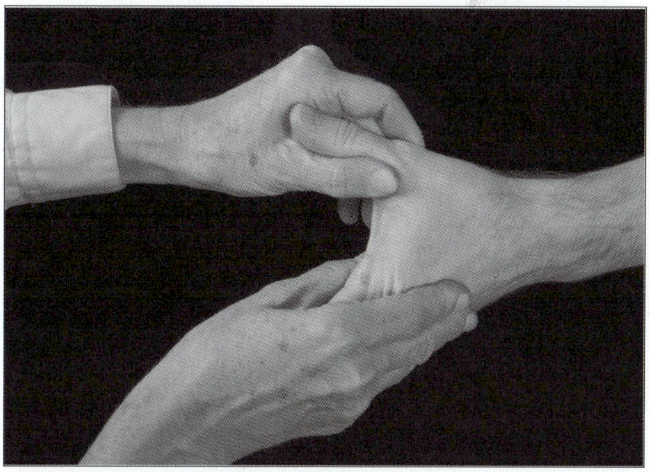

그림 5-73 엄지 CM 벌림의 제한에서 단단한 끝 느낌.

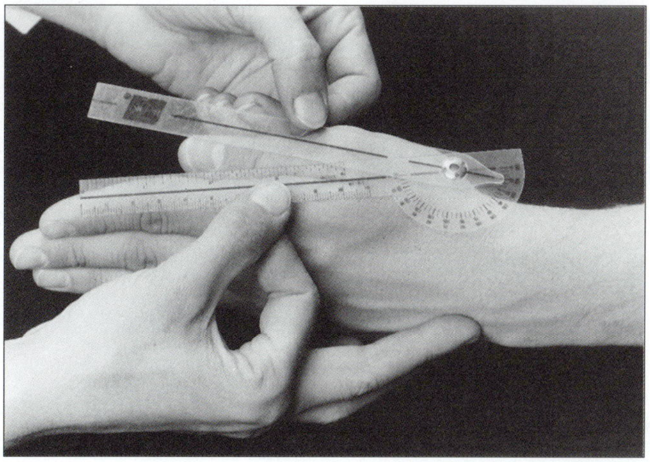

그림 5-74 시작 자세: 엄지 벌림.

각도계 축. 축은 첫 번째와 두 번째 손허리뼈 바닥이 만나는 부위에 놓는다(그림 5-75).

고정자. 두 번째 손허리뼈의 긴 축에 평행시킨다.

이동자. 첫 번째 손허리뼈의 긴 축에 평행시킨다. 시작 자세에서 각도계는 15~20°를 가리킬 것이다. 이것을 0°로 기록한다.[14] 예를 들어, CM 관절의 벌림에 대한 시작 자세는 15°이고(그림 5-74 참조) 벌림의 끝 자세가 60°라면(그림 5-76), 첫 번째 CM 관절의 벌림 가동범위는 45°이다.

끝 자세. 엄지는 손바닥에 수직으로 움직이도록 엄지 CM 관절 벌림(70°)을 제한범위까지 한다(그림 5-76).

측정: 자 (Measurement : ruler)

각도계의 대체방법으로 엄지 벌림은 띠나 자를 이용할 수 있다. 엄지를 벌림하고 둘째 손가락의 MCP 관절의 중앙부 가쪽 면으로부터 엄지의 MCP 관절의 중앙부 뒤쪽 면까지 거리를 잰다(그림 5-77).

측정: 캘리퍼스 (Measurement : caliper)

또 다른 방법으로, 전통적인 각도계에 대해 더욱 믿을 만한 측정 방법으로, 엄지 벌림은 손허리뼈사이 거리를 측정하기 위해 캘리퍼스를 사용하여 평가된다(IMD 방법).[18] 엄지를 벌림 자세로 하여, 캘리퍼스 측정(그림 5-78)은 첫 번째와 두 번째 손허리뼈 머리에 대해 뚜렷한 뒤쪽 중앙부위에 대해 캘리퍼스 끝을 위치한다. 그러나 각도 측정과는 다르게, IMD 방법은 손 크기가 변할 때 환자나 아이들에서 비교될 수 있는 결과를 허용하지 못하는 손 크기 변화에 영향을 받는다.[18]

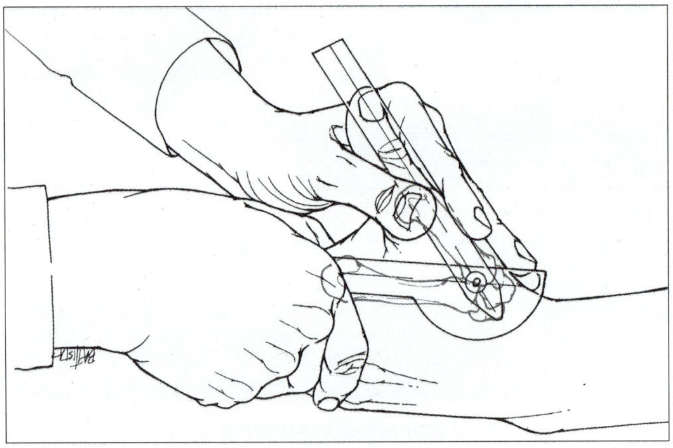

그림 5-75 엄지 CM 벌림 끝 자세에 대한 각도계 정렬.

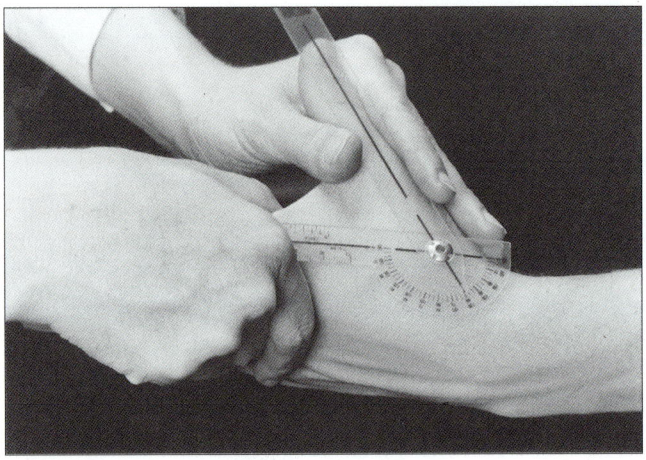

그림 5-76 끝 자세 : 엄지 벌림.

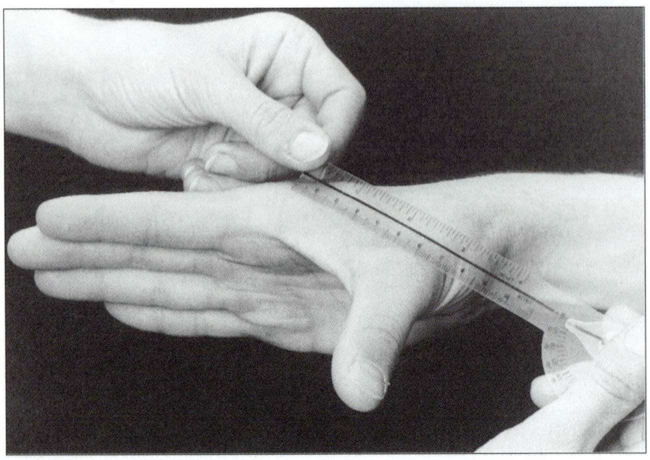

그림 5-77 자를 이용한 측정 : 엄지 벌림.

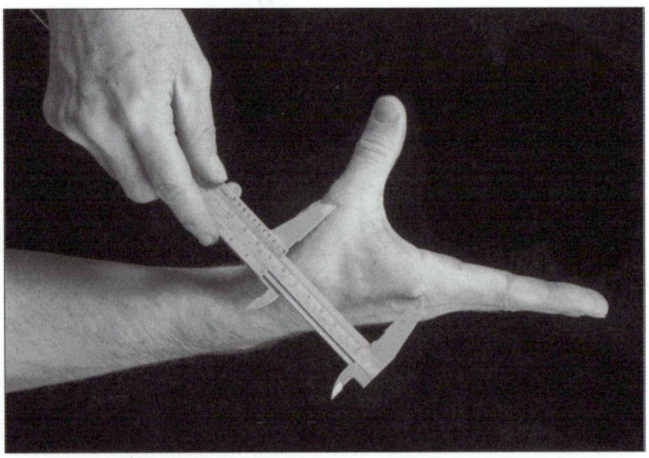

그림 5-78 캘리퍼스를 이용한 측정: 엄지 벌림.

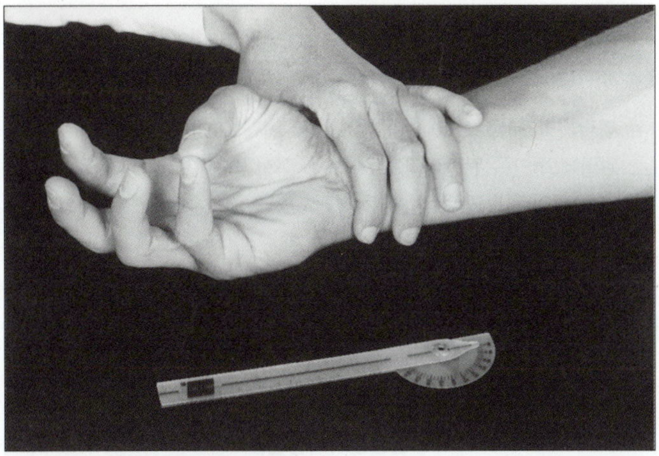

그림 5-79 맞섬의 완전가동범위.

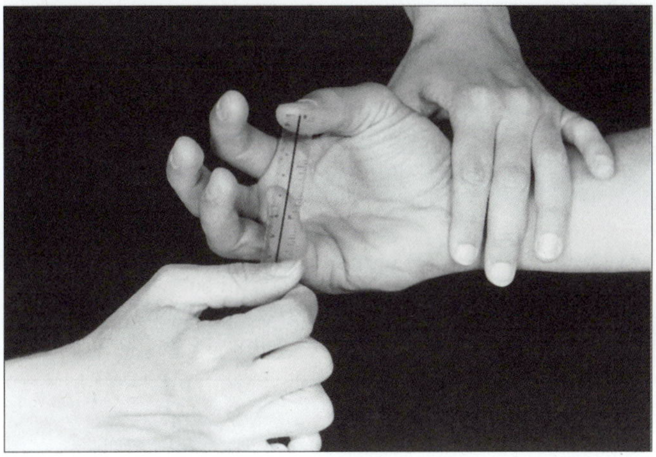

그림 5-80 맞섬의 장애.

엄지의 맞섬 (Thumb Opposition)

측정 : 자 (Measurement : ruler)

Forms 5-18

엄지와 5째 손가락 사이의 맞섬(opposition)의 완전 가동범위가 최대가 된다면, 엄지와 5째 손가락의 바닥이 닿는 것이 가능하다(그림 5-79).[19] 맞섬의 장애가 있다면(그림 5-80), 엄지 끝의 중앙과 5째 손가락 끝의 중앙사이의 거리를 측정한다.

근육길이 평가와 측정 (MUSCLE LENGTH ASSESSMENT AND MEASUREMENT)

연습이 완벽함을 만든다.

이 단락의 기술들을 연습하거나 간단한 복습을 위해서 http://thepoint.lww.com/Clarkson3e에 있는 실습용 검사 방식을 이용하라.

얕은손가락굽힘근, 깊은손가락굽힘근, 새끼손가락굽힘근, 긴손바닥근 (Flexor Digitorum Superficialis, Flexor Digitorum Profundus, Flexor Digiti Minimi, and Palmaris Longus)

Forms 5-19

시작 자세. 환자는 팔꿉관절은 폄, 아래팔의 뒤침, 손목 중립위치, 손가락은 펌하고 앉거나 바로누운 자세를 취한다(그림 5-81).

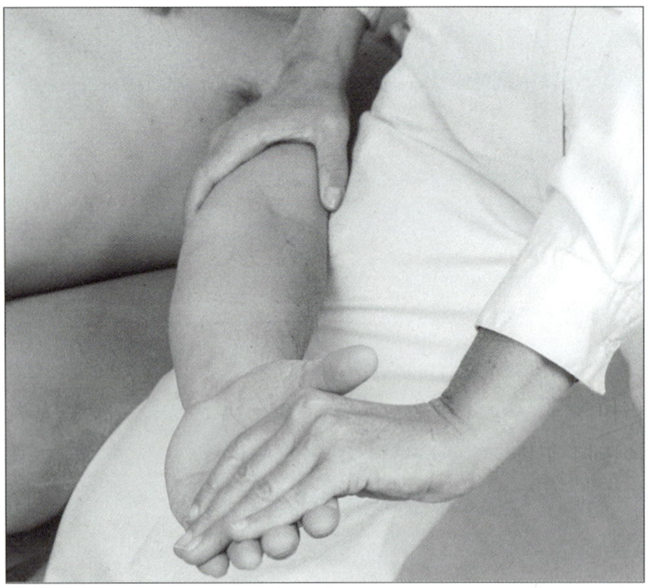

그림 5-81 시작 자세 : 얕은손가락굽힘근, 깊은손가락굽힘근, 새끼손가락굽힘근의 길이.

이는곳(origin)[2]	닿는곳(insertion)[2]
얕은손가락굽힘근	
a. 위팔자갈래(humeroulnar): 위팔뼈의 안쪽 위관절융기, 안쪽 곁인대의 앞쪽 띠, 갈고리돌기 안쪽 면 위에서 온굽힘근 b. 노쪽 갈래: 원엎침근의 닿는 곳에 노뼈거친면으로부터 노뼈의 앞쪽 경계부	두 번째, 가운데, 네 번째, 다섯 번째 손가락 중간의 앞쪽 면
깊은손가락굽힘근	
자뼈의 앞쪽과 안쪽 면의 위 3/4; 갈고리돌기의 안쪽 면; 자뼈의 뒤쪽 경계부의 위 3/4 널힘줄; 뼈사이막의 안쪽 1/2의 앞쪽 면	두 번째, 가운데, 네 번째, 다섯 번째 먼쪽 손가락 바닥의 손바닥면
새끼손가락굽힘근	
갈고리뼈 고리; 굽힘근지지띠	다섯 번째 몸쪽 손가락 바닥의 자쪽 면
긴손바닥근	
위팔뼈 안쪽 위관절융기 위 온굽힘근 이는곳	굽힘근지지띠의 손바닥면; 손바닥 널힘줄

고정. 치료사는 위팔뼈를 손으로 고정한다. 노뼈와 자뼈는 치료사의 넙다리로 고정한다.

끝 자세. 치료사는 손가락을 폄시키고 긴발가락굽힘근을 완전히 신장시키기 위하여 제한가동범위까지 손목을 폄한다(그림 5-82, 5-83).

평가와 측정. 손가락의 굽힘근이 단축되어 있다면 손목 폄의 가동범위는 근길이의 감소로 적절히 제한될 것이다. 치료사는 유용한 수동가동범위나 손목 폄의 수동가동범위를 측정하고 기록하기 위해 각도계의 사용을 관찰한다(그림 5-84). 각도계를 사용하여 가동범위를 측정하기 위해 두 번째 치료사가 필요할 것이다.

끝 느낌. 신장된 손가락굽힘근–단단함.

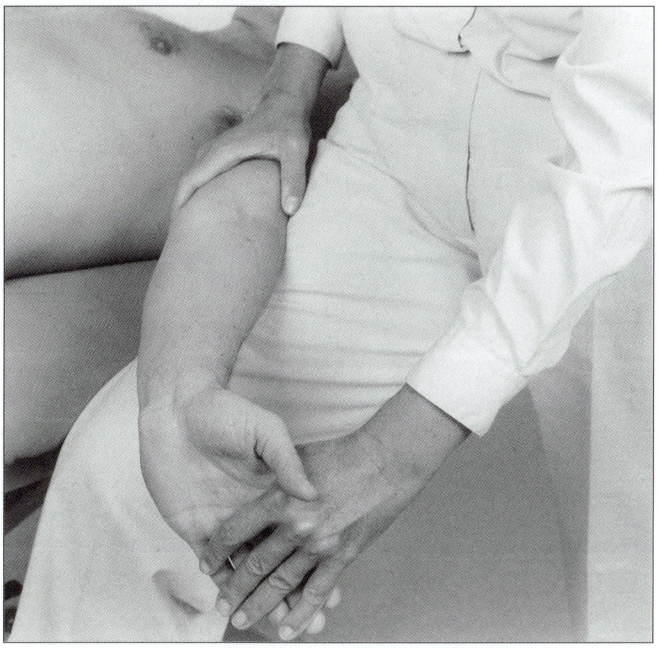

그림 5-82 신장된 얕은손가락굽힘근, 깊은손가락굽힘근, 새끼손가락굽힘근.

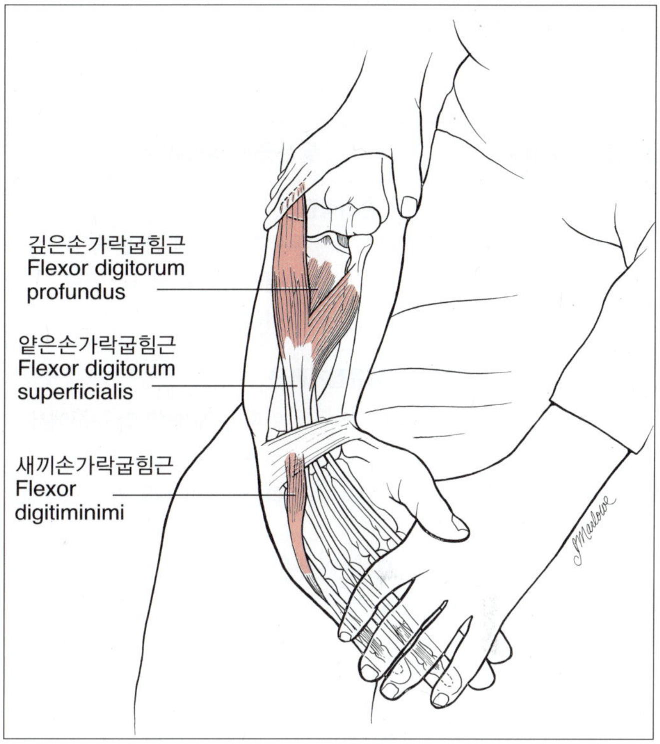

그림 5-83 신장된 얕은손가락굽힘근, 깊은손가락굽힘근, 새끼손가락굽힘근.

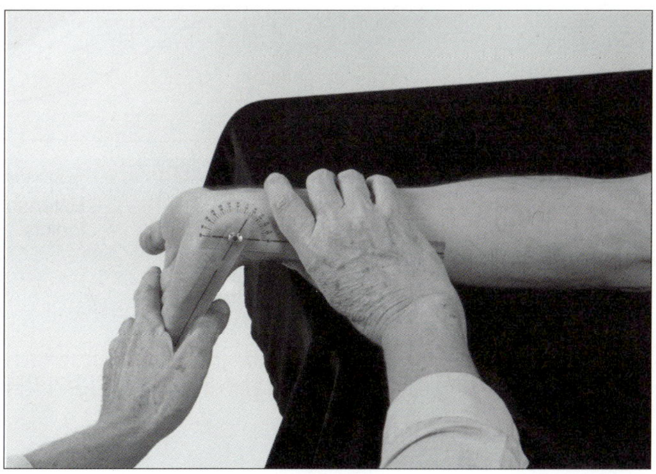

그림 5-84 각도계 측정: 긴손가락굽힘근의 길이.

손가락폄근, 고유집게폄근, 새끼손가락폄근
(Extensor Digitorum, Extensor indicis proprius, and Extensor Digiti Minimi)

Forms 5-20

시작 자세. 환자는 앉거나 바로누운 자세를 취한다. 팔꿉관절은 폄, 아래팔은 엎침, 손목은 중립자세, 손가락은 굽힌한다(그림 5-85).

고정. 치료사는 노뼈와 자뼈를 고정한다.

끝 자세. 치료사는 긴손가락폄근이 완전히 신장되도록 손목을 제한가동범위까지 굽힌한다(그림 5-86, 5-87).

이는곳(origin)[2]	닿는곳(insertion)[2]
손가락폄근	
위팔뼈의 가쪽 위관절융기 위 온폄근 이는곳	두 번째, 가운데, 네 번째, 다섯 번째 손가락 중간과 먼쪽 바닥의 뒤쪽 면
고유집게폄근	
긴엄지폄근의 이는곳에 자뼈 먼쪽의 뒤쪽 면; 뼈사이막의 뒤쪽 면	두 번째 손허리뼈머리 수준에서 두 번째 손가락에 손가락 폄근힘줄의 자쪽 면
새끼손가락폄근	
위팔뼈의 가쪽 위관절융기 위 온폄근 이는곳	새끼손가락의 뒤쪽 손가락 확장부

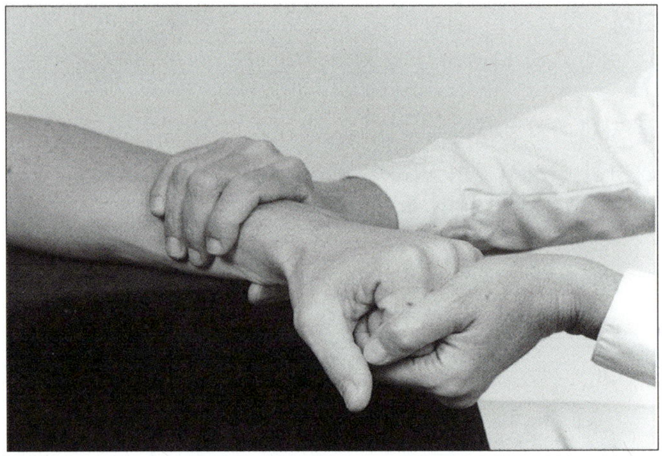
그림 5-85 시작 자세 : 손가락폄근, 고유집게폄근, 새끼손가락폄근의 길이.

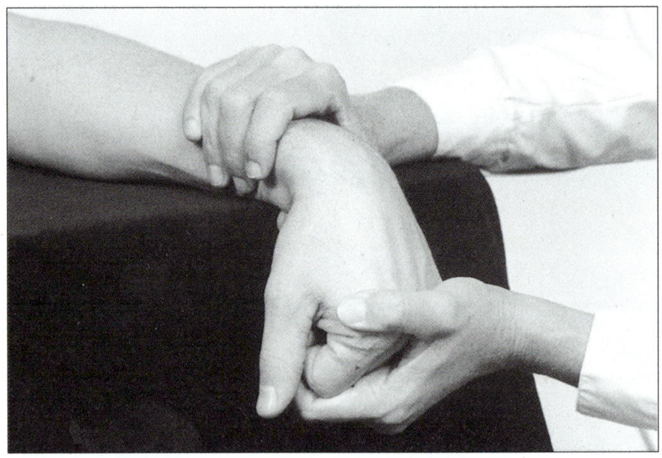
그림 5-86 신장된 온손가락폄근, 고유집게폄근, 새끼손가락폄근.

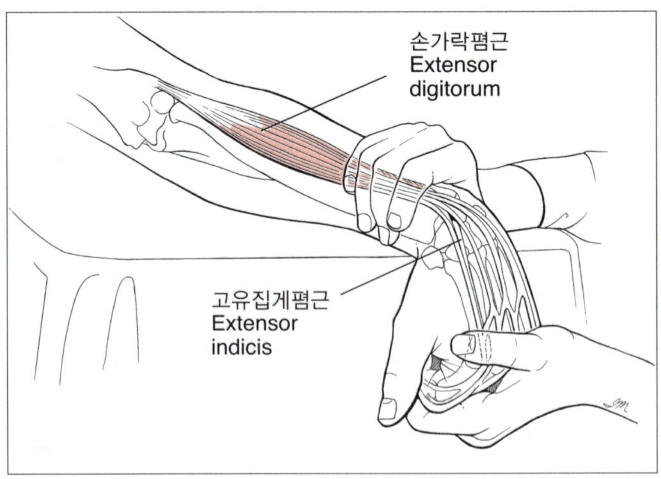

그림 5-87 신장된 긴손가락폄근.

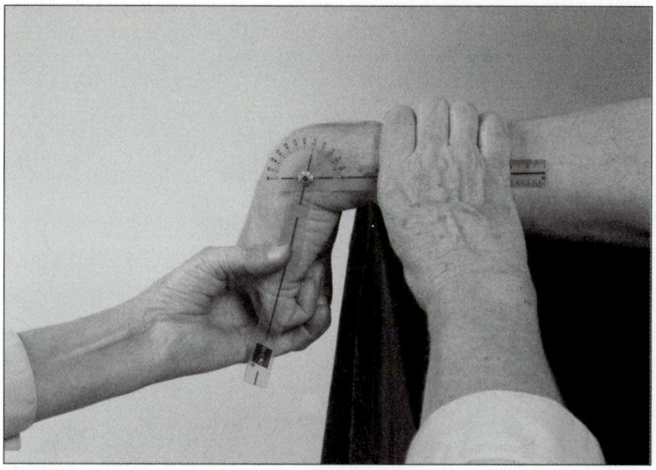

그림 5-88 각도계 측정: 긴손가락폄근의 길이.

평가와 측정. 손가락폄근이 단축되어 있다면 손목굽힘의 수동가동범위는 근 단축의 정도에 따라 적절히 제한될 것이다. 치료사는 유용한 손목 굽힘 수동가동범위를 측정하고 기록하기 위해 유용한 수동가동범위를 관찰하거나 각도계를 이용한다(그림 5-88).

끝 느낌. 신장된 긴손가락폄근–단단함.

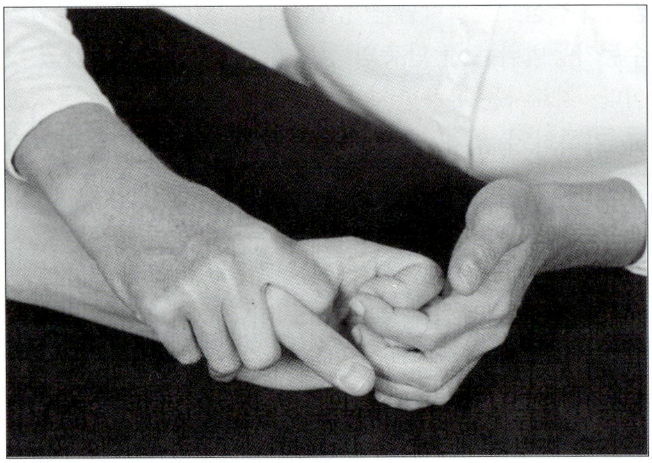

그림 5-89 시작 자세: 벌레근의 길이.

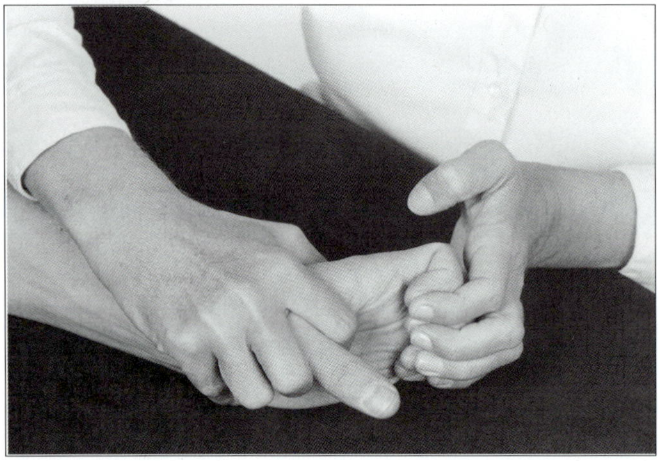

그림 5-90 신장된 벌레근.

벌레근 (Lumbricales)

Forms 5-21

시작 자세. 환자는 팔꿉관절을 굽힘하고 앉거나 바로누운 자세를 취하고, 아래팔은 중립자세나 뒤침, 손목은 폄한다. 손가락의 IP관절은 굽힘한다(그림 5-89).

고정. 치료사는 손허리뼈를 고정한다.

끝 자세. 치료사는 벌레근이 완전히 신장하도록 제한가동범위까지 손가락의 MCP관절을 펴하고 동시에 IP관절을 굽힘하기 위해 과도한 압력을 적용한다(그림 5-90, 5-91). 벌레근은 전체나 개별적으로 신장할 것이다.

평가와 측정. 벌레근이 단축되어 있다면 MCP관절의 폄 운동 범위는 근 단축의 정도에 따라 적절히 제한될 것이다. 치료사는 유용한 MCP 관절 폄 수동가동범위를 측정하고 기록하기 위해 유용한 수동가동범위를 관찰하거나 각도계를 이용한다(그림 5-92).

끝 느낌. 신장된 벌레근-단단함.

이는곳(origin)[2]	닿는곳(insertion)[2]
벌레근	
깊은손가락굽힘근의 힘줄: a. 첫 번째와 두 번째 벌레근: 두 번째와 가운데 손가락힘줄의 노쪽 면과 손바닥면 b. 세 번째: 가운데와 네 번째 손가락 힘줄의 인접면. c. 네 번째: 네 번째와 새끼 손가락힘줄의 인접면	두 번째, 가운데, 네 번째, 다섯 번째 손가락과 일치하는 뒤쪽 손가락 확장부의 노쪽 면

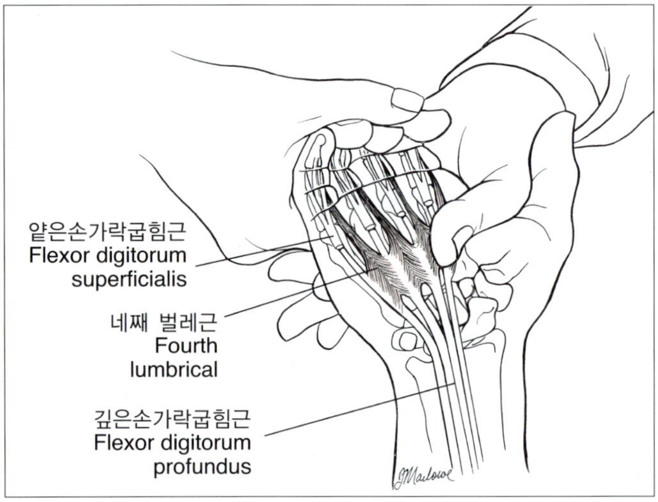

그림 5-91 벌레근을 신장하기 위한 손목 폄, MCP관절 폄, IP관절 굽힘.

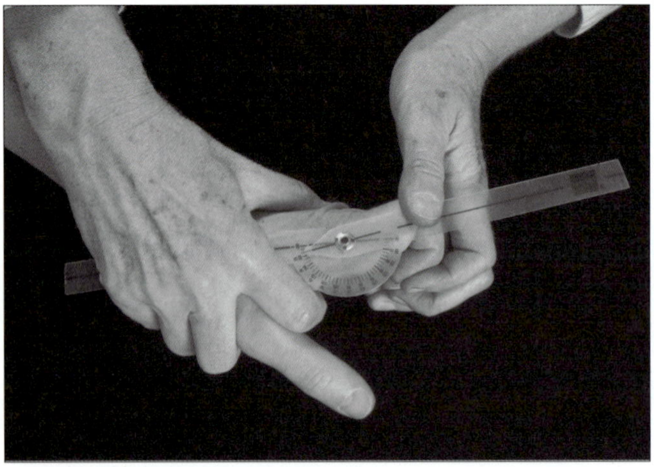

그림 5-92 각도계 측정: 벌레근의 길이.

근력 평가 (Muscle Strength Assessment) (표 5-4, 5-5)

표 5-4 근육작용, 부착점, 신경지배: 손목과 손가락[20]

근육	주작용	이는곳	닿는곳	말초신경	신경뿌리
노쪽 손목 굽힘근	손목 굽힘 손목 노쪽 치우침	위팔뼈 안쪽 위관절융기 위 온굽힘근 이는곳	2째 손허리뼈의 바닥면과 3째 손허리뼈 바닥의 미끄럼	정중신경	C67
긴손바닥근	바닥면 피부와 널힘줄을 고정 손목 굽힘	위팔뼈 안쪽 위관절융기 위 온굽힘근 이는곳	굽힘근지지띠의 먼쪽 바닥면; 손바닥널힘줄; 바닥면 먼쪽 부의 피부와 근막과 손가락갈퀴	정중신경	C78
자쪽 손목 굽힘근	손목 굽힘 손목 자쪽 치우침	a. 위팔갈래: 위팔뼈 안쪽 위관절융기 위 온굽힘근 이는곳 b. 자갈래: 팔꿈치머리돌기의 안쪽 끝과 자뼈 뒤쪽 경계부의 위 2/3의 널힘줄	콩알뼈; 갈고리뼈 고리에 보냄(콩알갈고리인대), 5번째 손허리뼈의 바닥(콩알손허리인대), 굽힘근지지띠	자신경	C78T1
긴노쪽 손목폄근	손목 폄 손목 노쪽 치우침	위팔뼈 가쪽 위관절융기의 아래 1/3; 위팔뼈 가쪽 위관절융기 위 온폄근 이는곳	2째 손허리뼈바닥의 등쪽 면	노신경	C67
짧은노쪽 손목폄근	손목 폄 손목 노쪽 치우침	위팔뼈 가쪽 위관절융기 위 온폄근 이는곳; 팔굽관절 가쪽 곁인대	2째 손허리뼈바닥의 등쪽 면	뒤뼈사이신경 (노뼈)	C78
자쪽 손목 폄근	손목 폄 손목 자쪽 치우침	위팔뼈 가쪽 위관절융기 위 온폄근 이는곳; 자뼈 뒤쪽 경계부 위 널힘줄	5째 손허리뼈 바닥의 자쪽 면 위 결절	뒤뼈사이신경	C78
얕은손가락 굽힘근	손가락 PIP 관절 굽힘	a. 위팔자갈래: 위팔뼈의 안쪽 위 관절융기, 안쪽 곁인대의 앞쪽 띠, 갈고리돌기 안쪽 면 위에서 온굽힘근 이는곳. b. 노쪽 갈래: 원엎침근의 닿는곳에 노뼈거친면으로부터 노뼈의 앞쪽 경계부	두 번째, 가운데, 네 번째, 다섯 번째 손가락 중간의 앞쪽 면	정중신경	C8T1
깊은손가락 굽힘근	손가락 DIP 관절 굽힘	자뼈의 앞쪽과 안쪽 면의 위 3/4; 갈고리돌기의 안쪽 면; 자뼈의 뒤쪽 경계부의 위 3/4 널힘줄; 뼈사이막의 안쪽 1/2의 앞쪽 면	두 번째, 가운데, 네 번째, 다섯 번째 먼쪽 손가락 바닥의 손바닥면	a. 정중신경 앞쪽 뼈사이 가지의 가쪽 부 b. 자신경의 안쪽 부	C8T1
온손가락 폄근	손가락 MCP 관절 폄	위팔뼈의 가쪽 위관절융기 위 온폄근 이는곳	두 번째, 가운데, 네 번째, 다섯 번째 손가락 중간과 먼쪽 바닥의 뒤쪽 면	뒤뼈사이신경	C78

표 5-4 *계속*

근육	주작용	이는곳	닿는곳	말초신경	신경뿌리
고유집게 폄근	2째 손가락 MCP 관절 폄	긴엄지폄근의 이는곳에 자뼈 먼쪽의 뒤쪽 면; 뼈사이막의 뒤쪽 면	두 번째 손허리뼈머리 수준에서 두 번째 손가락에 손가락폄근 힘줄의 자쪽 면	뒤뼈사이신경	C78
새끼손가락 폄근	5째 손가락 MCP관절 폄	위팔뼈의 가쪽 위관절융기 위 온폄근 이는곳	새끼손가락의 뒤쪽 손가락 확장부	뒤뼈사이신경	C78
뼈사이근 a. 등쪽	손가락 MCP 관절 벌림	a. 첫째 : 첫째와 2째 손허리뼈의 인접면 b. 2째 : 2째와 3째 손허리뼈의 인접면 c. 3째 : 3째와 4째 손허리뼈의 인접면 d. 4째 : 4째와 5째의 손허리뼈의 인접면	모두 2, 3째 또는 4째 손가락의 등쪽 확장부에 정지 a. 첫째 : 2째 손가락 몸쪽 손가락뼈 바닥의 노쪽 면 b. 2째와 3째 : 3째 손가락 몸쪽 손가락뼈 바닥의 노쪽과 자쪽 면 c. 4째 : 4째 손가락 몸쪽 손가락뼈의 자쪽 면	자신경	C8T1
b. 바닥쪽	손가락 MCP 관절 모음	a. 첫째 : 첫째 손허리뼈 바닥의 자쪽 b. 2째 : 2째 손허리뼈 바닥면의 자쪽 c. 3째 : 4째 손허리뼈 바닥면의 노쪽 d. 4째 : 5째 손허리뼈 바닥면의 노쪽	모두 1,2,4째 또는 5째 손가락의 등쪽 확장부에 정지 첫째는 엄지의 몸쪽 손가락뼈 바닥의 자쪽 종자뼈에 정지 4째는 5째 손가락의 몸쪽 손가락뼈 바닥의 노쪽에 정지	자신경	C8T1
벌레근	손가락 MCP 관절 굽힘 및 IP관절 폄	깊은손가락굽힘근의 힘줄: a. 첫 번째와 두 번째 벌레근: 두 번째와 가운데 손가락힘줄의 노쪽 면과 손바닥면. b. 세 번째: 가운데와 네 번째 손가락힘줄의 인접면. c. 네 번째: 네 번째와 새끼손가락 힘줄의 인접면	두 번째, 가운데, 네 번째, 다섯 번째 손가락과 일치하는 뒤쪽 손가락 확장부의 노쪽 면	a. 안쪽 2개 벌레근 -자신경 b. 가쪽 2개 벌레근 -정중신경	C8T1 C8T1
새끼벌림근	5째 손가락 MCP 관절 벌림	콩알뼈 ; 콩알갈고리인대; 자손목 굽힘 힘줄	5째 손가락의 몸쪽 손가락뼈 바닥의 자쪽; 5째 손가락의 등쪽 확장부	자신경	C8T1
새끼맞섬근	5째 손가락맞섬 (5째 손허리뼈 안쪽 돌림, 굽힘)	갈고리뼈 고리; 굽힘근지지띠	5째 손허리뼈 자쪽과 인접한 바닥면	자신경	C8T1
새끼손가락 굽힘근	5째 손가락 MCP관절 굽힘	갈고리뼈 고리; 굽힘근지지띠	5째 손가락의 몸쪽 손가락뼈 바닥의 자쪽	자신경	C8T1

표 5-5 근육작용, 부착점, 신경지배: 엄지손가락[20]

근육	주작용	이는곳	닿는곳	말초신경	신경뿌리
긴엄지굽힘근	엄지 IP관절 굽힘	위팔두갈래근 거친면과 네모엎침근 사이 노뼈 앞쪽 면; 뼈사이막 가쪽 1/2의 앞쪽 면; 위팔뼈 안쪽 위관절융기와 갈고리돌기의 가쪽 면	엄지 먼쪽 손가락뼈 바닥의 손바닥면	정중신경의 앞뼈사이 가지	C78
짧은엄지 굽힘근	엄지 MCP 관절 굽힘	1. 얕은갈래 : 굽힘근지지띠와 큰마름뼈의 결절 2. 깊은갈래 : 알머리뼈와 작은마름뼈 및 손목뼈 먼쪽 열의 손바닥인대	엄지 몸쪽 손가락뼈 바닥의 노쪽	1. 얕은갈래 -정중신경 2. 깊은갈래 -자신경	C8T1
긴엄지폄근	엄지 IP관절 폄	자뼈 뒤가쪽 면 2/3; 뼈사이막의 뒤쪽 면	엄지의 먼쪽 손가락뼈 바닥의 등쪽 면	뒤뼈사이 신경	C78
짧은엄지 폄근	엄지 MCP 관절 폄	긴엄지벌림근 아래 노뼈의 뒤쪽 면; 뼈사이막의 뒤쪽 면	엄지의 몸쪽 손가락뼈 바닥의 등쪽 면	뒤뼈사이 신경	C78
긴엄지벌림근	엄지 노쪽 벌림	팔꿈치근 닿는곳에 노뼈몸통의 뒤쪽 면; 뒤침근 닿는곳에 노뼈 몸통의 뒤쪽 면; 뼈사이막 뒤쪽 면	첫째 손허리뼈 바닥의 ; 큰마름뼈	뒤뼈사이 신경	C78
짧은엄지 벌림근	엄지 바닥면 벌림	굽힘근지지띠; 손배뼈와 큰마름뼈의 결절; 긴엄지벌림근 힘줄	엄지 몸쪽 손가락뼈 바닥의 노쪽; 엄지의 뒤쪽 팽창부	정중신경	C8T1
엄지모음근	엄지 모음	1. 빗갈래 : 알머리뼈와 2,3째 손허리뼈 바닥의 바닥면 2. 가로갈래 : 3째 손허리뼈몸통 바닥면의 먼쪽 2/3	엄지 몸쪽 손가락뼈 바닥의 자쪽; 엄지의 등쪽 확장부	자신경	C8T1
엄지맞섬근	엄지 맞섬 (첫째 손허리뼈의 안쪽 돌림, 굽힘, 벌림)	굽힘근지지띠 ; 큰마름뼈 결절	첫째 손허리뼈의 바닥면의 가쪽	정중신경	C8T1

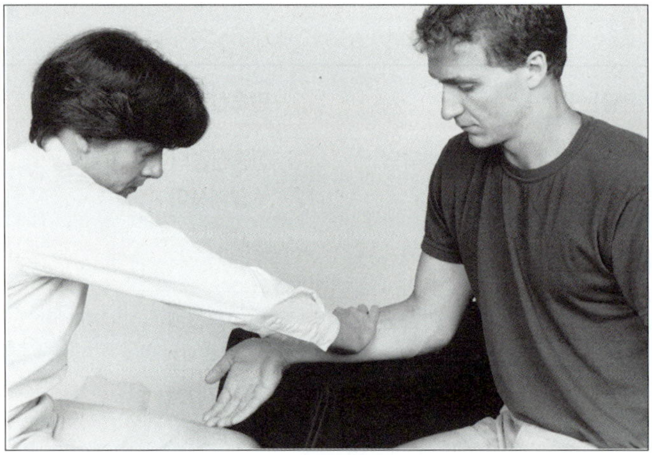

그림 5-93 시작 자세 : 노쪽 손목굽힘근.

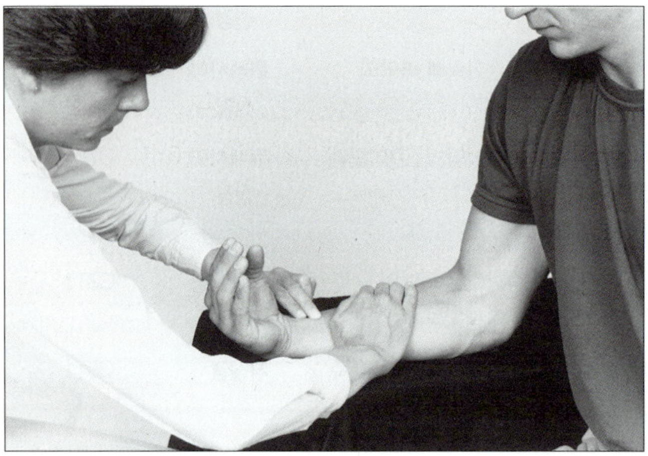

그림 5-94 검사 자세 : 노쪽 손목굽힘근.

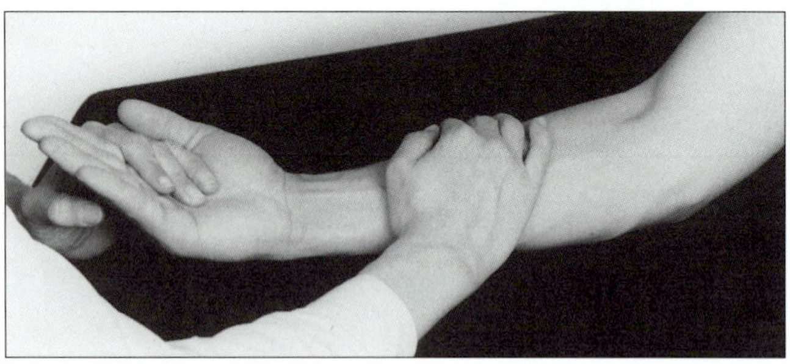

그림 5-95 저항 : 노쪽 손목굽힘근.

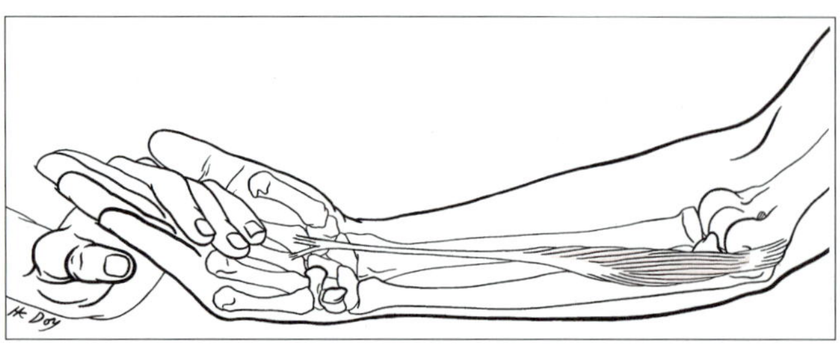

그림 5-96 노쪽 손목굽힘근.

연습이 완벽함을 만든다.

이 단락의 기술들을 연습하거나 간단한 복습을 위해서 http://thepoint.lww.com/Clarkson3e에 있는 실습용 검사 방식을 이용하라.

손목 굽힘과 노쪽 치우침 (Wrist Flexion and Radial Deviation)

중력 대항: 노쪽 손목굽힘근 (Against gravity: flexor carpi radialis)

보조근 : 자쪽 손목굽힘근과 긴손바닥근.

Forms 5-22

시작 자세. 환자는 앉거나 바로 누운 자세를 취한다. 앉은 자세에서 검사하려면, 아래팔은 뒤침하고 테이블에 놓는다. 손목은 폄, 자쪽 치우침, 손가락과 엄지는 이완한다(그림 5-93).

고정. 치료사는 손목에 대해 아래팔의 몸쪽을 고정한다.

운동. 치료사는 손목을 굽힘하고, 노쪽 치우침한다(그림 5-94). 환자는 손가락과 엄지를 이완하도록 한다.

촉진. 긴손바닥근의 노쪽 면에 대해 두 번째 갈퀴와 함께 손목의 앞가쪽 면.

대체 운동. 환자는 긴손바닥근과 자쪽 손목굽힘근으로 손목을 굽힐 것이다. 자쪽 손목굽힘근만을 이용한다면 환자는 자쪽 치우침으로 굽힐 것이다. 환자가 손가락을 굽힌다면 깊은손가락굽힘근과 얕은손가락굽힘근이 움직임의 초기에 손목굽힘의 대체 운동을 일으킬 것이다.[21]

저항 위치. 엄지두덩(thenar eminence) 위 손목 면쪽이나 손바닥의 가쪽에 적용한다(그림 5-95, 5-96).

저항 방향. 손목의 폄과 자쪽 치우침.

중력 제거: 노쪽 손목굽힘근

(Gravity eliminated: flexor carpi radialis)

시작 자세. 환자는 앉거나 바로누운 자세를 취한다. 아래팔은 약간 엎침하여 테이블이나 파우더 보드에 놓는다. 손목은 폄, 자쪽 치우침하고 손가락과 엄지는 이완한다(그림 5-97).

고정. 치료사는 손목에 대해 아래팔의 몸쪽을 고정한다.

끝 자세. 환자는 완전가동범위까지 손목을 굽힘하고 노쪽으로 치우침한다(그림 5-98).

대체 운동. 자쪽 손목굽힘근, 긴손바닥근, 얕은손가락굽힘근, 깊은손가락굽힘근. 환자가 해부학적 자세에서 손목을 굽힘할 때 긴엄지벌림근의 작용으로 아래팔 엎침, 엄지가 벌림될 수 있다.

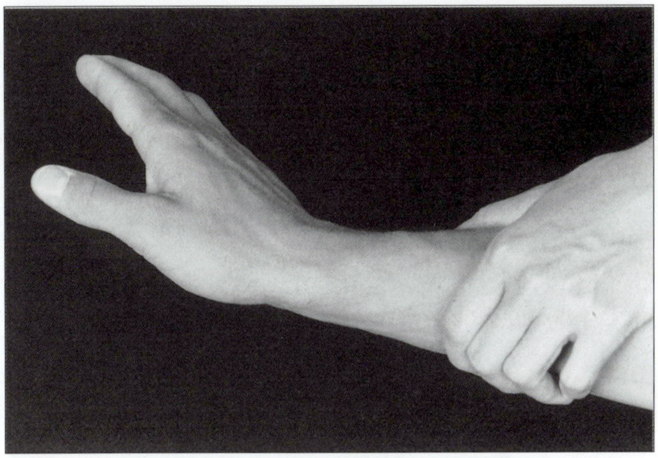

그림 5-97 시작 자세 : 노쪽 손목굽힘근.

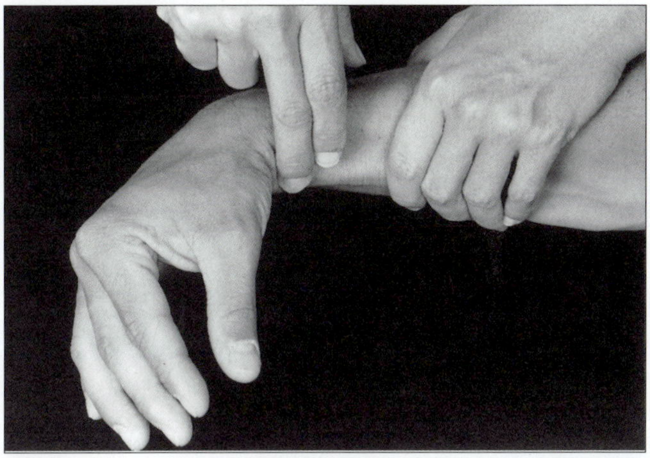

그림 5-98 끝 자세 : 노쪽 손목굽힘근.

손목굽힘과 자쪽 치우침

(Wrist Flexion and Ulnar Deviation)

중력 대항 : 자쪽 손목굽힘근

(Against gravity : flexor carpi ulnaris)

보조근 : 노쪽 손목굽힘근과 긴손바닥근.

Forms 5-23 **시작 자세.** 환자는 앉거나 바로누운 자세를 취한다. 앉은 자세에서 검사한다면, 아래팔은 뒤침하여 테이블에 놓는다. 손목은 펌하고 노쪽 치우침, 손가락과 엄지는 이완한다(그림 5-99).

고정. 치료사는 손목에 대해 아래팔 몸쪽을 고정한다.

운동. 환자는 완전가동범위까지 손목을 굽힘하고 자쪽 치우침한다(그림 5-100).

촉진. 콩알뼈에 대해 손목 몸쪽 부의 앞안쪽 면.

대체 운동. 노쪽 손목굽힘근, 긴손바닥근, 얕은손가락굽힘근, 깊은손가락굽힘근. 노쪽 손목 굽힘만 작용한다면 환자는 노쪽 치우침과 함께 손목을 굽힘할 것이다.

저항 위치. 새끼두덩(hypothenar eminence) 위에 적용한다(그림 5-101, 5-102)

저항 방향. 손목 폄과 노쪽 치우침.

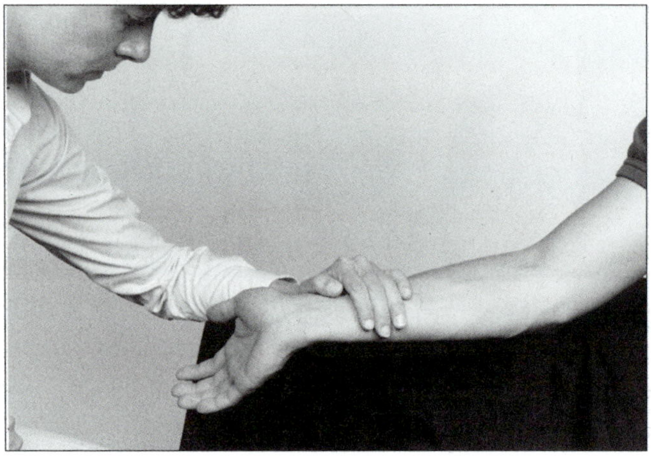

그림 5-99 시작 자세 : 자쪽 손목굽힘근.

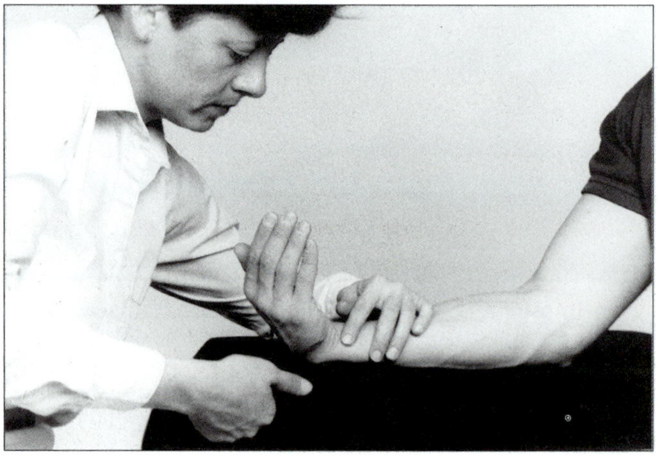

그림 5-100 검사 자세 : 자쪽 손목굽힘근.

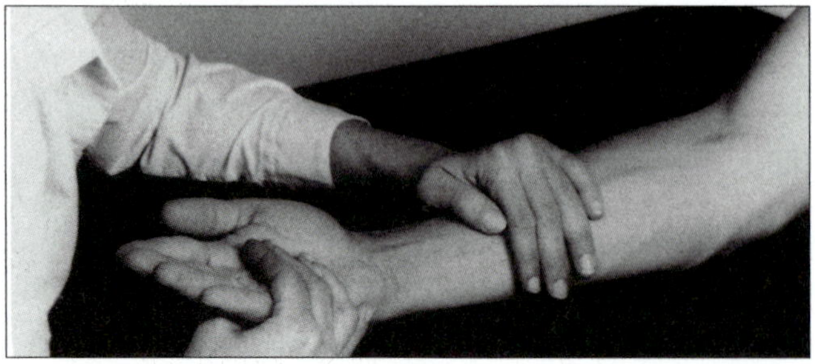

그림 5-101 저항: 자쪽 손목굽힘근.

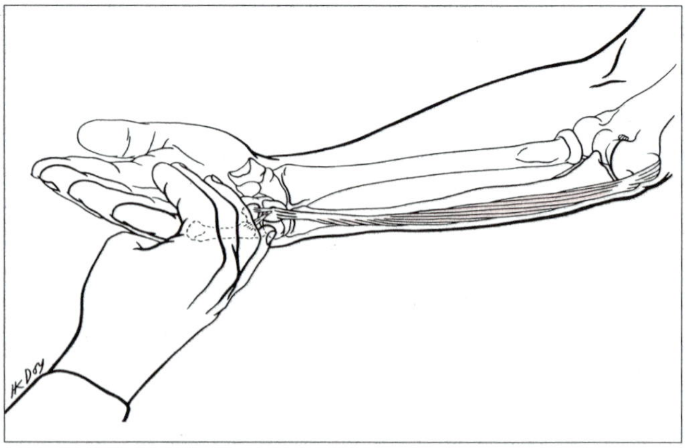

그림 5-102 자쪽 손목굽힘근.

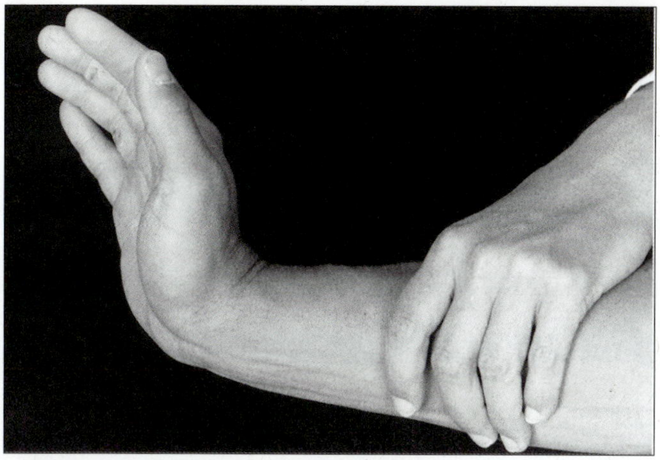

그림 5-103 시작 자세: 자쪽 손목굽힘근.

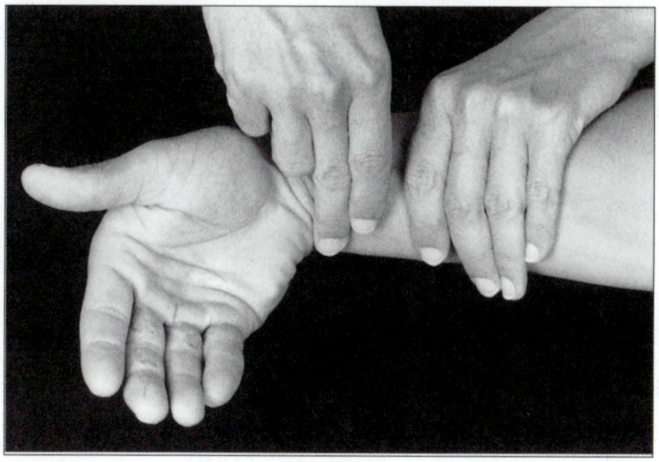

그림 5-104 끝 자세: 자쪽 손목굽힘근.

중력 제거: 자쪽 손목굽힘근

(Gravity eliminated: flexor carpi ulnaris)

시작 자세. 환자는 앉거나 바로누운 자세를 취한다. 아래팔은 약간 뒤침하고 테이블이나 파우더 보드에 놓는다. 손목은 폄, 노쪽 치우침하고, 엄지와 손가락은 이완한다(그림 5-103).

고정. 치료사는 손목에 대해 아래팔 몸쪽을 고정한다.

끝 자세. 환자는 완전가동범위까지 손목을 굽힘하고 자쪽 치우침한다(그림 5-104).

대체 운동. 노쪽 손목굽힘근, 긴손바닥근, 얕은손가락굽힘근, 깊은손가락굽힘근.

손목 굽힘(그림없음) [Wrist Flexion (Not Shown)]

중력 대항 : 노쪽 손목굽힘근과 자쪽 손목굽힘근

(Against gravity : flexor carpi radialis and flexor ulnaris)

보조근 : 긴손바닥근.

Forms 5-24

시작 자세. 환자가 앉거나 바로누운 자세를 취한다. 환자가 앉아 있다면 아래팔은 뒤침하고 테이블에 놓는다. 손목은 폄, 엄지와 손가락은 이완한다.

고정. 치료사는 손목에 대해 아래팔 몸쪽을 고정한다.

운동. 환자는 완전가동범위까지 손목을 굽힌다.

촉진. *노쪽 손목굽힘근(flexor carpi radialis)*: 긴손바닥근의 노쪽 면에 대해 두 번째 갈퀴와 함께 손목의 앞가쪽 면. *자쪽 손목굽힘근(flexor carpi ulnaris)*: 콩알뼈에 대해 손목 몸쪽 부의 앞안쪽 면.

대체 운동. 얕은손가락굽힘근과 깊은손가락굽힘근.

저항 위치. 손바닥에 적용한다.

저항 방향. 손목의 폄.

중력 제거 : 노쪽 손목굽힘근과 자쪽 손목굽힘근

(Gravity eliminated: flexor carpi radial and flexor carpi ulnaris)

시작 자세. 환자는 앉거나 바로누운 자세를 취한다. 아래팔은 중립자세를 취하고 테이블이나 파우더 보드에 놓는다. 손목은 폄, 엄지와 손가락은 이완한다.

고정. 치료사는 손목에 대해 아래팔 몸쪽을 고정한다.

끝 자세. 치료사는 완전가동범위까지 손목을 굽힘한다.

대체 운동. 얕은손가락굽힘근과 깊은손가락굽힘근.

긴손바닥근 *(palmaris longus)*

긴손바닥근은 손목의 약한 굽힘근이고 독립적인 근력검사를 하지 못한다. 노쪽과 자쪽 손목굽힘근 검사를 하는 동안 손목의 앞중앙에서 촉진할 수 있다. 긴손바닥근은 손가락과 손바닥으로 물건을 잡고 손목을 굽힘하면 나타난다(그림 5-105, 5-106). 근힘줄은 나타날 때 선명하게 두드러진다. 그러나 긴손바닥근은 인구의 13%는 흔적만 있다.[22] 잡기나 집기의 근력이 약해진다고 해서 긴손바닥근이 연관된 것은 아니다.[23]

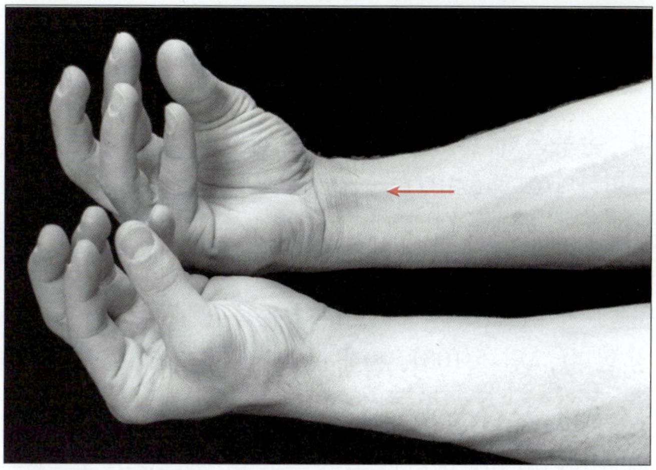

그림 5-105 긴손바닥근: 오른손의 긴손바닥근은 현저하게 두드러진다(손목에서 힘줄을 관찰하라). 그러나 왼손의 근육은 없다.

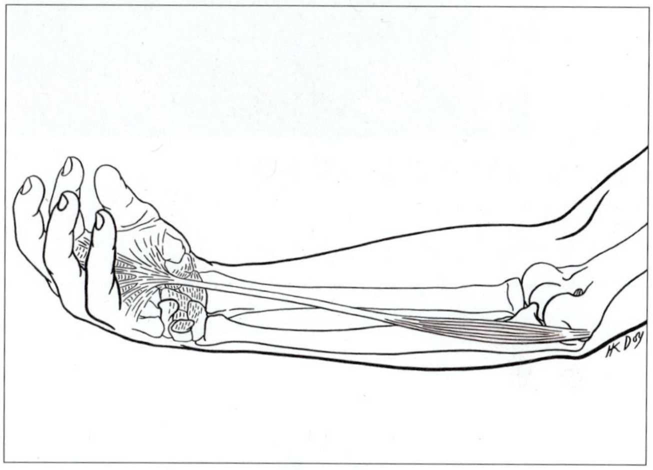

그림 5-106 긴손바닥근.

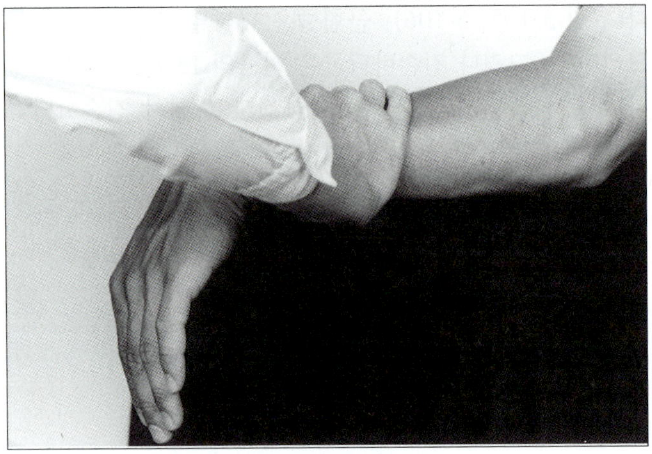

그림 5-107 시작 자세: 긴/짧은 노쪽 손목폄근.

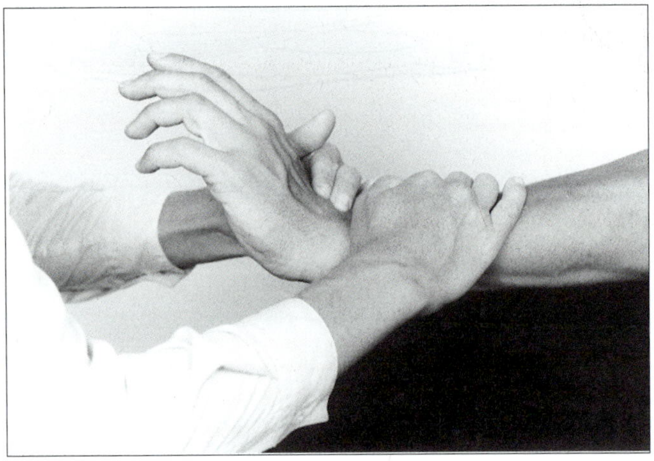

그림 5-108 검사 자세: 긴/짧은 노쪽 손목폄근.

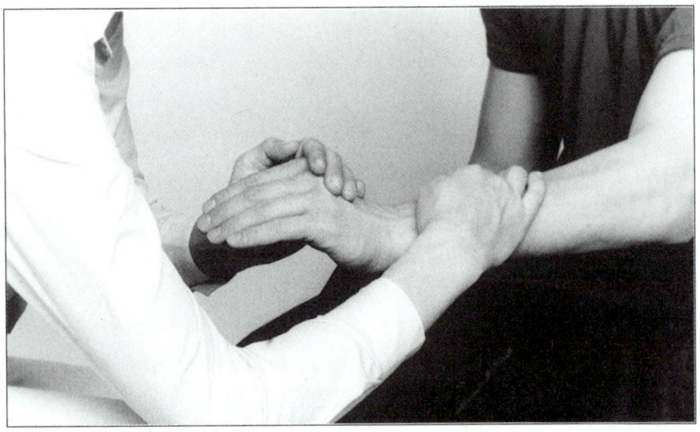

그림 5-109 저항: 긴/짧은 노쪽 손목폄근.

손목 폄과 노쪽 치우침
(Wrist Extension and Radial Deviation)

중력 대항 : 긴노쪽 손목폄근, 짧은노쪽 손목폄근
(Against gravity : extensor carpi radialis longus and extensor carpi radialis brevis)

보조근 : 자쪽 손목폄근

Forms 5-25

시작 자세. 환자는 앉거나 바로누운 자세를 취한다. 앉은 자세에서 아래팔은 엎침하여 테이블에 놓는다. 손목은 굽힘, 자쪽 치우침, 엄지와 손가락은 약간 굽힘한다(그림 5-107).

고정. 치료사는 손목에 대해 아래팔 몸쪽을 고정한다.

운동. 환자는 완전가동범위까지 손목을 폄하고 노쪽 치우침 한다(그림 5-108). 환자는 엄지와 손가락을 이완한다.

촉진. *긴노쪽 손목폄근(extensor carpi radialis longus)*: 2째 손허리뼈 바닥에서 손목의 등쪽 면. *짧은노쪽 손목폄근(extensor carpi radialis brevis)*: 3째 손허리뼈의 바닥.

대체 운동. 긴손가락폄근들(손가락폄근, 집게폄근, 새끼손가락폄근). 환자는 자쪽 손목폄근을 이용하여 폄할 것이다. 이 근육만을 이용한다면 환자는 자쪽 치우침과 함께 폄할 것이다.

저항 위치. 2, 3째 손허리뼈의 등쪽 면에 적용한다(그림 5-109, 5-110).

저항 방향. 손목 굽힘과 자쪽 치우침.

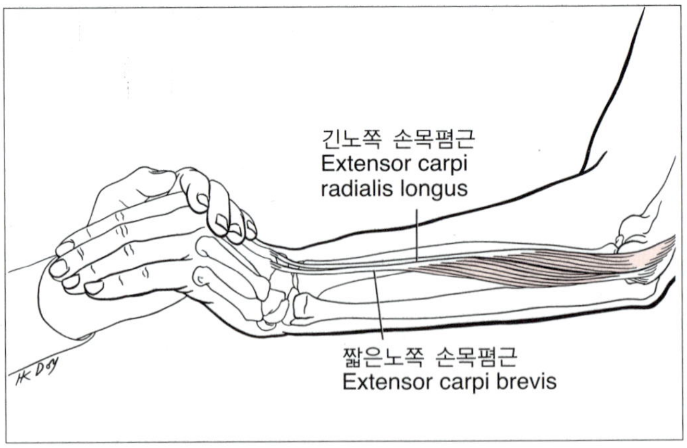

그림 5-110 긴/짧은 노쪽 손목폄근.

중력 제거: 긴노쪽 손목폄근, 짧은노쪽 손목폄근

(Gravity eliminated: extensor carpi radialis longus and extensor carpi radialis brevis)

시작 자세. 환자는 앉거나 바로누운 자세를 취한다. 아래팔은 약간 뒤침하고 테이블이나 파우더 보드에 놓는다. 손목은 자쪽 치우침하여 굽힘하고, 엄지와 손가락은 약간 굽힘한다(그림 5-111).

고정. 치료사는 손목에 대해 아래팔 몸쪽을 고정한다.

끝 자세. 환자는 완전가동범위까지 노쪽 치우침과 동시에 손목을 편한다(그림 5-112).

대체 운동. 긴손가락폄근들(손가락폄근, 집게폄근, 새끼손가락폄근), 자쪽 손목폄근.

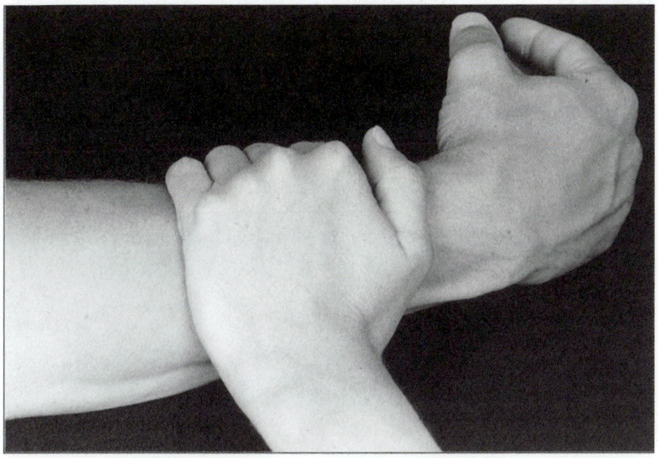

그림 5-111 시작 자세: 긴/짧은 노쪽 손목폄근.

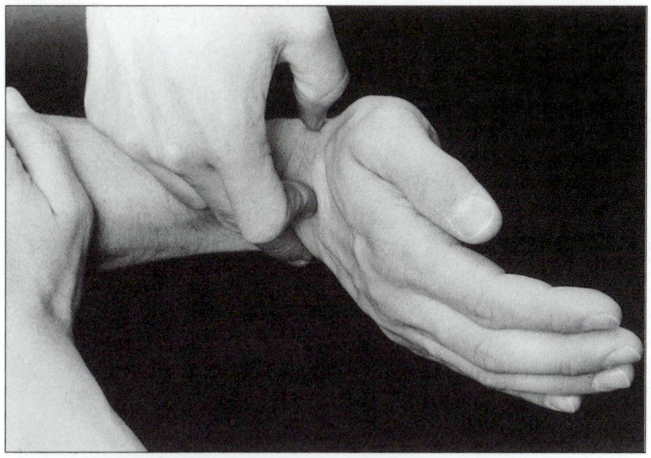

그림 5-112 끝 자세: 긴/짧은 노쪽 손목폄근.

손목 폄과 자쪽 치우침
(Wrist Extension and Ulnar Deviation)

중력 제거 : 자쪽 손목폄근
(Against gravity : extensor carpi ulnaris)

보조근 : 긴/짧은노쪽 손목폄근

Forms 5-26

시작 자세. 환자는 앉거나 바로누운 자세를 취한다. 앉은 자세에서 검사한다면 아래팔은 엎침하고 아래팔은 테이블에 놓는다. 손목은 노쪽 치우침하여 굽힘하고 엄지와 손가락은 약간 굽힌다(그림 5-113).

고정. 치료사는 손목에 대해 아래팔 몸쪽을 고정한다.

운동. 환자는 완전가동범위까지 손목을 자쪽 치우침하고 폄한다(그림 5-114). 환자는 손가락을 이완한다.

촉진. 5째 손허리뼈의 손목 몸쪽 부와 자뼈붓돌기 먼쪽의 등쪽 면.

대체 운동. 긴손가락폄근들(손가락폄근, 집게폄근, 새끼손가락폄근). 환자는 긴/짧은노쪽 손목폄근을 이용하여 손목을 노쪽 치우침하여 폄할 것이다.

저항 위치. 4,5째 손허리뼈의 등쪽 면에 적용한다(그림 5-115, 5-116).

저항 방향. 노쪽 치우침과 손목 굽힘.

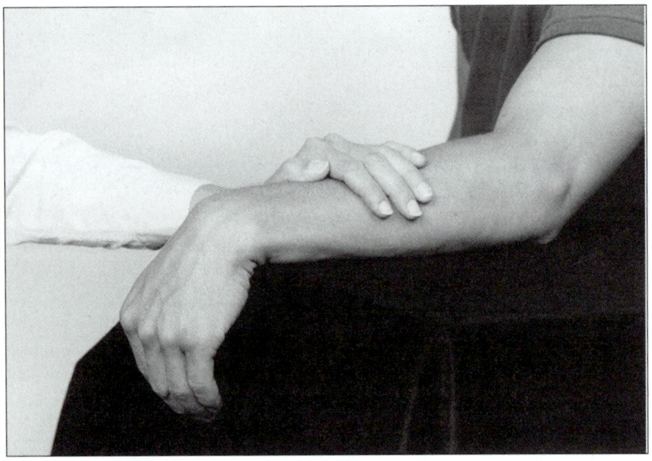
그림 5-113 시작 자세: 자쪽 손목폄근.

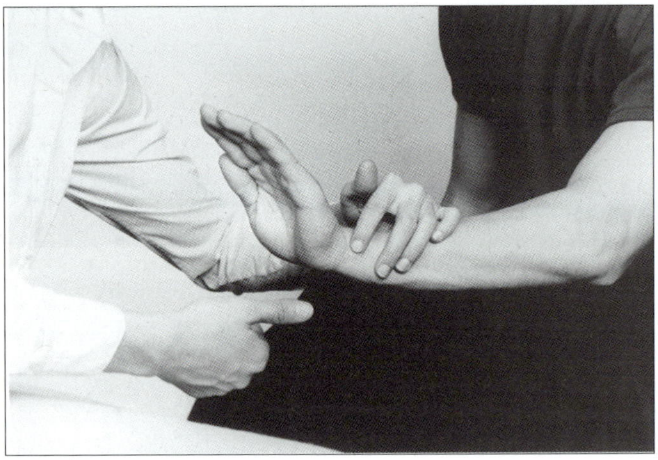
그림 5-114 검사 자세: 자쪽 손목폄근.

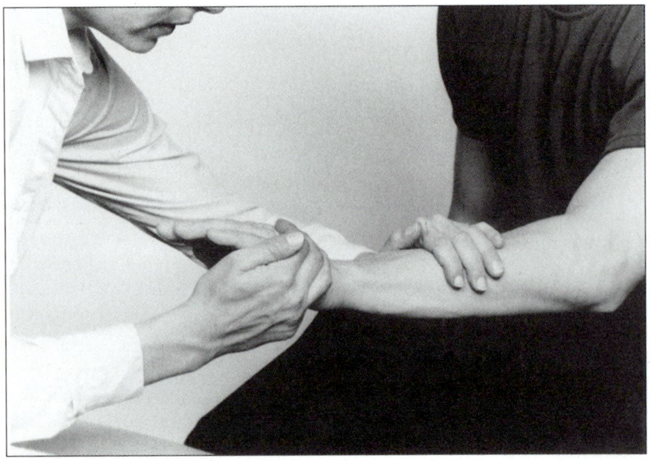
그림 5-115 저항: 자쪽 손목폄근.

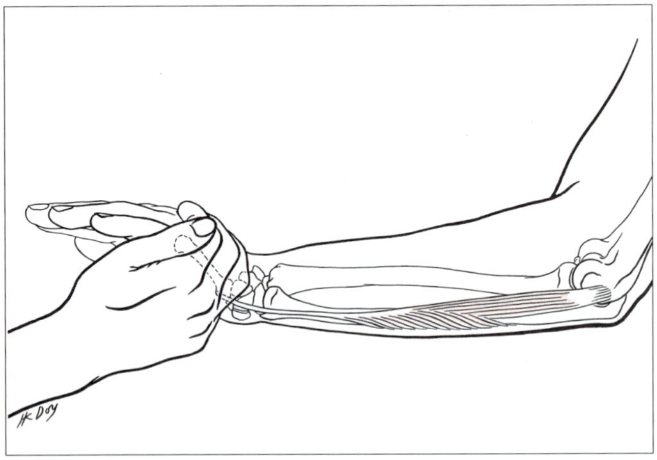
그림 5-116 자쪽 손목폄근.

중력 제거: 자쪽 손목폄근

(Gravity eliminated: extensor carpi ulnaris)

시작 자세. 환자는 앉거나 바로누운 자세를 취한다. 아래팔은 약간 안쪽 돌림하고 테이블이나 파우더 보드에 놓는다. 손목은 노쪽 치우침하여 굽힘하고, 엄지와 손가락은 이완한다(그림 5-117).

고정. 치료사는 손목에 대해 아래팔 몸쪽을 고정한다.

끝 자세. 환자는 완전가동범위까지 자쪽 치우침과 동시에 손목을 편다(그림 5-118).

대체 운동. 긴손가락폄근들(손가락폄근, 집게폄근, 새끼손가락폄근). 긴/짧은노쪽 손목폄근.

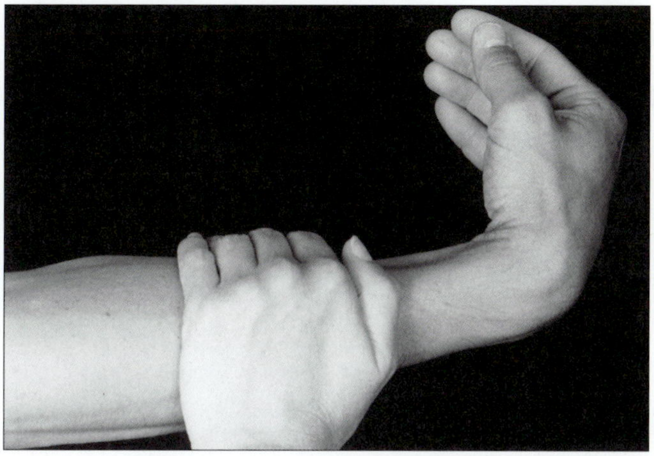

그림 5-117 시작 자세: 자쪽 손목폄근.

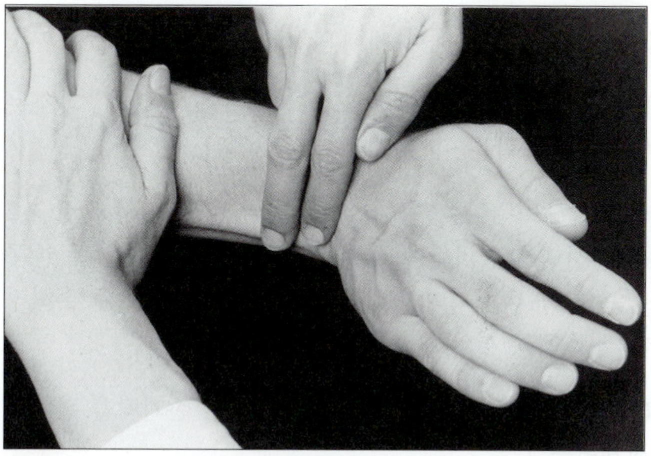

그림 5-118 끝 자세: 자쪽 손목폄근.

손목 폄(그림없음) [Wrist Extension (Not Shown)]

중력 대항 : 긴노쪽 손목폄근, 짧은노쪽 손목폄근, 자쪽 손목폄근 (Against gravity : extensor carpi radialis longus, extensor carpi radialis brevis, and extensor carpi ulnaris)

Forms 5-27

시작 자세. 환자가 앉거나 바로누운 자세를 취한다. 환자가 앉아 있다면 아래팔은 엎침하고 테이블에 놓는다. 손목은 굽힘, 엄지와 손가락은 이완한다.

고정. 치료사는 손목에 대해 아래팔 몸쪽을 고정한다.

운동. 환자는 완전가동범위까지 손목을 폄한다. 환자는 엄지와 손가락은 이완한다.

촉진. *긴노쪽 손목폄근(extensor carpi radialis longus)*: 2째 손허리뼈의 바닥에서 손목의 등쪽 면. *짧은노쪽 손목폄근* : 3째 손허리뼈의 바닥. *자쪽 손목폄근* : 5째 손허리뼈 손목 몸쪽 부와 자뼈붓돌기 먼쪽의 등쪽 면.

대체 운동. 손가락폄근, 새끼손가락폄근, 손가락을 편다면 집게폄근.

저항 위치. 손허리뼈 위 손의 등쪽 면에 적용한다.

저항 방향. 손목 굽힘.

중력 제거 : 긴노쪽 손목폄근, 짧은노쪽 손목폄근, 자쪽 손목폄근 (Against gravity : extensor carpi radialis longus, extensor carpi radialis brevis, and extensor carpi ulnaris)

시작 자세. 환자는 앉거나 바로누운 자세를 취한다. 아래팔은 중립자세로 테이블이나 파우더 보드에 놓는다. 손목은 굽힘, 엄지와 손가락은 이완한다.

고정. 치료사는 손목에 대해 아래팔 몸쪽을 고정한다.

끝 자세. 치료사는 완전가동범위까지 손목을 폄한다.

대체 운동. 손가락폄근, 새끼손가락폄근, 집게폄근.

손가락과 엄지의 근육 (Finger and Thumb Muscles)

중력은 근력과 비교하여 작기 때문에 손가락과 엄지의 도수근력 검사 시 요인으로 고려하지 않는다.[21] 손가락과 발가락 근육 또한 모든 등급에서 중력이 없거나 중력에 대항하는 자세에서 검사될 것이다. 표 5-6에 손가락과 발가락에 대한 등급이 기술되어 있다.

표 5-6 손가락과 발가락에 대한 등급매기기

숫자	설명
	환자는 능동적으로 움직일 수 있다:
5	최대 저항, 중력이 없거나 중력에 대항해서 완전 가동범위
4	중간 저항, 중력이 없거나 중력에 대항해서 완전 가동범위
3	중력이 없거나 중력에 대항해서 완전 가동범위
2	중력이 없거나 중력에 대항해서 부분 가동범위
1	가동범위는 보이지 않지만 중력이 없거나 중력에 대항해서 근수축 시 움직임 관찰 가능하거나 촉진
0	가동범위는 보이지 않고 중력이 없거나 중력에 대항해서 근수축 시 움직임 관찰 및 촉진 불가능

손가락 손허리손가락관절의 폄 (Finger Metacarpophalangeal Extension)

손가락폄근, 고유집게폄근, 새끼손가락폄근 (Extensor digitorum communis, extensor indicis proprius, and extensor digiti minimi

Forms 5-28

시작 자세. 환자는 앉거나 바로누운 자세를 취한다. 아래팔의 엎침, 손목의 중간자세, 손가락은 굽힘한다(그림 5-119).

고정. 치료사는 손허리뼈를 고정한다.

운동. 환자는 IP관절의 굽힘을 유지하면서 4개의 MCP관절을 폄한다(그림 5-120).

촉진(그림 5-121). *손가락폄근(extension digitorum)* : 각 손가락의 힘줄은 각 손허리뼈머리에 대해 손 몸쪽 부의 등쪽 면에서 촉진할 수 있다. *집게폄근(extension indicis)*: 2째 손가락에 대해 손가락폄근힘줄의 안쪽. *새끼손가락폄근(extension digiti minimi)* : 5째 손가락의 손가락폄근힘줄의 가쪽에서 촉진.

대체 운동. 손목의 고정은 손목 굽힘과 MCP관절의 폄의 힘고정 효과(tenodesis effect)를 예방한다.[14, 19]

저항 위치. 각 손가락의 몸쪽 손가락뼈의 등쪽 면(그림 5-122, 5-123).

저항 방향. MCP 굽힘.

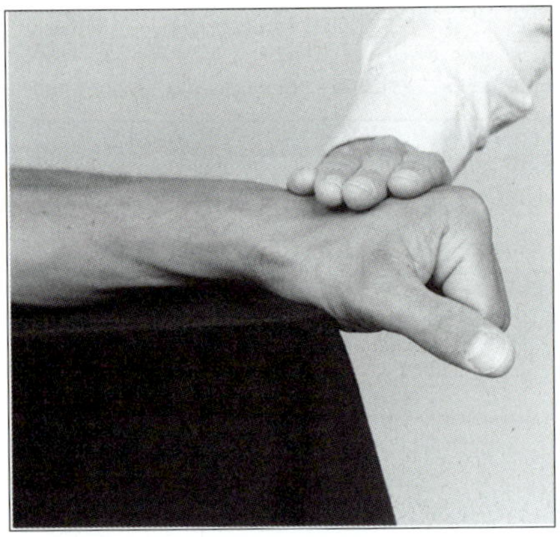

그림 5-119 시작 자세 : 손가락폄근, 고유집게폄근, 새끼손가락폄근.

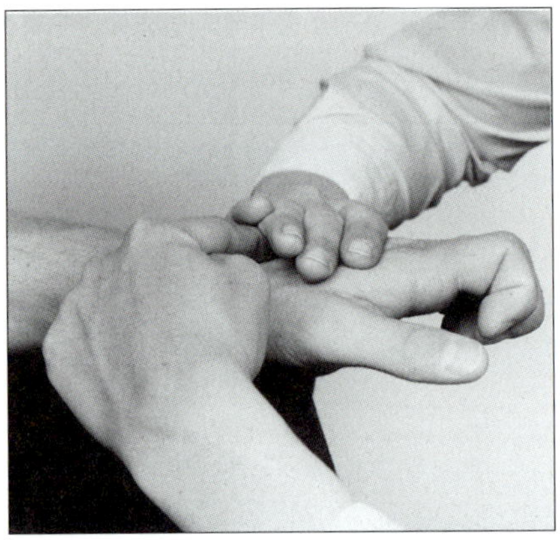

그림 5-120 검사 자세 : 손가락폄근, 고유집게폄근, 새끼손가락폄근.

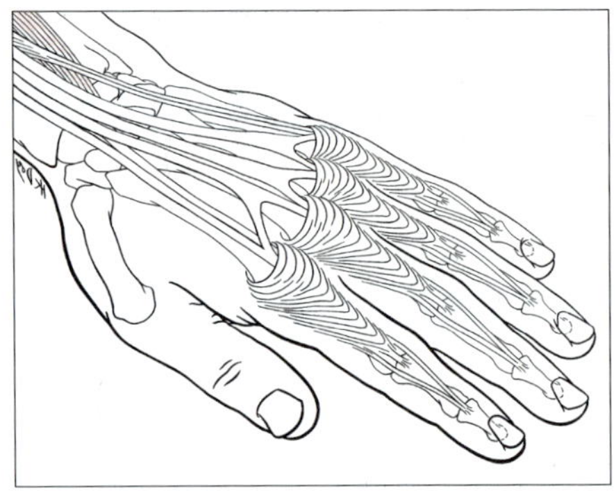

그림 5-121 폄근 확장부.

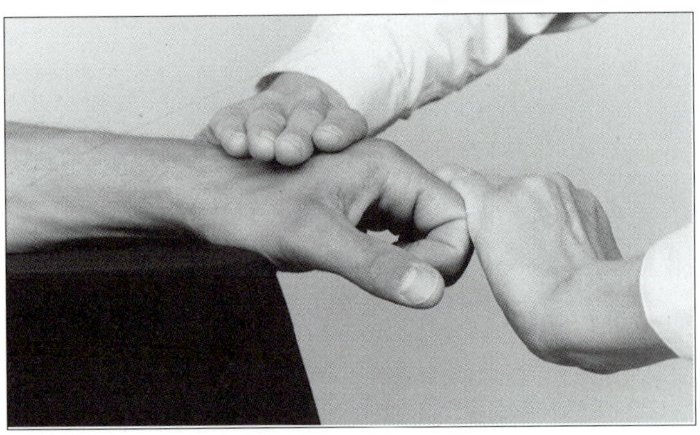

그림 5-122 저항 : 손가락폄근, 집게폄근, 새끼손가락폄근.

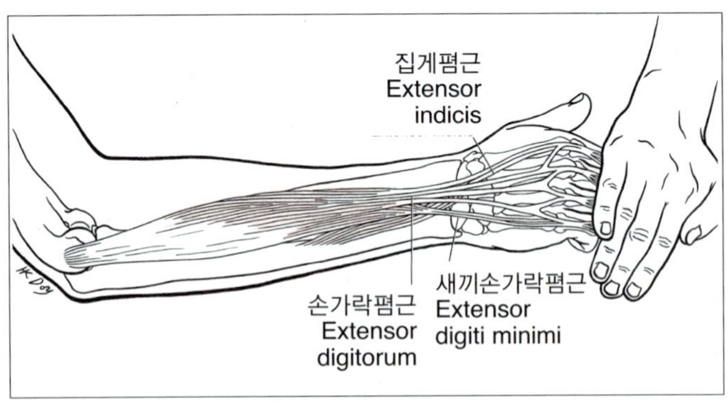

그림 5-123 손가락폄근, 집게폄근, 새끼손가락폄근.

손허리손가락관절의 벌림
(Metacarpophalangeal Abduction)

등쪽 뼈사이근과 새끼벌림근
(Dosal interossei and abductor digiti minimi)

Forms 5-29, 5-30

시작 자세. 환자는 앉거나 바로 누운 자세를 취한다. 등쪽 뼈사이근(그림 5-124) : 아래팔의 엎침하여 테이블에 놓고, 손목은 중립자세, 손가락은 폄 및 모은다. 새끼벌림근(그림 5-125) : 아래팔은 뒤침한다.

고정. 등쪽 뼈사이근 : 치료사는 손허리뼈와 손목의 등쪽면을 고정한다. 새끼벌림근 : 치료사는 손목과 3째 손허리뼈 가쪽을 고정한다.

운동. 등쪽 뼈사이근(그림 5-126) : 환자는 엄지를 향하여 2째 손가락, 2째 손가락을 향하여 3째 손가락을, 5째 손가락을 향하여 4째 손가락을 벌림한다. 인접한 손가락이 돕지 않도록 검사하지 않는 손가락은 고정한다. 새끼벌림근(그림 5-127) : 환자는 5째 손가락을 벌림한다.

촉진. *첫째 등쪽 뼈사이근(first dorsal interosseous)*은 2째 손허리뼈의 노쪽에서 촉진된다(그림 5-126). 남은 뼈사이근은 촉진할 수 없다. *새끼벌림근(abductor digiti minimi)*은 5째 손허리뼈의 자쪽에서 촉진한다(그림 5-127).

대체 운동. 온손가락폄근의 수축으로 손가락의 벌림을 피하기 위하여 MCP관절은 중립자세를 유지한다.

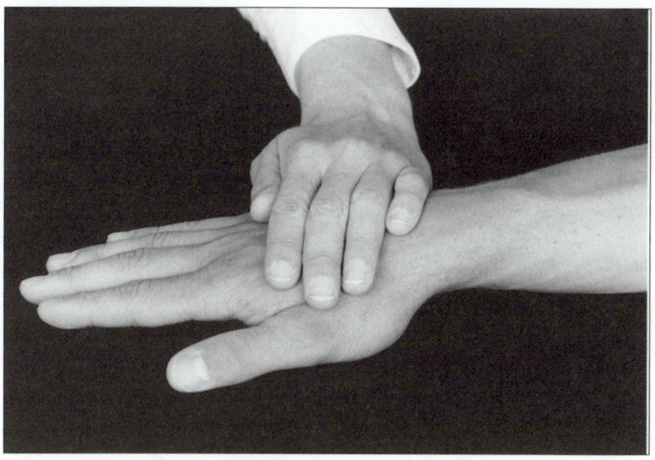

그림 5-124 시작 자세 : 등쪽 뼈사이근.

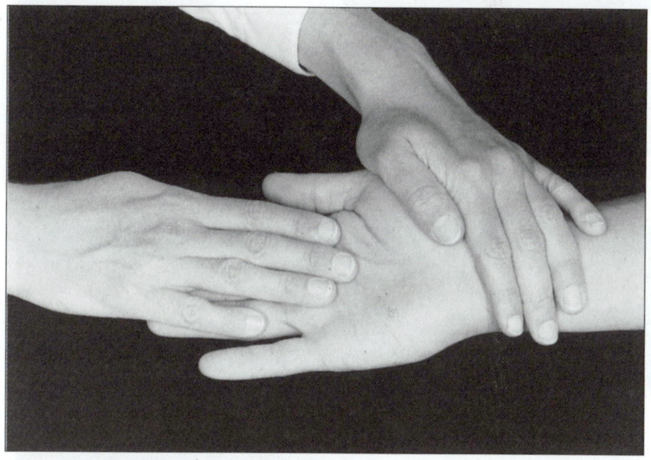

그림 5-125 시작 자세: 새끼벌림근.

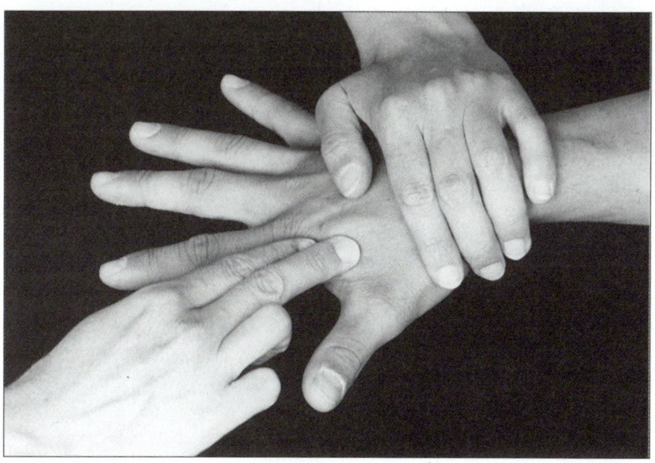

그림 5-126 검사 자세 : 등쪽 뼈사이근.

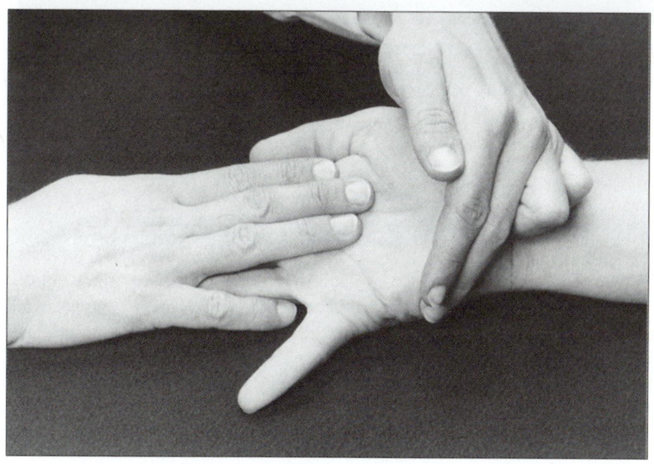

그림 5-127 검사 자세 : 새끼벌림근.

저항 위치. 검사하고자 하는 손가락의 몸쪽 손가락뼈. 치료사는 2,3째 손가락의 노쪽과 3,4째(그림 5-128, 5-129), 5째 손가락(그림 5-130, 5-131)의 자쪽에 저항을 가한다.

저항 방향. 모음.

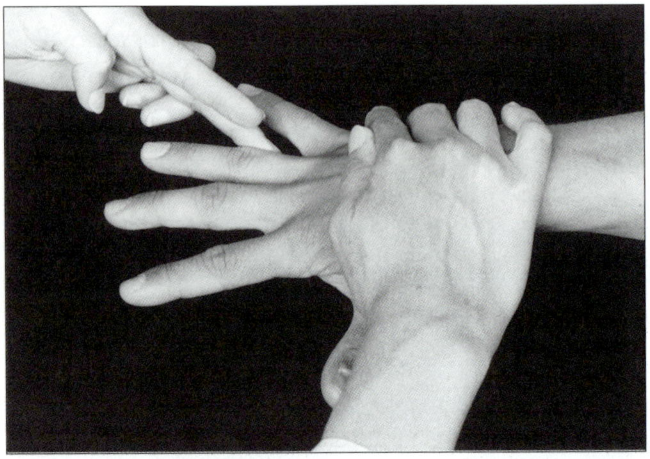

그림 5-128 저항 : 4째 등쪽 뼈사이근.

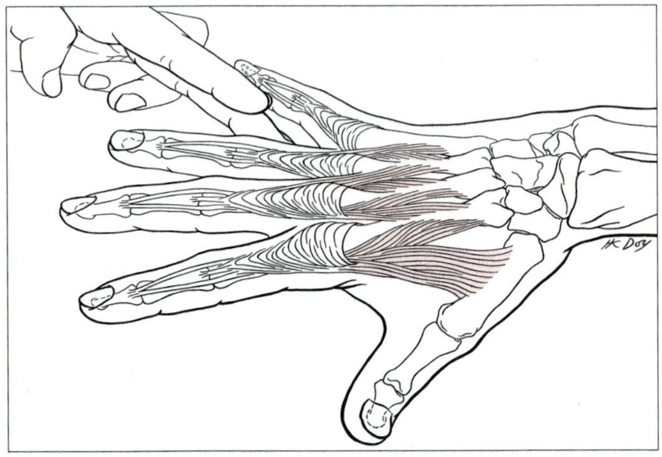

그림 5-129 등쪽 뼈사이근.

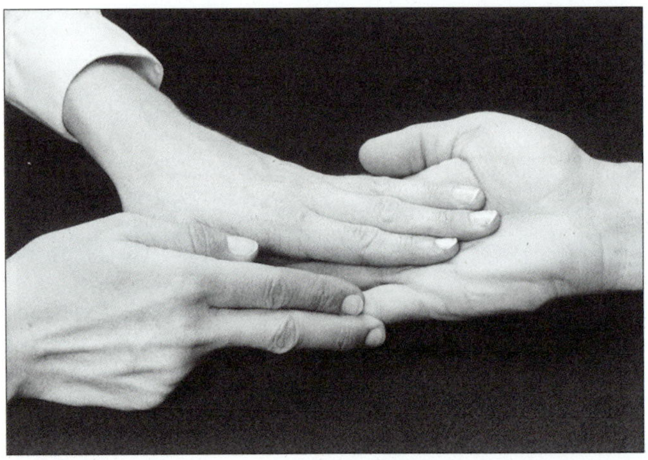

그림 5-130 저항 : 새끼손가락벌림근.

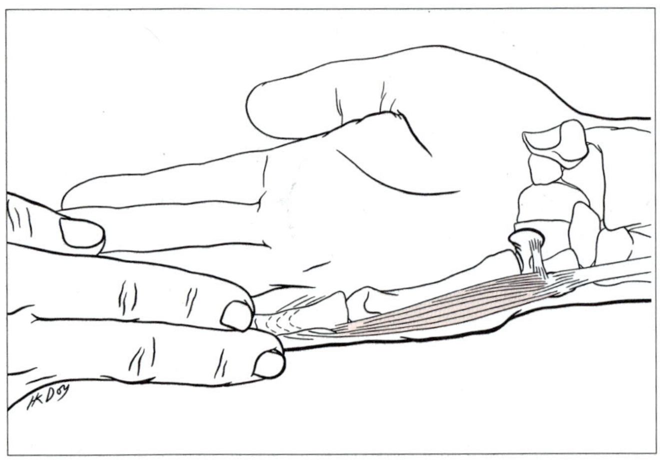

그림 5-131 새끼손가락벌림근.

손허리손가락관절의 모음
(Metacarpophalangeal Adduction)

바닥쪽 뼈사이근 (Palmar interossei)

Forms 5-31

시작 자세. 환자는 앉거나 바로 누운 자세를 취한다. 앉은 자세에서 검사한다면 아래팔은 뒤침하여 테이블에 놓고, 손목은 중립자세, 손가락은 벌림한다(그림 5-132).

고정. 치료사는 손허리뼈와 손목을 고정한다. 인접한 손가락의 움직임 또한 고정되어야 한다(그림에는 나타나지 않았다).

운동. 치료사는 3째 손가락을 향하여 2,4,5째 손가락을 모음한다(그림 5-133).

촉진. 이 근육은 촉진할 수 없다.

대체 운동. 없다.

저항 위치. 검사하고자 하는 손가락의 몸쪽 손가락뼈에 가한다(그림 5-134, 5-135). 치료사는 2째 손가락의 자쪽과 4,5째 손가락의 노쪽에 저항을 가한다.

저항 방향. 벌림.

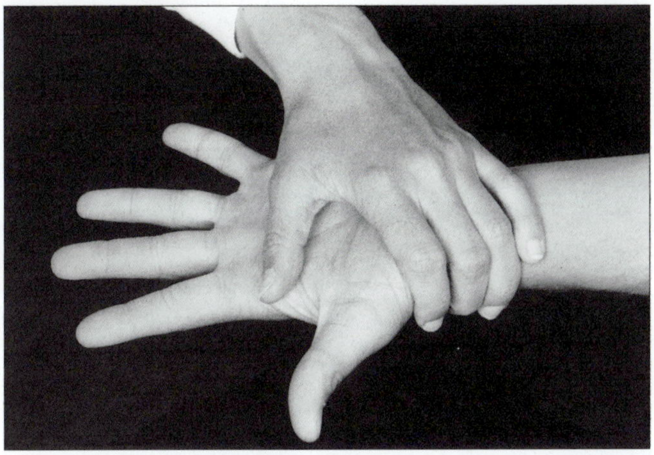

그림 5-132 시작 자세 : 바닥쪽 뼈사이근.

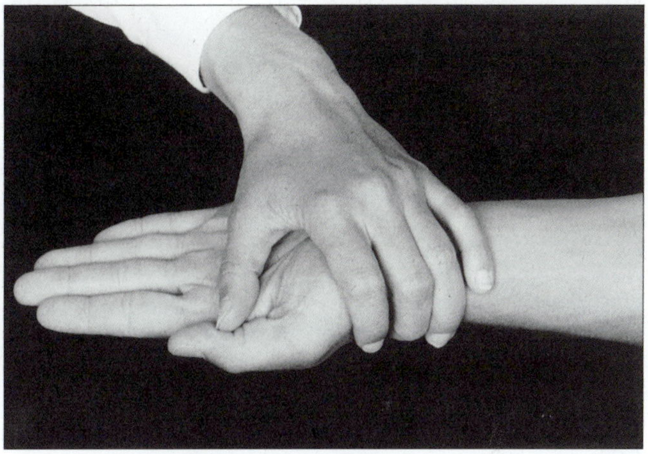

그림 5-133 검사 자세 : 바닥쪽 뼈사이근.

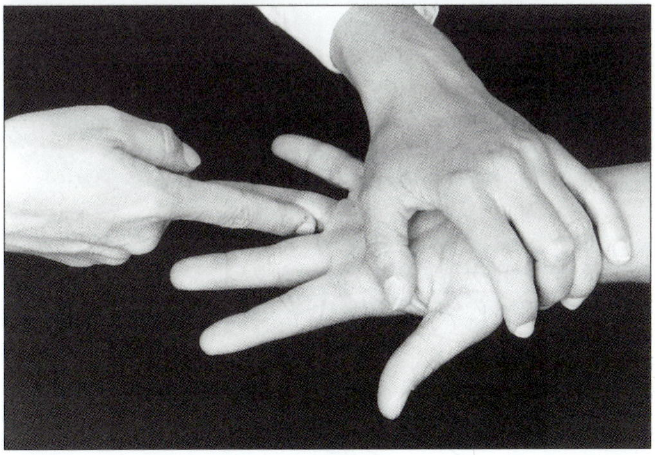

그림 5-134 저항 : 3째 바닥쪽 뼈사이근.

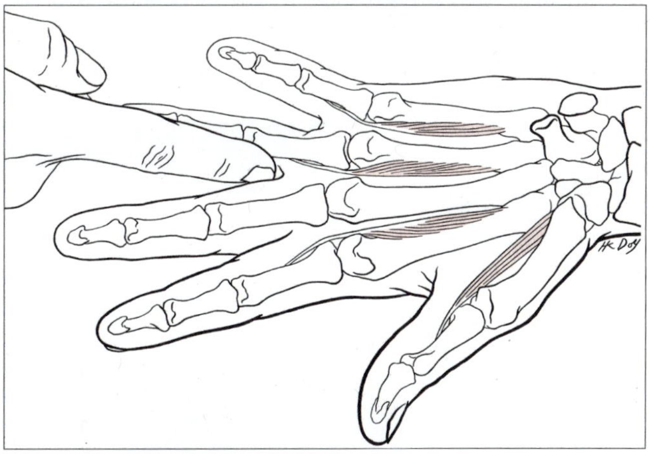

그림 5-135 바닥쪽 뼈사이근.

손가락 손허리손가락관절의 굽힘과 손가락 사이관절의 폄 (Finger Metacarpophalangeal Flexion and Interphalangeal Extension)

벌레근 (Limbricales)

Forms 5-32

뼈사이근은 MCP관절을 굽힘하고 동시에 IP 관절을 폄한다. 벌레근은 벌림근과 모음근처럼 각각의 손가락을 검사할 수 있다. 뼈사이근이 강하다면 벌레근의 약화가 있을 수 있다. 보조근(accessory muslces) : 새끼손가락굽힘근(MCP 관절의 굽힘).

시작 자세. 환자는 앉거나 바로누운 자세를 취한다. 아래팔은 뒤침이나 중립자세를 취하고 테이블에 놓는다. 손목은 중립자세, MCP관절은 폄 및 모음, IP관절은 약간 굽힘한다(그림 5-136).

고정. 치료사는 손허리뼈를 고정한다.

운동. 환자는 IP관절을 폄하며 동시에 MCP관절을 굽힘한다(그림 5-137). 손가락은 정적 모음에서 인접한 손가락 도움을 피하기 위하여 벌림한다.

촉진. 촉진이 불가능하다.

대체 운동. 온손가락폄근.

저항 위치. 몸쪽 손가락뼈의 바닥면과 중간손가락뼈의 등쪽에 적용한다(그림 5-138, 5-139).

저항 방향. MCP 폄과 IP 굽힘.

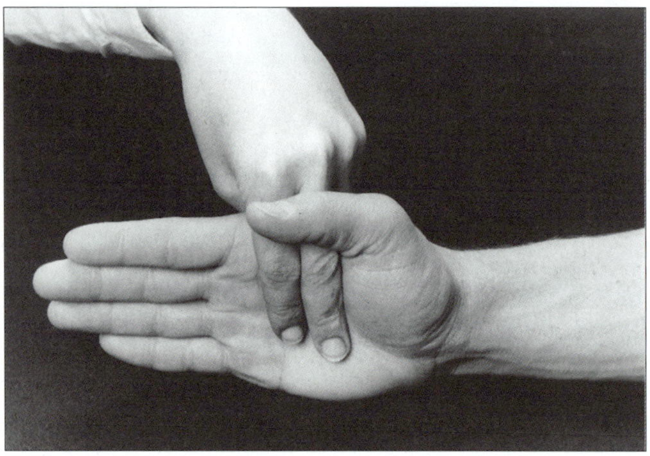

그림 5-136 시작 자세 : 벌레근.

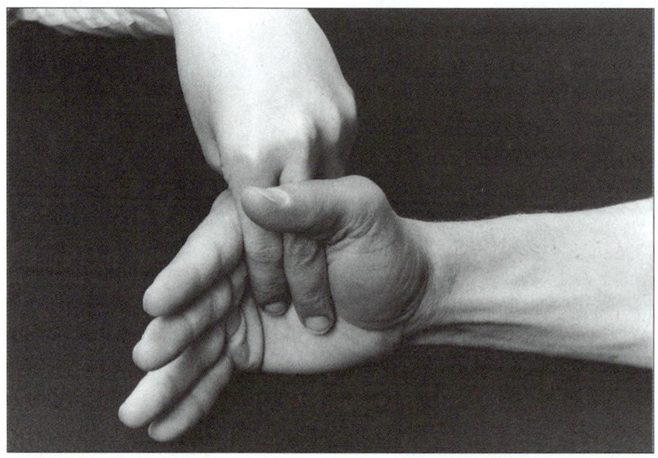

그림 5-137 검사 자세 : 벌레근.

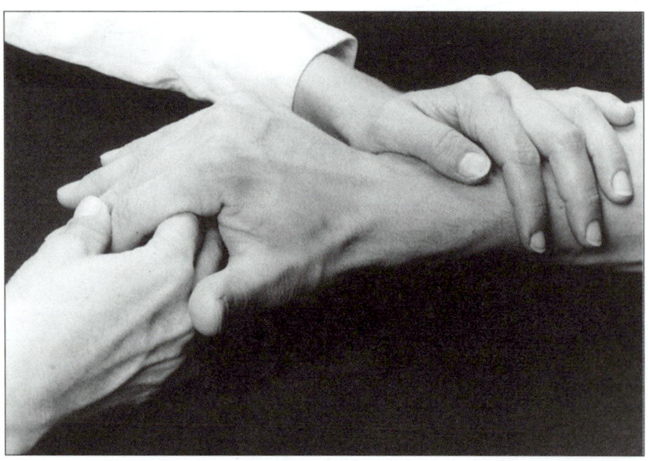

그림 5-138 저항 : 첫째 벌레근.

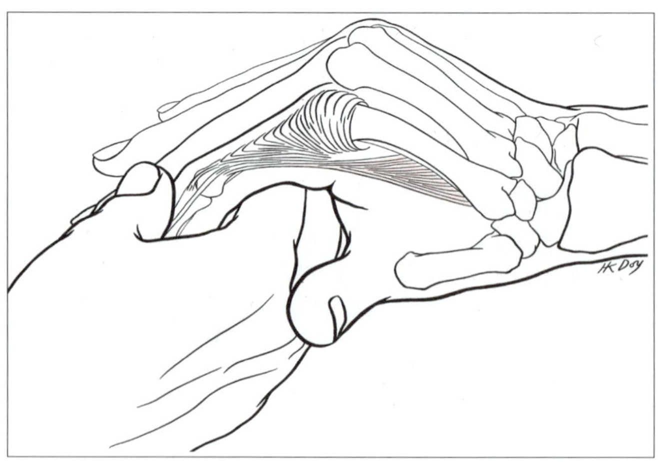

그림 5-139 첫째 벌레근.

5째 손가락 손허리손가락관절의 굽힘 (Fifth Finger Meatacarpophalangeal Flexion)

새끼손가락굽힘근 (Flexor digiti minimi)

Forms 5-33

보조근 : 4째 벌레근, 4째 바닥면 뼈사이근, 새끼벌림근.

시작 자세. 환자는 앉거나 바로 누운 자세를 취한다. 앉은 자세에서 검사한다면 아래팔은 뒤침하여 테이블에 놓는다. 손목은 중립자세, 손가락은 폄한다(그림 5-140).

고정. 손허리뼈를 고정한다.

운동. 환자는 IP관절의 폄을 유지하면서 5째 손가락의 MCP관절을 굽힘한다(그림 5-141).

촉진. 새끼벌림근에 대해 새끼두덩 안쪽.

대체 운동. 환자는 얕은손가락굽힘근과 깊은손가락굽힘근을 이용할 것이다. IP관절의 굽힘이 일어나지 않는다는 것을 확인하라. 굽힘이 초기에 일어나지 않는다면 새끼벌림근을 이용하여 5째 손가락을 벌림할 수 있다.

저항 위치. 5째 손가락의 몸쪽 손가락뼈의 바닥면에 적용한다(그림 5-142, 5-143).

저항 방향. 폄.

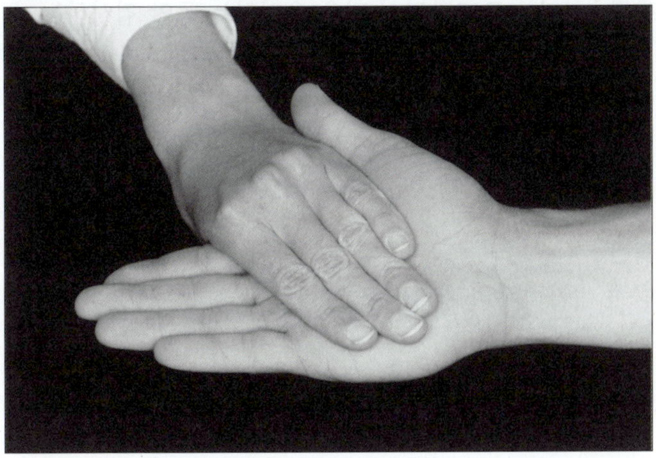

그림 5-140 시작 자세 : 새끼손가락굽힘근.

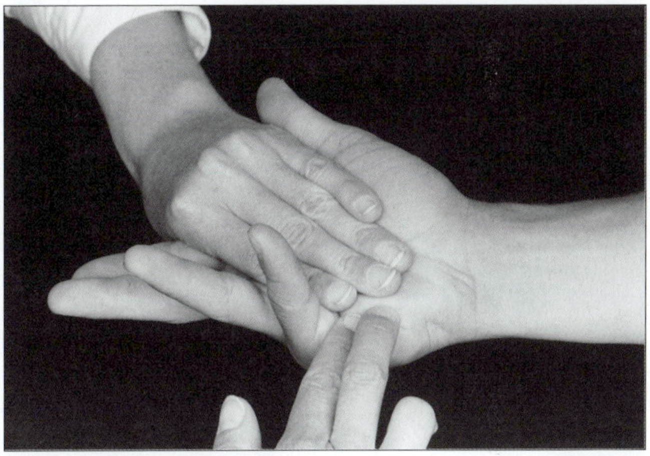

그림 5-141 검사 자세 : 새끼손가락굽힘근.

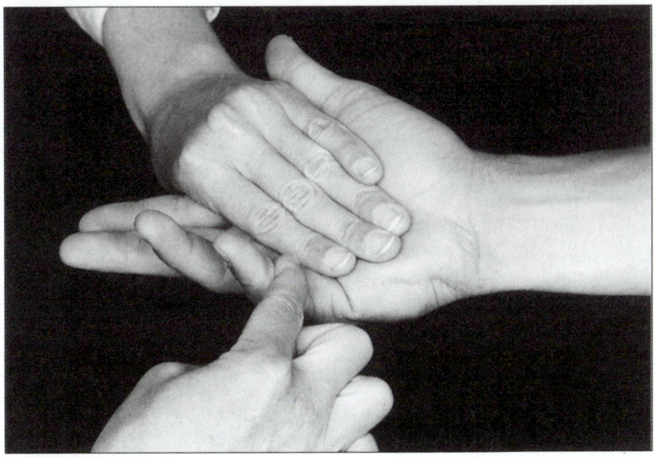

그림 5-142 저항 : 새끼손가락굽힘근.

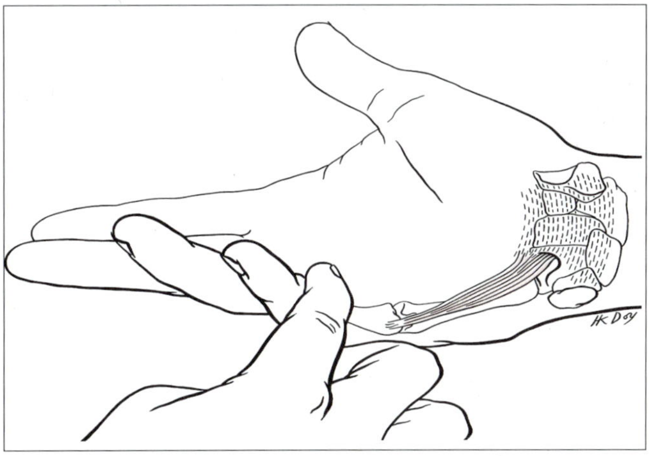

그림 5-143 새끼손가락굽힘근.

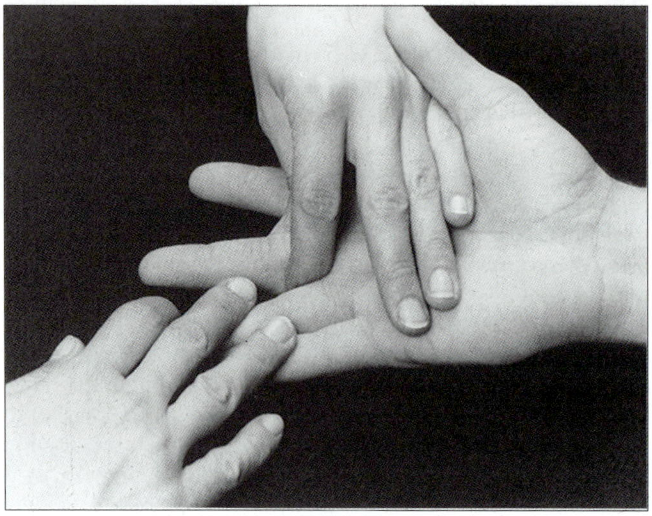

그림 5-144 시작 자세 : 얕은손가락굽힘근.

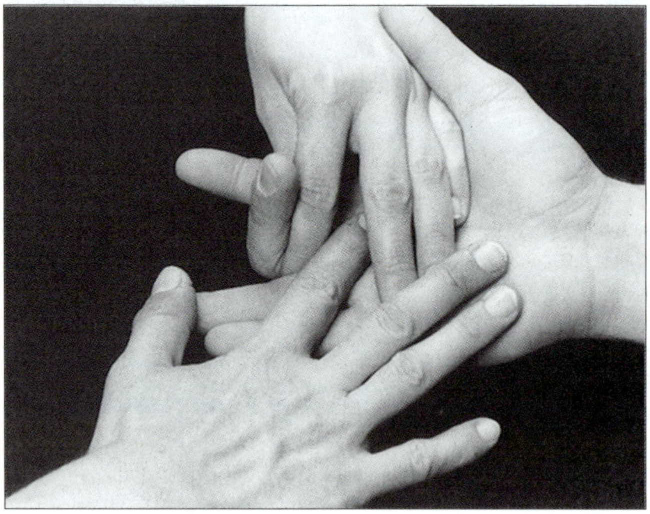

그림 5-145 검사 자세 : 얕은손가락굽힘근.

손가락 몸쪽 손가락사이관절의 굽힘
(Finger Proximal Interphalangeal Flexion)

얕은손가락굽힘근 (Flexor digitorum supeficials)

보조근 : 깊은손가락굽힘근.

Forms 5-34 **시작 자세.** 환자는 앉거나 바로누운 자세를 취한다. 앉은 자세를 취한다면 아래팔은 뒤침하여 테이블에 놓는다. 손목은 중립자세나 약간 폄, 손가락은 폄한다. 깊은손가락굽힘근의 작용을 방지하기 위하여 검사하지 않는 손가락은 폄하여야 한다[24](그림 5-144).

고정. 치료사는 검사하고자 하는 손가락의 손허리뼈와 몸쪽 손가락뼈를 고정한다.

운동. 환자는 DIP관절의 폄을 유지하는 동안 검사하는 손가락의 PIP관절을 굽힘한다(그림 5-145). 5째 손가락은 단독으로 검사하지 못하고 4째 손가락과 함께 굽힘할 수 있다. 5째 손가락의 얕은손가락굽힘근의 단독작용은 항상 가능한 것은 아니다.[25]

촉진. 긴손바닥근과 자쪽 손목굽힘근의 힘줄 사이 또는 몸쪽 손가락뼈의 바닥면.

대체 운동. 깊은손가락굽힘근 : 자쪽 3개 손가락의 깊은손가락굽힘근은 공통의 힘살(muscle belly)에서 일어난다 ; 이처럼 깊은손가락굽힘근의 작용은 상호의존적이다.[26] 그러므로 검사하지 않는 손가락은 폄을 유지하여 깊은손가락굽힘근의 정상적인 기능을 제거하여야 한다.

저항 위치. 중간손가락뼈의 바닥면(그림 5-146, 5-147).

저항 방향. 폄.

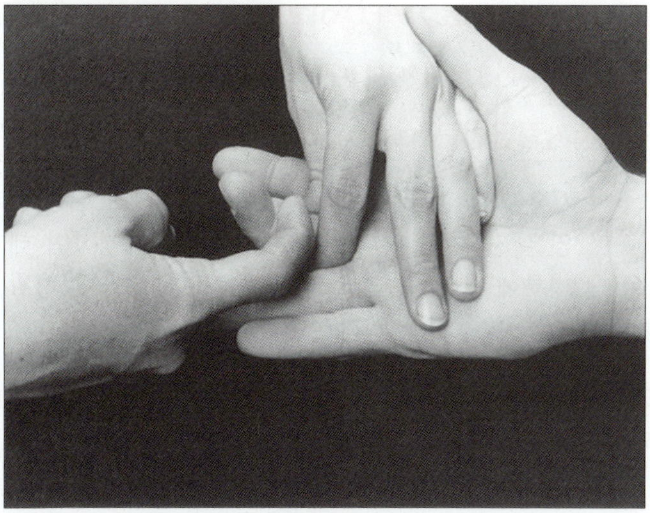

그림 5-146 저항 : 얕은손가락굽힘근.

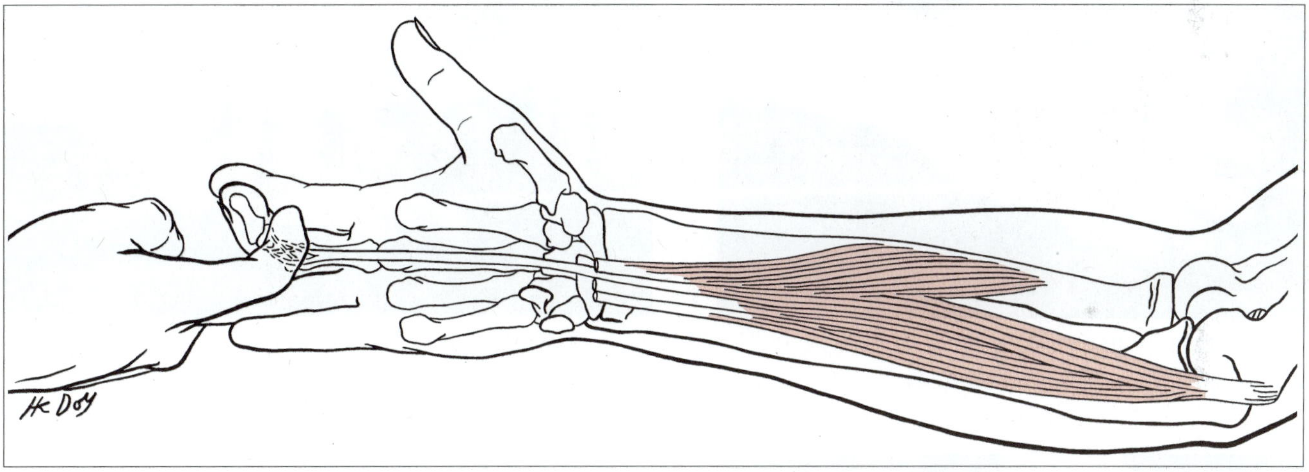

그림 5-147 얕은손가락굽힘근.

손가락 먼쪽 손가락사이관절의 굽힘
(Finger Distal Interphalangeal Flexion)

깊은손가락굽힘근 (Flexor digitorum profundus)

Forms 5-35

시작 자세. 환자는 앉거나 바로누운 자세를 취한다. 앉은 자세에서 검사한다면 아래팔은 뒤침하여 테이블에 놓는다. 손목은 중립자세나 약간 폄하고 검사하는 손가락은 폄한다(그림 5-148).

고정. 치료사는 검사하고자 하는 손가락의 몸쪽 손가락뼈와 중간손가락뼈를 고정한다.

운동. 환자는 완전가동범위까지 DIP관절을 굽힘한다(그림 5-149).

자쪽 3개의 손가락의 깊은손가락굽힘근힘줄은 공통의 힘살에서 일어난다. 따라서 깊은손가락굽힘근의 작용은 상호의존적이고 검사하지 않는 손가락은 검사하는 동안 약간 굽힘하여야 한다.[26]

촉진. 중간손가락뼈의 바닥면.

저항 위치. 먼쪽 손가락뼈의 바닥면(그림 5-150, 5-151).

저항 방향. 폄.

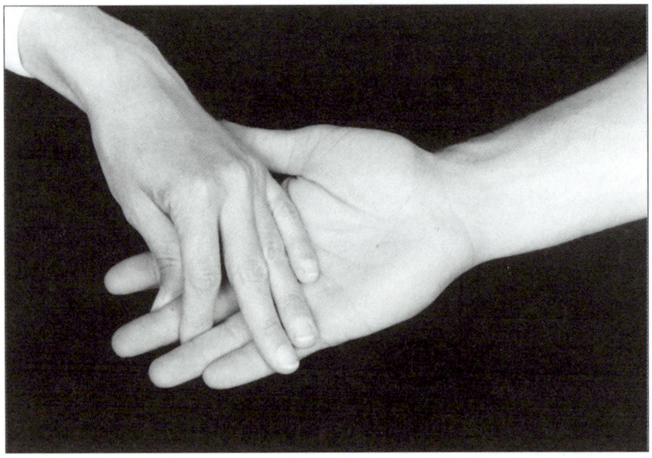
그림 5-148 시작 자세 : 깊은손가락굽힘근.

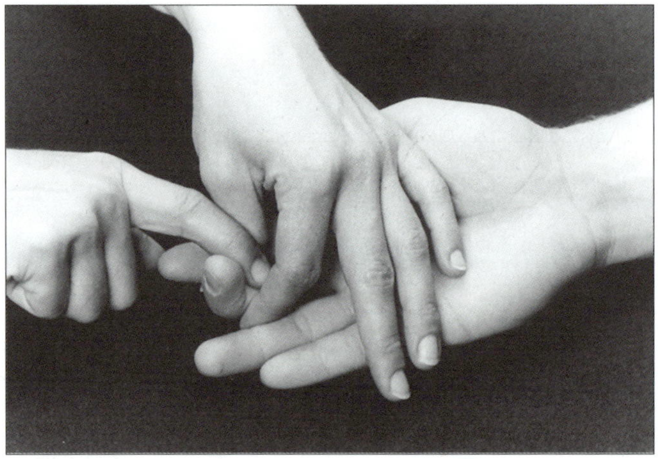
그림 5-149 검사 자세 : 깊은손가락굽힘근.

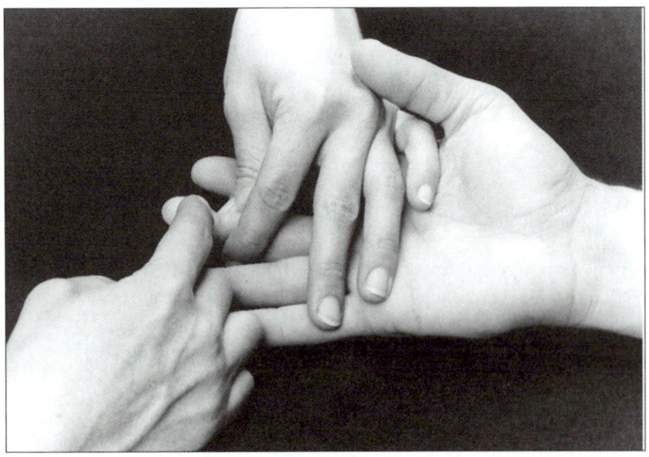
그림 5-150 저항 : 깊은손가락굽힘근.

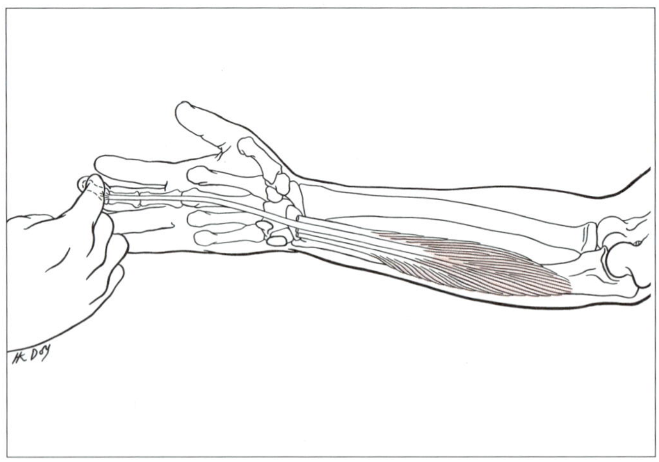
그림 5-151 깊은손가락굽힘근.

엄지 손가락사이관절의 굽힘 (Thumb Interphalangeal Flexion)

긴엄지굽힘근 (Flexor pollicis longus)

Forms 5-36

시작 자세. 환자는 앉거나 바로누운 자세를 취한다. 아래팔은 뒤침, 손목은 중립자세, 엄지는 폄한다(그림 5-152).

고정. 치료사는 손목, 엄지의 손허리뼈와 몸쪽 손가락뼈를 고정한다.

운동. 환자는 완전가동범위까지 IP관절을 굽힌다(그림 5-153).

촉진. 몸쪽 손가락뼈의 바닥면.

대체 운동. IP관절이 폄을 수반한 엄지의 이완은 긴엄지굽힘근의 수축을 나타낼 것이다.

저항 위치. 먼쪽 손가락뼈의 바닥면(그림 5-154, 5-155).

저항 방향. 폄.

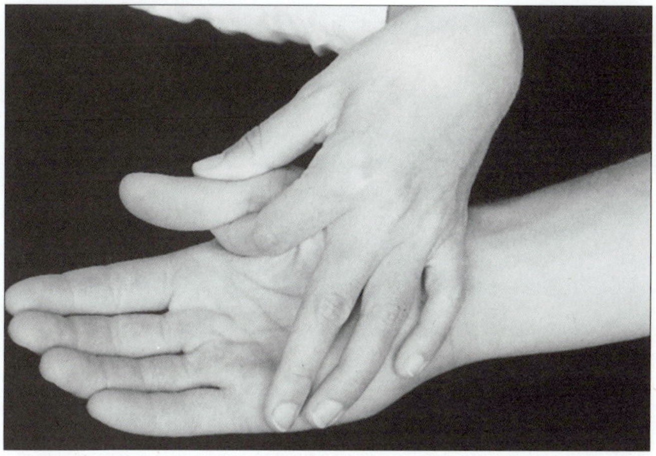

그림 5-152 시작 자세 : 긴엄지굽힘근.

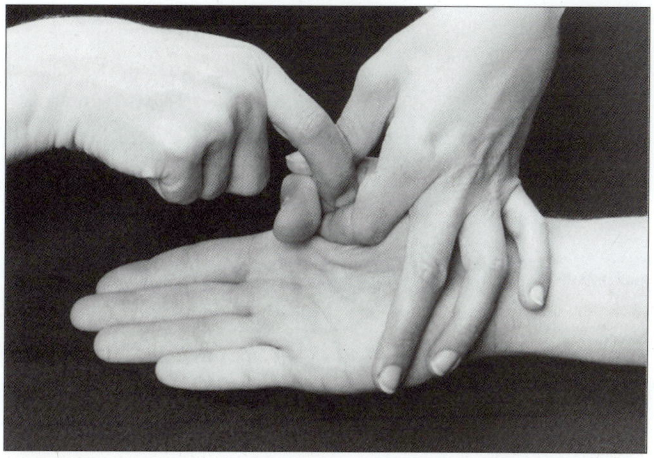

그림 5-153 검사 자세 : 긴엄지굽힘근.

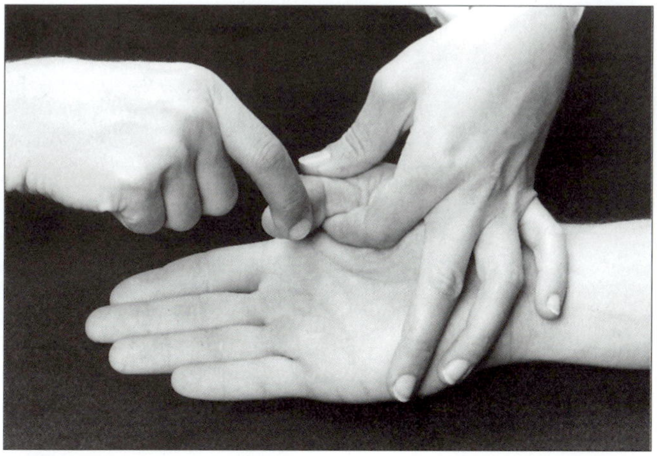

그림 5-154 저항 : 긴엄지굽힘근.

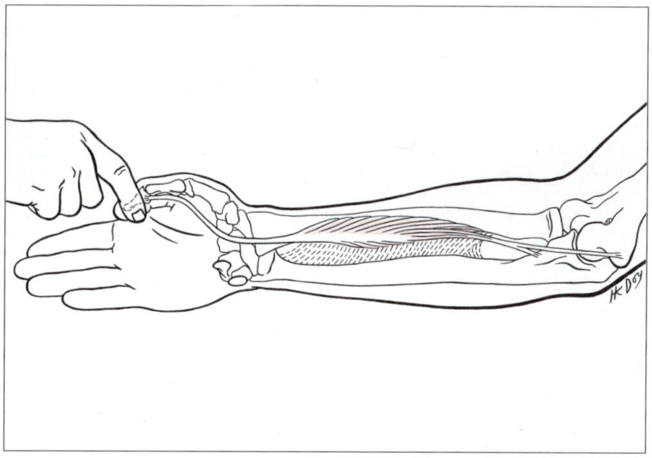

그림 5-155 긴엄지굽힘근.

엄지 손허리손가락관절의 굽힘 (Thumb Metacarpophalangeal Flexion)

짧은엄지굽힘근 (Flexor pollicis brevis)

보조근 : 긴엄지굽힘근.

Forms 5-37 **시작 자세.** 환자는 앉거나 바로누운 자세를 취한다. 아래팔은 뒤침, 손목은 중립자세, 엄지는 폄 및 모음한다(그림 5-156).

고정. 치료사는 손목과 엄지의 손허리뼈를 고정한다.

운동. 환자는 긴엄지굽힘근의 작용을 최소화하기 위하여 IP관절의 폄을 유지하면서 MCP관절을 굽힌다(그림 5-157).

촉진. 짧은엄지벌림근의 안쪽, 엄지두덩의 중앙 MCP관절의 몸쪽 부.

대체 운동. 긴엄지굽힘근.

저항 위치. 몸쪽 손가락뼈의 바닥면(그림 5-158, 5-159).

저항 방향. 폄.

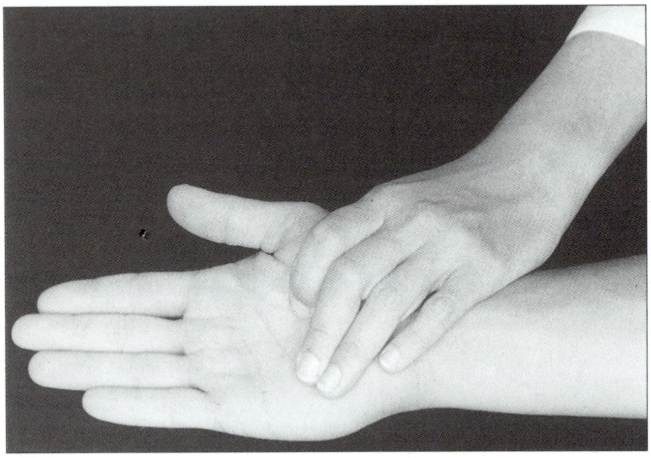

그림 5-156 시작 자세 : 짧은엄지굽힘근.

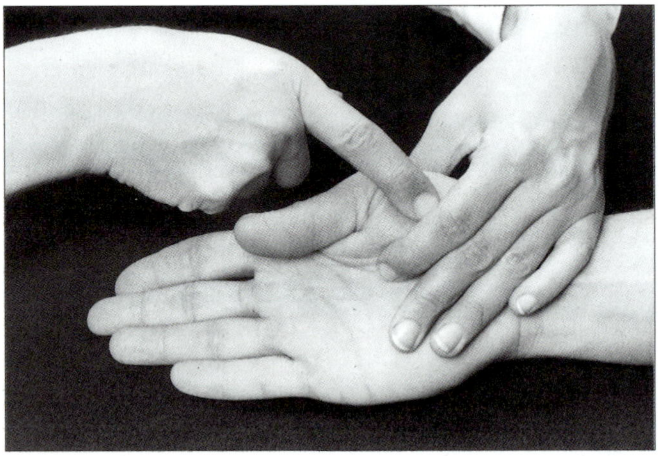

그림 5-157 검사 자세 : 짧은엄지굽힘근.

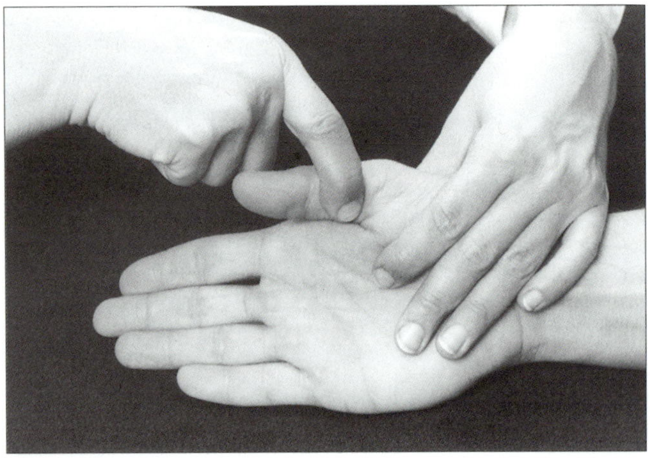

그림 5-158 저항 : 짧은엄지굽힘근.

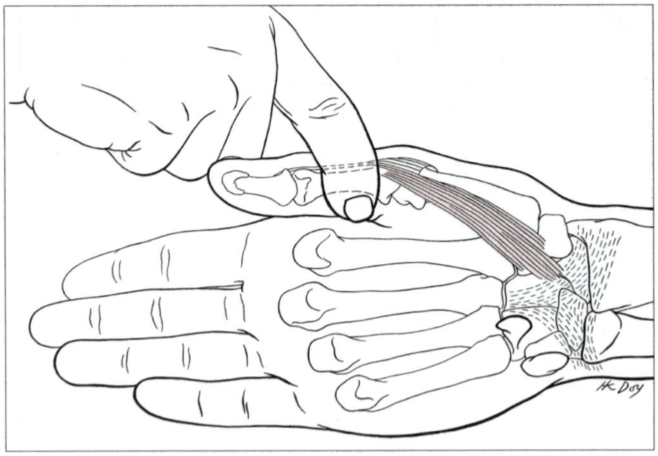

그림 5-159 짧은엄지굽힘근.

엄지 손가락사이관절의 폄
(Thumb Interphalangeal Extension)

긴엄지폄근 (Extensor pollicis longus)

Forms 5-38

시작 자세. 환자는 앉거나 바로 누운 자세를 취한다. 아래팔은 중립자세나 약간 엎침, 손목은 중립자세를 취한다. 엄지는 MCP관절의 폄과 함께 모음하고 IP관절은 굽힌다(그림 5-160).

고정. 치료사는 엄지의 손허리뼈와 몸쪽 손가락뼈를 고정한다.

운동. 환자는 완전가동범위까지 IP관절을 폄한다(그림 5-161A).

촉진. 몸쪽 손가락뼈의 등쪽 면이나 해부학적 코담배갑의 자쪽 경계부(그림 5-161B 참조).

대체 운동. 모음한 엄지의 자세는 짧은엄지벌림근 및 짧은엄지굽힘근의 폄 작용을 제한한다.[24] 긴엄지굽힘근 수축의 반발.

저항 위치. 먼쪽 손가락뼈의 등쪽 면(그림 5-162, 5-163).

저항 방향. 굽힘.

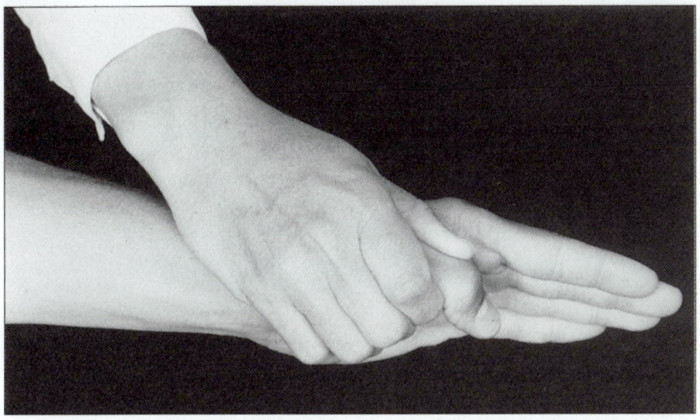

그림 5-160 시작 자세 : 긴엄지폄근.

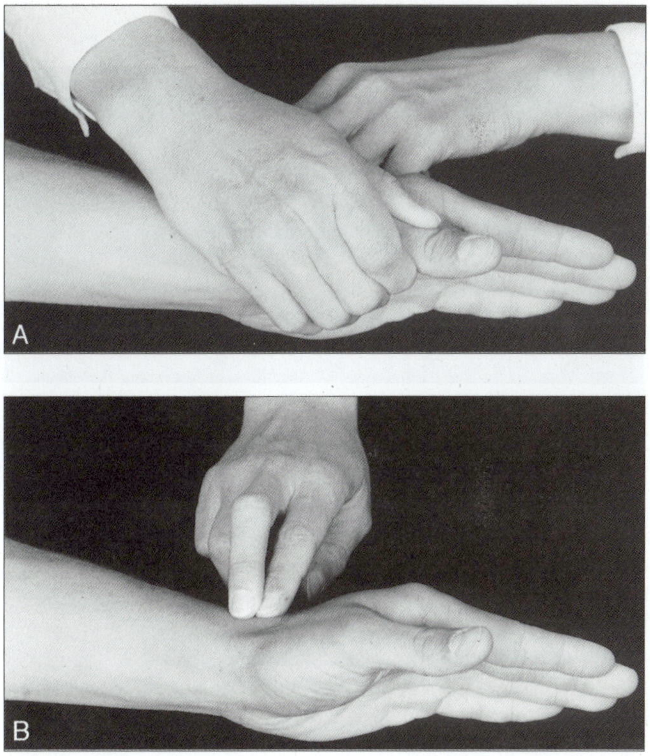

그림 5-161 A. 검사 자세 : 긴엄지폄근. B. 촉진 : 긴엄지폄근.

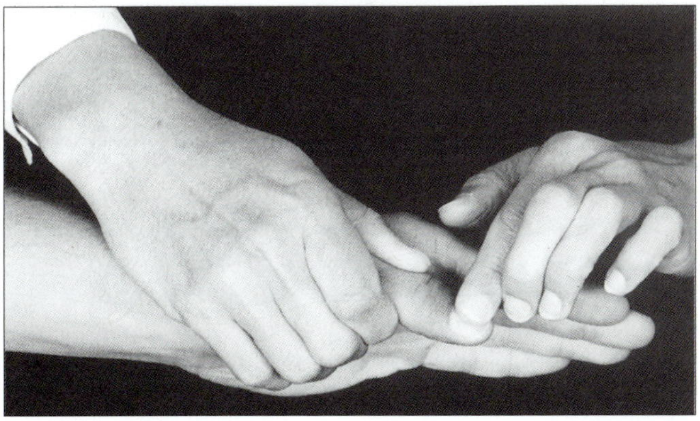

그림 5-162 저항 : 긴엄지폄근.

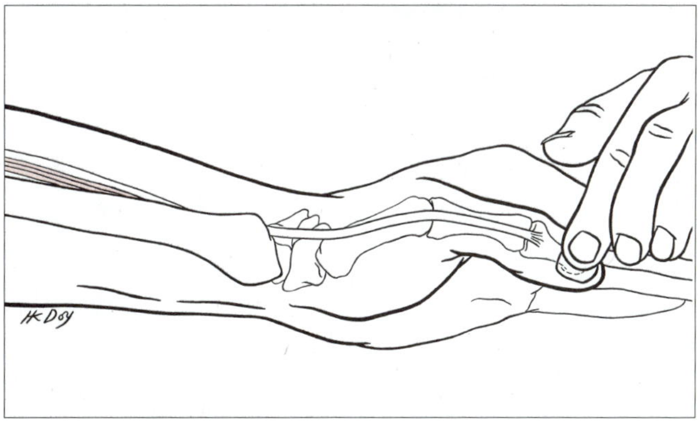

그림 5-163 긴엄지폄근.

엄지 손허리손가락관절의 폄
(Thumb Metacarpophalangeal Extension)

짧은엄지폄근 (Extensor pollicis brevis)

보조근(accessory muscle) : 긴엄지폄근.

Forms 5-39 **시작 자세.** 환자는 앉거나 바로 누운 자세를 취한다. 아래팔은 중립자세나 약간 엎침하고, 손목은 중립자세를 취한다. 엄지의 MCP관절과 IP관절은 굽힘한다(그림 5-164).

고정. 치료사는 첫째 손허리뼈를 고정한다.

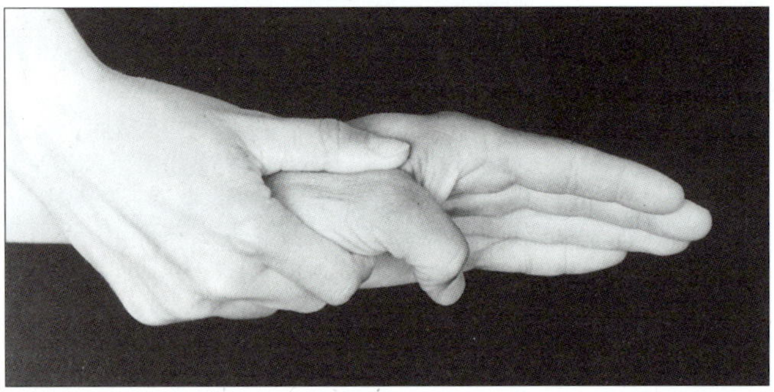

그림 5-164 시작 자세 : 짧은엄지폄근.

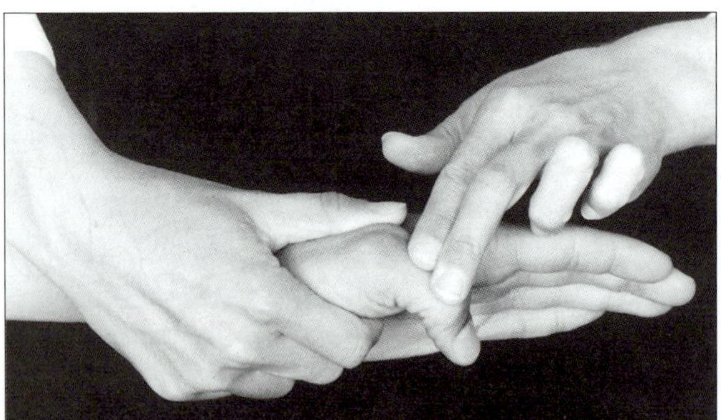

그림 5-166 저항 : 짧은엄지폄근.

운동. 환자는 엄지의 IP관절을 약간 굽힘하면서 MCP관절을 폄한다(그림 5-165A).

촉진. 엄지 손허리뼈 몸통의 바닥에서 손목의 등쪽 및 노쪽. 이것은 해부학적 코담배갑의 노쪽과 긴엄지벌림근힘줄의 안쪽을 형성한다(그림 5-165B 참조).

대체 운동. 긴엄지폄근

저항 위치. 몸쪽 손가락뼈의 등쪽 면(그림 5-166, 5-167).

저항 방향. 굽힘.

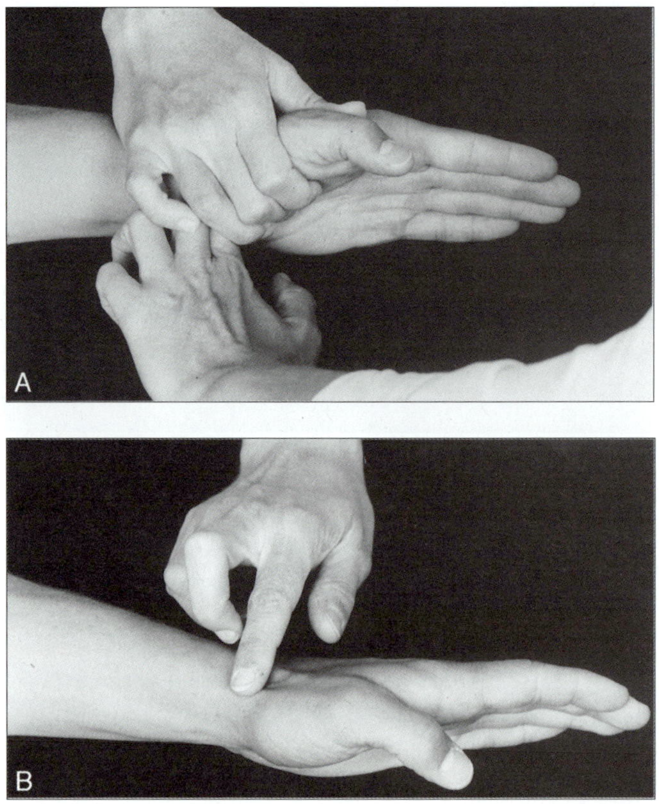

그림 5-165 **A.** 검사 자세 : 짧은엄지폄근. **B.** 촉진 : 짧은엄지폄근.

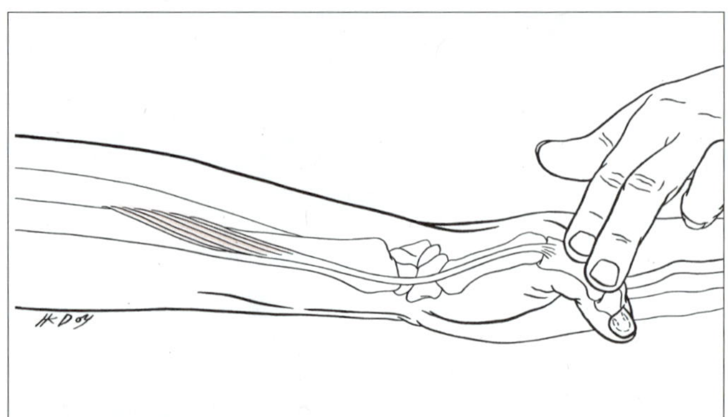

그림 5-167 짧은엄지폄근.

엄지 노쪽 벌림 (Thumb Radial Abduction)

긴엄지벌림근 (Abductor pollicis longus)

Forms 5-40 **시작 자세.** 환자는 앉거나 바로 누운 자세를 취한다. 아래팔은 뒤침, 손목은 중립자세로 놓는다. 엄지는 2째 손가락의 바닥면으로 모음한다(그림 5-168).

고정. 치료사는 손목과 2째 손허리뼈를 고정한다.

운동. 환자는 완전가동범위까지 엄지를 노쪽으로 벌림한다(그림 5-169). 엄지는 폄 방향으로 2째 손가락으로부터 45°[21] 벌어진다.

촉진. 엄지의 손허리뼈 바닥에서 손목의 가쪽 면과 짧은엄지폄근의 노쪽.

대체 운동. 짧은엄지벌림근의 작용으로 바닥면 벌림이 나타날 것이다.[27]

저항 위치. 엄지의 손허리뼈의 가쪽(그림 5-170, 5-171).

저항 방향. 모음과 굽힘.

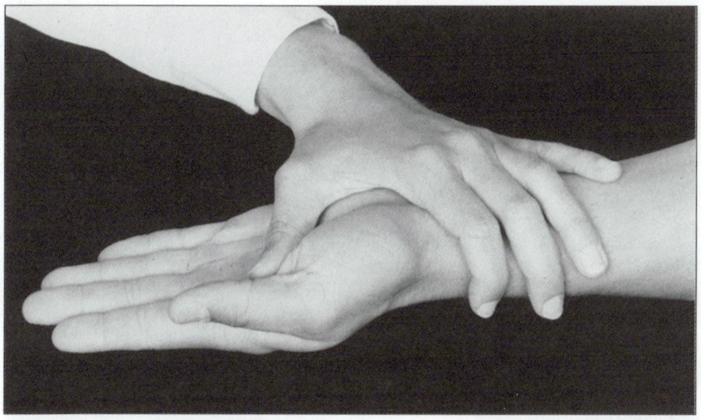

그림 5-168 시작 자세 : 긴엄지벌림근.

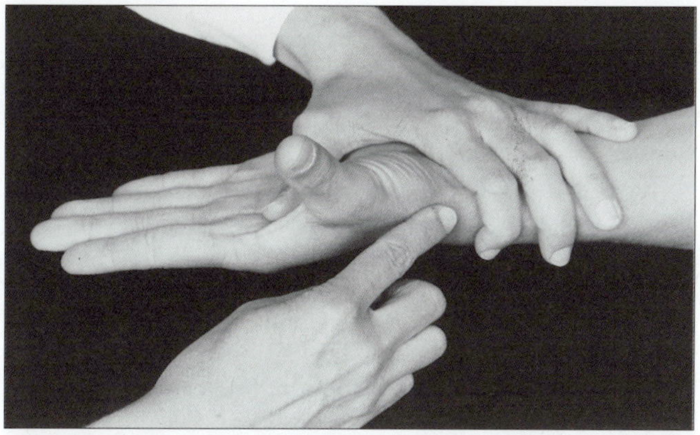

그림 5-169 검사 자세 : 긴엄지벌림근.

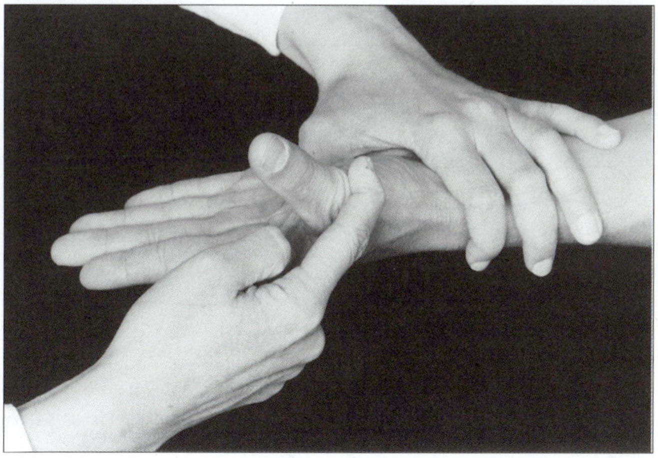

그림 5-170 저항: 긴엄지벌림근.

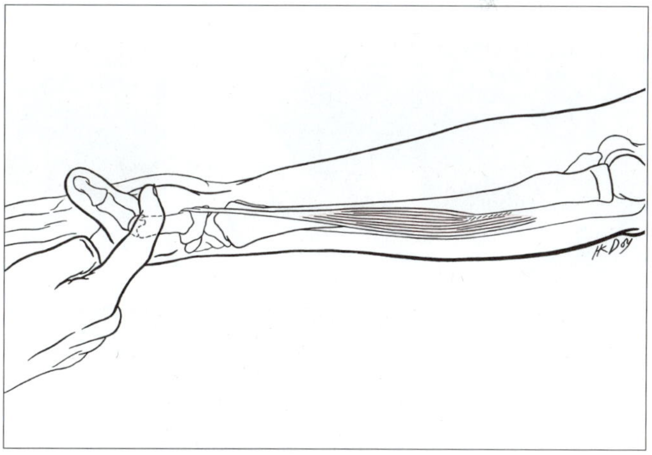

그림 5-171 긴엄지벌림근.

엄지의 바닥쪽 벌림 (Thumb Palmar Abduction)

짧은엄지벌림근 (Abductor pollicis brevis)

Forms 5-41

시작 자세. 환자는 앉거나 바로 누운 자세를 취한다. 아래팔은 뒤침, 손목은 중립자세로 놓는다. 엄지는 2째 손가락의 바닥쪽으로 모음한다(그림 5-172).

고정. 치료사는 손목과 2째 손허리뼈를 고정한다.

운동. 환자는 완전가동범위까지 엄지를 벌림한다(그림 5-173). 엄지는 2째 손가락에 직각으로 벌어진다.[24]

촉진. 엄지의 손허리뼈의 가쪽.

대체 운동. 긴엄지벌림근을 이용하여 노쪽 벌림을 시도할 것이다.[27]

저항 위치. 몸쪽 손가락뼈의 가쪽(그림 5-174, 5-175).

저항 방향. 모음.

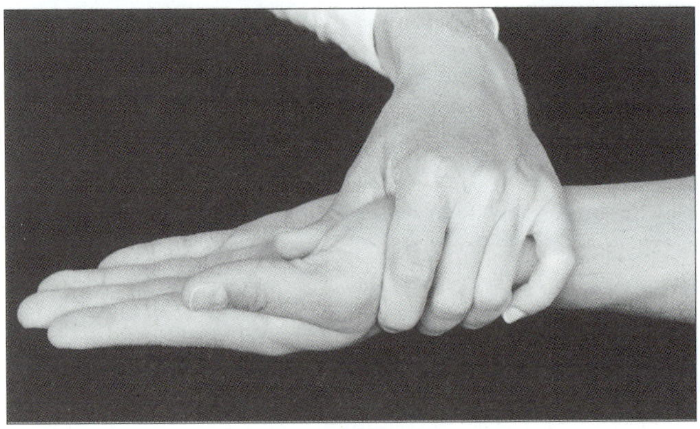

그림 5-172 시작 자세 : 짧은엄지벌림근.

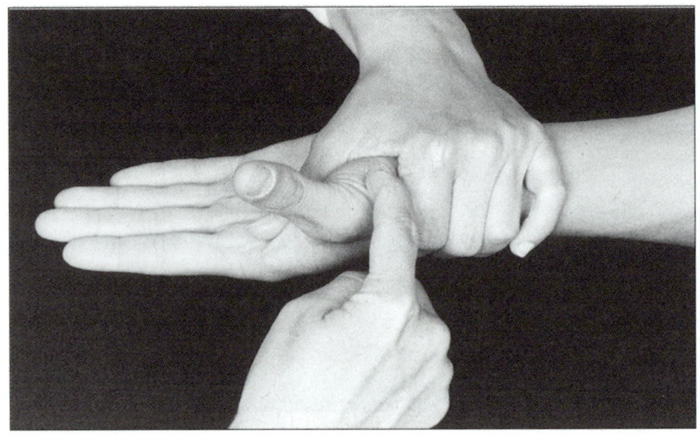

그림 5-173 검사 자세 : 짧은엄지벌림근.

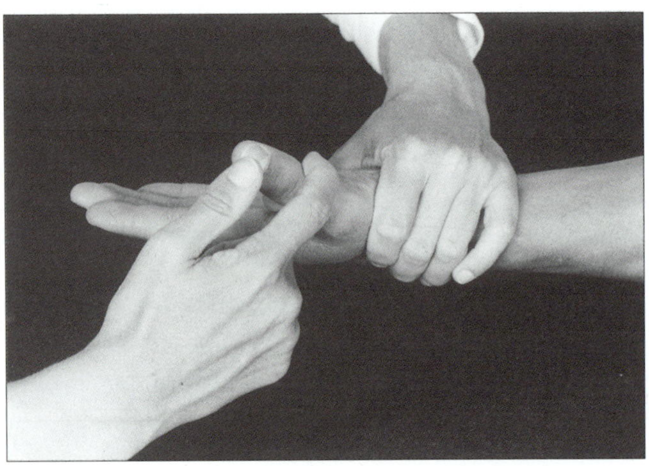

그림 5-174 저항 : 짧은엄지벌림근.

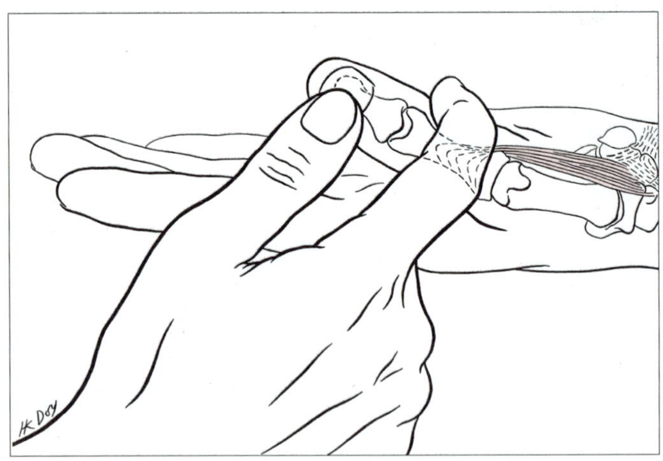

그림 5-175 짧은엄지벌림근.

엄지 모음 (Thumb Adduction)

엄지모음근 (Adductor pollicis)

보조근 : 짧은엄지굽힘근.

Forms 5-42

시작 자세. 환자는 앉거나 바로 누운 자세를 취한다. 아래팔은 뒤침, 손목은 중립자세, 손가락은 폄한다. 엄지의 IP와 MCP관절은 굽힘하고 엄지는 바닥쪽 벌림한다(그림 5-176).

고정. 치료사는 손목과 2-5째 손허리뼈를 고정한다.

운동. 환자는 IP와 MCP관절의 굽힘을 유지하면서 엄지를 모음한다(그림 5-177). 환자가 굽힘을 유지하기가 어렵다면 MCP와 IP관절은 펴질 것이다.

촉진. 첫째와 2째 손허리뼈 사이 손의 바닥면.

대체 운동. 긴엄지굽힘근과 긴엄지폄근[19, 24]

저항 위치. 몸쪽 손가락뼈의 안쪽(그림 5-178, 5-179).

저항 방향. 바닥면 벌림.

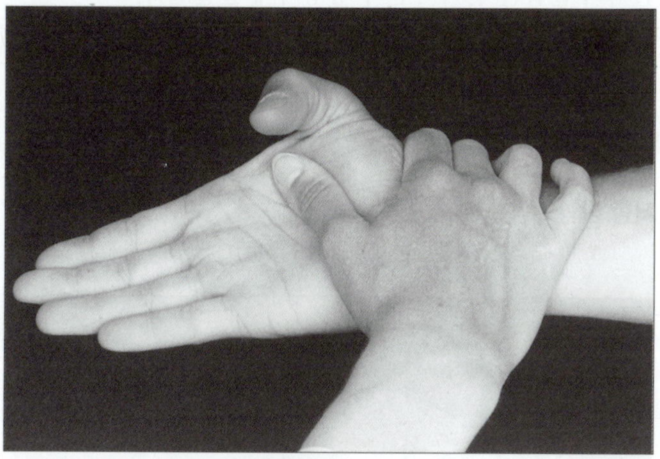

그림 5-176 시작 자세 : 엄지모음근.

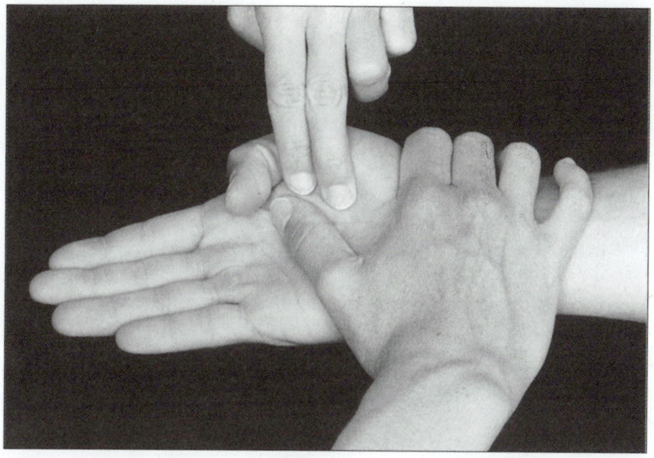

그림 5-177 검사 자세 : 엄지모음근.

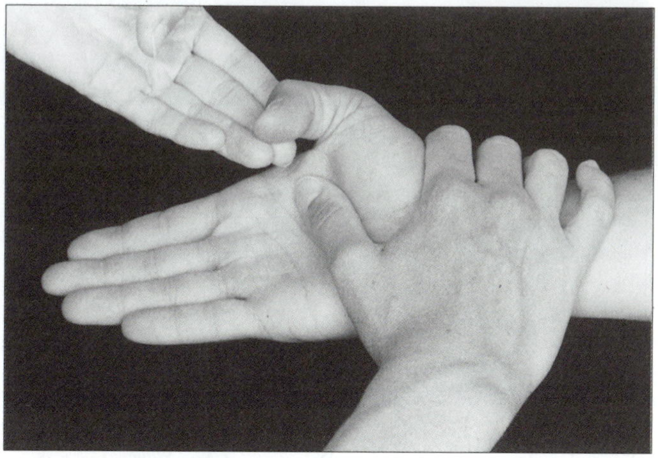

그림 5-178 저항 : 엄지모음근.

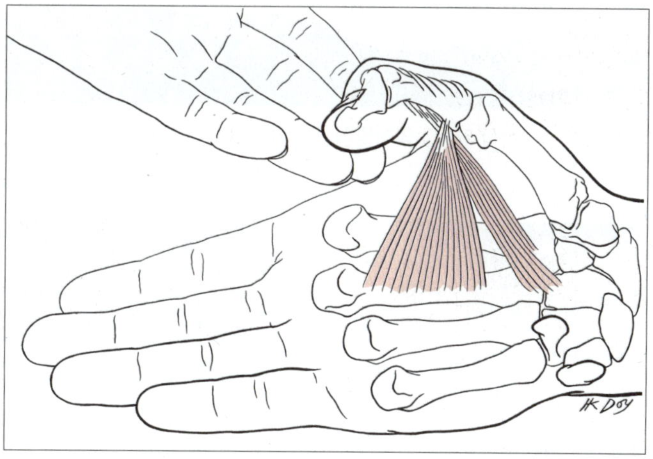

그림 5-179 엄지모음근.

엄지와 5째 손가락의 맞섬 (Opposition of the Thumb and Fifth Finger)

엄지맞섬근과 새끼맞섬근 (Opponent pollicis and opponent digit minimi)

보조근 : 짧은엄지벌림근, 짧은엄지모음근, 짧은 엄지굽힘근

Forms 5-43

시작 자세. 환자는 앉거나 바로 누운 자세를 취한다. 아래팔은 뒤침, 손목은 중립자세를 취한다(그림 5-180). 손가락은 폄, 엄지의 IP와 MCP관절도 폄한다. 엄지맞섬근이 엄지가 벌림할 때까지 효율적으로 맞섬할 수 없기 때문에 엄지는 바닥면 벌림된다.[24]

고정. 치료사는 아래팔의 먼쪽 부를 고정한다. 짧은엄지벌림근이 약하다면 벌림 시 엄지는 보조될 것이다.

운동. 환자는 5째 손가락을 향하여 엄지의 손허리뼈를 굽힘 및 안쪽 돌림하고 5째 손가락은 손가락의 끝이 엄지에 닿도록 엄지를 향하여 굽힘 및 돌림한다(그림 5-181). 먼쪽 손가락뼈는 운동을 하는 동안 폄으로 유지된다.

촉진. *엄지맞섬근(opponens pollicis)* : 엄지 손허리뼈 몸통의 노쪽 위 짧은엄지벌림근의 가쪽. *새끼맞섬근(opponens digiti minimi)* : 5째 손허리뼈 몸통의 바닥면(그림 5-181 참조).

대체 운동. 가동범위의 끝에 환자는 완전한 맞섬을 나타내기 위해 엄지와 손가락의 먼쪽 손가락뼈를 굽힘할 것이다. 이러한 대체 운동은 완전한 맞섬이라면 나타나지 않는다. 엄지의 손톱은 손바닥면과 평행하게 관찰된다.

저항 위치. 엄지와 새끼손가락의 운동은 동시에 저항을 주고 저항은 엄지와 5째 손허리뼈의 바닥쪽에 가한다(그림 5-182, 5-183),

저항 방향. 폄, 모음, 가쪽 돌림.

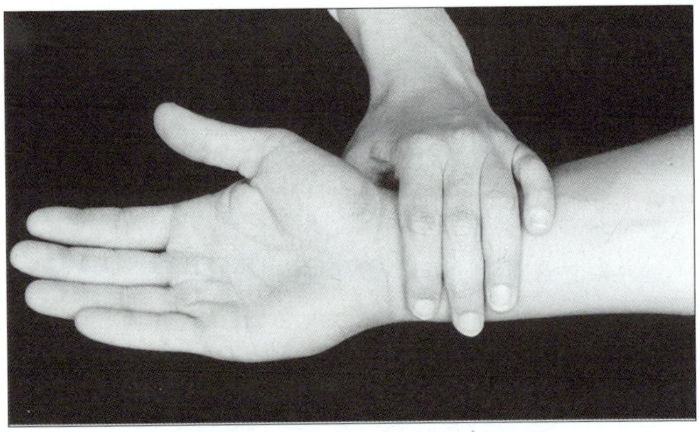

그림 5-180 시작 자세 : 엄지맞섬근과 새끼맞섬근.

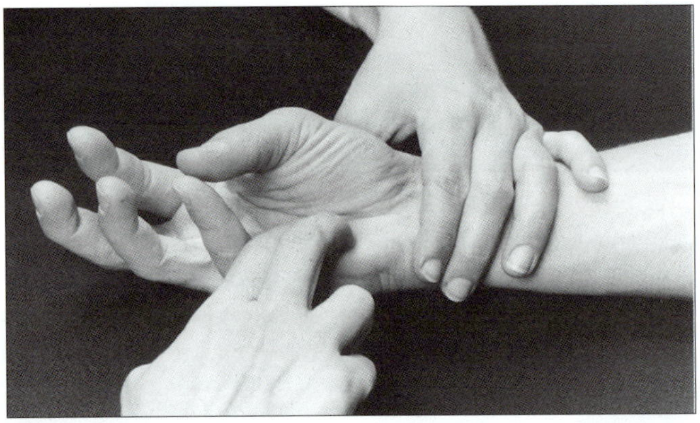

그림 5-181 검사 자세 : 엄지맞섬근과 새끼맞섬근.

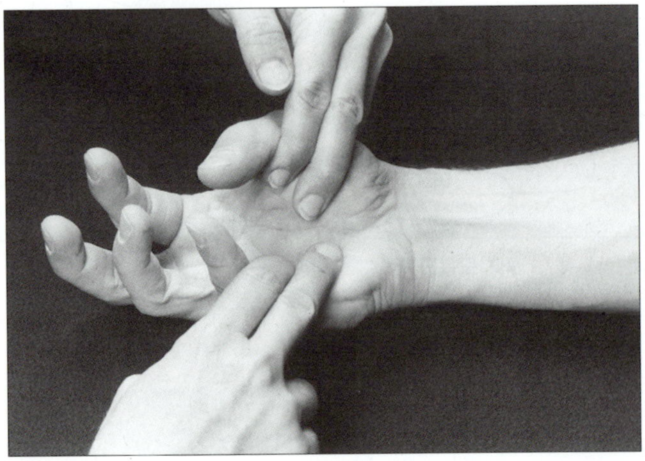

그림 5-182 저항 : 엄지맞섬근과 새끼맞섬근.

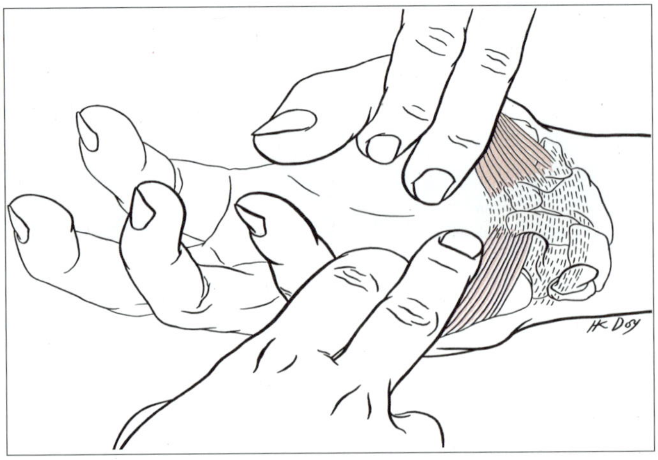

그림 5-183 엄지맞섬근과 새끼맞섬근.

기능적인 적용 (FUNCTIONAL APPLICATION)

관절기능 : 손목 (Joint Function : Wrist)

손목은 사물을 조작하고, 잡고, 접촉하는 등 손의 기능을 최적화한다. 공간에서 손목 움직임의 자세는 아래팔과 관련이 있으며 손과 아래팔 사이에 무게를 전달한다.[28] 손목의 운동과 정적인 자세의 결과로서 손목은 손의 외재근의 길이-장력을 조절한다.

손목의 자세는 손가락 ROM에 영향을 준다. 굽힘에서 폄으로의 손목의 움직임은 긴손가락굽힘근에서 수동적 긴장(passive tension)으로 인해서 손가락 MCP, DIP 그리고 PIP 관절에 공동 굽힘을 야기한다.[29] 폄에서 굽힘으로 손목이 움직일 때, 긴손가락폄근의 수동적 긴장(passive tension)으로 인해서 손가락의 폄과 손이 펼쳐진다.

기능적 가동범위 : 손목 (Functional Range of Motion : Wrist)

손목의 폄과 자쪽 치우침은 일상생활활동(ADL)을 위한 가장 중요한 움직임[30]과 자세이다. 대부분 일상생활에서, 손목은 손의 안정성을 위한 폄과 먼쪽 관절의 굽힘 자세를 나타낸다(그림 5-184). 그러나 용변 활동이나 등 뒤의 옷 입기 등의 활동은 굽힘(그림 5-185)자세를 나타낸다.

성공적으로 ADL을 수행하기 위하여 요구되는 손목의 관절가동범위를 결정하는 데 이용하는 2가지 방법이 있다:

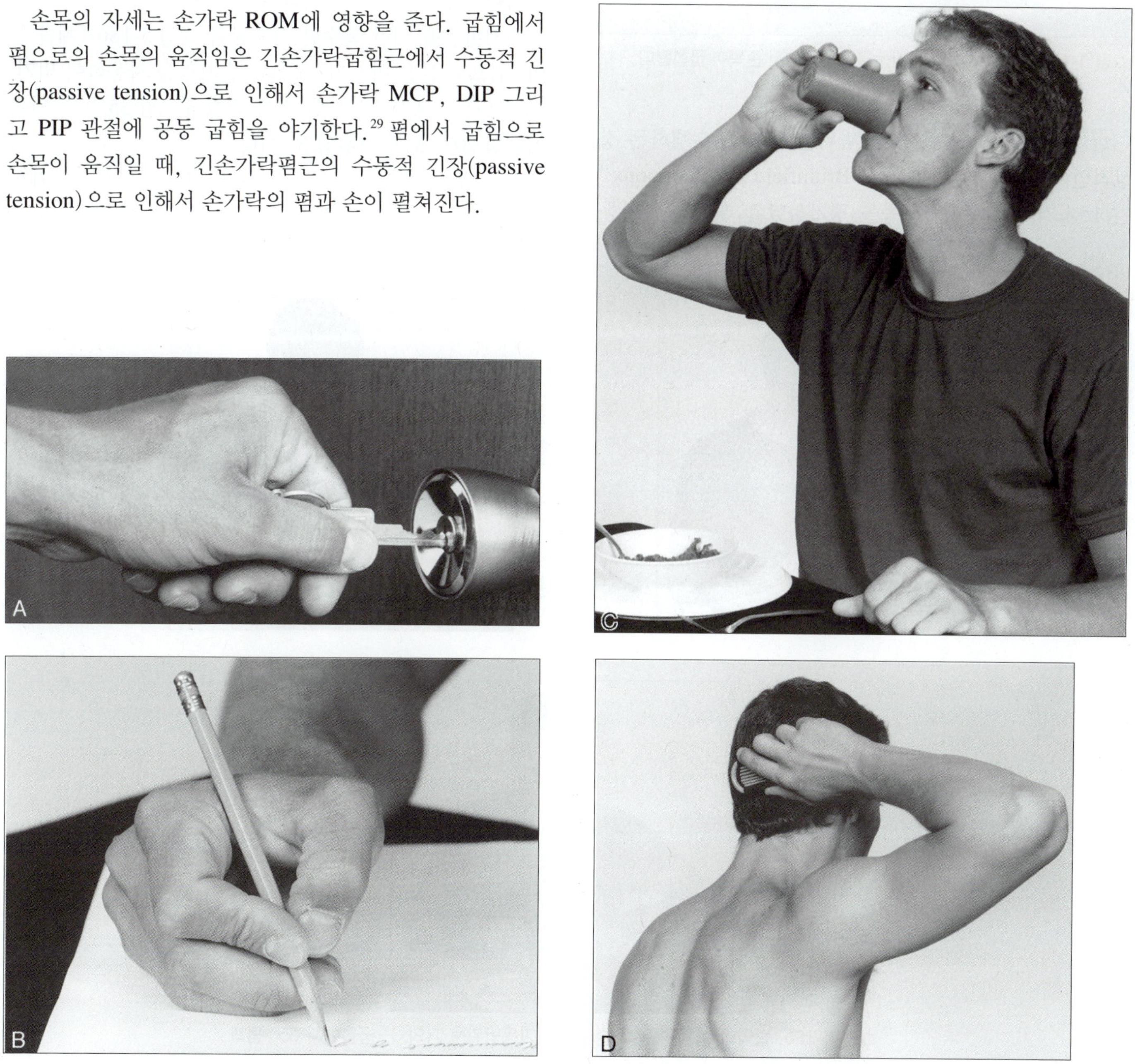

그림 5-184 대부분의 일상생활활동에서 손목은 폄 위치를 보인다. A. 열쇠로 문 열기. B. 글씨쓰기. C. 컵으로 물마시기. D. 머리카락 빗질하기.

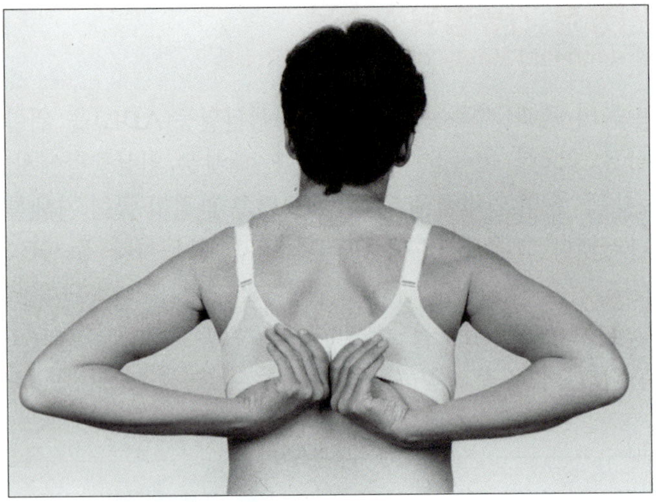

그림 5-185 등 뒤로 옷입기 활동을 수행하면서 손목이 굽힘된다.

*한 가지*는 손목의 관절가동범위는 ADL을 수행하는 정상적인 피험자에게 나타난다. Brumfield 와 Champoux[31]는 15가지의 일상생활활동을 평가하였고 대부분의 활동을 위한 손목의 정상적인 가동범위는 굽힘 10°, 폄 35°라고 하였다. Palmer와 그의 동료들[32]은 52 가지의 표준화된 과제를 평가하였고, 굽힘 5°와 폄30°의 범위가 필요하다는 것을 알았다. 노쪽 치우침의 정상적인 기능적 범위는 10°, 자쪽 치우침은 15°이다.[32]

ADL에 필요한 최대의 손목 가동범위로 Ryn와 그의 동료들[30]은 31가지 활동을 평가하여 더 큰 가동범위(굽힘 54°, 폄 60°, 자쪽 치우침 40°, 노쪽 치우침 17°)를 보고 하였다. 연구자들은 다른 연구와 비교하여 더 큰 각도를 얻은 것은 자료분석, 디자인, 각도계의 측정에서 다른 방법을 사용하였기 때문이라고 하였다.

식사활동을 위한 특수한 가동범위(그림 5-186)(예를 들어, 컵으로 물을 마시기, 포크나 숟가락을 사용하여 먹기, 나이프로 자르기 등)는 약 손목 굽힘 3°, 폄 35°[31,33], 자쪽 치우침 20°, 노쪽 치우침 5° 이다.[33]

*두 번째 방법*은 손목의 관절가동범위를 인위적으로 제한하여 ADL을 수행하는 능력을 평가하는 것이다. Nelson[34]

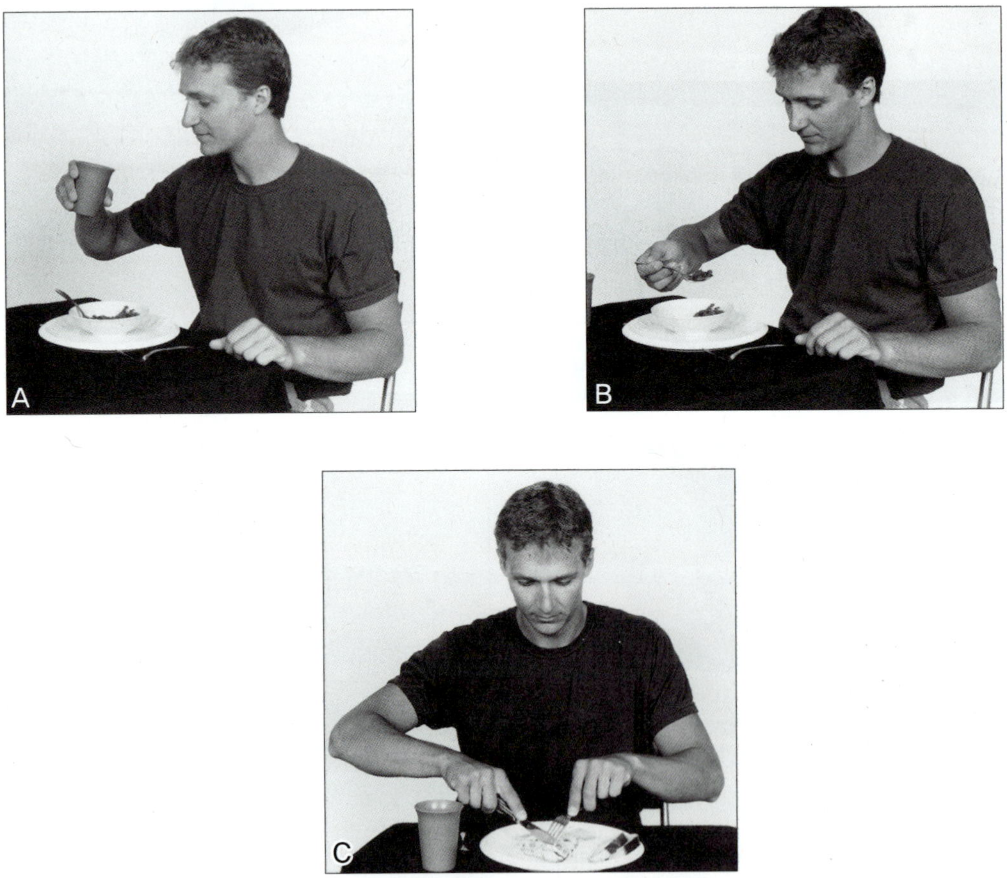

그림 5-186 밥먹기 활동을 위해 손목 관절가동범위는 거의 3° 굽힘에서 35° 폄과 20° 자쪽 치우침과 5° 노쪽 치우침이 필요하다.
A. 컵으로 물마시기. **B.** 스푼을 사용하여 먹기. **C.** 나이프와 포크를 사용하여 먹기.

은 손목에 보조기를 착용하여 5° 굽힘, 6° 폄, 7° 노쪽 치우침, 6° 자쪽 치우침으로 125가지의 일상생활활동을 수행하는 능력(일이나 여가활동은 포함하지 않았다)을 평가하였다. 이러한 방법으로 손목에 보조기를 착용하여 123가지의 일상생활활동을 수행할 수 있었다. 그러므로 손목의 관절가동범위의 소실은 ADL을 수행하는 환자의 능력을 방해하지 않을 것이다.

Franko와 그의 동료들[35]은 정상적인 손목 ROM 상태에 대한 제한 안됨(100%), 부분적(42%), 매우(15%) 제한 사이의 기능적인 차이점을 평가하기 위해서 객관적인 ROM 기구, 객관적인 시간적 실험과 주관적인 조사를 하였다. 객관적인 시간적 실험은 이전에 연구하지 않은 시대에 맞는 ADL을 포함하였는데, 예를 들어, 컴퓨터의 마우스, 휴대폰 그리고 키보드 타이핑 치기와 소형장치 사용하기이다. 연구 조사자는 객관적이고 주관적인 기능적 제한이 증가할수록 손목 ROM이 감소한다는 결론을 내렸다; 그러나, "매우 그리고 부분적으로 제한된 움직임의 조건에 있는 모든 대상자들은 매우 높은 기능적 움직임의 정도를 가지고 있었는데, 이것은 움직임의 소실과 기능의 소실 사이에는 직접적인 관련이 없다는 것을 말한다."[35]

손목의 짝 움직임[11,36] (Coupled wrist motion)

역동적인 일을 하는 동안 손목의 움직임은 짝으로 일어난다. 손목의 노쪽 치우침은 최대 손목 폄과 그리고 자쪽 치우침은 최대 굽힘과 함께 일어난다.

손가락의 자세는 손목의 ROM에 영향을 준다 (Finger position effects wrist ROM)

Gehrmann과 그의 동료[12]는 손가락에 제약을 두지 않고 손목 ROM을 평가하였으며, 3가지의 다른 굽힘 자세로 실시하였다. 손가락의 굽힘 각도가 증가할수록, 손목의 굽힘과 자쪽 치우침이 유의하게 감소하였다. 손가락의 굽힘 자세는 핸들 또는 도구를 잡거나 할 때 일어나며 이러한 상황에서 손목의 ROM은 감소하는 것을 볼 수 있다.

관절기능 : 손 (Joint Function : Hand)

손은 ADL과 관련된 여러 가지 기능을 한다. 첫째 기능은 물체를 잡고, 조작하고, 환경으로부터 감각정보를 받는 일이다. 잡기기능은 이 장에서 독립적으로 제시하였다.

기능적 가동범위 : 손 (Functional Range of Motion : Hand)

일상적인 자기관리 활동에서 잡기 활동을 위해 손을 완전히 펴는 것은 필요하지 않다. 그러나 여가 혹은 직업적인 일을 할 때 필요할 수도 있다. 물건을 잡을 때, 물체의 모양, 크기 그리고 무게는 손가락 굽힘의 각도와 손바닥의 접촉 부위, 엄지의 자세에 영향을 준다(그림 5-187). 엄지는 잡기에 사용되기도 하고 그렇지 않을 수도 있다(그림 5-187A).[10] 크기가 다른 유리병을 잡을 때, DIP 관절의 각은 유지된 채 MCP와 PIP관절의 각을 변화시켜서 새로운 실린더의 크기에 맞게 조절한다.[37]

Pieniazek과 동료들[38]은 머리 빗기, 지퍼달린 옷 입기, 전화 받기의 3가지의 ADL 동안의 손의 MCP, PIP 그리고 DIP관절의 굽힘과 폄의 ROM을 평가하였다. ROM의 값은 대략 중간정도이며 최대범위의 굽힘과 폄에 도달하지 않았다. 상대적인 패턴은 비슷하였고, MCP관절에서 가장 크며 PIP에서 DIP로 감소였으나, 2번째 손가락은 PIP움직임이 DIP보다 컸다.

Hume과 동료들[39] 은 ADL을 수행하는 데 필요한 IP와 MCP관절의 가동범위를 보고하였다. 개개의 손가락의 기능적 자세는 유의미한 차이가 없었다; 따라서 손가락의 자세는 한 가지로 보고하였다. 손가락의 PIP와 DIP관절의 가동범위는 36~86° 굽힘, 21~61° 굽힘이었다. 손가락과 엄지의 MCP관절의 가동범위는 33~73° 굽힘, 10~32° 굽힘이었다. 엄지 IP관절의 가동범위는 2~43° 굽힘이었다.

손의 활 (Arches of the hand)

손의 활(arch)은 표 5-7에서 서술하였다. 활은 아래팔을 뒤침하고, 테이블에 놓고 관찰하였다(그림 5-188).

비교적 고정되어 있는 손목 활은 굽힘근지지띠로 덮여있다. 긴손가락굽힘근을 유지하기 위하여 정렬되어 있고 손목관절을 잠금자세로 유지하고 있다. 손목 굽힘을 위하여 이 근육들의 기능은 감소되어 있고, 강력 잡기(power grip)에서 손목의 굽힘근과 폄근이 협력하여 작용을 하고 있다.[19]

손의 이완된 자세에서는 컵모양의 오목한 자세가 된다. 손을 완전히 펴면 손바닥은 편평해진다. 물체를 조작하거나 잡을 때 손바닥의 오목은 더 깊어지고 도랑 모양이 된다. 손바닥의 편평함과 도랑 모양은 엄지와 4,5째 손가락의 선의 결과이다. 이러한 선은 손가락과 엄지의 끝이 만

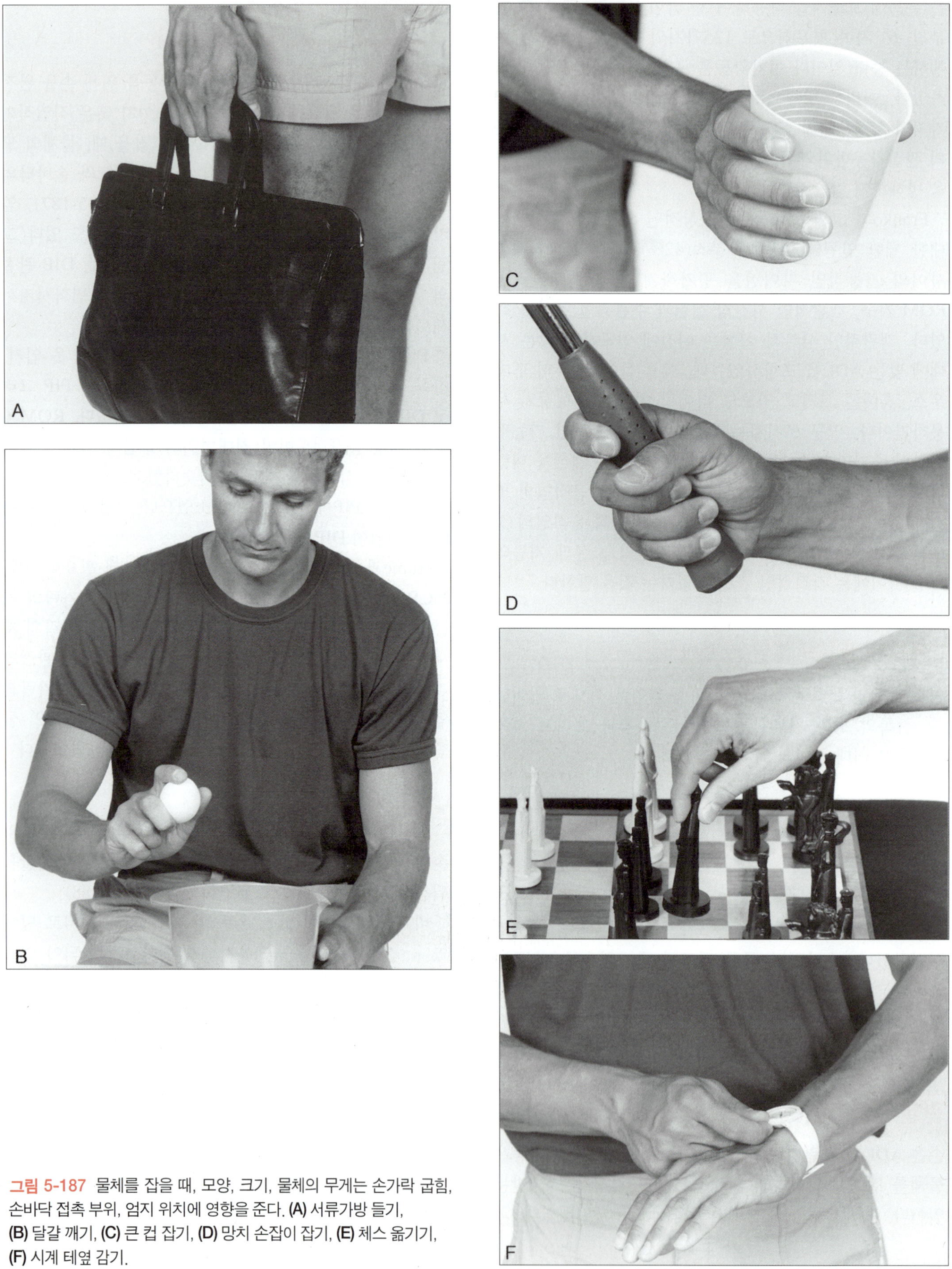

그림 5-187 물체를 잡을 때, 모양, 크기, 물체의 무게는 손가락 굽힘, 손바닥 접촉 부위, 엄지 위치에 영향을 준다. (A) 서류가방 들기, (B) 달걀 깨기, (C) 큰 컵 잡기, (D) 망치 손잡이 잡기, (E) 체스 옮기기, (F) 시계 테옆 감기.

표 5-7 손의 활[19]

활(arch)	위치(location)	중심뼈(keystone)	이동성(mobility)
손목활	손목뼈의 먼쪽 열 손목뼈의 몸쪽 열	알머리뼈 —	고정 운동성
손허리뼈활	손허리뼈머리 수준	3째 손허리뼈 머리	운동성
긴활	5선(ray)*의 손목뼈와 손허리뼈 및 손가락뼈	MCP관절	운동성 : 고정(2, 3째 손허리뼈)

*선(ray) : 한 손가락의 손허리뼈와 손가락뼈.

나도록 손바닥의 중심을 향해 굽힘, 돌림, 이동한다. 이러한 운동은 CM관절에서 일어난다. 운동성이 있는 손끝의 선은 2, 3째 손가락의 고정된 손허리뼈를 돌아 움직인다.

손목과 손의 잡기기능
(The Grasping Function of the Wrist and Hand)

손의 잡기 기능과 관련된 2가지 용어는 prehension(파악)과 grip(집기)이다. Tubiana와 동료들[19]은 2가지 용어의 기본적인 차이를 설명하였다. 그들은 파악은 목적성, 영구적인 감각의 조절, 집기의 기전으로 물체를 잡을 때 나열되는 모든 기능으로 정의하였다.[19] 집기는 파악의 도수적이고 기계적인 요소로 정의하였다.[19]

Napier[40]는 집기를 2가지의 중요한 집기 자세로 범주화하였다. 즉, 정확 집기와 강력 집기이다. 그는 이러한 두 자세가 손의 숙련된 또는 숙련되지 않은 활동의 해부학적 기초를 제시하고 정확 및 강력 집기는 모든 잡는 활동의 우수한 특성이라고 하였다. 강력 집기는 잡는 활동에서 힘이 필요할 때 사용된다(그림 5-189). 물체는 엄지를 대어 적절한 반대압을 주어 굽힌한 손가락과 손바닥으로 이루어진 자세로 유지된다.

활동에 있어서 정확성이 요구될 때 손은 정확 집기 자세를 취한다(그림 5-190). 물체를 손가락의 바닥면과 맞섬한 엄지 사이에 끼운다. 정확 집기[40]는 손가락과 엄지 사이에 물체를 고정한다. 정확 집기의 기능은 몸쪽 부로 물체를 움직일 수 있도록 물체를 안정하게 하는 것이다. 물체는 손 안에서 조작할 수 있다. Landsmeer[41]는 이러한 조작 기능을 정확하게 다루기[41]로 표현하였다. 첫 단계는 엄지와 손가락으로 물체를 유지하는 자세이고, 둘째 단계는 물체를 조작하는 단계이다.

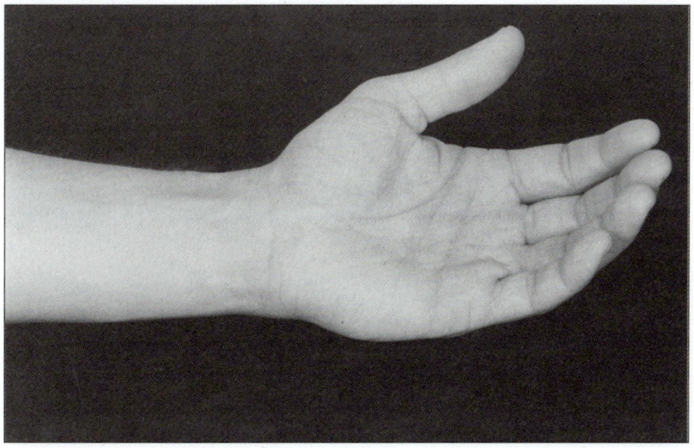

그림 5-188 손바닥활. 손목뼈의 먼쪽 열과 손허리뼈 수준에서 가로로 손바닥 오목함과 각 손가락 열을 따라 긴 오목함을 관찰하라.

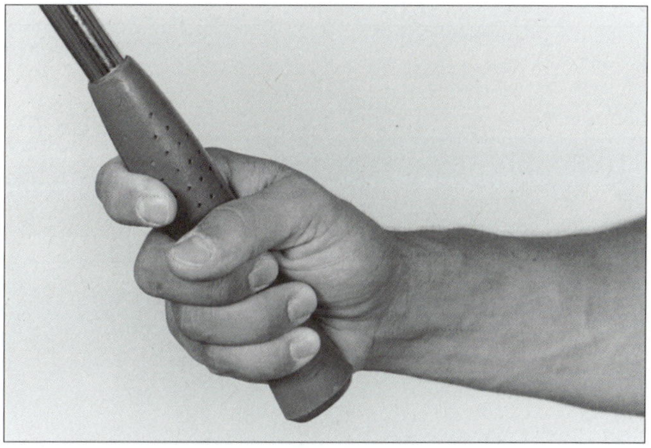

그림 5-189 강력 집기.

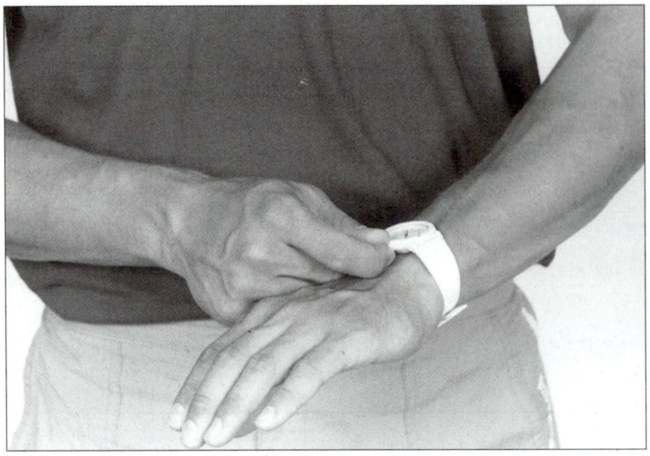

그림 5-190 정확 집기.

다음의 손 및 손목의 기능에 대한 서술은 강력 집기, 정확 집기, 정확하게 다루기로 분석하였다. 집기 과정, 움직임 패턴, 정적 자세, 집는 근육의 작용을 강조하였다.

강력 집기 (Power Grip)

강력 집기에는 4단계가 있다 : 손을 벌리기, 손가락의 자세를 취하기, 물체를 향하여 엄지나 손가락의 접근, 실제로 집기이다.[41] 각 단계는 효율적인 집기에 필수적이다.

손을 벌리기 단계 (Opening phase)(그림 5-191)

벌리기는 직관적인 활동이고 벌리는 정도는 특정 물체를 잡기 위한 목적으로 미리 결정이 된다.[42] 손은 물체의 외형에 따라 자세를 취할 것이다. 완전히 벌리기는 일상의 자조활동에 필요하지 않으나 여가나 직장에서 잡기 활동을 할 수 있다.

손목의 자세는 엄지와 손가락에 영향을 준다. 손목의 굽힘은 큰 물체를 잡도록 손을 벌려 손가락의 완전한 폄을 허용한다.[19,43] 이 자세에서 엄지의 끝은 손가락의 PIP관절 수준이다.[44] 손가락과 엄지 사이의 거리는 물체와 관련이 있고 손가락의 MCP관절은 종종 완전히 폄되고 IP관절은 손가락의 집는 면이 물체를 향하도록 항상 어느 정도까지 굽힘된다.[42]

벌리는 단계는 역동적 단계이고[41] 근육의 구심성 수축이 일어난다. 능동적 벌리기는 손목의 굽힘근과 폄근의 협력작용으로 이루어진다.[43-45] 손가락의 긴폄근은 MCP관절을 폄하고 2차적으로 손목의 폄근으로 작용한다. 손목에서 일어나는 폄근의 작용을 막기 위하여 손목굽힘근은 반대의 협력근으로 작용하고 손목의 중립자세나 굽힘을 유지한다.[43] 손가락폄근은 손가락을 벌리는 데 필수적인 근육이다.[42] 큰 물체를 잡으면 손가락은 더욱 벌림되고, 엄지는 노쪽 벌림이나 폄된다.

손가락이나 엄지의 자세를 취하는 단계 [Finger and thumb(optional) positioning phase](그림 5-191).

손가락 자세의 선택은 벌리는 단계와 함께 일어나고 원하는 자세의 적응은 MCP관절과 IP관절에서 일어난다.[41] MCP관절을 폄하는 손가락폄근의 작용과 집기 자세를 취하는 벌레근은 이 단계에서 필수적이다.[42] 자쪽 치우침이나 더 큰 MCP관절의 작용은 의도하는 집기의 요소이고 뼈사이막근이 벌레근을 대신한다.[42]

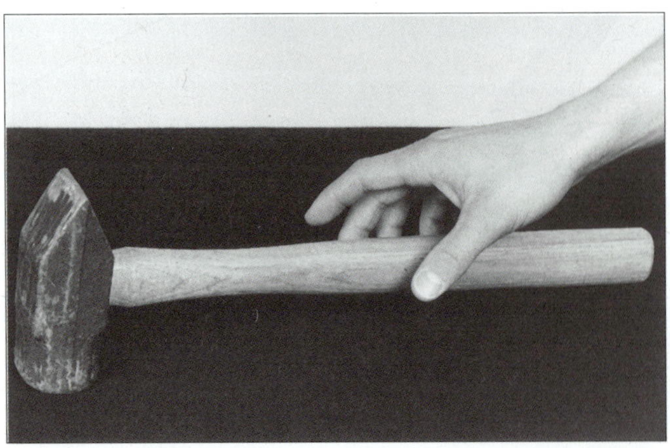

그림 5-191 강력 집기 : 벌리는 단계와 손가락과 엄지를 적절하게 자세를 취하는 단계.

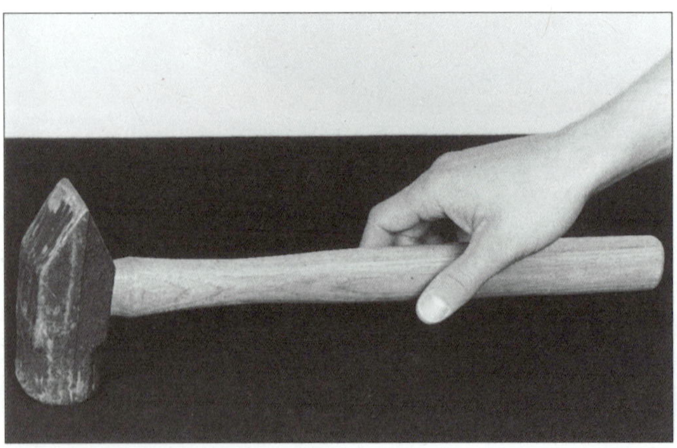

그림 5-192 강력 집기 : 접근 단계.

접근 단계 (Approach phase)(그림 5-192)

이 단계에서 확인된 움직임 패턴은 손목 폄, 손가락과 엄지 굽힘, 모음이다. 손 벌리기 단계에서 손목의 위치는 손가락과 엄지에 영향을 준다. 물체를 잡을 때 손목 폄은 손가락의 완전한 굽힘을 허용한다.[19, 43] 물체가 접근될 때, 손가락은 일반적으로 동시에 굽힘되고 물체 주위에 근접하여 손바닥을 물체에 접촉한다.[43] 깊은손가락굽힘근은 손을 자유롭게 접근하는 데 사용되는 중요한 근육이다.[46] 손목폄근은 손목을 안정화하는 기능을 하고 깊은근과 얕은근에 의해 손목 굽힘을 예방한다.[43] 엄지가 관련될 때, 엄지두덩 근육은 엄지가 모음, 맞섬의 마지막 위치를 위해 물체에 접근할 때 활성화된다. 위치와 근육 활성화 모두 잡혀질 물체의 모양에 영향을 받는다.

정적인 집기 단계 (Static grip phase)(그림 5-193)

이 단계는 강력이나 고정단계이고 등척성 근수축이 일어난다. 손의 복합적인 기능은 물체를 고정하고[41] 팔의 힘을 모으는 것이다.

강력 집기는 3가지의 중요한 특성이 있다 : (1) 손목은 중립이나 폄 자세를 유지한다. (2) 손가락은 굽힘과 벌림 또는 모음을 유지한다, (3) 손가락, 손바닥의 바닥면은 물체와 강한 접촉을 한다. 엄지는 집기에 포함될 수도 있고 포함되지 않을 수도 있다.[10] 예를 들어, 가방을 들 때(그림 5-194), 엄지는 집기에 포함되지 않는다. 이러한 집기는 고리 집기(hook grip)라고 한다. 망치나 컵과 같은 둥근 물체를 잡을 때(그림 5-195), 엄지를 이용하여 집는다. 힘이 들어갈 때 엄지는 굽힘 및 모음될 수 있다. 정확성을 요구할 때에는 대개 벌림 및 굽힘한다.

물체의 모양, 크기, 무게는 손가락의 굽힘의 정도, 손바닥의 접촉면, 엄지의 자세에 영향을 준다. 서로 다른 크기의 실린더에 적응한다.[37] 둥근 물체의 직경이 증가함에 따라 전체적인 쥐는 힘은 감소한다고 한다.[47]

MCP관절에서 90° 이상 굽힘, CM관절에서 굽힘과 돌림하는 자쪽 2개의 손가락의 능력은 자쪽 손가락의 바닥면에 접촉한다. Bendz[48]의 연구는 새끼두덩근 특히, 새끼손가락굽힘근과 새끼벌림근은 5째 손허리뼈와 5째 손가락의 몸쪽 손가락뼈를 굽힘한다는 것을 보여준다. 새끼벌림근은 또한 5째 손허리뼈를 돌림시킨다. 이러한 근육은 집기에 힘을 제공할 수 있으나, 자쪽 손목굽힘근의 힘은 공통의 이는곳으로부터 콩알뼈까지 새끼벌림근과 새끼손가

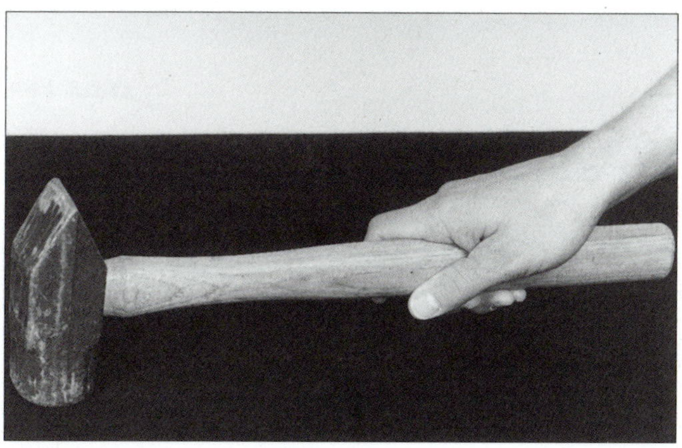

그림 5-193 강력 집기 : 정적 집기 단계.

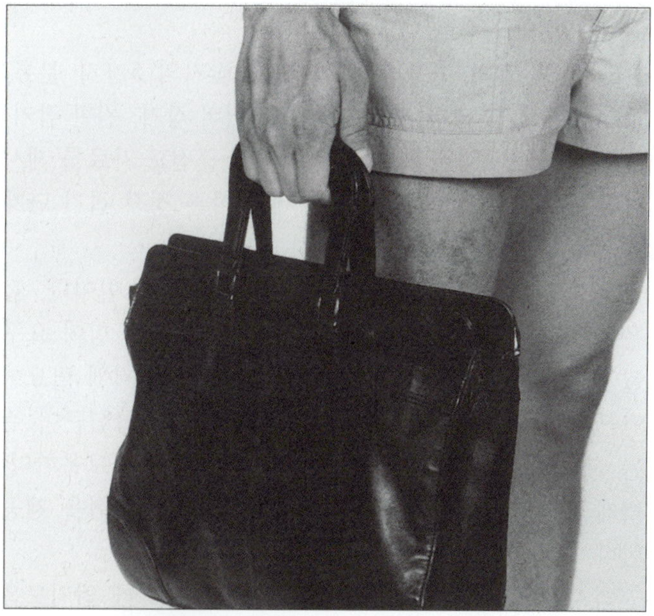

그림 5-194 엄지를 제외한 강력 집기.

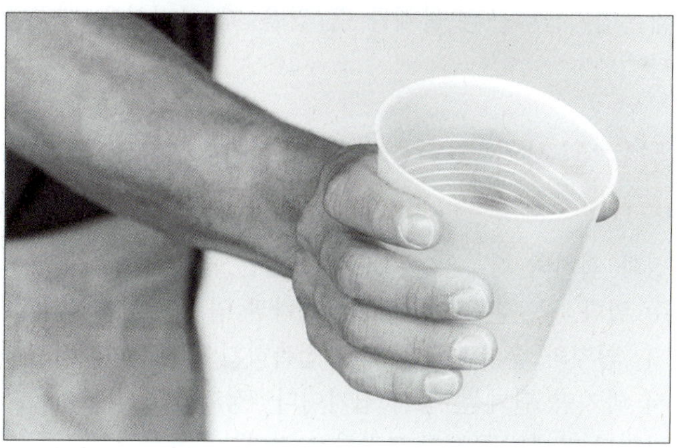

그림 5-195 엄지를 포함한 강력 집기

락굽힘근의 수축을 증대시키기 위하여 보충하고 있다.[48] 그러나 힘은 노쪽 손가락에서 요구되므로 4, 5째 손가락은 2, 3째 손가락의 70%만 낼 수 있다.[49, 50] 잡기에서 더 큰 힘이 요구될 때 손목은 자쪽으로 치우침한다. 손가락에서 생성되는 가장 큰 힘은 손목이 자쪽으로 치우침했을 때 얻어진다.[49] Napier의[40] 강력 집기의 분류에서 다양한 자세를 확인할 수 있다. Kamakura와 동료들[42]은 강력 집기를 5가지 패턴으로 분류하였다. 이러한 패턴은 앞에서 분류한 특수한 3가지 특성이다. 특수한 패턴은 엄지의 포함 여부, 가동범위의 정도, 손가락의 자세, 손바닥 접촉면의 정도에 따라 구분될 수 있다. Sollerman과 Sperling[52]은 손의 이용 정도, 손가락과 관절의 자세, 접촉면, 물체의 긴 축과 손의 관계에 따라 집기를 분류한 코드 시스템을 개발하였다. 두 연구에서 서술한 자세의 세부사항은 인간이 물체를 잡을 수 있는 다양한 방법과 이러한 자세에서 할 수 있는 근육의 작용을 나열하였다.

Long과 그의 연구자들[46]은 강력 집기의 5가지 분류, 즉, 단순 잡기, 해머 잡기, 나사드라이버 잡기, 원판 잡기, 구형 잡기를 포함한 바깥근 및 안근의 근전도 자료를 제시하였다. 이들의 결과는 손의 자세에 따른 정적 집기 단계에 포함된 근활동 패턴을 제시하고 있다.

손가락의 바깥근 중 굽힘근은 대부분 쥐는 힘이다. 깊은손가락굽힘근과 얕은손가락굽힘근은 강력한 힘이 요구될 때 강력 집기 근육으로 이용된다. 강력 집기에 필요한 안근은 뼈사이근이다. 뼈사이근은 바깥근의 굽힘근이 쥐는 힘을 낼 수 있도록 몸쪽 손가락뼈를 벌림과 모음한다. 벌레근도 손허리손가락관절을 굽힘할 때 쥐는 힘을 제공한다.

엄지가 강력 집기에서 모음 및 굽힘되었을 때 엄지모음근[44-46,53]과 긴엄지굽힘근[44,45]의 등척성 수축이 일어난다. 짧은엄지굽힘근은 물체를 꼭 잡을 때 안전성을 제공한다.[44,53]

정확 집기와 정확하게 다루기 (Precision Grip and Precision Handing)

정확 집기와 다루기는 3가지의 일반적인 단계로 구분할 수 있다. 즉, 손을 벌리기, 손가락과 엄지의 자세를 취하기, 엄지와 손가락을 물체에 접촉하기이다. 정확 집기에서 마지막 단계는 정적 집기이다. 정확하게 다루기에서 마지막 단계는 물체를 조작하는 것이다.

벌리는 단계 (Opening phase) (그림 5-196)

벌리는 정도와 손가락의 수는 물체의 모양과 용도에 따라 다르다. 손목의 자세 또한 물체의 용도, 수행하는 과제, 물체의 위치에 따라 다양하다. 벌어지는 자세는 고정이나 조작하려는 기능에 따라 손목, 손가락, 엄지의 자세가 달라진다. 물체를 고정하거나 조작할 수 있는 많은 방법 때문에 가동범위와 근의 활동은 강력 집기보다 더 다양하다. 더욱 섬세한 운동 조절에서 요구하는 것과 같은 정확 집기는 동일한 움직임 패턴의 증거이다.

손가락과 엄지의 자세를 취하는 단계 (Finger and thumb positioning phase) (그림 5-196)

강력 집기에서 지적한 것처럼 물체에 대한 엄지와 손가락의 적응은 MCP와 IP관절의 자세에서 가능한 여러 가지

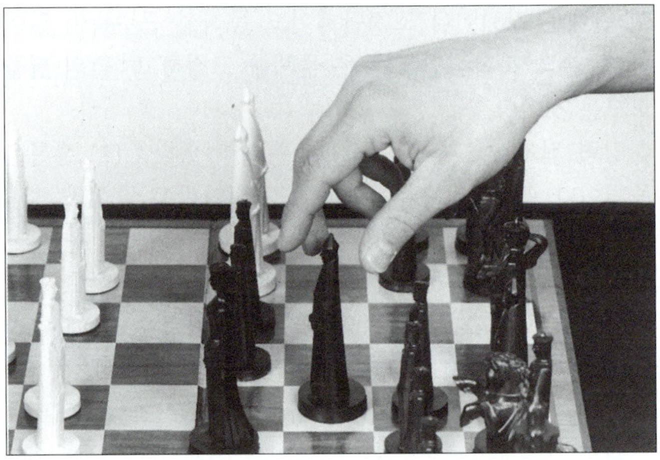

그림 5-196 정확 집기나 정확 다루기 : 벌리는 단계와 엄지와 손가락의 자세를 취하는 단계.

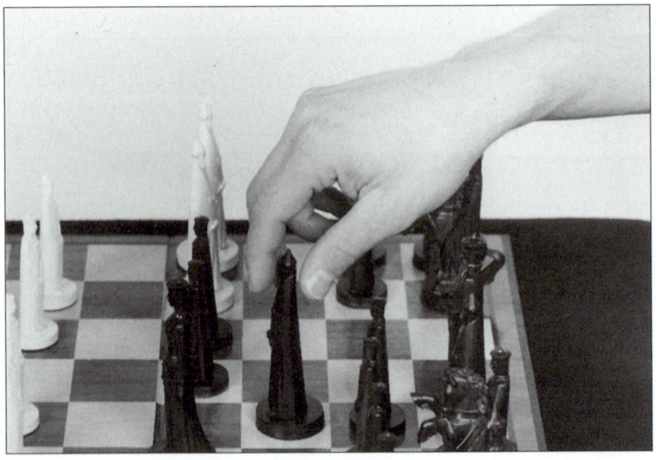

그림 5-197 정확 집기 : 물체에 접촉하는 단계.

자세와 함께 벌리는 단계에서 나타난다. 그러나 정확 집기나 다루기에서 엄지는 항상 사용하고 여러 손가락을 이용한 pad-to-pad(손가락의 바닥면)로 맞섬의 자세를 취한다.

물체에 접근하는 단계 (Approach phase)(그림 5-197)

손목의 운동패턴과 근의 요구는 강력 집기와 유사하다. 손목은 MCP관절을 굽힘하는 동안 폄하거나 MCP관절을 굽힘하면서 굽힘하여 움직일 수 있다. 2, 3, 4째 손가락은 정확 집기나 정확 다루기에서 일반적으로 굽힘한다. 5째 손가락의 MCP관절은 굽힘하거나 폄할 수 있다. 자세는 기능에 따라 영향을 받는다. 5째 손가락을 이용하여 물체를 압박할 때에는 굽힘할 것이다. 5째 손가락은 물체를 다른 세 개의 손가락과 함께 집거나 조작할 때 작업면에 손을 고정하기 위하여 또는 손에 촉각을 주기 위하여 폄할 수 있다. 손목의 치우침은 일어나지 않는다.[40] 손가락의 MCP관절의 굽힘과 함께 하나나 그 이상의 손가락은 벌림이나 모음한다. 손가락의 PIP관절은 굽힘이나 폄한다.[54] IP굽힘이 조작하는 데 필요할지라도 굽힘이나 폄은 정확 집기에서 요구된다. DIP관절은 굽힘이나 폄될 수 있다. 강력 집기에서처럼 깊은손가락굽힘근의 작용은 굽힘패턴으로 물체에 접근하는 데 중요하다. 벌레근의 작용은 물체를 잡기 위하여 폄하여 접근을 시작하는 데 필수적이다.[55]

엄지의 접근은 다른 손가락과 맞섬하는 움직임을 통합한다. 맞섬은 벌림, 굽힘 그리고 첫째 손허리뼈의 모음과 함께 돌림하는 단계적인 움직임이다.[10] 엄지두덩근의 조절은 엄지맞섬근, 짧은엄지굽힘근, 짧은엄지벌림근, 엄지모음근으로 이루어진다.

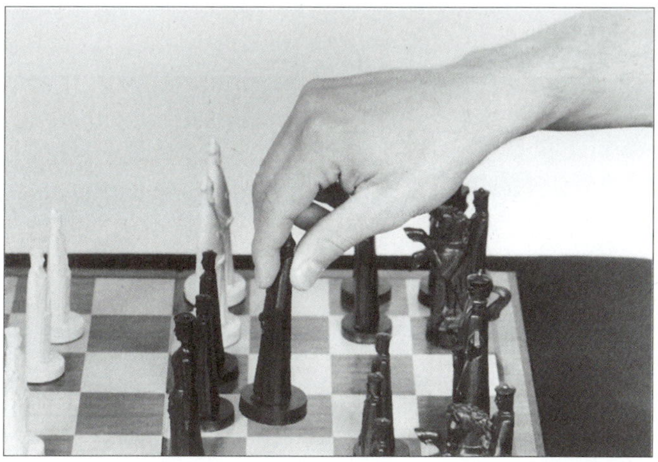

그림 5-198 정확 집기 : 정적 집기 단계.

정확 집기 (Precision grip)(그림 5-198)

엄지와 손가락이 물체에 접촉하였을 때 손은 물체를 집게 된다. 정확 집기는 엄지와 손가락 사이에 물체를 고정한다. 정확 집기를 하는 목적은 몸쪽 지절로 물체를 이동할 수 있도록 물체에 안정성을 준다.[40]

ADL에서 자주 사용하는 정확 집기의 특성에 대하여 5가지 손의 자세를 그림으로 나타내었다. 즉, 손바닥면 집기(pulp pinch)(그림 5-199), 삼점 집기(tripod pinch)(그림 5-200), 다섯손가락의 바닥면 집기(five-pulp pinch)(그림 5-201), 가쪽 집기(lateral pinch)(그림 5-202), 손끝 집기(tip pinch)(그림 5-203)이다. 이들은 엄지와 손가락의 집기 특성을 나타낸다. Sollerman과 Sperling[56]은 ADL에서 이용되는 손의 자세는 앞의 4가지 자세가 65% 사용된다고 하였다. 특수한 자세는 물체의 사용 목적에 따라 집기 자세가 나타난다.[40,57] 손바닥면 집기와 가쪽 집기는 자세와 근육 작용의 분석에 대해 독립적이다.

손바닥면 집기 (Pulp pinch)(그림 5-199, 5-200, 5-201)

엄지의 손바닥면과 손가락의 손바닥면 사이로 물체를 집는다. 엄지와 손가락은 서로 맞섬한다. 2째와 3째 손가락

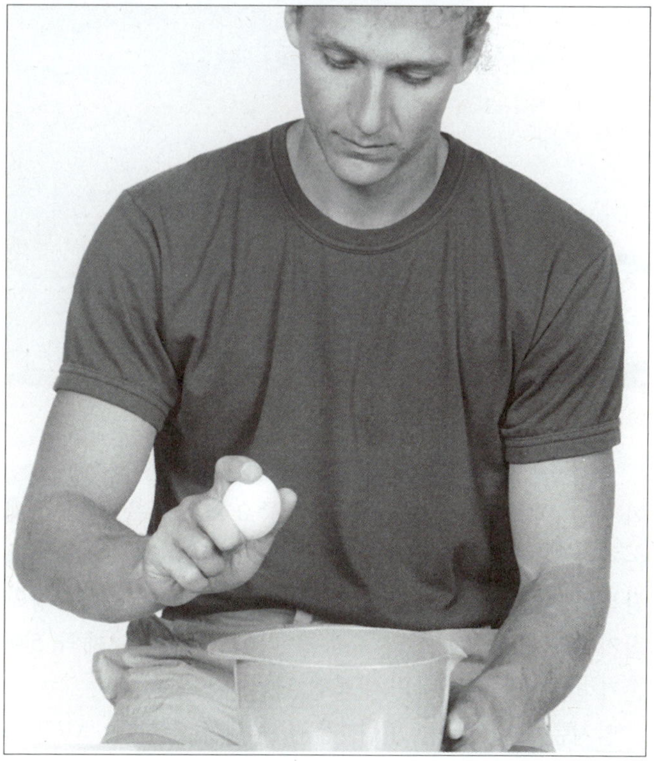

그림 5-199 손바닥면 집기.

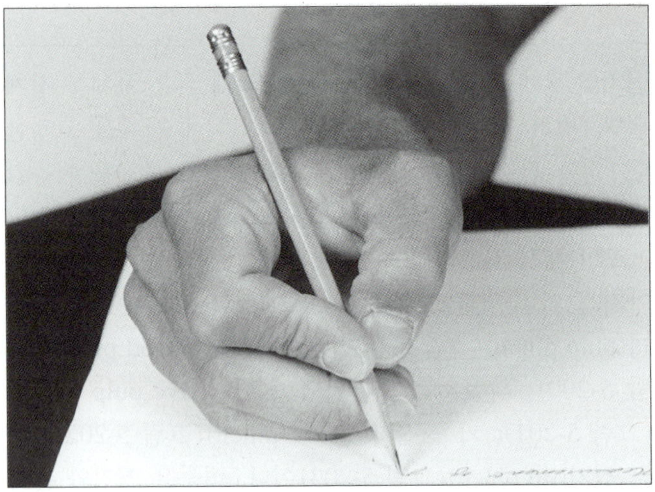

그림 5-200 삼점 집기.

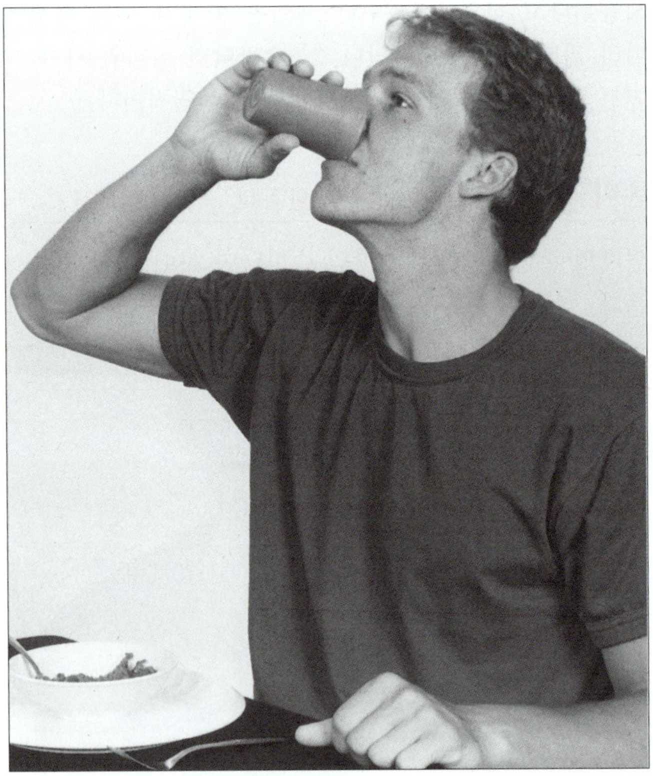

그림 5-201 다섯손가락의 바닥면 집기.

이 주로 이용된다. 2째 손가락은 중요한 작용을 한다. 2째 손가락은 힘이 세고, 벌림할 수 있고, 근육의 구조 상 독립적이고, 엄지의 가까이 위치한다.[19] 3째 손가락은 정확 집기(3점 집기)에 힘의 요소를 더하고 있다. 4째와 5째 손가락은 다섯손가락의 바닥면 집기에 작용한다.

엄지는 CM 굽힘, 벌림, 돌림 자세를 취한다. MCP관절과 IP관절은 굽힘하거나 완전히 폄할 수 있다. 물체의 고정을 위하여 압박하는 힘은 엄지맞섬근, 엄지모음근, 짧은엄지굽힘근의 근수축으로 이루어진다.[46] 엄지모음근은 압력이 증가될 때 작용한다. 긴엄지굽힘근은 먼쪽 손가락뼈가 굽힘되어 있을 때 먼쪽 손가락뼈를 압박한다.[45,53]

노쪽의 3개의 손가락은 정상적으로 MCP관절을 굽힘한다. 5째 손가락은 굽힘하거나 폄할 수 있다. 손가락의 DIP관절은 굽힘하거나 폄할 수 있다. 굽힘하였을 때 깊은손가락굽힘근은 압박되었을 경우, 중심이 된다. 먼쪽 관절이 폄되었을 때 얕은손가락굽힘근은 자세를 유지하는 데 보조한다. 바깥근은 첫째 바닥면 및 등쪽 뼈사이근과 첫째 벌레근의 도움으로 집기에 힘을 제공한다.[46] Maier와 동료들[58]은 안근은 정확 집기에서 낮은 등척성 힘을 일으키는 데 주요한 역할을 할 수 있다고 제안하였다.

가쪽 집기 (Lateral pinch) (그림 5-202)

집기의 형태와 바닥면 집기 사이의 차이는 엄지의 바닥면과 2째 손가락에 주어지는 반대압으로 2째 손가락의 가쪽에 물체를 고정하는 것이다. 엄지는 더욱 모음되고 돌림하지는 않는다. 근육의 작용은 바닥면 뼈사이근과 벌레근의 작용이 감소하고 첫째 등쪽 뼈사이근이 물체를 고정하기 위하여 2째 손가락이 벌림을 일으킨다는 것을 제외하고 바닥면 집기와 같다.[46] 2째 손가락은 MCP관절에서 굽힘되고 PIP와 DIP관절은 굽힘되거나 폄될 것이다.[54] 몸쪽 손가락뼈에서 굽힘이 주로 나타날지라도 접시, 책, 잡지와 같은 편평한 물체를 잡는 정확 집기는 폄한 자세를 취할 수 있다. 벌레근과 등쪽 뼈사이근은 폄 자세에서 더 작용한다.[54]

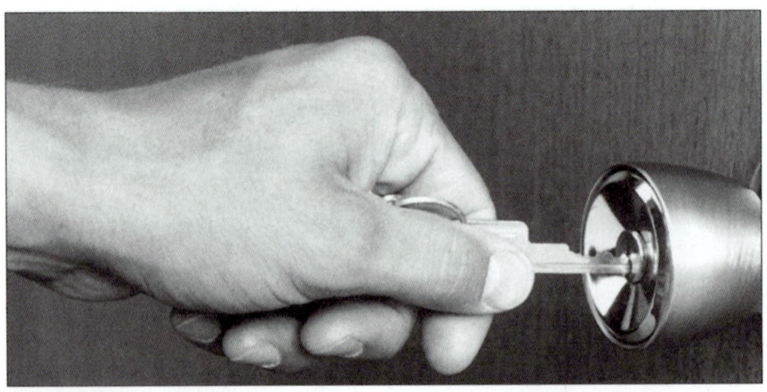

그림 5-202 가쪽 집기.

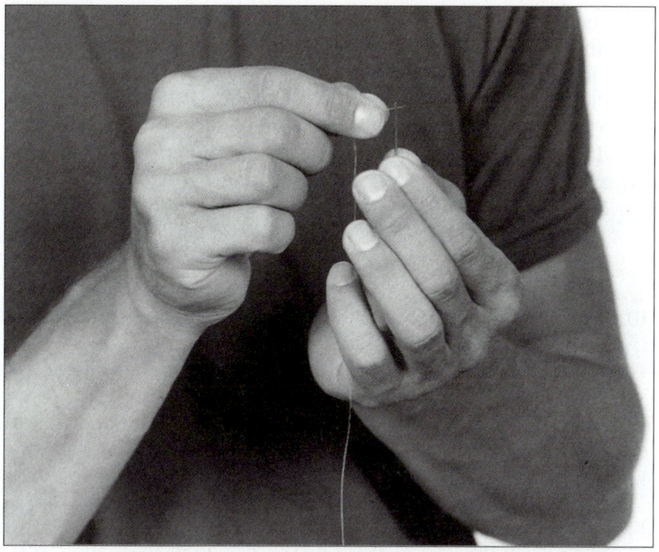

그림 5-203 바늘을 집는 손끝 집기와 실을 다루는 정확한 다루기.

정확성을 요구하는 물체 다루기

(Precision handling)(그림 5-203).

이 용어는 엄지와 손가락을 이용하여 물체를 조작하는 데 언급한다.[41] 정확 다루기의 두드러진 특성은 동심성 근 수축으로 조작하는 것이다. 정적인 단계는 매우 간단하고 물체에 대하여 약하게 압박한다. 대부분의 일상활동에서 손목은 손을 고정하기 위한 목적에서 그리고 먼쪽 관절을 굽힘하려는 목적에서 폄하게 된다. 그러나 용변활동과 등에서 잠그는 옷을 입는 활동에서는 손목은 굽힘자세를 취한다. 엄지와 손가락의 자세는 부분적으로 물체의 크기와 모양에 의하여 결정되나 주요한 결정요인은 자세의 변화이다.[46]

Long과 연구자들[46]은 엄지와 노쪽의 두 손가락으로 정확성을 요구하는 물체 다루기를 특성짓는 두 가지 형태의 조작법을 설명하였다: 즉, 평행이동과 돌림이다. 물체의 평행이동은 손가락의 끝으로 손바닥에서의 이동이다. 각각의 운동의 단계는 다루는 단계와 돌아오는 단계이다. 손바닥으로 평행이동은 MCP와 IP관절(다루는 단계)의 굽힘의 운동과 IP관절 폄의 운동 결과이다.(돌아오는 단계). 손바닥으로의 평행이동은 다루는 단계에서 외재근인 굽힘근과 뼈사이근의 통제하에 있고 돌아오는 단계에서는 벌레근의 통제하에 있다. 손바닥에서 벗어난 평행이동은 IP관절의 폄(다루는 단계)과 함께 MCP관절의 굽힘의 결과이고, MCP와 IP관절의 굽힘(돌아오는 단계)의 결과이다. 뼈사이근과 벌레근은 손바닥에서 벗어난 평행이동을 하는 근육이다.

돌림 시 물체는 시계방향 또는 시계 반대방향으로 돌림한다. 물체의 돌림은 벌림과 모음처럼 뼈사이근이 작용한다. 벌레근은 IP관절을 폄하고 양 방향으로 돌림한다.

정확성을 요구하는 물체 다루기는 짧은엄지굽힘근, 엄지맞섬근, 짧은엄지벌림근이 작용한다. 엄지모음근은 힘이 2째 손가락으로 주어질 때에만 작용한다.

정확성을 요구하는 물체 다루기는 엄지와 노쪽 2개의 손가락으로 이루어진다. 그러나 남은 2개의 손가락이 조작이나 고정하는 데 작용할 수 있다. 새끼두덩근은 새끼벌림근, 새끼맞섬근, 새끼손가락굽힘근의 활동을 통해 5째 손가락을 벌림 및 굽힘할 때 작용한다.[53]

참고문헌 (References)

1. Kapandji AI. *The Physiology of the Joints. Vol 1. The Upper Limb*, 6th ed. New York, NY: Churchill Livingstone Elsevier; 2007.
2. Standring S, ed. *Gray's Anatomy: The Anatomical Basis of Clinical Practice*. 39th ed. London: Elsevier Churchill Livingstone; 2005.
3. Norkin CC, White DJ. *Measurement of Joint Motion: A Guide to Goniometry*. 4th ed. Philadelphia, PA: FA Davis; 2009.
4. Daniels L, Worthingham C. *Muscle Testing: Techniques of Manual Examination*. 5th ed. Philadelphia, PA: WB Saunders; 1986.
5. Magee DJ. *Orthopedic Physical Assessment*. 5th ed. Philadelphia, PA: Saunders Elsevier; 2008.
6. American Academy of Orthopaedic Surgeons. *Joint Motion: Method of Measuring and Recording*. Chicago, IL: AAOS; 1965.
7. Berryman Reese N, Bandy WD. *Joint Range of Motion and Muscle Length Testing*. 2nd ed. Philadelphia, PA: Saunders Elsevier; 2010.
8. Cyriax J. *Textbook of Orthopaedic Medicine, Vol 1. Diagnosis of Soft Tissue Lesions*. 8th ed. London: Bailliere Tindall; 1982.
9. Knutson JS, Kilgore KL, Mansour JM, Crago PE. Intrinsic and extrinsic contributions to the passive movement at the metacarpophalangeal joint. *J Biomech*. 2000; 33:1675–1681.
10. Li Z-M, Kuxhaus L, Fisk JA, Christophel TH. Coupling between wrist flexion–extension and radial-ulnar deviation. *Clin Biomech*. 2005;20:177–183.
11. Levangie PK, Norkin CC. *Joint Structure and Function: A Comprehensive Analysis*. 4th ed. Philadelphia, PA: FA Davis; 2005.
12. Gehrmann SV, Kaufmann RA, Li Z-M. Wrist circumduction reduced by finger constraints. *J Hand Surg*. 2008;33A:1287–1292.
13. Neumann DA. *Kinesiology of the Musculoskeletal System: Foundations for Physical Rehabilitation*. 2nd ed. St Louis, MO: Mosby Elsevier; 2010.
14. Scott AD, Trombly CA. Evaluation. In: Trombly CA. *Occupational Therapy for Physical Dysfunction*. 2nd ed. Baltimore, MD: Williams & Wilkins; 1983.
15. Kato M, Echigo A, Ohta H, Ishiai S, Aoki M, Tsubota S, Uchiyama E. The accuracy of goniometric measurements of proximal interphalangeal joints in fresh cadavers: Comparison between methods of measurement, types of goniometers, and fingers. *J Hand Ther*. 2007;20(1):12–18.
16. Swanson AB, Goran-Hagert C, DeGroot Swanson G. Evaluation of impairment of hand function. In: Hunter JM,

Schneider LH, Mackin EJ, Bell JA. *Rehabilitation of the Hand.* St. Louis, MO: CV Mosby; 1978.

17. Stegink Jansen CW, Patterson R, Viegas SF. Effects of fingernail length on finger and hand performance. *J Hand Ther.* 2000;13:211–217.
18. deKraker M, Selles RW, Schreuders TAR, Stam HJ, Hovius SER. Palmar abduction: reliability of 6 measurment methods in healthy adults. *J Hand Surg.* 2009;34A:523–530.
19. Tubiana R, Thomine JM, Macklin E. *Examination of the Hand and Wrist.* 2nd ed. St. Louis, MO: Mosby; 1996.
20. Soames RW, ed. Skeletal system. Salmons S, ed. Muscle. *Gray's Anatomy.* 38th ed. New York, NY: Churchill Livingstone; 1995.
21. Kendall FP, McCreary EK, Provance PG, Rodgers MM, Romani WA. *Muscles Testing and Function.* 5th ed. Baltimore, MD: Williams & Wilkins; 2005.
22. Woodburne RT. *Essentials of Human Anatomy.* 5th ed. London: Oxford University Press; 1973.
23. Sebastin SJ, Lim AYT, Bee WH, Wong TCM, Methil BV. Does the absence of the palmaris longus affect grip and pinch strength?. *J Hand Surg.* 2005;30B(4):406–408.
24. Wynn Parry CB. *Rehabilitation of the Hand.* 4th ed. London: Butterworths; 1981.
25. Baker DS, Gaul JS, Williams VK, Graves M. The little finger superficialis—clinical investigation of its anatomic and functional shortcomings. *J Hand Surg.* 1981;6:374–378.
26. Aulincino PL. Clinical examination of the hand. In: Hunter JM, Macklin EJ, Callahan AD. *Rehabilitation of the Hand: Surgery and Therapy.* 4th ed. St. Louis, MO: Mosby; 1995.
27. Pedretti LW. Evaluation of muscle strength. In: Pedretti LW. *Occupational Therapy Practice Skills for Physical Dysfunction.* 2nd ed. St. Louis, MO: CV Mosby; 1985.
28. Nordin M, Frankel VH. *Basic Biomechanics of the Musculoskeletal System.* 3rd ed. Philadelphia, PA: Lippincott Williams & Wilkins; 2001.
29. Su F-C, Chou YL, Yang CS, Lin GT, An KN. Movement of finger joints induced by synergistic wrist motion. *Clin Biomech.* 2005;20:491–497.
30. Ryu J, Cooney WP, Askew LJ, et al. Functional ranges of motion of the wrist joint. *J Hand Surg [Am].* 1991;16:409–419.
31. Brumfield RH, Champoux JA. A biomechanical study of normal functional wrist motion. *Clin Orthop Relat Res.* 1984; 187:23–25.
32. Palmer AK, Werner FW, Murphy DM, Glisson R. Functional wrist motion: a biomechanical study. *J Hand Surg [Am].* 1985;10:39–46.
33. Safaee-Rad R, Shwedyk E, Quanbury AO, Cooper JE. Normal functional range of motion of upper limb joints during performance of three feeding activities. *Arch Phys Med Rehabil.* 1990;71:505–509.
34. Nelson DL. Functional wrist motion. *Hand Clin.* 1997;13: 83–92.
35. Franko OI, Zurakowski D, Day CS. Functional disability of the wrist: Direct correlation with decreased wrist motion. *J Hand Surg.* 2008;33A:485.e1–485.e9.
36. Wigderowitz CA, Scott I, Jariwala A, Arnold GP, Abboud RJ. Adapting the Fastrak® System for three-dimensional measurement of the motion of the wrist. *J Hand Surg Eur Vol.* 2007;32E(6):700–704.
37. Lee JW, Rim K. Measurement of finger joint angles and maximum finger forces during cylinder grip activity. *J Biomed Eng.* 1991;13:152–162.
38. Pieniazek M, Chwala W, Szczechowicz J, Pelczar-Pieniazek M. Upper limb joint mobility ranges during activities of daily living determined by three-dimensional motion analysis—preliminary report. *Ortop Traumatol Rehabil.* 2007;9(4): 413–422.
39. Hume MC, Gellman H, McKellop H, Brumfield RH. Functional range of motion of the joints of the hand. *J Hand Surg [Am].* 1990;15:240–243.
40. Napier JR. The prehensile movements of the human hand. *J Bone Joint Surg [Br].* 1956;38:902–913.
41. Landsmeer JMF. Power grip and precision handling. *Ann Rheum Dis.* 1962;21:164–169.
42. Benz P. The motor balance of the fingers of the open hand. *Scand J Rehabil Med.* 1980;12:115–121.
43. Smith LK, Weiss EL, Lehmkuhl LD. *Brunnstrom's Clinical Kinesiology.* 5th ed. Philadelphia, PA: FA Davis; 1996.
44. Tubiana R. Architecture and functions of the hand. In: Tubiana R, Thomine JM, Mackin E, eds. *Examination of the Hand & Upper Limb.* Philadelphia, PA: WB Saunders; 1984.
45. Norkin CC, Levangie PK. *Joint Structure & Function: A Comprehensive Analysis.* 2nd ed. Philadelphia, PA: FA Davis; 1992.
46. Long C, Conrad PW, Hall EA, Furler SL. Intrinsic-extrinsic muscle control of the hand in power grip and precision handling. *J Bone Joint Surg [Am].* 1970;52:853–867.
47. Radhakrishnan S, Nagaravindra M. Analysis of hand forces in health and disease during maximum isometric grasping of cylinders. *Med Biol Eng Comput.* 1993;31:372–376.
48. Bendz P. The functional significance of the fifth metacarpus and hypothenar in two useful grips of the hand. *Am J Phys Med Rehabil.* 1993;72:210–213.
49. Hazelton FT, Smidt GL, Flatt AE, Stephens RI. The influence of wrist position on the force produced by the finger flexors. *J Biomech.* 1975;8:301–306.
50. MacDermid JC, Lee A, Richards RS, Roth JH. Individual finger strength: Are the ulnar digits "powerful"?. *J Hand Ther.* 2004;17:364–367.
51. Kamakura N, Matsuo M, Ishii H, Mitsuboshi F, Miura Y. Patterns of static prehension in normal hands. *Am J Occup Ther.* 1980;34:437–445.
52. Sollerman C, Sperling L. Evaluation of ADL function-especially hand function. *Scand J Rehabil Med.* 1978;10:139–143.
53. Basmajian JV, DeLuca CJ. *Muscles Alive: Their Function Revealed by Electromyography.* 5th ed. Baltimore, MD: Williams & Wilkins; 1985.
54. Benz P. Systemization of the grip of the hand in relation to finger motor systems. *Scand J Rehabil Med.* 1974;6:158–165.
55. Benz P. Motor balance in formation and release of the extension grip. *Scand J Rehabil Med.* 1980;12:155–160.
56. Sollerman C, Sperling L. Classification of the hand grip: a preliminary study. *Am J Occup Med.* 1976;18:395–398.
57. Sperling L, Jacobson-Sollerman C. The grip pattern of the healthy hand during eating. *Scand J Rehabil Med.* 1977;9:115–121.
58. Maier MA, Hepp-Reymond M-C. EMG activation patterns during force production in precision grip. *Exp Brain Res.* 1995;103:108–122.

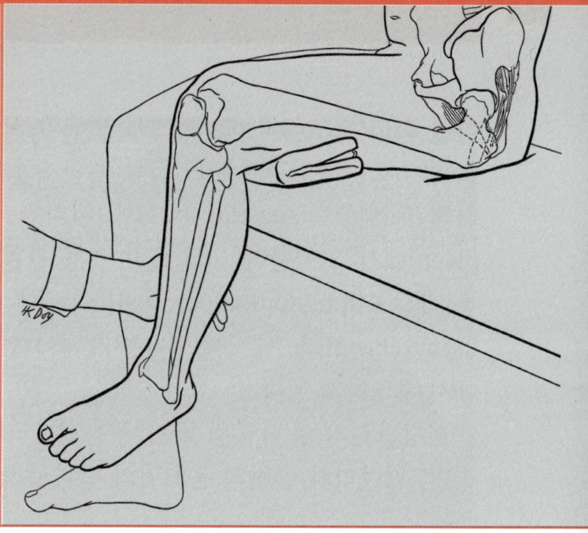

제 6 장
엉덩관절
Hip

관절과 운동 (ARTICULATIONS AND MOVEMENTS)

엉덩관절의 골반절구오목의 오목한 면(concave surface)으로 몸쪽에 컵모양을 하고 있고, 넙다리뼈머리의 볼록한 면(convex surface)으로 먼쪽은 공모양을 하고 있다(그림 6-1). 엉덩관절의 움직임은 굽힘, 폄, 벌림, 모음, 그리고 안쪽과 바깥 돌림을 포함한다.

해부학적 자세에서 엉덩관절은 아마도 이마축(frontal axis)을 따라 일어나는 움직임을 포함하여 시상면(sagittal plane)에서 굽힘과 폄되어지고, 시상축(sagittal axis)에 대

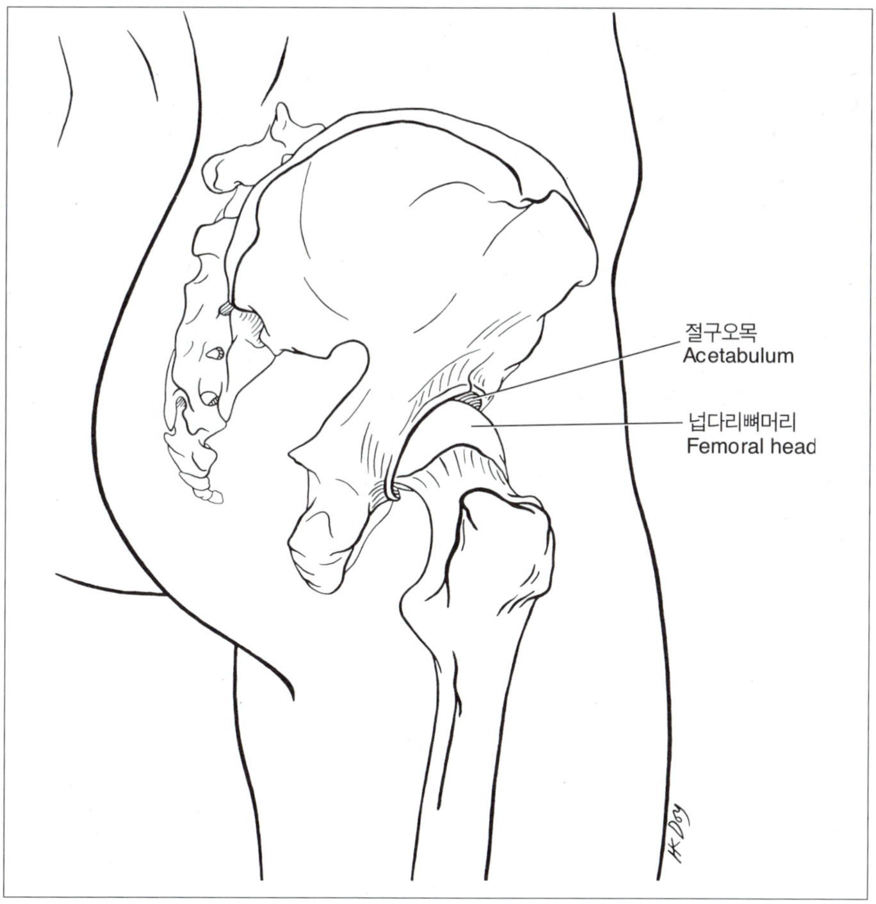

그림 6-1 엉덩관절: 절구오목의 오목한 면을 갖는 넙다리뼈머리가 볼록한 관절형태.

하여 이마면(frontal plane)에서 벌림과 모음이 되어진다(그림 6-2). 엉덩관절 90° 굽힘된 자세에서 안쪽과 가쪽 돌림은 시상축(sagittal axis)에 대하여 이마면(frontal plane)에서 일어난다(그림 6-3). 엉덩관절 돌림(rotation)은 세로축[longitudinal(vertical) axis]에 대하여 가로면(transverse plane)에서 일어나는 움직이며, 해부학적 자세에서 수행하게 된다.

엉덩관절의 움직임은 골반에서 넙다리뼈, 넙다리에서 골반, 넙다리와 골반의 움직임의 결과로 엉덩관절의 움직임이 일어난다. 엉덩관절의 가동범위(ROM)와 근력의 평가는 고정된 골반에서 넙다리의 움직임에 의해 수행된다. 중심관절에서 발생하는 많은 움직임은 엉덩관절의 운동을 증가시킨다. 그러므로 엉덩관절의 관절가동범위와 근력을 평가할 때, 실제적인 엉덩관절보다 큰 움직임의 발생과 엉덩관절의 움직임에 대한 보상과 같은 허리-골반의 움직임을 막기 위해 골반을 고정한다. 엉덩관절의 움직임은 표 6-1에서 설명되었다.

표 6-1 관절 구조 : 엉덩관절 움직임

	굽힘	폄	벌림	모음	안쪽 돌림	바깥 돌림
관절[1,2]	엉덩관절	엉덩관절	엉덩관절	엉덩관절	엉덩관절	엉덩관절
면	시상면	시상면	이마면	이마면	수평면	수평면
축	이마축	이마축	시상축	시상축	세로축	세로축
정상 제한 요소[1, 3-6*] **(그림 6-4A 와 B 참조)**	배와 허벅지 앞쪽의 연부조직 부가(무릎관절 굽힘 상태); 엉덩관절 뒷면과 큰볼기근 긴장	앞관절주머니 엉덩넙다리 궁둥넙다리 그리고 두덩넙다리인대의 엉덩허리근의 의 긴장	두덩넙다리와 궁둥넙다리인대 엉덩넙다리인대의 아래 섬유, 아래 관절주머니와 엉덩관절 모음근들의 긴장	반대쪽 다리의 벌림 또는 굽힘을 통한 허벅지 연부조직의 부가; 엉덩정강띠 관절주머니의 윗부분 엉덩넙다리인대 궁둥넙다리인대와 엉덩관절벌림근의 긴장	궁둥넙다리인대 관절주머니 뒷부분 그리고 바깥돌림근의 긴장	엉덩넙다리와 두덩넙다리인대 관절주머니의 앞쪽 그리고 안쪽 돌림근들의 긴장
정상 끝 느낌[3,7]	부드러움/단단함	단단함	단단함	부드러움/단단함	단단함	단단함
정상 능동 가동범위[8†]	0~120°	0~30°	0~45°	0~30°	0~45°	0~45°
(AROM [9])	(0~120°)	(0~20°)	(0~40° 에서 45°)	(0~25° 에서 30°)	(0~35° 에서 40°)	(0~35° 에서 40°)
관절주머니 패턴[7,10]	제한이 심한 순서 : 굽힘, 벌림, 그리고 안쪽 돌림					

*관절가동범위의 정상제한요인(normal limiting factors, NLF)을 밝히는 결정적인 연구는 부족하다. 여기에 제시된 정상제한요인과 끝 느낌은 해부학적 지식, 임상경험, 그리고 가능한 참고문헌을 기초로 하였다.
†*AROM*, 능동관절가동범위.

주의: 정상 엉덩관절 폄 관절가동범위는 10~30° 로 다양하다.[4, 8, 9, 11-13]

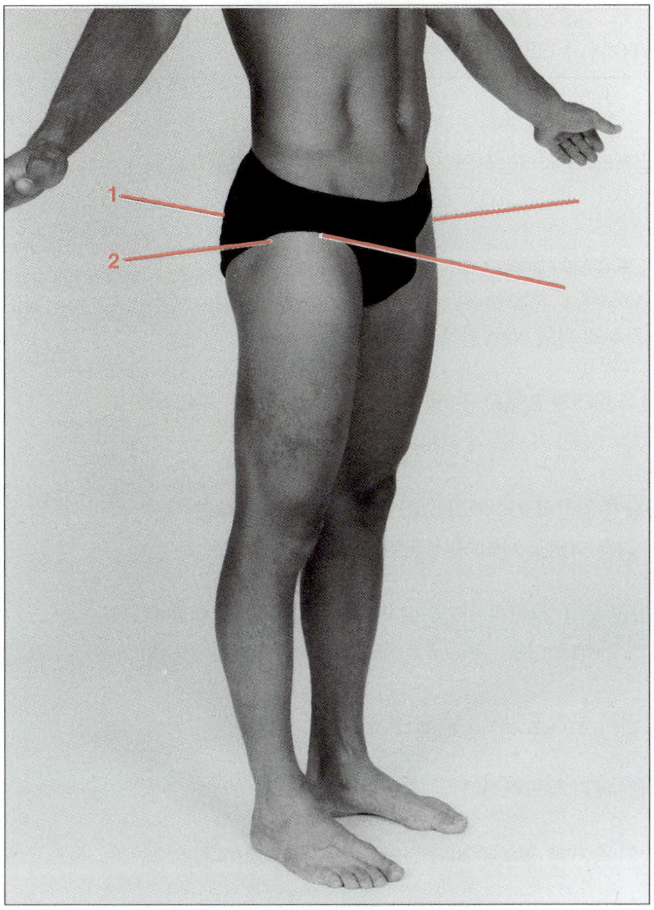

그림 6-2 엉덩관절 축: *(1)* 벌림-모음 그리고 *(2)* 굽힘-폄.

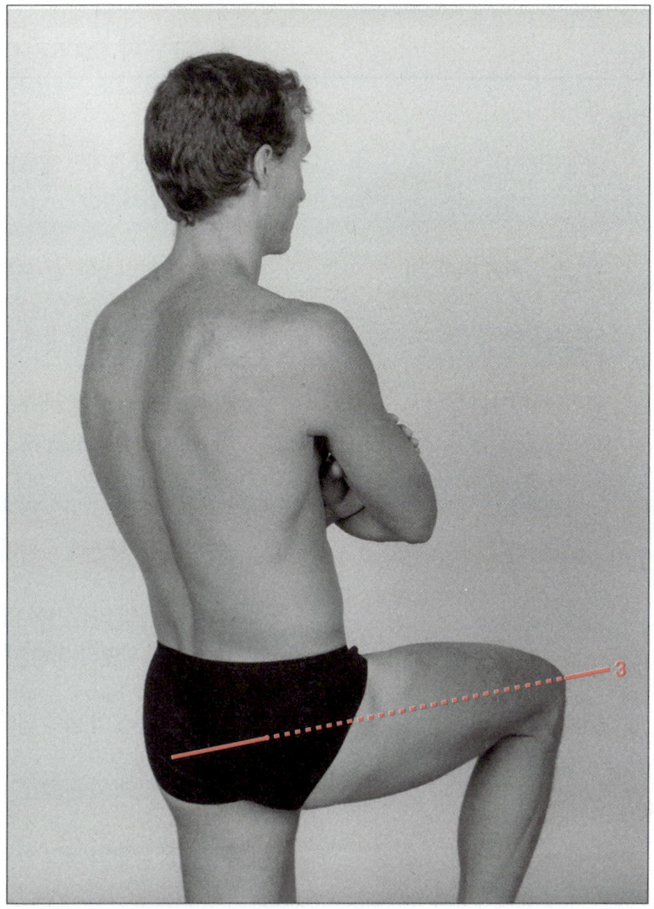

그림 6-3 엉덩관절 축: *(3)* 안쪽-바깥 돌림.

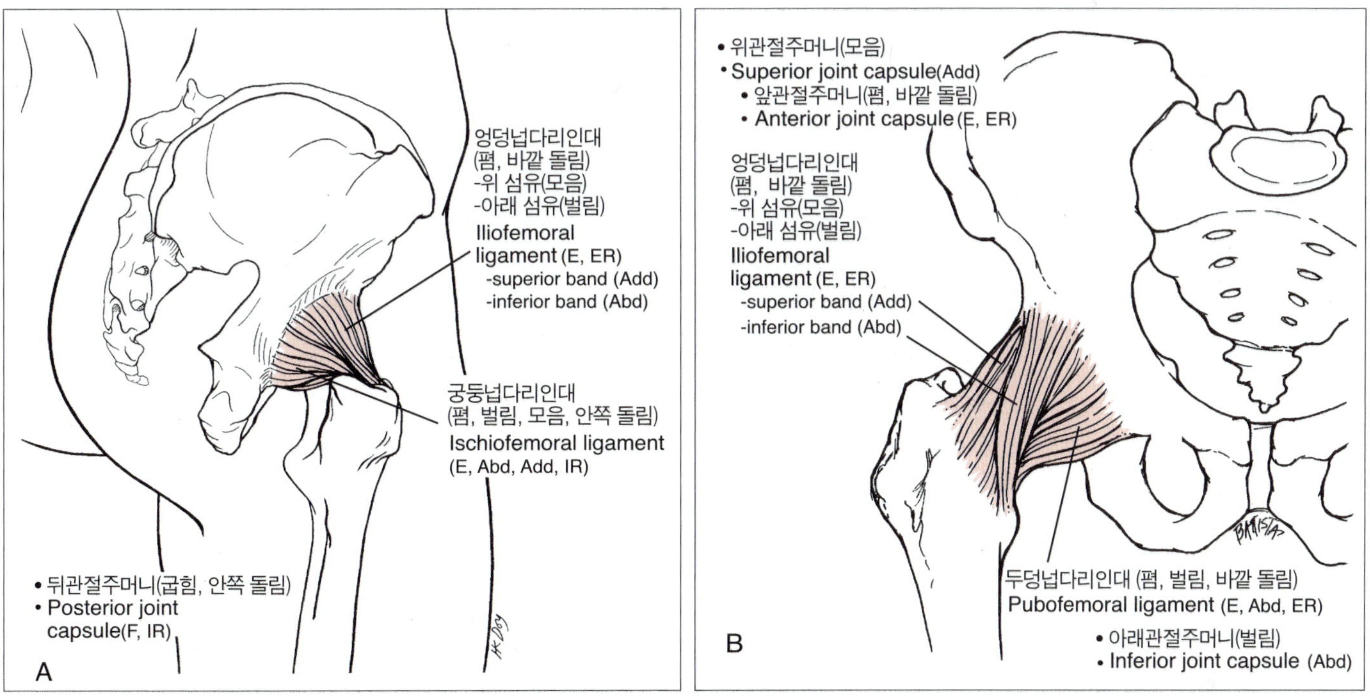

그림 6-4 **정상적 제한요인. A.** 정상적 제한운동이 있는 비수축 관절을 나타내주는 엉덩관절의 뒷면. **B.** 정상적 제한운동이 있는 비수축 관절을 나타내주는 엉덩관절의 앞면. *구조적 움직임 제한은 다음과 같은 약어를 사용하여 괄호 안에 정의되었다. *F*, 굽힘; *E*, 폄; *Abd*, 벌림; *Add*, 모음; *ER*, 바깥 돌림; *IR*, 안쪽 돌림. 정상적 제한운동 근육은 그림에 나타나 있지 않다.

표면 해부학 (SURFACE ANATOMY) (그림 6-5에서 6-9)

구조	위치
1. 엉덩뼈능선	엉덩뼈의 위 경계면 볼록한 뼈 가장자리; 엉덩뼈능선의 가장 윗부분은 L4와 L5의 가시돌기 사이에 위치한다.
2. 위앞엉덩뼈가시(ASIS)	엉덩뼈능선의 앞쪽 끝 부분의 뼈가 두드러지고 둥근 곳
3. 엉덩뼈결절	엉덩뼈 바깥능선을 따라 위앞엉덩가시의 가쪽 5cm 위쪽
4. 위뒤엉덩가시(PSIS)	엉덩뼈능선의 뒤쪽 끝 부분의 뼈가 두드러지고 둥근 곳, 궁둥이의 몸쪽면 오목한 곳의 바닥의 피부 아래에서 느낄 수 있다; 척추는 S2의 가시돌기 위치이다.
5. 궁둥뼈결절	엉덩관절 수동굽힘된 상태에서 몸통 중앙선의 가장자리 그리고 볼기선의 몸쪽 부분(허벅지의 뒷면과 궁둥이 사이의 깊은 가로골 사이)에서 두드러진다.
6. 큰돌기	엉덩뼈능선의 바깥면에 엄지손가락을 놓고, 허벅지 바깥면에서 세 번째 손가락의 먼쪽에 큰돌기의 위면이 위치한다.
7. 모음근결절	안쪽 융기관절의 몸쪽 넙다리뼈의 먼쪽 끝의 중앙부분을 향한다.
8. 넙다리 가쪽 융기	넙다리뼈의 가쪽 관절융기 위에 작은 뼈가 두드러진다.
9. 무릎뼈	무릎관절 앞면의 크고 삼각형 모양의 종자뼈, 몸쪽은 바닥 그리고 먼쪽은 꼭지이다.
10. 정강뼈의 앞모서리	종아리의 앞면에 유일하게 피하조직에 뼈의 두드러짐이 있다.

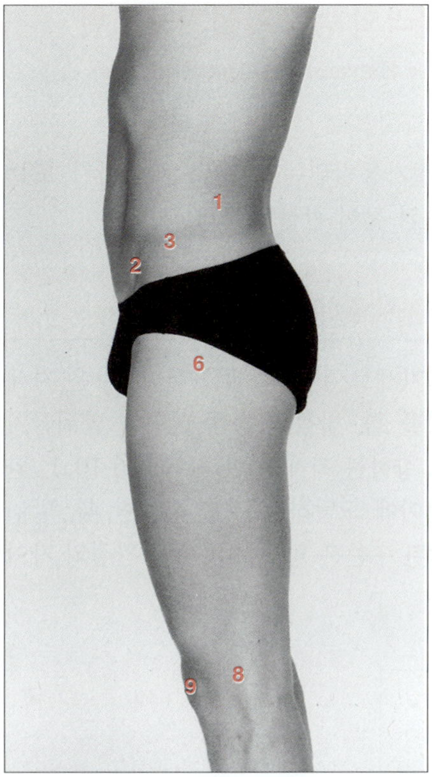

그림 6-5 몸통과 허벅지의 가쪽면.

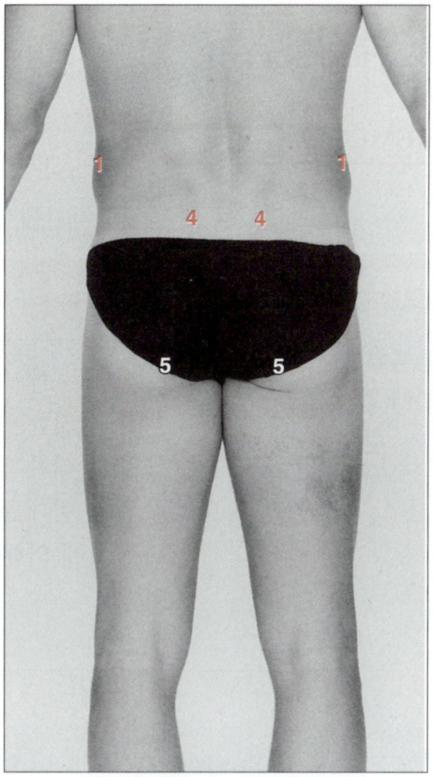

그림 6-6 몸통과 허벅지의 뒷면.

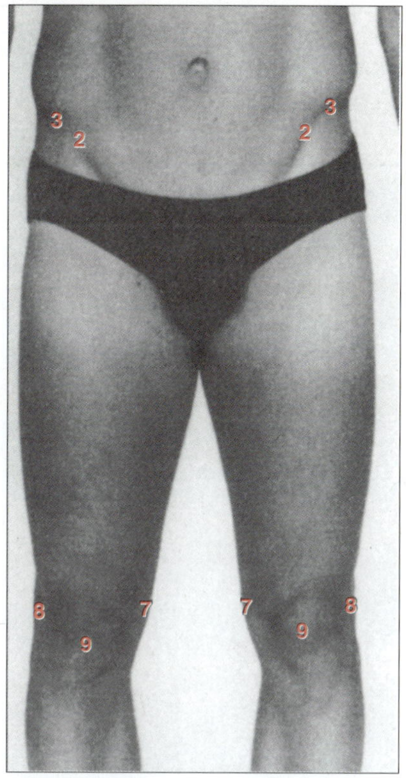

그림 6-7 몸통과 허벅지의 앞면.

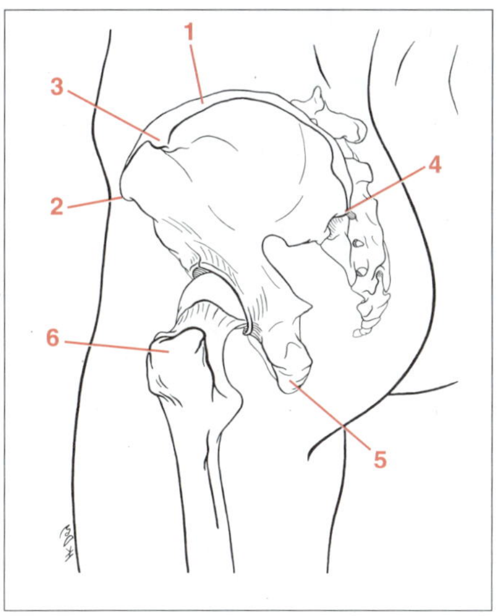

그림 6-8 뼈 해부학, 골반과 허벅지의 뒤가쪽면.

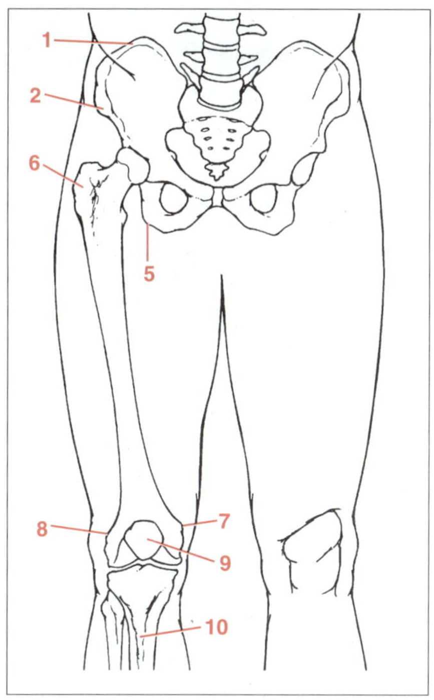

그림 6-9 뼈 해부학, 골반, 넓적다리와 무릎의 앞면.

관절가동범위 평가와 측정 (Range of Motion Assessment and Measurement)

연습이 완벽함을 만든다.

이 단락의 기술들을 연습하거나 간단한 복습을 위해서 http://thepoint.lww.com/Clarkson3e에 있는 실습용 검사 방식을 이용하라.

일반적 관찰 : 다리의 능동관절가동범위 (General Scan: Lower Extremity Active Range of Motion)

다리관절의 능동관절가동범위는 환자의 체중지지 또는 비체중지지에서 다음과 같이 관찰될 수 있다.

비체중지지 (Non-weight-bearing)

1. 환자는 해부학적 자세로 누운 자세를 한다. 누운 자세로 환자는 발가락을 폄, 발목의 등쪽 굽힘과 발뒤꿈치를 반대쪽 엉치로 향하는 자세를 한다(그림 6-10a). 환자가 반대쪽 엉덩이에 도달하는 것을 시도할 때, 발뒤꿈치에 의해 도달된 수준은 엉덩이 및 무릎관절의 가이

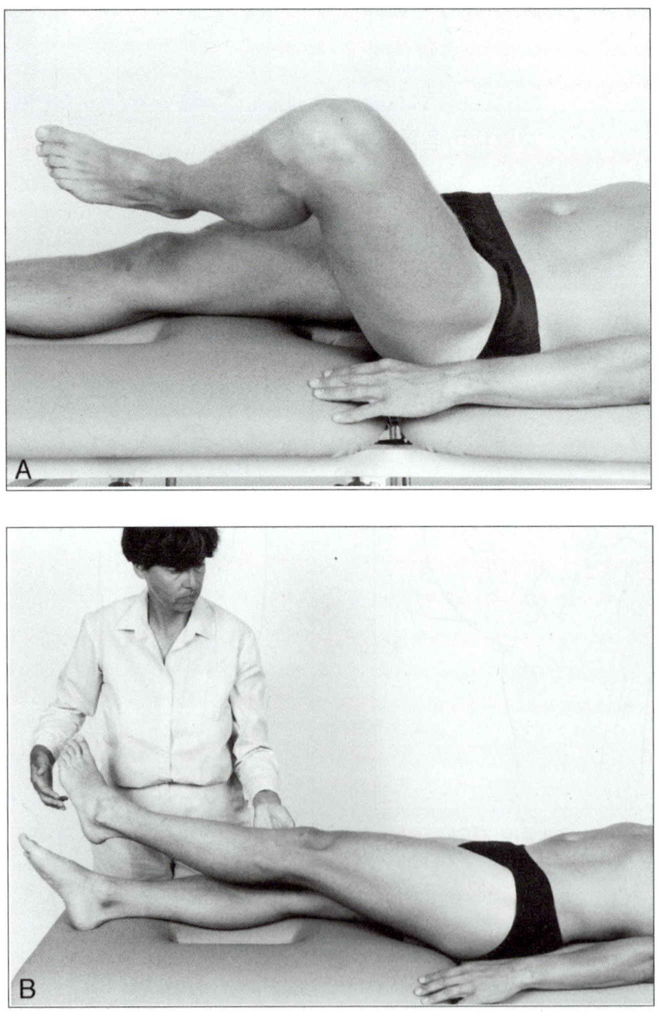

그림 6-10 A. 비체중지지 자세 검사: 다리의 능동관절가동범위.
B. 비체중지지 자세 검사: 다리의 능동관절가동범위.

드 또는 능동관절가동범위(AROM)로 이용된다.

2. 환자는 발가락을 구부리고, 발목의 등쪽 굽힘, 무릎의 폄, 엉덩관절의 모음, 안쪽 돌림 그리고 폄을 하여 반대쪽 가장자리쪽으로 엄지발가락을 가져간다(그림 6-10b). 치료사는 엉덩관절의 모음, 안쪽 돌림, 무릎관절의 폄, 발목관절의 발바닥쪽 굽힘과 발가락의 굽힘의 능동관절가동범위를 관찰한다.

체중지지 (Weight-bearing)

1. 환자는 쪼그려 앉은 자세(그림 6-11A). 치료사는 양쪽 엉덩관절 굽힘, 무릎 굽힘, 발목 등쪽 굽힘, 그리고 발가락 폄의 관절가동범위를 관찰한다
2. 선 자세, 환자의 발가락을 이용해 일어선다(그림 6-11B). 치료사는 엉덩관절의 폄, 무릎의 폄, 발목의 등쪽 굽힘, 그리고 발가락의 폄에 대한 양쪽성 관절가동범위를 관찰한다.

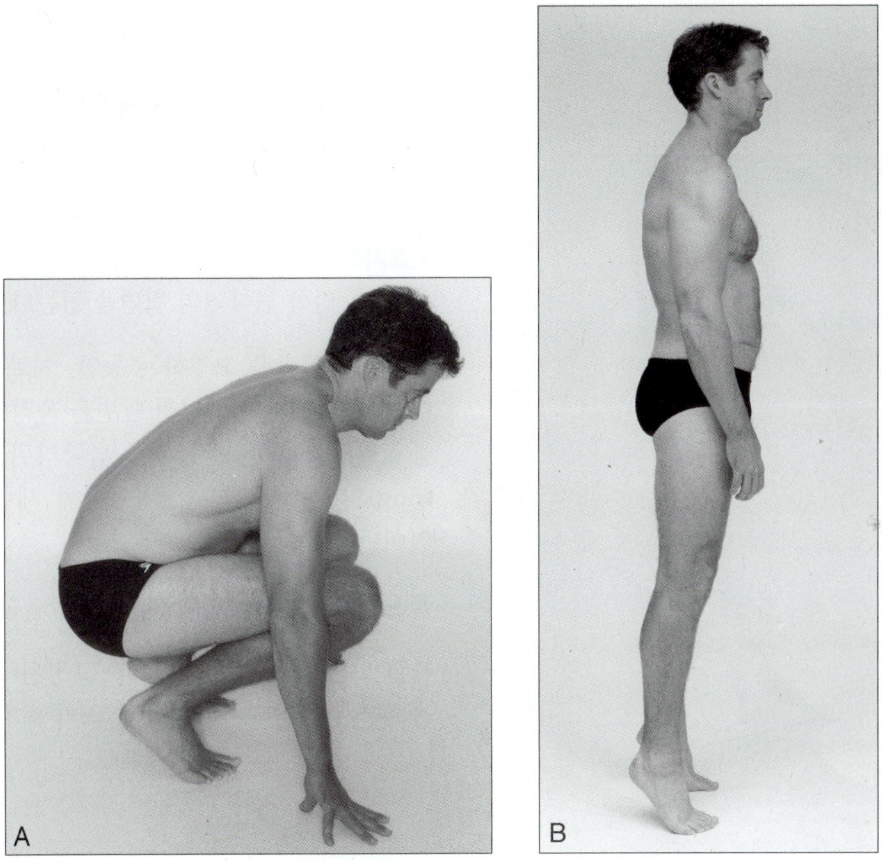

그림 6-11 A. 체중지지(부하) 검사: 다리의 능동관절가동범위.
B. 체중지지(부하) 검사: 다리의 능동관절가동범위.

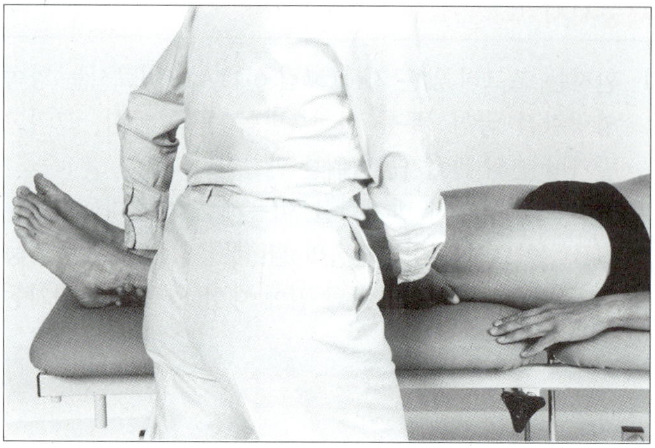

그림 6-12 시작 자세: 엉덩관절 굽힘.

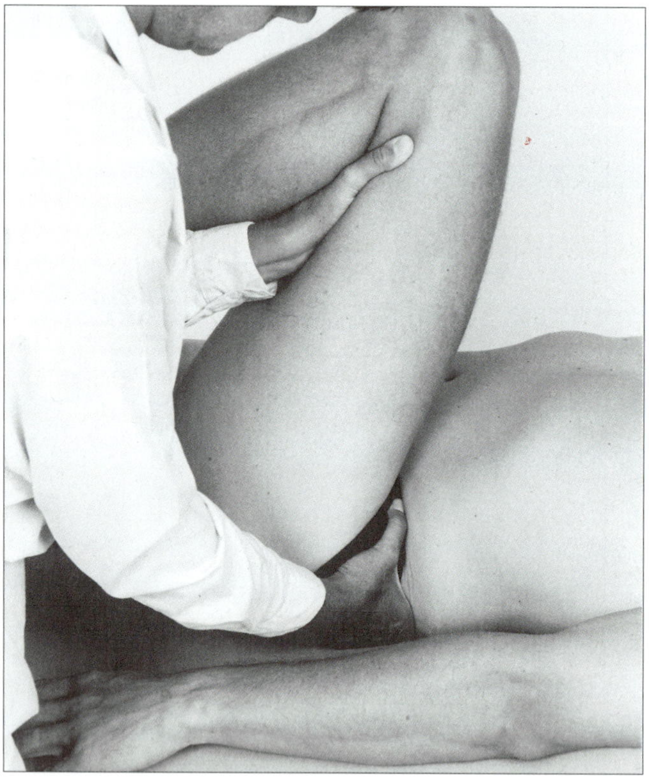

그림 6-13 엉덩관절 굽힘 제한에서 부드럽거나 단단한 끝 느낌.

엉덩관절 굽힘 (Hip Flexion)

능동관절가동범위 평가 (AROM assessment)

대체 운동. 골반 뒤쪽 경사와 허리뼈 굽힘.

수동관절가동범위 평가 (PROM assessment)

Forms 6-1

시작 자세. 환자는 누운 자세. 검사쪽 엉덩관절과 무릎은 해부학적 자세(그림 6-12). 골반 중립위 : 이것은 위앞엉덩뼈가시(전상장골극, ASIS)와 치골결합이 이마면(frontal plan)상 같은 위치 그리고 위앞엉덩뼈가시가 가로면에 같이 놓여지게 한다.[11,14]

고정. 치료사는 위앞엉덩뼈가시에 같은쪽 골반을 고정하고 엉덩뼈능선(장골능, iliac crest)을 중립위로 유지한다. 몸통(체간, trunk)은 몸의 자세를 통해 고정한다.

치료사의 먼쪽 손위치. 치료사는 다리를 바닥으로부터 들어 올리고, 먼쪽 넙다리의 뒷면을 잡는다.

끝 자세. 골반을 고정하는 동안, 치료사는 엉덩관절 굽힘이 제한될 때까지 넙다리 앞면을 움직인다(그림 6-13). 무릎관절의 굽힘은 두-관절 넙다리뒤근(two-joint hamstring)의 엉덩관절 관절가동범위 제한을 방지하기 위해 일어난다.

끝 느낌. 엉덩관절 굽힘-부드러움/단단함.

관절 회전.[6] 엉덩관절 굽힘-고정된 오목한 관골구에서 볼록한 넙다리뼈머리(대퇴골두)가 회전(spin)한다.

측정: 일반 각도계 (Measurement: universal goniometer)

시작 자세. 환자는 누운 자세. 검사쪽 엉덩관절과 무릎은 해부학적 자세(그림 6-14). 골반은 중립 위치.

고정. 몸통은 몸의 위치를 통해 안정과 치료사는 같은쪽 골반을 고정한다.

각도계 축. 축은 넙다리뼈의 큰돌기(대전자) 위에 놓는다(그림 6-15).

고정자. 몸통의 중앙겨드랑이선과 평행.

이동자. 측면의 위관절융기(과상, epicondyle)를 향하며, 넙다리뼈의 길이 방향 축과 평행.

끝 자세. 엉덩관절 굽힘(120°) 제한 범위내로 움직인다(그림 6-16). 무릎은 넙다리뒤근이 엉덩이 굽힘 가동범위를 제한하는 것을 방지하기 위해 굽힌다.

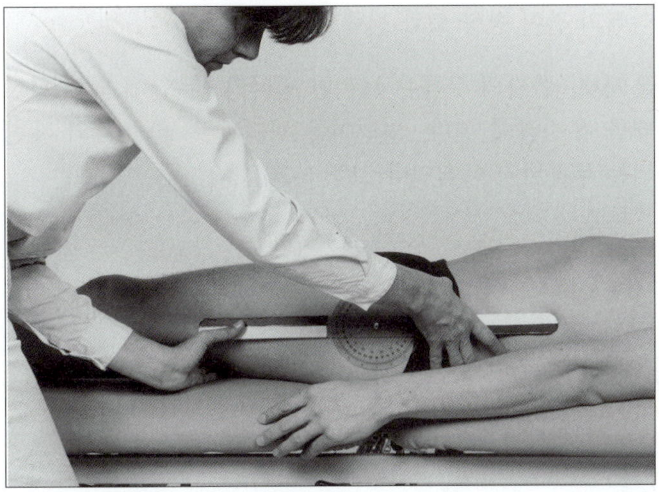

그림 6-14 시작 자세: 엉덩관절 굽힘.

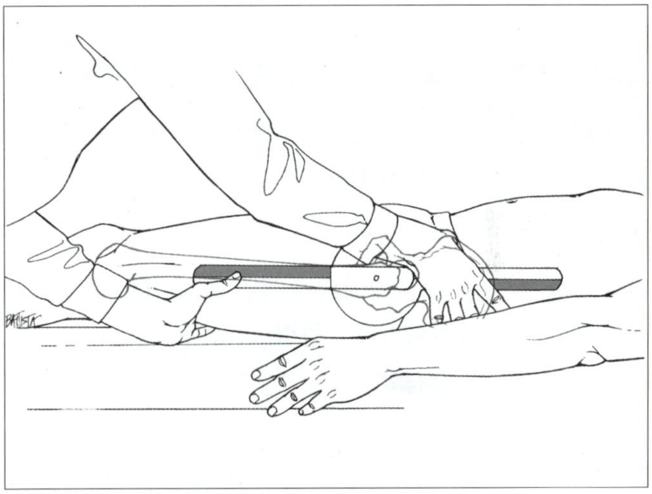

그림 6-15 관절각도계 위치: 엉덩관절 굽힘.

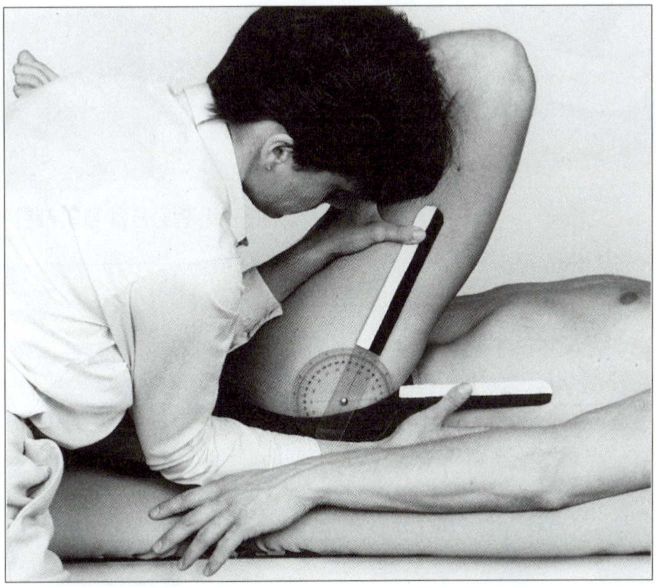

그림 6-16 끝 자세: 엉덩관절 굽힘.

엉덩관절 폄 (Hip Extension)

능동관절가동범위 평가 (AROM assessment)

대체 운동. 앞쪽 골반 경사와 허리뼈의 폄.

수동관절가동범위 평가 (PROM assessment)

Forms 6-2

시작 자세. 환자는 엎드린 자세. 양쪽 엉덩이와 무릎은 해부학적 자세. 발끝은 침대 밖으로 한다(그림 6-17).

고정. 치료사는 골반을 고정한다.

치료사의 먼쪽 손 위치. 넙다리의 먼쪽 앞면을 잡는다.

끝 자세. 치료사는 엉덩관절 폄의 제한까지 뒤쪽으로 넙다리뼈를 이동한다(그림 6-18).

끝 느낌. 엉덩이 폄–단단함.

관절 회전[6]. 엉덩이 폄–고정된 오목한 관절구(acetabulum)에서 볼록한 넙다리뼈머리가 돌림.

측정: 일반 각도계 (Measurement: universal goniometer)

시작 자세. 환자는 엎드린 자세. 엉덩이와 무릎은 해부학적 자세. 발끝은 침대 밖으로 놓는다(그림 6-19).

고정. 골반은 벨트를 통해 고정. 또는 두 번째 치료사는 수동으로 골반을 고정하는 데 도움이 된다.

각도계 축. 축은 넙다리뼈의 큰돌기 위에 놓는다.

고정자. 몸통의 옆중앙선과 평행하게 놓는다.

이동자. 측면의 위관절융기(epicondyle)를 향하며, 넙다리뼈의 길이 방향 축과 평행.

끝 자세. 환자의 무릎은 느슨한 넙다리곧은근에 의해 폄상태를 유지하게 된다. 엉덩이를 엉덩관절 폄(30°)의 제한되는 부분까지 움직인다(그림 6-20).

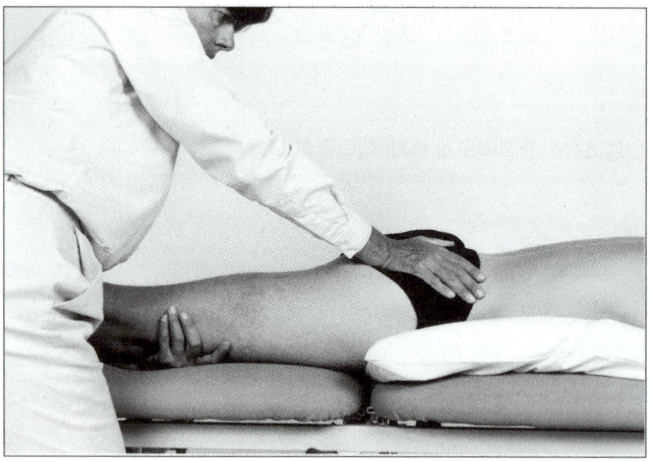

그림 6-17 시작 자세: 엉덩관절 폄.

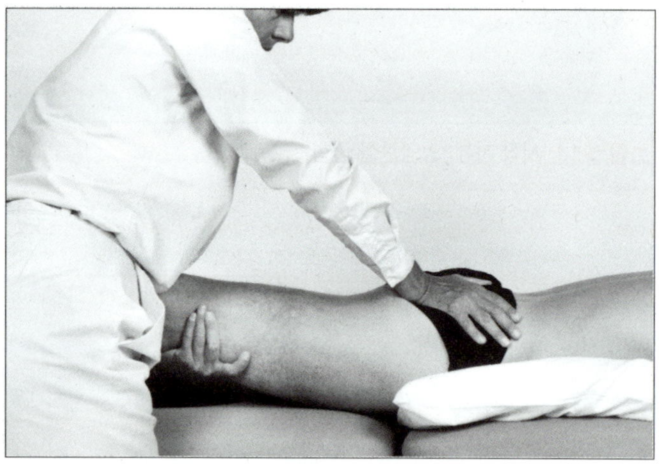

그림 6-18 엉덩관절 폄의 제한에서 단단한 끝 느낌.

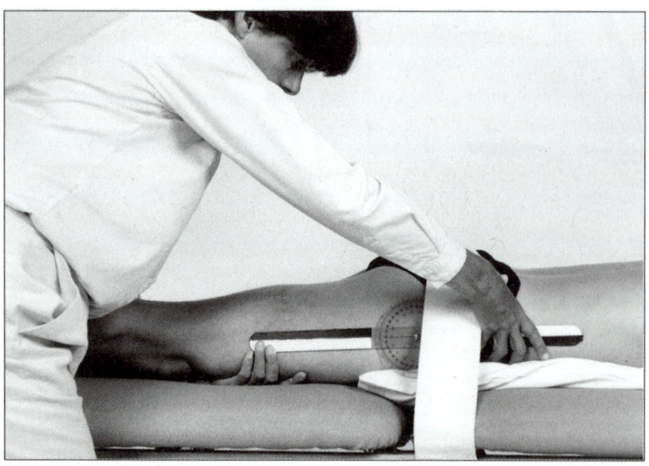

그림 6-19 시작 자세: 엉덩관절 폄.

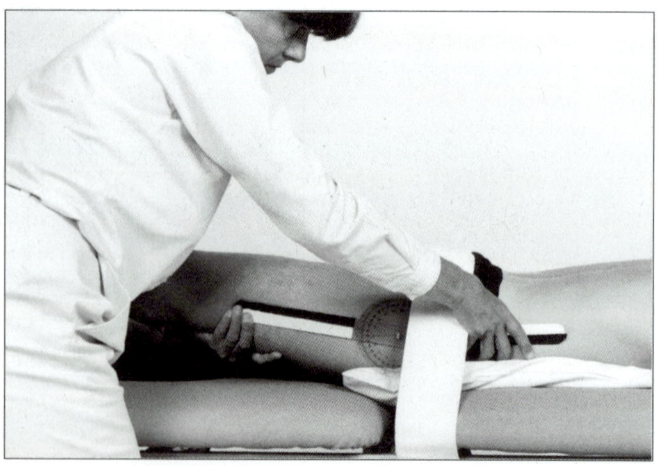

그림 6-20 끝 자세: 엉덩관절 폄.

엉덩관절 벌림 (Hip Abduction)

능동관절가동범위 평가 (AROM Assessment)

대체 운동. 엉덩관절의 바깥 돌림과 굽힘, 같은쪽 골반의 들어올림(hiking).

수동관절가동범위 (PROM assessment)

Forms 6-3

시작 자세. 환자 누운 자세 ; 골반은 같은 높이 다리는 해부학적 위치(그림 6-21).

고정. 치료사는 같은쪽의 골반 고정. 몸통과 골반의 추가적인 고정이 필요한 경우, 반대쪽 다리는 바닥에 발이 지지되고 검사대 모서리를 넘어 무릎이 굽힘되어진 채 엉덩이의 벌림자세를 취하게 된다(그림 6-26).

치료사의 먼쪽 손 위치. 치료사는 넙다리뼈 말단의 안쪽 면을 잡는다.

끝 자세. 치료사는 엉덩이의 벌림제한 부분까지 넙다리를 가져간다(그림 6-22).

끝 느낌. 엉덩이 벌림-단단함.

관절 미끄러짐. 엉덩이 벌림-고정된 오목한 관절구에서 볼록한 넙다리뼈머리의 아래쪽으로 미끄러진다.

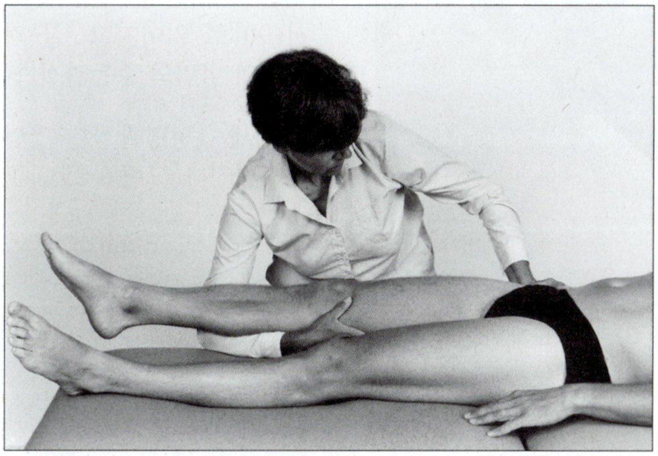

그림 6-21 시작 자세: 엉덩관절 벌림.

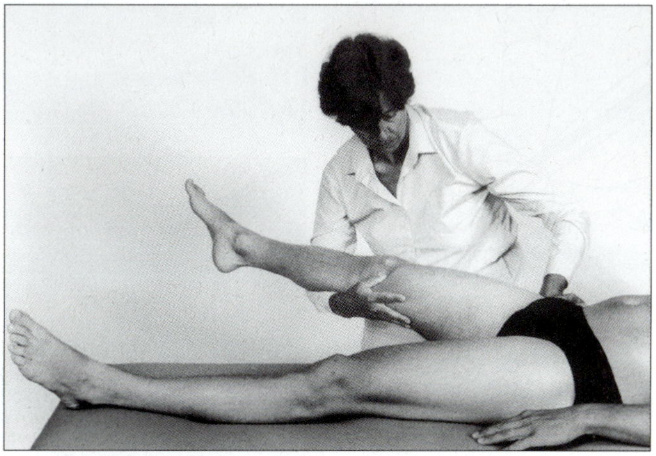

그림 6-22 엉덩관절 벌림의 제한에서 단단한 끝 느낌.

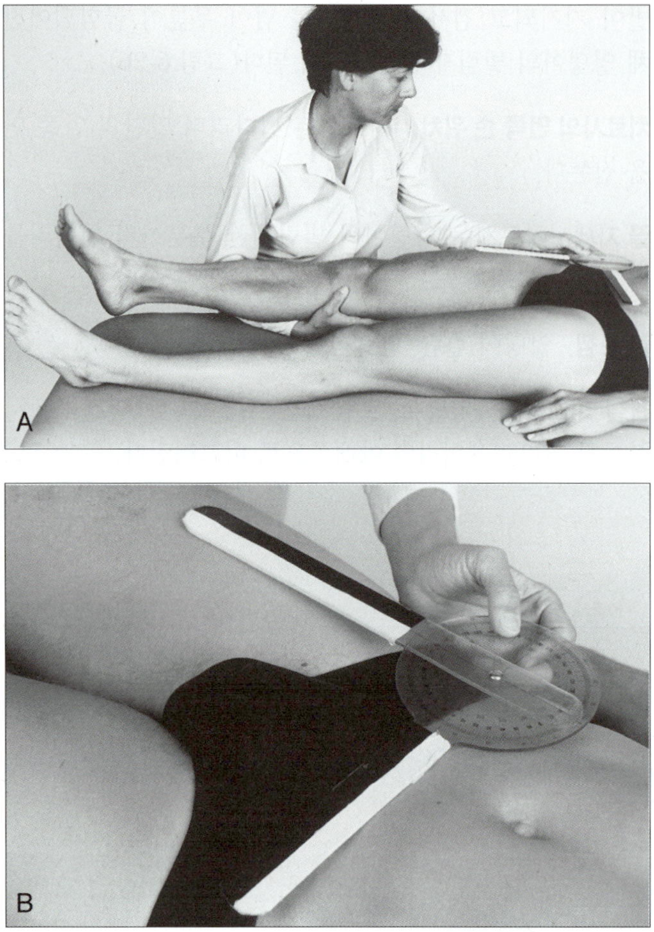

그림 6-23 A. 시작 자세: 엉덩관절 벌림. B. 관절각도계 위치.

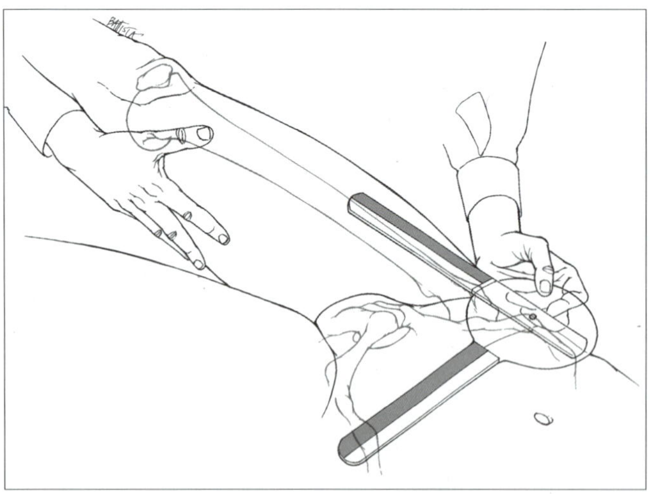

그림 6-24 관절각도계 위치: 엉덩관절 벌림과 모음.

측정: 일반 각도계 (Measurement: universal goniometer)

시작 자세. 환자는 해부학적 자세의 다리로 누운 자세(그림 6-23A). 골반의 위치 유지.

고정. 치료사는 같은쪽 골반을 고정. 몸통과 골반의 추가적인 안정화가 필요한 경우, 반대쪽 다리는 바닥에 발이 지지되고 검사대 모서리를 넘어 무릎이 굽힘되어진 채 엉덩이의 벌림자세를 취하게 된다(그림 6-26).

각도계 축. 축은 측정되어질 쪽의 위앞엉덩뼈가시(ASIS) 위에 놓는다(그림 6-23B 와 6-24).

고정자. 양쪽 위앞엉덩뼈가시를 따라 놓는다.

이동자. 무릎뼈(patella)의 중앙선을 향해 넙다리의 긴 축과 나란하게 놓는다. 시작 자세는 무릎뼈의 중앙선에 있다. 시작 자세를 설명하면, 각도계는 90°를 나타내며, 기록은 0°로 한다. 예를 들어, 엉덩관절의 벌림 시작 자세에서 90°로 읽어지고, 끝 자세에서 60°로 읽혀지면, 엉덩관절의 벌림의 수동관절가동범위는 30°가 될 것이다.

끝 자세. 엉덩관절은 엉덩관절 벌림(45°)의 제한점까지 움직여진다(그림 6-25).

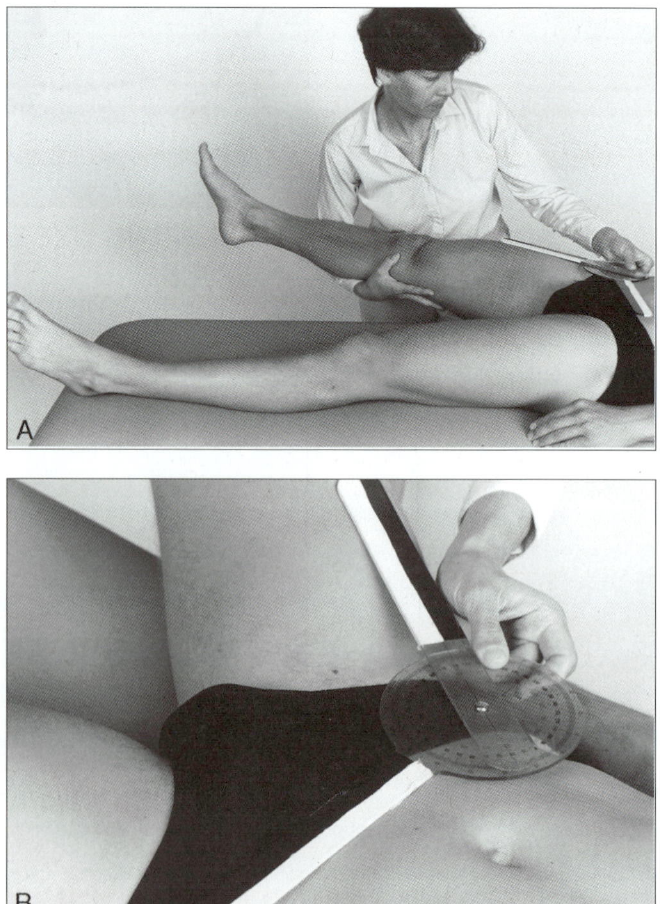

그림 6-25 A. 끝 자세: 엉덩관절 벌림. B. 관절각도계 위치.

엉덩관절 모음 (Hip Adduction)

능동관절가동범위 평가 (AROM assessment)

대체 운동. 엉덩관절 안쪽 돌림, 반대쪽 골반의 들어올림.

수동관절가동범위 평가 (PROM assessment)

Forms 6-4

시작 자세. 환자는 누운 자세. 골반은 유지하고 다리는 해부학적 자세. 엉덩관절의 비측정쪽은 벌림 상태로 평가쪽의 완전한 ROM을 허용하게 한다. 벌림되어진 비평가쪽 다리는 발이 바닥에 지지되어 검사대에 걸쳐져 있게 된다(그림 6-26).

고정. 치료사는 검사쪽 골반을 고정한다.

치료사의 먼쪽 손 위치. 치료사는 넙다리의 먼쪽을 잡는다.

끝 자세. 치료사는 엉덩관절 가동범위의 제한지점까지 넙다리를 움직인다(그림 6-27).

끝 느낌. 엉덩관절 모음–부드러움/단단함.

관절 미끄러짐. 엉덩관절 모음–고정된 오목한 관절구에서 볼록한 넙다리뼈머리의 위쪽으로 미끄러진다.

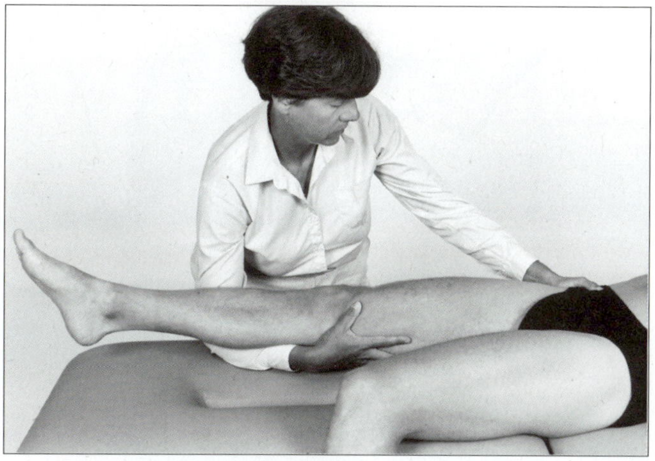

그림 6-26 시작 자세: 엉덩관절 모음.

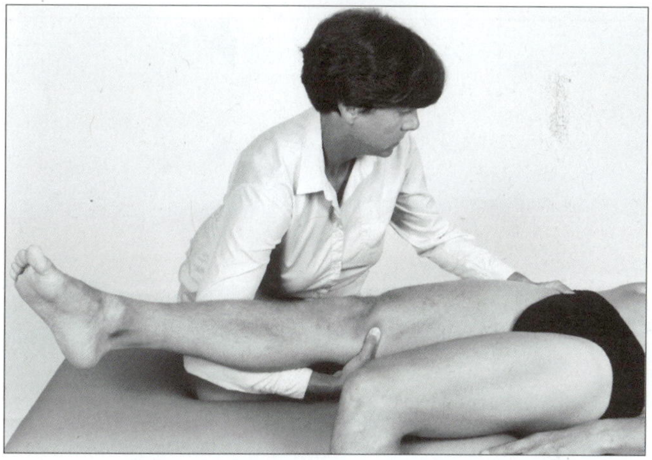

그림 6-27 엉덩관절 모음 제한에서의 부드럽고 단단한 끝 느낌.

측정: 일반 각도계 (Measurement: universal goniometer)

시작 자세. 환자는 해부학적 자세의 다리로 누운 자세. 비평가쪽 엉덩관절은 벌림되어 있어서 검사쪽 엉덩관절의 완전한 모음범위를 허용한다. 골반은 유지.

고정. 치료사는 검사쪽 골반을 고정한다.

각도계 축. 축은 검사쪽 위앞엉덩뼈가시 위에 놓는다. 각도계는 엉덩관절의 관절가동범위 측정때와 같다(그림 6-24).

고정자. 양쪽 ASIS를 따라 놓는다.

이동자. 무릎뼈의 중앙선을 향해 넙다리의 긴 축과 나란하게 놓는다. 시작 자세를 설명하면, 각도계는 90°를 나타내며, 기록은 0°로 한다. 예를 들어, 엉덩관절의 벌림 시작 자세에서 90°로 읽어지고, 끝 자세에서 105°로 읽혀지면, 엉덩관절 모음의 수동관절가동범위는 15°가 될 것이다.

끝 자세. 엉덩관절 모음(30°)의 제한 부분까지 이동(그림 6-28).

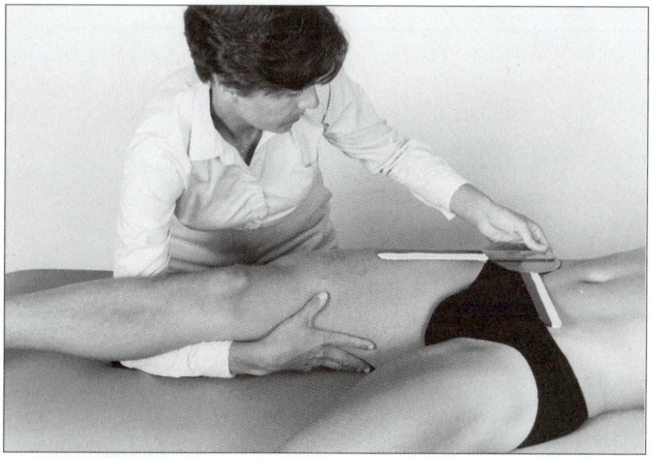

그림 6-28 끝 자세: 엉덩관절 모음의 일반 각도계 측정.

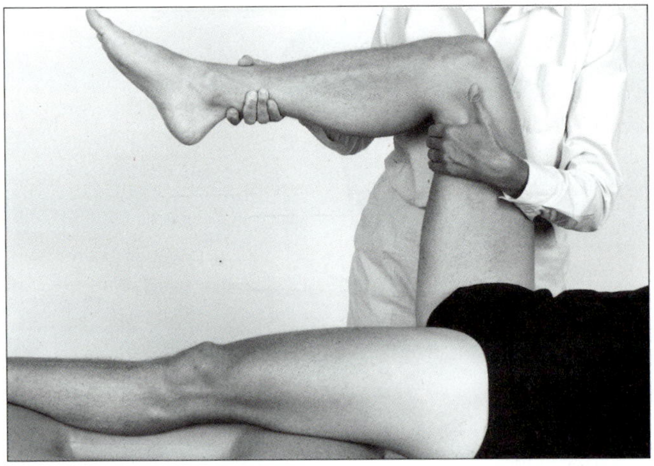

그림 6-29 시작 자세: 엉덩관절 안쪽 돌림과 바깥 돌림.

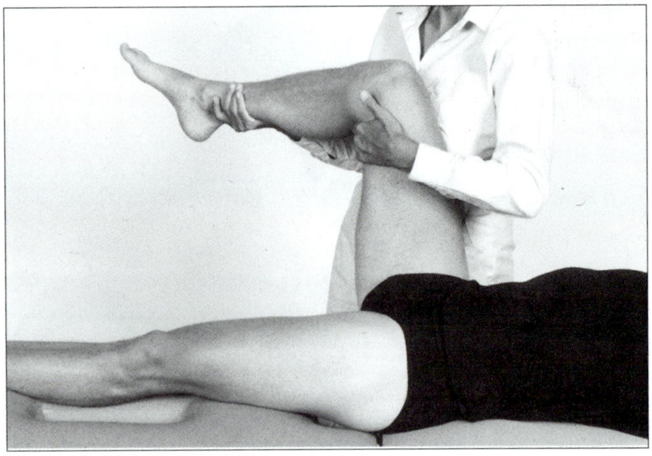

그림 6-30 엉덩관절 안쪽 돌림 제한에서 단단한 끝 느낌.

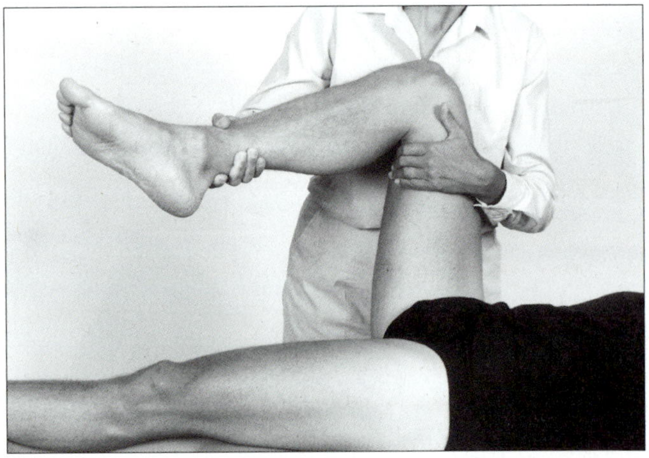

그림 6-31 엉덩관절 바깥 돌림 제한에서 단단한 끝 느낌.

엉덩관절 안쪽 돌림과 바깥 돌림 (Hip Internal and External Rotation)

능동관절가동범위 평가 (AROM assessment)

대체 운동. 골반의 측면 경사. 앉은 자세에서, 환자는 엉덩이를 바닥에서 들어올리거나, 체중을 옮겨 골반을 들어올리는 동작.

수동관절가동범위 평가 (PROM assessment)

Forms 6-5, 6-6

시작 자세. 환자는 엉덩관절과 무릎관절을 90° 굽힌한 채로 앉거나 누운 자세(그림 6-29).

고정. 골반은 몸통의 위치에 의해 고정된다. 치료사는 제한된 동작없이 넙다리의 자세를 유지시킨다.

치료사의 먼쪽 손 위치. 치료사는 정강뼈와 종아리뼈의 말단부를 잡는다.

끝 자세. 치료사는 정강뼈와 종아리뼈를 엉덩관절의 안쪽 돌림의 제한이 있는 곳까지 바깥방향으로 움직인다(그림 6-30). 그리고 엉덩관절의 바깥 돌림의 제한이 있는 곳까지 안쪽 방향으로 움직인다(그림 6-31). 무릎관절의 부하는 운동 시에 주의하고 고려되어야 한다.

끝 느낌. *엉덩관절 안쪽 돌림*–단단함; *엉덩관절 바깥 돌림*–단단함.

관절 미끄러짐. *엉덩관절 안쪽 돌림(hip internal rotation)*–고정된 오목한 관절오목에서 볼록한 넙다리뼈머리는 해부학적 자세에서는 뒤쪽으로 미끄러지며, 엉덩관절을 90° 굽힘 상태에서는 아래쪽으로 미끄러진다.

엉덩관절 바깥 돌림(hip external rotation)–고정된 오목한 관절오목에서 볼록한 넙다리뼈머리는 해부학적 자세에서는 앞쪽으로 미끄러지며, 엉덩관절을 90° 굽힘 상태에서는 위쪽으로 미끄러진다.

측정: 일반 각도계 (Measurement: universal goniometer)

시작 자세. 환자는 앉은 자세에서 엉덩관절 측정은 중립위에서 무릎을 90° 굽히고 시작한다. 패드는 허벅지의 수평위를 유지하기 위해 먼쪽 허벅지 밑에 둔다. 반대쪽 엉덩관절은 벌림되고 발은 바닥에 지지된다(그림 6-32).

대체 시작 자세.

- 다리를 해부학적 자세로 하고 누운 자세
- 엉덩관절과 무릎관절이 90° 굽힘시키고 누운 자세(그림 6-29 참조).
- Sit-lying(즉, 검사대의 끝을 지나 무릎은 90° 굽힘하고 누운 자세), 그리고
- 무릎을 90° 구부린 채 엎드린 자세(그림 6-37 참조).

엉덩관절의 돌림 수동관절가동범위는 환자가 앉아 있는 자세보다 엎드린 자세에서 크게 측정된다.[15] 정확하게 환자를 평가하려면 엉덩관절 돌림에 대한 수동관절가동범위가 기록되고[15] 이후 같은 자세로 측정에 사용되어야 한다.

고정. 골반은 몸통 자세에 의해 고정되어진다. 치료사는 넙다리뼈의 움직임에 제한 없이 자세를 유지한다. 앉은 자세에서, 검사대의 가장자리를 잡는다. 엎드린 자세에서 스트랩을 이용해서 골반을 고정한다(그림 6-37).

각도계 축. 축은 무릎뼈의 중앙부위에 놓는다(그림 6-33과 6-34).

고정자. 바닥에 수직으로 놓는다.

이동자. 정강뼈의 중심부와 나란하게 놓는다.

끝 자세. 엉덩관절 안쪽 돌림(45°) 제한이 있는 곳까지 다리와 발을 바깥방향으로 움직여 엉덩관절을 움직인다.

엉덩관절 바깥 돌림(45°) 제한이 있는 곳까지 다리와 발을 안쪽 방향으로 움직여 엉덩관절을 움직인다.

엉덩관절의 수동관절가동범위의 측정은, 무릎관절의 움직임이 측정방법에 영향을 준다면 엉덩관절의 관절가동범위는 실질적으로 반영되지 않는다. Harris-Hayes와 동료들[16]은 정강종아리관절의 고정없이 무릎을 90° 구부리고 엎드린 자세에서 엉덩관절의 수동관절가동범위를 측정했다. 연구팀은 무릎관절의 움직임에서 기인하는 여성(남성은 제외)의 엉덩관절 수동가동범위의 증가가 임상적으로 높은 관련성이 있다는 것을 발견했다.

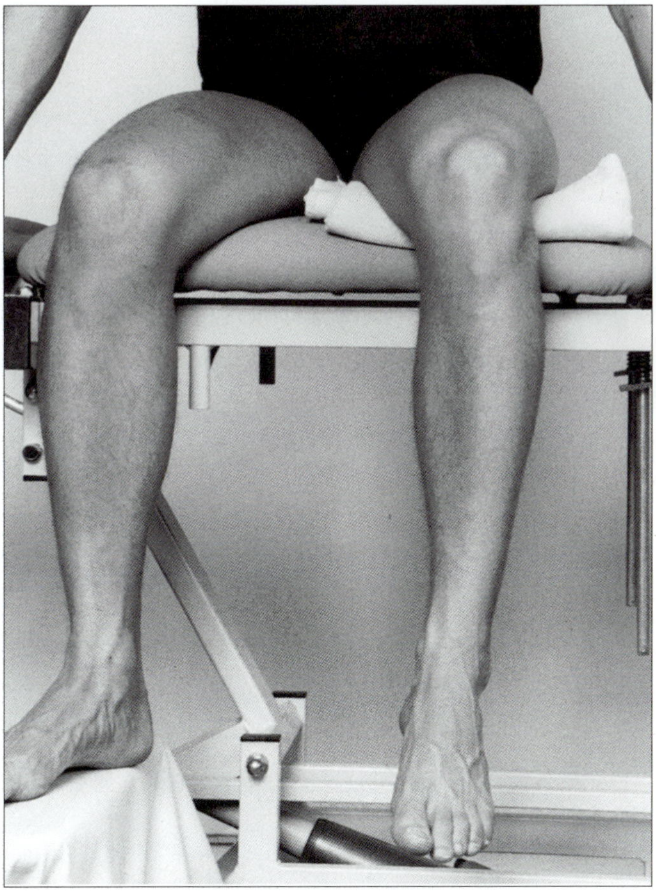

그림 6-32 시작 자세: 엉덩관절의 바깥과 안쪽 돌림.

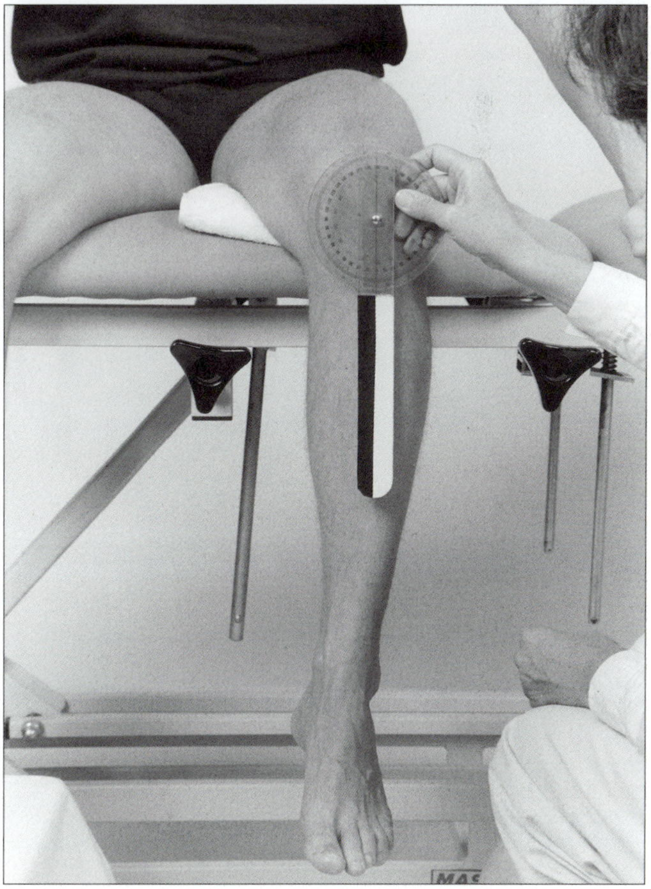

그림 6-33 시작 자세: 엉덩관절 바깥과 안쪽 돌림의 관절각도계 위치.

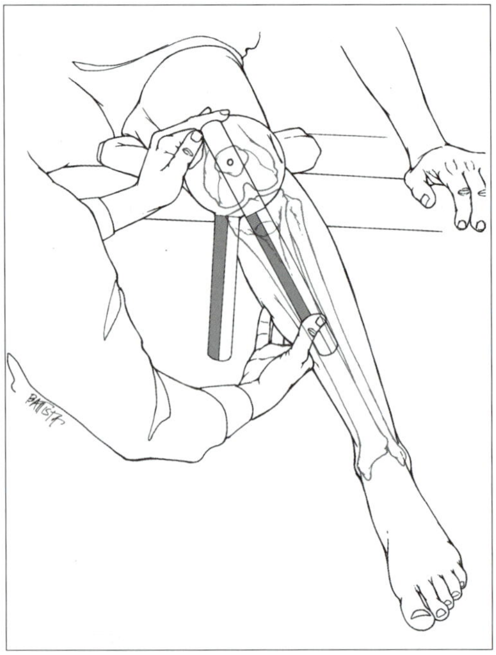

그림 6-34 관절각도계 위치: 엉덩관절의 안쪽 돌림과 바깥 돌림. 엉덩관절의 안쪽 돌림에 대한 그림.

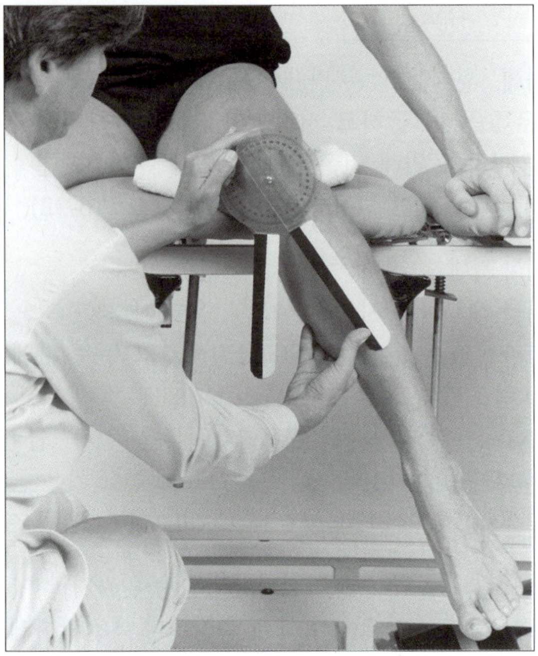

그림 6-35 끝 자세: 안쪽 돌림.

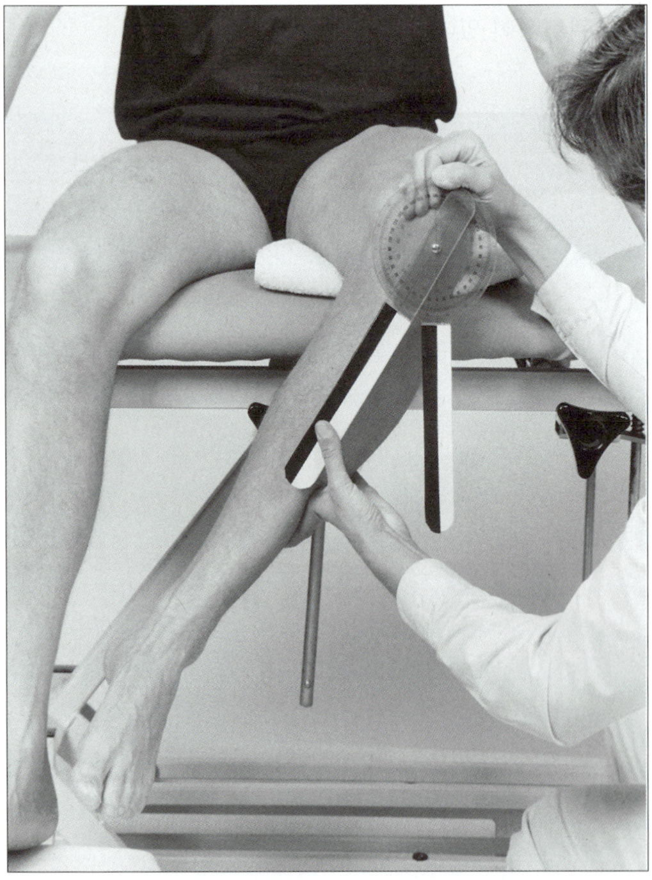

그림 6-36 끝 자세: 바깥 돌림.

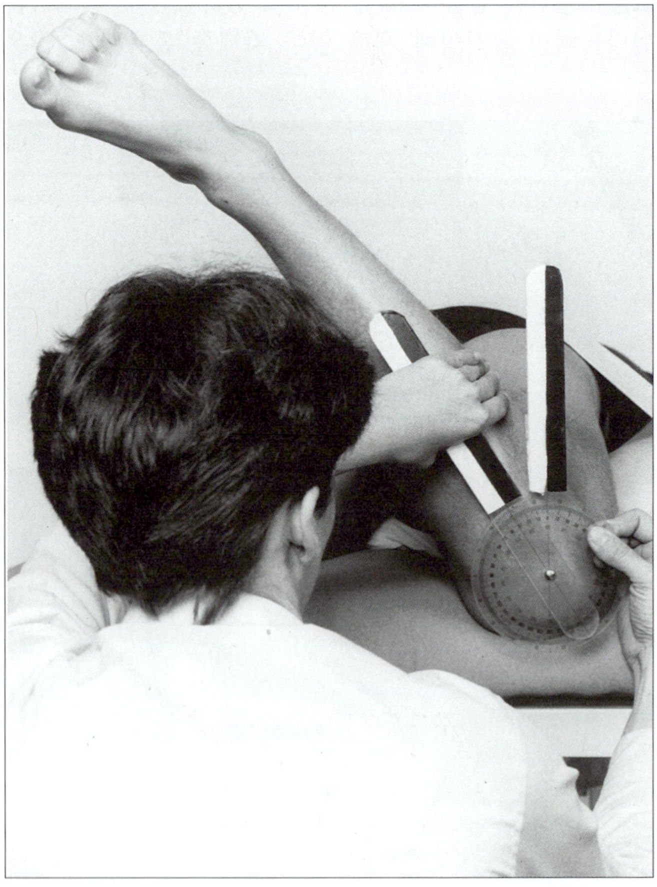

그림 6-37 대체 검사 자세: 무릎은 90° 굽히고 엎드려 누운 자세에서 엉덩관절 바깥 돌림.

측정: OB 각도계 (Measurement: OB goniometer)

엉덩관절의 안쪽 돌림과 바깥 돌림의 수동관절가동범위의 측정 절차는 측정에 대해 설명되어진 것과 동일하다 : OB 관절각도계의 사용과 위치를 제외하고 일반 각도계와 동일하다.

OB 각도계 위치. 다리 발목의 몸쪽에 감싼다. 눈금이 다리의 앞쪽에 오게 한다(그림 6-38, 6-39 그리고 6-40).

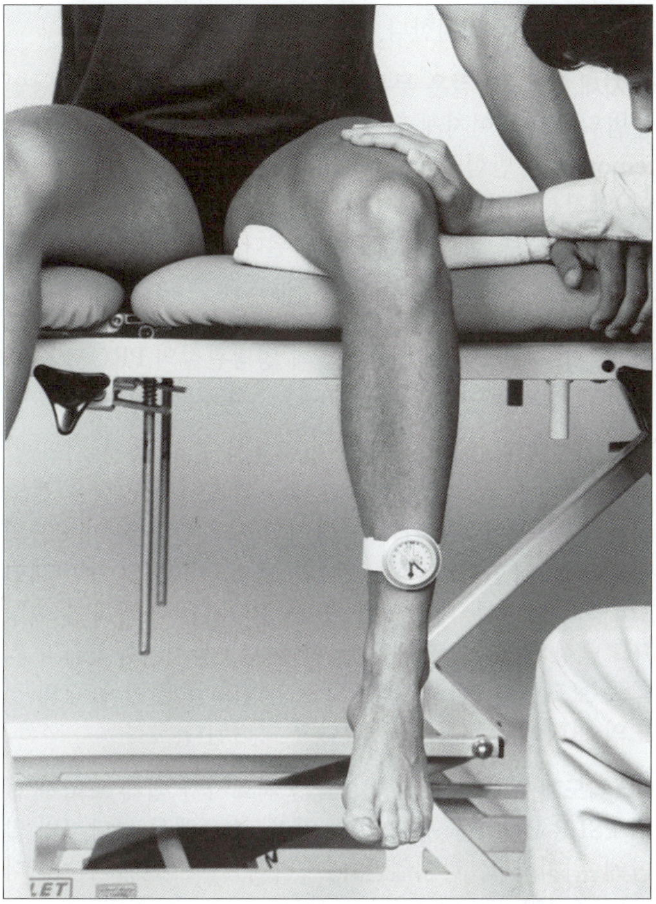

그림 6-38 시작 자세: 엉덩관절 돌림의 OB 관절각도계 측정.

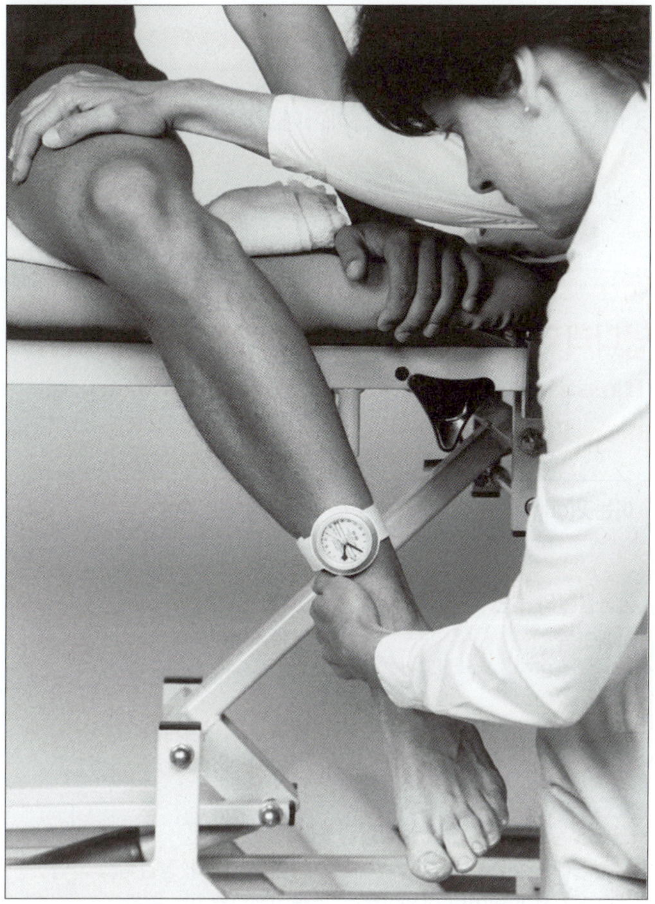

그림 6-39 안쪽 돌림.

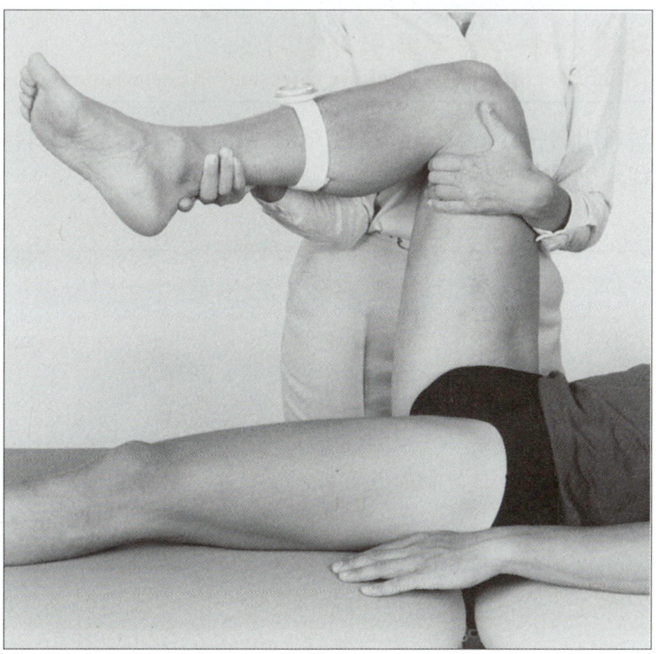

그림 6-40 바깥 돌림.

근육길이 평가와 측정 (Muscle Length Assessment and Measurement)

연습이 완벽함을 만든다.

이 단락의 기술들을 연습하거나 간단한 복습을 위해서 http://thepoint.lww.com/Clarkson3e에 있는 실습용 검사 방식을 이용하라.

넙다리뒤근(반힘줄근, 반막근, 넙다리두갈래근) [Hamstrings (Semitendinosus, Semimembranous, Biceps Femoris)]

이는곳(origin)[2]	닿는곳(insertion)[2]
반힘줄근	
궁둥결절의 윗면에 아래안쪽	정강뼈의 중간면의 몸쪽 부분
반막근	
궁둥결절의 위가쪽면	안쪽 정강뼈융기의 뒤면에 결절
넙다리두갈래근	
a. 긴갈래: 궁둥결절의 위면의 아래안쪽; 엉치결절인대의 아래부위	종아리뼈머리; 정강뼈의 가쪽 융기쪽으로 미끄러짐; 가쪽 결인대쪽으로 미끄러짐
b. 짧은갈래: 윗선과 가쪽 위융기선의 가쪽 순	

수동 다리 거상 (Passive straight leg raise, PSLR)

Forms 6-7

시작 자세. 환자는 다리를 해부학적 자세로 하고 눕는다(그림 6-41). 허리엉치부는 검사대에 편평하게 놓는다.[11] 발목의 등쪽 굽힘은 SLR의 가동범위에 제한되므로 검사는 발목이 발바닥쪽 굽힘되어 이완된 상태에서 수행된다.

고정. PSLR(passive straight leg raise)을 수행하는 동안 골반을 고정하고 골반의 돌림운동을 제한해서 고정하는 것은 어렵다.[18] 그러나, 치료사는 골반의 과도한 앞쪽 경사 또는 뒤쪽 경사를 정확한 시작 위치의 사용을 통해 피할 수 있는지 확인해야 한다. 적절한 안정화 그리고 골반 움직임의 관찰, 골반의 고정을 위해 환자의 허벅지는 스트랩으로 검사대에 고정되어야 한다(그림 6-41). 또는 치료사의 무릎은(보이지 않음) 환자의 비검사쪽 허벅지의 앞면부 먼쪽에 위치한다.

끝 자세. 엉덩관절은 무릎관절의 폄 자세를 유지하는 동안 끝범위까지 놓여지게 된다. 그래서 넙다리두갈래근(biceps femorism), 반힘줄막(semitendinosus와 semitendinosus)이 완전신장된다(그림 6-42와 6-43). 발목관절은 검사 동안 발바닥쪽 굽힘 상태로 이완된다.

끝 느낌. 넙다리뒤근 신장–단단함.

측정. 치료사는 각도계를 이용해 엉덩관절의 PROM을 측정하고 기록할 수 있다(그림 6-42, 6-43와 6-44).

일반 각도계 위치. 각도계는 엉덩관절 굽힘 측정 시와 같게 놓여진다, 두 번째로 치료사는 각도계의 정렬을 돕고 읽는다. 정상가동범위와 넙다리뒤근의 신장은 약 80°의 엉덩관절 굽힘이다. Youdas와 동료들[19]은 20~79세인 214명의 남녀를 대상으로 PSLR ROM을 평가하여 여성 76° 남성 69°의 엉덩관절 굽힘에 수동관절가동범위의 의미를 보고했다. 검사결과 PSLR의 변화는 골반 돌림의 정도의 변화에서 비롯될 수 있다고 고려된다.[20]

OB 각도계 위치. 이 측정 절차는 치료사가 쉽게 보조자 없이 PSLR ROM을 평가할 수 있다. 스트랩은 넙다리의 말단에 위치하고, 다이얼은 넙다리의 가쪽 면에 위치한다(그림 6-45).

대체 자세–수동 무릎 폄과 앉기 [Alternate positions-passive knee extension(PKE) and sitting]

넙다리뒤근(hamstring)의 길이를 평가하는 데 이용되는 대체할 수 있는 방법은 7장에서 설명되었다.

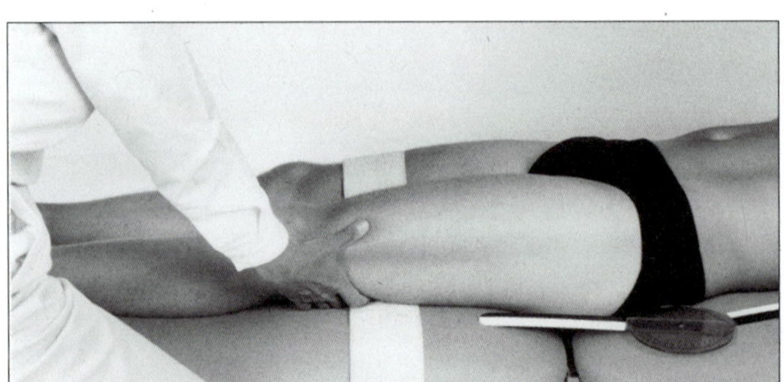

그림 6-41 시작 자세: 넙다리뒤근의 길이.

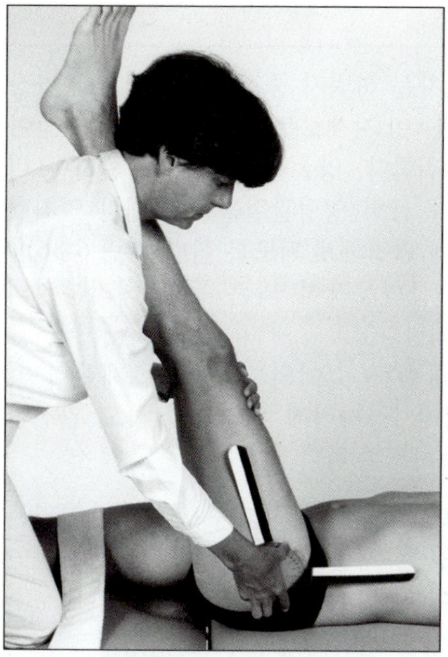

그림 6-42 끝 자세: 넙다리뒤근 길이의 일반 관절각도계 측정.

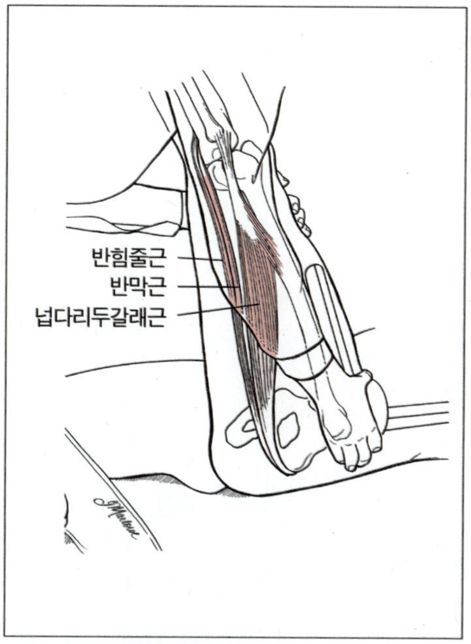

그림 6-43 넙다리뒤근의 신장.

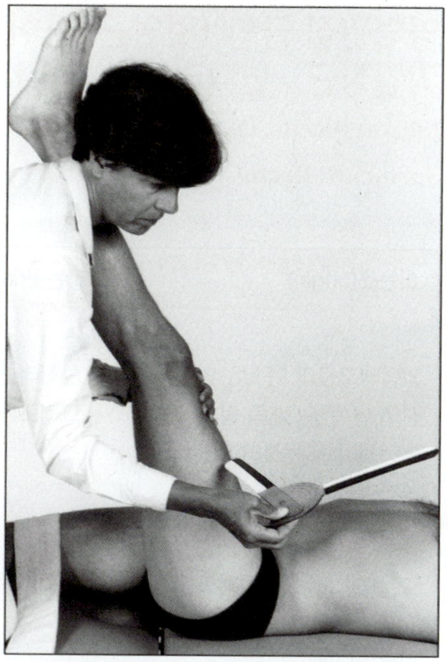

그림 6-44 관절각도계 읽기: 넙다리뒤근 길이.

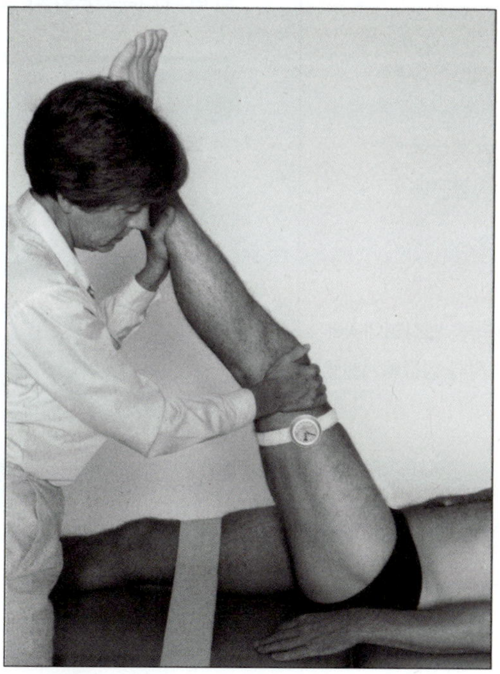

그림 6-45 끝 자세: 넙다리뒤근 길이의 OB 관절각도계 측정.

엉덩관절 굽힘[Ⅱ](엉덩근, 큰허리근, 넙다리근막긴장근, 넙다리빗근, 넙다리곧은근 [Hip Flexor(Iliacus, Psoas major, Tensor Fascia Latae, Sartorius, Rectus Femoris)]

이는곳(origin)[2]	닿는곳(insertion)[2]
엉덩근	
엉덩뼈오목의 위 2/3, 엉덩뼈능선의 안쪽 순: 배쪽 엉치엉덩과 엉덩허리인대; 그리고 엉치뼈 바깥면의 위쪽	큰허리근 힘줄의 가쪽면; 그리고 작은 돌기 안쪽
큰허리근	
모든 허리뼈 가로돌기의 앞쪽면; T12의 척추원반의 옆면과 모든 허리뼈	넙다리뼈의 작은결절
넙다리근막긴장근	
엉덩뼈능선의 바깥쪽 순이-앞면; 바깥면과 ASIS의 아래 패임; 그리고 넙다리근막긴장근의 깊은면	엉덩정강뼈 근막띠를 지나 정강뼈 가쪽 관절융기 위
넙다리빗근	
ASIS와 ASIS 아래 패임의 윗부분 1/2	정강뼈 안쪽면 윗부분 (앞쪽은 두덩정강근과 반힘줄근)
넙다리곧은근	
a. 곧은머리: 앞아래엉덩가시(AIIS)의 앞면	무릎뼈의 바닥부, 넙다리네갈래근의 힘줄을 지나 정강뼈거친면
b. 굽은머리: 절구오목의 위와 엉덩관절의 관절주머니	

Thomas test

Forms 6-8

시작 자세. 환자는 허벅지 중간높이의 검사대 가장자리에 앉는다. 이 자세로부터 환자는 도움을 받아 누운 자세를 취한다. 양손을 이용하여, 환자는 비검사쪽 다리를 굽혀 엉덩관절을 유지해서 엉치뼈와 허리분절이 침대에 편평하게 되도록 한다(그림 6-36). 엉덩관절의 과도한 굽힘동작이 되는 동안 허리분절의 굽힘을 피하도록 주의한다.

(*주의*: 엉덩관절굽힘근 길이의 과함이 존재한다면, 환자 엉덩관절은 침대가장자리에 위치하게 하고 완전한 관절가동범위가 가능하도록 한다.[11])

고정. 누운 자세, 그리고 골반과 허리를 고정하고 환자는 비검사쪽 엉덩관절을 유지한 자세. 치료사는 검사동안 골반의 기울기가 없이 진행되는지 ASIS를 관찰한다.

끝 자세. 검사쪽 다리는 검사대의 앞으로 떨어뜨려 엉덩관절이 폄이 되게 한다(그림 6-47). 검사쪽 다리가 침대앞으로 내려지는 동안, 치료사는 : (1) 넙다리곧은근의 신장자세를 피하여 무릎이 폄자세로 가는 동안 자유롭게, (2) 넓적다리는 중립의 모음/벌림 그리고 돌림을 유지한다.

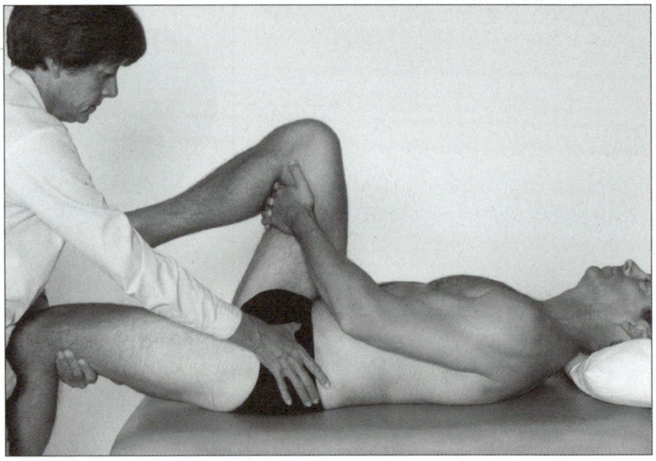

그림 6-46 시작 자세: 엉덩관절굽힘근의 길이.

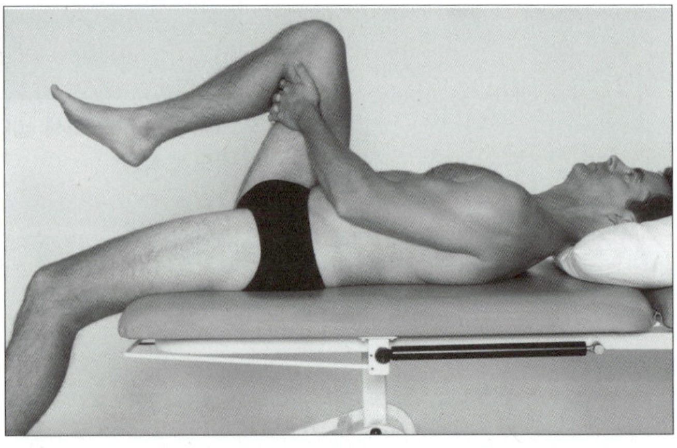

그림 6-47 끝 자세 : 엉덩관절굽힘근의 정상 길이를 나타내려면 허벅지를 침대에 닿게 한다.

허벅지가 침대에 닿아 있으면(그림 6-47), 엉덩굽힘근인 엉덩허리근이 정상적인 길이로 고려된다.[11]

허벅지가 침대에 닿아 있지 않으면(그림 6-48), 치료사가 수동적으로 무릎을 폄시킨다. 그리고 다음과 같이 가정할 수 있다.

1. 허벅지가 침대에 닿으면(그림 6-19), 엉덩관절 폄가동범위의 제한은 넙다리곧은근의 단축.
2. 허벅지의 자세가 변하지 않으면; 치료사는 수동적으로 운동의 제한까지 허벅지 앞쪽에 압력을 적용하여 뒤쪽으로 넙다리뼈를 이동시킨다(그림 6-50과 6-51). 끝느낌은 엉덩관절 폄 가동범위 제한의 원인이 엉덩허리근의 단축인지를 확인하기 위해 평가된다. 엉덩관절 폄 가동범위 제한에서 굽힘의 기형을 참고. 엉덩관절의 굽힘기형은 허리분절의 전만에 의해 왜곡될 수 있다.[21]

끝 느낌. 엉덩관절과 큰허리근 신장-단단함.

측정. 엉덩이 굽힘의 제한, 그것은 엉덩허리근이며, 몸통의 중간겨드랑이(midaxillary) 선과 넙다리뼈의 수직축 사이의 각도가 허리 굽힘 구축의 정도를 나타낸다(그림 6-50과 6-51).

일반 각도계 위치. 엉덩관절의 굽힘-폄과 같이 넙다리의 큰돌기 위에 축을 둔다(그림 6-50과 6-51).

추가적 고려사항. 엉덩관절 폄의 제한이 존재한다면(즉, 허벅지가 검사대에 편하게 놓여지지 않는 경우), 무릎관절의 폄, 단축된 엉덩허리근, 넙다리빗근 또는 넙다리근막긴장근이 제한된 관절가동범위에 영향을 줄 것이다. 제한을 일으키는 근육의 단축은 다음 기준으로 확인할 수 있다[11]:

A. 엉덩관절의 바깥 돌림과 벌림 또는 엉덩관절의 폄의 제한에서 무릎 굽힘이 제한될 경우 *넙다리빗근(sartorius)*의 곤란을 의심해야 한다.
B. 엉덩관절의 폄과 허벅지의 벌림이 관찰된다면 *넙다리근막긴장근*의 단축이 의심. 검사하는 동안 엉덩관절의 폄과 같이 넙다리가 벌림되고, 이 같은 결과로 엉덩관절의 폄이 증가가 되면 넙다리근막긴장근의 단축이 있는 것이다. 넙다리근막긴장근의 특별한 길이검사는 이런 것을 찾아내고 확인되어야 한다. Van dillen와 동료들은[22] 엉덩이의 벌림은 큰볼기근과 작은볼기근의 앞쪽 섬유가 느슨해지고 따라서 엉덩관절의 폄의 증가에 기여할 수 있다고 제한했다. 엉덩관절 벌림이 제한된 엉덩관절 관절가동범위에 차이가 없다면, *엉덩허리근(iliopsoas)*은 짧아져 있고 전체 움직임을 제한한다.

넓적다리(대퇴, thigh)가 벌림 검사가 제한되면, 짧아진 넙다리근막긴장근은 엉덩관절 바깥 돌림, 무릎뼈의 가쪽 치우침, 정강뼈 바깥 돌림, 또는 무릎 폄을 만들어낸다.

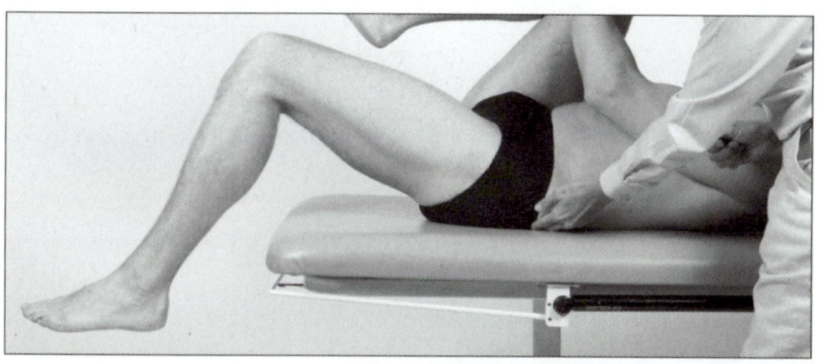

그림 6-48 끝 자세: 허벅지가 침대에 닿지 않게 한다.

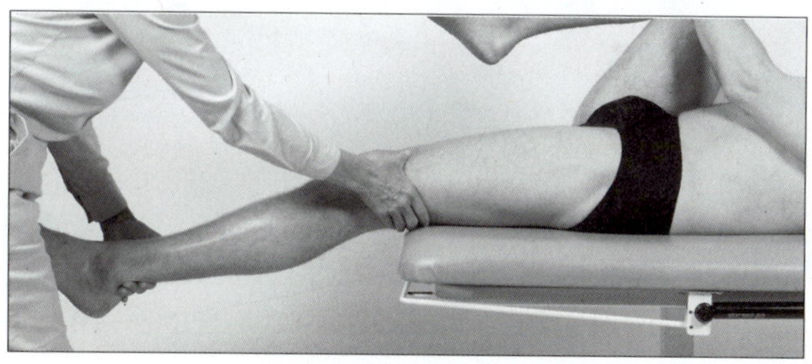

그림 6-49 무릎 폄하여 허벅지가 침대에 닿게 한다.

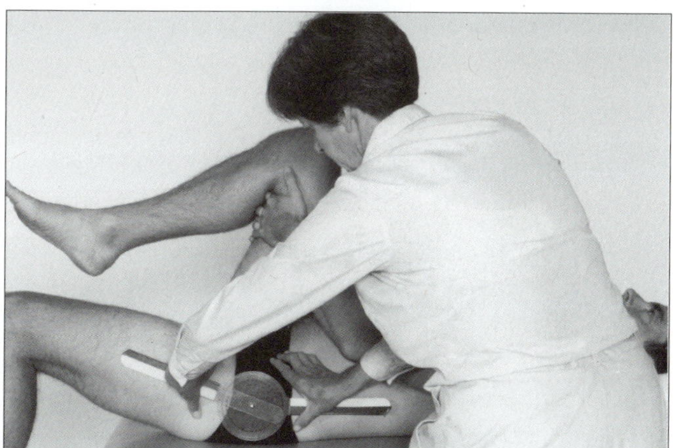

그림 6-50 관절각도계 측정: 엉덩관절굽힘근 단축의 길이.

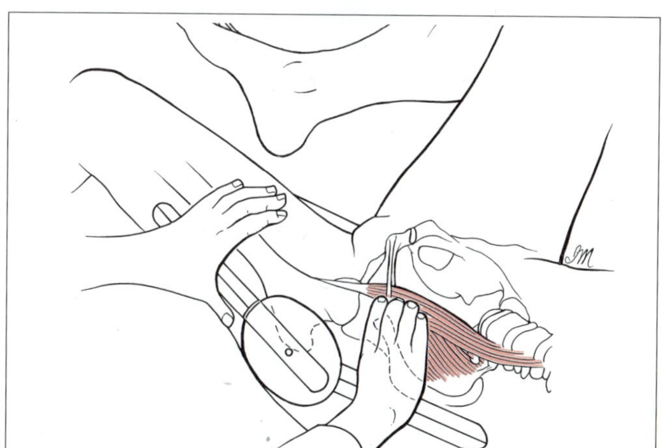

그림 6-51 신장 자세의 엉덩관절굽힘근.

엉덩관절 모음(긴모음근, 짧은모음근, 큰모음근, 두덩근, 두덩정강근 [Hip Adductors (Adductor Longus, Adductor Brevis, Adductor Magnus, Pectineus and Gracilis)]

Forms 6-9

시작 자세. 환자는 다리의 해부학적 자세로 누운 자세. 비검사쪽, 엉덩관절 벌림, 무릎은 굽힘, 그리고 발은 침대옆 받침대에 놓여진 상태(그림 6-52).

고정. 치료사는 같은쪽 골반을 고정

끝 자세. 엉덩관절은 모음근들이 완전히 신장된 상태에 놓이도록 운동의 제한이 있는 곳까지 벌림시킨다(그림 6-53).

끝 느낌. 엉덩관절모음근의 신장-단단함(그림 6-54 와 6-55).

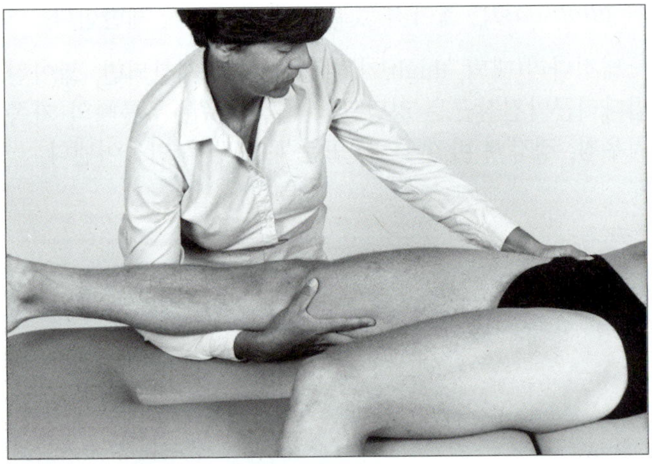

그림 6-52 시작 자세: 엉덩관절모음근의 길이.

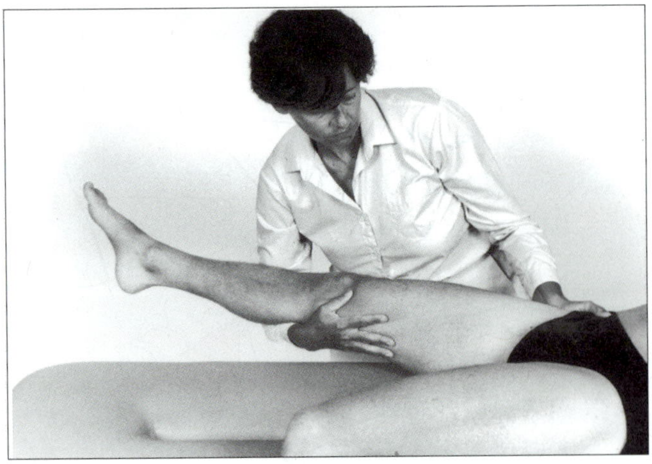

그림 6-53 신장 자세의 엉덩관절모음근.

이는곳(origin)[2]	닿는곳(insertion)[2]
긴모음근	
섬유성 결합과 능(crest) 사이의 각진 두덩뼈 앞쪽	넙다리뼈의 거친선의 중앙 1/3
짧은모음근	
두덩정강근과 바깥페쇄근 사이 두덩뼈가시 아래의 바깥면	거친면과 작은돌기사이의 선; 거친면의 윗부분
큰모음근	
두덩뼈와 궁둥뼈 이음 아래가지의 바깥면; 궁둥뼈 아래가지의 바깥면; 궁둥뼈결절의 아래 가쪽면	넙다리뼈 볼기근거친면의 중앙가장자리; 거친면의 중앙; 모음근결절
두덩근	
엉덩엉치뼈융기와 두덩뼈결절 사이의 두덩뼈즐(pecten pubis)	작은돌기와 거친면 사이의 선
두덩정강근	
두덩뼈 몸의 아래 1/2; 두덩뼈와 궁둥뼈의 아래 가지(ramus)	정강뼈의 중앙면의 윗부분 (넙다리빗근과 반힘줄근 사이)

측정. 엉덩이 모음근의 단축이 있는 경우, 벌림의 수동가동범위는 근육의 길이감소와 비례하게 제한될 것이다. 치료사는 각도계를 이용하여 엉덩관절 벌림의 수동가동범위를 측정하고 기록한다.

일반 각도계 위치. 각도계는 엉덩관절 폄과 같이 놓는다(그림 6-55).

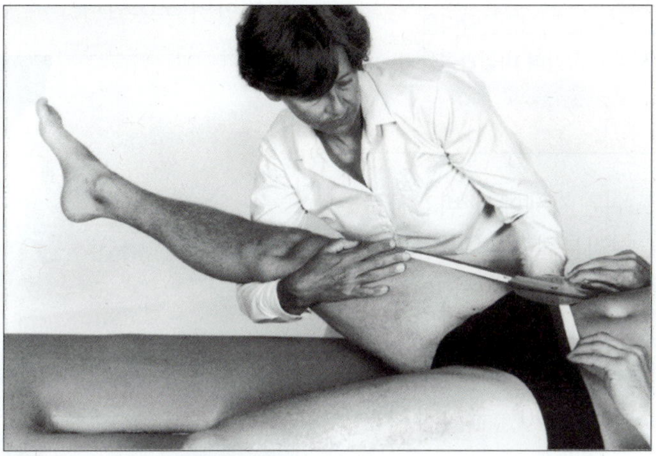

그림 6-54 관절각도계 측정: 엉덩관절모음근의 길이.

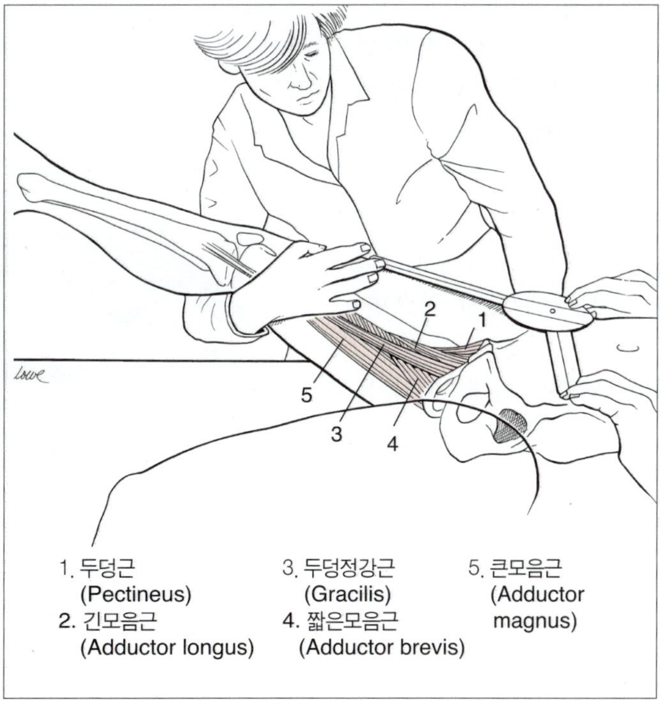

그림 6-55 엉덩관절모음근의 신장.

넙다리근막긴장근(엉덩정강근막띠)-Ober's Test[23] [Tensor Fascia Latae (Iliotibial Band)]-Ober's Test

이는곳(origin)[2]	닿는곳(insertion)[2]
넙다리근막긴장근	
엉덩뼈능선의 바깥 순의 앞면; ASIS 아래 바깥면과 패임; 그리고 넙다리근막긴장근의 깊은면	앞가쪽위 엉덩정강근막띠를 지나서 정강뼈 바깥관절융기

Forms 6-10

시작 자세. 환자는 옆으로 누운 자세에서 비검사쪽 다리를 구부린 채로 잡고 허리분절은 편평하게 한다. 치료사는 환자 뒤에서 골반을 지지하고 서서 옆으로 누운 자세를 유지한다. 엉덩관절은 벌림 그리고 엉덩정강근띠를 신장하기 위해 큰돌기를 넘어서 편다. 엉덩관절은 중립위 돌림을 하고 무릎은 90° 굽힘자세를 한다(그림 6-56).

고정. 비검사쪽 다리의 위치는 골반과 허리분절의 고정 ; 치료사는 엉덩뼈능선 위면의 가쪽을 고정한다.

끝 자세. 검사하는 다리는 침대를 향해 떨어뜨린다. 치료사는 움직임이 제한될 때까지 엉덩관절 수동적 모음을 위해 넓적다리 바깥에 작은 압력을 적용할 수 있다(그림에 없음). 넙다리근막긴장근의 단축이 있으면, 엉덩관절의 벌림이 남아 있다(그림 6-57와 6-58). 다리가 수동적으로 수평하게 모음되지 않는다면 최대한의 단축; 수평자세에 도달한다면, 중증도의 단축; 그리고 수평보다 아래로 다리가 떨어지면 그러나 완전하게 검사대에 닿지 않으면, 최소한의 단축이다.

엉덩이에서 넙다리근막긴장근의 단축은 반대쪽에 몸통의 측면 굽힘을 동반할 수 있다. 검사쪽 골반의 아래쪽 가쪽 굽힘에 의해 드러날 수 있다. 검사하는 다리의 자세는 엉덩관절의 폄과 중립 또는 약간의 바깥 돌림이 유지되어야 하며 넙다리근막긴장근의 정확한 검사가 수행되어야 한다.

넙다리곧은근이 단단하거나 무릎부분의 자극을 감소해야 할 필요가 있으면, 오버테스트는 수정되어야 하고 무릎을 폄[11] 상태로 수행되어야 한다. 엉덩관절의 모음 관절각도의 정도는 넙다리근막긴장근의 길이가 적용되어지는데, 무릎을 펴고 검사(수정된 오버테스트)하는 것보다 무릎을 구부리고 검사하는 것이 보다 더 제한된다.[25,26] 따라서, 이들 평가는 넙다리근막긴장근 길이의 평가 시에는 상호교환해서[26] 사용하면 안 된다.

끝 느낌. 넙다리근막긴장근 신장-단단함.

측정. 넙다리근막긴장근이 짧아져 있으면 근육의 길이에 비례하여 엉덩관절의 모음 관절가동범위가 제한될 것이다.

일반 각도계 위치. 각도계는 엉덩관절의 모음/벌림과 같이 놓는다. 두 번째 치료사는 각도계를 읽고 배열을 유지하기 위하여 보조한다.

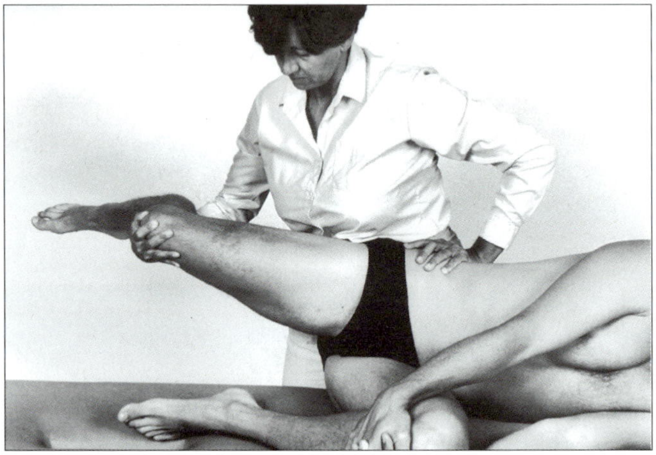

그림 6-56 오버테스트 시작 자세: 넙다리근막긴장근의 길이.

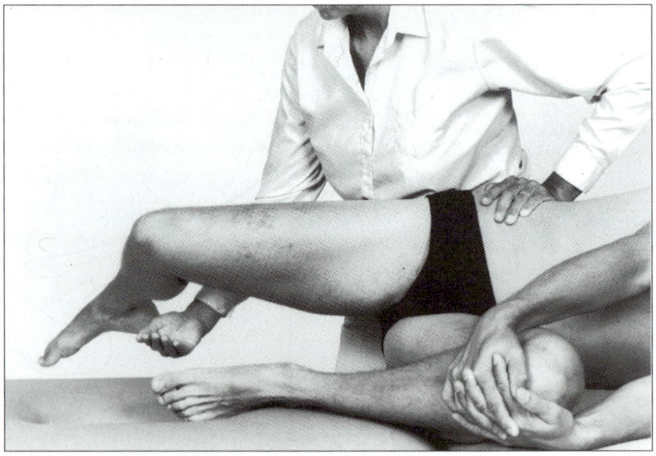

그림 6-57 오버테스트 끝 자세: 신장된 넙다리근막긴장근.

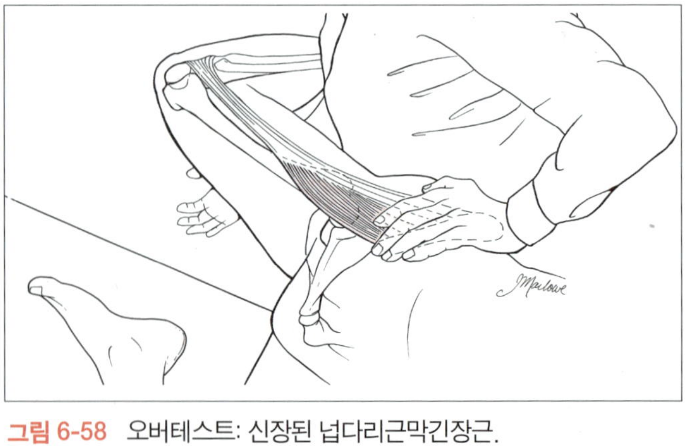

그림 6-58 오버테스트: 신장된 넙다리근막긴장근.

대체 측정: Ober' s Test : 몸통 엎드림
(Alternate measurement: ober' s test : trunk prone)

Forms 6-11

오버테스트(Ober' s test) : 몸통 엎드림. Kendall과 연구자들은 넙다리근막긴장근(대퇴근막장근, tensor fascia latae)의 평가인 "수정된 오버테스트: 몸통 엎드림"을 설명했다. 이 검사는 오버테스트보다 안정성을 제공한다.

시작 자세. 환자는 침대 가장자리에 서서 침대에 몸통이 놓여지도록 엉덩관절을 굽힌다(그림 6-59). 비검사쪽 다리는 무릎과 엉덩이를 구부린 채 검사대 아래에 놓는다. 환자의 자세는 팔을 머리 위로 해서 검사대의 가장자리를 잡는다. 치료사는 검사쪽 다리를 지지하고, 엉덩관절이 완전한 벌림되고 넙다리결절을 넘어 넙다리근막긴장근이 신장되는 완전한 폄이 되는 동안 무릎의 90° 굽힘과 엉덩관절의 중립돌림을 유지한다.

고정. 치료사는 같은쪽 골반의 뒷면을 고정해서 골반앞쪽 경사를 막는다. 이것은 치료사가 골반의 가쪽 면을 고정하여 반대쪽 골반의 올림을 막고, 같은쪽 골반의 아래쪽으로 측방경사를 막는 데 있어서 중요하다. 환자의 팔자세는 골반의 측방경사를 막는 것을 보조한다. 몸통의 무게는 안정화를 제공한다.

끝 자세. 엉덩관절의 폄과 중립돌림이 유지되고 넙다리근막긴장근이 완전한 신장위치에 오도록 엉덩관절이 제한범위까지 모음되어야 한다(그림 6-50). 넙다리근막긴장근이 단축되어져 있다면, 엉덩관절의 폄과 모음의 수동관절가동범위가 근육길이의 감소와 비례하여 제한될 것이다.

끝 느낌. 넙다리근막긴장근 신장-단단함.

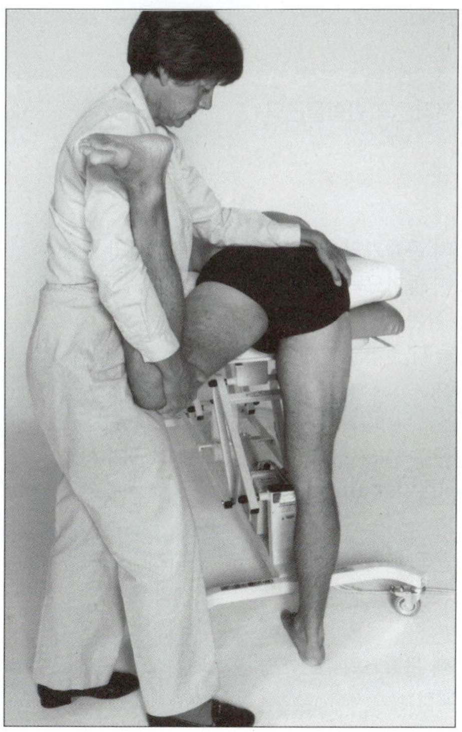

그림 6-59 시작 자세: 오버테스트: 몸통 엎드림.

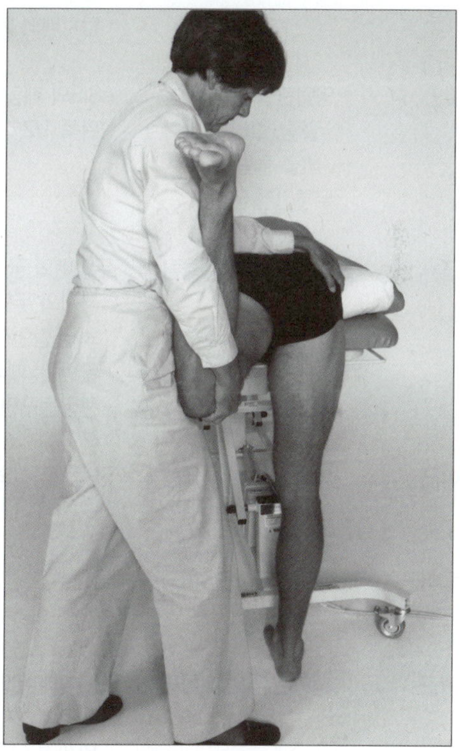

그림 6-60 끝 자세: 신장된 넙다리근막긴장근.

근력 평가 (MUSCLE STRENGTH ASSESSMENT) (표 6-2)

연습이 완벽함을 만든다.

이 단락의 기술들을 연습하거나 간단한 복습을 위해서 http://thepoint.lww.com/Clarkson3e에 있는 실습용 검사 방식을 이용하라.

표 6-2 근육작용, 부착 그리고 신경지배: 엉덩관절[27]

근육	주작용	이는곳	닿는곳	말초신경	신경뿌리
큰허리근	엉덩관절 굽힘	모든 허리뼈의 가로돌기의 앞면; T12와 허리뼈 추간판과 몸체의 옆면	넙다리뼈의 작은돌기	허리배쪽 가지	L123
엉덩근	엉덩관절 굽힘	엉덩뼈오목의 윗부분 2/3, 엉덩뼈능선의 안쪽 순; 배쪽 엉덩엉치와 엉덩허리인대; 그리고 엉치뼈의 가쪽면	큰허리근 힘줄의 가쪽; 그리고 작은돌기 안쪽	넙다리	L23
넙다리빗근	엉덩관절 굽힘, 벌림, 그리고 바깥 돌림 무릎관절 굽힘	ASIS와 패임의 바로 아래 위쪽 1/2	정강뼈 중앙면의 윗부분 (두덩정강근과 반힘줄근의 앞면)	넙다리	L23
속폐쇄근	엉덩관절 바깥 돌림	두덩뼈와 궁둥뼈의 아래 가지와 두덩뼈의 위 가지의 골반면; 폐쇄근막의 골반면; 폐쇄공의 위와 뒤, 큰궁둥구멍의 위쪽까지	넙다리뼈 큰돌기의 안쪽 면 앞부분, 돌기오목의 위앞쪽 (이후 작은 엉덩신경 패임을 지난다)	속폐쇄근의 신경	L5S1
위쌍둥이근	엉덩관절 바깥 돌림	궁둥뼈가시의 등쪽면	속폐쇄근을 따라 넙다리뼈 큰돌기의 안쪽 면	속폐쇄근의 신경	L5S1
아래쌍둥이근	엉덩관절 바깥 돌림	궁둥뼈 거친면의 위쪽면	속폐쇄근을 따라 넙다리뼈 큰돌기의 안쪽 면	넙다리네모근의 신경	L5S1
바깥폐쇄근	엉덩관절 바깥 돌림	위, 아래 두덩가지와 아래 궁둥뼈가지; 폐쇄근막의 바깥면 안쪽 2/3; 폐쇄공의 안쪽	넙다리뼈 큰돌기의 돌기패임	폐쇄	L34
넙다리네모근	엉덩관절 바깥 돌림	궁둥뼈거친면의 바깥쪽 위쪽	네모근결절과 넙다리뼈 위 결절 바로 아래	넙다리네모근의 신경	L5S1

표 6-2 *계속*

근육	주작용	이는곳	닿는곳	말초신경	신경뿌리
두덩근	엉덩관절 모음	엉덩엉치융기와 두덩결절 사이 두덩빗살	작은돌기와 거친면 사이선	넙다리	L23
긴모음	엉덩관절 모음	능선과 섬유연골결합 사이 두덩뼈앞 각진 부분	넙다리뼈거친면의 중간 1/3	폐쇄근	L234
짧은모음근	엉덩관절 모음	두덩정강근과 바깥폐쇄근 사이 두덩가지 아래의 바깥면	작은돌기와 거친면 사이선; 거친면 윗부분	폐쇄근	L23
두덩정강근	엉덩관절 모음	두덩뼈 몸체의 아래 1/2 두덩뼈와 궁둥뼈의 아래 분지	정강뼈 안쪽면 윗부분 (넙다리빗근과 반힘줄근 사이)	폐쇄근	L23
큰모음근	엉덩관절 모음	두덩뼈와 궁둥뼈 연접의 아래 분지의 바깥면; 궁둥뼈 아래 분지의 바깥면; 그리고 궁둥뼈 결절의 아래가쪽	넙다리뼈 볼기근거친면의 안쪽 모서리; 거친면의 안쪽 면; 그리고 안쪽 관절융기 위; 모음근결절	폐쇄근, 궁둥근 (정강신경분지)	L234
궁둥구멍근	엉덩관절 바깥 돌림	두 번째에서 네 번째 엉치뼈구멍사이 엉치뼈의 골반면, 그리고 뒤엉덩 가시와 엉덩뼈의 연결된 볼기면	넙다리뼈큰돌기 윗부분의 안쪽면(큰엉치뼈 구멍을 통해 지난 후에)	L5S12의 분지	L5S12
큰볼기근	엉덩관절 폄	엉덩뼈와 엉덩뼈능선 위 그리고 뒤쪽의 뒤볼기선; 척추기립근의 널힘줄; 꼬리뼈의 옆과 엉치뼈 아래 등쪽면	엉덩정강근막띠와 볼기근거친면	아래볼기	L5S12
넙다리근막 긴장근	엉덩관절 굽힘, 벌림과 안쪽 돌림 (엉덩정강근막띠에 의해-무릎관절 굽힘)	엉덩뼈능선의 앞부분; ASIS의 아래 패임과 바깥면; 그리고 근막긴장근이 깊은면	엉덩정강근막띠	위볼기	L45S1
중간볼기근	엉덩관절 벌림과 안쪽 돌림	엉덩뼈능선과 뒤볼기선의 위쪽 그리고 앞볼기선 아래 사이의 엉덩뼈의 가쪽	사선능선, 아래와 위방향, 넙다리큰돌기의 바깥면	위볼기	L45S1
작은볼기근	엉덩관절 벌림과 안쪽 돌림	볼기선의 위아래와 큰엉치뼈 구멍의 모서리 사이 엉덩뼈의 바깥면	큰돌기의 앞가쪽면	위볼기	L45S1

엉덩관절 굽힘 (Hip Flexion)

중력 대항 : 엉덩허리근 (Against gravity: Iliopsoas)

Forms 6-12

보조근 : 넙다리곧은근, 넙다리빗근, 넙다리근막긴장근과 두덩근.

시작 자세. 환자는 무릎을 굽힘하고 발은 지지되지 않고 앉은 자세. 반대쪽 발은 보조테이블 위에 지지된 상태(그림 6-61).

대체 시작 자세. 환자는 바로누운 자세. 엉덩이와 무릎은 해부학적 자세. 검사되지 않는 다리의 엉덩관절과 무릎은 굽힘된 상태(그림 6-62). 이 자세는, 중력은 엉덩관절이 90° 이상의 굽힘 시 보조한다. 저항은 3등급의 평가를 할 때 팔다리의 무게와 동등하게 부가되어진다.

고정. 치료사는 엉덩뼈능선에 손을 놓고 골반을 안정화한다. 앉은 자세라면, 환자는 검사대의 가장자리를 잡고 몸통분절의 몸쪽 부를 안정화시킨다.

운동. 환자는 완전한 관절가동범위에 걸쳐 엉덩관절을 굽힘시킨다. 무릎은 굽힘이 허락된다(그림 6-63). 누운 자세에서, 엉덩관절과 무릎은 굽힘되어 있다(그림 6-44). 90° 이상에서 중력의 보조 동작과 치료사 저항을 추가할 수 있다.

촉진. 엉덩근과 큰허리근은 촉진이 쉽지 않다.

대체 운동. 보조근들에 의한 보상은 추가적인 운동 형태를 통해 관찰할 수 있다: 모음과 가쪽 벌림은 넙다리빗근을 통해; 모음과 안쪽 벌림은 넙다리근막긴장근을 통해[4]

저항 위치. 무릎관절의 가까운쪽 허벅지 앞면 위에 적용(그림 6-65, 6-66과 6-67).

저항 방향. 엉덩관절 폄.

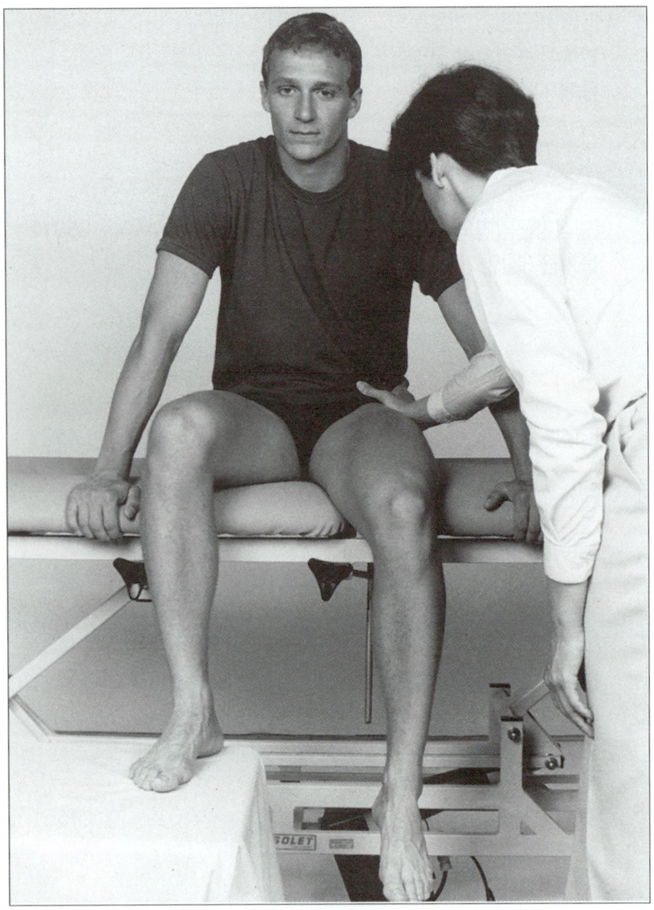

그림 6-61 시작 자세: 엉덩허리근.

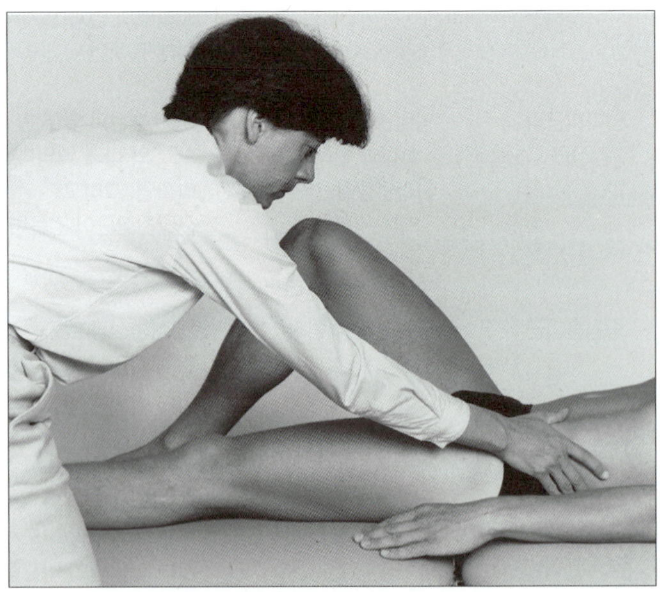

그림 6-62 대체 시작 사제: 엉덩허리근.

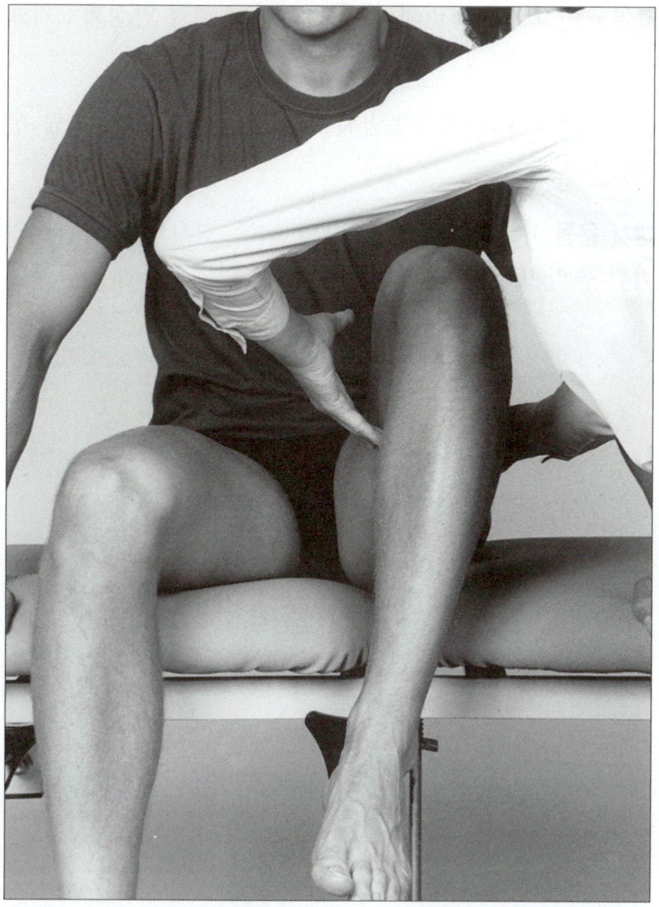

그림 6-63 검사 자세: 엉덩허리근.

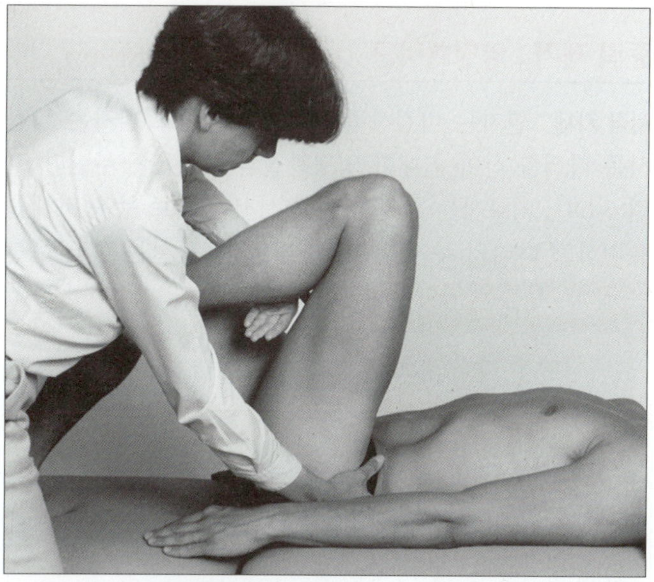

그림 6-64 대체 검사 자세: 엉덩허리근.

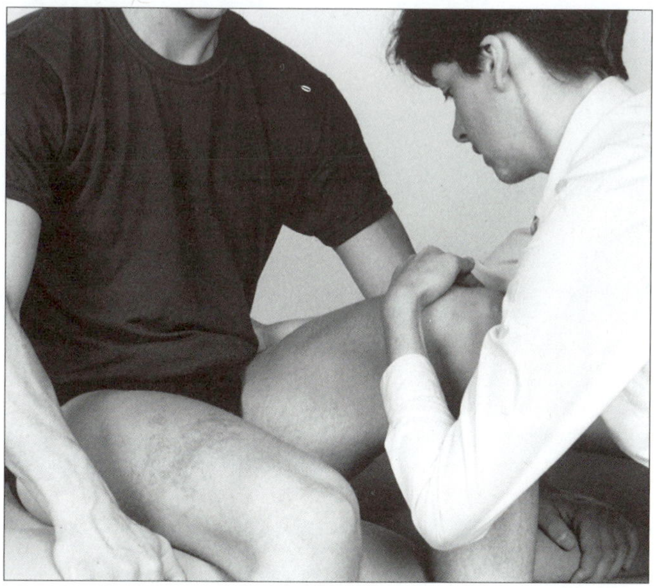

그림 6-65 저항: 엉덩허리근.

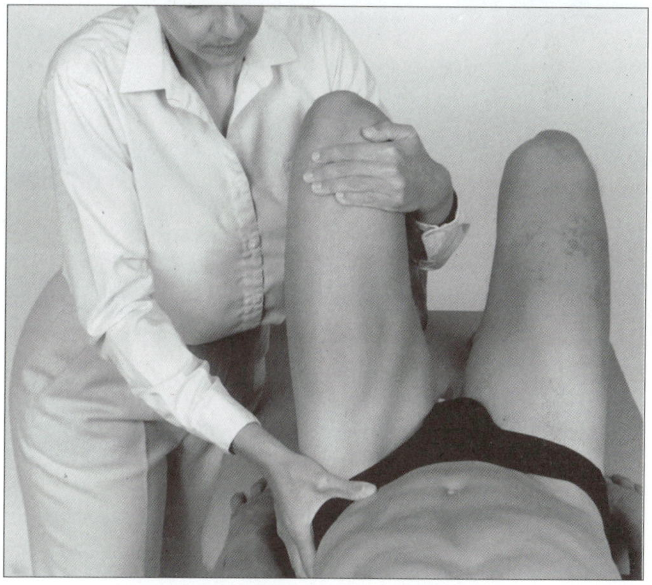

그림 6-66 대체 검사 자세에서의 저항: 엉덩허리근.

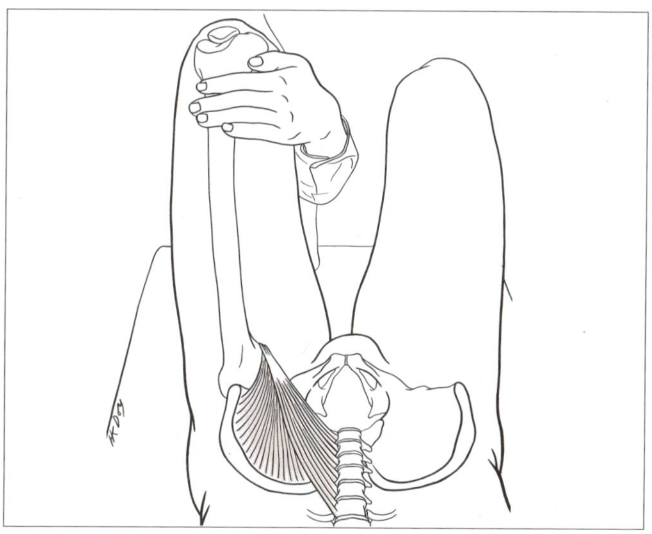

그림 6-67 엉덩허리근.

중력 제거 : 엉덩허리근 (Gravity eliminated : Iliopsoas)

시작 자세. 환자는 비검사쪽으로 옆으로 눕고 환자는 비검사쪽 다리를 잡아 최대한 엉덩관절과 무릎은 구부린다(그림 6-68). 치료사는 환자의 뒤에 서서 옆으로 누운 자세를 유지하고 다리의 무게를 지지한다. 엉덩관절은 폄과 무릎은 굽힘, 무릎은 넙다리뒤근이 느슨한 상태.

고정. 비검사쪽 다리의 위치는 허리 척추를 안정화 ; 치료사는 골반을 고정한다.

끝 자세. 전체 관절가동범위로 엉덩관절을 굽힘(그림 6-69).

대체 운동. 복근을 통한 골반의 뒤쪽 경사와 엉덩관절의 바깥 돌림 또는 안쪽 돌림[4]을 동반한 엉덩관절의 벌림.[28]

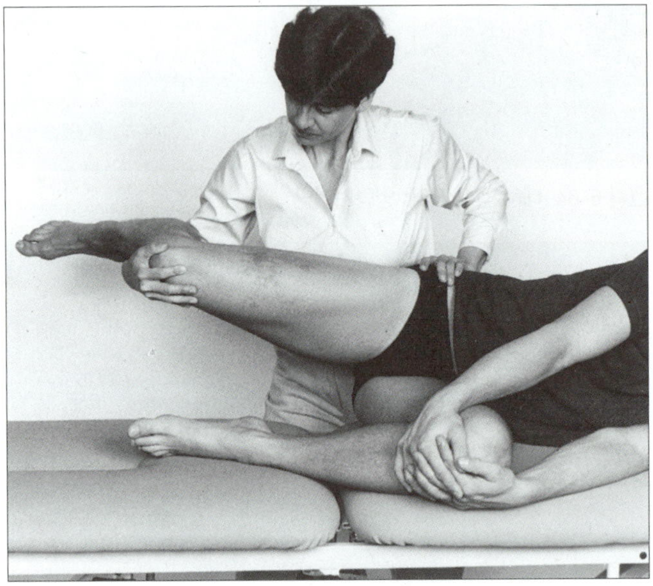

그림 6-68 시작 자세: 엉덩허리근.

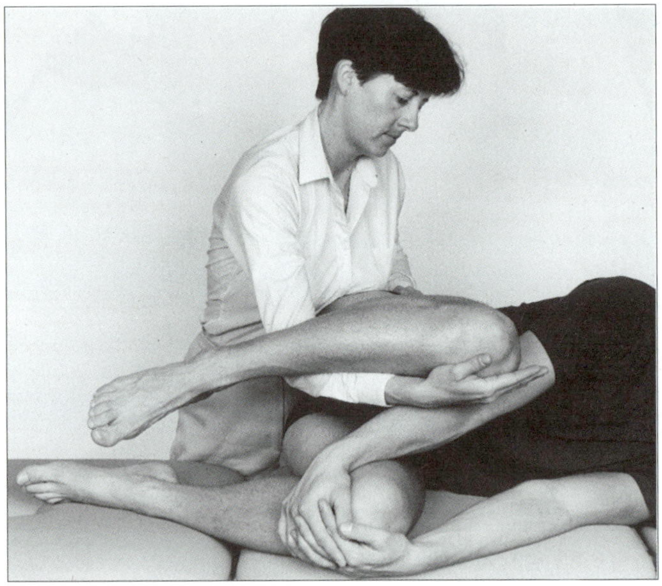

그림 6-69 끝 자세: 엉덩허리근.

엉덩관절 굽힘, 벌림, 무릎굽힘을 포함한 엉덩관절 가쪽 벌림 (Hip Flexion, Abduction, and External Rotation with Knee Flexion)

중력 대항: 넙다리빗근 (Against gravity : sartorius)

보조근 : 엉덩허리근, 넙다리곧은근, 넙다리근막긴장근.

Forms 6-13

시작 자세. 환자는 양다리를 해부학적 자세로 하고 누운 자세(그림 6-70).

대체 시작 자세. 환자는 발이 지지되고 무릎이 굽힘된 상태로 앉은 자세. 반대쪽 발은 보조테이블에 의해 지지된 자세(그림 6-71).

고정. 누운 자세에서 몸통의 무게. 앉은 자세에서 치료사는 검사쪽 엉덩뼈능선(장골능, iliac crest)에서 골반을 고정하고, 환자는 검사대의 가장자리를 붙잡은 상태.

운동. 환자는 굽힘, 벌림, 그리고 무릎을 구부린 채로 엉덩관절을 가쪽으로 벌림한다(그림 6-72와 6-73).

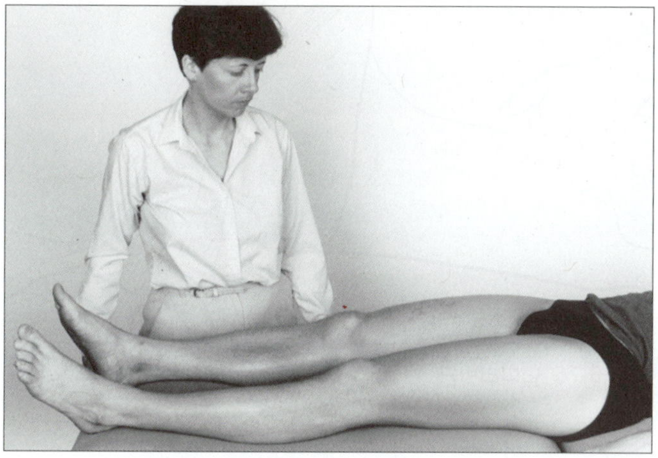

그림 6-70 시작 자세: 넙다리빗근.

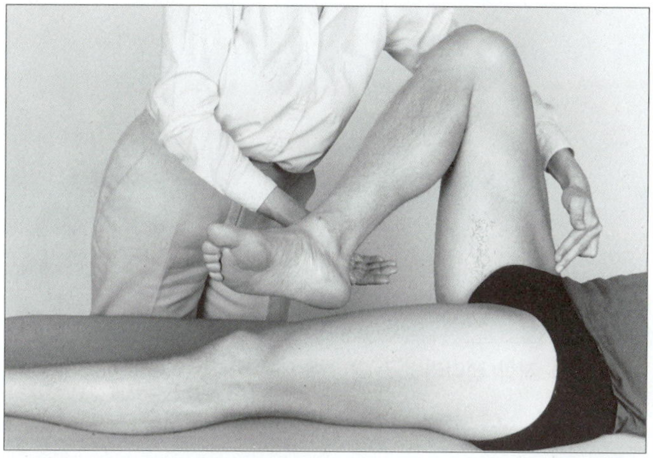

그림 6-72 검사 자세: 넙다리빗근.

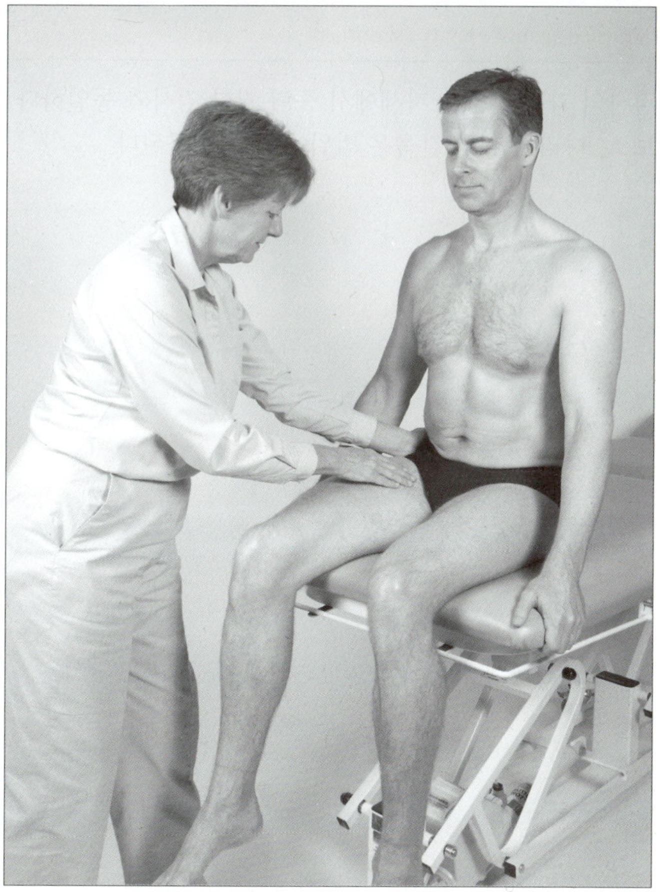

그림 6-71 대체 시작 자세: 넙다리빗근.

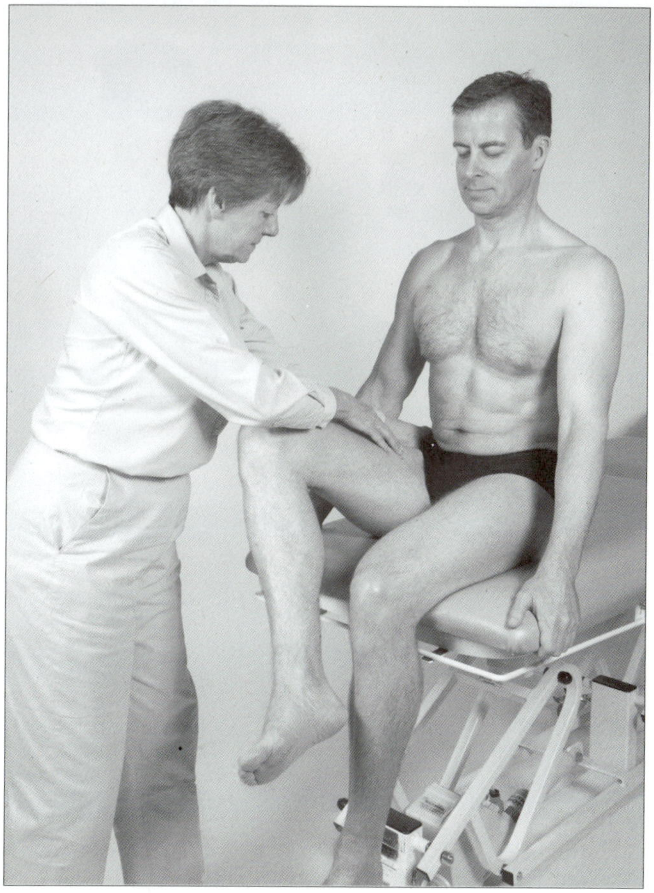

그림 6-73 대체 검사 자세: 넙다리빗근.

촉진. 넙다리근막긴장근의 안쪽 허벅지의 앞면.

측정. 엉덩허리근과 넙다리곧은근. 정확한 동작을 하기 위해서 검사쪽 뒤꿈치는 반대쪽 다리의 정강이와 평행하게 해서 그 위를 정확하게 지나야 한다. 넙다리근막긴장근의 활동은 엉덩관절 굽힘과 가쪽 벌림의 결합에 의해 줄어든다.[29]

저항 위치. 동시에 적용. (1) 무릎관절의 가까운쪽 허벅지의 앞가쪽, (2) 발목관절의 가까운쪽 다리의 뒷면부(그림 6-74, 6-75와 6-76).

저항 방향. (1) 엉덩관절 폄, 모음, 그리고 가쪽 벌림, (2) 무릎 폄.

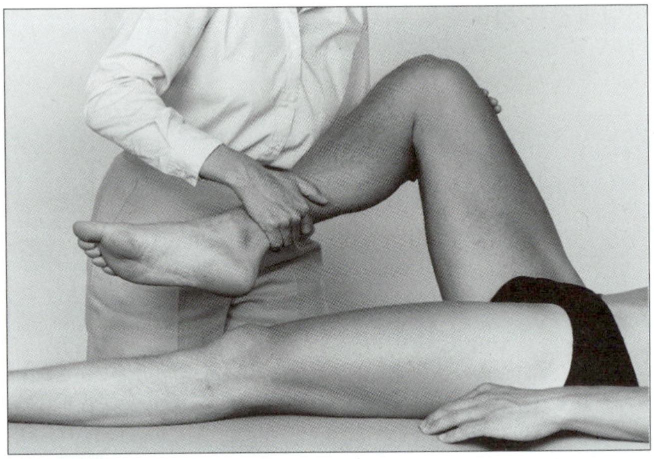

그림 6-74 저항: 넙다리빗근.

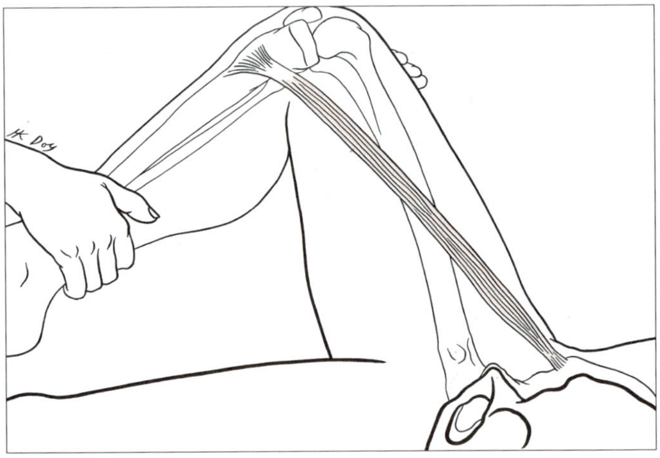

그림 6-75 넙다리빗근.

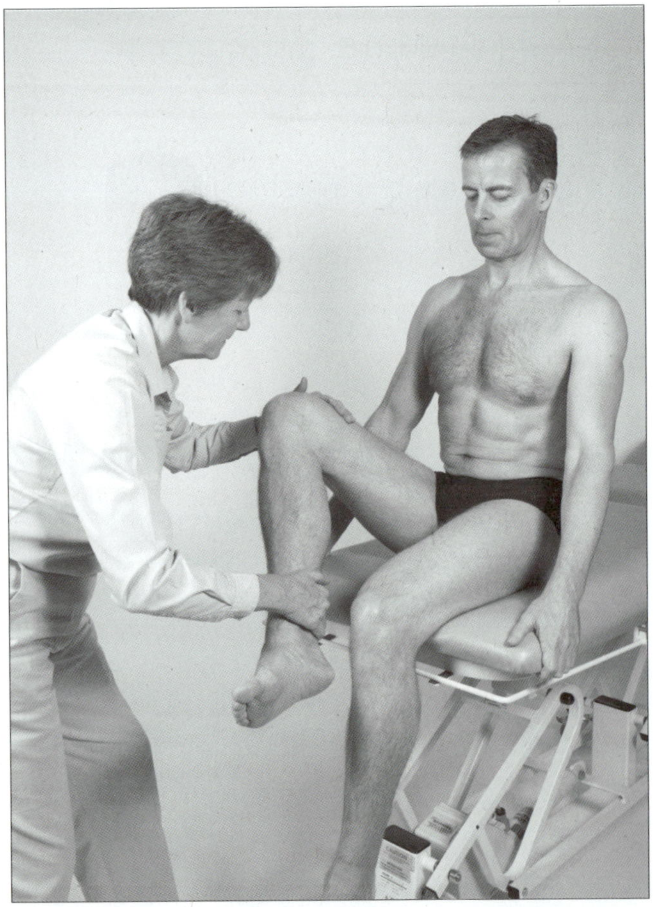

그림 6-76 저항: 넙다리빗근 대체 자세.

보조 중력 대항: 넙다리빗근

(Assisted against gravity : sartorius)

검사의 과정은 누운 자세에서 중력 저항 검사와 동일하다. 보조, 다리 무게와 같음은 범위에 걸쳐 제공된다.

엉덩관절 폄 (Hip Extension)

중력 대항: 큰볼기근, 넙다리두갈래근, 반힘줄근, 반막근

(Against gravity : gluteus maximus, biceps femoris, semitendinosus, and semimembranosus)

보조근: 큰모음근, 궁둥구멍근과 중간볼기근.

Forms 6-14

시작 자세. 이 자세는 엉덩관절의 굽힘근의 검사와 같다(그림 6-77). 환자는 몸통을 굽히고 검사대에 가슴을 댄 자세. 검사되지 않는 다리는 엉덩관절과 무릎이 굽힘이 되도록 해서 검사대 아래에 놓는다. 검사쪽 다리는 무릎의 폄상태로 엉덩관절을 굽힌다.

대체 시작 자세. 환자는 엉덩관절이 굽힘이 되도록 골반아래에 두 개 정도의 베개를 받치고 다리의 해부학적 자세로 엎드린 자세(그림 6-78).

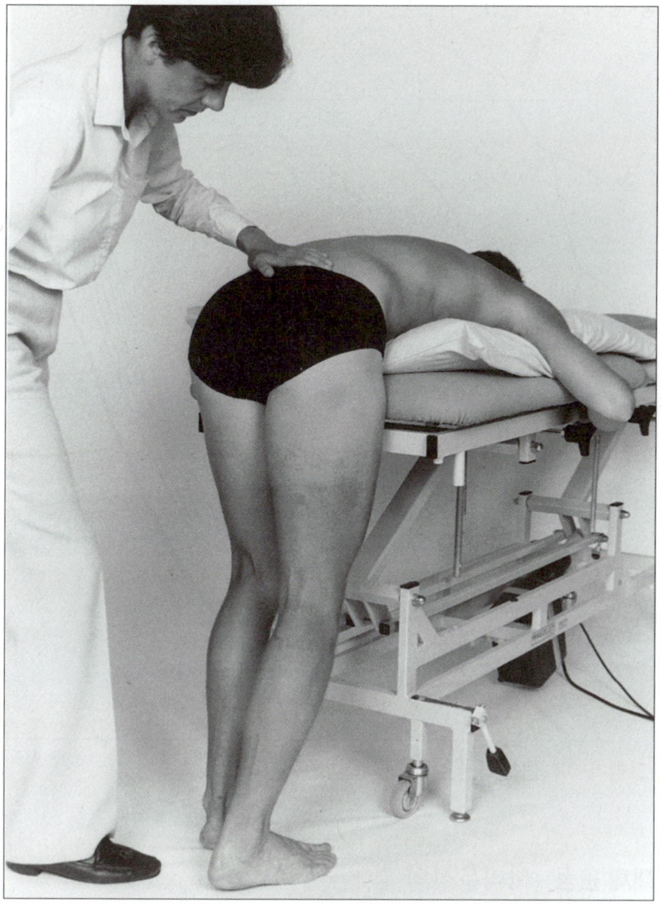

그림 6-77 시작 자세: 엉덩관절폄근.

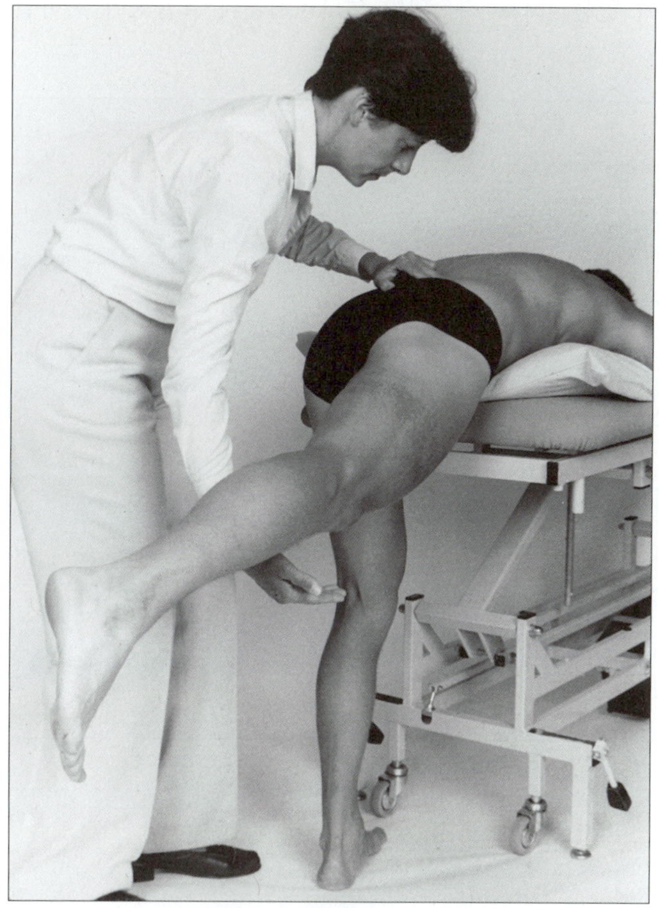

그림 6-79 검사 자세: 엉덩관절폄근.

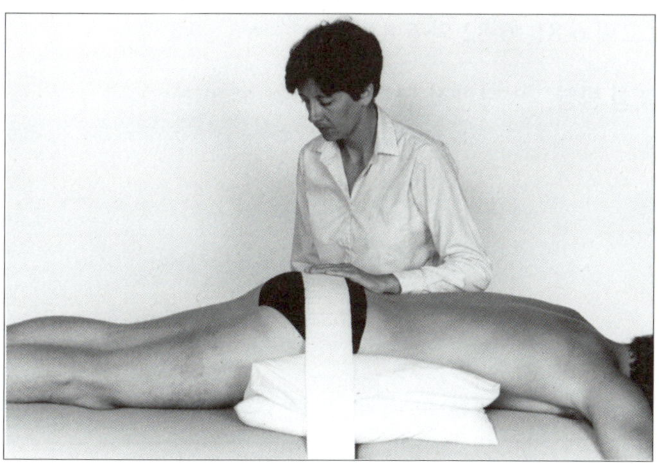

그림 6-78 대체 시작 자세: 엉덩관절폄근.

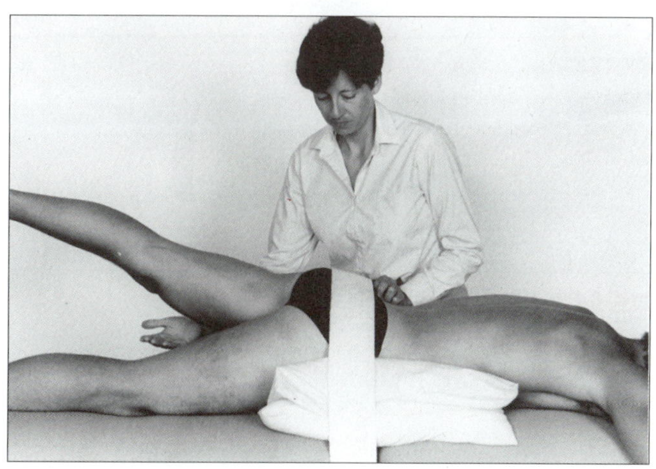

그림 6-80 대체 검사 자세: 엉덩관절폄근.

고정. 치료사 또는 골반지지대는 골반의 고정을 위해 사용된다. 환자는 검사대 가장자리를 잡는다; 몸통의 무게가 안정을 제공한다.

운동. 환자는 무릎의 편 자세를 유지하고 엉덩관절을 편한다(그림 6-79, 6-80). 환자는 큰볼기근의 최대수축을 얻기 위해 가쪽 벌림을 유지하도록 교육받는다. 넙다리뒤근의 단축자세인 무릎의 굽힘 활동과 이 검사의 자세는 엉덩관절의 폄에서 큰볼기근의 분리를 지지한다.[4] 무릎 굽힘이 활동적으로 지속되면 넙다리뒤근의 효율성이 저하될 수 있지만, 넙다리뒤근은 무릎의 굽힘에서도 활동하며,[5,60] 이러한 활동을 제거할 수 없다.[30,31] 치료사는 수동적으로 큰볼기근의 분리를 위해 무릎을 굽힘할 수 있지만, 허벅지의 압력을 적용하는 동안 무릎의 자세를 유지하는 데는 어렵다.[31]

무릎은 넙다리곧은근의 존재로 인해 폄이 유지되어야 한다.

촉진. 큰볼기근: 볼기근결절(gluteal tuberosity)의 닿는곳 중간이나 이는곳 부근인 엉덩근의 뒷면(그림 6-85B).

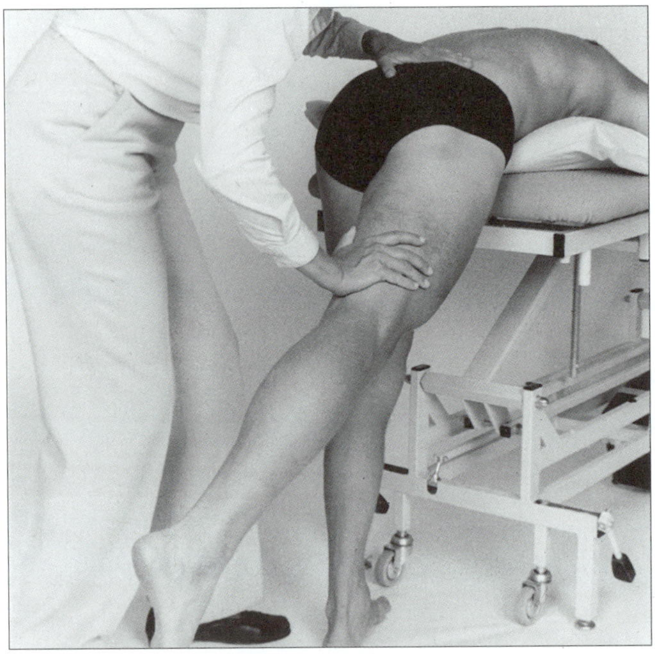

그림 6-81 저항: 엉덩관절폄근.

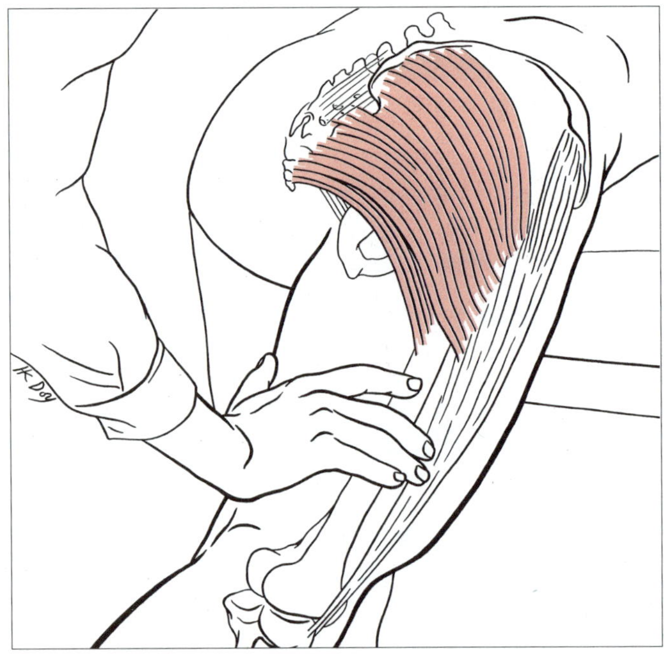

그림 6-82 큰볼기근.

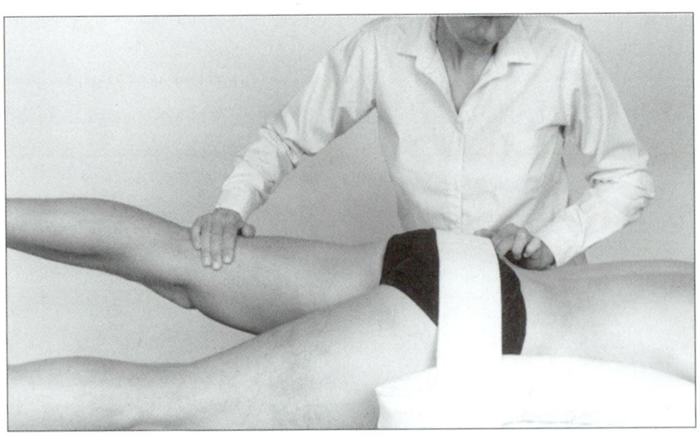

그림 6-83 저항: 엉덩관절폄근의 대체 자세.

대체 운동. 허리분절의 폄.

저항 위치. 무릎관절의 가까운 부분의 허벅지 뒷면 적용(그림 6-81, 6-82 와 6-83).

저항 방향. 엉덩관절 굽힘.

중력 제거 : 큰볼기근, 넙다리두갈래근, 반힘줄근, 반막근 (Gravity eliminated : gluteus maximus, biceps femoris, semitendinosus, and semimembranosus)

시작 자세. 환자는 엉덩관절과 무릎을 구부리고 비검사쪽으로 옆으로 누운 자세(그림 6-84).

고정. 환자는 비검사쪽 다리의 엉덩관절과 무릎을 최대한 구부려 골반과 몸통의 안정화를 유지하고 허리분절의 폄을 방지한다.

끝 자세. 환자는 완전한 관절각도로 엉덩관절의 폄을 한다(그림 6-85A). 넙다리곧은근의 단축이 있다면 무릎의 폄을 허용한다.

대체 운동. 엉덩관절 벌림 또는 모음.

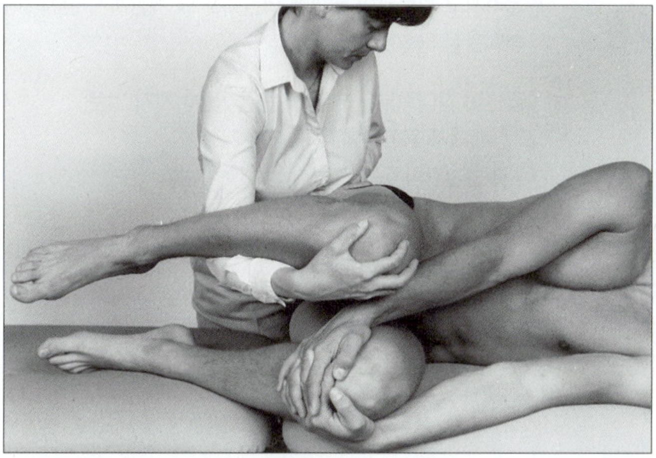

그림 6-84 시작 자세: 엉덩관절폄근.

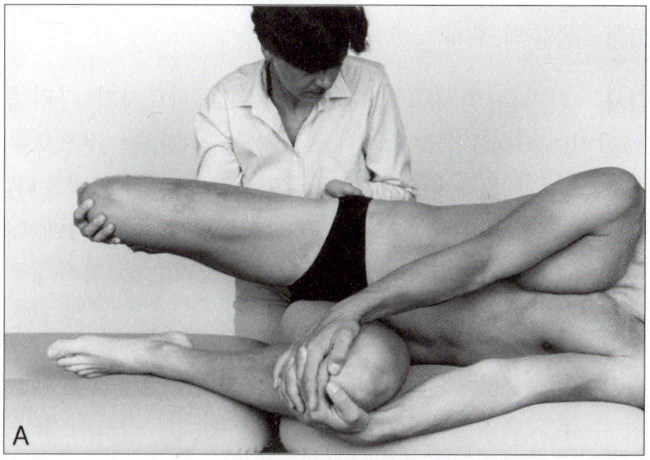

A

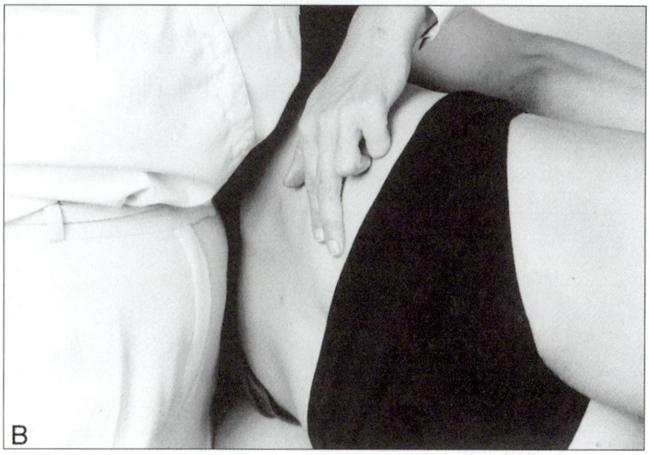

B

그림 6-85 A. 끝 자세: 엉덩관절폄근. B. 치료사는 큰볼기근을 촉진한다.

누운 자세에서 엉덩관절폄근 검사[32]
(Supine Hip Extensor Test)

누운 자세에서 엉덩관절 폄근의 검사는 거짓의 경향이 없는 환자에게 2등급에서 5등급[32]의 엉덩관절 폄근의 근력 평가에 타당성과 신뢰성이 높은 방법이다.

시작 자세. 환자는 검사대 끝에 발뒤꿈치가 나오도록 하고 팔은 검사대에서 떼어 가슴을 감싸서 잡도록 누운 자세를 한다(그림 6-86). 치료사는 검사쪽 다리의 뒤꿈치 아래에 두 손을 컵모양으로 놓는다.

고정. 몸통의 무게.

검사. 환자는 검사대를 다리로 누르고 치료사가 다리를 35인치(~90cm)정도 검사대로부터 들어올리는 것으로부터 엉덩이와 몸통에 힘을 주어 유지되도록 지시를 받는다. 비검사쪽 팔다리는 검사하는 동안이나 환자가 검사에 대한 고려가 되지 않은 상태에서 무의식적으로 검사대로부터 들어올려질 것이다.

촉진. 누운 자세에서의 검사에서 치료사는 엉덩관절 폄근의 수축을 촉진할 수 없거나 관찰할 수 없는 1등급 또는 0등급이 평가되어진다.

등급. 등급은 완전한 엉덩관절 폄에 대한 환자의 능력, 그리고 치료사에 의해 엉덩관절의 굽힘에 대한 움직임의 느낌, 저항이 기준이 된다.

등급	설명
	치료사가 다리를 침대에서 들어올렸을 때, 환자는;
5	엉덩관절의 자세는 시작 자세로 남아 있다(즉, 엉덩관절의 폄)*, 그리고 골반과 다리가 함께 침대에서 들어올려진다(그림 6-87).
4	환자가 골반과 다리를 함께 침대에서 들어올림과 엉덩관절 굽힘에 대한 저항 엉덩관절이 약 30° 전까지 굽어진다(그림 6-88).
	치료사에 의해 다리가 35인치(~90cm) 침대에서 들어올려지고 치료사의 느낌에 의한 SLR의 제한까지 환자 엉덩관절 굽힘한다.
3	골반이 침대로부터 약간 또는 들어올려지지 않은 상태에서 움직임에 대해 강한 저항을 갖는다(그림 6-89).
2	움직임에 대한 골반이 침대에서 떨어지지 않는 최소의 저항(즉, 다리의 무게보다 큰).

*엉덩관절 굽힘의 굴곡이 존재한다면 엉덩관절 폄의 시작 자세로 생각할 수 없으므로 바로누운 자세에서 엉덩관절 폄에 대한 5등급 평가를 할 수 없다.

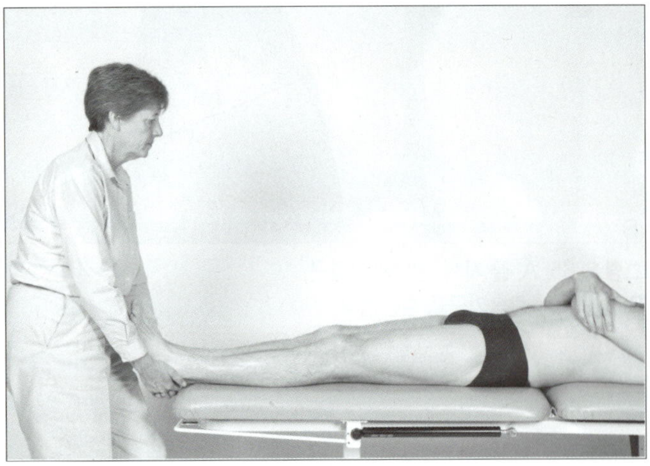

그림 6-86 시작 자세: 누운 자세에서 엉덩관절 폄 검사.

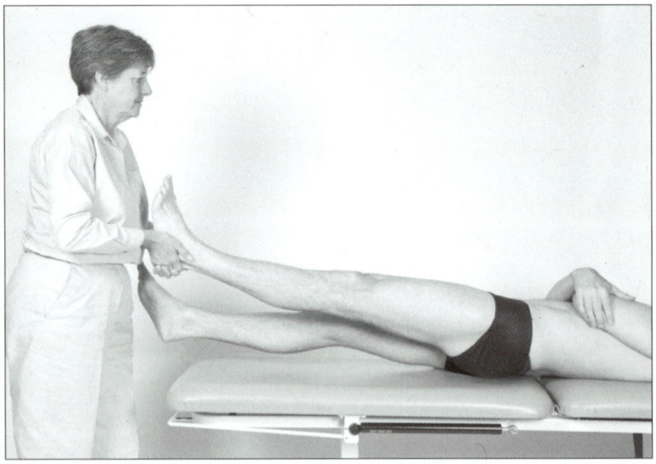

그림 6-87 등급 5: 엉덩관절 폄, 다리와 골반을 침대에서 들어올린다.

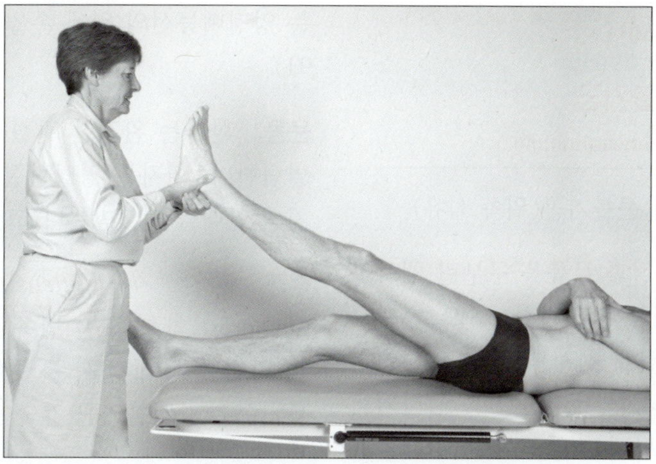

그림 6-88 등급 4: 엉덩관절 굽힘 ~30°, 다리와 골반을 침대에서 들어올린다.

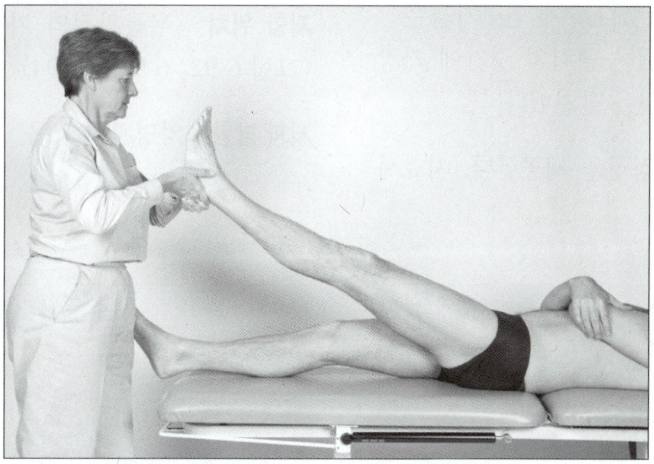

그림 6-89 등급 3 또는 2: 엉덩관절 굽힘처럼 강하거나 약간의 저항을 느낀다.

엉덩관절 벌림 (Hip Abduction)

중력 대항: 중간볼기근과 작은볼기근

(Against gravity : gluteus medius and gluteus minimus)

보조근: 넙다리근막장근과 큰볼기근(위쪽 섬유).

Forms 6-15

시작 자세. 환자는 엉덩관절과 무릎을 구부린 채로 몸통과 골반의 안정을 제공하고 비검사쪽으로 누운 자세(그림 6-90). 치료사는 뒤에 서서 환자의 엉덩이 부분에 대항하여 옆으로 누운 자세를 유지시킨다. 검사되어질 다리의 엉덩관절은 약간 폄되고 중립돌림 상태를 한다.

Wider와 연구자들은 옆으로 누운 자세, 바로누운 자세, 그리고 선 자세에서 엉덩관절벌림근의 한쪽 근력평가의 신뢰도와 타당도에 대해 평가를 했다. 이 연구가들은[33] 옆으로 누운 자세가 엉덩관절벌림근 근력의 평가에 가장 신뢰도와 타당도가 높은 자세인 것을 발견했다.

고정. 비검사쪽 다리 위치는 안정성을 제공한다; 치료사는 엉덩뼈능선의 위에 손을 놓아 골반을 안정한다(그림 6-91).

운동. 환자는 완전한 관절가동범위를 통하여 엉덩관절을 벌림한다. 환자는 엉덩관절의 굽힘을 방지하기 위해 뒤꿈치의 안내를 지시받는다(그림 6-91).

촉진. *중간볼기근(gluteus medius)*은 엉덩뼈능선(장골능, iliac crest)의 가쪽 순 먼쪽 또는 넓적다리의 넙다리큰돌기(대퇴대전자)의 가까운 곳에서만 촉진할 수 있다. 작은볼기근은 중간볼기근 깊숙이 놓여 있고 촉진이 안 된다.

대체 운동. 엉덩근과 큰허리근에 의한 엉덩관절 굽힘, 허리네모근에 의한 골반 올림. 환자는 넙다리근막장근에 의해 엉덩관절의 굽힘과 안쪽 돌림을 포함해 벌림될 것이다.

저항 위치. 무릎관절의 가까운 허벅지의 바깥면에 적용(그림 6-92, 6-93과 6-94).

저항 방향. 엉덩관절 모음.

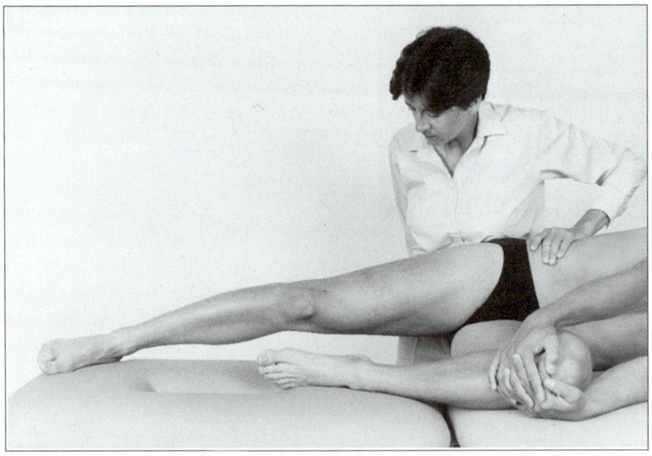

그림 6-90 시작 자세: 중간볼기근과 작은볼기근.

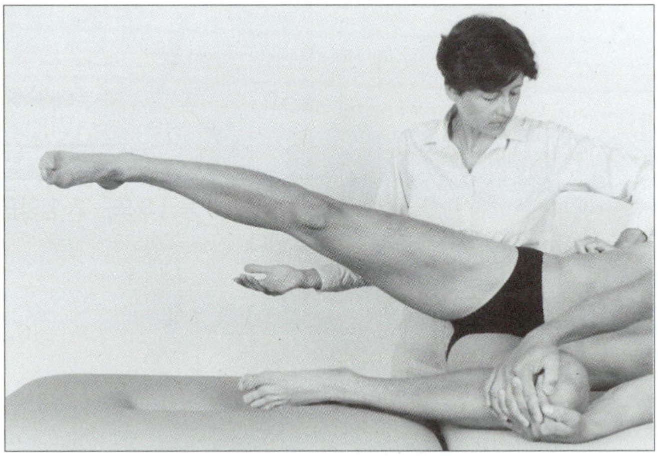

그림 6-91 검사 자세: 중간볼기근과 작은볼기근.

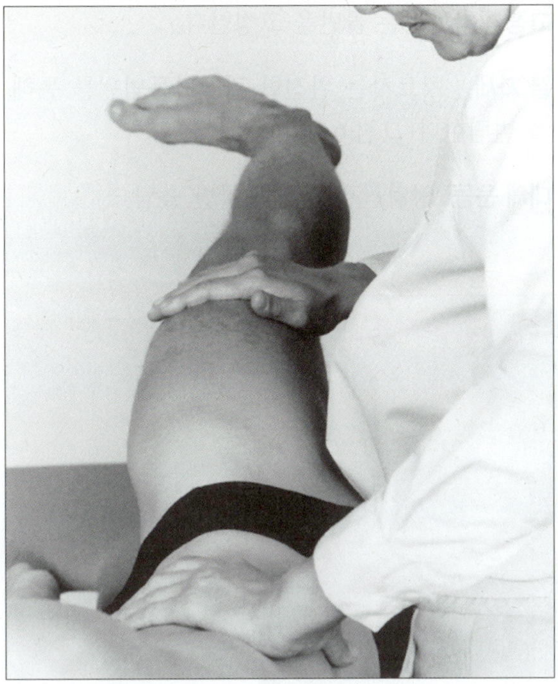

그림 6-92 저항: 중간볼기근과 작은볼기근.

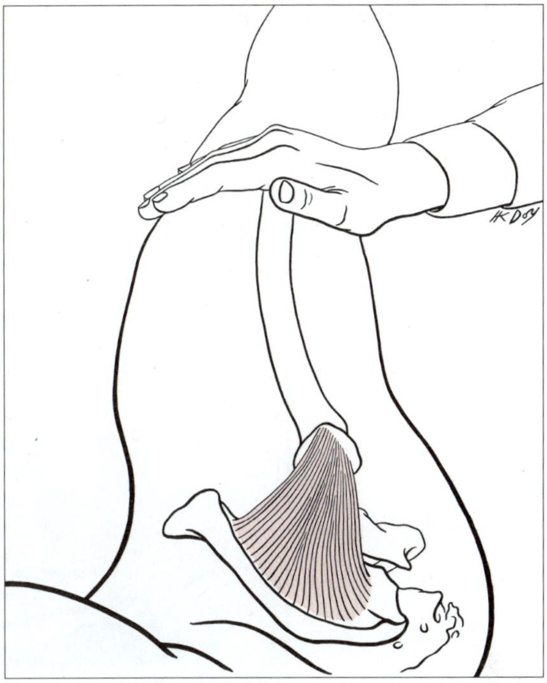

그림 6-93 중간볼기근.

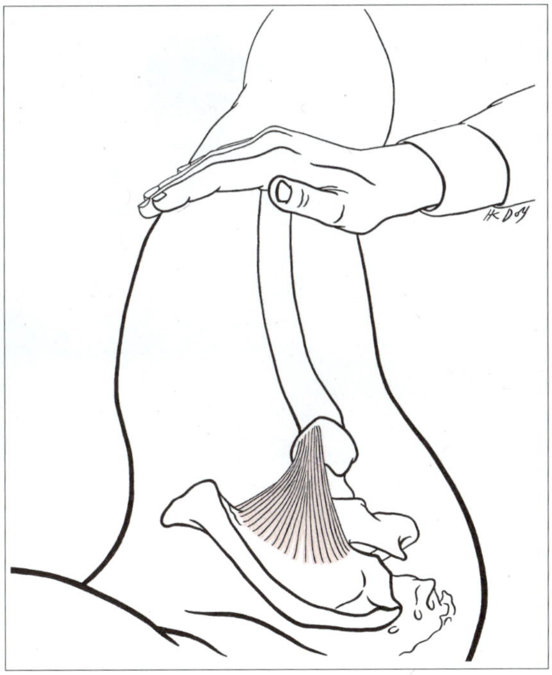

그림 6-94 작은볼기근.

중력 제거: 중간볼기근과 작은볼기근

(Gravity eliminated : gluteus medius and gluteus minimus)

시작 자세. 환자는 다리의 해부학적 자세로 누운 자세(그림 6-95). 치료사는 다리의 무게를 지지하는 자세.

고정. 치료사는 골반을 고정한다.

끝 자세. 치료사는 완전한 관절가동범위를 통해 엉덩관절을 벌림한다(그림 6-96).

대체 운동 엉덩관절 굽힘과 골반 올림.

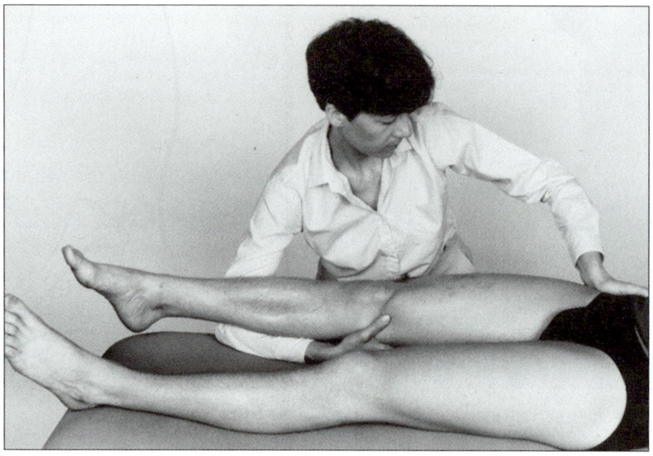

그림 6-95 시작 자세: 중간볼기근과 작은볼기근.

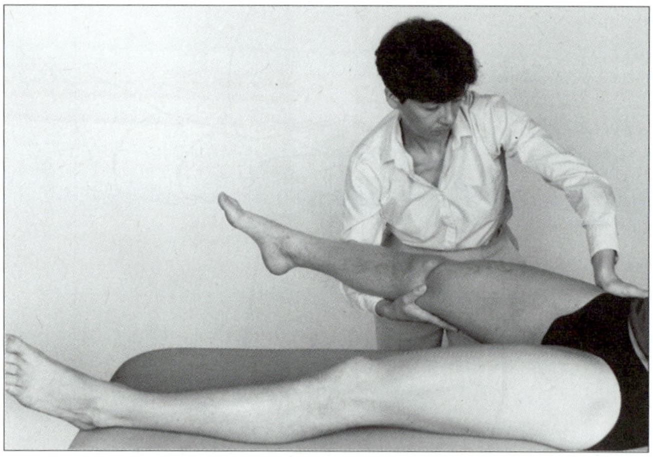

그림 6-96 끝 자세: 중간볼기근과 작은볼기근.

엉덩관절 벌림과 엉덩관절 굽힘
(Hip Abduction and Hip Flexion)

중력 대항: 넙다리근막긴장근
(Against gravity : tensor fascia latae)

보조근 : 중간볼기근과 작은볼기근.

Forms 6-16

시작 자세. 환자는 비측정쪽 다리의 엉덩관절과 무릎의 최대한 굽힘을 하고 비측정쪽으로 옆으로 누운 자세(그림 6-97). 측정쪽 다리는 10~20°의 엉덩관절의 굽힘과 안쪽 돌림을 한다. 골반은 뒤쪽으로 돌아가며 치료사는 환자의 뒤에서 옆으로 누운 자세에서 이 자세가 유지되도록 한다. 무릎은 폄상태가 된다.

고정. 비측정쪽의 다리는 자세유지를 제공하며 엉덩뼈능선의 윗면에 위치한 손에 의해 골반의 안정이 이루어진다.

운동. 환자는 엉덩관절의 완전한 관절가동 각도에 의해 벌림되어지고, 엉덩관절이 약간 굽힘된다(그림 6-98).

촉진. 넙다리빗근의 위쪽의 가쪽 또는 엉덩정강띠 위의 큰돌기 먼쪽 부.

대체 운동. 허리네모근, 엉덩근과 큰허리근, 그리고 중간과 작은볼기근.

저항 위치. 무릎관절의 가까운 허벅지 또는 앞가쪽 면에 적용(그림 6-99와 6-100).

저항 방향. 엉덩관절 모음과 폄.

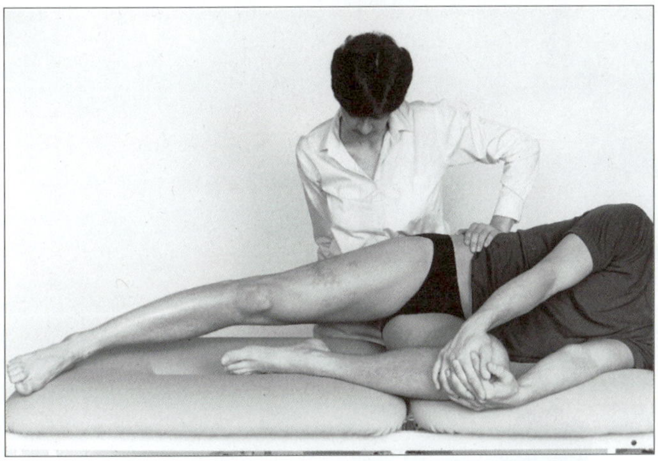

그림 6-97 시작 자세: 넙다리근막긴장근.

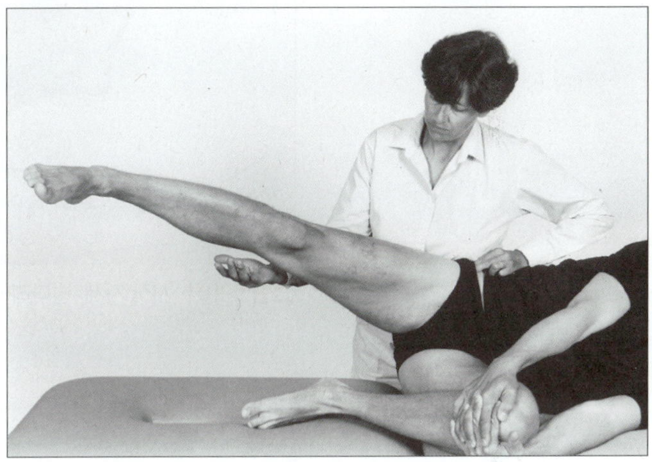

그림 6-98 검사 자세: 넙다리근막긴장근.

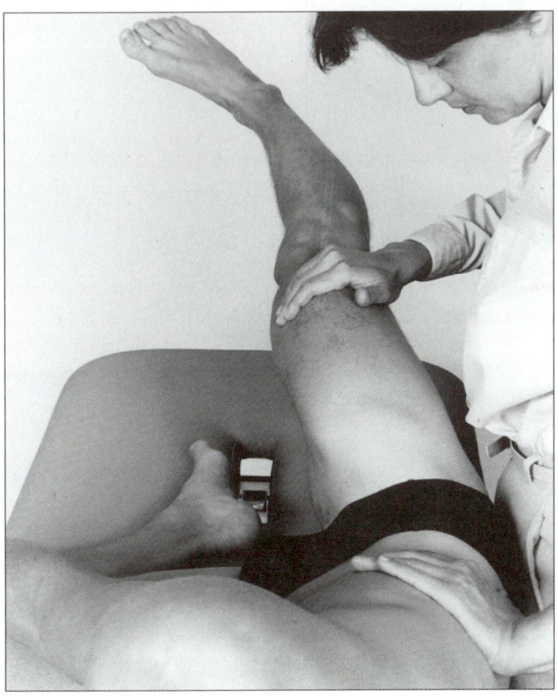

그림 6-99 저항: 넙다리근막긴장근.

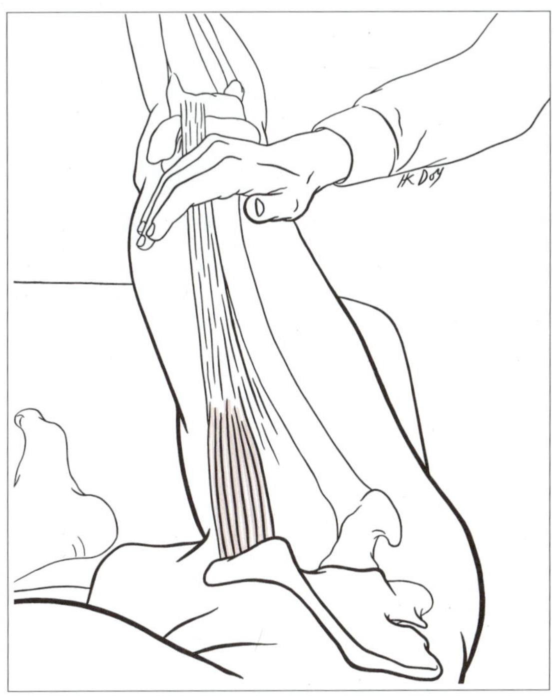

그림 6-100 넙다리근막긴장근.

중력 제거: 넙다리근막긴장근

(Gravity eliminated : tensor fascia latae)

시작 자세. 환자는 누운 자세. 치료사는 엉덩관절을 10~20° 굽힘, 안쪽 돌림과 무릎 폄을 하고 다리의 무게를 지지하며, 동작하는 동안 지지하고 유지한다(그림 6-101).

고정. 환자의 몸통의 무게가 안정을 제공한다.

끝 자세. 환자는 약간의 엉덩관절의 굽힘과 완전한 관절가동범위에서 엉덩관절의 벌림을 한다(그림 6-102).

대체 운동. 허리네모근, 엉덩근, 큰허리근 그리고 중간과 작은볼기근.

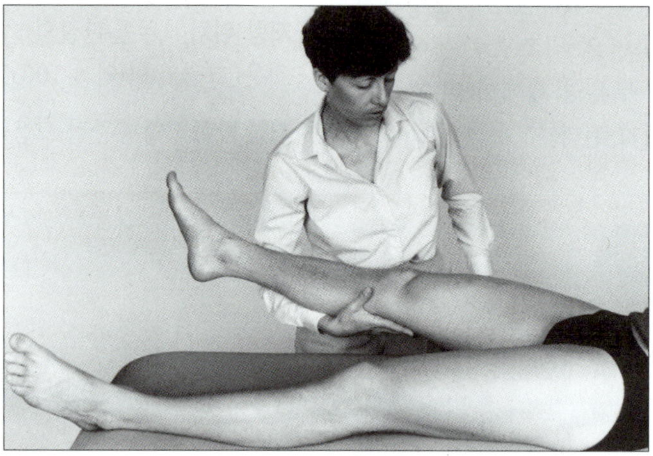

그림 6-101 시작 자세: 넙다리근막긴장근.

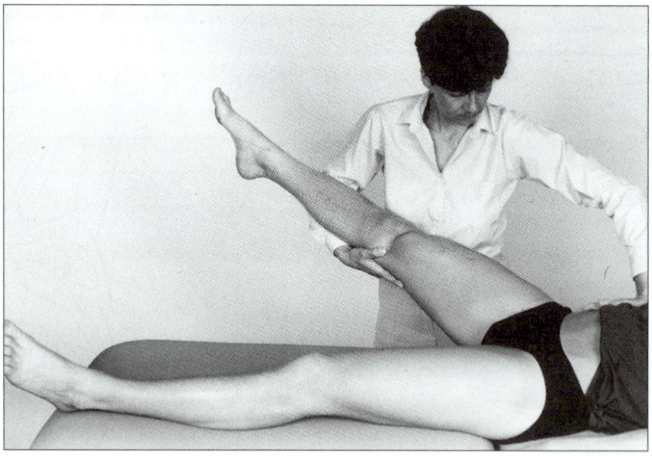

그림 6-102 끝 자세: 넙다리근막긴장근.

임상검사 : 엉덩관절 벌림기전의 약화
(Clinical Test : Weakness of Hip Abductor Mechanism)

엉덩관절벌림근들의 주된 기능은 한쪽의 자세동안 골반의 수준을 유지하는 것이다.[30] 걸음에서 일어나는 한쪽 자세는 한 발이 앞쪽으로 swing 되고 다른 한 발은 지면에 닿아 있기가 유지된다. 한 발을 땅에서 떼고 서 있는 자세는 머리의 무게, 양팔, 몸통과 같은쪽 지절의 움직임 비지지쪽 골반의 아래쪽 돌림 등이 나타난다.[30] 아래쪽 돌림은 반대쪽 넙다리뼈머리 주위의 엉덩관절벌림근의 수축에 의해 균형을 유지하게 된다. 벌림근의 마비나 약화가 존재할 수 있다. 지지쪽 다리의 벌림근의 약화나 마비가 존재하면, 골반은 반대쪽의 지지되지 않는 쪽의 골반이 떨어질 것이다. 약화나 마비는 트렌델렌버그 검사를 통해 임상적으로 적용되어질 것이다.[5, 21, 34]

트렌델렌버그 검사(Trendelenberg test). 환자는 검사쪽 다리로 선 자세 그리고 균형을 유지하기 위해 검사대에 손을 가볍게 올린 자세. 반대쪽 엉덩관절과 무릎은 바닥에서 완전히 들어올려 구부린 자세. 치료사는 환자의 뒤에 서서 자세 또는 골반과 몸통을 관찰한다. 음성반응(그림 6-103)은 벌림근의 약화가 없음을 나타낸다. 위뒤엉덩뼈가시(후상장골극)의 높이가 같거나 지지되지 않는 쪽으로 약간 증가됨. 트렌델렌버그 양성반응(그림 6-104)은 벌림근의 약화를 나타낸다. 위뒤엉덩뼈가시의 높이가 다르고 지지되지 않은 쪽의 골반이 떨어진다. 엉덩관절벌림근 약화의 보상적 균형기전은 환자가 서 있게 되는 병변이 있는 쪽 다리 위쪽으로 몸통이 치우침되는 것이다(즉, 엉덩관절 벌림의 약화가 있는 쪽).

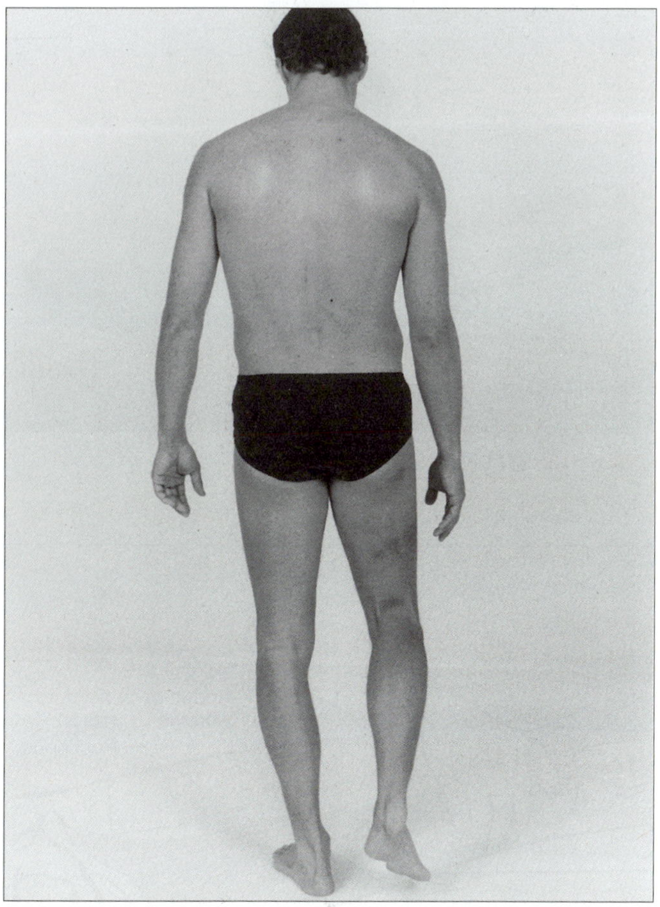

그림 6-103 트렌델렌버그 징후 음성.

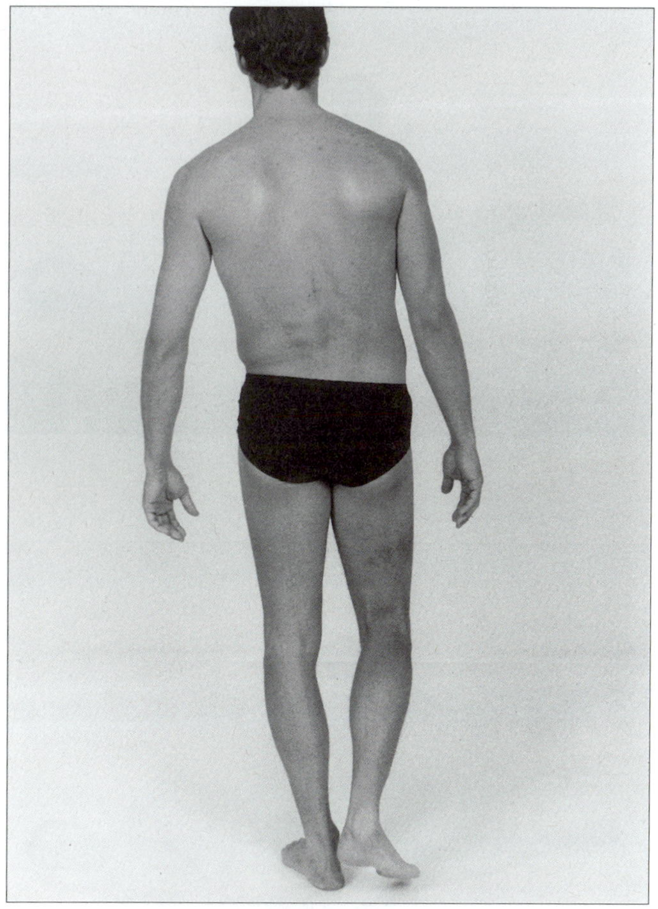

그림 6-104 트렌델렌버그 징후 양성.

엉덩관절 모음 (Hip Adduction)

중력 대항: 긴모음근, 짧은 모음근, 큰모음근, 두덩근, 두덩정강근 (Against gravity : adductor longus, adductor brevis, adductor magnus, pectineus, and gracilis)

Forms 6-17

시작 자세. 환자는 검사쪽으로 눕는다. 치료사는 환자의 뒤에 서서 둔부를 고정하고 옆으로 누운 자세를 유지시킨다. 비측정쪽 엉덩관절은 약 25~30° 벌림시키고 치료사에 의해서 무릎과 허벅지의 안쪽 면은 아래쪽에서 지지된다(그림 6-105). 또 다른 방법은, 환자의 누운 자세에서 모음근이 측정되어진다면, 치료사는 중력상황의 유사한 다리의 무게와 같은 저항을 엉덩관절의 모음에 줄 수 있다.

고정. 환자는 검사대의 가장자리를 잡는다.

운동. 검사하는 다리의 최대한의 수축을 통해 엉덩관절의 모음을 한다(그림 6-106). 환자는 검사동안 다리의 돌림을 하지 않도록 지시받는다.

촉진. 모음근은 허벅지의 가까운 곳의 안쪽에서 그룹으로 촉진할 수 있다.

저항 위치. 무릎관절의 가까운쪽 허벅지의 안쪽에 적용한다(그림 6-107, 6-108).

저항 방향. 엉덩관절 벌림.

대체 운동. 옆으로 누운 자세에서 벗어나 뒤쪽으로의 구름과 엉덩관절 굽힘근의 사용으로 인한 엉덩관절의 안쪽 돌림. 옆으로 누운 자세에서 벗어나 앞쪽으로의 구름과 엉덩관절 폄근의 사용으로 인한 엉덩관절의 바깥 돌림.

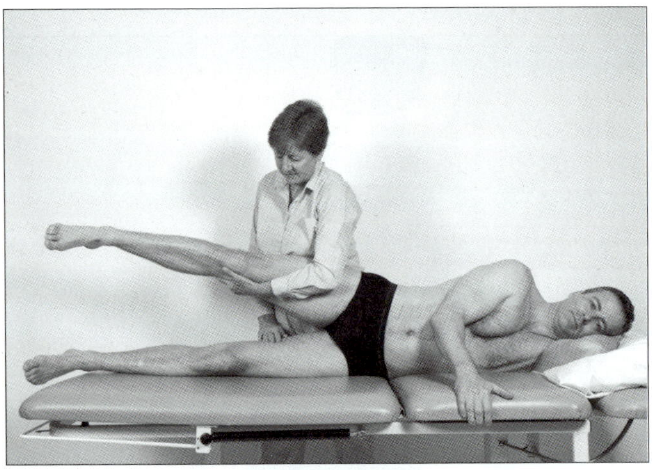

그림 6-105 시작 자세: 엉덩관절모음근.

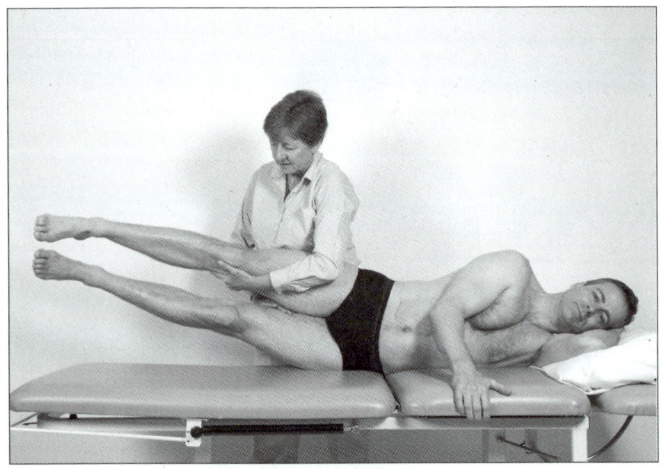

그림 6-106 검사 자세: 엉덩관절모음근.

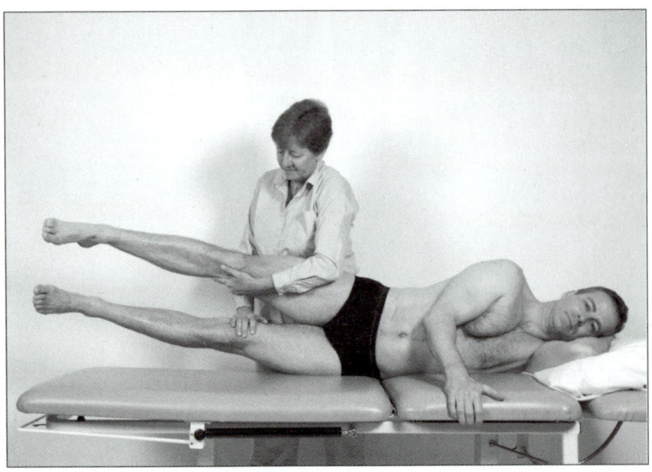

그림 6-107 저항: 엉덩관절모음근.

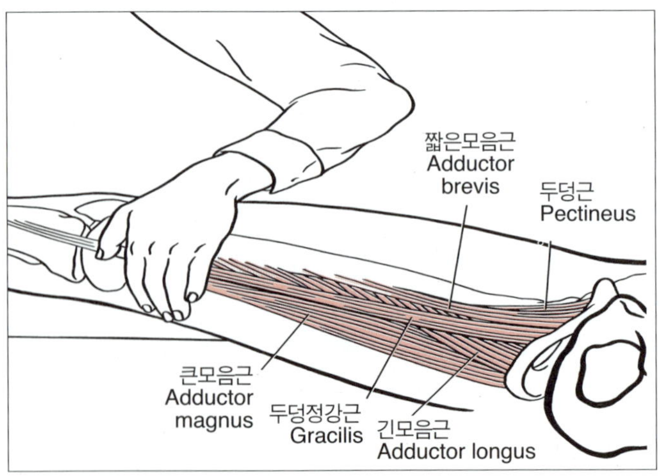

그림 6-108 엉덩관절모음근.

중력 제거: 긴모음근, 짧은모음근, 큰모음근, 두덩근, 두덩정강근 (Gravity eliminated : adductor longus, adductor brevis, adductor magnus, pectineus, and gracilis)

시작 자세. 환자는 바로누운 자세. 검사되는 엉덩관절은 약 25~30° 벌림, 돌림의 중립, 그리고 폄자세를 취한다(그림 6-109). 치료사는 다리의 무게를 지지한다.

고정. 환자의 누운 자세에 의한 신체의 무게와 치료사에 의해 골반을 고정한다.

끝 자세. 환자는 완전한 관절가동범위에서 엉덩관절을 모음한다(그림 6-110).

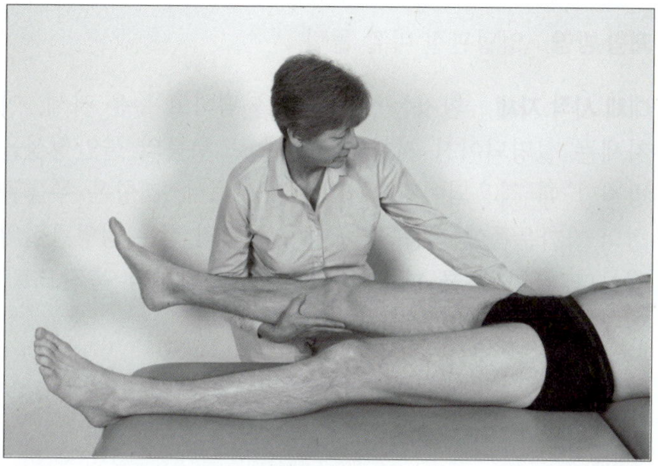

그림 6-109 시작 자세: 엉덩관절모음근.

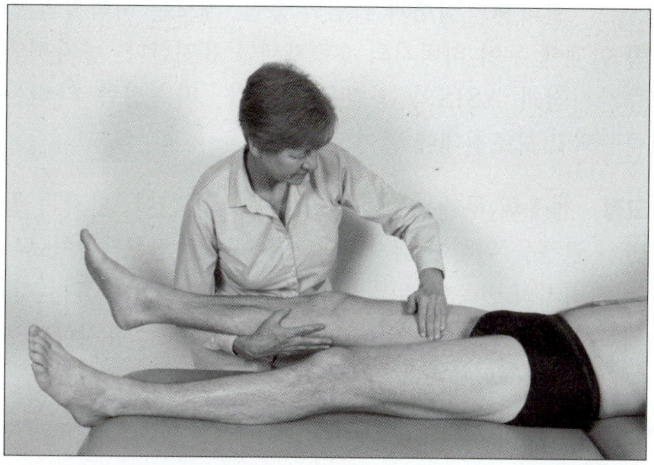

그림 6-110 끝 자세: 엉덩관절모음근.

엉덩관절 안쪽 돌림 (Hip Internal Rotation)

중력 대항: 중간볼기근, 작은볼기근, 넙다리근막긴장근

(Against gravity : gluteus medius, gluteus minimus, and tensor fascia latae)

보조근 : 긴모음근.

Forms 6-18

시작 자세. 환자는 앉은 자세(그림 6-111). 엉덩관절의 90° 굽힘과 돌림의 중립. 패드는 허벅지의 먼쪽 아래에 두어 허벅지의 수평자세를 유지한다. 종자뼈의 중간지점과 ASIS와 정렬을 이룬다. 비측정쪽 다리는 벌림되고 보조침대에 발이 지지된다.

고정. 몸통의 무게는 약간의 안정을 제공한다. 환자는 골반의 안정을 위하여 검사대의 가장자리를 잡는다. 치료사는 허벅지의 먼쪽에 손을 대고 엉덩관절의 모음을 막는다. 치료사는 동작의 제한없이 넙다리뼈의 자세를 유지한다.

운동. 환자는 완전한 관절가동범위까지 안쪽 돌림을 한다(그림 6-112).

촉진. 중간볼기근, 작은볼기근, 넙다리근막긴장근의 촉진에 대한 이전 설명을 참조.

대체 운동. 골반 들어올림, 반대쪽 몸통의 측방 굽힘, 엉덩관절 모음.

저항 위치. 발목관절의 가까운쪽 다리의 가쪽 면에 적용(그림 6-113). 저항의 적용은 무릎관절의 압박과 운동에서 주의되어야 한다.

저항 방향. 엉덩관절 바깥 돌림.

대체 시작 자세. 환자는 엉덩관절을 펴하고 누운 자세. 이 자세는 설명되어진 저항의 적용으로 무릎의 불안정성을 방지할 때 적용되어진다. 누운 자세에서, 저항은 무릎관절의 가까운쪽에 적용된다. 안쪽 돌림의 힘은 엉덩관절의 폄보다 굽힘이 클 때 강하다. 상호신뢰성의 목적으로, 엉덩관절의 자세는 기록되어야 한다.

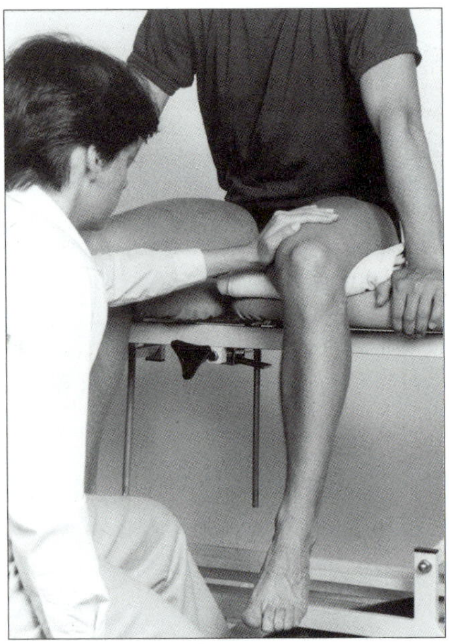

그림 6-111 시작 자세: 엉덩관절 안쪽 돌림근.

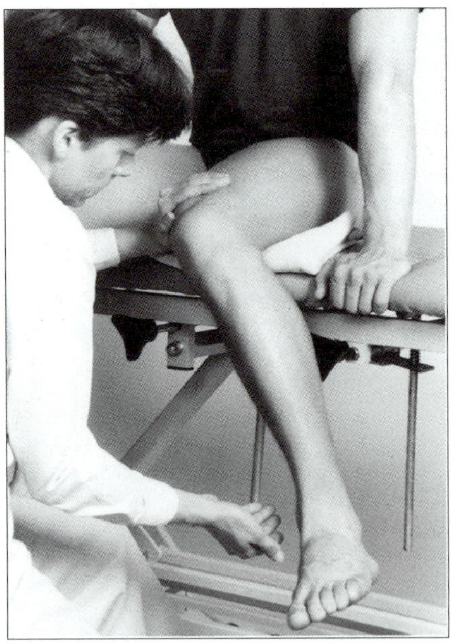

그림 6-112 검사 자세: 엉덩관절 안쪽 돌림근.

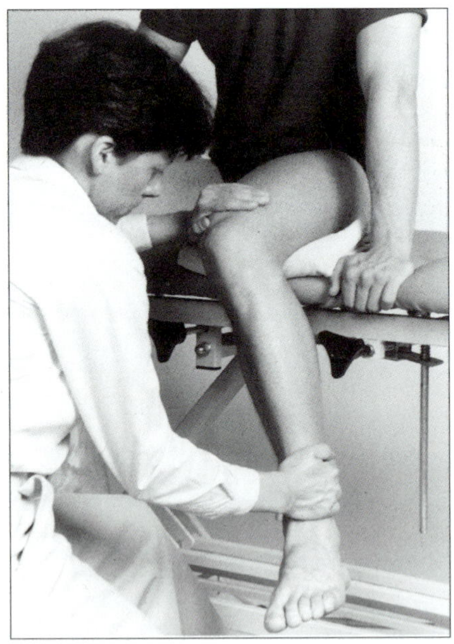

그림 6-113 저항: 엉덩관절 안쪽 돌림근.

중력 제거: 중간볼기근, 작은볼기근, 넙다리근막긴장근
(Gravity eliminated : gluteus medium, gluteus minimus, and tensor fasciae latae)

시작 자세. 환자는 누운 자세. 치료사는 다리의 엉덩관절의 90° 굽힘과 돌림의 중립 그리고 무릎의 굽힘을 지지한다(그림 6-114).

고정. 환자는 골반의 안정을 위하여 검사대 가장자리를 잡는다.

끝 자세. 환자는 엉덩관절의 완전한 관절가동범위까지 안쪽 돌림을 한다(그림 6-115). 치료사는 허벅지의 안쪽 면을 손으로 잡고 엉덩관절의 모음을 방지하고 허벅지의 완전한 돌림을 따라가야 한다. 이 동작을 반복하고 치료사는 근육을 촉진한다.

대체 운동. 엉덩관절 모음과 무릎 굽힘.

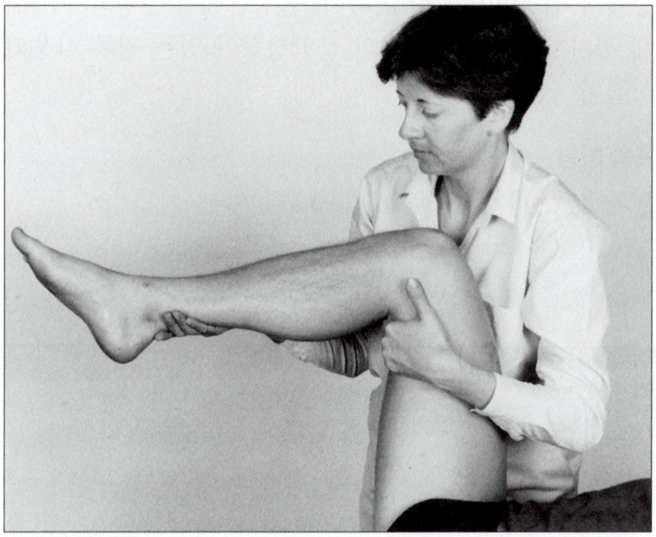
그림 6-114 시작 자세: 엉덩관절 안쪽 돌림근.

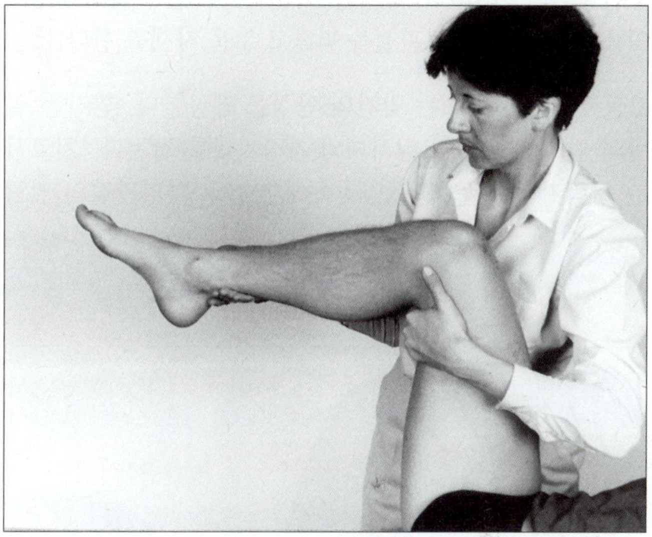
그림 6-115 끝 자세: 엉덩관절 안쪽 돌림근.

엉덩관절 바깥 돌림 (Hip External Rotation)

중력 대항: 궁둥구멍근, 바깥폐쇄근, 위쌍둥이근, 넙다리네갈래근, 아래쌍둥이근, 속폐쇄근 (Against gravity : piriformis, obturator externus, gemellus superior, quadratus femoris, gemellus inferior, and obturator internus)

보조근: 엉덩관절 폄의 큰볼기근.

Forms 6-19

시작 자세. 환자는 앉은 자세(그림 6-116). 엉덩관절의 90° 굽힘과 돌림의 중립. 패드는 허벅지의 먼쪽 아래에 두어 허벅지의 수평자세를 유지한다. 종자뼈의 중간지점과 ASIS와 정렬을 이룬다. 무릎의 불안정성이 있을 때 환자는 엉덩관절을 펴하고 누운 자세를 한다.

고정. 몸통의 무게는 약간의 안정을 제공한다. 환자는 골반의 안정을 위하여 검사대의 가장자리를 잡는다. 치료사는 허벅지의 먼쪽 면을 앞가쪽에서 잡고 엉덩관절의 벌림과 굽힘을 막는다. 치료사는 동작의 제한없이 넙다리뼈의 자세를 유지한다.

운동. 환자는 완전한 관절가동범위까지 바깥 돌림을 한다(그림 6-117).

촉진. 바깥돌림근들은 촉진하기에 너무 깊다.

대체 운동. 엉덩관절의 굽힘과 벌림; 같은쪽 몸통의 옆쪽 굽힘.

저항 위치. 발목관절의 가까운 다리의 안쪽 면에 적용(그림 6-118과 6-119). 저항의 적용은 무릎관절의 압박과 운동에서 주의되어야 한다. 안쪽 돌림근에서 설명되어진 대체 검사자세는 무릎관절의 불안정성이 있는 경우 사용되어질 수 있다.

저항 방향. 안쪽 돌림.

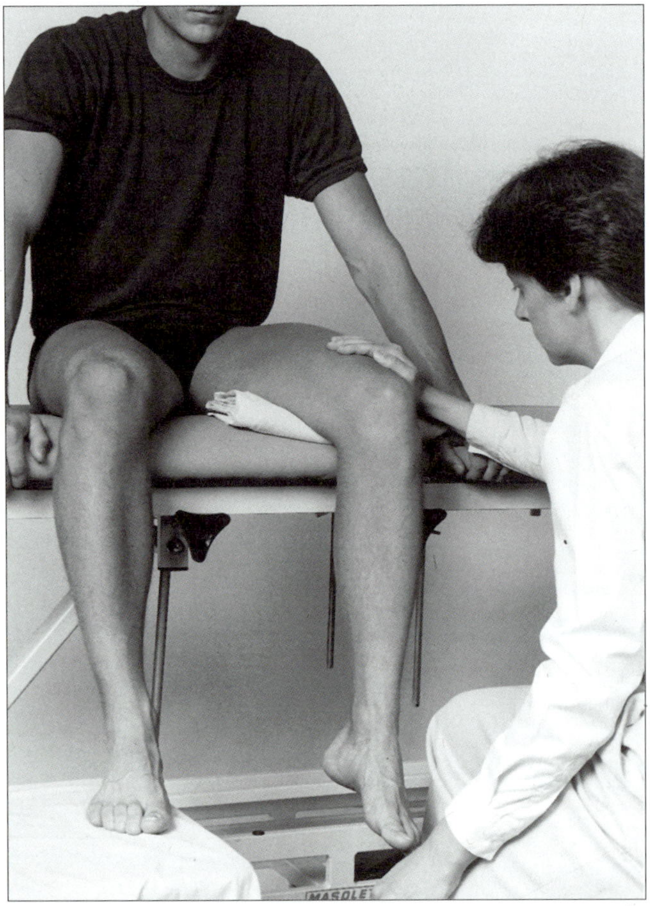

그림 6-116 시작 자세: 바깥돌림근.

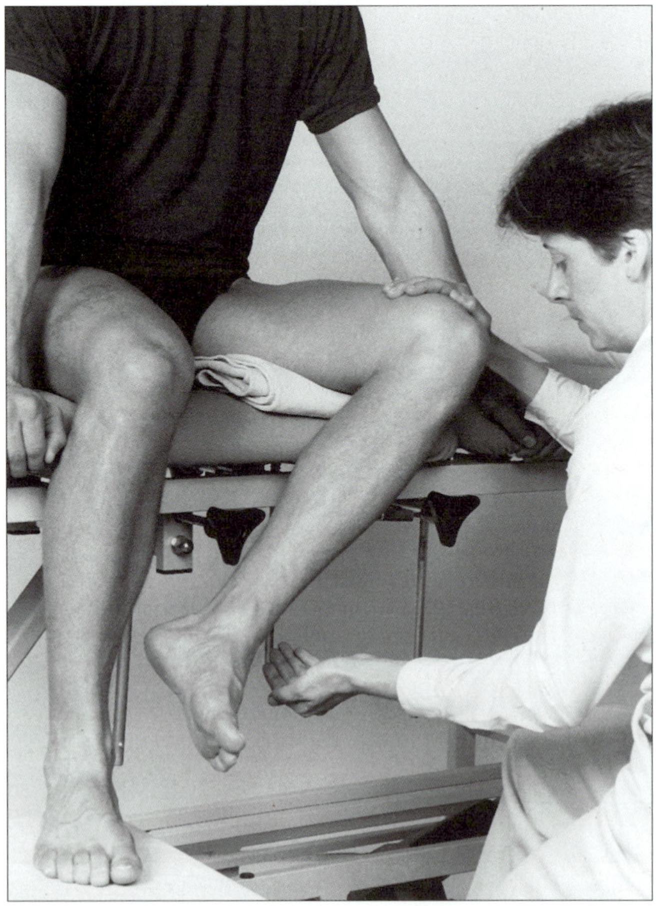

그림 6-117 검사 자세: 바깥돌림근.

중력 제거: 궁둥구멍근, 바깥폐쇄근, 위쌍둥이근, 넙다리네갈래근, 아래쌍둥이근, 속폐쇄근 (Gravity eliminated: piriformis, obturator externus, gemellus superior, quadratus femoris, gemellus inferior, and obturator internus)

시작 자세. 안쪽 돌림의 설명과 같은 자세.

끝 자세. 환자는 완전한 관절가동범위까지 바깥 돌림을 한다(그림 6-120).

대체 운동. 엉덩관절 굽힘과 벌림 그리고 무릎 굽힘.

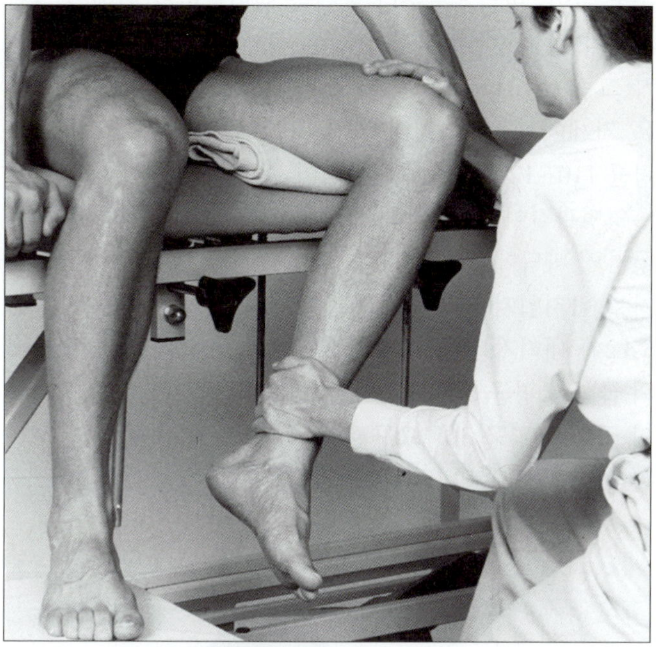

그림 6-118 저항: 바깥돌림근.

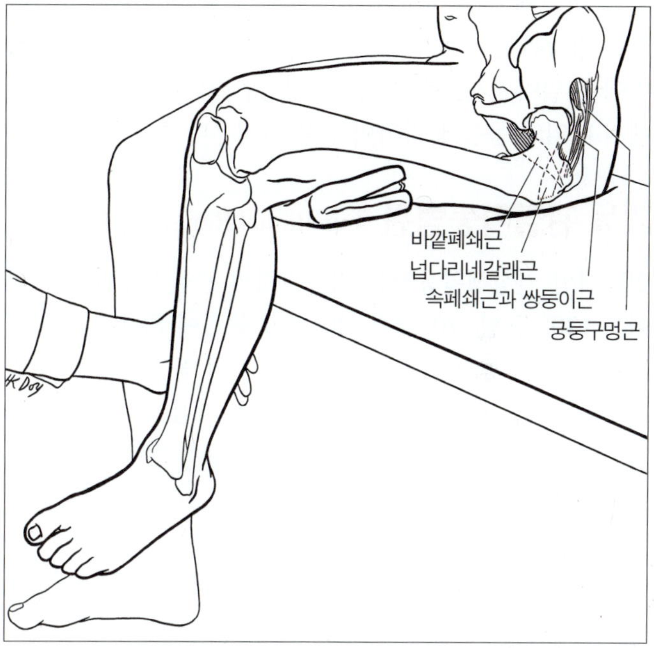

그림 6-119 바깥돌림근.

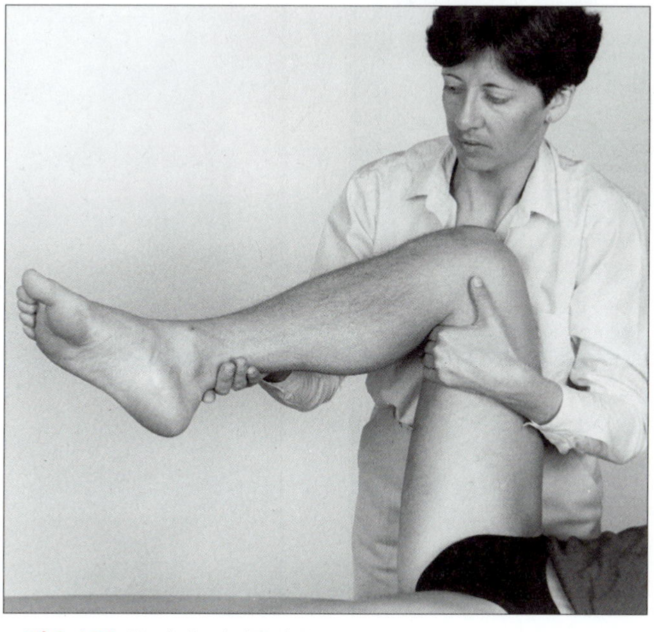

그림 6-120 끝 자세: 바깥돌림근.

기능적 적용 (FUNCTIONAL APPLICATION)

관절기능 (Joint Function)[30]

엉덩관절은 한발서기 동안 지면과 몸통 무게를 지지하는 골반 사이에 지렛대처럼 힘을 전달한다. 지면에 고정된 발은 엉덩관절이 몸통 가까이로 움직일 수 있게 하거나 지면에서 멀어지게 할 수 있다. 엉덩관절의 움직임은 공간에서 다리와 몸통에 가까이 발을 가져온다.

기능 관절가동범위 (Functional Range of Motion)

일반적인 일상생활동작은 엉덩관절의 관절가동범위가 적어도 120° 굽힘, 20° 벌림, 20° 바깥 돌림에 의해 이루어진다.[30] 기능적 동작을 포함한 엉덩관절의 움직임은 허리엉치뼈 움직임 관절가동범위의 다양한 지점에서 이루어진다.[37] 이러한 움직임은 엉덩관절의 기능적 움직임의 능력을 증가시킨다.

엉덩관절 굽힘과 폄 (Hip flexion and extension)

정상적인 엉덩관절의 능동관절가동범위는 굽힘 0~120°와 폄 0~30°이며 완전한 엉덩관절의 굽힘과 폄의 가동범위는 다양한 일상생활동작에서 필요하다.[38] 서기자세는 엉덩관절의 중립위 또는 약간의 폄이 요구된다. 전자 관절가동범위 측정계를 이용한 측정에서, 다른 관절의 보상운동 없이, 바닥으로부터 물건을 집어올리기 위해 웅크린 자세와 같이, 발이 바닥에 닿은 상태로 신발끈을 묶는 동작(그림 6-121) 또는 반대쪽 허벅지로 발을 올리거나 앉은 자세에서 일어설 때(그림 6-122) 엉덩관절의 굽힘이 평균 110~120°가 요구되어짐이 측정되었다.[36]

엉덩관절이 90° 미만의 굽힘이 필요로 하는 동작은 무릎 꿇기,[39] 바닥에 양반다리로 앉기,[39] 평균높이의 의자에 앉기,[36] 바지입기(그림 6-123), 그리고 계단을 오르고(그림 6-124) 내려가는 동작이다.[36, 40] 계단을 오를 때 엉덩관절의 굽힘이 평균 67° 요구되고, 계단을 내려올 때 엉덩관절의 굽힘이 평균 36° 요구된다. 최대의 엉덩관절 1°, 2°의 폄은 계단을 오르내릴 때 요구되어진다.[40]

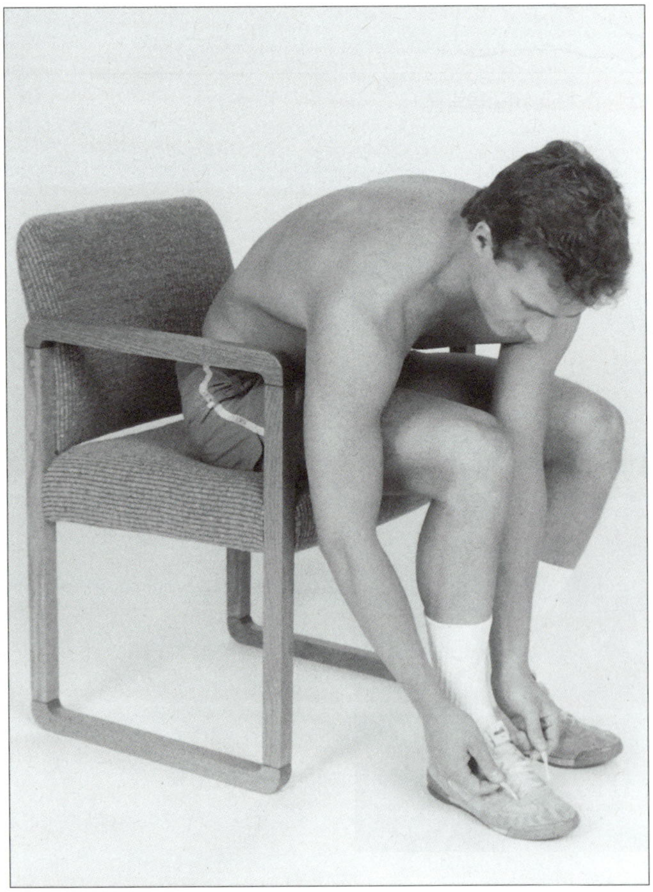

그림 6-121 바닥에서 신발끈을 묶을 때 약 120°의 엉덩관절 굽힘이 필요하다.[36]

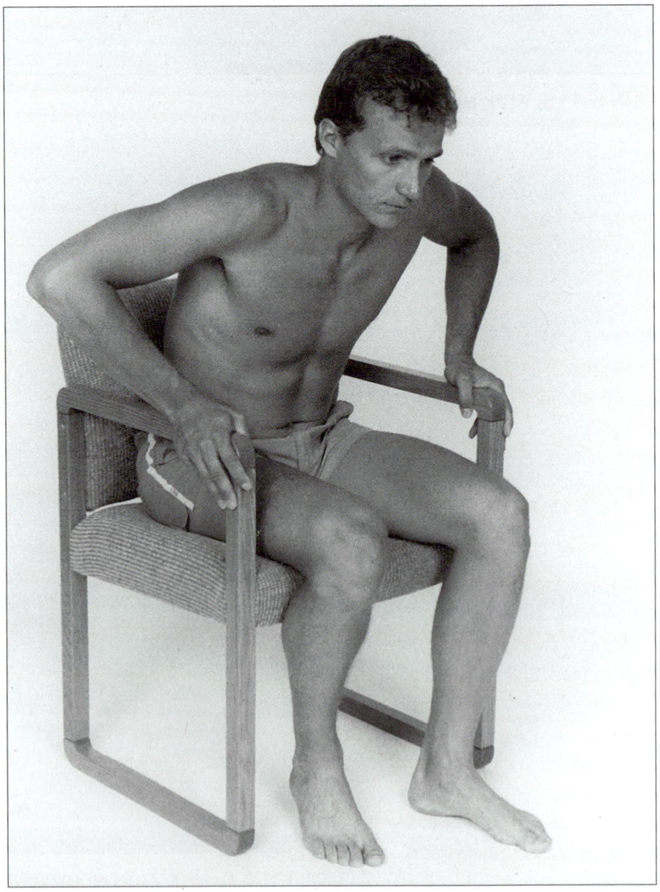

그림 6-122 앉은 자세에서 일어설 때 최소 90°의 엉덩관절 굽힘이 필요하다.[36]

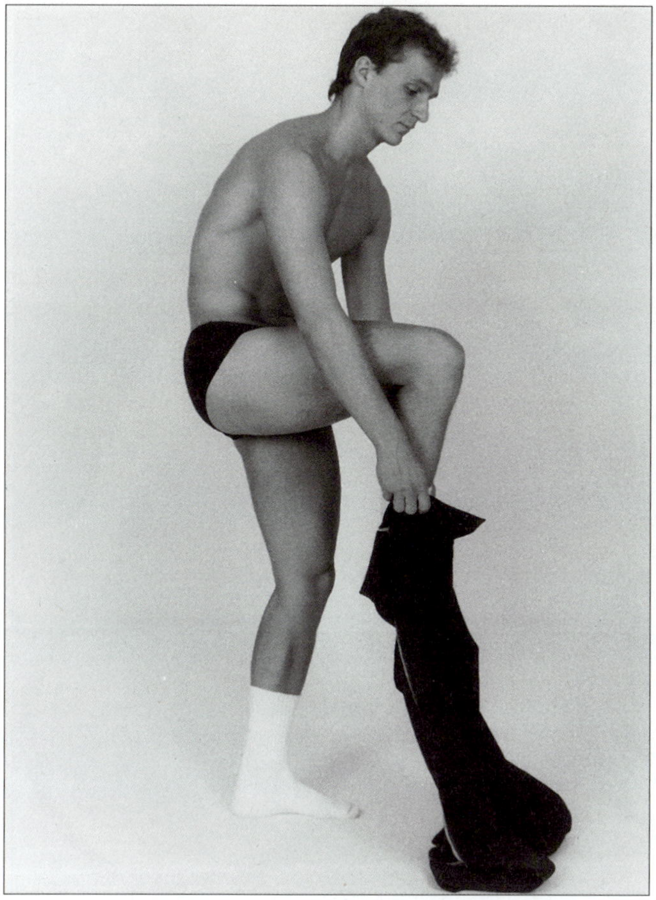

그림 6-123 바지입기.

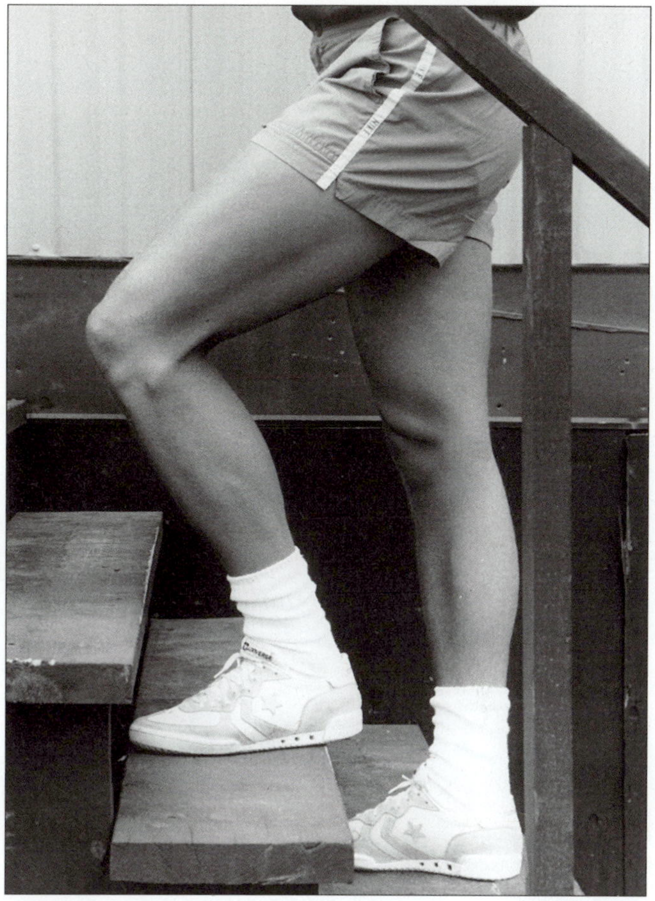

그림 6-124 계단오르기.

앉기 자세의 관절가동범위는 의자의 높이에 의해 결정된다. 표준높이의 의자에 앉을 때 약 84°의 엉덩관절 굽힘이 필요하다. 선 자세에서 앉은 자세로 갈 때 평균 104°의 엉덩관절 굽힘이 필요하며,[36] 앉은 자세에서 선 자세로 갈 때 평균 98~101°의 엉덩관절 굽힘 가동범위가 필요하다. 이러한 가동범위는 의자높이의 감소와 더불어 증가되고 의자높이의 증가에 따라 가동범위는 감소된다.

엉덩관절 벌림과 모음 (Hip abduction and adduction)

엉덩관절의 벌림의 정상 능동관절가동범위는 0~45°이다. 벌림은 0~30°이다. 대부분의 일상 기능은 엉덩관절의 완전한 벌림과 모음의 가동범위가 요구되지 않는다.

많은 일상생활동작은 엉덩관절 벌림의 0~20°의 호(arc) 안에서 수행될 수 있다.[36] 물건을 잡으려 구부릴 때, 반대쪽 허벅지 위로 발을 가로놓을 때(그림 6-125)는 이러한 관절가동범위를 포함한 행동들의 예이다. 남자가 자전거에 오를 때(그림 6-126) 아마도 양쪽 엉덩관절의 벌림의 완전한 가동범위가 요구되어질 것이다. 아시아와 동부문화권의 일상생활에서 기본인 쪼그려앉기, 양반다리 앉기와 무릎꿇기 등은 엉덩관절의 30~40°의 벌림자세가 요구되어진다.[39,42]

일상생활동작에서 엉덩관절의 모음은 다리를 꼬고 앉은 자세(그림 6-127)와 한 발로 서기를 할 때 묘사되어진다; 엉덩관절 모음을 하고 한 발로 서기는 반대쪽 골반의 떨어짐(drop)으로 나타난다.

엉덩관절 안쪽 돌림과 바깥 돌림 (Hip internal and external rotation)

엉덩관절의 안쪽과 바깥 돌림의 관절가동범위는 양쪽 방향 모두 0~45°이다.[8] 팔다리의 이 같은 돌림의 완전한 동작은 일상생활동작에서 사용이 드물다. 0~20°의 바깥 돌림 가동범위는 모든 일상생활동작에서 요구되어진다.[36] 자전거 올라가기(그림 6-126), 의자에 앉아 신발끈 매기 위해 발을 반대편 허벅지에 올리기(그림 6-125), 또는 발의

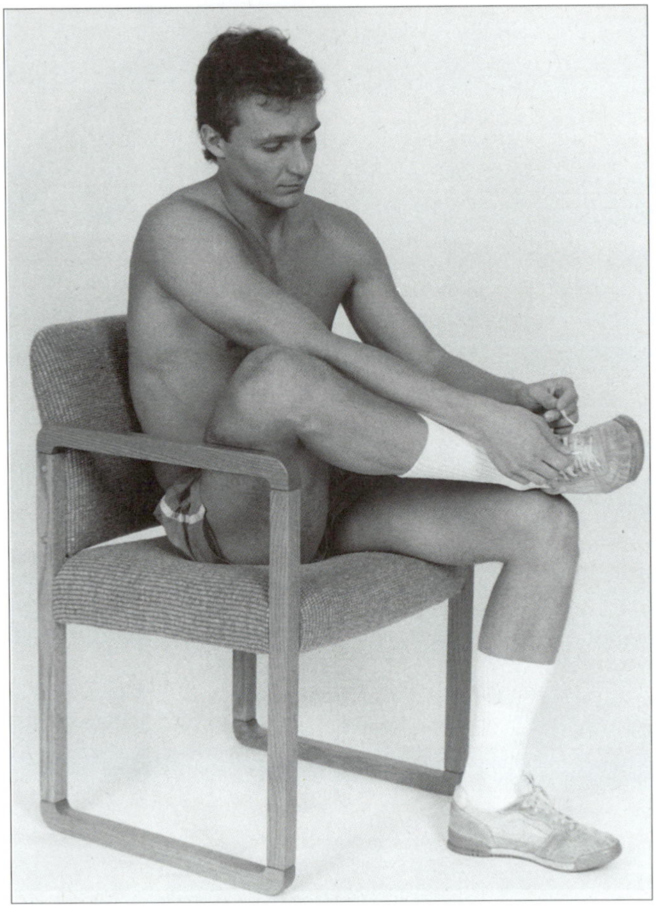

그림 6-125 발을 반대쪽 허벅지에 올리고 앉을 때 엉덩관절의 굽힘, 벌림, 그리고 바깥 돌림이 요구된다: 바깥 돌림과 넙다리빗근의 기능.

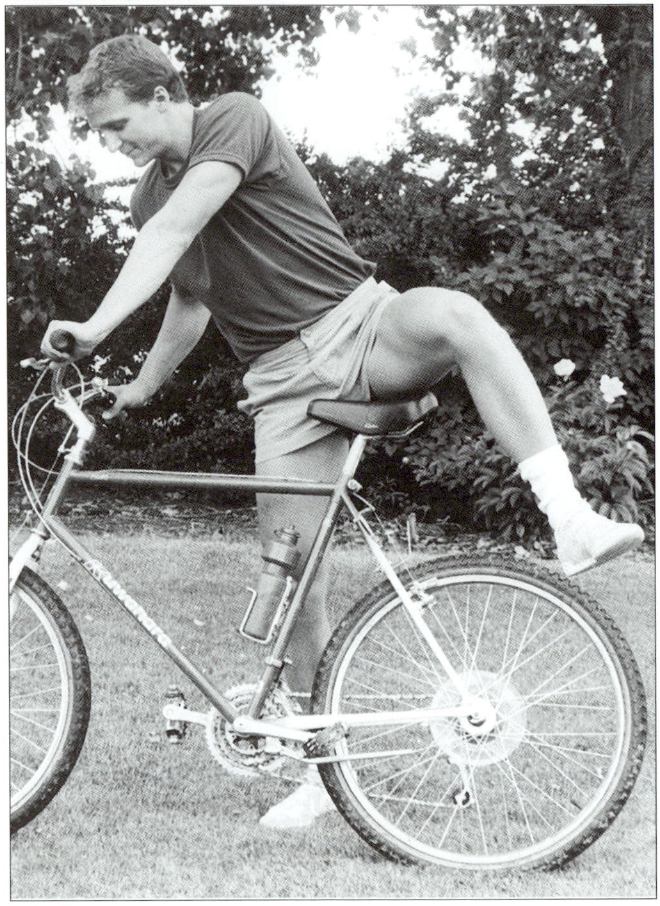

그림 6-126 자전거에 오를 때 엉덩관절 굽힘, 벌림, 그리고 바깥 돌림이 요구된다.

위생관리를 수행하기 위해 발뒤꿈치를 관찰할 때의 동작들이 엉덩관절의 바깥 돌림을 표현해준다. 아시아나 동부 문화의 기본적인 일상생활동작에서 양반다리앉기[39, 42] 에서의 완전한 엉덩관절의 바깥 돌림과 무릎꿇기(25°)와 쪼그려 앉기(19°)를 위해 보다 작은 엉덩관절의 바깥 돌림이 요구된다.[39]

한 발로 방향을 바꾸는 걷기 돌림하기는 엉덩관절의 안쪽 돌림의 사용과 같은 기능적 동작의 예이다.

걸음 (Gait)

정상적인 걸음은 시상면, 이마면, 그리고 수평면에서 엉덩관절의 움직임이 요구되어진다. 이마면에서 약 10~20°의 엉덩관절 폄이 마지막 단계(terminal stance)에서 필요하며, 30°의 엉덩관절 굽힘이 유각기의 끝과 다리가 다음 발걸음을 시작하여 앞쪽으로 나갈 때와 같은 입각기의 시작에 필요하다(from the Rancho Los Amigos gait analysis forms as cited in Levangie and Norkin[38]).

지면에 발이 고정되면, 넙다리뼈 머리는 골반의 앞쪽과 뒤쪽 기울기의 지렛대 역할을 시작한다. 골반은 위쪽 아래쪽으로 엉덩뼈능선(장골능, iliac crest)의 움직임에 따라 가쪽으로 기울 수 있다. 골반의 가쪽 기울임은 한 발이 땅에서 떨어졌을 때, 지지되어진 다리의 활동으로 지레의 역할을 할 때, 그리고 엉덩관절의 모음과 벌림과 관계된 결과로 기울임이 일어난다.[38] 걷기동안 걸음주기의 유각기 동안 비지지쪽 골반이 아랫방향으로 향해 측방 경사가 된다. 이런 골반의 떨어짐은 같은쪽 엉덩관절의 벌림의 결과로 비지지쪽에 나타난다. 골반이 떨어짐과 같이, 골반의 아래면이 유각기 다리의 넙다리 앞쪽으로 움직이고, 같은쪽에 엉덩관절의 모음을 만들어낸다. 약 7°의 엉덩관절 벌림은 걸음의 시작에 요구되고, 5°의 엉덩관절 모음은 걸음주기 유각기의 마지막에 요구되어진다.

골반의 돌림은 수직축에 대해 수평면에서 일어난다. 넙다리의 돌림은 골반과 관계되어 발생한다. 이동하는 동안 다리가 앞으로 가는 것으로 골반은 같은쪽으로 돌림한다. 골반이 앞으로 돌림하는 지레의 역할은 지지되어진 다리의 넙다리뼈머리이다. 지면 위에 다리가 고정되거나 지지될 때, 엉덩관절의 안쪽 돌림의 결과로 골반은 넙다리뼈머리 주위에서 돌림한다. 골반이 유각기쪽의 앞으로 나감으로 보행주기 유각기동안 엉덩관절의 바깥 돌림의 결과로 유각기의 다리는 진행단계에 있는 시상면 앞으로 이동한다. 정상 보행주기 동안 약 5°의 안쪽 돌림과 9°의 바깥 돌림이 엉덩관절에서 요구된다. 바깥 돌림은 입각기 마지막과 대부분의 유각기에 일어나고, 안쪽 돌림은 발뒤꿈치 닿기 전의 유각기 마지막에서 유각기의 마지막 단계동안 일어난다.[43] 보행 시 엉덩관절의 위치와 움직임의 추가설명 및 그림은 부록 D를 참조하라.

엉덩관절의 굽힘과 폄의 관절가동범위는 걷기에서 보다 뛰기에서 더 많이 요구되며, 달리기의 속도에 매우 의존된다. 달리기동안 평균은 최대 엉덩관절 굽힘은 60°와 엉덩관절 폄은 20°이다.

근육 기능 (Muscle Function)

엉덩관절 굽힘 (Hip flexion)

엉덩근과 허리근(자주 엉덩허리근으로 지칭)은 엉덩관절의 주된 굽힘근이다. 넙다리근막긴장근(전중부섬유),[44] 넙다리곧은근, 넙다리빗근, 두덩정강근, 그리고 엉덩관절이 폄상태에서 엉덩허리근을 보조하는 엉덩관절모음근, 굽힘을 보조하는 엉덩관절모음근.[30] 두덩정강근의 굽힘은 엉덩관절 동작의 초기단계에[45] 그리고 무릎의 굽힘을 제외한 폄에 있다.[46] 모음근과 두덩정강근은 엉덩관절의 굽힘은 공을 차거나 수영할 때 발을 차는 동작에서 작용되어진다. 엉덩관절의 굽힘근인 넙다리빗근, 벌림근, 바깥돌림근과 무릎굽힘근은[47] 발이 허벅지를 가로질러 앉은 자세에서 작용한다(그림 6-125).

엉덩허리근은 허벅지를 가로질러 다리를 들어올릴 때(그림 6-127)와 양말을 잡아당길 때(그림 6-128)와 같은 활동의 앉은 자세에서[32] 엉덩관절의 굽힘이 90° 이상 되어 있을 때 엉덩관절 굽힘에 단독적으로 영향을 미친다. 엉

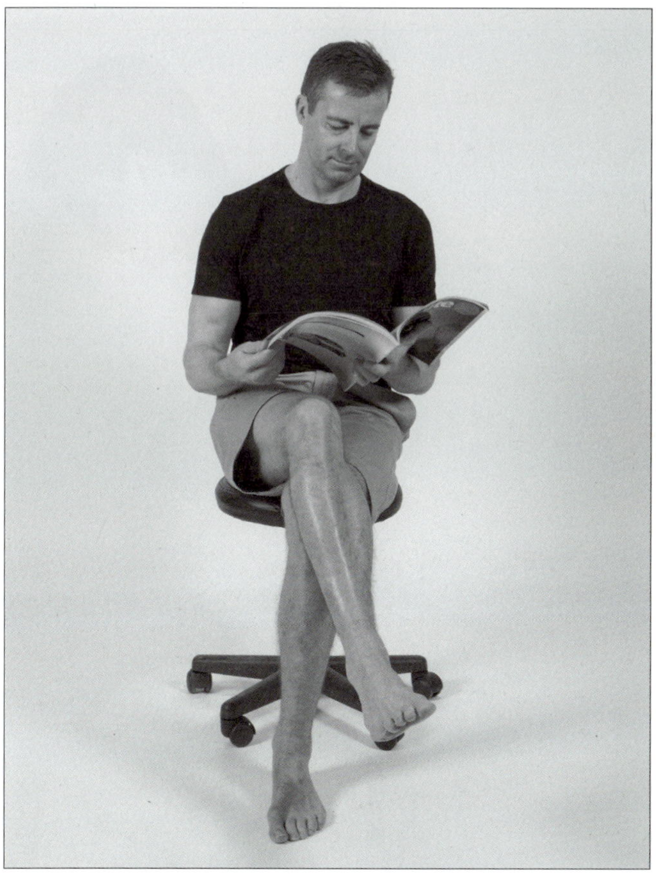

그림 6-127 엉덩관절 모음.

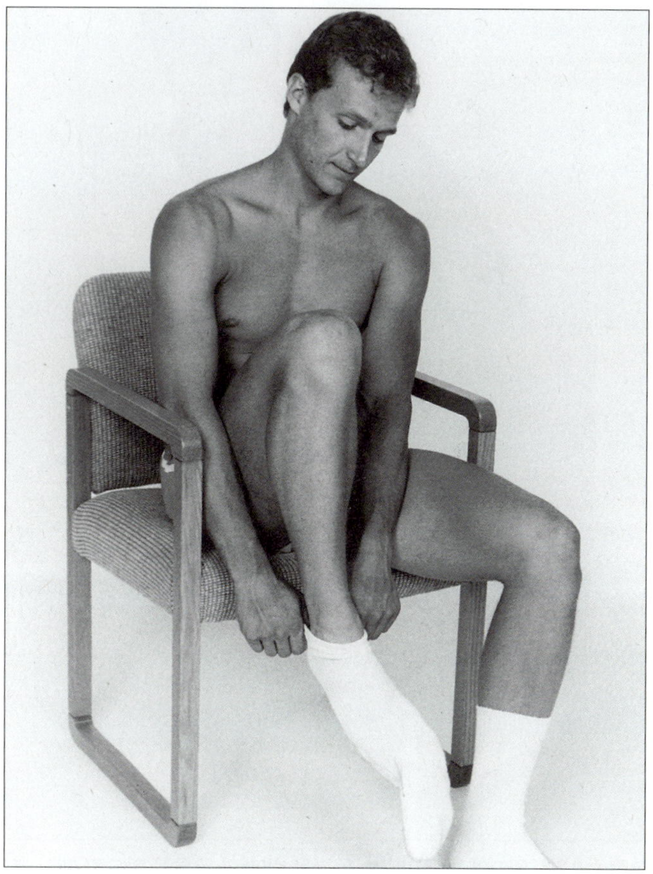

그림 6-128 엉덩허리근 기능.

덩관절굽힘근들은 누운 자세에서 앉은 자세로 움직일 때 몸통을 일으키는 복근과 함께 수축한다. 엉덩허리근은 앉은 자세에서 머리 넘어를 보려 뒤로 기댈 때 또는 앉은 자세로부터 침대에서 몸통을 눕힐 때 몸통과 골반의 움직임을 조절한다. 다른 활동들은 바지를 입을 때(그림 6-123), 사다리 오르기, 계단오르기(그림 6-124), 그리고 욕조 밖에서 안으로 들어갈 때 엉덩관절굽힘근의 수축이 요구된다.

엉덩관절 폄 (Hip extension)

엉덩관절폄근은 큰볼기근, 반막근, 반힘줄근, 넙다리두갈래근, 그리고 큰모음근이다.[48] 기능적 움직임에 다섯 개의 엉덩관절폄근들은 엉덩관절의 위치와 엉덩관절의 폄을 수행하기 위한 힘의 중요도에 의해 작용한다. 넙다리뒤근은 엉덩관절 폄의 시작에 그리고 큰볼기근은 해부학적 자세를 넘어 과젖힘이나 저항에 대항하여 폄할 때를 포함하여 허벅지의 수축에 사용된다.[46,49] 넙다리뒤근은 엉덩관절과 무릎관절의 움직임을 만든다. Nemeth와 그의 동료들에[50] 의하면, 무릎이 0~90° 사이의 굽힘을 포함한 엉덩관절 폄의 강도는 무릎의 위치에 영향을 주지 않는다. 큰모음근은 엉덩관절 굽힘의 90~0° 로 엉덩관절 폄에 작용한다; 이러한 엉덩관절 폄의 노력은 폄근의 효과적인 근육 앞쪽 섬유의 영향으로 마지막 30° 에서 남성에서 보다 적을 수 있다.[48]

엉덩관절폄근은 앉은 자세[53]에서 일어나는 것과 같이 몸통을 일으키거나(그림 6-129),[51,52] 계단 오르기(그림 6-124), 그리고 점프할 때 작용한다. 엉덩관절 폄의 근육들은 무릎과 엉덩이의 굽힘상태에서 들어올리는 동작을 수행할 때 수축한다[49,54,55](그림 6-130). 폄근들은 앉은 자세 또는 선 자세에서 앞으로 움직일 때 골반의 앞쪽 움직임을 조절하고, 앉거나 다시 똑바로 선 자세에서 골반의 뒤쪽 움직임의 시작과 수행을 조절한다.[30,54,56] 큰볼기근은 차의 바퀴를 교체하거나 낮은 찬장 안을 들여다보려 구부린 자세를[52] 유지할 때 수축한다.

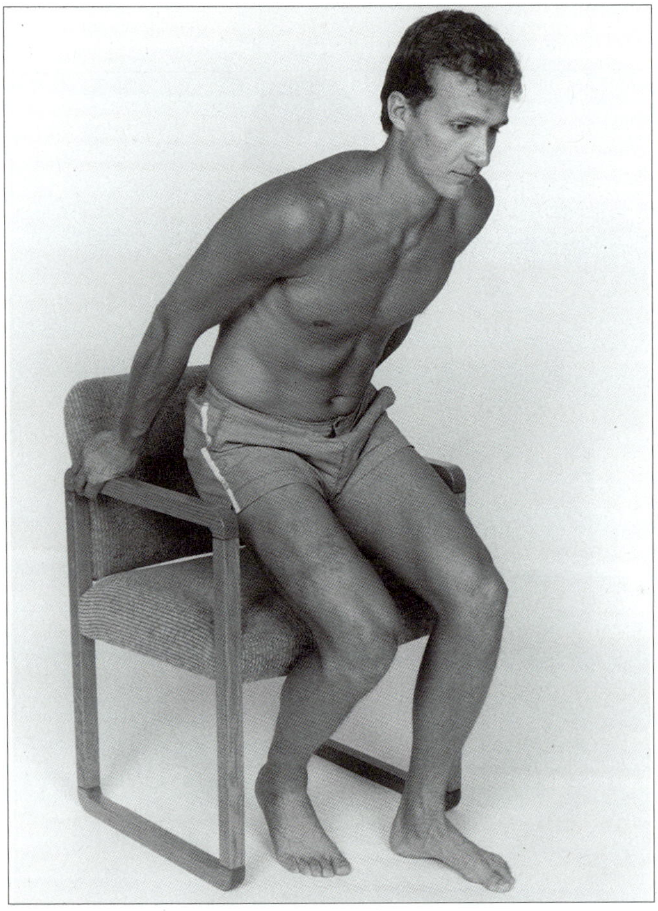

그림 6-129 의자에서 일어나는 동작을 할 때와 몸통을 일으킬 때 엉덩관절 폄근이 기능을 한다.

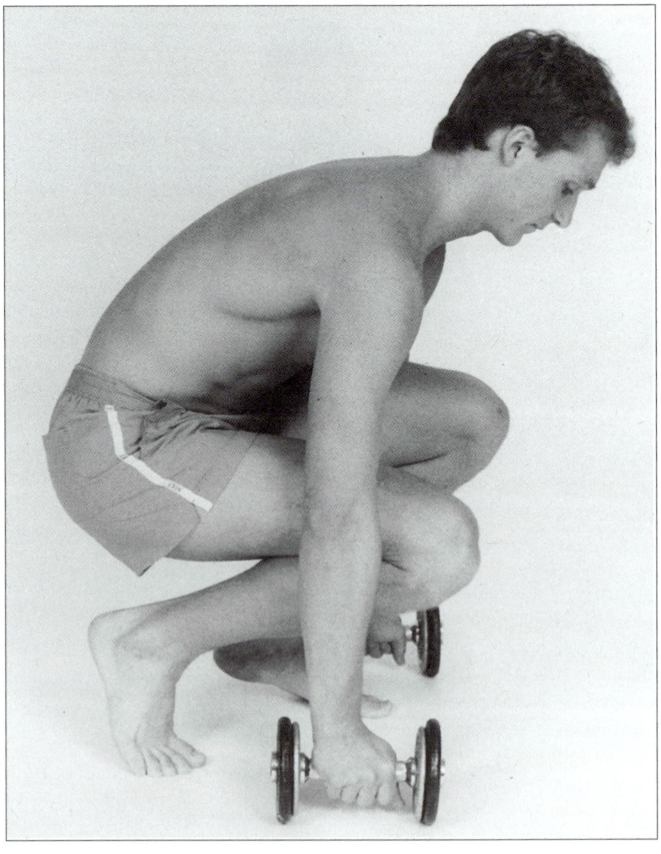

그림 6-130 엉덩관절 폄근의 기능.

서있는 자세에서, 넓적다리 폄은 넙다리뒤근에 의해 수행되어지며, 큰볼기근의 동작에 저항이 주어졌을 때 엉덩관절의 폄을 보조한다. 그러므로, 폄근들은 스케이트를 탈 때 앞으로 전진할 수 있도록 수축한다. 큰볼기근은 엉덩관절의 과젓힘과 같은 운동의 극단적인 폄에서 강하게 수축한다.[49,52]

엉덩관절 벌림 (Hip abduction)

엉덩관절 벌림을 책임지는 근육들은 중간볼기근, 작은볼기근, 그리고 넙다리근막긴장근이다. 큰볼기근의 위쪽 섬유는 강한 힘이 요구되어지는 벌림을 보조한다. 엉덩관절 벌림근의 주된 기능은 한 발로 땅을 지지하고 섰을 때 골반의 위치를 유지하는 것이다. 한 발서기를 할 때, 지지하는 다리의 엉덩관절과 골반의 활동은 최고수준의 지레역할을 한다. 넙다리뼈의 머리는 지렛대 받침과 골반, 지레팔을 나타낸다. 지면에서 떨어진 발과 함께, 골반은 머리의 무게, 팔, 몸통, 그리고 지지된 다리의 넙다리뼈머리 주위의 골반의 돌림에 의해서 생성된 토크에 의해 비지지되고 같은쪽 아래로 떨어진다. 엉덩관절벌림근들은 같은쪽 엉덩뼈능선(장골능, iliac crest)을 서있는 동안 이는곳과 닿는곳의 역할이 바뀌어 아랫방향으로 끌어내려지고 골반의 넙다리뼈머리의 돌림과 비지지쪽의 상승이다. 한발서기에서 엉덩관절의 골반 위치조정은 걷기, 뛰기, 그리고 공을 찰 때 묘사된다.

한발서기에서, 머리, 팔, 몸통의 중력선이 지지된 다리를 통해 넘어 몸통이 이동된다면 엉덩관절벌림근은 골반 수준을 유지할 수 있도록 수축하도록 요구되지 않을 수 있다.

한발서기동안 비지지쪽 골반이 아래로 떨어진다면, 넙다리근막긴장근과 엉덩정강인대는 체중지지쪽 골반의 자세를 유지하기 위해 긴장되어지고 엉덩관절벌림근은 수축하지 않는다.[58]

자전거에 오르거나(그림 6-126) 가라데를 수행(그림 6-131)하며 서있는 것과 같이 비체중지지의 벌림 동작이 요구되어질 때 엉덩관절은 양쪽 모두 수축될 수 있다.

엉덩관절 모음 (hip adduction)

줄을 오를 때, 몸통의 앞으로 공을 찰 때, 그리고 말 등에 오르는 동작을 할 때 큰모음, 긴모음근, 짧은모음근, 두덩정강근 그리고 두덩근을 포함한 엉덩관절모음근의 수축이 요구되어진다. Janda and Stara는[57] 엉덩관절모음근의 주된 기능은 자세 근육들의 다양한 활동보다는 엉덩관절 모음의 주된 근육임을 제안했다.

엉덩관절 안쪽 돌림 (Hip internal rotation)

주된 엉덩관절의 안쪽 돌림근은 넙다리근막긴장근, 중간볼기근의 앞쪽 섬유[14] 그리고 작은볼기근, 그리고 엉덩관절모음근들을 포함한다.[59,60] 반막근과 반힘줄근은 엉덩관절의 폄 상태에서 엉덩관절의 안쪽 돌림을 한다.[46] 안쪽 돌림은 선 자세에서 한쪽 발이 축이 되거나 걸을 때의 동작이다.[30]

엉덩관절 바깥 돌림 (Hip external rotation)

궁둥구멍근, 속폐쇄근, 넙다리네갈래근, 그리고 위 아래 쌍둥이근, 그리고 넙다리빗근은 엉덩관절을 바깥 돌림시킨다. 넙다리가 폄되었거나, 넙다리가 약간 굽어져 덜 효

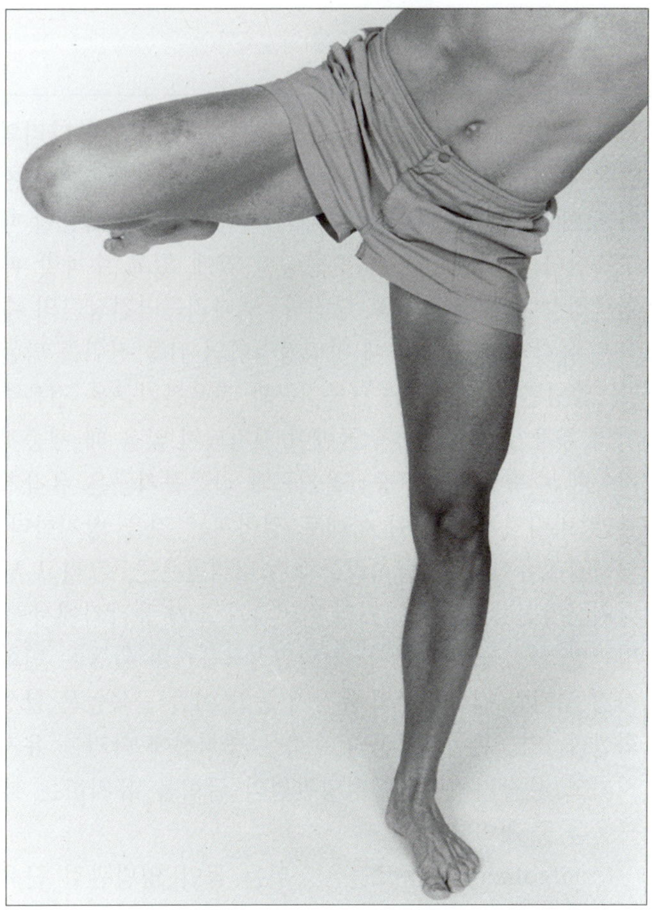

그림 6-131 엉덩관절벌림근의 기능.

과적이 되었을 경우 궁둥구멍근과 속폐쇄근은 바깥 돌림의 가장 효과적인 기능을 한다. 큰볼기근과 넙다리두갈래근 역시 엉덩관절이 폄에 있을 때 엉덩관절의 바깥 돌림을 한다.[46] 자전거에 오를 때(그림 6-126), 가라데(karate)를 할 때(그림 6-131), 그리고 넙다리에 발을 가로질러 올려 신발끈을 맬 때(그림 6-125) 엉덩관절의 바깥 돌림이 요구되어진다.

서기 자세 (Standing posture)

중력선의 이동은 엉덩관절과 관계가 있고, 엉덩관절의 약간 뒤쪽에 있거나, 약간 앞쪽에 있거나, 시상면에서 엉덩관절을 지나간다. 중력선의 정확한 위치에 상관없이 엉덩관절의 작은 근육들의 활동을 통해 대칭적으로 서있게 한다.[56] 편히 서있는 동안 큰볼기근, 중간볼기근, 작은 볼기근은 EMG에서 아무 반응이 없다. 엉덩허리근의 다양한 움직임은 Basmajina[62]는 약간의 활동을 Josehp and Williams[56]는 서 있는 동안의 EMG의 무반응을 기록한 연구들에 의해 보여졌다.

걸음 (Gait)[63]

넙다리두갈래근과 큰볼기근은 유각기의 마지막과 다리의 앞쪽 유각기가 감속되는 입각기의 시작 그리고 발뒤꿈치가 닿아 엉덩관절 폄이 되는 때와 지면반발력이 작용할 때 수축한다. 큰볼기근은 엉덩정강띠 안에 있고 수축할 때 엉덩정강 띠를 뒤쪽으로 당긴다. 넙다리근막긴장근의 수축은 유각기가 시작될 때 엉덩정강띠의 뒤쪽 전위를 막는다. 엉덩관절벌림근, 중간볼기근과 작은볼기근은 걸음주기의 유각기동안 반대쪽 골반이 지지되지 않을 때 체중지지쪽에 수축을 한다. 중간볼기근과 작은볼기근은 유각기동안 비지지쪽 골반이 아래로 떨어지는 것을 방지한다. 엉덩관절굽힘근, 엉덩허리근과 넙다리곧은근, 그리고 넙다리근막긴장근은 입각기의 마지막과 초기 유각기에서 엉덩관절 굽힘을 시작한다. 엉덩관절모음근의 활동은 변화하기 쉽지만 걸음주기의 유각기 동안 이들 근육들은 활성화한다. 엉덩관절모음근의 수축은 중심선에 다리를 유지시키고 유각기의 끝에 엉덩관절의 굽힘을 유지하는 데 도움을 줄 것이다.[65]

Montgomery와 동료들은[66] 뛰는 동안 엉덩관절 근육 활동의 설명을 제공한다.

참고문헌 (References)

1. Kapandji AI. *The Physiology of the Joints. Vol 2. The Lower Limb.* 6th ed. New York, NY: Churchill Livingstone Elsevier; 2011.
2. Standring S, ed. *Gray's Anatomy: The Anatomical Basis of Clinical Practice.* 39th ed. London: Elsevier Churchill Livingstone; 2005.
3. Norkin CC, White DJ. *Measurement of Joint Motion: A Guide to Goniometry.* 4th ed. Philadelphia, PA: FA Davis; 2009.
4. Daniels L, Worthingham C. *Muscle Testing: Techniques of Manual Examination.* 5th ed. Philadelphia, PA: WB Saunders; 1986.
5. Norkin CC, Levangie PK. *Joint Structure and Function: A Comprehensive Analysis.* Philadelphia, PA: FA Davis; 1983.
6. Neumann DA. *Kinesiology of the Musculoskeletal System: Foundations for Rehabilitation.* 2nd ed. St. Louis, MO: Mosby Elsevier; 2010.
7. Magee DJ. *Orthopedic Physical Assessment.* 5th ed. St. Louis, MO: Saunders Elsevier; 2008.
8. American Academy of Orthopaedic Surgeons. *Joint Motion: Method of Measuring and Recording.* Chicago, IL: AAOS; 1965.
9. Berryman Reese N, Bandy WD. *Joint Range of Motion and Muscle Length Testing.* 2nd ed. St. Louis, MO: Saunders Elsevier; 2010.
10. Cyriax J. *Textbook of Orthopaedic Medicine. Vol 1. Diagnosis of Soft Tissue Lesions.* 8th ed. London: Bailliere Tindall; 1982.
11. Kendall FP, McCreary EK, Provance PG, Rodgers MM, Romani WA. *Muscles Testing and Function with Posture and Pain.* 5th ed. Baltimore, MD: Lippincott Williams & Wilkins; 2005.
12. Cailliet R. *Soft Tissue Pain and Disability.* Philadelphia, PA: FA Davis; 1977.
13. Boone DC, Azen SP. Normal range of motion of joints in male subjects. *J Bone Joint Surg.* 1979;61:756–759.
14. Steindler A. *Kinesiology of the Human Body Under Normal and Pathological Conditions.* Springfield, IL: Charles C Thomas; 1955.
15. Hollman JH, Burgess B, Bokermann JC. Passive hip rotation range of motion: effects of testing position and age in runners and non-runners. *Physiother Theor Pract.* 2003;19:77–86.
16. Harris-Hayes M, Wendl PM, Sahrmann SA, Van Dillen LR. Does stabilization of the tibiofemoral joint affect passive prone hip rotation range of motion measures in unimpaired individuals? A preliminary report. *Physiother Theor Pract.* 2007;23:315–323.
17. Gajdosik RL, LeVeau BF, Bohannon RW. Effects of ankle dorsiflexion on active and passive unilateral straight leg raising. *Phys Ther.* 1985;65:1478–1482.
18. Bohannon RW. Cinematographic analysis of the passive straight-leg-raising test for hamstring muscle length. *Phys Ther.* 1982;62:1269–1274.
19. Youdas JW, Krause DA, Hollman JH, Harmsen WS, Laskowski E. The influence of gender and age on hamstring muscle length in healthy adults. *J Orthop Sports Phys Ther.* 2005;35:246–252.
20. Bohannon R, Gajdosik R, LeVeau BF. Contribution of pelvic and lower limb motion to increases in the angle of passive straight leg raising. *Phys Ther.* 1985;65:474–476.
21. Salter RB. *Textbook of Disorders and Injuries of the Musculoskeletal System.* 2nd ed. Baltimore, MD: Williams & Wilkins; 1983.
22. Van Dillen LR, McDonnell MK, Fleming DA, Sahrmann SA. Effect of knee and hip position on hip extension range of motion in individuals with and without low back pain. *J Orthop Sports Phys Ther.* 2000;30:307–316.
23. Ober FR. Back strain and sciatica. *JAMA.* 1935;104:1580–1583.

24. Gose JC, Schweizer P. Iliotibial band tightness. *J Orthop Sports Phys Ther.* 1989;10:399–407.
25. Gajdosik RL, Sandler MM, Marr HL. Influence of knee positions and gender on the Ober test for length of the iliotibial band. *Clin Biomech.* 2003;18:77–79.
26. Berryman Reese N, Bandy WD. Use of an inclinometer to measure flexibility of the iliotibial band using the Ober test and the modified Ober test: differences in magnitude and reliability of measurements. *J Orthop Sports Phys Ther.* 2003;33:326–330.
27. Soames RW, ed. Skeletal system. Salmons S, ed. Muscle. *Gray's Anatomy.* 38th ed. New York, NY: Churchill Livingstone; 1995.
28. Trombly CA. Evaluation of biomechanical and physiological aspects of motor performance. In: Trombly CA, ed. *Occupational Therapy for Physical Dysfunction.* 4th ed. Baltimore, MD: Williams & Wilkins; 1995.
29. Carlsoo S, Fohlin L. The mechanics of the two-joint muscles rectus femoris, sartorius and tensor fascia latae in relation to their activity. *Scand J Rehabil Med.* 1969;1:107–111.
30. Smith LK, Weiss EL, Lehmkuhl LD. *Brunnstrom's Clinical Kinesiology.* 5th ed. Philadelphia, PA: FA Davis; 1996.
31. Kendall FP, McCreary EK, Provance PG. *Muscles Testing and Function.* 4th ed. Baltimore, MD: Williams & Wilkins; 1993.
32. Perry J, Weiss WB, Burnfield JM, Gronley JK. The supine hip extensor manual muscle test: A reliability and validity study. *Arch Phys Med Rehabil.* 2004;85:1345–1350.
33. Widler KS, Glatthorn JF, Bizzini M, Impellizzeri FM, Munzinger U, Leunig M, Maffiuletti NA. Assessment of hip abductor muscle strength. A validity and reliability study. *J Bone Joint Surg [Am].* 2009;91:2666–2672.
34. Hoppenfeld S. *Physical Examination of the Spine and Extremities.* New York, NY: Appleton-Century-Crofts; 1976.
35. Jarvis DK. Relative strength of the hip rotator muscle groups. *Phys Ther Rev.* 1952;32:500–503.
36. Johnston RC, Smidt GL. Hip motion measurements for selected activities of daily living. *Clin Orthop Relat Res.* 1970; 72:205–215.
37. Cailliet R. *Low Back Pain Syndrome.* 2nd ed. Philadelphia, PA: FA Davis; 1968.
38. Levangie PK, Norkin CC. *Joint Structure and Function. A Comprehensive Analysis.* 3rd ed. Philadelphia, PA: FA Davis; 2001.
39. Hemmerich A, Brown H, Smith S, Marthandam SSK, Wyss UP. Hip, knee, and ankle kinematics of high range of motion activities of daily living. *J Orthop Res.* 2006;24:770–781.
40. Livingston LA, Stevenson JM, Olney SJ. Stairclimbing kinematics on stairs of differing dimensions. *Arch Phys Med Rehabil.* 1991;72:398–402.
41. Ikeda ER, Schenkman ML, Riley PO, Hodge WA. Influence of age on dynamics of rising from a chair. *Phys Ther.* 1991;71: 473–481.
42. Kapoor A, Mishra SK, Kewangan SK, Mody BS. Range of movements of lower limb joints in cross-legged sitting posture. *J Arthroplasty.* 2008;23:451–453.
43. Johnston RC, Smidt GL. Measurement of hip-joint motion during walking. Evaluation of an electrogoniometric method. *J Bone Joint Surg [Am].* 1969;51:1083–1094.
44. Paré EB, Stern JT, Schwartz JM. Functional differentiation within the tensor fasciae latae. *J Bone Joint Surg [Am].* 1981; 63:1457–1471.
45. Jonsson B, Steen B. Function of the gracilis muscle. An electromyographic study. *Acta Morphol Neerl Scand.* 1964;6:325–341.
46. Wheatley MD, Jahnke WD. Electromyographic study of the superficial thigh and hip muscles in normal individuals. *Arch Phys Med.* 1951;32:508–515.
47. Johnson CE, Basmajian JV, Dasher W. Electromyography of sartorius muscle. *Anat Rec.* 1972;173:127–130.
48. Németh G, Ohlsén H. In vivo moment arm lengths for hip extensor muscles at different angles of hip flexion. *J Biomech.* 1985;18:129–140.
49. Fischer FJ, Houtz SJ. Evaluation of the function of the gluteus maximus muscle. *Am J Phys Med.* 1968;47:182–191.
50. Németh G, Ekholm J, Arborelius UP, Harms-Ringdahl K, Schüldt K. Influence of knee flexion on isometric hip extensor strength. *Scand J Rehabil Med.* 1983;15:97–101.
51. Németh G, Ekholm J, Arborelius UP. Hip joint load and muscular activation during rising exercises. *Scand J Rehabil Med.* 1984;16:93–102.
52. Karlsson E, Jonsson B. Function of the gluteus maximus muscle. *Acta Morphol Neerl Scand.* 1965;6:161–169.
53. Wretenberg P, Arborelius UP. Power and work produced in different leg muscle groups when rising from a chair. *Eur J Appl Physiol.* 1994;68:413–417.
54. Németh G, Ekholm J, Arborelius UP. Hip load moments and muscular activity during lifting. *Scand J Rehabil Med.* 1984;16:103–111.
55. Vakos JP, Nitz AJ, Threlkeld AJ, Shapiro R, Horn T. Electromyographic activity of selected trunk and hip muscles during a squat lift. *Spine.* 1994;19:687–695.
56. Joseph J, Williams PL. Electromyography of certain hip muscles. *J Anat.* 1957;91:286–294.
57. Basmajian JV, DeLuca CJ. *Muscles Alive: Their Functions Revealed by Electromyography.* 5th ed. Baltimore, MD: Williams & Wilkins; 1985.
58. Inman VT. Functional aspects of the abductor muscles of the hip. *J Bone Joint Surg [Am].* 1947;29:607–619.
59. Williams M, Wesley W. Hip rotator action of the adductor longus muscle. *Phys Ther Rev.* 1951;31:90–92.
60. Basmajian JV. *Muscles Alive: Their Functions Revealed by Electromyography.* 4th ed. Baltimore, MD: Williams & Wilkins; 1978.
61. Soderberg GL. *Kinesiology: Application to Pathological Motion.* 2nd ed. Baltimore, MD: Williams & Wilkins; 1997.
62. Basmajian JV. Electromyography of iliopsoas. *Anat Rec.* 1958;132:127–132.
63. Inman VT, Ralston HJ, Todd F. *Human Walking.* Baltimore, MD: Williams & Wilkins; 1981.
64. Rab GT. Muscle. In: Rose J, Gamble JG, eds. *Human Walking.* 2nd ed. Baltimore, MD: Williams & Wilkins; 1994.
65. Norkin CC, Levangie PK. *Joint Structure and Function: A Comprehensive Analysis.* 2nd ed. Philadelphia, PA: FA Davis; 1992.
66. Montgomery WH, Pink M, Perry J. Electromyographic analysis of hip and knee musculature during running. *Am J Sports Med.* 1994;22:272–278.

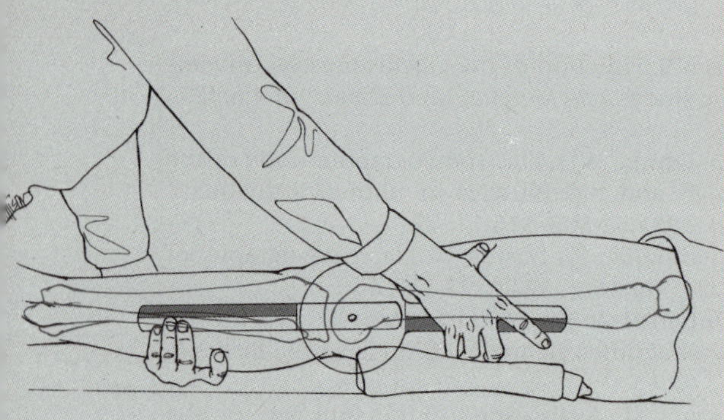

제 7 장
무릎관절
Knee

관절과 운동 (ARTICULATIONS AND MOVEMENTS)

무릎관절(슬관절, knee joint)은 정강넙다리관절(경대퇴골관절, tibio-femoral joint)과 무릎넙다리관절(patello-femoral joint)로 이루어져 있다(그림 7-1). 정강넙다리관절은 몸쪽 넙다리뼈(대퇴골, femur)의 볼록한 관절융기와 먼쪽(원위부, distal) 정강뼈(경골, tibia) 관절융기의 오목한 관절면으로 이루어진 두융기관절(bicondylar joint)이다. 이 관절면들의 접합은 관절면 사이에 존재하는 반달연골(meniscus)에 의해 증진되었다. 해부학적 자세에서 정강넙다리관절은 이마축을 기준으로 시상면의 굽힘(굴곡, flexion)과 폄(신전, extension) 동작이 일어날 수 있다(그림 7-2). 정강넙다리관절에서는 돌림(회전, rotation) 또한 발생하고, 이는 정상 가동범위(Normal Range of Motion)의 필수적인 요소이다. 돌림은 세로축을 두고 가로면으로 발생한다(그림 7-2). 무릎관절의 완전 폄상태에서 굽힘동작이 개시될 때, 넙다리뼈를 기준으로 정강뼈는 자동적으로 안쪽 돌림(내회전, medial rotation)하고, 폄

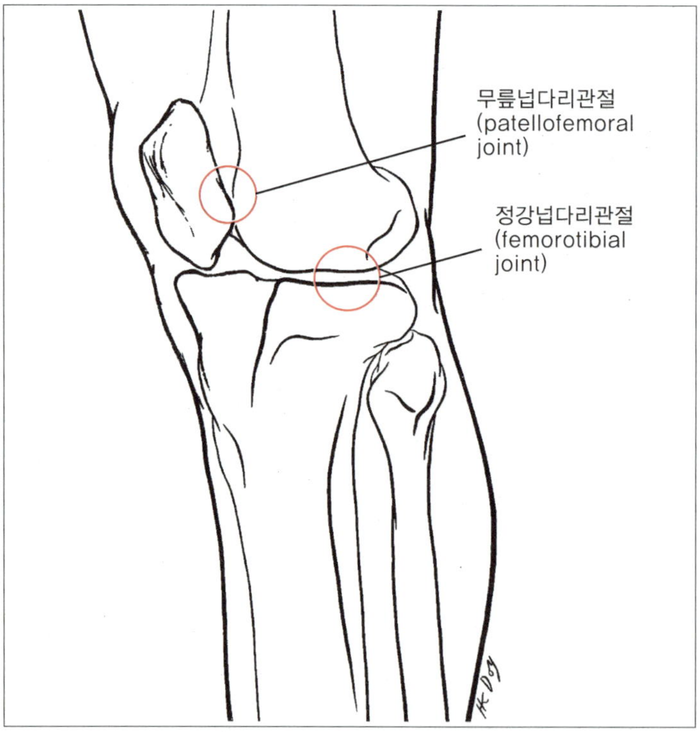

그림 7-1 무릎관절 연접, 앞가쪽.

동작의 마지막 단계에서 정강뼈는 자동적으로 바깥 돌림(외회전, lateral rotation)한다. 폄동작 마지막 단계에 발생하는 바깥 돌림은 무릎관절을 완전 폄 상태에서 잠금시키는데 이것을 나사회전운동(screw home mechanism)이라고 한다. 정강뼈에서의 가장 큰 돌림은 무릎관절이 90° 굽힘상태에서 유효하다.[2] 무릎관절의 움직임은 표 7-1에 기술되어 있다.

무릎넙다리관절은(그림 7-1) 불일치관절(incongruous joint)로 무릎관절의 관절주머니(관절낭, joint capsule)속에 포함되어 있다. 무릎뼈(슬개골, patella)의 관절면은 수직등성이(수직즐, vertical ridge)로 나누어져 있으며, 내외와 위아래로 편평하거나 약간 볼록하고, 정강뼈의 앞면(융기사이고랑에 의해 나누어져 있고, 내외로 오목하고 위아래로는 볼록하다)과 관절을 이룬다.[14(p.241)] 무릎관절 굽힘과 폄 동작에 있어서 무릎뼈가 넙다리뼈 또는 넙다리 패임에 대해 상대적으로 움직이는 것을 무릎뼈 주행이라고 한다. 무릎관절에서 굽힘과 폄 동작에서 넙다리뼈에 대한 무릎뼈의 미끄러짐(gliding)은 정상 가동범위에서 필수적이다. 완전 굽힘 동작에서, 무릎뼈는 먼쪽으로 미끄러지며, 융기사이패임에 놓이게 된다.[13] 완전 폄 동작에서는 무릎뼈는 몸쪽(근위부, proximal)으로 미끄러지며, 무릎뼈 아래쪽 면은 정강뼈 앞면과 관절을 이룬다. 무릎관절의 움직임에서 무릎뼈는 몸쪽-먼쪽으로 미끄러질 뿐 아니라, 내외로도 미끄러진다.[15] 무릎관절 굽힘 동작의 첫 단계에서 무릎뼈는 살짝 안쪽으로 틀어졌다가, 굽힘이 커질수록 서서히 바깥쪽으로 틀어진다.[14]

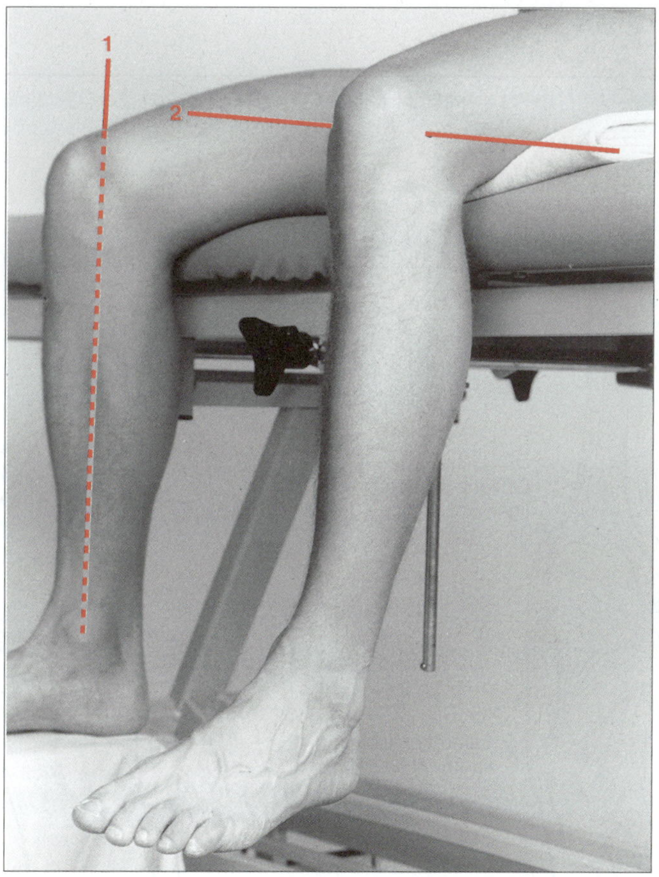

그림 7-2 무릎관절의 축: *(1)* 정강뼈의 안쪽 돌림-바깥 돌림; *(2)* 굽힘-폄.

표 7-1 관절구조 : 무릎관절의 운동

	굽힘	폄	안쪽 돌림	바깥 돌림
관절[1, 3]	정강넙다리 무릎넙다리	정강넙다리 무릎넙다리	정강넙다리	정강넙다리
면	시상면	시상면	수평면	수평면
축	이마축	이마축	세로축	세로축
정상적 제한요인[2-6]* **(그림 7-3A와 B 참조)**	넙다리곧은근(대퇴직근, rectus femoris)의 긴장[엉덩관절(고관절, hip joint) 폄상태에서]; 넓은근들의 긴장: 장딴지와 넙다리 또는 뒤꿈치와 엉덩이(둔부, buttock)의 접촉	앙십자인대, 안쪽 가쪽 곁인대, 관절주머니의 뒷면, 빗오금인대의 긴장	십자인대의 긴장	곁인대의 긴장
정상적 끝 느낌[4,7]	단단함/부드러움	단단함	단단함	단단함
정상적능동 가동범위[8†] (AROM[9])	0~135° (0~140° 에서 145°)	135~0° (0°)	40~58° 에서 90 ° 무릎관절 굽힘 상태에서 완전활동범위	
관절주머니 패턴[7, 10]	정강넙다리관절: 굽힘, 폄			

* 참고: 관절운동의 정상적 제한요인을 제시하는 명확한 연구가 부족하다. 이 표에 기록된 정상적 제한요인과 끝 느낌은 해부학, 임상경험, 그리고 구할 수 있는 참고문헌에 기초하여 기술되었다.

† AROM, 능동가동범위(active range of motion).

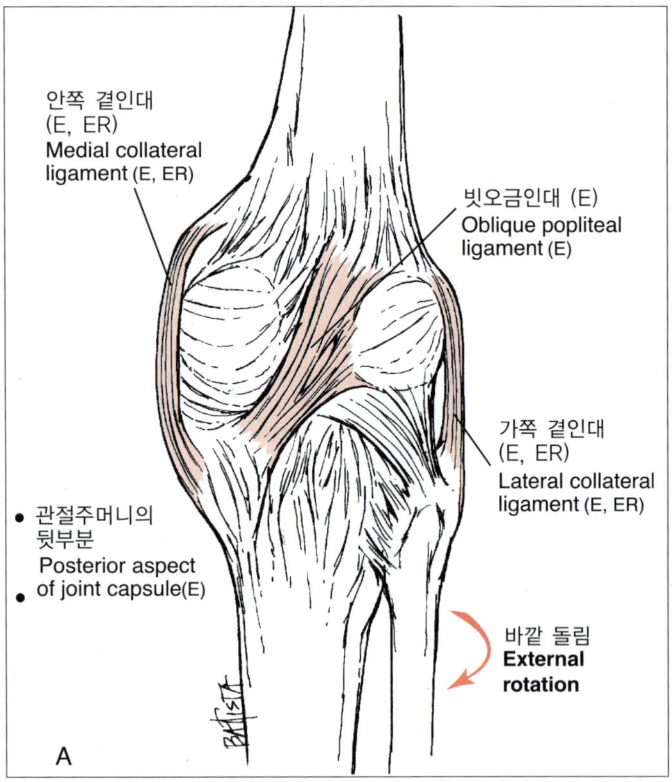

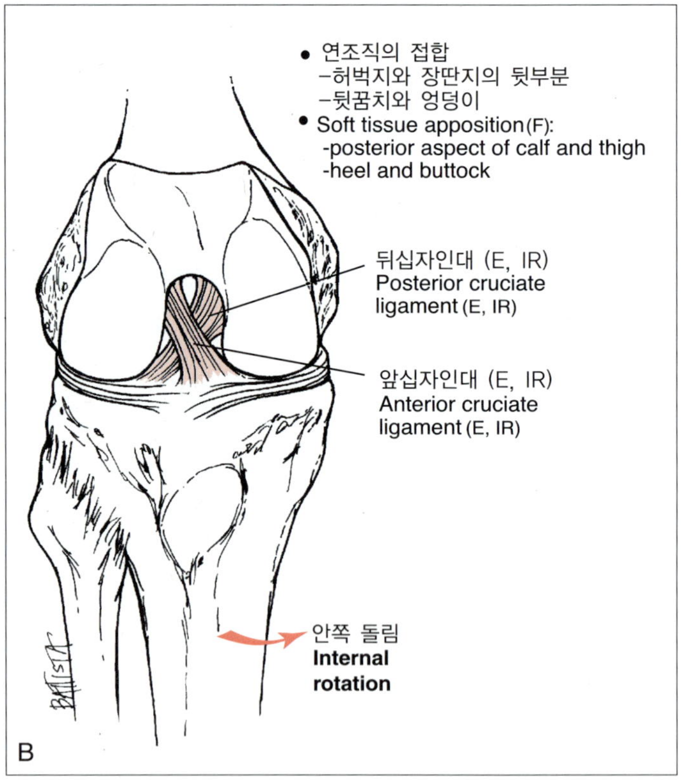

그림 7-3 **정상적 제한요인. A.** 무릎관절의 뒷면, 주로 움직임을 제한하는 비수축성 구조. **B.** 무릎관절의 앞면, 주로 움직임을 제한하는 비수축성 구조. 이 구조들로 인하여 제한된 움직임은 괄호 안에 표기되어 있으며, 약어는 다음과 같다: E, 폄; ER, 바깥 돌림; IR, 안쪽 돌림. 움직임을 제한하는 근육들은 그림에 포함되지 않았다.

표면해부학 (SURFACE ANATOMY)(그림 7-4와 7-5)

구조	위치
1. 큰돌기(대전자, greater trochanter)	엄지 끝을 엉덩뼈능선(장골능, iliac crest) 중간에 대고 셋째 손가락 끝을 넙다리 측면 먼쪽에 대면 큰돌기의 윗면이 위치한다.
2. 무릎뼈(patella)	무릎관절 앞면의 삼각형의 커다란 종자뼈(종자골, sesamoid bone). 그 바닥(base)은 몸쪽이고 꼭대기(apex)는 먼쪽이다.
3. 슬개인대힘줄(ligamentum patellae tendon)	무릎뼈 꼭대기에서 정강뼈거친면까지 이어져 있다. 환자가 무릎관절을 폄할 때 힘줄의 모서리(edge)를 촉진할 수 있다.
4. 정강뼈거친면(tibial plateaus)	정강뼈 앞쪽의 몸쪽 끝에 뼈가 돌출된 부분으로 무릎인대의 부착부.
5. 정강뼈 플래토(tibial plateaus)	정강뼈 플래토의 안쪽과 가쪽의 위쪽 가장자리는 연부조직 안에 위치하며 슬개인대의 양쪽을 압박한다. 무릎의 관절선(joint line)을 확인하기 위하여 플래토 안쪽과 가쪽을 따라가 본다.
6. 종아리뼈 머리(head of fibula)	정강뼈거친면과 같은 높이에 위치한 종아리(하퇴, Leg) 가쪽 면의 둥글게 뼈가 돌출된 부위.
7. 가쪽 복사(외과, lateral malleolus)	발목 가쪽의 종아리뼈 먼쪽 끝의 돌출부위.
8. 넙다리의 가쪽 위관절융기 (lateral epicondyle of the femur)	넙다리의 가쪽 융기에 작은 뼈융기

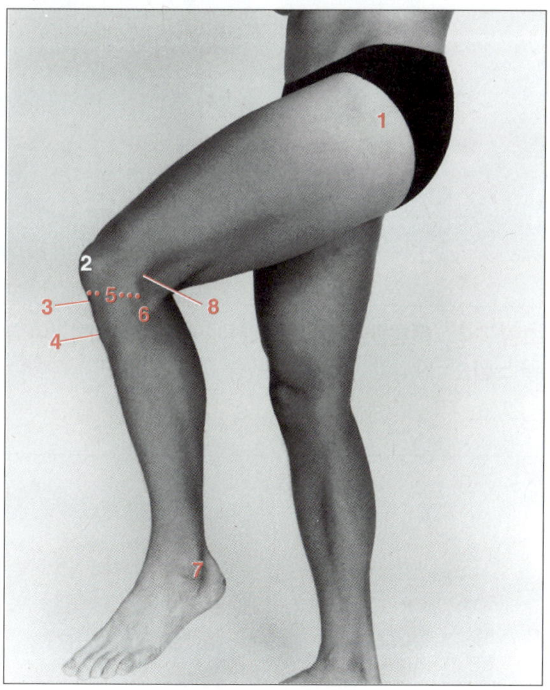

그림 7-4 다리의 앞쪽 가쪽 면.

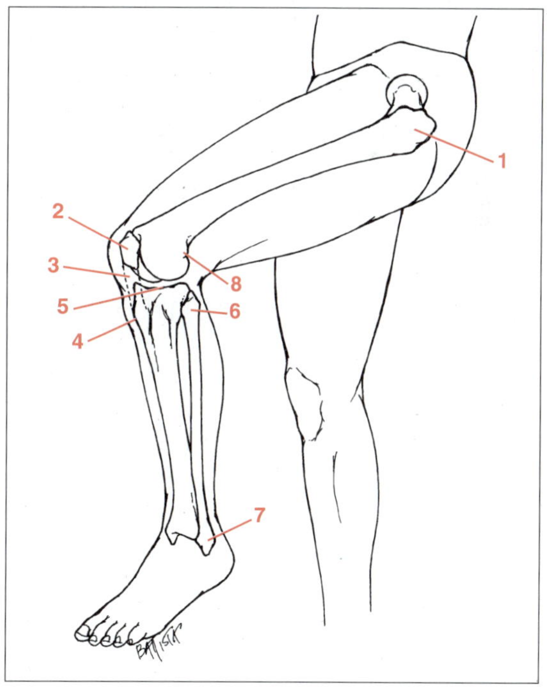

그림 7-5 뼈해부학, 다리의 앞쪽 가쪽 면.

관절가동범위 평가와 측정 (Range of Motion Assessment and Measurement)

연습이 완벽함을 만든다.

이 단락의 기술들을 연습하거나 간단한 복습을 위해서 http://thepoint.lww.com/Clarkson3e에 있는 실습용 검사 방식을 이용하라.

무릎관절의 굽힘-폄 (Knee Flexion-Extension)

능동관절가동범위 평가 (AROM Assessment)

대체 운동. 골반 굽힘

수동관절가동범위 평가 (PROM Assessment)

Forms 7-1, 7-2

시작 자세. 환자는 엉덩관절과 무릎관절을 해부학적 위치로 하여 바로 눕는다(그림 7-6). 타월을 넙다리 먼쪽 밑에 댄다.

고정. 골반은 환자의 체중에 의해 고정된다. 치료사는 넙다리를 고정시킨다.

치료사의 먼쪽 손의 위치. 치료사는 정강뼈와 종아리뼈의 먼쪽을 잡는다.

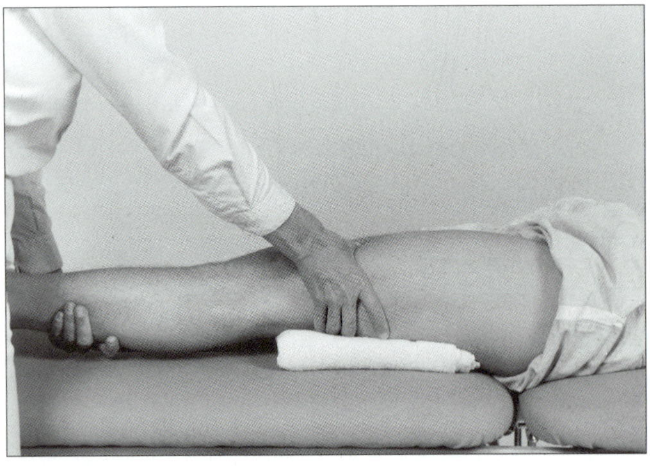

그림 7-6 시작 자세 : 무릎관절 굽힘 및 폄 또는 과다폄.

끝 자세. 치료사는 엉덩관절과 무릎관절을 굽히기 위해 약간 견인을 가하면서 종아리를 움직인다(그림 7-7). 무릎관절 굽힘의 한계점에서 약간 과압력을 가한다.

치료사는 약간 견인을 하면서 무릎관절을 폄시키고, 무릎관절 폄/과다폄의 한계점에서 약간 과압력을 가한다(그림 7-8).

끝 느낌. *굽힘(flexion)*–단단함/부드러움; *폄(extension)* / *과다폄(hyperextension)*–단단함.

관절 미끄림. *굽힘(flexion)*–오목한 정강뼈 관절융기가 고정된 볼록한 넙다리뼈 관절융기의 뒤쪽으로 미끄러진다. *폄(extension)*–오목한 정강뼈 관절융기가 고정된 볼록한 넙다리뼈 관절융기의 앞쪽으로 미끄러진다.

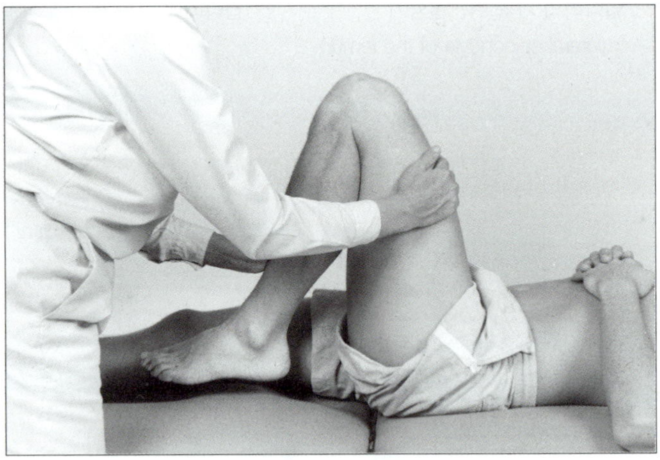

그림 7-7 무릎관절 굽힘의 제한에서 단단(firm)하거나 부드러운(soft) 끝 느낌.

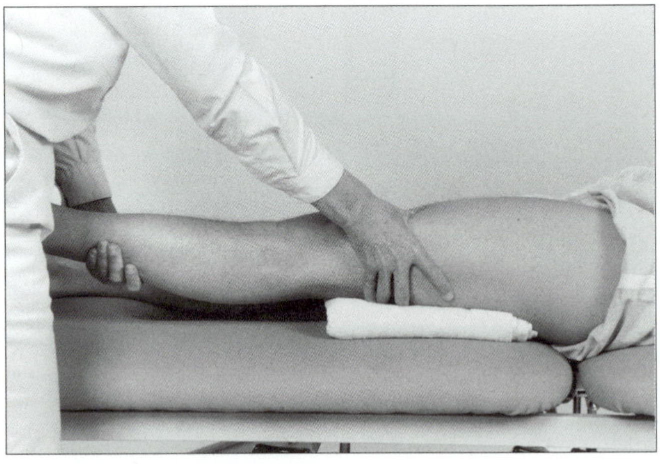

그림 7-8 무릎관절 폄 또는 과다폄의 제한에서 단단한 끝 느낌.

측정: 일반 각도계 (Measurement: universal goniometer)

시작 자세. 환자는 바로 눕는다. 해부학적 위치에서 엉덩관절과 무릎관절을 폄한다(0°)(그림 7-9). 타월을 넙다리 먼쪽 밑에 댄다.

고정. 골반은 환자의 체중에 의해 고정된다. 치료사는 넙다리를 고정시킨다.

각도계 축. 축은 넙다리의 가쪽 위관절융기(가쪽 상과, lateral epicondyle) 위에 놓는다(그림 7-10).

고정자. 큰돌기(대전자, greater trochanter)를 향하여 넙다리의 수직축에 평행하도록 한다.

이동자. 가쪽 복사를 향하여 종아리뼈의 긴축에 평행하도록 한다.

끝 자세. 무릎관절 폄의 시작 자세에서 엉덩관절과 무릎관절이 굽힘된다(그림 7-11). 무릎관절 굽힘(135°) 제한까지 발뒤꿈치를 볼기쪽으로 움직인다.

과다폄. 넙다리를 고정시키고 종아리를 0° 폄 이상 앞쪽으로 움직인다(그림7-12). 0~10° 까지의 무릎 과다폄이 나타날 수 있다.

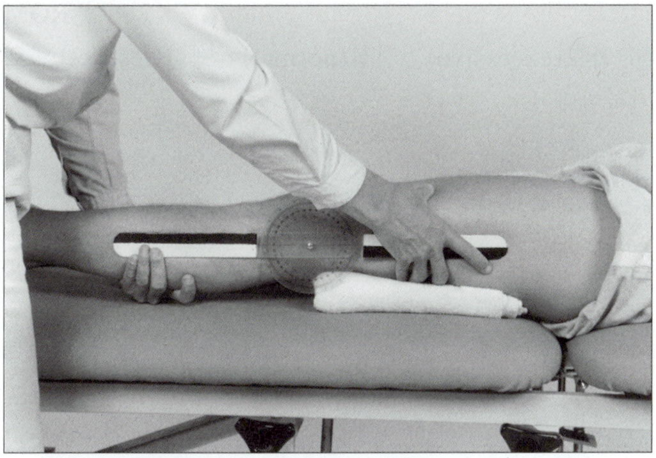

그림 7-9 시작 자세: 무릎관절 굽힘 및 폄 또는 과다폄 측정을 위한 각도계의 위치.

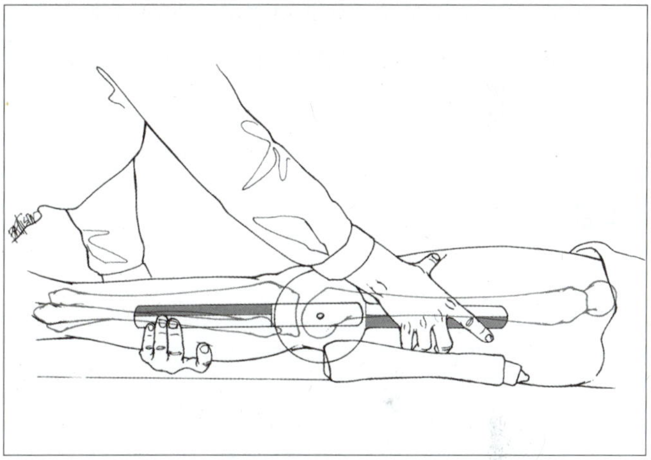

그림 7-10 무릎관절의 굽힘과 폄 시 각도계의 위치.

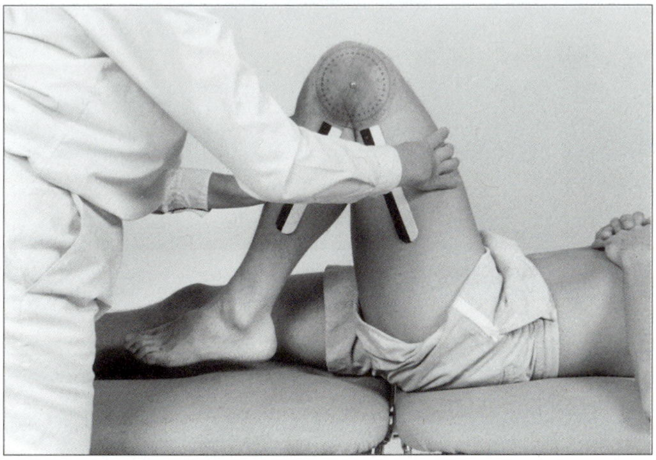

그림 7-11 무릎관절의 굽힘.

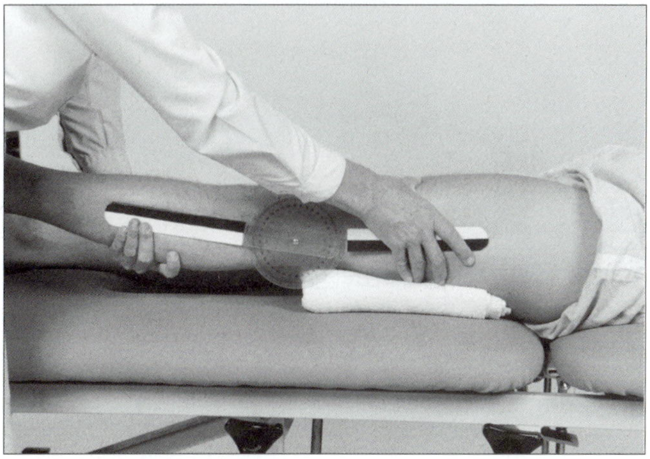

그림 7-12 무릎관절 과다폄.

무릎뼈의 가동성-먼쪽 활주 (Patellar Mobility-Distal Glide)

수동관절가동범위 평가 (PROM assessment)

Forms 7-3

시작 자세. 환자는 바로 눕는다: 무릎관절을 약간 굽힌한 상태에서 롤(roll)로 지지해준다(그림7-13).

고정.[16] 넙다리를 침상 위에 올려놓는다.

절차. 한 손은 손바닥의 불룩한 부분(heel)을 무릎뼈 바닥부에 대고, 아래팔(전완, forearm)은 넙다리를 따라 눕힌다. 다른 한 손은 그 위에 대고 두 손으로 무릎뼈를 움직일 수 있는 데까지 먼쪽 방향으로 움직인다. 무릎뼈 뒤로의 움직임은 넙다리에 대항하여 무릎뼈를 압박하게 되므로 피해야 한다. 치료사는 움직임에 제한이 있나 없나를 기록한다. 무릎뼈는 무릎관절이 최대로 굽힘되었을 때부터 최대로 폄되었을 때까지 수직으로 전체 8cm를 움직인다.

끝 느낌. 단단함.

무릎뼈의 가동성-안쪽-가쪽 활주 (Patellar Mobility-Medial-Lateral Glide)

수동관절가동범위 평가 (PROM assessment)

Forms 7-4

시작 자세. 환자는 바로 눕는다: 무릎관절을 약간 굽힌한 상태에서 롤(roll)로 지지해준다(그림 7-14.

고정. 치료사는 넙다리와 정강뼈를 고정한다.

절차. 엄지의 바닥을 무릎뼈 가쪽 면에 대고, 검지의 바닥은 무릎뼈 안쪽 면에 댄다. 무릎뼈가 양쪽 면으로 움직이도록 엄지는 무릎뼈 안쪽으로 움직이고, 검지는 가쪽으로 움직인다. 무릎뼈는 무릎관절 폄상태에서 수동적으로 안쪽으로 평균 9.6mm, 가쪽으로 5.4mm 움직인다.[18] ROM은 과도(excessive), 정상(normal), 제한(restrict)으로 기록한다.

끝 느낌. 단단함.

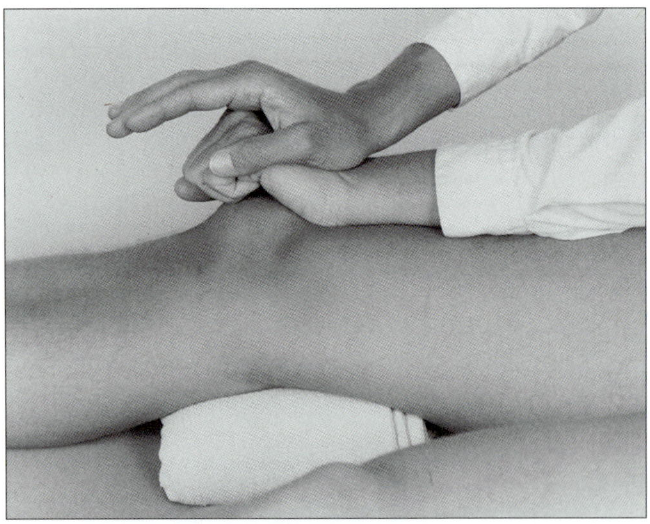

그림 7-13 무릎뼈의 먼쪽 미끄러짐.

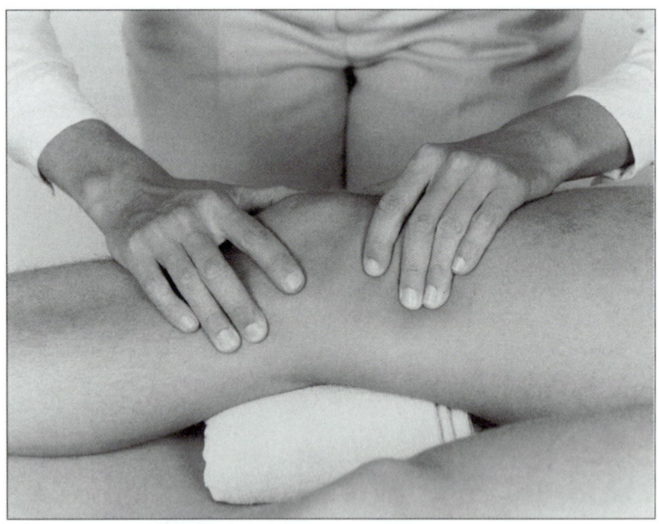

그림 7-14 무릎뼈의 안쪽 가쪽 미끄러짐.

정강뼈의 돌림 (Tibial Rotation)

정강뼈의 돌림은 무릎관절에서 정상적인 ROM의 필수요소 중 하나이다. 돌림의 전체적인 ROM 평가는 정강뼈의 안쪽 돌림과 바깥 돌림의 평가보다 더욱 신뢰할 만하다. 왜냐하면 개개인의 움직임에서 zero start position을 명확하게 정한다는 것이 힘들기 때문이다.[19] 정강뼈돌림의 가장 큰 범위는 무릎관절을 90° 로 굽힘했을 때이다.[13]

능동관절가동범위 평가 (AROM assessment)

대체 운동. 정강뼈의 안쪽 돌림–엉덩관절의 안쪽 돌림, 발목의 발등 굽힘/발바닥쪽 굽힘, 목말밑관절(거골하관절, subtalar joint)의 안쪽 번짐(내번, inversion), 그리고 앞발의 모음. 정강뼈의 바깥 돌림–엉덩관절의 바깥 돌림, 발목의 발등 굽힘/발바닥쪽 굽힘, 목말밑관절의 가쪽 번짐(외번, eversion), 그리고 앞발의 벌림.

수동관절가동범위 평가 (PROM assessment)

Forms 7-5

시작 자세. 환자는 무릎관절을 90° 로 굽힘하고 앉아서 정강뼈를 최대한 안쪽 돌림한다(그림 7-15A). 넙다리를 수평위치로 유지하기 위해 넙다리 먼쪽 밑에 패드(pad)를 댄다.

고정. 치료사는 넙다리를 고정한다.

절차. 정강뼈가 최대로 안쪽 돌림된 상태에서 치료사는 가능한 전체범위만큼 바깥 돌림시킨다(그림 7-16A). 정강뼈돌림의 전체 가동범위를 관찰하여(평균 전체 능동가동범위: 여성의 경우 약 40°, 남성의 경우는 58°[12]) 과도한지, 정상인지, 제한이 있는지를 기록한다.

끝 느낌. *안쪽 돌림(internal rotation)*–단단함; 바깥 돌림(external rotation)–단단함.

관절의 회전. 몸쪽의 오목한 정강뼈의 표면은 고정된 넙다리뼈의 볼록한 표면 위에서 돌림한다. 이 돌림은 무릎관절이 굽히고 펴는 동안 관절면의 구름과 미끄러짐의 결합으로 발생한다.

측정: OB 각도계 (Measurement: OB goniometer)

시작 자세. 환자는 무릎을 90° 굽힘시킨 후, 정강뼈를 최대로 안쪽 돌림시킨 상태에서 앉은 자세를 취한다(그림 7-15A). 넙다리의 수평위 자세를 유지하기 위해 넙다리의 먼쪽 밑에 패드를 댄다. 시작 자세에서는, 액체가 채워진 각도계의 용기를 컴퍼스 바늘 바로 밑의 바늘이 0° 가 될 때까지 돌림시킨다(그림 7–15B).

각도계 위치. 다리의 먼쪽에 위치한 장딴지근(비복근, gastrocnemius muscle) 주위에 스트랩을 위치시키고, 다리의 전면 부위에 직각으로 연장판 위에 눈금판을 위치시킨다.

고정. 치료사는 넙다리뼈를 고정시킨다.

끝 자세. 정강뼈를 최대한 안쪽 돌림시킨 후, 치료사는 다시 가능한 수동가동범위까지 최대로 바깥 돌림시킨다(그림 7-16A). 0° 의 컴퍼스 눈금판에서 멀어진 컴퍼스 바늘의 각도는 정강뼈의 총 정강뼈 돌림의 범위로 기록된다(그림 7-16B)(평균 총 정강뼈의 능동돌림은 여성은 40° 이고 남성의 경우는 58° 이다[12]).

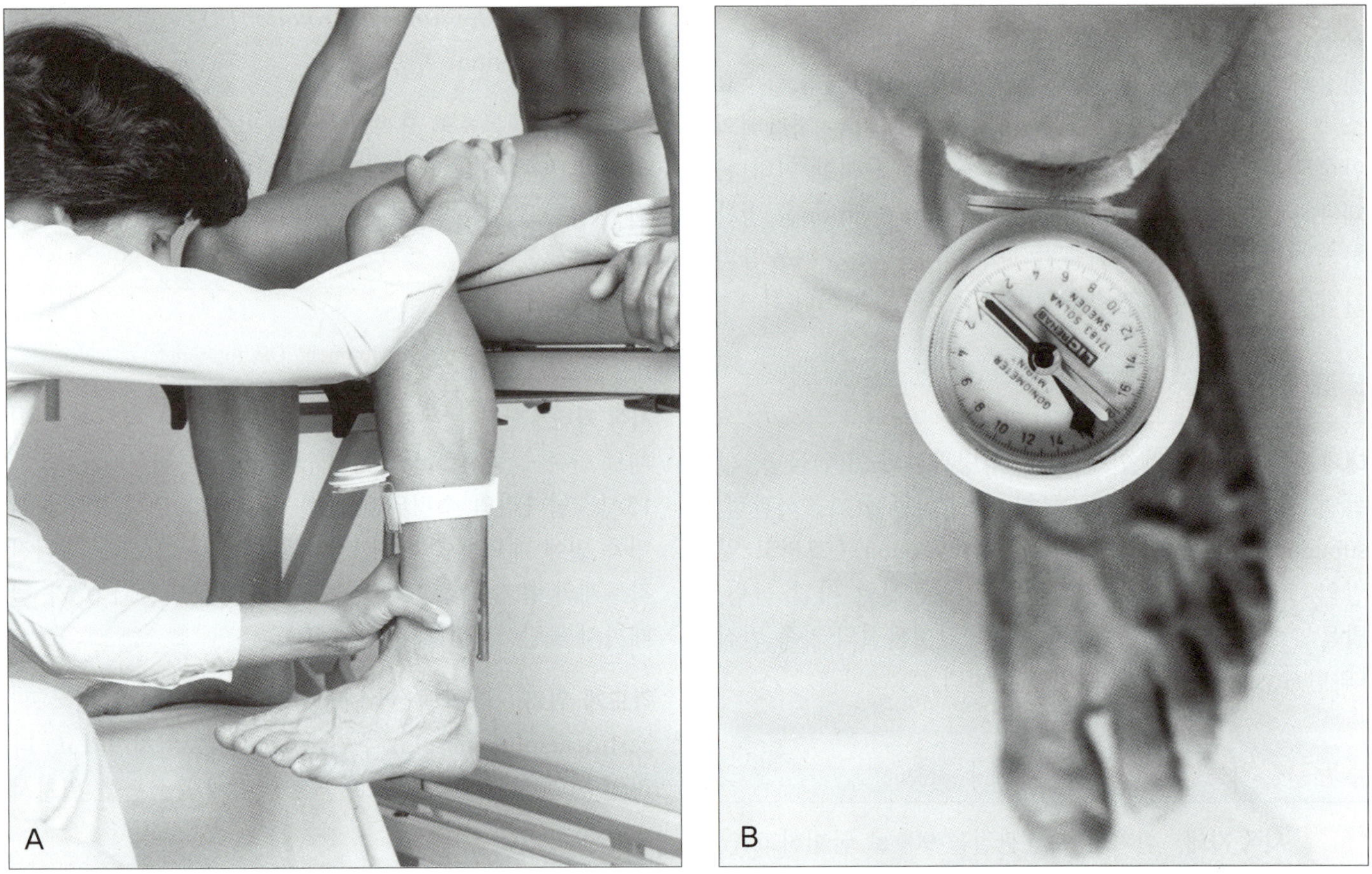

그림 7-15 A와 B. 총 정강뼈의 돌림을 위한 시작 자세: 정강뼈의 안쪽 돌림.

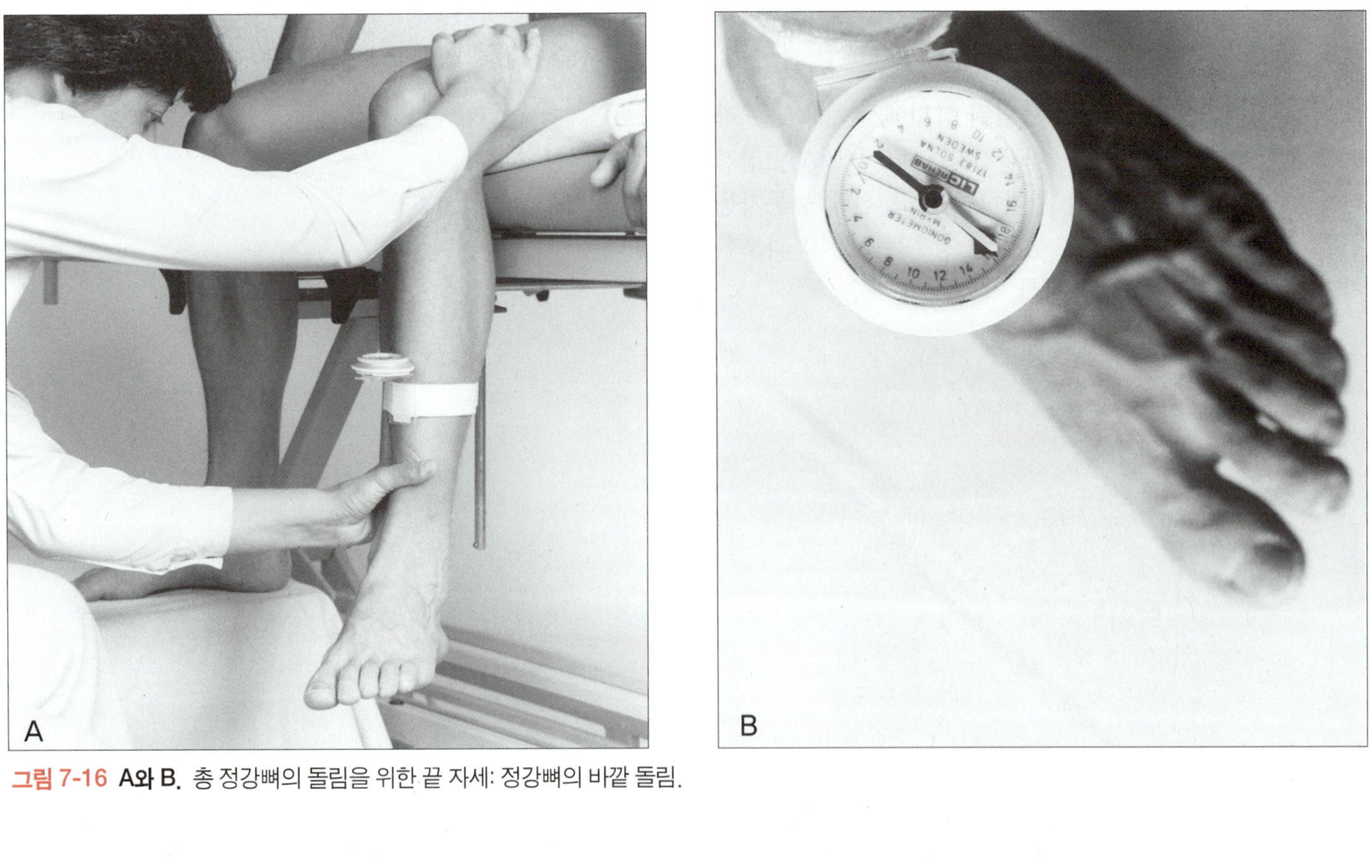

그림 7-16 A와 B. 총 정강뼈의 돌림을 위한 끝 자세: 정강뼈의 바깥 돌림.

근육길이 평가와 측정 (MUSCLE LENGTH ASSESSMENT AND MEASUREMENT)

연습이 완벽함을 만든다.

이 단락의 기술들을 연습하거나 간단한 복습을 위해서 http://thepoint.lww.com/Clarkson3e에 있는 실습용 검사 방식을 이용하라.

넙다리뒤근, 반힘줄근, 반막근, 넙다리두갈래근 [Hamstrings (Semitendinosus, Semimembranosus, Biceps Femoris)]

이는곳(origin)[1]	닿는곳(insertion)[1]
반힘줄근(반건형근, semitendinosus)	
궁둥뼈결절 위면의 아래안쪽 면	정강뼈안쪽 면 몸쪽
반막근(반막형근, semimembranosus)	
궁둥뼈결절의 위가쪽 면	정강뼈 안쪽 복사 뒤쪽 면의 결절
넙다리두갈래근(대퇴이두근, biceps femoris)	
a. 긴갈래: 궁둥뼈결절 위면의 아래안쪽 자국; 엉치결절인대의 아래부분	종아리뼈 머리: 정강뼈의 가쪽 복사; 가쪽 결인대
b. 짧은갈래: 거친선 바깥능선과 가쪽 관절융기위선	

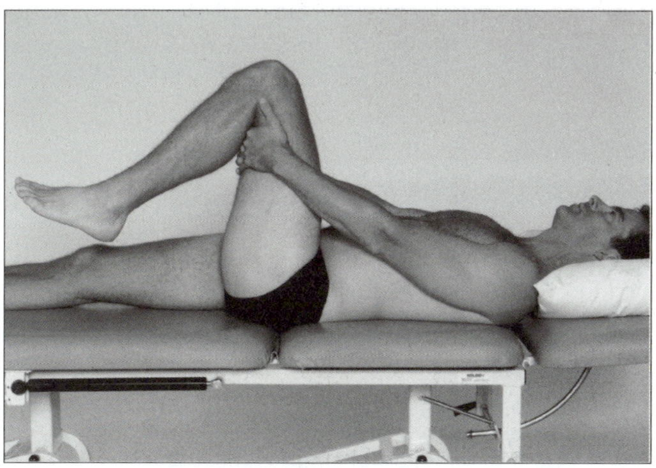

그림 7-17 PKE: 넙다리뒤근의 길이.

바로누운 자세에서의 수동 무릎 폄[20]

[(Passive knee extension(PKE) supine]

Forms 7-6

시작 자세. 환자는 바로 누운자세를 취한다(그림 7-17). 엉덩관절은 90° 로 굽힘한다. 환자는 허벅지의 면쪽을 양손으로 지지한다. 환자가 스스로 지지할 수 없으면 치료사가 지지한다. 무릎은 굽힘하고 발목은 자연스럽게 발바닥쪽으로 굽혀지도록 놓아둔다.

고정. 환자 혹은 치료사가 엉덩관절이 90° 의 굽힘을 유지하도록 넙다리를 고정시킨다. 정확한 시작 자세와 골반 움직임의 관찰과, 필요 시에는 스트랩을 반대쪽 허벅지의 먼쪽에 부착하여 골반의 뒤쪽 기울임(후방경사, posterior tilt)을 방지한다(그림 6-41).

각도계 위치. 각도계는 굽힘과 똑같이 배치된다(그림 7-18). 치료사가 허벅지를 고정시킬 경우, 정렬과 각도계를 읽기 위해서 한 명의 치료사가 더 필요할 수도 있다.

끝 자세. 엉덩관절을 90° 굽힘을 유지시키는 동안, 무릎은 넙다리뒤근들이 완전히 늘어나도록 한계까지 신장한다(그림 7-18). 발목은 자연스럽게 발바닥쪽으로 굽혀지도록 놓아둔다.

무릎 굽힘 각도는 넙다리뒤근의 길이 측정 시 사용된다. 무릎이 20° 이상의 무릎굽힘에서 펴하지 못할 경우, 연구자료에 의하면 넙다리뒤근의 과도한 긴장을 나타낸다.[21,22] 하지만 Youdas 등은 20~79세 사이 214명의 남성과 여성을 대상으로 PKE 검사했을 때, 평균 수동 가동범위는 여성은 28° 그리고 남성은 39° 라고 보고하였다.

끝 느낌. 넙다리뒤근이 펴졌을 경우–단단함.

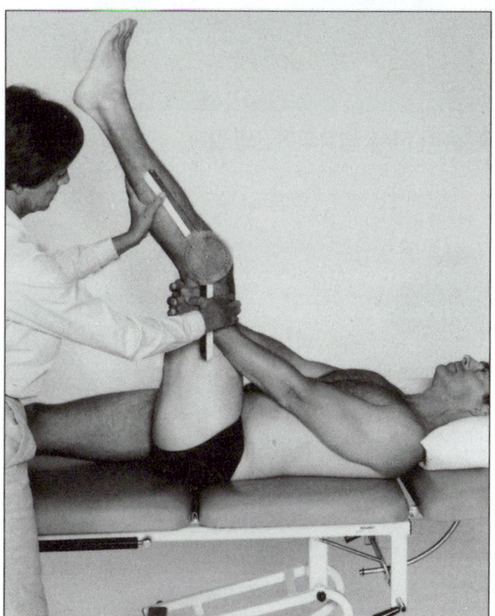

그림 7-18 끝 자세: 무릎 굽힘 각도계를 통한 넙다리뒤근 길이 측정.

대체 자세-앉은 자세 (Alternate position-sitting)

Forms 7-7

시작 자세. 환자는 앉은 자세에서 침상모서리를 잡고 검사하지 않는 발은 발판 위에 지지한다(그림 7-19). 넙다리를 수평위치로 유지하기 위하여 넙다리 먼쪽 밑에 패드를 댄다. 검사하는 쪽의 발목은 발바닥쪽 굽힘된 상태로 이완시킨다.

고정. 치료사는 넙다리를 고정한다. 환자는 침상의 모서리를 잡고 바로 선 자세를 유지하도록 지시한다.

각도계 위치. 각도계는 무릎관절 굽힘-폄과 마찬가지로 배치한다(그림 7-20).

끝 자세. 무릎관절을 가동범위 제한까지 폄시켜 넙다리뒤근이 최대로 신장되도록 한다(그림 7-20). 발목관절은 무릎관절 ROM 제한에서 장딴지근(gastrocnemius)의 긴장(tightness)을 방지하기 위하여 발바닥쪽 굽힘된 상태로 이완되어야 한다.

끝 느낌. 신장된 넙다리뒤근-단단함.

대체 운동. 환자는 골반을 뒤쪽 기울임시키기 위해 몸을 뒤로 기울여 엉덩관절까지 이어진 넙다리뒤근을 느슨하게 함으로써 무릎관절 폄이 증가하게 된다(그림 7-21).

대체 자세-수동 뻗은 다리 올림 검사 (PSLR)

PSLR은 6장에서 기술되었던 것처럼 넙다리뒤근의 길이를 평가할 때 사용된다. 주의: PKE와 PSLR 검사는 넙다리뒤근 길이 측정 시 함께 사용되어서는 안 된다.[22]

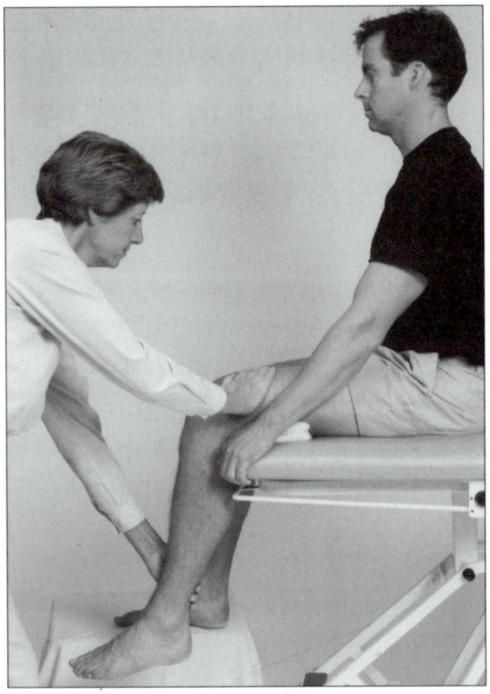

그림 7-19 시작 자세: 넙다리뒤근의 길이.

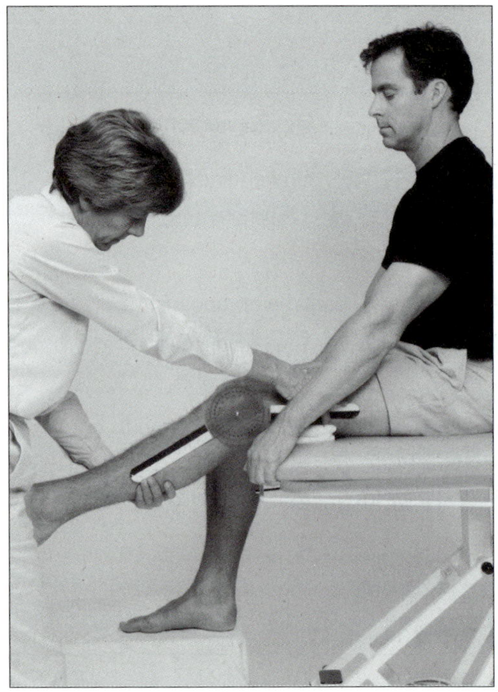

그림 7-20 각도측정: 넙다리뒤근의 길이.

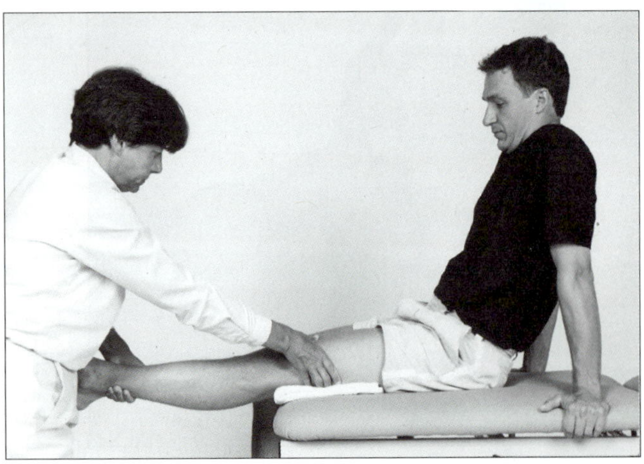

그림 7-21 대체 운동: 넙다리뒤근의 길이를 검사하는 동안 몸통을 뒤로 기울인다.

넙다리곧은근 (Rectus Femoris)

이는곳(origin)[1]	닿는곳(insertion)[1]
넙다리곧은근	
a. 곧은갈래: 앞아래쪽 엉덩관절 돌림	정강뼈거친면의 네갈래근힘줄을 경유한 무릎뼈 바닥부
b. Reflected Head: 관골구 및 엉덩관절주머니	

Forms 7-8

시작 자세. 환자는 엎드린다. 반대쪽 다리는 침상의 옆면으로 엉덩관절 굽힘과 발은 바닥에 닿도록 내려놓아 골반의 뒤쪽 기울임을 유도한다(그림 7-22). 이러한 자세는 골반의 뒤쪽 기울임을 원활하게 하고, 시험다리의 엉덩관절 폄을 증가시키며, 넙다리곧은근의 최대 신장을 가능하게 한다.[24] 다리는 무릎을 폄한 상태(0°)에서 해부학적 자세로 한다. 필요 시 타월을 넙다리 밑에 깔아 무릎뼈가 압박되는 것을 방지한다.

고정. 환자 반대쪽 다리의 엉덩관절 굽힘과 발을 바닥에 닿도록 하여 엎드려 있는 자세는 골반을 고정시킨다. 볼기에 스트랩을 부착하여 골반을 고정시킬 수도 있다. 치료사는 넙다리를 고정한다.

각도계 위치. 각도계는 무릎관절 굽힘-폄에서와 마찬가지로 배치한다.

끝 자세. 종아리를 무릎관절 굽힘 제한까지 뒤로 움직여 발뒤꿈치가 볼기에 접근되도록 한다. 엎드렸을 때 넙다리곧은근의 신장이 수동적으로 불충분하면 무릎관절 굽힘 범위가 제한될 것이다(그림 7-23).

끝 느낌. 넙다리곧은근의 신장-단단함.

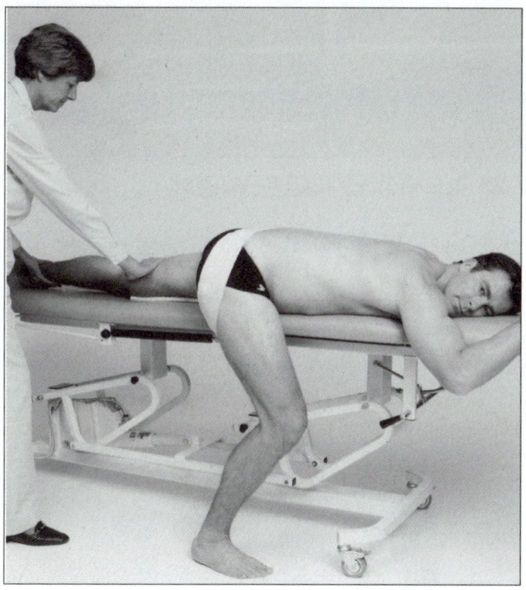

그림 7-22 시작 자세: 넙다리곧은근의 길이.

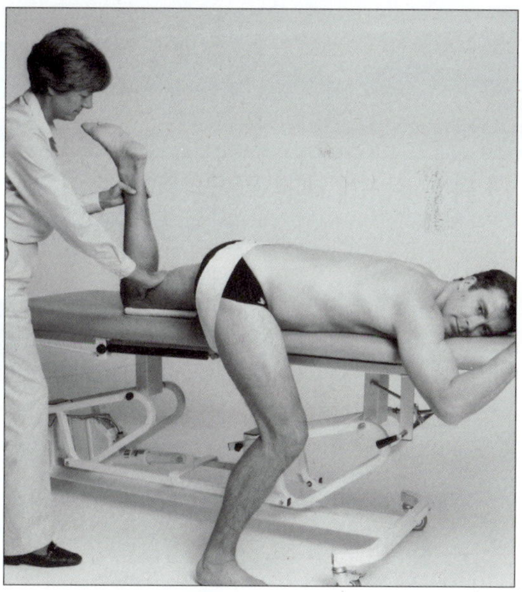

그림 7-23 끝 자세: 넙다리곧은근의 길이.

대체 자세 – 엘리 검사 (Alternate position-Ely's test)

Forms 7-9

시작 자세. 환자는 엎드린다. 타월을 넙다리 밑에 깔아 무릎뼈가 압박되는 것을 방지한다. 다리는 무릎을 폄한 상태(0°)에서 해부학적 자세로 한다(그림 7-24).

고정. 환자의 엎드린 자세는 골반을 고정시킨다. 볼기에 스트랩을 부착하여 골반을 고정시킬 수도 있다. 치료사는 골반을 관찰하여 경사가 없도록 확인한다. 치료사는 넙다리를 고정한다.

각도계 위치. 각도계는 무릎관절 굽힘–폄에서와 마찬가지로 배치한다.

끝 자세. 종아리를 무릎관절 굽힘 제한까지 뒤로 움직여 발뒤꿈치가 볼기에 접근되도록 한다. 엎드렸을 때 넙다리곧은근의 신장이 수동적으로 불충분하면 무릎관절 굽힘범위가 제한이 될 것이다(그림7-25).

끝 느낌. 넙다리곧은근의 신장–단단함.

대체 운동. 환자는 넙다리곧은근을 느슨하게 하여 무릎관절 굽힘을 증가시키기 위해 골반을 앞쪽 기울임하고, 엉덩관절을 굽힌다(그림7-26).

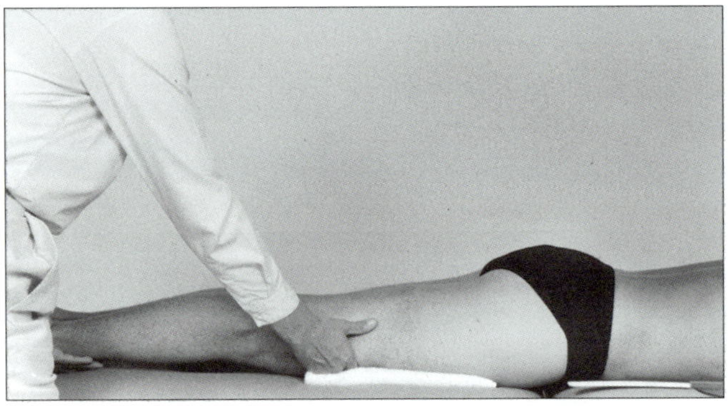

그림 7-24 대체 시작 자세: 넙다리곧은근의 길이.

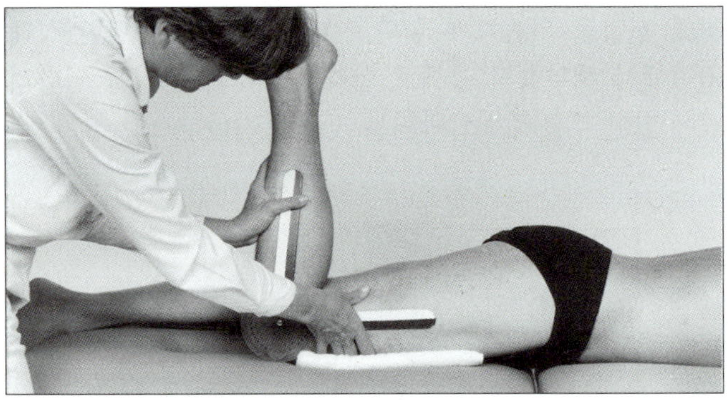

그림 7-25 각도 측정: 넙다리곧은근의 길이.

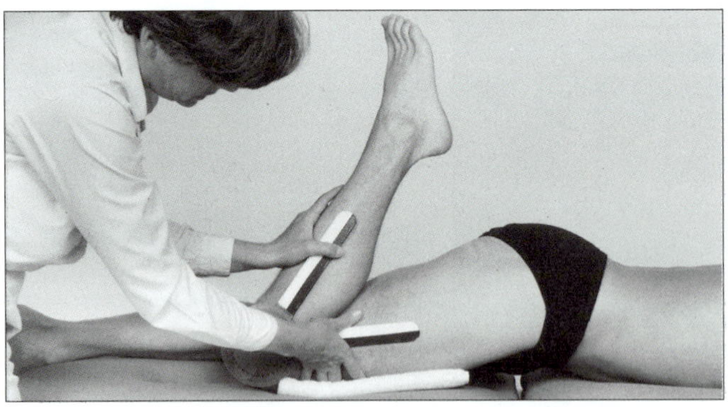

그림 7-26 대체 운동: 넙다리곧은근을 느슨하게 하려고 골반이 앞쪽 경사되고 엉덩관절이 굽힘된다.

대체 자세-토마스 검사 자세

(Alternate position-Thomas test position)

Forms 7-10

시작 자세. 환자는 침상 끝 가까이 허벅지의 중간 정도를 모서리에 두고 앉는다. 이 자세에서 환자가 바로 누울 수 있도록 돕는다. 환자는 반대쪽 다리의 엉덩관절 굽힘을 두 손으로 지지하여 시험다리의 엉치뼈와 허리가 침상에 바로 펴질 수 있도록 한다. 과도한 엉덩관절 굴절로 인하여 허리가 굽힘하지 않도록 주의해야 한다. 엉덩관절의 벌림자세에서 폄하여 움직임을 제한시킨다[25](그림 7-27).

고정. 환자의 바로 누운 자세와 반대쪽 다리를 엉덩관절 굽힘상태에서 잡고 있는 자세는 골반과 허리를 고정시킨다. 치료사는 위앞엉덩뼈가시를 관찰하여 골반기울임이 일어나지 않도록 확인한다. 치료사는 넙다리를 고정한다.

각도계 위치. 각도계는 무릎관절 굽힘-폄에서와 마찬가지로 배치한다.

끝 자세. 넙다리곧은근의 전반적인 신장을 알기 위하여 운동 제한까지 무릎관절을 굽힘시킨다(그림 7-28, 7-29). 넙다리곧은근이 짧아진 경우, 무릎관절 굽힘의 PROM은 근육길이의 감소에 비례하여 제한될 것이다. 무릎관절 굽힘이 80° 보다 작을 경우, 근육의 단축 현상을 나타낸다.[26]

끝 느낌. 넙다리곧은근의 신장-단단함.

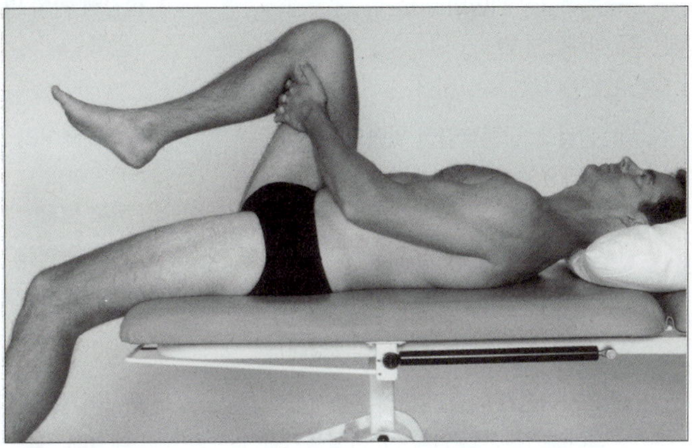

그림 7-27 대체 시작 자세: 넙다리곧은근의 길이.

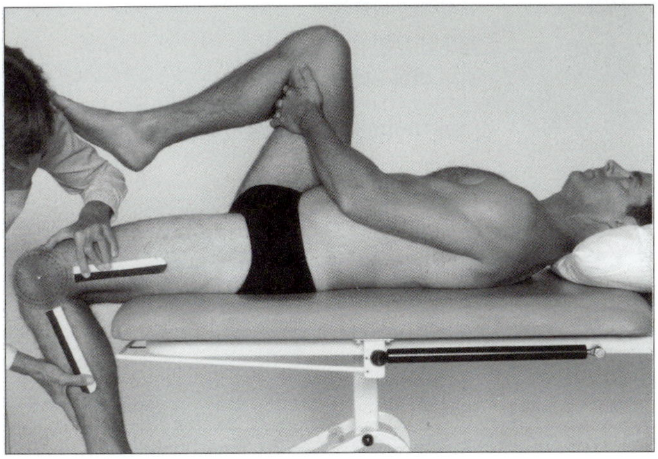

그림 7-28 끝 자세: 넙다리곧은근의 길이.

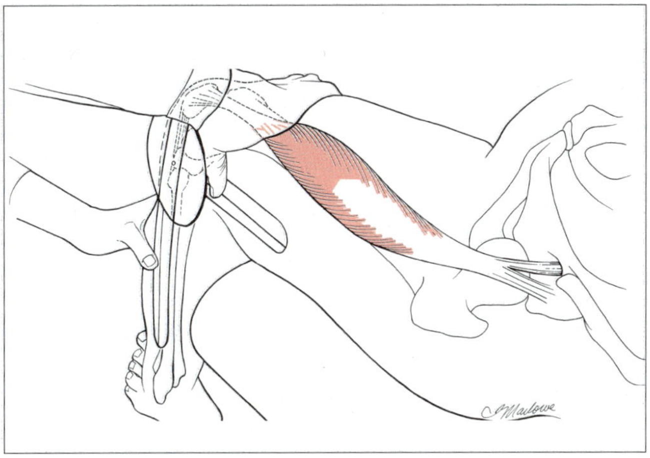

그림 7-29 대체 각도 측정: 넙다리곧은근의 길이.

근력 평가 (Muscle Strength Assessment) (표 7-2)

연습이 완벽함을 만든다.

이 단락의 기술들을 연습하거나 간단한 복습을 위해서 http://thepoint.lww.com/Clarkson3e에 있는 실습용 검사 방식을 이용하라.

표 7-2 근육작용, 부착점, 신경지배 : 무릎관절[27]

근육	주작용	이는곳	닿는곳	말초신경	신경뿌리
		넙다리뒤근			
반막근	무릎관절 굽힘 굽힌된 무릎관절의 안쪽 돌림	궁둥뼈결절의 위가쪽 면	정강뼈 안쪽 복사 뒤쪽 면의 결절	궁둥뼈신경 (정강뼈가지)	L5S12
반힘줄근	무릎관절 굽힘 굽힌된 무릎관절의 안쪽 돌림	궁둥뼈결절 위면의 아래안쪽 면	정강뼈 안쪽 면 몸쪽	궁둥뼈신경 (정강뼈가지)	L5S12
넙다리두갈래근	무릎관절 굽힘 굽힌된 무릎관절의 바깥 돌림	a. 긴갈래: 궁둥뼈결절 위면의 아래안쪽 흔적; 엉치결절인대의 아래부분 b. 짧은갈래: 거친선 바깥능선과 가쪽 관절융기위선	종아리뼈머리: 정강뼈의 가쪽 복사; 가쪽 곁인대	궁둥뼈신경 (정강뼈와 총종아리뼈 가지)	L5S12
		넙다리네갈래근			
안쪽 넓은근	무릎관절 폄	돌기사이선과 나선의 아래부분, 넙다리거친선의 안쪽 선, 관절융기위선 몸쪽, 긴모음근 힘줄 및 큰모음근 힘줄, 근육사이막	정강뼈거친면의 네갈래근육 힘줄을 경유한 무릎뼈 안쪽 면	넙다리신경	L234
가쪽 넓은근	무릎관절 폄	돌기사이선 윗면, 큰결절 앞면과 아랫면, 궁둥뼈결절 가쪽 선, 거친선 가쪽 선의 윗부분 1/2	정강뼈거친면의 네갈래근 힘줄을 경유한 무릎뼈 가쪽 면과 바닥부	넙다리신경	L234
중간넓은근	무릎관절 폄	넙다리 몸통 앞면 2/3, 가쪽 면	정강뼈거친면의 네갈래근힘줄을 경유한 무릎뼈 바닥부	넙다리신경	L234
넙다리곧은근	엉덩관절 굽힘 무릎관절 폄	a. 곧은갈래: 아래앞엉덩뼈가시 앞면 b. reflected head: 절구 및 엉덩관절주머니	정강뼈거친면의 네갈래근힘줄을 경유한 무릎뼈 바닥부	넙다리신경	L234

무릎관절 굽힘 (Knee Flexion)

중력 대항 : 넙다리두갈래근, 반힘줄근, 반막근(Against gravity:biceps femoris, semitendinosus, and semimembranosus)

Forms 7-11 보조근 : 장딴지근(비복근, gastrocnemius), 오금근(슬와근, popliteus muscle), 두덩정강근(박근, gracilis muscle), 넙다리빗근(봉공근, sartorius muscle).

연구[28, 29]에 의하면 정강뼈가 중립위치에서는 넙다리뒤근이 함께 작용하고, 정강뼈가 안쪽 돌림, 바깥 돌림된 위치에서는 안쪽 넙다리뒤근과 가쪽 넙다리뒤근이 단독으로 작용하는 것으로 나타났다.

시작 자세. 환자는 배 밑에 베개를 대고 엎드린다(그림 7-30). 무릎을 편한 상태에서 정강뼈는 중립위치를 취하고, 발은 침상 밖으로 내어놓는다. 엎드린 자세에서 넙다리곧은근의 무릎관절 굽힘범위는 제한된다.

고정. 골반 스트랩(strap)으로 골반을 고정한다. 치료사는 넙다리를 고정한다.

운동. 환자는 ROM 끝까지 무릎관절을 굽힌다(그림7-31).

촉진. *넙다리두갈래근(biceps femoris)*: 오금 가쪽 가장자리의 무릎관절 몸쪽. *반힘줄근(semitendinosus)*: 오금 안쪽 가장자리의 무릎관절 몸쪽. *반막근(semimembranosus)*: 반힘줄근 양쪽 무릎관절 몸쪽.[30]

대체 운동. 넙다리빗근(엉덩관절 굽힘 및 바깥 돌림)과 두덩정강근(엉덩관절 모음)[5].

저항 위치. 종아리 뒷면 발목의 몸쪽에 가한다(그림 7-32). Walmsley와 Yang은 엉덩관절이 0° 또는 그 가까이에서는 불편함 때문에 강한 무릎관절 굽힘수축을 90° 이상 수행할 수 없다는 것을 발견하였다. 무릎관절을 아주 큰 각도로 굽힐 때 너무 큰 저항을 가한다면, 넙다리뒤근의 근경련이 잘 일어난다.[26]

저항 방향. 무릎관절 폄.

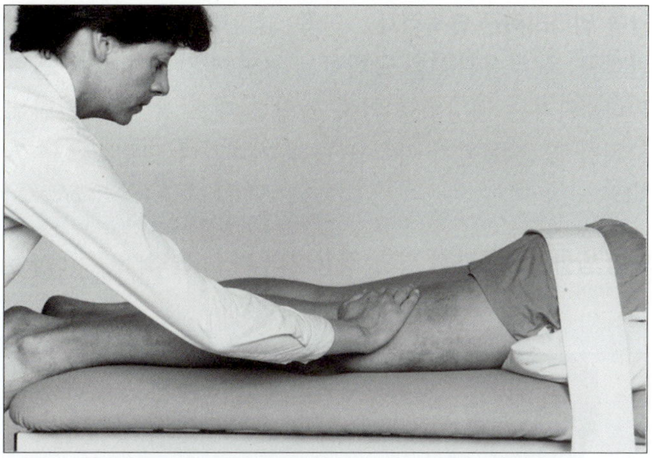

그림 7-30 시작 자세 : 넙다리두갈래근, 반힘줄근, 반막근.

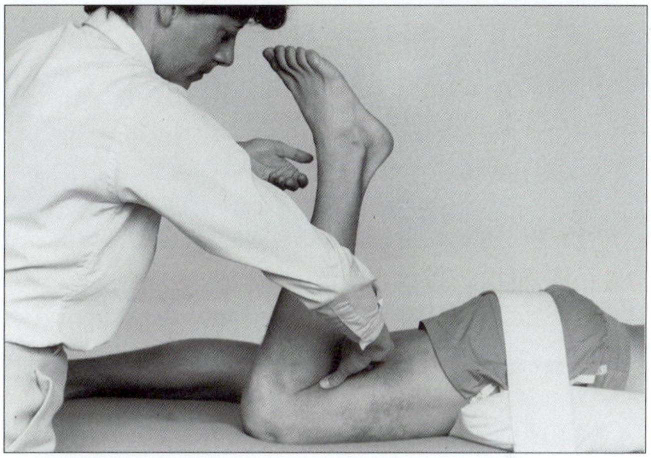

그림 7-31 검사 자세 : 넙다리두갈래근, 반힘줄근, 반막근.

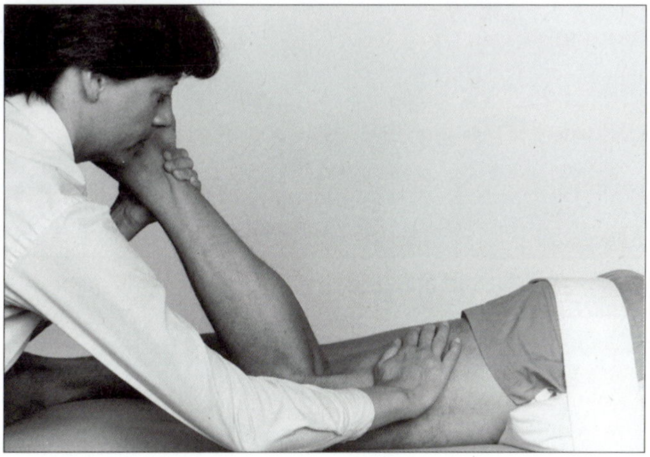

그림 7-32 저항 : 넙다리두갈래근, 반힘줄근, 반막근.

안쪽 넙다리뒤근 단독검사. 안쪽 넙다리뒤근(반힘줄근 및 반막근)은 무릎관절을 굽힘하는 동안 정강뼈가 안쪽 돌림된다. 환자는 정강뼈를 안쪽 돌림 상태로 유지하고, 발뒤꿈치를 같은쪽 볼기 가쪽을 향해 가져간다(그림 7-33, 7-34).

저항 방향. 무릎관절 폄과 정강뼈의 바깥 돌림.

가쪽 넙다리뒤근 단독검사. 가쪽 넙다리뒤근(넙다리두갈래근)은 무릎관절을 굽힘하는 동안 정강뼈가 바깥 돌림된다. 환자는 정강뼈를 바깥 돌림 상태로 유지하고, 발뒤꿈치를 반대쪽 볼기 가쪽을 향해 가져간다(그림 7-35, 7-36).

저항 방향. 무릎관절 폄과 정강뼈의 안쪽 돌림.

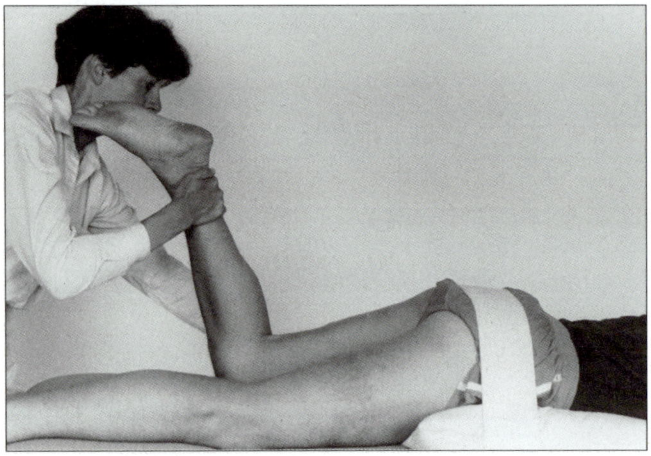

그림 7-33 저항 : 반힘줄근, 반막근.

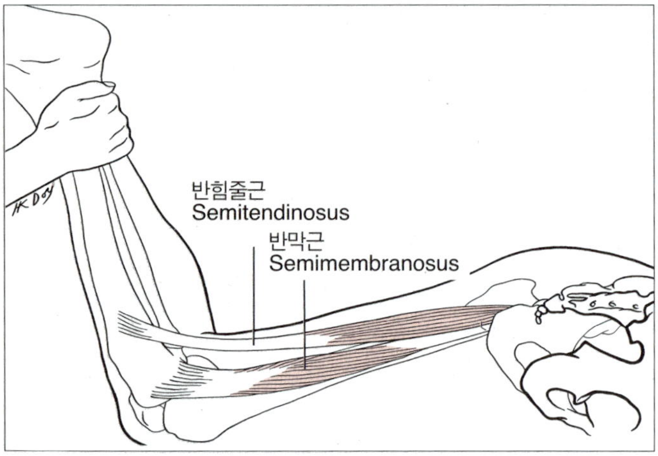

그림 7-34 반힘줄근, 반막근.

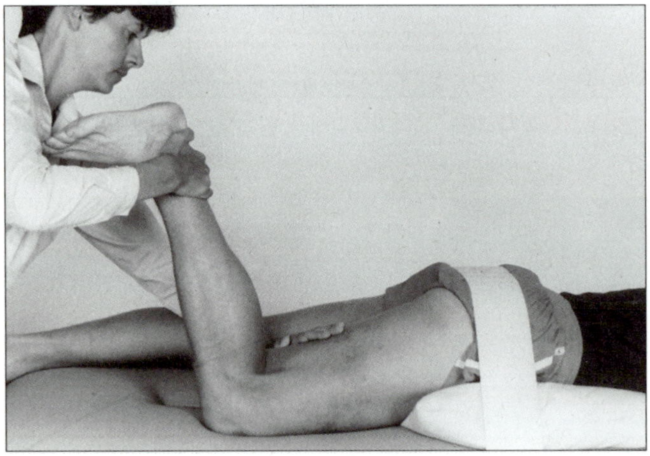

그림 7-35 저항 : 넙다리두갈래근.

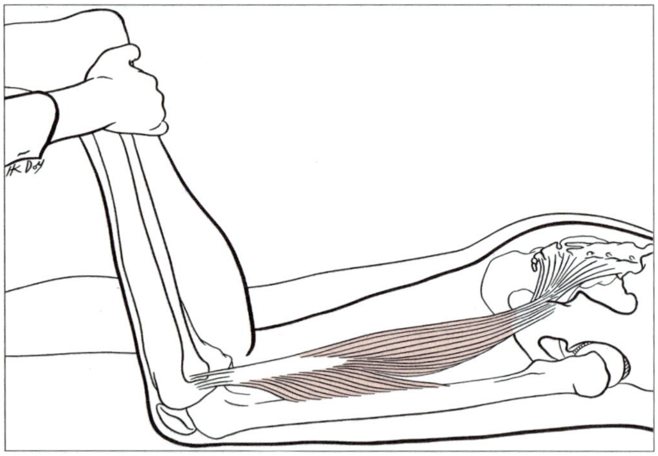

그림 7-36 넙다리두갈래근.

중력 제거 : 넙다리두갈래근, 반힘줄근, 반막근

(Gravity eliminated: biceps femoris, semitendinosus, and semimenbranosus)

시작 자세. 환자는 검사하지 않는 쪽으로 옆으로 눕는다(그림 7-37). 치료사는 다리의 체중을 지지한다. 무릎을 편한 상태에서 엉덩관절은 해부학적 자세를 취한다.

고정. 치료사는 넙다리를 고정한다.

끝 자세. 환자는 ROM 끝까지 무릎관절을 굽힌다(그림 7-38).

대체 운동. 수동적인 무릎관절 굽힘에서 엉덩관절의 굽힘이 나타난다.

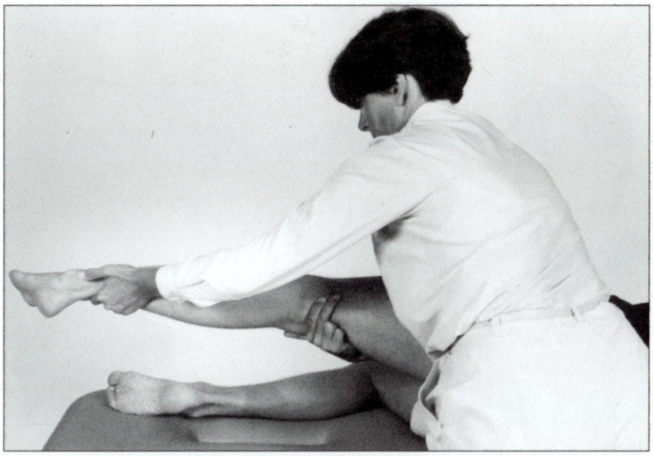

그림 7-37 시작 자세 : 넙다리두갈래근, 반힘줄근, 반막근.

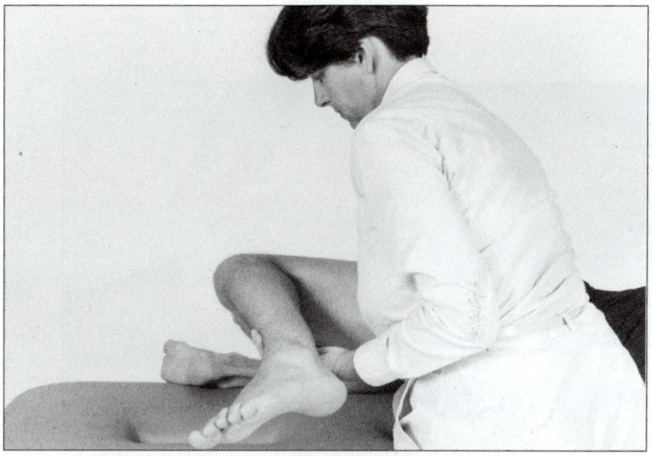

그림 7-38 끝 자세 : 넙다리두갈래근, 반힘줄근, 반막근.

무릎관절 폄 (Knee Extension)

중력 대항 : 넙다리곧은근, 중간 넓은근, 가쪽 넓은근, 안쪽 넓은근 (Against gravity : rectus femoris, vastus intermedius, vastus lateralis, and vastus medialis)

Forms 7-12

시작 자세. 환자는 앉은 자세를 취한다(그림 7-39). 무릎은 굽힘하고, 넙다리를 수평으로 유지하기 위하여 패드를 넙다리 먼쪽 밑에 댄다.

고정. 치료사는 넙다리를 고정하고, 환자는 침상 모서리를 잡는다.

운동. 환자는 ROM 끝까지 무릎관절을 편한다(그림 7-40). 넙다리뒤근이 긴장된 경우에는 환자는 운동을 하는 동안 넙다리뒤근의 긴장을 완화하기 위하여 몸을 뒤로 기울이게 된다. 환자는 검사 도중에 몸을 뒤로 기울이는 것은 넙다리곧은근을 신장하여 무릎관절 폄을 증가시키기 위해 하는 것이다.[30]

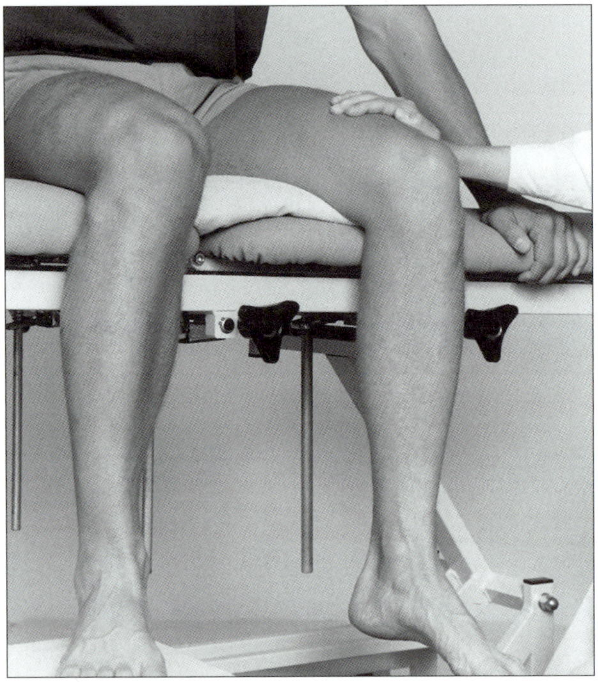

그림 7-39 시작 자세 : 넙다리곧은근, 중간넓은근, 가쪽 넓은근, 안쪽 넓은근.

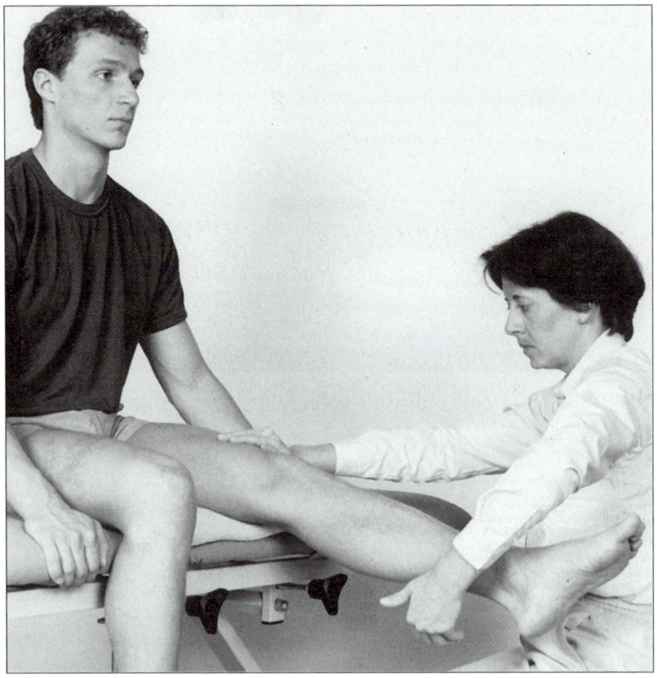

그림 7-40 검사 자세 : 넙다리곧은근, 중간넓은근, 가쪽 넓은근, 안쪽 넓은근.

촉진. *넙다리곧은근(대퇴직근, rectus femoris)*: 넙다리중간 앞쪽. *중간넓은근(vastus intermedius)*: 촉진하기에는 너무 깊이 있다. *가쪽 넓은근(vastus lateralis)*: 넙다리중간 가쪽. *안쪽 넓은근(vastus medialis): 넙다리 먼쪽 안쪽. 넙다리네갈래근(대퇴이두근, quadriceps muscle group)은 정강뼈거친면 몸쪽의 무릎힘줄에서 촉진할 수 있다.*

대체 운동. 넙다리근막긴장근(대퇴근막장근, tensor fascia latae)(엉덩관절 안쪽 돌림을 관찰).[26]

저항 위치. 종아리 먼쪽의 전면에 가한다(그림 7-41, 7-42). 완전폄(잠김 위치, close-packed position)에서는 환자의 무릎관절이 꼭 맞물리지 않도록 하여야 한다.

저항 방향. 무릎관절 굽힘.

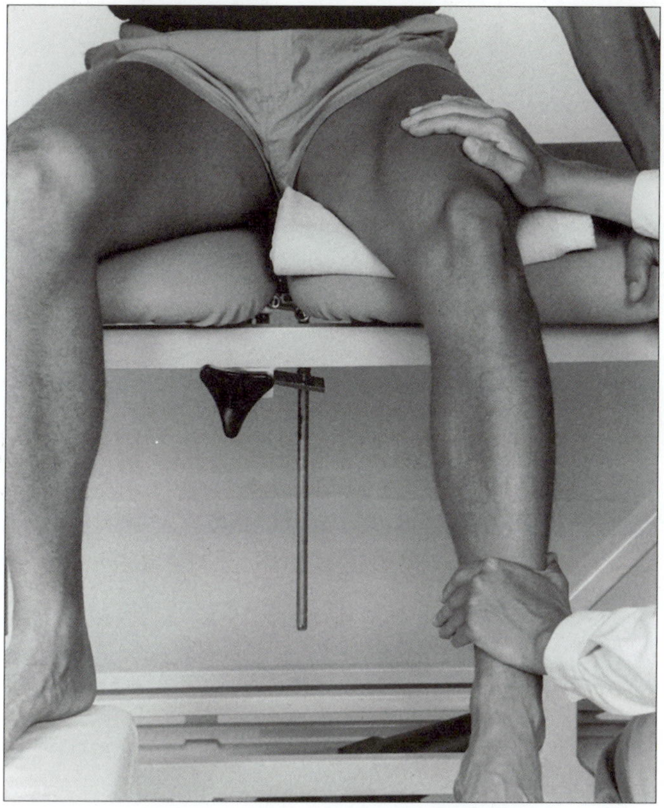

그림 7-41 저항 : 넙다리곧은근, 중간넓은근, 가쪽 넓은근, 안쪽 넓은근.

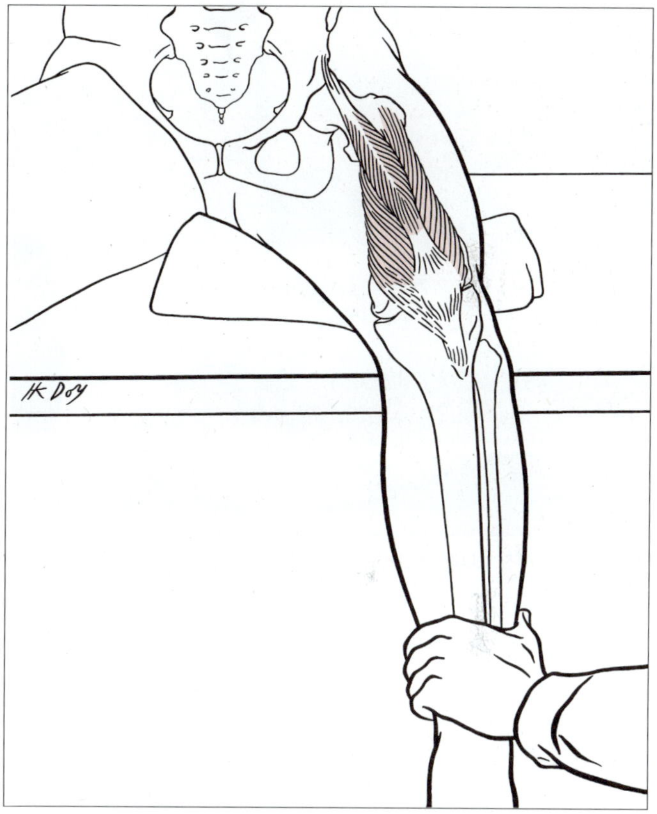

그림 7-42 넙다리곧은근, 중간넓은근, 가쪽 넓은근, 안쪽 넓은근.

중력 제거 : 넙다리곧은근, 중간넓은근, 가쪽 넓은근, 안쪽 넓은근 (Gravity eliminated : rectus femoris, vastus intermedius, vastus lateralis, and vastus medialis)

시작 자세. 환자는 검사하지 않는 쪽으로 옆으로 눕는다(그림 7-43). 치료사는 다리의 체중을 지지한다. 무릎을 굽힌 상태에서 엉덩관절은 해부학적 자세를 취한다.

고정. 치료사는 넙다리를 고정한다.

끝 자세. 환자는 ROM 끝까지 무릎관절을 폄한다(그림 7-44).

대체 운동. 수동적인 무릎관절 폄에서 엉덩관절의 폄이 나타날 수 있다.[5]

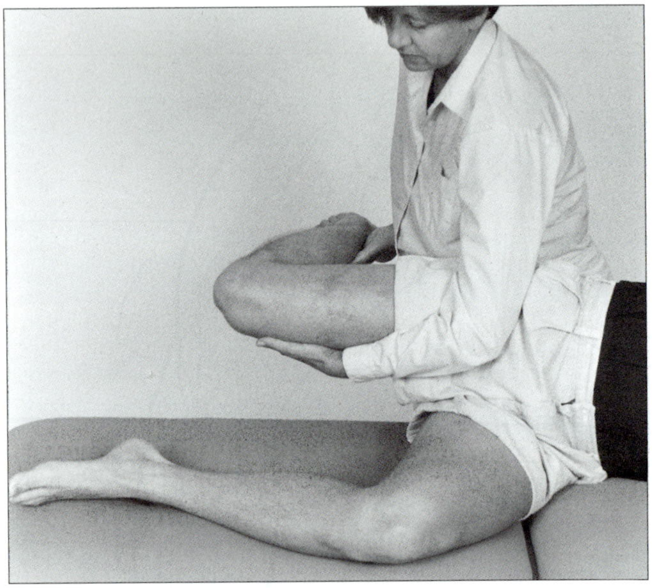

그림 7-43 시작 자세: 넙다리곧은근, 중간넓은근, 가쪽 넓은근, 안쪽 넓은근.

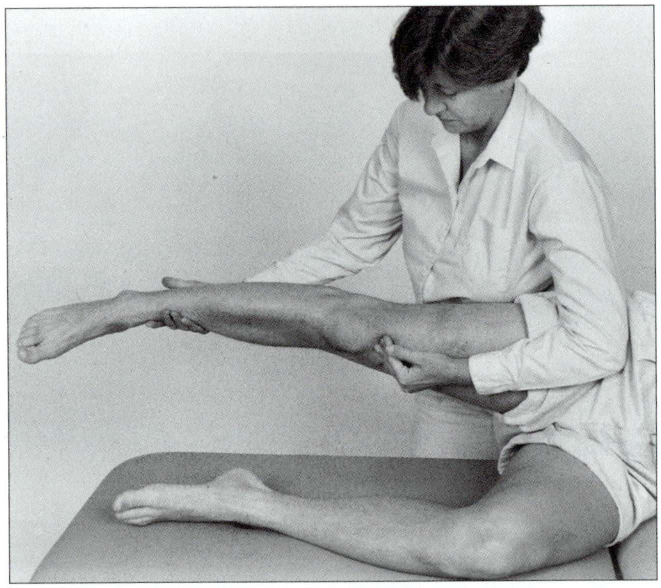

그림 7-44 끝 자세: 넙다리곧은근, 중간넓은근, 가쪽 넓은근, 안쪽 넓은근.

기능적 적용 (FUNCTIONAL APPLICATION)

관절 기능 (Joint Function)

무릎관절은 체중을 지지하고 다리를 짧아지게 하거나 길어지게 하는 기능이 있다.[2] 발바닥쪽으로 무릎을 굽힘하여 몸을 내리면 바닥에 가까워지는 반면에 무릎을 폄하면 몸이 올라간다.[30] 바닥에서 발을 떼면, 무릎관절을 굽힘하거나 폄하거나 또는 정강뼈를 돌림함으로써 공중에서 발의 방향이 제공된다. 발을 바닥에 붙인 상태에서의 무릎관절의 돌림 운동성은 신체의 꼬임(twisting) 동작을 가능하게 한다.[30] 걸을 때 무릎관절은 충격을 흡수하고, 인체에 떨어지는 수직이동을 감소시키고 보행주기의 흔듦기(유각기, swing phase)에서 무릎관절을 굽힘하는 동안 다리를 짧게 하여 바닥에서 발가락들을 떼도록 한다.[32, 33]

기능적 가동범위 (Functional Range of Motion)

무릎관절의 정상적인 AROM은 0° 폄부터 135° 굽힘이다. 다만 완전폄은 정상적인 기능을 위해 필요하지만, 많은 일상생활에서는 135° 보다 작은 무릎관절 굽힘이 필요할 뿐이다. Rowe 등은[34] 0° 에서 최소한 110° 의 무릎관절 굽힘을 재활목표로 하는 것이 적절하다고 제안하였다. 110° 의 무릎관절 굽힘을 목표로 하면, 환자는 걸을 수 있고, 의자에 앉고 설 수 있으며, 계단을 오르내릴 수 있다. 정상적으로 목욕을 하기 위해서는 더 높은 ROM이 필요하며, 대략적으로 135° 정도 이상은 되어야 한다.

무릎관절은 똑바로 서기 위해서는 완전히 펴져야 한다(그림 7-45). 높은 위치의 물건에 닿기 위해서는 완전히 혹은 거의 완전히 펴져야 하고(그림 7-46) 마찬가지로 멀리 있는 물건에 닿거나,[36] 낮은 지면에 발을 내려놓기 위해서도 완전 혹은 거의 펴져야 한다(그림 7-47). 바지 착의 시에 무릎관절이 펴져야 한다(그림 7-48). 무릎관절이 완전히 폄된 위치(잠긴 위치)에서는 대개 비대칭적인 자세가 나타난다. 예를 들어, 장시간 서 있을 때에나 점프와 같은 힘찬 도약동작을 할 때에는 한쪽 다리에 체중의 대부분을 지지하게 된다.

일상생활에서 일어나는 무릎관절의 동작이 일어나는 범위는 바닥의 물건을 집어들 때(그림 7-49), 의자에 앉을 때(그림 7-50), 계단을 오르거나 내려갈 때(그림 7-47과 그림 7-51), 구두끈을 맬 때[36] 또는 양말을 신을 때(그림

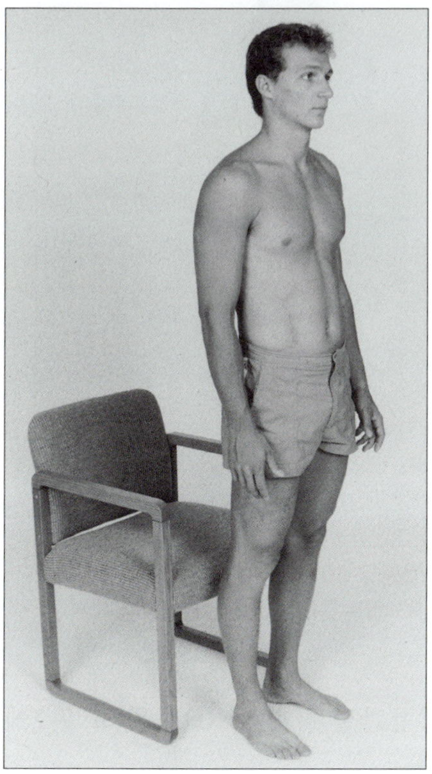

그림 7-45 똑바로 서기 위해서는 무릎관절이 완전히 펴져야 한다.

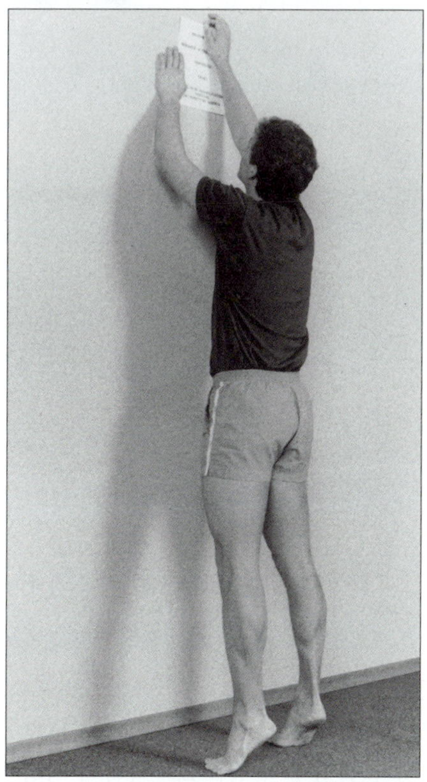

그림 7-46 높은 위치의 물건에 닿기 위해서는, 무릎관절이 완전히 또는 거의 완전히 펴져야 한다.

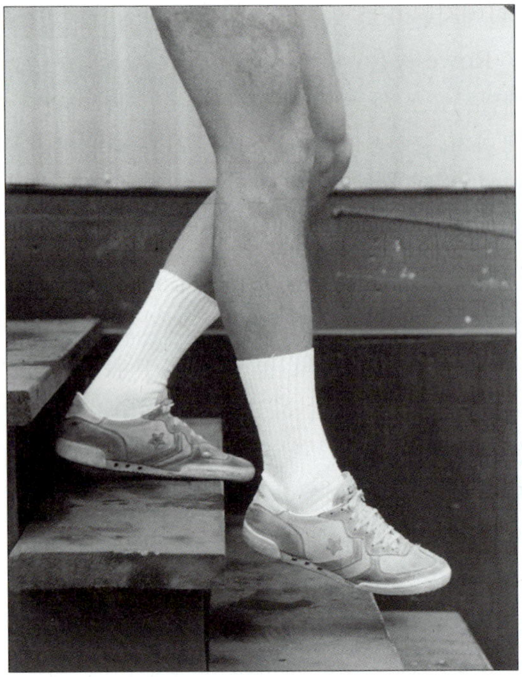

그림 7-47 계단을 내려갈 때 요구되는 것은 다음과 같다: 평균 86~107°의 무릎관절 굽힘, 완전 또는 거의 완전 폄, 그리고 네갈래근의 원심성 수축.

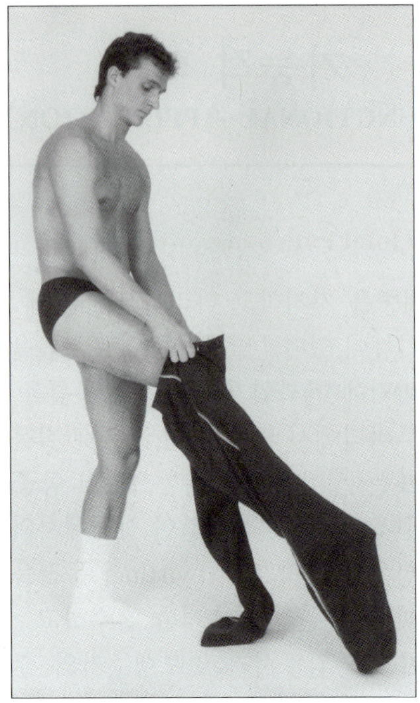

그림 7-48 바지를 입기 위해서는 무릎이 폄되어야 한다.

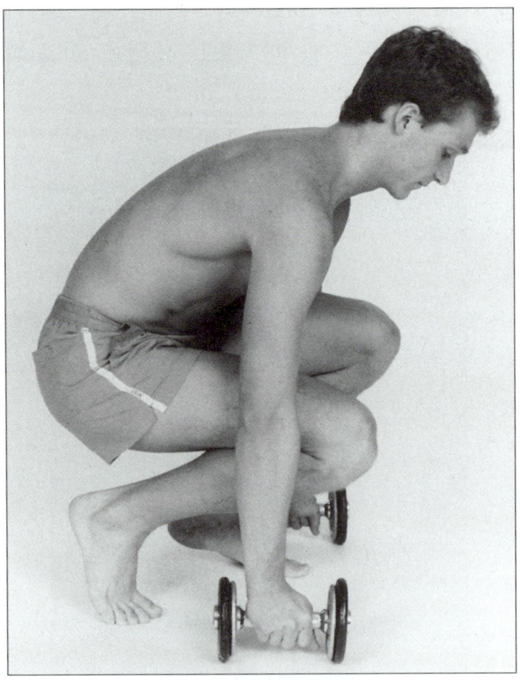

그림 7-49 바닥에 있는 물건을 들어올리기 위해서는 평균 117°의 무릎관절 굽힘이 필요하다.[36]

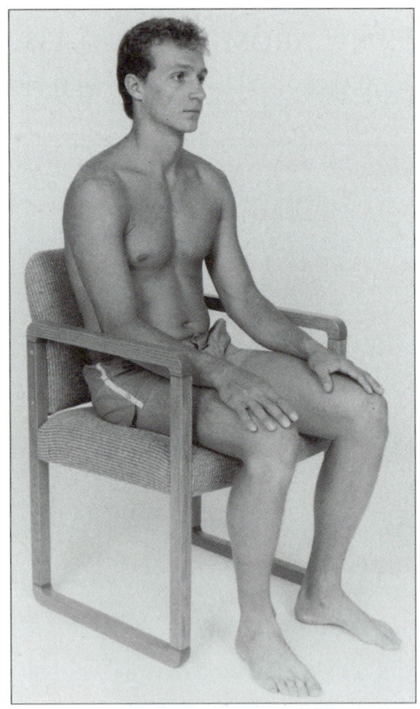

그림 7-50 의자에 앉기 위해서는 평균 93°의 무릎관절 굽힘이 필요하다.[36]

7-52)등 평균 117° 굽힘이 일어난다. 많은 일상적인 기능들은 앞에서 언급했듯이 평균 25° 이하의 정강뼈돌림이 필요하게 된다. 일상생활동작(activities of daily life)에 요구되는 무릎관절 굽힘의 ROM은 표 7-3에 기술되어 있다.

더 높은 무릎관절 굽힘의 ROM은 웅크린 자세, 양반자

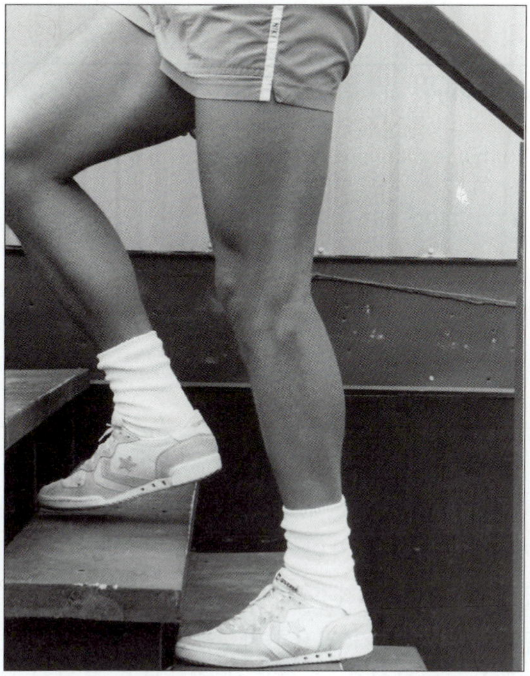

그림 7-51 계단을 오를 때에는 평균 83~05 °의 무릎관절 굽힘이 필요하다.[35]

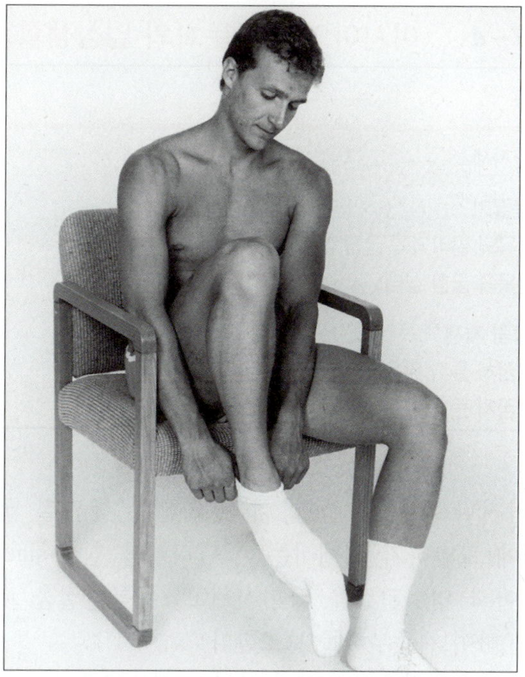

그림 7-52 0~117° 까지의 무릎관절 굽힘범위.

세, 무릎 꿇은 자세 등과 같은 비서양 사회의 일상적인 일상생활동작에서 활용된다[38, 39](표 7-4). 양반자세[39]에서의 무릎관절 굽힘 최소평균 135° 에서 뒤꿈치를 세운[38] 웅크린 자세의 최대평균 157° 까지의 범위가 이 일상생활동작을 취하기 위해 요구된다. 아시아와 동양에서는 필수적인 자세들(예, 웅크린 자세, 양반자세, 무릎 꿇은 자세 등)은 모두 무릎관절의 높은 활동범위가 요구되며, 또한 양반자세의 경우, 정강뼈의 최대평균 33° 안쪽 돌림도 동반된다.[38]

표 7-3 일상생활동작에 요구되는 평균 무릎관절 굽힘 가동범위

활동	무릎관절 굽힘
목욕[34]	135°
구두끈을 맬 때: 앉고 발을 바닥에서 들어올리는 동작*	106°
앉기: 의자에 손을 닿지 않는 동작*	93°
바닥에서 물건을 들어올리는 동작*	
엉덩관절을 굽혀서 자세를 낮춤	71°
무릎을 굽히며 다시 바로 섬	117°
계단†	
오름	83-105°
내림	86-107°
걷기‡	60°
빠르게 뛰기[37] (7.5분 마일보다 빠르게)	103°

*무릎관절 굽힘 가동범위는 30명을 대상으로 해부학적 자세가 아니라 평범한 디딤기(입각기, stance position)에서 측정되었다.[36]
†무릎관절 굽힘 가동범위는 15명을 대상으로 3가지 다른 높이의 계단에서 오름과 내림에서 측정되었다. 대상의 키와 계단의 높이에 따라서 요구되는 최대 무릎관절 굽힘 범위는 달랐다.[35]
‡Levangie와 Norkin의 Rancho Los Amigos 보행분석 자료에서 인용.[2]

표 7-4 아시아와 동양문화의 일상생활동작에 필요한 자세 : 평균 무릎관절 굽힘 요구 가동범위

활동	무릎관절 굽힘
양반자세	135[39]~150°[38]
무릎꿇기[38] :	
발목의 발바닥쪽 굽힘 상태	144°
발목쪽 굽힘 상태	155°
웅크림 자세[38]:	
뒤꿈치 들지 않은 자세	154°
뒤꿈치 든 자세	157°

웅크리거나 무릎을 굽힐 때 필요한 무릎관절 굽힘의 ROM에 도달하기 위해서는, 넙다리뼈를 침상(slack) 위에 두어서 엉덩관절을 굽힘시키고, 무릎관절을 수동적 굽힘을 하여 체중부하를 보조한다.

Livingston 등은[35] 높이에 차이가 있는 3종류의 계단을 오르내리는 데 필요한 무릎관절의 ROM을 평가하였다. 최대 무릎관절 굽힘 ROM은 계단을 올라갈 때는 평균 83° 와 105°, 내려갈 때는 86° 와 107° 로 사이의 범위가 필요해 계단의 높이에 따라 좌우된다. 계단을 오르내릴 때 최소한의 무릎관절 굽힘은 평균 1°, 2° 에서 15° 사이의 ROM이 필요하였다. 엉덩관절이나 발목관절보다는 무릎관절의 ROM변화가 계단의 높이 차이에 따라 조절되는 것으로 나타났다.[35]

보행 (Gait)

보행에는 다리를 앞으로 내딛어 바닥에 초기 접촉하는 무릎관절 폄 0° 에서부터 팔다리를 앞으로 진행시켜 바닥에서 발이 떨어지는 흔듦초기(유각초기, initial swing)의(그림 7-53) 최대 60° 무릎관절 굽힘까지 ROM이 필요하다(Norkin[2]과 Levangie의 Rancho Los Amigosgaite analysis에서 인용). 흔듦기 말에 넙다리에 대해 정강뼈는 안쪽 돌림되기 시작하여, 중간디딤기(중간입각기, mid-stance)를 통해 정강뼈가 바깥 돌림되는 흔듦전의 디딤기까지 안쪽 돌림이 유지된다. 정상보행에서 평균 약 13° 의 정강뼈돌림이 필요하다. 보행을 하는 동안의 무릎관절의 위치와 동작에 대한 더 많은 설명과 그림이 부록 D를 참조한다.

Pink 등[37]은 천천히 달릴 때(< 8분/마일)와 빨리 달릴 때(> 7.5분/마일)에 필요한 무릎관절의 ROM에 대하여 연구하고 기술하였다. 빨리 달릴 때에는 무릎관절의 가동범위가 흔듦말기(유각말기, terminal swing)에서 평균 11° 굽힘에서부터 중간흔듦기 마지막 무렵의 평균 103° 의 무릎관절 굽힘까지가 필요하다. 천천히 달릴 때에는 빨리 달릴 때와 비교하였을 때 흔듦기 대부분을 통하여 보다 작은 굽힘이 필요하였다.

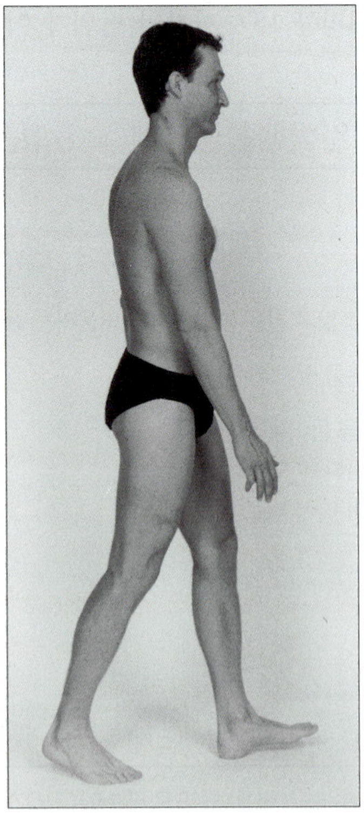

그림 7-53 정상적인 보행을 위해서는 무릎관절 완전폄이 요구된다.

근육기능 (Muscle Function)

무릎관절 굽힘근 (Knee flexors)

무릎관절 굽힘근들에는 넙다리두갈래근, 반힘줄근, 반막근, 넙다리빗근, 두덩정강근, 오금근, 장딴지근이 포함된다. 주요 무릎관절 굽힘근들은 두관절(biarticular) 근육들이며, 이 근육들은 또한 엉덩관절이나 발목관절에도 운동을 일으킨다. 오금근과 넙다리두갈래근의 짧은갈래만이 유일한 단일관절(monoarticular) 무릎관절굽힘근이다.

두덩정강근은 무릎관절의 모든 각도에서 굽힘에 도움을 준다.[42] 장딴지근 또한 무릎관절을 모든 각도에서 굽힘시키고, 무릎관절 과다폄을 조절한다.[17] 장딴지근의 무릎관절 굽힘에 대한 기여도는 발목관절의 각도와 상관없이 최대 폄에서 가장 크고, 굽힘될수록 적어진다.[43] 장딴지근의 무릎관절 굽힘의 토크(torque)는 발목관절이 발목쪽 굽힘 상태에서 발바닥쪽 굽힘상태일 때 보다 크다.[43]

장딴지근을 제외한 무릎관절 굽힘근들은 정강뼈를 돌림시킨다. 넙다리두갈래근은 넙다리에 대해 정강뼈를 바깥돌림 및 굽힘시키는 수축을 한다. 다른 무릎관절굽힘근들은 넙다리에 대해 정강뼈를 안쪽 돌림시킨다.

오금근의 작용은 무릎관절굽힘근으로서는 대수롭지 않으나, 넙다리[44]에 대한 정강뼈의 안쪽 돌림을 위한 기능을 하고, 무릎관절 굽힘 초기에 무릎관절이 잠기지 않도록 수축을 한다.[45] 언덕을 걸어 내려가면서 짐을 운반할 때의 넙다리뒤근의 활동은 평지나 언덕을 내려갈 때 중간디딤기에서 무릎관절의 안정을 증가시킨다.[46] 물건을 집기 위해 쪼그린 자세와 같은 몸을 웅크린 자세(crouch position)를 생각해볼 때 넙다리뒤근은 정강뼈[45] 위에서 넙다리가 앞으로 밀리는 것을 방지하기 위해 수축하는 활동을 한다(그림 7-49).

무릎관절굽힘근들의 작용은 발목을 반대편 넙다리에 교차시켜 앉거나(그림 7-54) 의자 밑에 있는 발의 발목을 종아리에 교차시켜 앉을 때를 예로 들 수 있다. 선 자세에서는 무릎관절굽힘근이 발바닥을 살펴보기 위하여 구부릴 때 수축한다. 무릎관절굽힘근은, 양발을 잡아당길 때(그림 7-52), 굽힘의 ROM 마지막 부분에서 강하게 수축한다. 발을 앞으로 내딛기 위해 무릎을 펼 때처럼 걷거나 달릴 때 무릎관절굽힘근의 수축이 필요하지 않다. 계단을 내려가는 것과 같은 능동적인 동작은 무릎 굽힘의 수축이 필요하지 않다. 왜냐하면 무릎관절은 능동적 엉덩관절 굽힘으로 인해 수동적[17]으로 굽혀지기 때문이다.

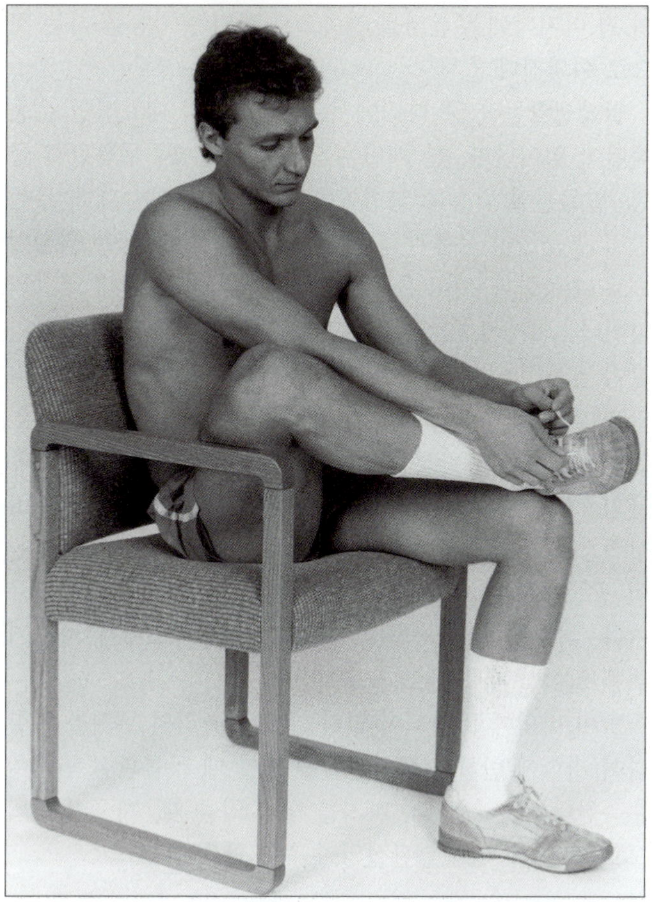

그림 7-54 발을 반대쪽 허벅지에 교차시키기 위해 무릎관절굽힘근이 수축되어 있다.

무릎관절굽힘근은 달릴 때와 도는 것 같은 활동에서는 돌림근(회전근, rotator muscle)처럼 무릎관절의 돌림을 시작하고 조절한다.[30] 이 근육들은 또한 몸통(체간, trunk)과 팔이 정강뼈를 고정한 상태에서 무릎관절의 동작을 발생시키는 쪼그려 앉거나 무릎자세에서 능동적이다.[30]

무릎관절 폄근 (Knee extensors)

무릎관절 폄근들은 넙다리곧은근, 안쪽 넓은근, 가쪽 넓은근, 중간넓은근이다. 넙다리곧은근은 엉덩관절과 무릎관절에서 작용하고, 엉덩관절이 폄된 상태에서 근육이 신장된 위치에 있을 때 무릎관절 폄근으로써 더욱 효율적으로 작용한다. Okamoto는 넙다리곧은근이 무릎관절 폄근으로서 충분히 작용하기 위해서는 엉덩관절이 고정되어야만 한다는 것을 발견하였다(Basmajian과 DeLuca[48]에서 인용) 안쪽 넓은근은 무릎관절 폄을 수행하기 위하여 전체 ROM 동안 다른 넓은근들과 함께 수축한다.[49-52] 안쪽 넓은근의 아래섬유는 무릎뼈의 가쪽 이동을 방지하기 위하

여 폄 마지막에 무릎뼈를 안쪽으로 당기는 기능을 하는 것으로 여겨진다.[48]

일상생활동작 중 다리에서는 두 가지의 대표적인 운동 패턴이 일어난다. 한 패턴은 엉덩관절 굽힘, 무릎관절 굽힘, 발목관절 발등쪽 굽힘이다. 이 패턴에서는 대개 무릎관절 폄근들이 무릎관절 굽힘을 조절하기 위하여 원심성으로 수축한다. 이것은 바닥의 물건을 들기 위해 쪼그려 앉거나, 의자에 앉거나, 계단을 내려갈 때(그림7-47)와 같이 발을 바닥에 고정한 채 몸을 바닥쪽으로 가까이 움직일 때의 동작을 예로 들 수 있다. 다리의 다른 일반적인 운동패턴은 엉덩관절 폄, 무릎관절 폄, 발목관절 발목쪽 굽힘으로 이루어진다. 이 패턴에서 무릎관절 폄근들은 정상적으로 무릎관절을 폄하기 위해 구심성으로 수축한다. 이 공동작용(synergy)은 의자에서 일어서거나, 뛰어오르거나, 계단을 올라가거나(그림 7-51), 욕조에서 나오기 위해 일어설 때를 예로 들 수 있다.

발이 바닥에 고정되어 있지 않고 종아리의 무게를 포함하여 저항에 반하여 무릎관절을 폄할 때 무릎관절 폄근이 수축한다. 공을 찰 때, 바지를 당겨 입을 때, 개구리 영법으로 발을 찰 때 무릎관절의 수축이 필요하다.

선 자세 (Standing posture)

선 자세에서는 중력선이 무릎관절 앞으로 떨어지기 때문에 넙다리네갈래근의 수축은 없다. Portony와 Morin은 근전도를 이용하여 선 자세에서의 넙다리뒤근과 장딴지근의 수축을 발견하였다. 이 근육들은 무릎관절이 폄되거나 과다폄되는 것을 방지하는 기능을 한다.[30]

보행 (Gait)

초기접촉을 준비하기 위하여 무릎관절 폄근과 굽힘근은 무릎관절이 폄된 위치에서 고정되도록 동시에 수축한다.[54] 접촉 시작에서부터 다리에 체중을 이동시키는 체중부하까지의 디딤기 초반동안 넙다리네갈래근은 무릎관절이 굽힘되는 것을 방지하기 위하여 원심성 수축을 한다. 넙다리네갈래근은 체중부하기(loading response)부터 중간디딤기까지 무릎관절을 폄하기 위하여 수축하기도 하고 하지 않기도 한다. 보행속도를 빨리 할수록 흔듦초기에서 넙다리네갈래근은 과도한 무릎관절 굽힘을 방지하고 무릎관절 폄을 시작하기 위하여 수축한다. 넙다리뒤근은 흔듦말기에 다리를 앞으로 내가는 것을 감속하기 위하여 원심성 수축을 한다.[33] 넙다리빗근은 보행주기 중 흔듦기 처음부터 끝까지 발을 떼기 위해 엉덩관절을 굽힘하고, 골반을 같은쪽으로 앞쪽 돌림하는 것과 같이 엉덩관절을 바깥 돌림하는 것을 보조하는 능동적인 근육이다.[55] 두덩정강근은 보행주기 중 디딤기 말기과 흔듦기 초기에 수축한다.[56] 오금근은 넙다리에서의 정강뼈의 안쪽 돌림을 하고, 이 위치를 중간흔듦기에서 흔듦 전까지 유지시킨다.[40]

Montgomery 등은[57] 달리는 동안 무릎관절 근육의 활동을 서술하여 제공하였다.

참고문헌(References)

1. Standring S, ed. *Gray's Anatomy: The Anatomical Basis of Clinical Practice*. 39th ed. London: Elsevier Churchill Livingstone; 2001.
2. Levangie PK, Norkin CC. *Joint Structure and Function. A Comprehensive Analysis*. 3rd ed. Philadelphia: FA Davis; 2001.
3. Kapandji IA. *The Physiology of the Joints. Vol. 2. The Lower Limb*. 6th ed. New York: Churchill Livingstone Elsevier; 2011.
4. Norkin CC, White DJ. *Measurement of Joint Motion: A Guide to Goniometry*. 4th ed. Philadelphia: FA Davis Company; 2009.
5. Daniels L, Worthingham C. *Muscle Testing: Techniques of Manual Examination*. 5th ed. Philadelphia: WB Saunders; 1986.
6. Woodburne RT. *Essentials of Human Anatomy*. 5th ed. London: Oxford University Press; 1973.
7. Magee DJ. *Orthopedic Physical Assessment*. 5th ed. St. Louis: Saunders Elsevier; 2008.
8. American Academy of Orthopaedic Surgeons. *Joint Motion: Method of Measuring and Recording*. Chicago: AAOS; 1965.
9. Berryman Reese N, Bandy WD. *Joint Range of Motion and Muscle Length Testing*. 2nd ed. St. Louis: Saunders Elsevier; 2010.
10. Cyriax J. *Textbook of Orthopaedic Medicine. Vol. 1. Diagnosis of Soft Tissue Lesions*. 8th ed. London: Bailliere Tindall; 1982.
11. Mossberg KA, Smith LK. Axial rotation of the knee in women. *J Orthop Sports Phys Ther*. 1983;4(4):236–240.
12. Osternig LR, Bates BT, James SL. Patterns of tibial rotary torque in knees of healthy subjects. *Med Sci Sports Exerc*. 1980;12:195–199.
13. Levangie PK, Norkin CC. *Joint Structure and Function. A Comprehensive Analysis*. 4th ed. Philadelphia: FA Davis, 2005.
14. Katchburian MV, Bull AMJ, Shih Y-F, Heatley FW, Amis AA. Measurement of patellar tracking: assessment and analysis of the literature. *Clin Orthop Relat Res*. 2003;412:241–259.
15. Heegaard J, Leyvraz P-F, Van Kampen A, Rakotomanana L, Rubin PJ, Blankevoort L. Influence of soft structures on patellar three-dimensional tracking. *Clin Orthop Relat Res*. 1994;299:235–243.
16. Kaltenborn FM. *Mobilization of the Extremity Joints: Examination and Basic Treatment Techniques*. 3rd ed. Oslo: Olaf Norlis Bokhandel; 1985.
17. Soderberg GL. *Kinesiology: Application to Pathological Motion*. 2nd ed. Baltimore: Williams & Wilkins; 1997.
18. Skalley TC, Terry GC, Teitge RA. The quantitative measurement of normal passive medial and lateral patellar motion limits. *Am J Sports Med*. 1993;21:728–732.

19. Zarins B, Rowe CR, Harris BA, Watkins MP. Rotational motion of the knee. *Am J Sports Med.* 1983;11:152–156.
20. Holt KS. *Assessment of Cerebral Palsy. I. Muscle Function, Locomotion and Hand Function.* London: Lloyd-Luke Medical Books; 1965.
21. Palmer ML, Epler ME. *Clinical Assessment Procedures in Physical Therapy.* Philadelphia: JB Lippincott; 1990.
22. Davis DS, Quinn RO, Whiteman CT, Williams JD, Young CR. Concurrent validity of four clinical tests used to measure hamstring flexibility. *J Strength Cond Res.* 2008;22(2):583–588.
23. Youdas JW, Krause DA, Hollman JH, Harmsen WS, Laskowski E. The influence of gender and age on hamstring muscle length in healthy adults. *J Orthop Sports Phys Ther.* 2005;35:246–252.
24. Hamberg J, Bjorklund M, Nordgren B, Sahistedt B. Stretchability of the rectus femoris muscle: investigation of validity and intratester reliability of two methods including x-ray analysis of pelvic tilt. *Arch Phys Med Rehab.* 1993;74:263–270.
25. Van Dillen LR, McDonnell MK, Fleming DA, Sahrmann SA. Effect of knee and hip position on hip extension range of motion in individuals with and without low back pain. *Orthop Sports Phys Ther.* 2000;30:307–316.
26. Kendall FP, McCreary EK, Provance PG, Rodgers MM, Romani WA. *Muscles Testing and Function.* 5th ed. Baltimore: Williams & Wilkins; 2005.
27. Soames RW, ed. Skeletal system. Salmons S, ed. Muscle. In: *Gray's Anatomy.* 38th ed. New York: Churchill Livingstone; 1995.
28. Fiebert IM, Haas JM, Dworkin KJ, LeBlanc WG. A comparison of medial versus lateral hamstring electromyographic activity and force output during isometric contractions. *Isokinetics and Exercise Science.* 1992;2:47–55.
29. Fiebert IM, Pahl CH, Applegate EB, Spielholz NI, Beernik K. Medial-lateral hamstring electromyographic activity during maximum isometric knee flexion at different angles. *Isokinetics and Exercise Science.* 1996;6:157–162.
30. Smith LK, Weiss EL, Lehmkuhl LD. *Brunnstrom's Clinical Kinesiology.* 5th ed. Philadelphia: FA Davis; 1996.
31. Walmsley RP, Yang JF. Measurement of maximum isometric knee flexor movement. *Physiother Can.* 1980;32:83–86.
32. Edelstein JE. Biomechanics of normal ambulation. *J Can Physiother Assoc.* 1965;17:174–185.
33. Inman VT, Ralston HJ, Todd F. *Human Walking.* Baltimore: Williams & Wilkins; 1981.
34. Rowe PJ, Myles CM, Walker C, Nutton R. Knee joint kinematics in gait and other functional activities measured using flexible electrogoniometry: how much knee motion is sufficient for normal daily life? *Gait and Posture.* 2000;12:143–155.
35. Livingston LA, Stevenson JM, Olney SJ. Stairclimbing kinematics on stairs of differing dimensions. *Arch Phys Med Rehabil.* 1991;72:398–402.
36. Laubenthal KN, Smidt GL, Kettelkamp DB. A quantitative analysis of knee motion during activities of daily living. *Phys Ther.* 1972;52:34–42.
37. Pink M, Perry J, Houglum PA, Devine DJ. Lower extremity range of motion in the recreational sport runner. *Am J Sports Med.* 1994;22:541–549.
38. Hemmerich A, Brown H, Smith S, Marthandam SSK, Wyss UP. Hip, knee, and ankle kinematics of high range of motion activities of daily living. *J Orthop Res.* 2006;24:770–781.
39. Kapoor A, Mishra SK, Kewangan SK, Mody BS. Range of movements of lower limb joints in cross-legged sitting posture. *J Arthroplasty.* 2008;23:451–453.
40. Mann RA, Hagy JL. The popliteus muscle. *J Bone Joint Surg [Am].* 1977;59:924–927.
41. Kettelkamp DB, Johnson RJ, Smidt GL, Chao EYS, Walker M. An electrogoniometric study of knee motion in normal gait. *J Bone Joint Surg [Am].* 1970;52:775–790.
42. Yucesoy CA, Ates F, Akgün U, Karahan M. Measurement of human gracilis muscle isometric force as a function of knee angle, intraoperatively. *J Biomech.* 2010;43:2665–2671.
43. Li L, Landin D, Grodesky J, Myers J. The function of gastrocnemius as a knee flexor at selected knee and ankle angles. *J Electromyogr Kinesiol.* 2002;12:385–390.
44. Basmajian JV, Lovejoy JF. Functions of the popliteus muscle in man. *J Bone Joint Surg [Am].* 1971;53:557–562.
45. Barnett CH, Richardson AT. The postural function of the popliteus muscle. *Ann Phys Med.* 1953;1:177–179.
46. Davis M, Newsam CJ, Perry J. Electromyograph analysis of the popliteus muscle in level and downhill walking. *Clin Orthop.* 1995;310:211–217.
47. Norkin CC, Levangie PK. *Joint Structure & Function: A Comprehensive Analysis.* Philadelphia: FA Davis; 1983.
48. Basmajian JV, DeLuca CJ. *Muscles Alive: Their Functions Revealed by Electromyography.* 5th ed. Baltimore: Williams & Wilkins; 1985.
49. Duarte Cintra AI, Furlani J. Electromyographic study of quadriceps femoris in man. *Electromyogr Clin Neurophysiol.* 1981;21:539–554.
50. Lieb FJ, Perry J. Quadriceps function. *J Bone Joint Surg [Am].* 1971;53:749–758.
51. Signorile JF, Kacsik D, Perry A, Robertson B, Williams R, Lowensteyn I, Digel S, Caruso J, LeBlanc WG. The effect of knee and foot position on the electromyographical activity of the superficial quadriceps. *J Orthop Sports Phys Ther.* 1995;22:2–9.
52. Salzman A, Torburn L, Perry J. Contribution of rectus femoris and vasti to knee extension. *Clin Orthop.* 1993;290:236–243.
53. Portnoy H, Morin F. Electromyographic study of postural muscles in various positions and movements. *Am J Physiol.* 1956;186:122–126.
54. Rab GT. Muscle. In: Rose J, Gamble JG, eds. *Human Walking.* 2nd ed. Baltimore: Williams & Wilkins; 1994.
55. Johnson CE, Basmajian JV, Dasher W. Electromyography of sartorius muscle. *Anat Rec.* 1972;173:127–130.
56. Jonsson B, Steen B. Function of the gracilis muscle: An electromyographic study. *Acta Morphol Neerl-Scand.* 1964;6:325–341.
57. Montgomery WH, Pink M, Perry J. Electromyographic analysis of hip and knee musculature during running. *Am J Sports Med.* 1994;22:272–278.

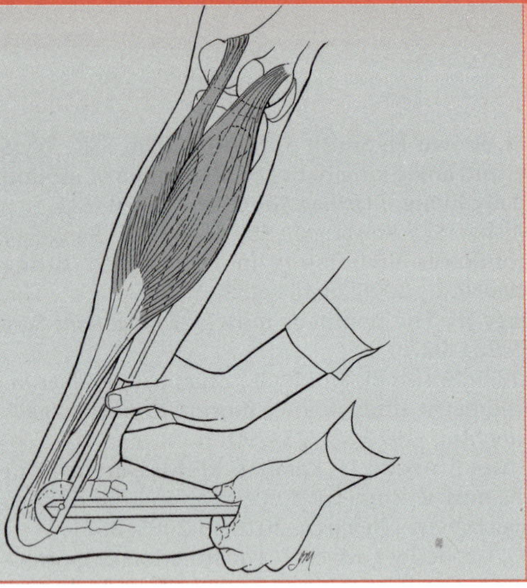

제 8 장

발목과 발
Ankle and Foot

관절과 운동 (ARTICULATIONS AND MOVEMENTS)

발목과 발의 관절은 그림 8-1에 나타나 있다. 관절가동범위(ROM)는 주로 발목관절, 목말밑관절, 발허리뼈발가락관절(MTP), 엄지발가락의 발가락뼈사이관절(IP)에서 일어난다. 이러한 관절의 움직임은 표 8-1과 8-2에 서술되어 있다.

발목관절은 접번관절로 분류된다. 몸쪽의 오목한 관절면은 주로 발목 장붓구멍이라 불리고, 가쪽 복사의 안쪽면, 먼쪽 정강뼈, 안쪽 복사의 가쪽 면에 의하여 형성된다. 이 오목한 면은 목말뼈 몸의 볼록한 면과 짝을 이룬다. 발목관절에서 일차적인 움직임은 사선의 시상면에서 사선의 이마축을 돌아 일어나는 발등 굽힘과 발바닥 굽힘이다(그림 8-2). 발바닥 굽힘 시 발목에서 목말뼈 몸의 좁아진 뒷면은 장붓구멍내에 놓이고, 발목관절에서 부가적인 움직임이 일어난다. 이러한 움직임은 약하게 일어나고 옆면에서 미끄러짐, 돌림, 벌림과 모음이 발생한다.[2]

목말밑관절은 발목굴에 의해 목말뼈와 발꿈치뼈사이에 두 개의 분리된 관절로 이루어져 있다. 발목굴 뒤쪽으로 목말뼈밑면의 오목한 면은 발꿈치뼈 윗면인 볼록한 뒷면

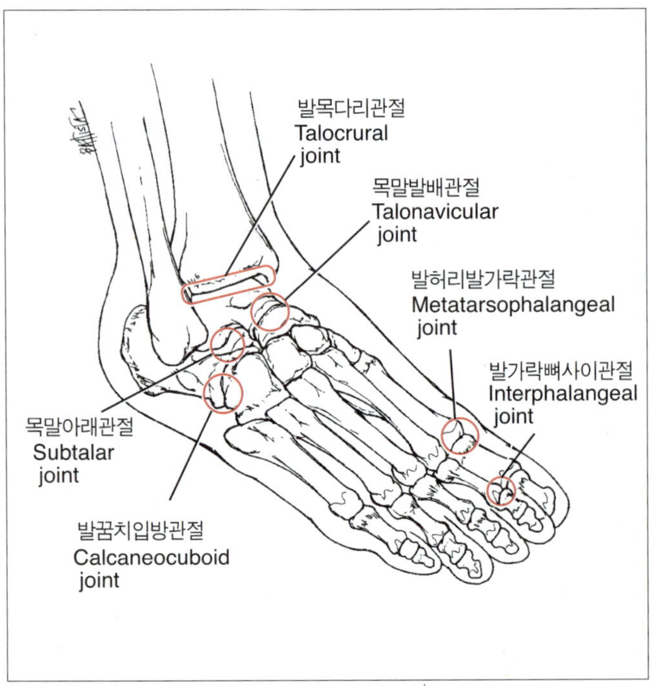

그림 8-1 발목과 발의 관절.

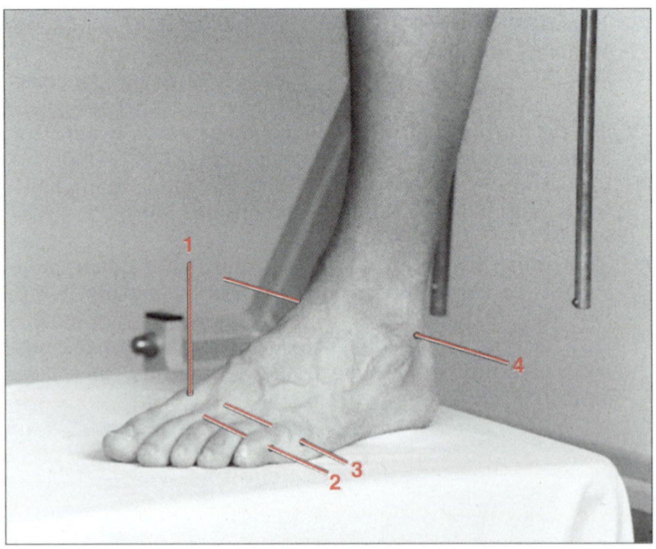

그림 8-2 발목과 발의 축: *(1)* 발허리뼈발가락(MTP)관절 벌림-모음; *(2)* 발가락뼈사이(IP)관절 굽힘-폄; *(3)* MTP관절 굽힘-폄; *(4)* 발목관절 발등 굽힘-발바닥 굽힘.

표 8-1 관절구조: 발목과 발의 운동

	발바닥 굽힘	발등 굽힘	안쪽 번짐	가쪽 번짐
관절[1, 2]	발목관절	발목관절	목말밑관절	목말밑관절
면	사선의 시상면	사선의 시상면	사선의 이마면	사선의 이마면
축	사선의 이마축	사선의 이마축	사선의 시상축	사선의 시상축
정상적 제한[1-6*] 요소**(그림 8-4A와 B 참조)**	앞관절주머니, 삼각인대의 앞, 앞정강종아리인대의 긴장과 발목발등굽힘근; 목말뼈와 정강뼈의 접촉	뒤관절주머니, 삼각인대, 발꿈치종아리뼈, 뒤목말종아리인대의 긴장과 가자미근; 목말뼈와 정강뼈의 접촉	가쪽 곁인대, 발목 가쪽 번짐근, 가쪽 목말발꿈치인대, 목인대, 가쪽 관절 주머니의 긴장	목말뼈와 발꿈치뼈 사이의 접촉; 안쪽 관절주머니, 안쪽 곁인대, 안쪽 목말발꿈치 인대, 뒤정강근, 긴엄지발가락굽힘근, 긴발가락굽힘근의 긴장
정상적 끝 느낌[3, 7]	단단함/딱딱함	단단함/딱딱함	단단함	딱딱함/단단함
정상적 AROM[8†] (AROM[9])	0~50° (0~40° 에서50°)	0~20° (0~15° 에서 20°)	0~5° : 앞발 0~35° (0~30° 에서 35°)	0~5° : 앞발 0~15° (0~20 °)
관절주머니 패턴[7, 10]	발목관절: 발바닥 굽힘, 발등 굽힘 목말밑관절: 안쪽 들림(예, 안쪽 번짐), 가쪽 들림(예, 가쪽 번짐)			

*관절운동의 정상적인 제한요인(NLF)을 확인하는 확정적인 연구가 부족하다. 여기에 제시한 NLF와 끝 느낌은 해부학적 지식, 임상적 경험, 사용가능한 문헌에 근거한다.
†AROM, 능동가동범위.

과 관절한다. 앞쪽으로 목말뼈의 볼록한 머리는 발꿈치뼈 윗면의 중심과 앞쪽의 오목면과 관절한다. 목말뼈밑 관절 축은 앞뒤로, 사선의 위방향 수평면에서 시상면 안쪽까지 이루어진다(그림 8-3). 관절축이 사선이므로 두 관절면의 반대모양(예, 목말뼈면: 뒤쪽으로 오목, 앞쪽으로 볼록; 발꿈치뼈면: 뒤쪽으로 볼록, 앞쪽으로 오목)은 목말뼈밑관절을 이루고 목말뼈밑관절의 움직임은 3면에서 일어나

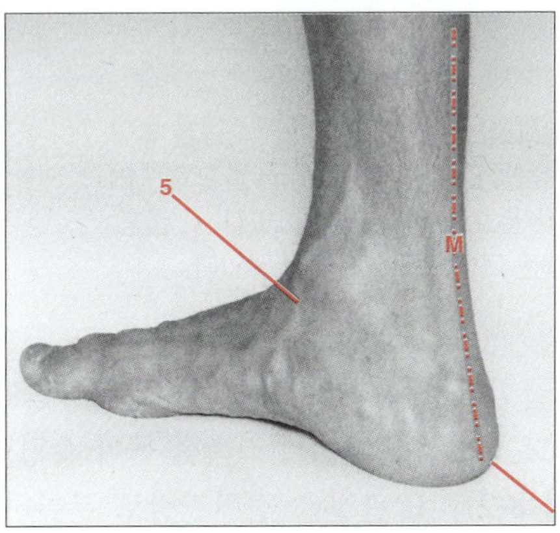

그림 8-3 목말밑관절 축: *(5)* 안쪽 번짐-가쪽 번짐(*M*, 다리의 중간선과 발뒤꿈치).

고 뒤침과 엎침으로 확인된다. 체중부하하지 않은 상태(NWB)에서 목말밑관절이 뒤침되었을 때 발꿈치뼈는 시상축을 돌아 이마면에서 안쪽 번짐되고, 수직축을 돌아 수평면에서 모음, 이마축을 돌아 시상면에서 발바닥 굽힘한다. 엎침은 발꿈치뼈 가쪽 번짐, 벌림, 발등 굽힘을 포함한다. 임상적 상황에서 3면의 목말밑 ROM을 직접적으로 측정하는 것은 어렵다. "관례적으로 단일축의 발꿈치뼈 안쪽 번짐과 가쪽 번짐은 목말밑관절의 대표적인 3면 운동이라고 생각되었다."[11(p. 430)] 그러므로 더 쉽게 관찰된 가쪽 번짐과 안쪽 번짐은 목말밑관절의 ROM을 나타내는 임상적 상황에서 평가하고 측정되었다.

수평 발목뼈의 움직임[예, 목말발꿈치발배관절(talocalcaneonavicular)과 발꿈치뼈입방뼈관절(종입방관절, calcaneocuboid)], 발목뼈사이관절(intertarsal), 발목발허리뼈관절(tarsometatarsal), 발허리뼈사이관절(intermetatarsal)(그림 8-1)에서 움직임은 정상적인 발목과 발의 기능에 필수적이다. 이러한 관절은 발의 활을 올리거나 내리기 위하여 뒷발과 앞발 사이의 운동에 적응하기 위하여 작용하고 발이 지지면에 놓이도록 확인한다. 임상적 상황에서 이러한 관절의 움직임을 직접적으로 측정하는 일은

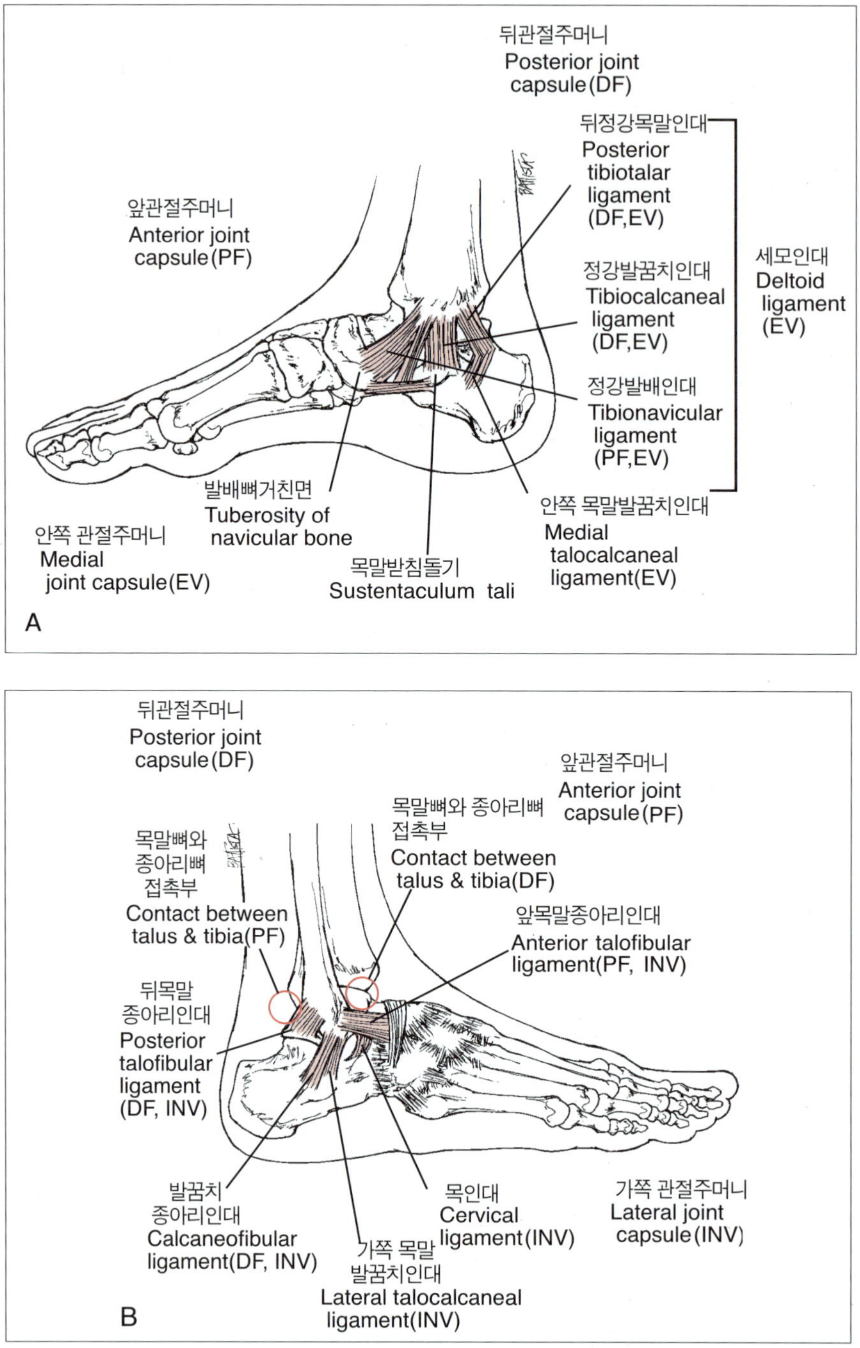

그림 8-4 정상적인 제한요인. A. 발목과 목말밑관절에서 정상적 제한운동인 비수축성 구조물을 보여주는 발목과 발의 안쪽 면. **B.** 발목과 목말밑관절에서 정상적 제한운동인 비수축성 구조물을 보여주는 발목과 발의 가쪽 면. 구조물로 제한된 운동은 다음의 축약에 따라 괄호에서 확인할 수 있다: *F*, 굽힘; *E*, 폄; *Abd*, 벌림; *Add*, 모음. 정상적으로 제한운동이 일어나는 근육은 그림으로 나타내지 않았다.

어렵다.

발가락의 MTP와 IP관절은 발의 먼쪽 관절을 구성한다(그림 8-1). MTP관절은 타원관절이고,[2] 발허리뼈 각각의 볼록한 머리와 인접한 첫마디뼈의 오목한 바닥과 관절한다. MTP관절에서 일어나는 움직임은 굽힘, 폄, 벌림, 모음이다. 굽힘과 폄은 이마축을 돌아 시상면에서 일어나고, 벌림/모음의 움직임은 수직축을 돌아 수평면에서 일어난다(그림 8-2). IP관절은 접번관절로 분류하고, 첫마디뼈의 볼록한 머리는 인접한 끝마디뼈의 오목한 바닥과 관절한다. IP관절에서는 발가락의 굽힘과 폄이 일어난다.

표 8-2 관절구조: 발가락 운동

	굽힘	폄	벌림	모음
관절[1, 2]	발허리발가락(MTP) 몸쪽 발가락사이(PIP) 먼쪽 발가락사이(DIP) (2째부터 5째 발가락)	MTP PIP DIP	MTP	MTP
면	시상면	시상면	수평면	수평면
축	이마축	이마축	수직축	수직축
정상적 제한 요인[3, 4, 6*] **(그림 8-5 참조)**	MTP: 등쪽 관절주머니, 폄근, 곁인대의 긴장 PIP: 발가락의 발바닥면 사이 연부조직; 등쪽 관절주머니, 곁인대의 긴장 DIP: 등쪽 관절주머니, 곁인대, 빗금지지띠인대의 긴장	MTP: 발바닥 관절주머니, 발바닥인대, 굽힘근의 긴장 PIP: 발바닥관절주머니, 발바닥인대의 긴장 DIP: 발바닥관절주머니, 발바닥인대의 긴장	MTP: 안쪽 관절주머니, 곁인대, 모음근의 긴장, 웹공간의 근막과 피부, 발바닥뼈사이막의 긴장	MTP: 발가락사이 접촉
정상적 끝 느낌[3, 7]	MTP 단단함 PIP 부드러운/단단함 DIP 단단함	MTP 단단함 PIP 단단함 DIP 단단함	단단함	부드러운
정상적 AROM[8]	엄지발가락 MTP 0~45° IP 0~90° 발가락 2~5 MTP 0~45° PIP 0~35° DIP 0~60°	엄지발가락 MTP 0-70° IP 0° 발가락 2~5 MTP 0~40° IP 0°		
관절주머니 패턴[7, 10]	첫째 MTP관절: 굽힘, 폄 2~5째 MTP 관절: 다양함, 굽힘 시 IP관절과 함께 펴는 경향			

*관절운동의 정상적인 제한요인(NLF)을 확인하는 확정적인 연구가 부족하다. 여기에 제시한 NLF와 끝 느낌은 해부학적 지식, 임상적 경험, 사용가능한 문헌에 근거한다.

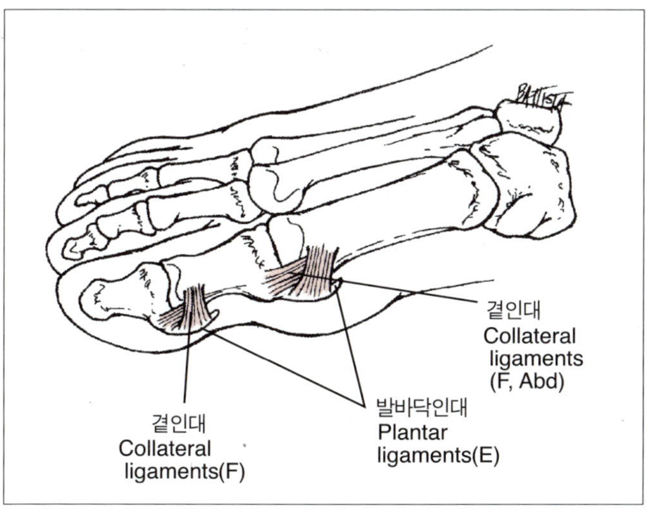

그림 8-5 정상적 제한요인. MTP와 IP관절(안쪽 곁인대는 보이지 않음)에서 정상적으로 제한운동을 하는 비수축성 구조물을 보여주는 발의 앞 안쪽 면. 구조물에 의해 제한된 운동은 다음의 축약에 따라 괄호에서 확인할 수 있다: *F*, 굽힘; *E*, 폄; *Abd*, 벌림; *Add*, 모음. 정상적으로 제한운동이 일어나는 근육은 그림으로 나타내지 않았다.

표면해부학 (SURFACE ANATOMY)(그림 8-6에서 8-8)

구조	위치
1. 종아리뼈 머리	정강뼈 거친면과 같은 높이에 있는 다리 가쪽의 둥근 돌기
2. 정강뼈 앞모서리	다리의 앞면을 따라 피부밑 뼈능선
3. 아킬레스 힘줄	발의 뒷면에 돌출한 능선; 힘줄모서리는 발꿈치뼈 뒷면의 몸쪽에서 촉진 가능
4. 안쪽 복사뼈	발목 안쪽 정강뼈 먼쪽 끝의 돌출부
5. 가쪽 복사뼈	발목 가쪽 종아리뼈 먼쪽 끝의 돌출부
6. 발배뼈 거친면	안쪽 복사뼈의 앞 아래 약 2. 5cm지점
7. 5째 발허리뼈 바닥	발의 가쪽 면 중앙 작은 뼈 돌출부
8. 1째 발허리뼈 머리	엄지발가락의 아래, 발의 활 안쪽, 뼈의 둥근 돌출부
9. 발꿈치뼈	발뒤꿈치 뒷면

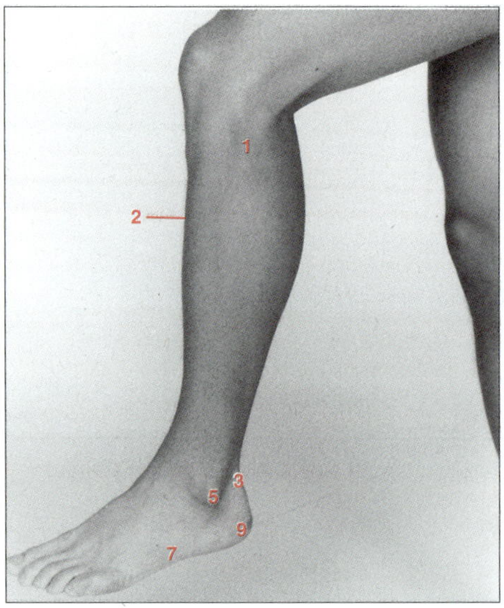

그림 8-6 다리와 발의 앞가쪽 면.

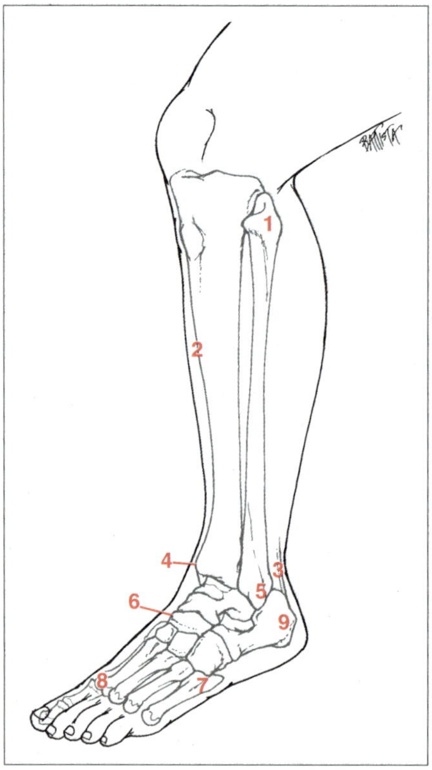

그림 8-7 다리와 발의 앞가쪽 면 뼈의 해부학.

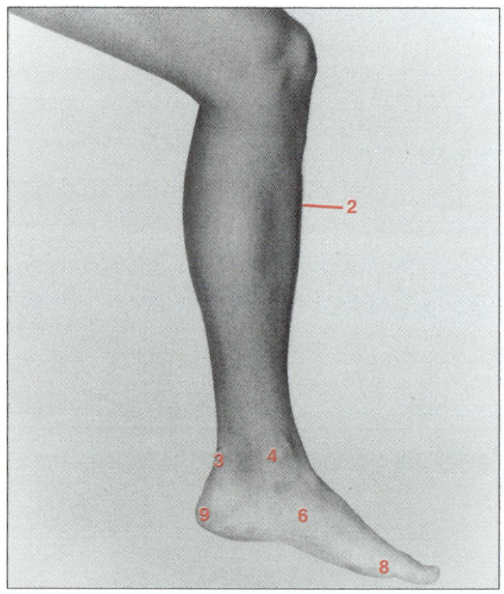

그림 8-8 다리와 발의 안쪽 면.

관절가동범위 평가와 측정 (RANGE OF MOTION ASSESSMENT AND MEASUREMENT)

연습이 완벽함을 만든다.

이 단락의 기술들을 연습하거나 간단한 복습을 위해서 http://thepoint.lww.com/Clarkson3e에 있는 실습용 검사 방식을 이용하라.

발목의 발등 굽힘과 발바닥 굽힘 (Ankle Dorsiflexion and Plantarflexion)

능동관절가동범위 평가 (AROM assessment)

대체 운동. 발등 굽힘(굴곡, flexion)–무릎 폄(신전, extension), 발가락 폄. 발바닥 굽힘–무릎 굽힘, 발가락 굽힘.

수동관절가동범위 평가 (PROM assessment)

발목의 발등 굽힘 (ankle dorsiflexion)

Forms 8-1

시작 자세. 환자는 바로 누운자세를 취한다. 무릎은 20~30° 굽히고, 무릎아래에 롤을 놓고 장딴지근을 느슨하게 한다(그림 8-9A). 발은 다리와 수직으로 놓고, 발목은 해부학적 또는 중립자세를 취한다(그림 8-9B).

고정. 치료사는 정강뼈와 종아리뼈를 고정한다.

치료사의 먼쪽 손 위치. 치료사는 발꿈치뼈의 뒤를 잡고, 앞발의 발바닥에 치료사의 아래팔을 놓는다(그림 8-10).

끝 느낌. 발등 굽힘–단단함/단단함.

관절 미끄러짐. 발등 굽힘–목말뼈의 볼록한 몸은 오목한 장붓구멍에 대하여 뒤쪽으로 미끄러진다.

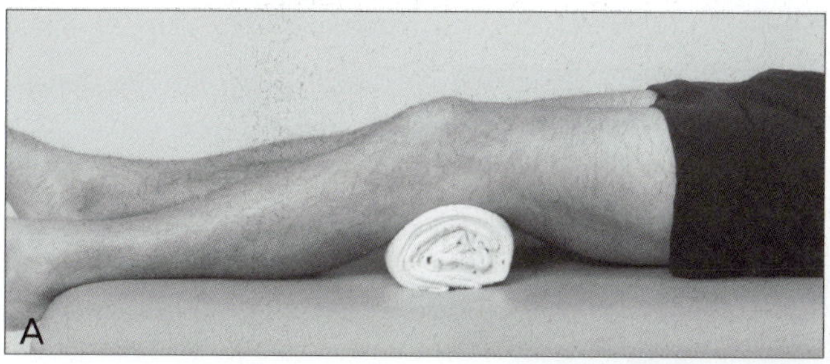
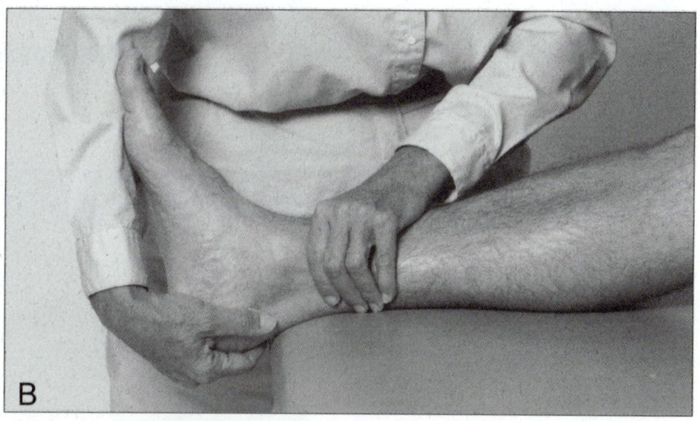

그림 8-9 A. 발목의 발등 굽힘 평가를 위하여 무릎을 20~30° 굽힌 자세. B. 시작 자세: 발등 굽힘.

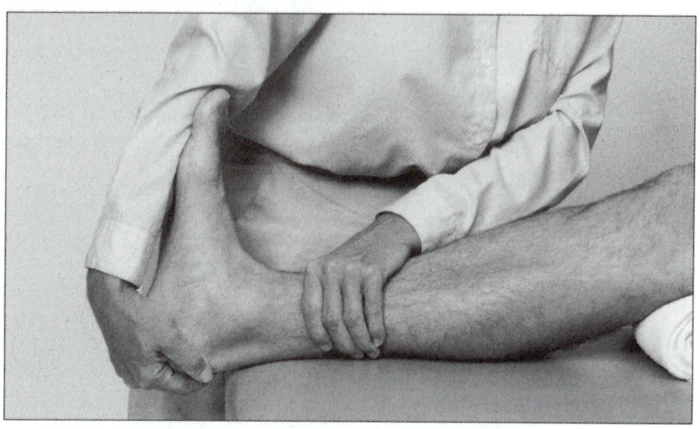

그림 8-10 A. 발등 굽힘 제한에서 단단하거나 딱딱한 끝 느낌.

발목의 발바닥 굽힘 (ankle plantarflexion)

Forms 8-2

시작 자세. 환자는 바로 누운자세를 취한다. 20~30° 무릎 굽힘을 유지하기 위하여 무릎아래에 롤을 놓고, 발목은 중립자세이다(그림 8-11).

고정. 치료사는 정강뼈와 종아리뼈를 고정한다.

치료사의 먼쪽 손 위치. 치료사는 목말뼈와 발꿈치뼈의 앞과 위쪽으로 둘째 손가락의 노뼈면으로 발등을 잡는다.

끝 자세. 치료사는 발목의 발바닥 굽힘 범위까지 목말뼈와 발꿈치뼈를 아래로 움직인다(그림 8-12).

끝 느낌. 발바닥 굽힘–단단함/딱딱함.

관절 미끄러짐. 발바닥 굽힘–목말뼈의 볼록한 몸은 고정된 오목한 발목 장붓구멍에 대하여 앞으로 미끄러진다.

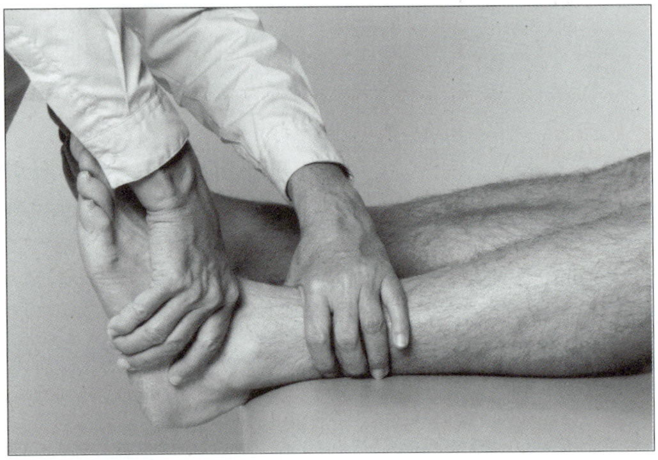

그림 8-11 발목의 발바닥 굽힘을 위한 시작 자세.

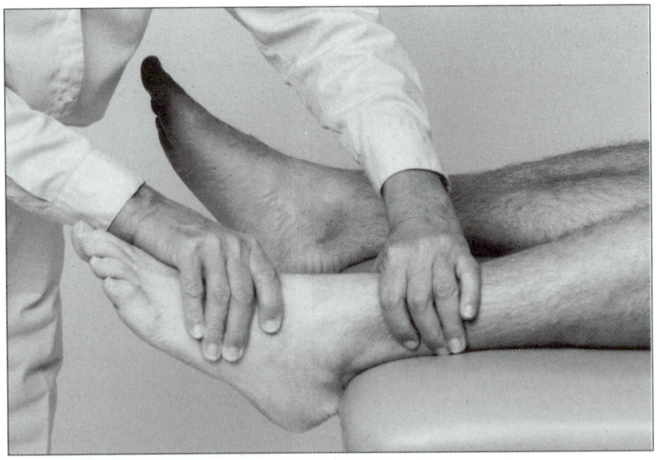

그림 8-12 발목의 발바닥 굽힘 제한에서 단단하거나 딱딱한 끝 느낌.

측정: 일반 각도계 (Measurement: universal goniometer)

발목 발등 굽힘과 발바닥 굽힘
(ankle dorsiflexion and plantarflexion)

시작 자세. 환자는 약 20~30° 무릎의 굽히고, 장딴지근을 느슨하게 하기 위하여 무릎 아래에 롤을 놓고 바로누운 자세를 취한다(그림 8-9A 참조). 발목은 해부학적 자세인 0° 이다(그림 8-13). 다른 방법으로 환자는 무릎을 90° 굽히고, 발목은 해부학적 자세로 앉은 자세를 취할 수 있다(그림 8-14).

고정. 치료사는 정강뼈(경골, tibial)와 종아리뼈(비골, fibular)를 고정한다.

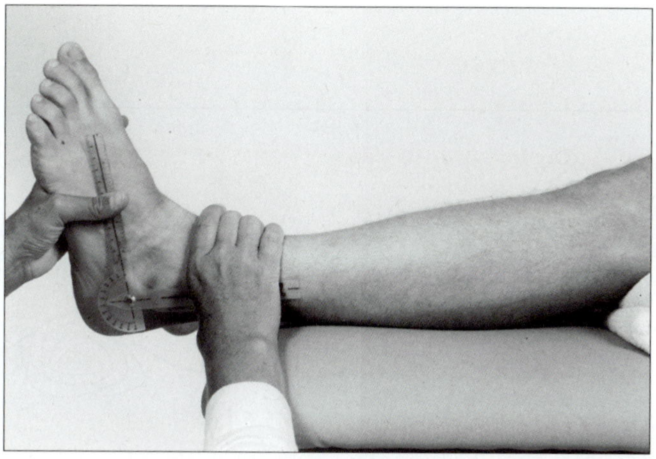

그림 8-13 발목 발등 굽힘과 발바닥 굽힘을 위한 시작 자세.

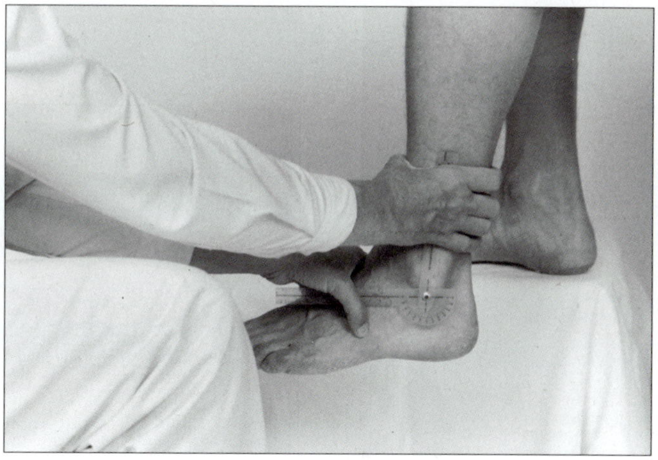

그림 8-14 발목 발등 굽힘과 발바닥 굽힘을 위한 대체 시작 자세.

각도계의 축. 축은 가쪽 복사 아래에 놓는다(그림 8-15). 이러한 측정을 안쪽 복사 아래에 축을 놓고 잴 수도 있다(그림에서는 보이지 않음).

고정자. 종아리뼈의 장축에 평행시키고 종아리뼈의 머리를 향하도록 한다.

이동자. 앞발의 움직임을 제거하기 위하여 발뒤꿈치의 바닥에 평행시킨다(그림 8-15 기준선 참조). 시작 자세에서 각도계는 90°를 가리킬 것이다. 이것을 0°로 기록한다. 예를 들어, 발등 굽힘에 대하여 관절각도계의 시작 자세를 90°로 읽으면 끝 자세는 80°이고, 발등 굽힘의 PROM은 10°일 수 있다.

끝 자세. 발등 굽힘(20°)(그림 8-16): 발목은 다리의 앞으로 접근하도록 발등쪽으로 굽힌다. 발바닥 굽힘(50°)(그림 8-17): 발목은 가동범위까지 편다.

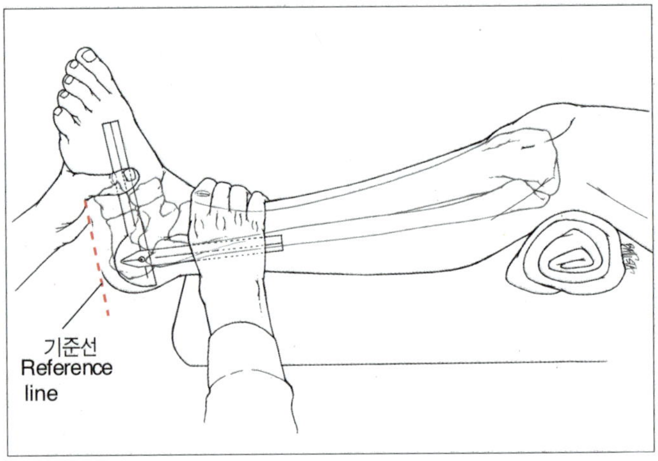

그림 8-15 발목 발등 굽힘과 발바닥 굽힘에 대한 관절각도계의 위치.

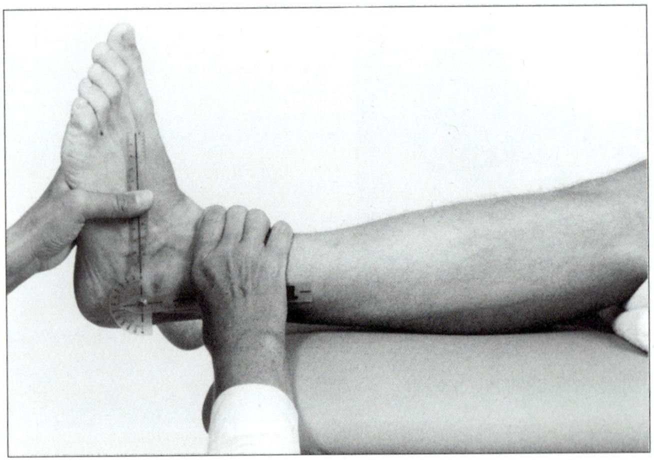

그림 8-16 발등 굽힘.

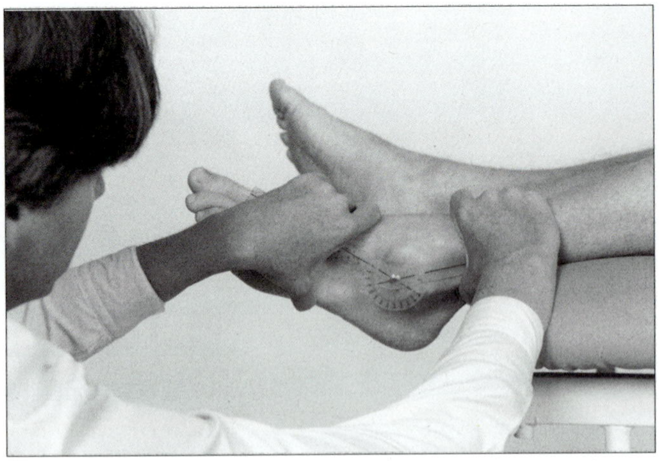

그림 8-17 발바닥 굽힘.

대체 측정 (Alternate measurement)

이 검사는 선 자세에서 균형잡기가 힘들거나 다리에 약화가 있으면 금기사항일 수 있다.

시작 자세. 환자는 똑바로 선다(그림 8-18). 검사하지 않는 발은 지면에서 떼거나 균형을 보조하기 위하여 가볍게 딛는다(그림 8-19).

고정. 환자는 균형을 위하여 평행봉이나 다른 안정적 물체를 이용한다. 검사하는 발은 환자의 체중에 의하여 고정된다.

끝 자세. 환자에게 발가락은 앞으로 하고, 무릎을 가능한 굽혀 검사하는 발을 바닥에 붙이라고 지시한다(그림 8-19). *주의:* 가자미근이 짧다면 환자는 종아리 뒤의 위에서 근육의 신장을 느낄 것이고 발등 굽힘의 각도는 근육길이가 감소하여 제한될 것이다.

측정: 일반각도계 (measurement: universal goniometer)

치료사는 발등 굽힘의 PROM 각도를 측정하고 기록한다. 발등 굽힘 ROM측정을 위해 각도계를 위치시킨다. (그림 8-15 참조). 체중부하(WB) 상태에서 측정한 발등 굽힘은 NWB자세보다 각도가 더 크다. 발등 굽힘을 WB상태에서 측정한다면 ROM을 기록할 때 주의한다.

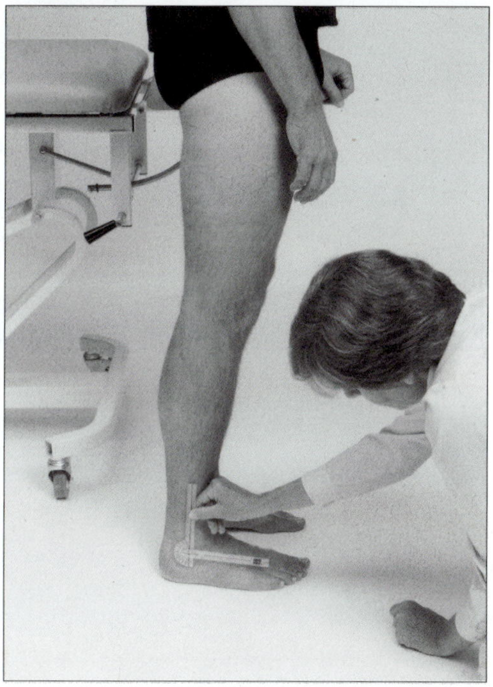

그림 8-18 발등 굽힘을 위한 대체 시작 자세.

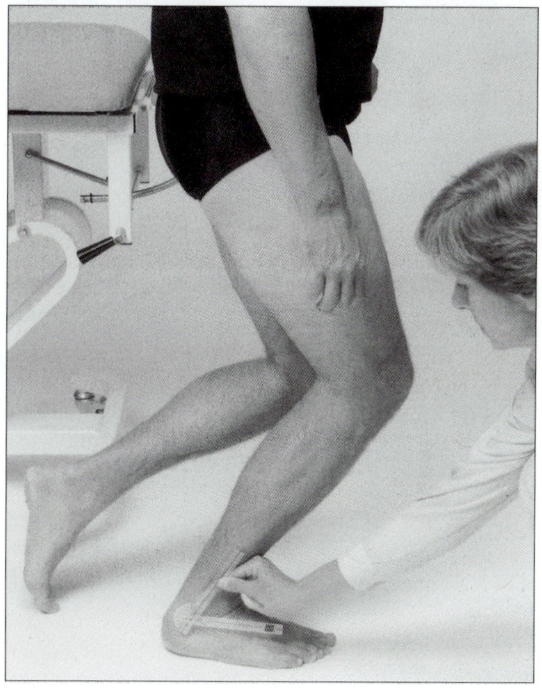

그림 8-19 발등 굽힘에 대한 관절각도 측정.

측정: OB 각도계 (measurement: OB universal)

각도계 위치. 다리의 발목 부위에 끈을 묶는다. 다이얼은 다리의 가쪽에 놓는다(그림 8-20). 시작 자세에서 환자와 같이 각도계의 바늘은 0° 로 정렬한다. 끝 자세에서 발목관절의 발등 굽힘을 PROM하였을 때, 경사계 다이얼이 0° 에서 멀리 움직인 경사바늘의 숫자를 기록한다[다른 방법으로 표준 경사계를 선 자세에서 발등 굽힘 측정을 위해 정강뼈의 앞쪽에 놓을 수 있다(그림에는 보이지 않음)].

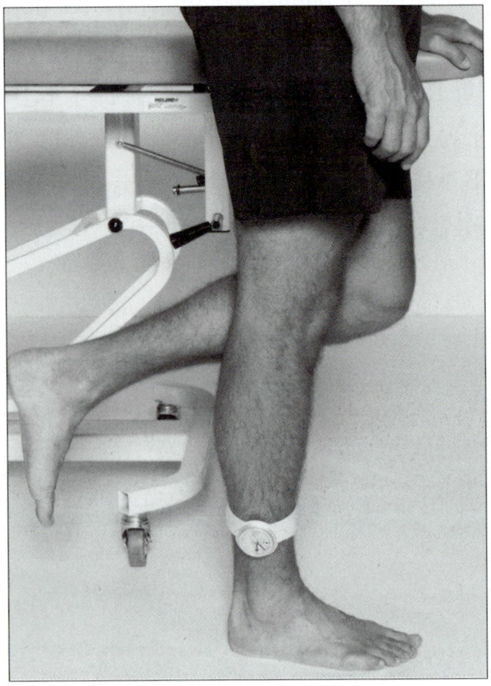

그림 8-20 OB 관절각도계로 발등 굽힘을 측정하기 위한 시작 자세.

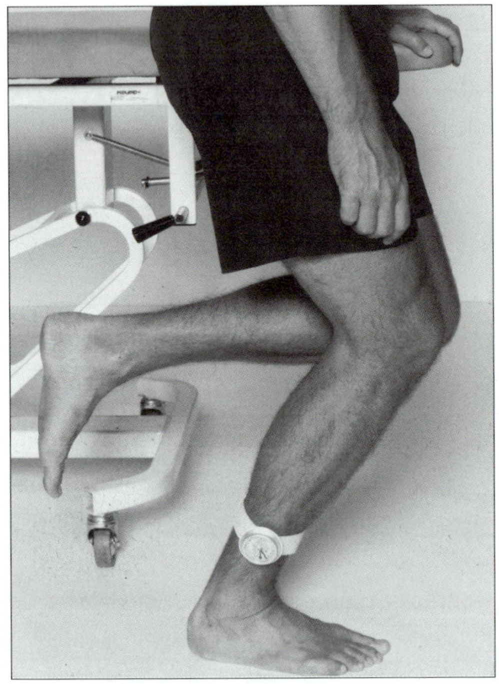

그림 8-21 발등 굽힘을 한 끝 자세.

목말밑관절의 안쪽 번짐과 가쪽 번짐

능동관절가동범위 평가 (AROM assessment)

대체 운동. 안쪽 번짐(내번, inversion)–엉덩관절 가쪽 돌림. 가쪽 번짐(외번, eversion)–엉덩관절 안쪽 돌림.

측정: 관절각도계 (Measurement: universal goniometer)

Forms 8-3

시작 자세. 환자는 바로 누운 자세를 취한다(그림 8-22). 약간의 굽힘을 유지하기 위하여 무릎아래에 롤을 놓는다. 발목은 중립자세이다. 종이 한 장을 발뒤꿈치 아래에 놓는다. 편평한 물체(플렉시 유리나 책)를 발바닥면에 놓는다. 그림 8-22처럼 플렉시 유리나 책을 따라 선을 긋는다.

고정. 치료사는 정강뼈와 종아리뼈를 고정한다.

끝 자세. 발은 가동범위까지 안쪽 번짐한다(그림 8-23). 플렉시 유리는 이 자세에서 발바닥에 닿게 위치시키고 플렉시 유리를 따라 다시 선을 긋는다(그림 8-24). 이 과정은 능동 AROM 범위까지 반복한다(그림 8-25, 8-26).

각도계 축과 팔. 움직임의 호를 측정한 값을 얻기 위하여 관절각도계를 그림 선 위에 놓는다(그림 8-27, 8-28).

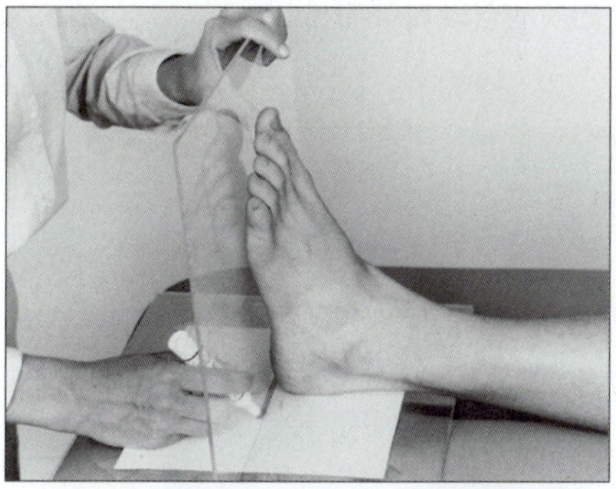

그림 8-22 발의 AROM으로 가쪽 번짐과 안쪽 번짐을 위한 시작 자세.

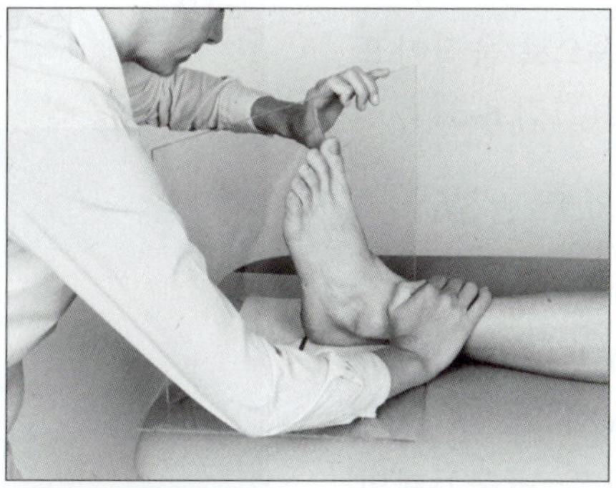

그림 8-23 안쪽 번짐 시 발의 위치.

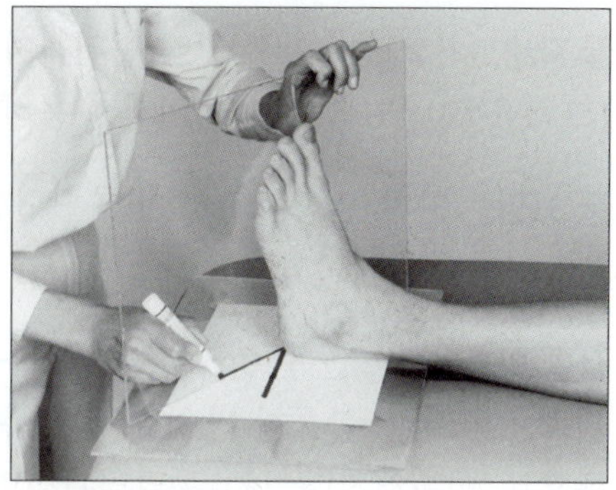

그림 8-24 안쪽 번짐.

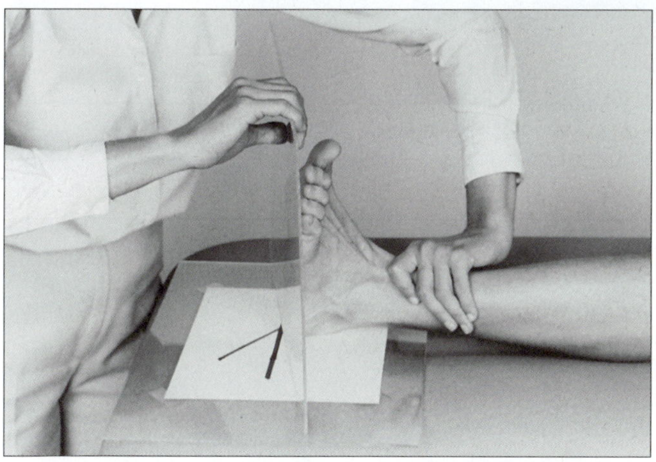

그림 8-25 가쪽 번짐 시 발의 위치.

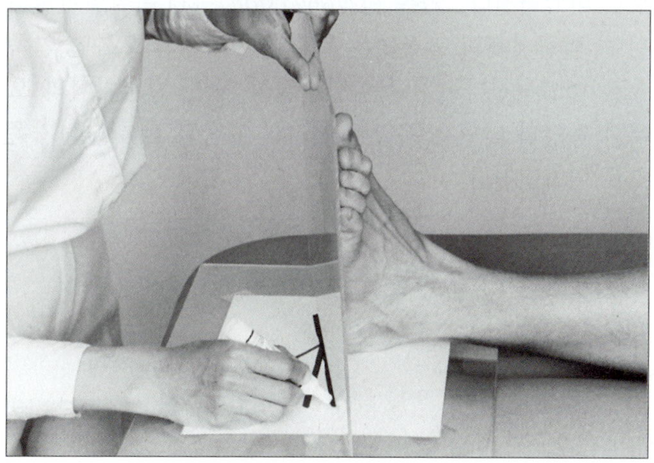

그림 8-26 가쪽 번짐.

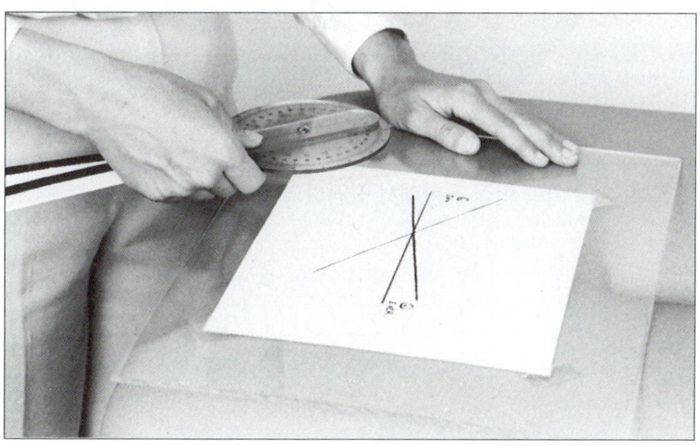

그림 8-27 AROM으로 가쪽 번짐과 안쪽 번짐을 측정.

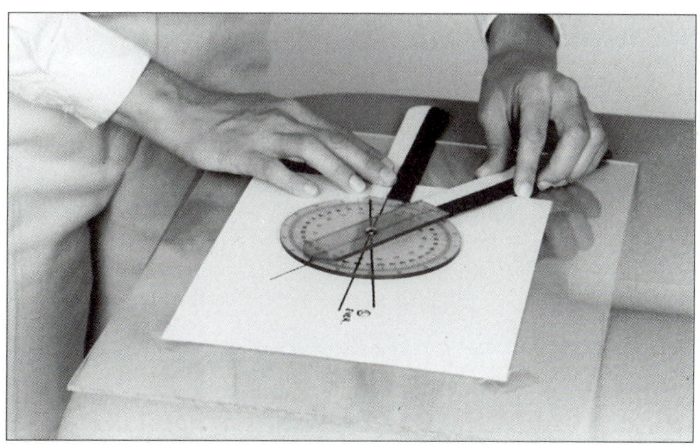

그림 8-28 AROM으로 안쪽 번짐의 측정에 대한 관절각도계 배치.

수동관절가동범위 평가 (PROM assessment)

Forms 8-4, 8-5

시작 자세. 환자는 바로 누운 자세를 취한다. 발목은 중립자세이다(그림 8-29).

고정. 치료사는 목말뼈를 가쪽과 안쪽 복사의 앞과 아랫방향으로 고정한다. 최근 연구[11]에서 더 넓은 장붓구멍내에 쐐기로 고정하는 것처럼 목말뼈 고정을 보조하기 위하여 발등 굽힘자세를 지지하는 것으로 나타나 있다.

치료사의 먼쪽 손위치. 치료사는 발꿈치뼈의 뒤와 옆면을 잡는다.

끝 자세. 치료사는 안쪽 번짐 범위까지 안쪽으로 움직이고(그림 8-30), 가쪽 번짐 범위까지 움직인다(그림 8-31).

끝 느낌. *안쪽 번짐(inversion)*–단단함; *가쪽 번짐(eversion)*–단단함/딱딱함.

관절 미끄러짐. *안쪽 번짐(inversion)*–(1) 목말밑 관절면 뒤쪽: 발꿈치뼈 볼록한 면은 고정된 목말뼈의 볼록면을 가쪽으로 미끄러진다; (2) 목말밑관절면 앞쪽: 발꿈치뼈의 볼록한 중앙과 앞면은 목말뼈 머리의 고정된 볼록면 안쪽으로 미끄러진다. *가쪽 번짐(eversion)*–(1) 목말밑관절의 뒷면: 발꿈치뼈의 볼록면은 목말뼈의 고정된 오목면 안쪽으로 미끄러진다: (2) 목말밑관절의 앞면: 발꿈치뼈의 오목한 중앙과 앞면은 목말뼈 머리의 고정된 볼록면을 가쪽으로 미끄러진다.

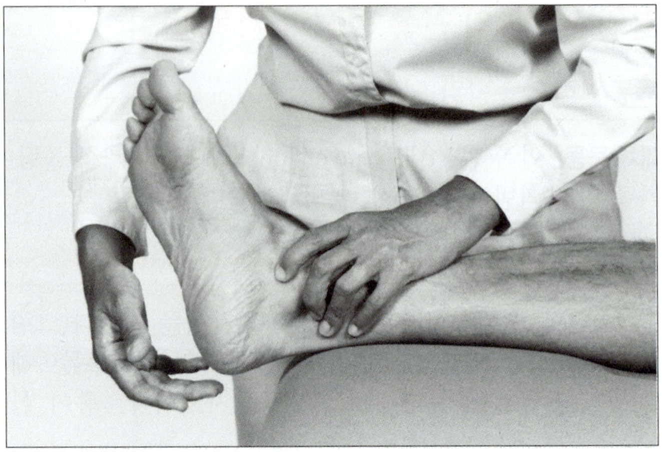

그림 8-29 가쪽 번짐과 안쪽 번짐의 시작 자세.

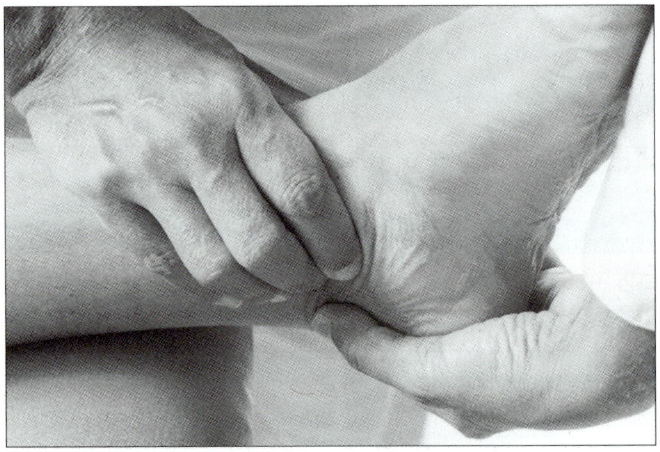

그림 8-30 안쪽 번짐 제한에서 단단한 끝 느낌.

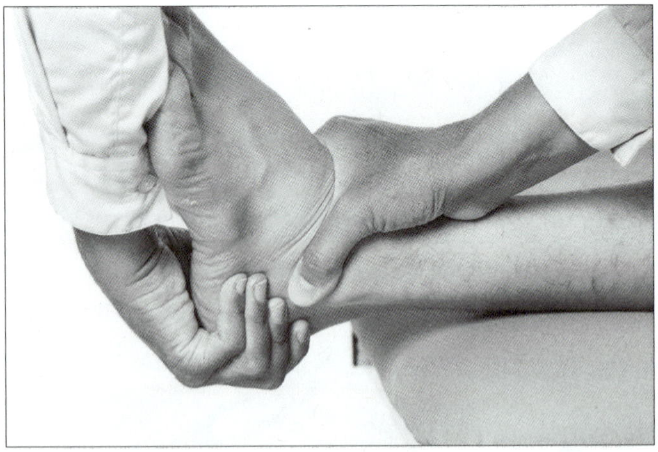

그림 8-31 가쪽 번짐 제한에서 딱딱하거나 단단한 끝 느낌.

측정: 일반 각도계 (Measurement: universal goniometer)

시작 자세. 환자는 주추의 끝에 두 발을 걸쳐놓고 발목은 중립자세를 취하고 엎드린다. 각도계의 정렬을 맞추기 위하여 치료사는 발꿈치뼈의 윗면과 아랫면 중앙의 피부 위에 표시한다(그림 8-32A).

고정. 치료사는 정강뼈와 종아리뼈를 고정한다.

각도계 축. 축은 발꿈치뼈 윗면의 중앙선에 표시한 점 위에 놓는다(그림 8-32B, 8-33).

고정자. 다리의 긴 축에 평행시킨다.

이동자. 발꿈치뼈 뒷면의 중심선을 따라 놓는다. 운동 팔의 정렬 유지를 돕기 위하여 발뒤꿈치의 표시점을 이용한다.

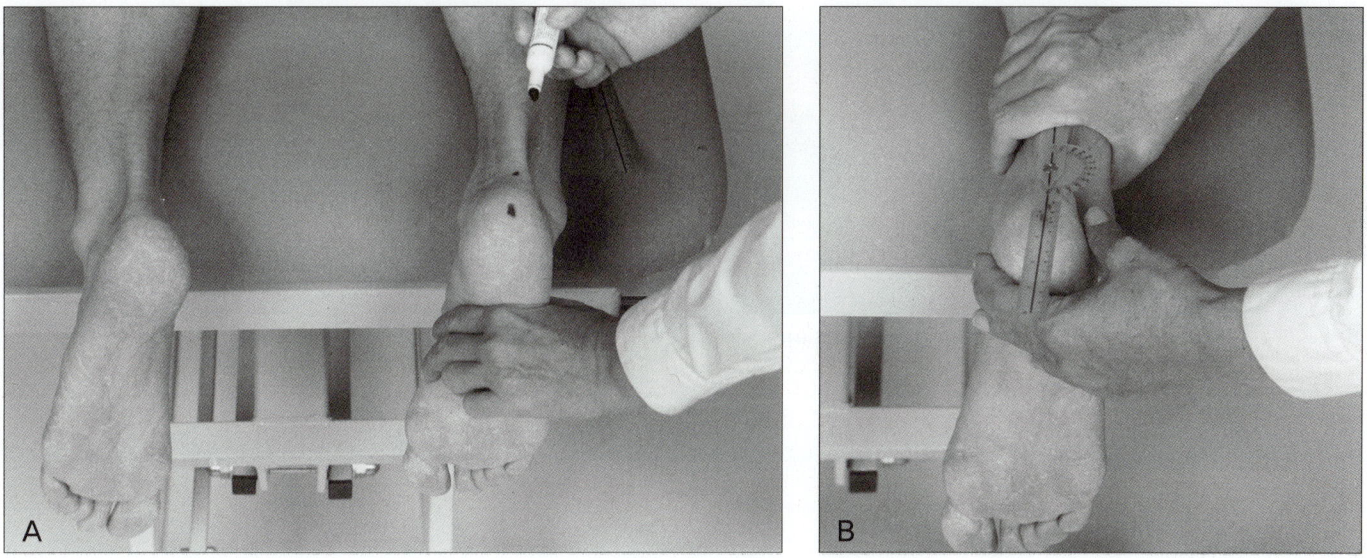

그림 8-32 A. 목말밑관절의 안쪽 번짐과 가쪽 번짐. 각도계의 정렬을 위하여 점으로 표시하였다. B. 목말밑관절에 대한 각도계의 정렬.

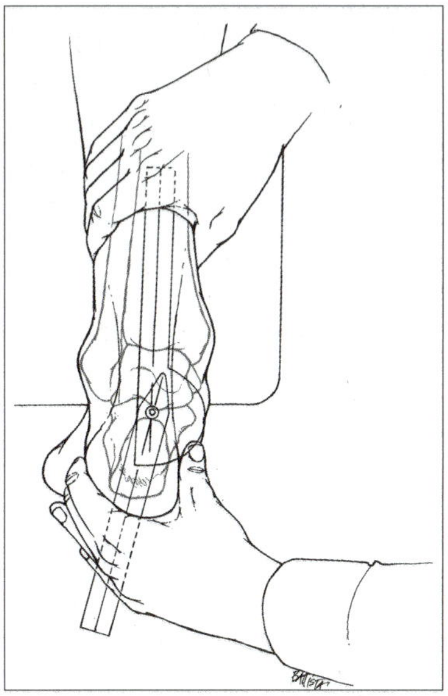

그림 8-33 가쪽 번짐과 안쪽 번짐에 대한 각도계의 위치. 가쪽 번짐 시, 왼발의 목말밑관절을 함께 보여준다.

끝 자세. 발꿈치뼈는 가쪽 번짐과 안쪽 번짐(inversion)(5°)까지 수동적으로 안쪽 번짐하였고(그림 8-34), 그런다음 수동적으로 가쪽 번짐(eversion)(5°)하였다(그림 8-35).

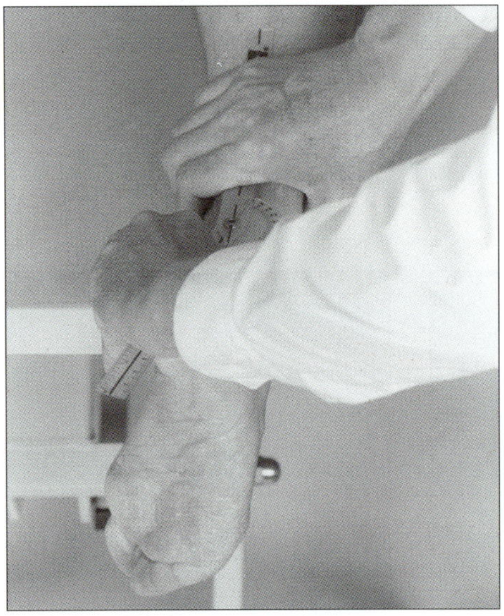

그림 8-34 오른쪽 목말밑관절의 안쪽 번짐 측정을 위한 끝 자세.

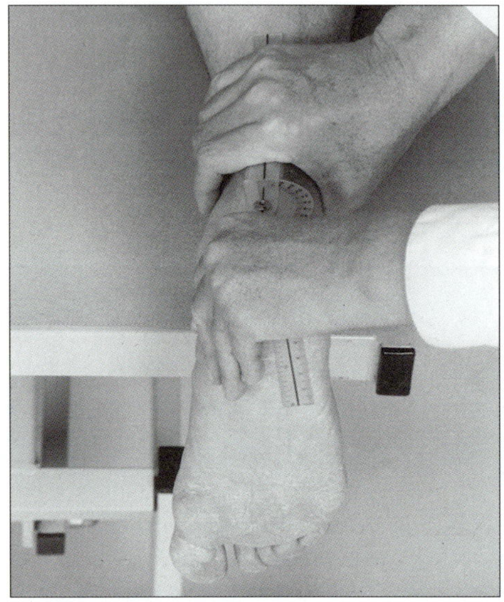

그림 8-35 오른쪽 목말밑관절의 가쪽 번짐 측정을 위한 끝 자세.

발목과 발의 뒤침/엎침: 안쪽 번짐/가쪽 번짐 요소(Ankle and Foot Supination/Pronation: Inversion/Eversion Components)

발목과 발에서 뒤침과 엎침의 가쪽 번짐과 안쪽 번짐 요소는 주로 목말밑관절 및 가로 발목뼈(예, 발목발꿈치발배뼈와 발꿈치입방뼈)관절이다.

발목과 발의 뒤침: 안쪽 번짐 요소 (Ankle and foot supination: inversion component)

능동관절가동범위 평가 (AROM assessment)

대체 운동. 정강뼈 안쪽 돌림, 무릎 굽힘, 엉덩관절 가쪽 돌림, 엉덩관절 벌림.

수동관절가동범위 평가 (PROM assessment)

Forms 8-6

시작 자세. 환자는 발목과 발을 해부학적 자세로 하고 앉은 자세를 취한다(그림 8-36).

고정. 치료사는 정강뼈와 종아리뼈를 고정한다.

치료사의 먼쪽 손 위치. 치료사는 앞발의 가쪽 면을 잡는다.

끝 자세. 발목과 발을 안쪽 번짐한다(그림 8-37).

끝 느낌. 발목과 발을 안쪽 번짐–단단함.

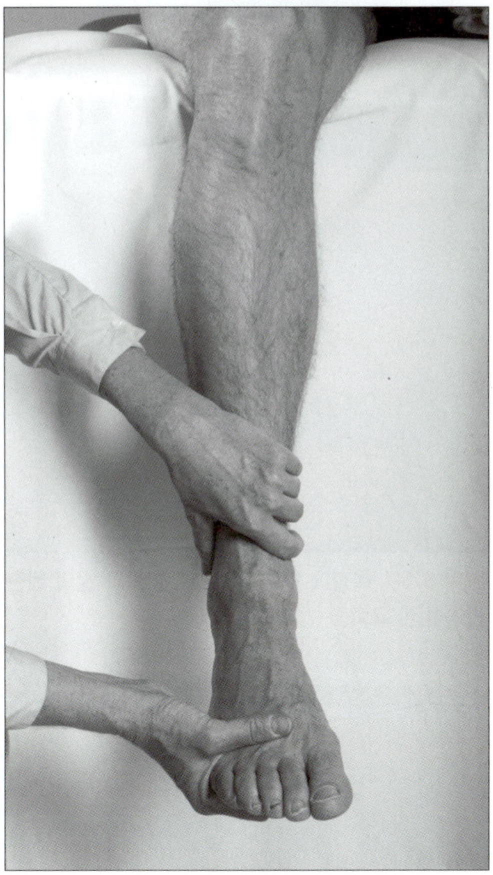

그림 8-36 시작 자세: 발목과 발의 뒤침: 안쪽 번짐 요소.

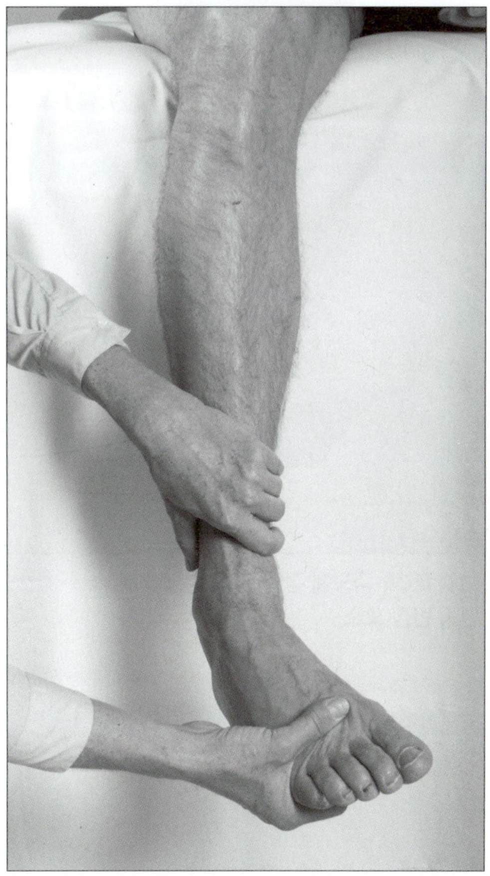

그림 8-37 발목과 발의 뒤침 제한에서 단단한 끝 느낌: 안쪽 번짐 요소.

측정: 일반 각도계 (Measurement: universal goniometer)

시작 자세. 환자는 발목과 발을 해부학적 자세를 취하고 앉는다.

고정. 치료사는 정강뼈와 종아리뼈를 고정한다.

각도계 축. 축은 가쪽 복사와 안쪽 복사 사이 발목관절의 앞면에 놓는다(그림 8-38).

고정자. 정강뼈의 중심선에 평행시키고, 정강뼈 거친면을 향하도록 한다.

이동자. 둘째 발허리뼈의 중앙선에 평행시킨다.

끝 자세. 발목과 발의 뒤침: 안쪽 번짐 요소(그림 8-39).

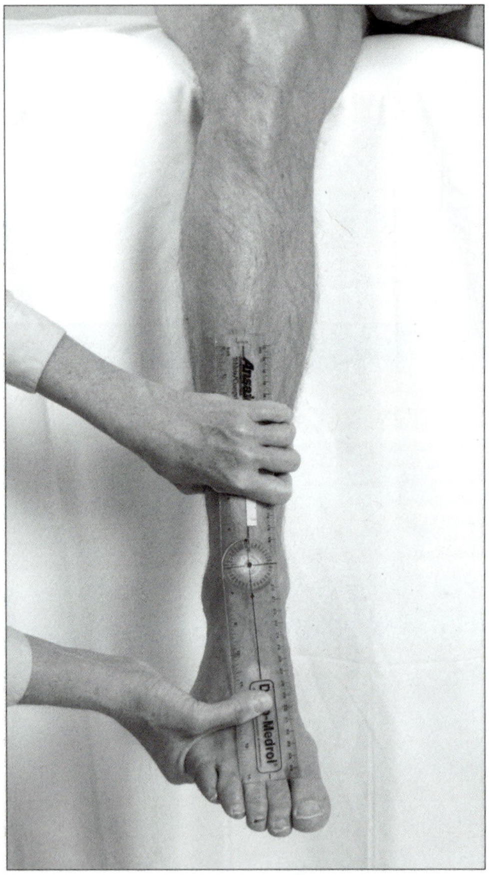

그림 8-38 각도계 정렬: 발목과 발의 뒤침: 안쪽 번짐 요소.

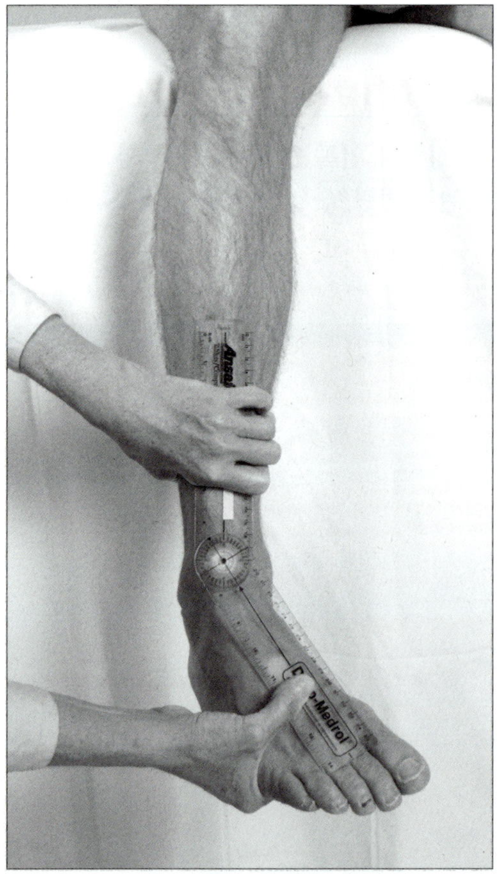

그림 8-39 측정에 대한 끝 자세: 발목과 발의 뒤침: 안쪽 번짐 요소.

발목과 발의 엎침: 가쪽 번짐 요소
(Ankle and Foot Pronation: Eversion Component)

능동관절가동범위 평가 (AROM assessment)

대체 운동. 정강뼈 가쪽 돌림, 무릎 폄, 엉덩관절 안쪽 돌림, 엉덩관절 모음.

수동관절가동범위 평가 (PROM assessment)

Forms 8-7

시작 자세. 발목과 발을 해부학적 자세로 하고 앉은 자세를 취한다(그림 8-40).

고정. 치료사는 정강뼈와 종아리뼈를 고정한다.

치료사의 먼쪽 손 위치. 치료사는 앞발의 안쪽 면을 잡는다.

끝 자세. 발목과 발을 가쪽 번짐한다(그림 8-41).

끝 느낌. 발목과 발을 가쪽 번짐한다–단단함/딱딱함.

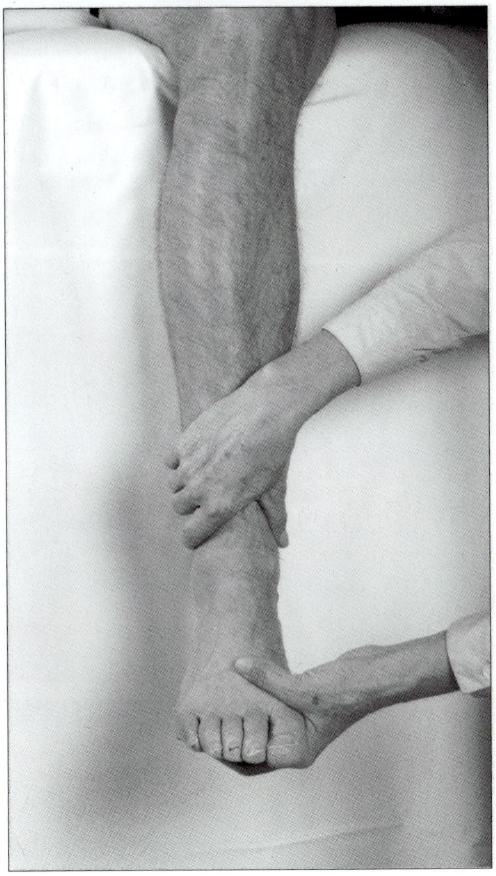

그림 8-40 시작 자세: 발목과 발의 엎침: 가쪽 번짐 요소.

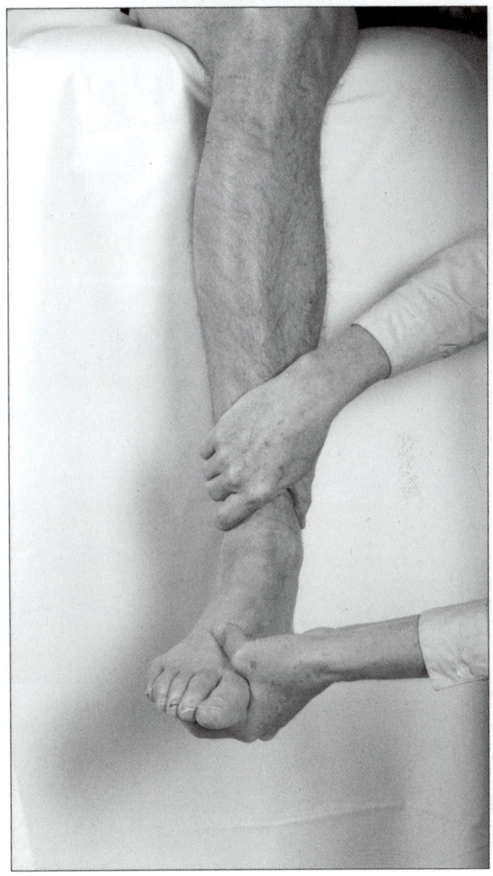

그림 8-41 발목과 발의 엎침 제한에서 단단하거나 딱딱한 끝 느낌: 가쪽 번짐 요소.

측정: 일반 각도계 (Measurement: universal goniometer)

시작 자세. 환자는 발목과 발을 해부학적 자세로 하고 앉은 자세를 취한다.

고정. 치료사는 정강뼈와 종아리뼈를 고정한다.

각도계 축. 축은 가쪽 복사와 안쪽 복사 사이 발목관절의 중심에 놓는다(그림 8-42).

고정자. 정강뼈의 중심선에 평행시키고 정강뼈 거친면을 향하도록 한다.

이동자. 둘째 발허리뼈 중심선에 평행시킨다.

끝 자세. 발목과 발의 엎침: 가쪽 번짐 요소(그림 8-43).

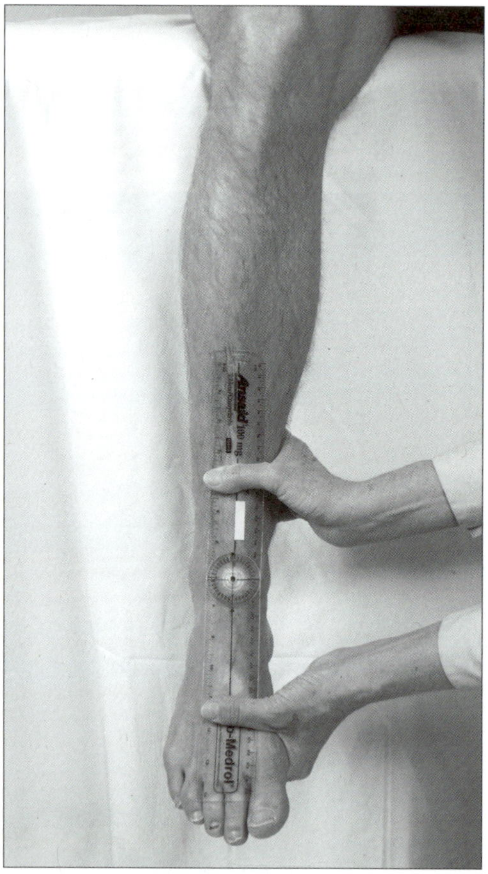

그림 8-42 각도계 정렬: 발목과 발의 엎침: 가쪽 번짐 요소.

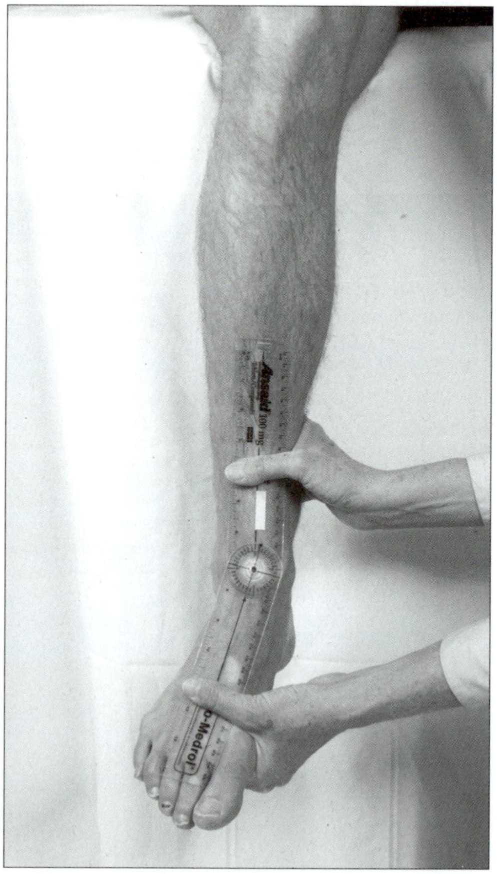

그림 8-43 측정에 대한 끝 자세: 발목과 발의 엎침: 가쪽 번짐 요소.

엄지발가락의 MTP관절의 굽힘과 폄 (MTP Joint Flexion and Extension of the Great Toe)

능동관절가동범위 평가 (AROM assessment)

대체 운동. *MTP 굽힘*: 발바닥 굽힘, *MTP 폄*: 발등 굽힘.

수동관절가동범위 평가 (PROM assessment)

Forms 8-8, 8-9

시작 자세. 환자는 바로누운 자세를 취한다. 발목과 발가락은 중립자세이다(그림 8-44).

고정. 치료사는 첫째 발허리뼈를 고정한다.

치료사의 먼쪽 손 위치. 치료사는 발가락의 첫마디뼈를 잡는다.

끝 자세. 치료사는 MTP관절의 굽힘(그림 8-45)과 폄(8-46) 범위까지 엄지발가락의 첫마디뼈를 움직인다.

끝 느낌. *MTP관절 굽힘*–단단함; *MTP관절 폄*–단단함.

관절 미끄러짐. *MTP관절 굽힘*–첫마디뼈의 오목한 발바닥부는 인접한 발허리뼈의 고정된 볼록한 머리를 발바닥쪽으로 미끄러진다. *MTP관절 폄*–첫마디뼈의 오목한 발바닥부는 인접한 발허리뼈의 고정된 볼록한 머리 위를 발등쪽으로 미끄러진다.

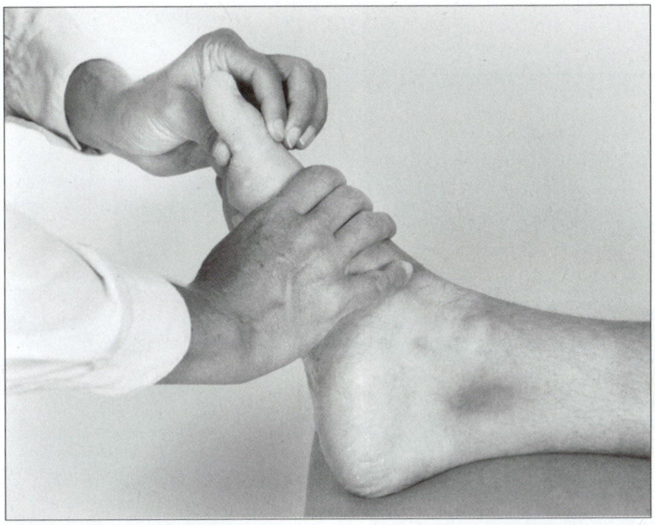

그림 8-44 MTP관절 굽힘과 폄에 대한 시작 자세.

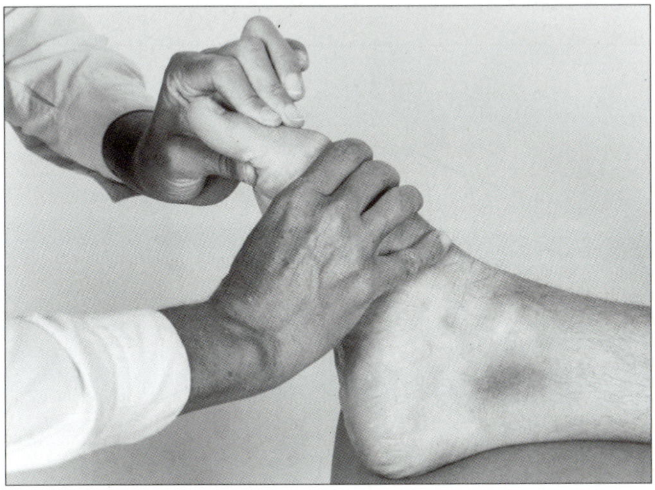

그림 8-45 엄지발가락의 MTP관절 굽힘 제한에서 단단한 끝 느낌.

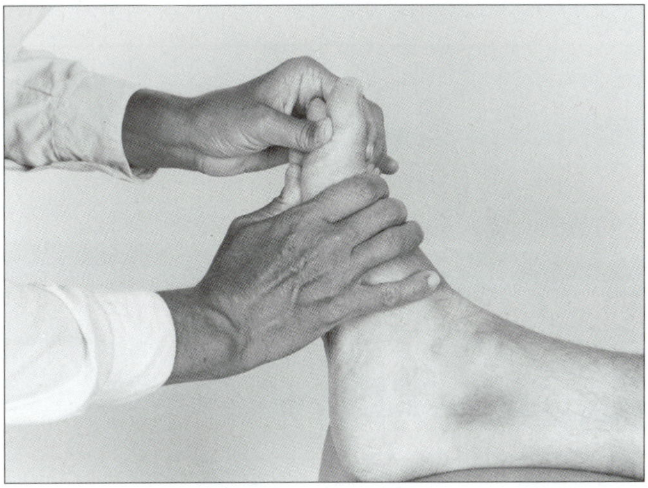

그림 8-46 엄지발가락의 MTP관절 폄 제한에서 단단한 끝 느낌.

측정: 일반 각도계 (Measurement: universal goniometer)

시작 자세. 환자는 바로 누운 자세를 취하거나 앉은 자세를 취한다. 발목과 발가락은 중립자세이다(그림 8-47).

고정. 치료사는 첫째 발허리뼈를 고정한다.

각도계 축. MTP관절 굽힘에 대하여 축은 MTP관절의 등쪽에 놓는다(그림 8-47). MTP관절 폄에 대하여 관절 축은 MTP관절의 발바닥면 위에 놓는다(그림에서는 보이지 않음). 다른 방법으로 엄지발가락의 안쪽 면에 MTP관절의 축을 놓을 수 있다(그림 8-49, 8-50).

고정자. 첫째 발허리뼈의 긴 축에 평행하게 놓는다.

이동자. 첫째 발가락의 첫마디뼈의 긴 축에 평행하게 놓는다.

끝 자세. MTP관절을 가동범위까지 굽힌다(엄지발가락을 45° 굽힘)(그림 8-48). 측정하려는 발가락의 MTP관절을 가동범위까지 편다(엄지발가락을 70° 폄)(그림 8-49, 8-50).

나머지 네발가락의 MTP관절 굽힘/폄 (MTP Joint Flexion/Extension of the Lesser Four Toes)

나머지 네발가락의 MTP관절에서 굽힘과 폄은 정상적으로 관절각도계를 이용하여 측정하지 않는다. 나머지 네발가락의 MTP관절은 40° 범위까지 굽힘이 일어나고, 40° 까지 펴진다. ROM은 완전 또는 감소로 관찰하고 기록한다.

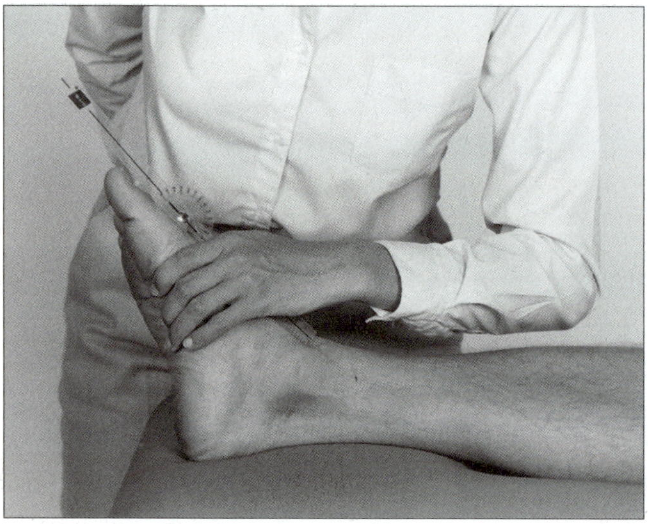

그림 8-47 MTP관절 굽힘의 시작 자세.

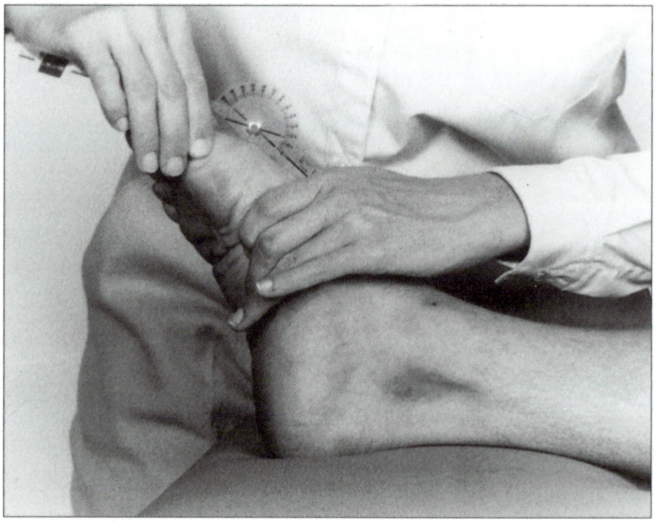

그림 8-48 엄지발가락의 MTP관절 굽힘.

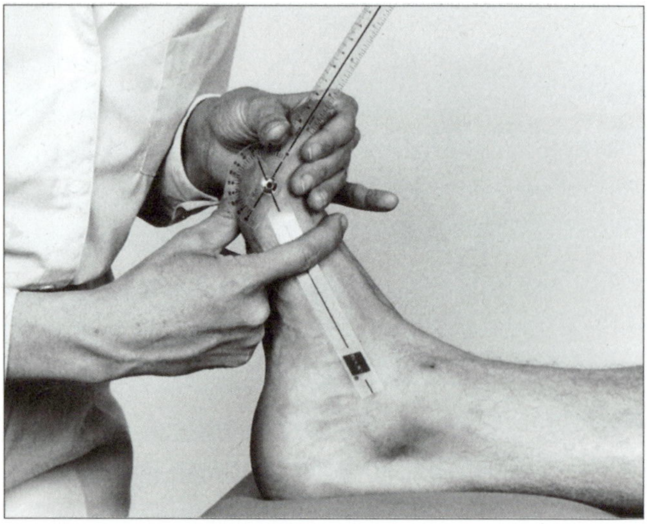

그림 8-49 엄지발가락의 MTP관절 폄.

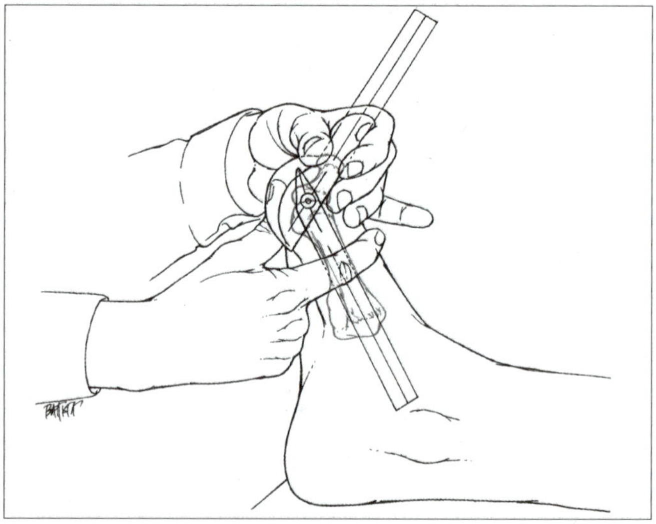

그림 8-50 MTP관절 굽힘과 폄에 대한 각도계 정렬.

엄지발가락의 MTP관절 벌림과 모음 (MTP Joint Abduction and Adduction of the Great Toe)

수동관절가동범위 평가(MTP관절 벌림)

Forms 8-10, 8-11

시작 자세. 환자는 바로누운 자세를 취한다. 발목과 엄지발가락은 중립자세이다.

고정. 치료사는 첫째 발허리뼈를 고정시킨다.

치료사의 먼쪽 손 위치. 치료사는 엄지발가락의 첫마디뼈를 잡는다.

끝 자세. 치료사는 MTP관절 벌림범위까지 첫마디뼈를 움직인다.

끝 느낌. MTP관절 벌림–단단함.

관절 미끄러짐. MTP관절 벌림–첫마디뼈의 오목한 발바닥부는 고정된 첫째 발허리뼈 머리를 가쪽으로 미끄러진다(둘째 발가락을 통과하는 발의 중심선까지).

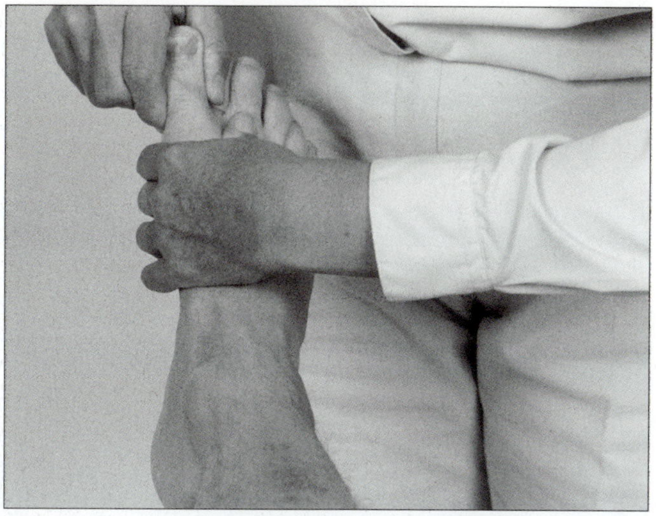

그림 8-51 MTP관절 벌림의 제한에서 단단한 끝 느낌.

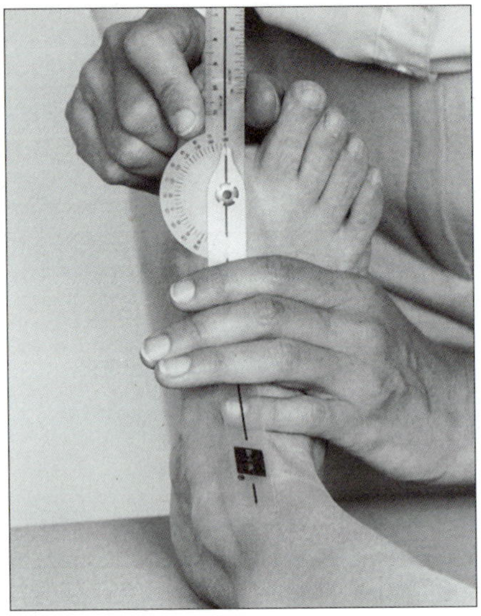

그림 8-52 MTP관절의 벌림과 모음에 대한 시작 자세.

측정: 일반 각도계 (Measurement: universal goniometer)

시작 자세 환자는 바로 누운자세를 취하거나 앉은 자세를 취한다. 발목과 발가락은 중립자세이다(그림 8-52).

고정. 치료사는 첫째 발허리뼈와 MTP관절의 몸쪽까지 잡는다.

각도계의 축. 축은 첫째 MTP관절의 등쪽에 놓는다(그림 8-52, 8-53).

고정자. 첫째 발허리뼈의 긴 축에 평행하게 놓는다.

이동자. 첫째 발가락의 첫마디뼈의 긴 축에 평행하게 놓는다.

끝 자세. MTP관절은 가동범위까지 벌리고(그림 8-54), 모음한다(그림 8-55).

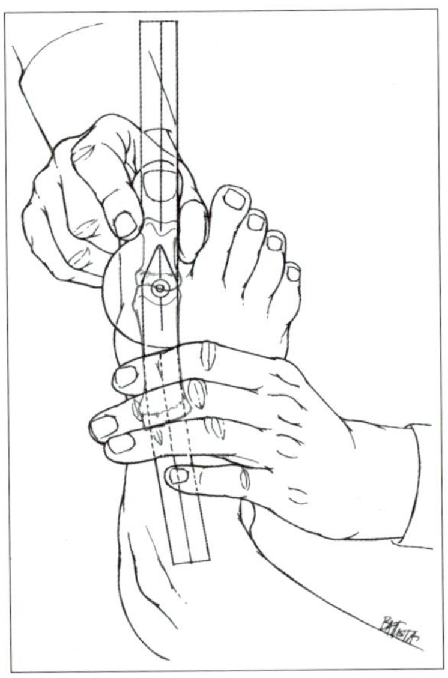

그림 8-53 MTP관절의 벌림과 모음에 대한 시작 자세와 관절각도계의 정렬.

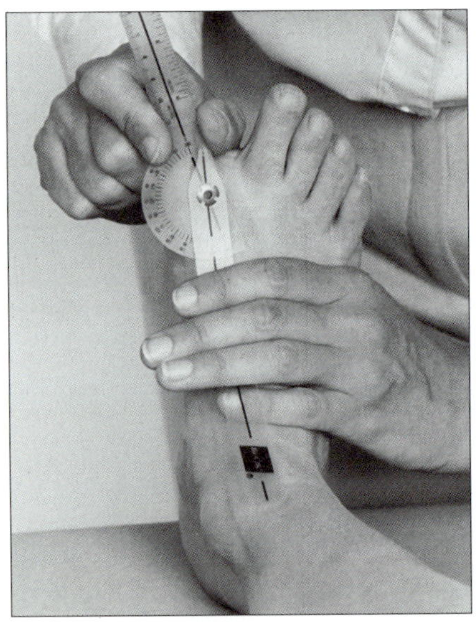

그림 8-54 MTP관절의 벌림.

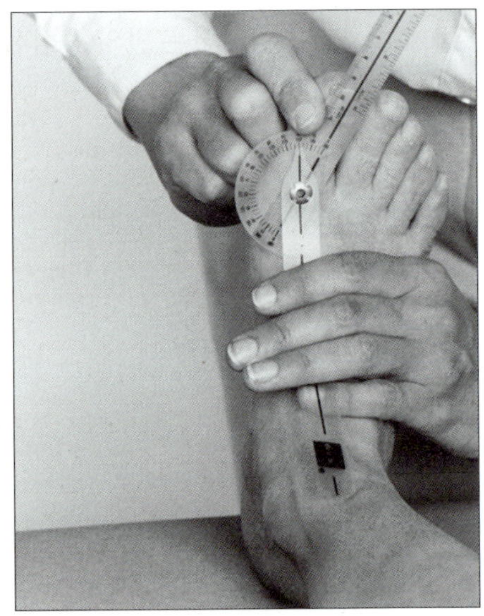

그림 8-55 MTP관절의 모음.

엄지발가락의 IP 관절의 굽힘/폄
(IP Joint Flexion/Extension of the Great Toe)

능동관절가동범위 평가 (AROM assessment)

대체 운동. IP 관절 굽힘: MTP관절 굽힘, 발목 발바닥 굽힘. IP 관절 폄: MTP 관절 폄, 발목발등 굽힘.

수동관절가동범위 평가 (PROM assessment)

Forms 8-12, 8-13

시작 자세. 환자는 바로누운 자세를 취한다. 발목과 발가락은 중립자세이다.

고정. 치료사는 엄지발가락의 첫마디뼈를 고정한다.

치료사의 먼쪽 손 위치. 치료사는 엄지발가락의 끝마디뼈를 잡는다.

끝 자세. 치료사는 IP 관절 굽힘(그림 8-56)과 폄(그림 8-57)범위까지 끝마디뼈를 움직인다.

끝 느낌. *IP 관절 굽힘*–부드러운/단단함; IP 관절 폄–단단함.

관절 미끄러짐. *IP 관절 굽힘*–엄지발가락 끝마디뼈의 오목한 발바닥부는 고정된 볼록한 첫마디뼈 머리의 발바닥 방향으로 미끄러진다. *IP 관절 폄*–엄지발가락 끝마디뼈의 오목한 발바닥부는 고정된 볼록한 첫마디뼈 머리의 발등쪽으로 미끄러진다.

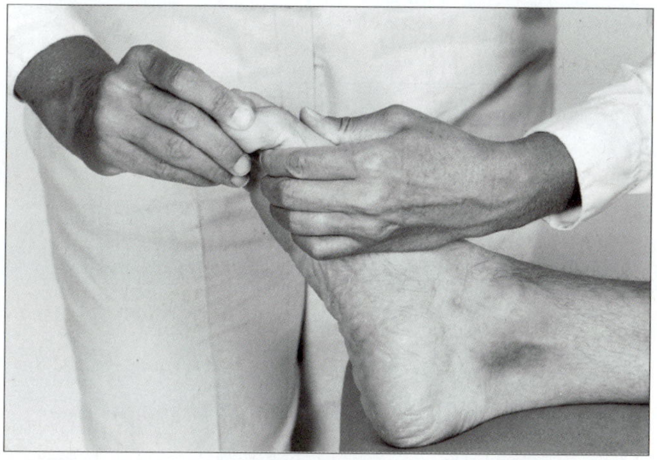

그림 8-56 IP 관절 굽힘 제한에서 부드럽거나 단단한 끝 느낌.

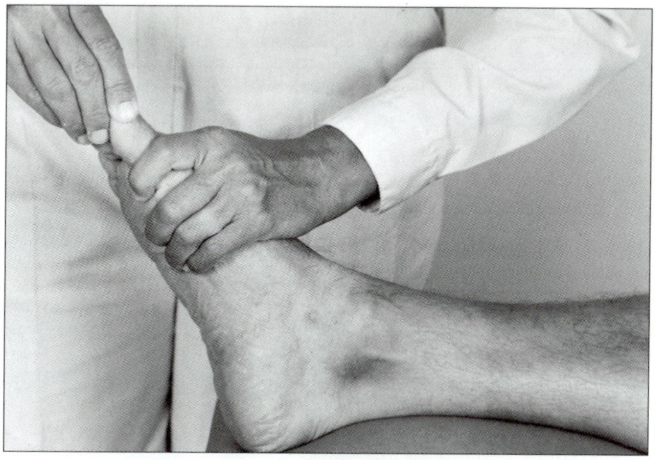

그림 8-57 IP 관절 폄 제한에서 단단한 끝 느낌.

측정: 일반 각도계 (Measurement: universal goniometer)

시작 자세. 환자는 바로누운 자세를 취하거나 앉은 자세를 취한다. 발목과 발가락은 중립자세이다(그림 8-58).

고정. 치료사는 첫마디뼈를 고정한다.

각도계 축. 굽힘에서 축은 IP 관절의 발등면 위에 놓고(그림 8-58), 폄에 대하여는 IP 관절의 발바닥면에 놓는다(그림에는 보이지 않음).

고정자. 첫마디뼈의 긴 축에 평행

이동자. 끝마디뼈의 긴 축에 평행.

끝 자세. IP 관절은 굽힘의 가동범위까지 굽힌다(엄지발가락에 대하여 90°)(그림 8-59). IP 관절의 폄은 가동범위까지 편다(엄지발가락에 대하여 0°; 그림에는 보이지 않음).

나머지 네발가락의 MTP와 IP관절 굽힘/폄 (MTP and IP Joint Flexion/Extension of the Lesser Four Toes)

나머지 네 개의 발가락은 집단적으로 굽혀지고 펴지며 ROM은 완전 또는 감소로 관찰하고 기록한다.

나머지 네발가락의 MTP와 IP관절에서 굽힘과 폄은 정상적으로 관절각도계를 이용하여 측정하지 않는다. 그러나 관절각도계를 사용한다면, 손가락의 MTP와 IP관절의 굽힘과 폄에 대한 ROM 측정을 하는 것과 같은 방법에 따라 놓는다.

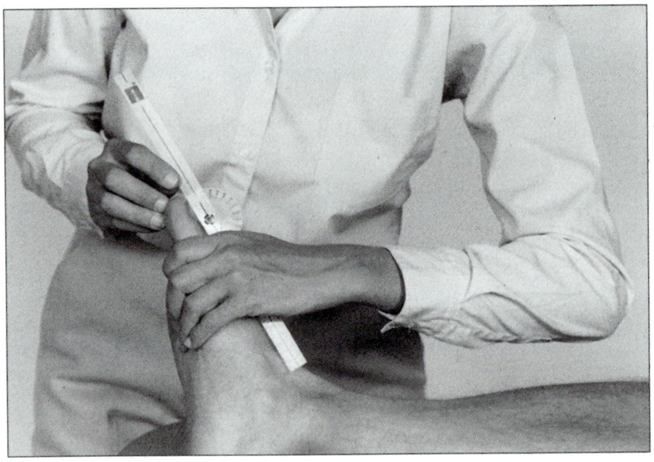

그림 8-58 엄지발가락의 IP관절 굽힘을 위한 시작 자세.

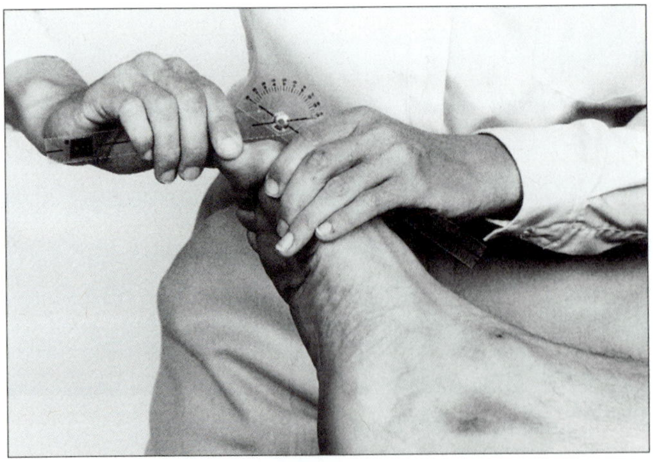

그림 8-59 엄지발가락의 IP관절 굽힘.

근육길이 평가와 측정 (MUSCLE LENGTH ASSESSMENT AND MEASUREMENT)

연습이 완벽함을 만든다.

이 단락의 기술들을 연습하거나 간단한 복습을 위해서 http://thepoint.lww.com/Clarkson3e에 있는 실습용 검사 방식을 이용하라.

장딴지근 (Gastrocnemius)

이는곳(origin)[2]	닿는곳(insertion)[2]
장딴지근	
a. 안쪽 머리: 넙다리뼈 안쪽 관절융기 뒤쪽과 몸쪽에서 모음근 결절까지	아킬레스 힘줄을 통하여 발뒤꿈치뼈
b. 가쪽 머리: 넙다리뼈 가쪽 관절융기의 뒤쪽과 가쪽 면; 가쪽 위관절융기선의 아래부분	

Forms 8-14

시작 자세. 환자는 해부학적 자세로 다리를 똑바로 하고 선다. 환자는 안정된 주추나 벽을 바라본다.

끝 자세. 환자는 검사하는 다리앞에 검사하지 않는 다리를 놓고 양손을 주추나 벽을 짚고 앞쪽으로 기댄다(그림 8-60). 환자는 발가락을 앞쪽으로 향하고 다리가 발 위를 움직일 때 무릎을 완전히 펴도록 하고 바닥에 검사하는 쪽의 발을 유지시킨다. 환자가 발등 굽힘 범위까지 다리가 지지면을 향하여 기울임에 따라 장딴지근은 완전히 신장될 것이다. 연구는 아킬레스 힘줄 길이의 지표로서 발등 굽힘 PROM을 실시하도록 지지한다.

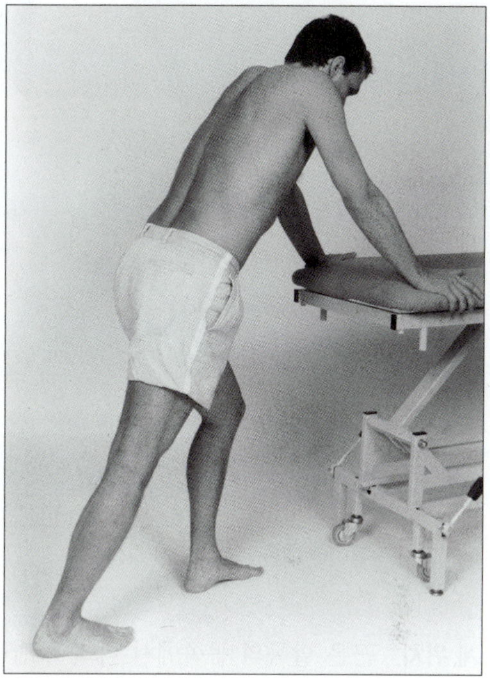

그림 8-60 장딴지근 길이의 측정을 위한 끝 자세.

측정. 장딴지근이 짧다면 발등 굽힘 ROM은 근육길이의 감소에 비례하여 제한될 것이다. 치료사는 가능한 발등 굽힘의 PROM을 측정하고 기록한다.

각도계 위치. 각도계는 발등 굽힘 측정을 위해 설명한 것처럼 배치한다(그림 8-61과 8-62).

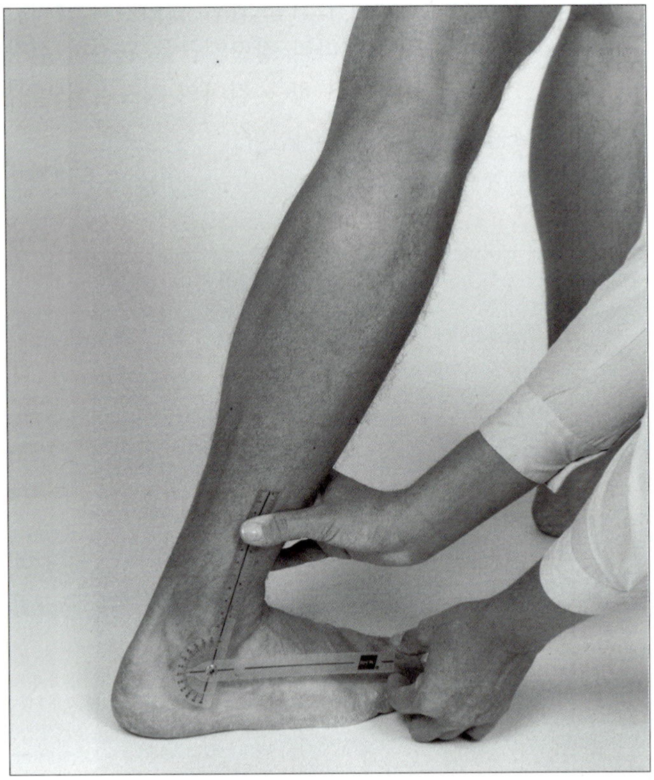

그림 8-61 장딴지근 길이에 대한 관절각도계 측정.

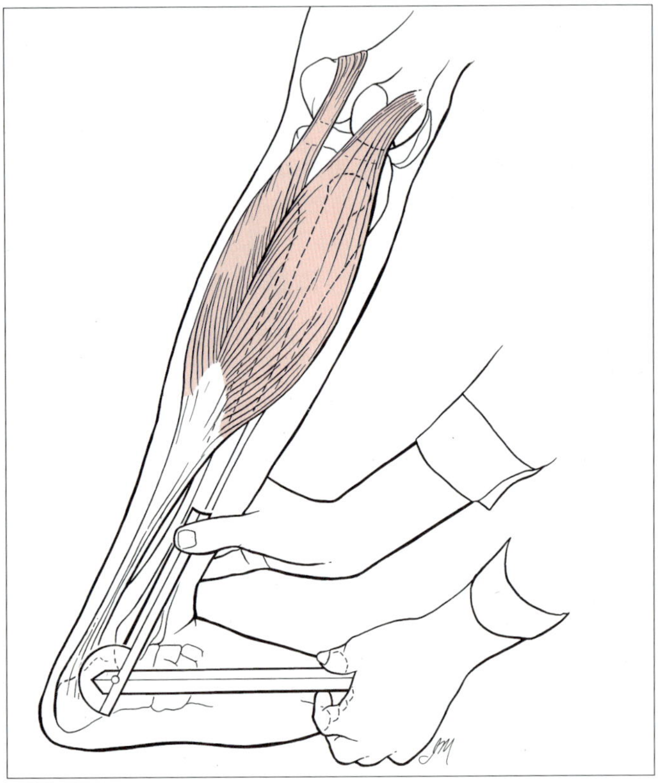

그림 8-62 신장된 장딴지근.

OB 각도계 위치. 끈은 발목의 몸쪽에서 다리 주변을 감싼다(그림 8-63). 다이얼은 다리의 가쪽에 놓는다. 시작 자세에서 경사바늘은 용액이 들어있는 용기의 화살을 0° 으로 정렬한다. 끝 자세에서 경사계 다이얼의 0° 으로부터 움직인 경사 바늘의 숫자는 장딴지근의 길이를 나타내는 것으로 기록한다.

주의: 반대쪽(예, 검사하지 않는) 다리가 검사하는 다리의 앞에 놓여 있지 않다면, 검사하지 않는 다리의 발뒤꿈치는 바닥에서 약간 올라가 있을 것이다. 이 자세는 환자가 앞쪽으로 기댄 정도가 반대쪽 장딴지근의 단축에 의해 제한되지 않기 때문에 장딴지근 단축 검사에 대한 사실 검사라고 확신한다.

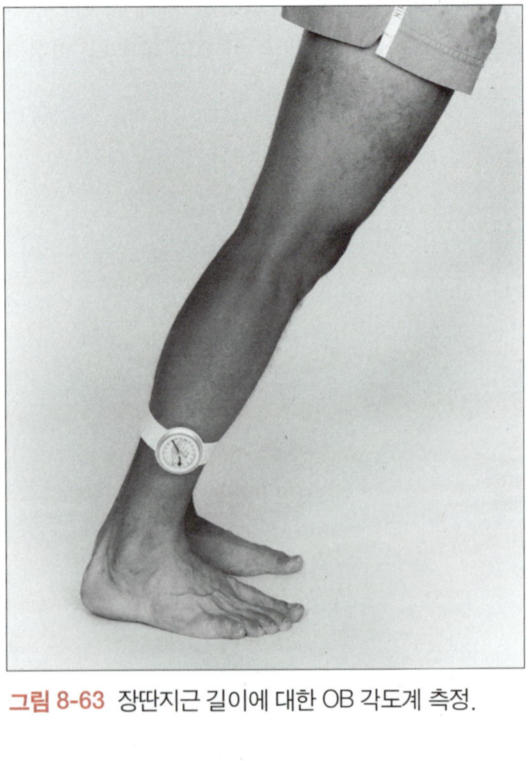

그림 8-63 장딴지근 길이에 대한 OB 각도계 측정.

대체 검사 (Alternate test)

시작 자세. 환자는 바로 누운 자세를 취한다. 다리는 무릎을 펴고(0°) 해부학적 자세를 취한다.

고정. 치료사는 다리를 고정한다.

끝 자세. 발은 발등 굽힘의 범위까지 움직인다(그림 8-65).

평가와 측정. 장딴지근이 단축되었다면 발등 굽힘 ROM은 근육길이의 감소에 비례하여 제한될 것이다. 치료사는 구할 수 있는 PROM을 관찰하거나 측정을 위해 관절각도계를 이용하고 발등 굽힘 PROM을 기록한다. 다른 치료사는 각도계를 이용하였을 때 PROM을 측정하도록 요구한다.

끝 느낌. 신장한 장딴지근–단단함.

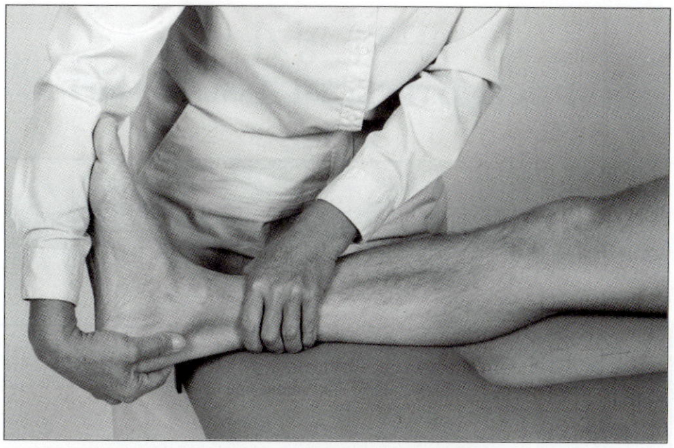

그림 8-64 장딴지근 길이에 대한 다른 시작 자세.

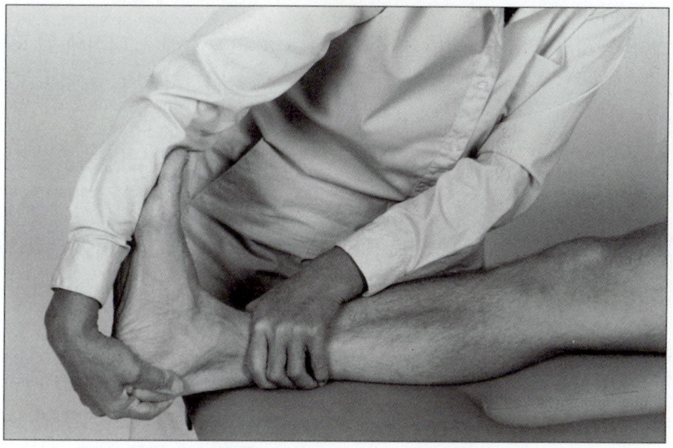

그림 8-65 신장된 장딴지근.

근력 평가
(MUSCLE STRENGTH ASSESSMENT)
(표 8-3)

연습이 완벽함을 만든다.

이 단락의 기술들을 연습하거나 간단한 복습을 위해서 http://thepoint.lww.com/Clarkson3e에 있는 실습용 검사 방식을 이용하라.

표 8-3 근육작용, 부착점, 신경지배: 발목과 발[2]

근육	주작용	이는 곳	닿는 곳	말초신경	신경뿌리
앞정강근	발목 발등 굽힘 발의 안쪽 번짐	정강뼈의 가쪽 융기; 정강뼈 몸의 몸쪽 1/2부터 가쪽 2/3; 뼈사이막의 앞면	중간쐐기뼈의 안쪽과 아래쪽 면; 첫째 발허리뼈의 안쪽면	깊은 종아리	L45
장딴지근	발목 발바닥 굽힘 무릎 굽힘	a. 안쪽 갈래: 넙다리뼈 뒤 모음근 결절까지 안쪽 융기의 몸쪽과 뒷면 b. 가쪽 갈래: 넙다리뼈 관절융기의 가쪽 돌기의 가쪽과 뒷면;	아킬레스힘줄을 통하여 아래 발뒤꿈치	정강신경	S12
가자미근	발목 발바닥 굽힘	종아리뼈 몸의 머리와 몸쪽 1/4의 뒷면; 가자미선과 정강뼈 안쪽 면의 2/3	아킬레스힘줄을 통하여 발뒤꿈치	정강신경	S12
뒤정강근	발의 안쪽 번짐	가자미선 아래 정강뼈 뒤가쪽 면의 위 2/3; 뼈사이막의 뒷면; 종아리뼈 몸쪽 2/3의 안쪽 면	발배뼈 거친면; 3개의 쐐기뼈, 입방뼈와 2,3,4 발허리뼈의 바닥; 힘줄의 밴드가 목말 받침돌기의 끝과 먼쪽 가장자리 통과	정강신경	L45
긴종아리근	발의 가쪽 번짐, 발목의 발바닥 굽힘	종아리뼈 가쪽 면의 머리와 위 2/3; 몇몇의 섬유는 정강뼈 가쪽 돌기에서 나옴	첫째 발허리뼈 바닥의 가쪽 면과 안쪽 쐐기뼈	얕은 종아리신경	L5S1
짧은종아리근	발의 가쪽 번짐	종아리뼈 가쪽 면의 아래 2/3	5째 발허리뼈 바닥의 가쪽 면 결절	얕은 종아리신경	L5S1
짧은 엄지 굽힘근	엄지발가락 MTP관절 굽힘	입방뼈 발바닥면의 안쪽과 가쪽 쐐기뼈	엄지발가락 첫마디뼈 바닥의 안쪽과 가쪽면	안쪽 발바닥	S12
긴엄지 굽힘근	엄지발가락 IP관절 굽힘	종아리뼈 뒷면의 먼쪽 2/3; 뼈사이막의 뒷면	엄지발가락 끝마디뼈의 발바닥면	정강신경	L5S12
긴발가락 굽힘근	가쪽 4발가락의 DIP관절 굽힘	가자미선 아래 정강뼈 3/5의 뒷면	가쪽 4발가락 끝마디뼈의 발바닥면	정강신경	L5S12
짧은발가락 굽힘근	가쪽 4발가락의 DIP관절 굽힘	발꿈치뼈 거친면의 안쪽 돌기; 발바닥근막	가쪽 4발가락 중간마디뼈의 안쪽과 가쪽면	안쪽 발바닥	S12
짧은새끼 발가락굽힘근	5째 발가락 MTP관절 굽힘	5째 발허리뼈 바닥의 안쪽 발바닥면; 긴종아리근의 집	5째 발가락 첫마디뼈 바닥의 가쪽	가쪽 발바닥	S23

표 8-3 계속

근육	주작용	이는 곳	닿는 곳	말초신경	신경뿌리
벌레근	발가락 MTP 관절 굽힘, IP관절 폄	첫째 벌레근: 긴발가락굽힘근 힘줄의 안쪽 면; 2~4째 벌레근: 긴발가락굽힘근 힘줄에 인접한 양쪽	가쪽 4발가락 첫마디뼈 발등 확장부의 안쪽 면	첫째: 안쪽 발바닥 2~4째: 가쪽 발바닥	S23
엄지벌림근	엄지발가락 벌림	발꿈치뼈 거친면의 안쪽 돌기; 굽힘근지지띠와 발바닥근막	엄지발가락 첫마디뼈의 안쪽 면	안쪽 발바닥	S12
새끼발가락 벌림근	5째 발가락의 벌림과 굽힘	발꿈치뼈 거친면의 안쪽과 가쪽 돌기; 거친면 사이뼈; 발바닥근막	5째 발가락 첫마디뼈 바닥의 가쪽 면	가쪽 발바닥	S123
등쪽 뼈사이근	2,3,4발가락벌림, MTP관절 굽힘	발허리뼈 양쪽	1째 뼈사이근: 2째 발가락 첫마디뼈 바닥의 안쪽 면; 2~4째 뼈사이근: 2,3,4 발가락 첫마디뼈 바닥의 가쪽 면; 등쪽 발가락 확장부	가쪽 발바닥	S23
발바닥뼈 사이근	3,4,5발가락모음, MTP관절 굽힘	3,4,5발허리뼈의 안쪽 면과 바닥면	3,4,5발가락 첫마디뼈 바닥의 안쪽 면; 등쪽 발가락 확장부	가쪽 발바닥	S23
엄지모음근	엄지발가락 모음	a. 경사머리: 2,3,4발허리뼈의 바닥; 긴종아리근의 집 b. 수평머리: 3,4,5발가락 MTP 인대의 바닥과 이들 사이 깊은 수평 발허리인대	가쪽 종자뼈와 엄지발가락 첫마디뼈의 바닥	가쪽 발바닥	S23
긴엄지폄근	엄지발가락 IP관절 폄	종아리뼈 안쪽 면의 중간 1/2; 뼈사이막의 앞면	엄지발가락 끝마디뼈 바닥의 등쪽 면	깊은 종아리	L5
긴발가락 폄근	4발가락 MTP와 IP관절의 폄	정강뼈의 가쪽 융기; 종아리뼈 안쪽 면의 몸쪽 3/4; 뼈사이막의 앞면	4발가락 중간마디뼈 바닥부의 등쪽 면; 4발가락 끝마디뼈 바닥의 등쪽 면	깊은 종아리	L5S1
짧은 발가락 폄근	첫째 MTP 관절의 폄 3발가락 중간 마디뼈의 폄	발꿈치뼈의 앞위 가쪽 면	안쪽 근육(짧은엄지폄근); 엄지발가락, 2,3,4째 첫마디뼈의 등쪽 면; 긴발가락폄근의 가쪽 면	깊은종아리	L5S1

발목 발등 굽힘과 발의 안쪽 번짐 (Ankle Dorsiflexion and Foot Inversion)

중력 대항: 앞정강근 (Against gravity: tibialis anterior)

Forms 8-15

시작 자세. 환자는 앉은 자세를 취한다. 발목은 발바닥 굽힘하고 발은 약간 가쪽 번짐한다(그림 8-66).

고정. 다리는 치료사의 넙다리에 지지하도록 놓고 치료사는 발목 몸쪽 다리를 고정한다.

운동. 치료사는 ROM 전체 범위를 통하여 발을 발등 굽힘과 가쪽 번짐한다(그림 8-67). 환자는 발가락을 이완하도록 지시한다.

촉진. 앞정강근은 발목관절의 앞안쪽 면에 대부분의 안쪽 힘줄이 있거나 또는 정강뼈 앞면의 안쪽에 있다.

저항 위치. 앞발의 발등안쪽 면에 준다(그림 8-68, 8-69).

저항 방향. 발바닥 굽힘과 발의 가쪽 번짐.

대체 운동. 긴발가락폄근과 긴엄지폄근(발가락 폄); 이러한 근육은 발등 굽힘을 하기 전에 발가락을 편다.[13]

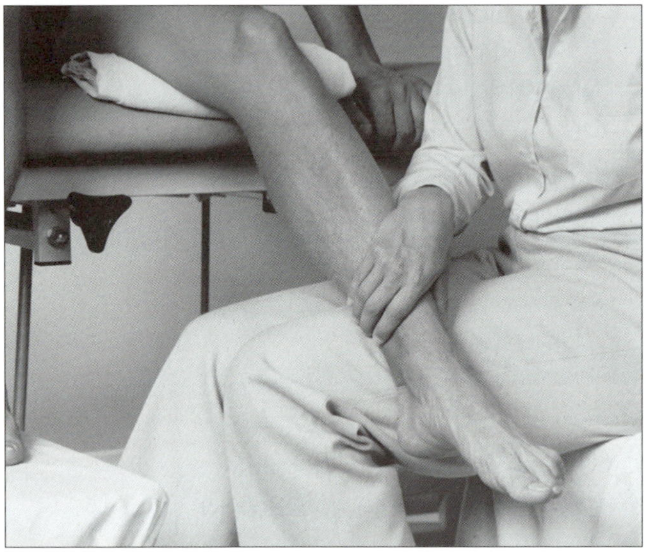

그림 8-66 시작 자세: 앞정강근.

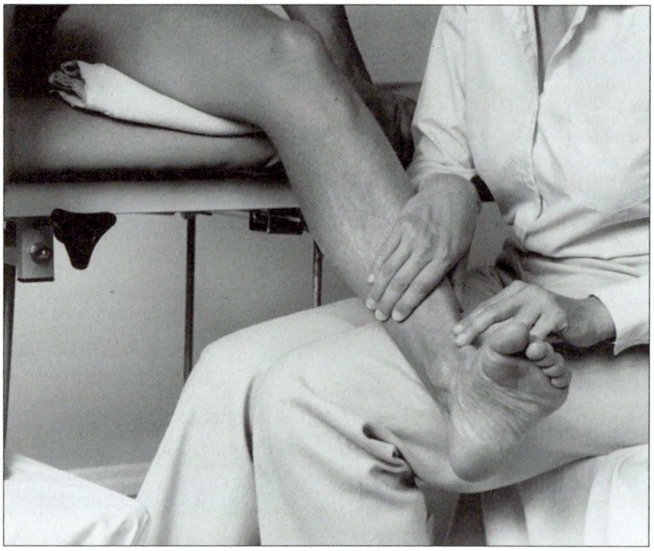

그림 8-67 검사 자세: 앞정강근.

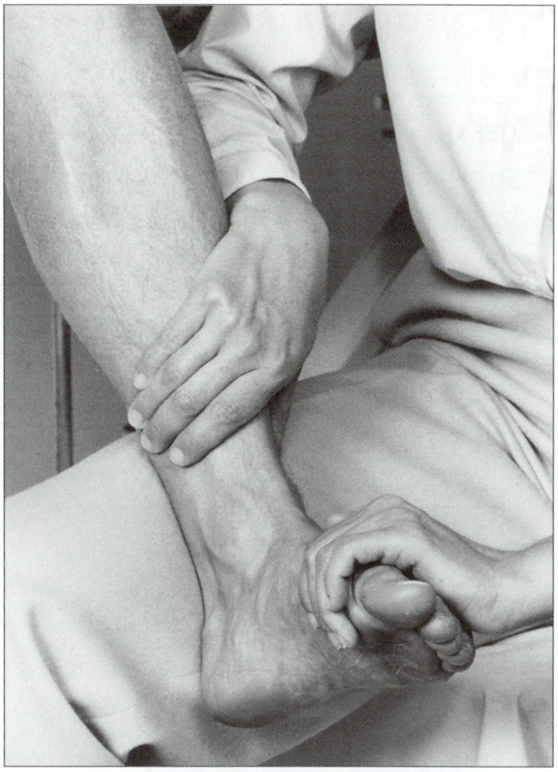

그림 8-68 저항: 앞정강근.

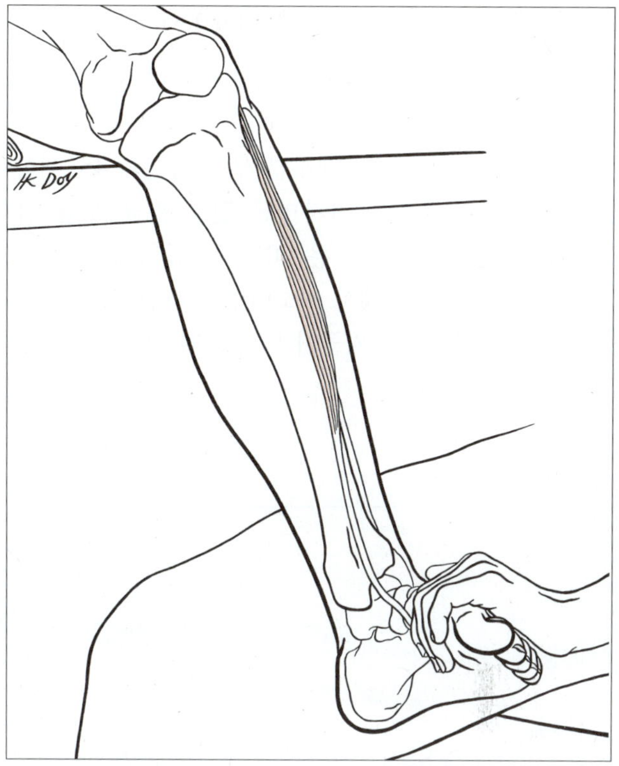

그림 8-69 앞정강근.

중력 제거: 앞정강근 (Gravity eliminated: tibialis anterior)

시작 자세. 환자는 검사하는 쪽이 옆으로 누운 자세가 되도록 한다. 무릎은 장딴지근이 이완되도록 굽히고, 발목은 발바닥 굽힘, 발은 약간 가쪽 번짐한다(그림 8-70).

고정. 치료사는 발목의 몸쪽 아래다리를 고정한다. 테이블의 마찰이 없도록 다리 아래에 손을 놓는다.

끝 자세. 환자는 가동범위 전체를 발등 굽힘하고 발을 안쪽 번짐한다(그림 8-71).

대체 운동. 긴엄지폄근과 긴발가락폄근(발가락 폄).

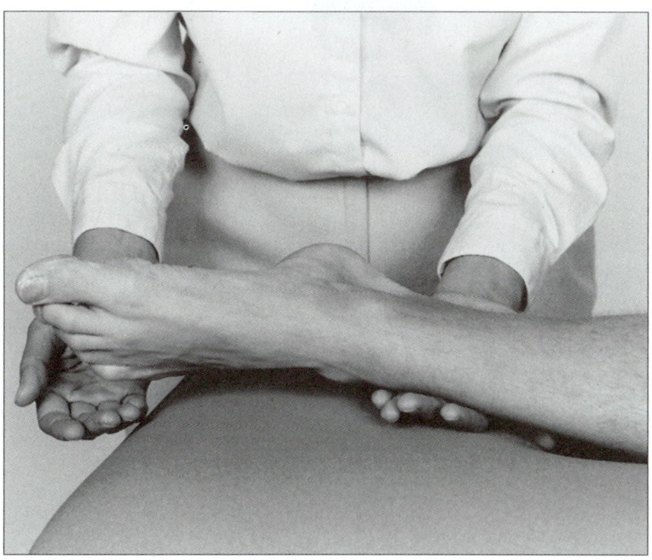

그림 8-70 시작 자세: 앞정강근.

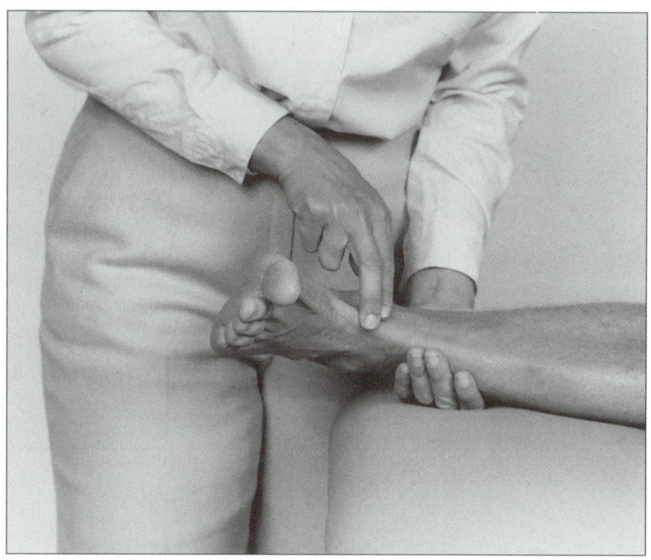

그림 8-71 끝 자세: 앞정강근.

발목 발바닥 굽힘(Ankle Plantarflexion)

장딴지근과 가자미근은 무릎을 펴고 발바닥 굽힘을 할 때 검사한다. 장딴지근 활동과 등척성 발바닥 굽힘 근력은 무릎 굽힘의 증가에 따라 대부분 무릎 굽힘의 45° 이상에서 감소가 나타난다.[14] 가자미근 활동(평균 무릎 굽힘 90°, 45°, 0° 에서 평가됨)은 90° 무릎 굽힘에서 가장 크고, 완전 무릎 폄 상태에서 최소이다. 그러므로 가자미근 근력의 특수검사는 장딴지근이 느슨할 때 최소한 45° 무릎 굽힘으로 수행한다.

중력 대항: 장딴지근과 가자미근

(Against gravity: gastrocnemius and soleus)

Forms 8-16

시작 자세. 장딴지근(그림 8-72): 환자는 무릎을 펴고 엎드려 양발을 주추의 모서리에 놓는다. 발목은 발등 굽힘한다. 가자미근(그림 8-73): 환자는 검사쪽 무릎을 90° 굽히고 엎드린다. 발목은 발등 굽힘한다.

고정. 치료사는 발목의 몸쪽 다리를 고정한다.

운동. 환자는 가동범위 전체를 통하여 발바닥 굽힘한다(그림 8-74, 8-75). 환자는 발가락을 이완한다.

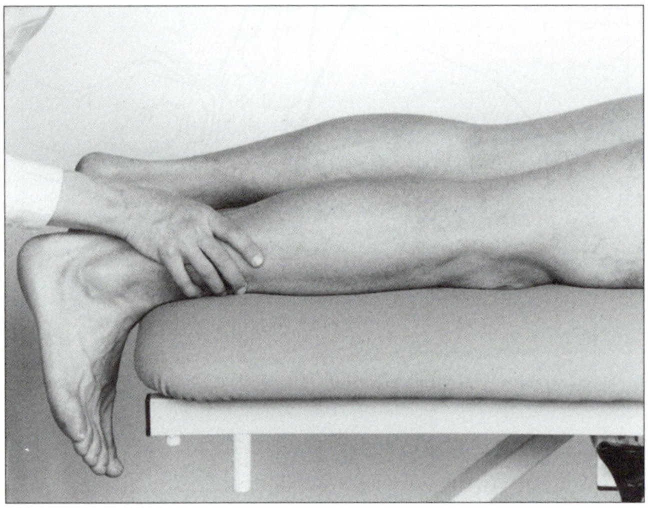

그림 8-72 시작 자세: 장딴지근.

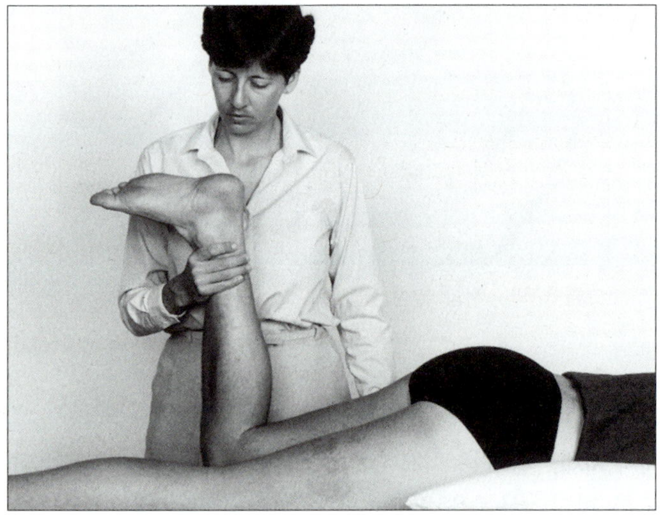

그림 8-73 시작 자세: 가자미근.

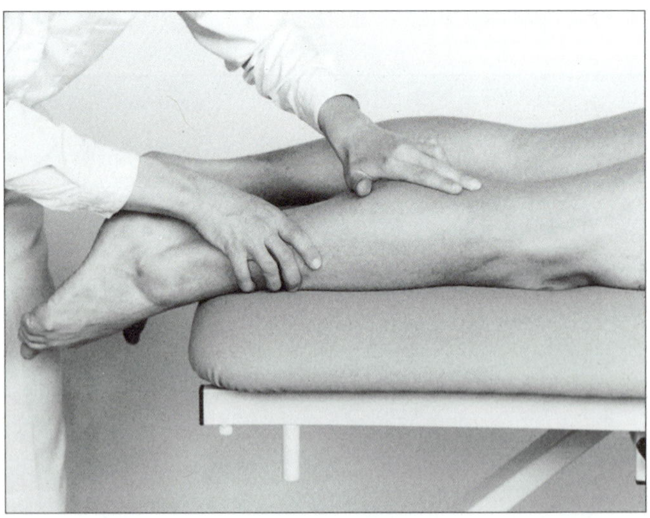

그림 8-74 검사 자세: 장딴지근.

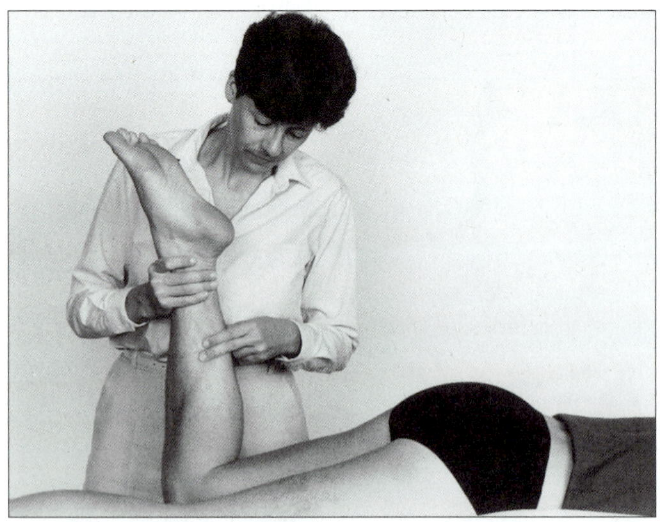

그림 8-75 검사 자세: 가자미근.

촉진. *장딴지근(gastrocnemius)*: 무릎관절 면쪽 오금 오목의 안쪽과 가쪽 가장자리. 가자미근: 장딴지 아래 장딴지근 중간의 양쪽.

저항 위치. 발꿈치뼈 뒤쪽에 준다(그림 8-76~8-79)

저항 방향. 발목을 발등 굽힘하는 아래와 앞쪽 방향.

기록. 이것은 NWB 검사임을 지적하고 등급을 기록한다.

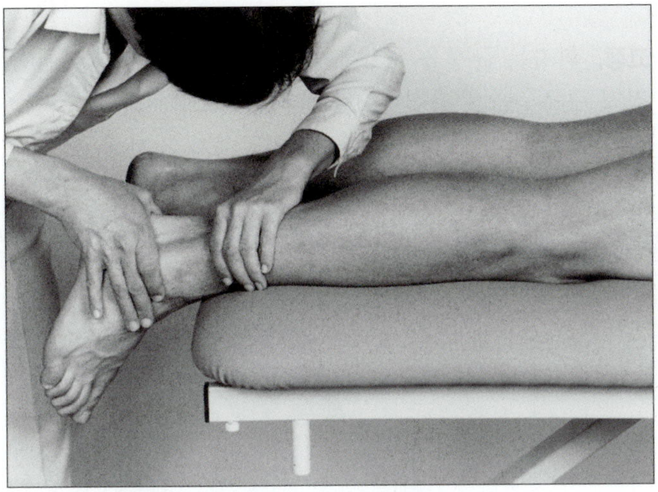

그림 8-76 저항: 장딴지근.

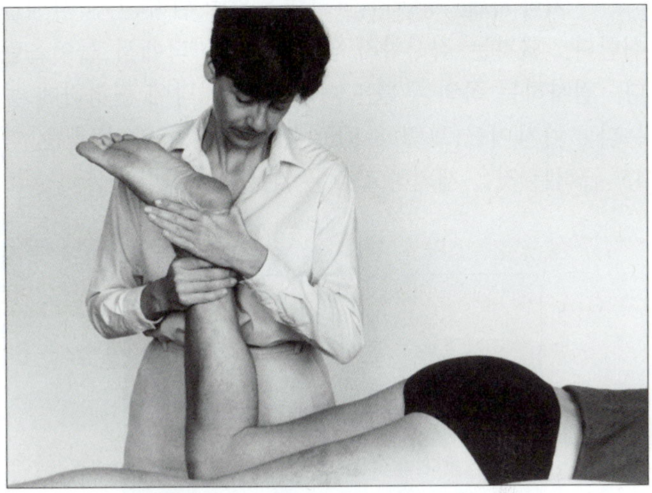

그림 8-78 저항: 가자미근.

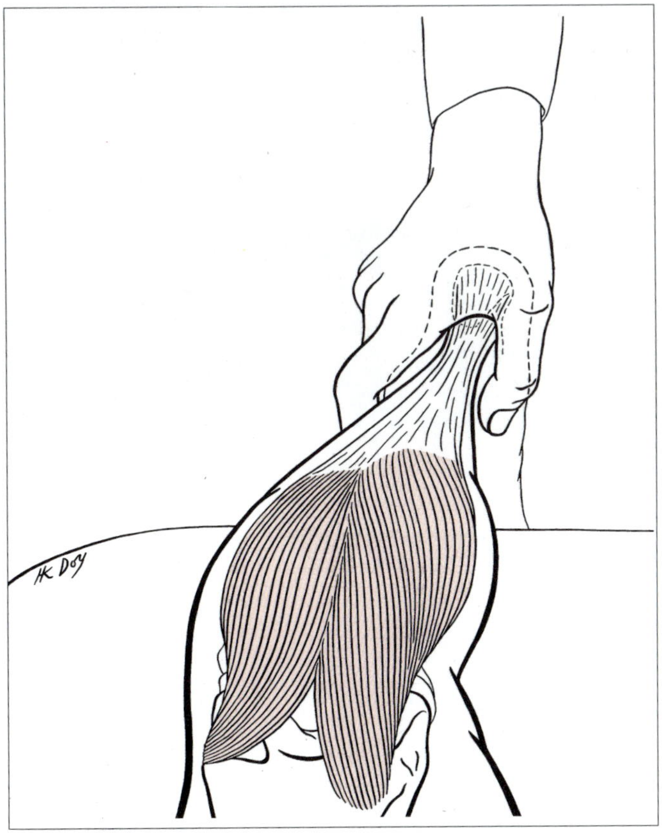

그림 8-77 장딴지근.

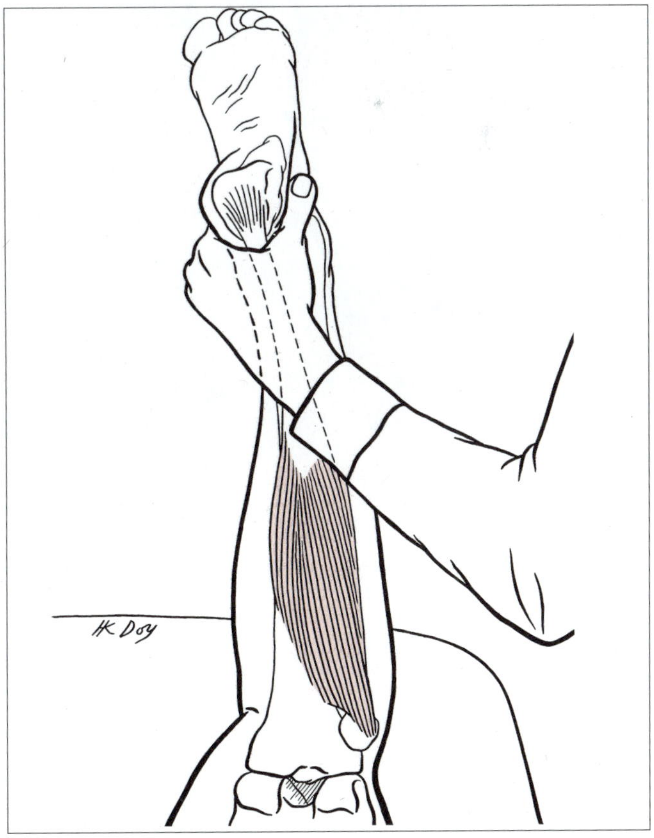

그림 8-79 가자미근.

대체 중력 대항: 장딴지근과 가자미근

(Alternate against gravity: gastrocnemius and soleus)

Forms 8-17

이 검사는 서기균형이 약하거나 특수한 상황에서 하지에 약화가 있는 환자는 금기사항일 수 있다.

시작 자세. 장딴지근(그림 8-80): 환자는 선 자세를 취한다. 환자는 검사하지 않는 발을 바닥에서 들어올린다. 검사하는 쪽의 무릎은 펴고 발은 바닥에 편평하게 놓는다. 가자미근(그림 8-81): 검사하는 쪽의 무릎은 약 45° 굽히는 것을 제외하고 같은 자세를 취한다.

젊은 피험자들의 장딴지근과 가자미근을 검사하는 동안 무릎관절 검사 각도가 평균을 보여주고 잘 유지될지라도 나이,[16] 방법을 이해하는 능력, 다른 여러 요인에 따라 개인적으로 다를 수 있다. 무릎관절 위치는 WB검사가 이루어지는 동안 무릎 각도가 잘 유지되는지 각각의 검사 상태를 모니터해야 한다.

고정. 환자는 균형을 유지하기 위하여 평행봉이나 다른 안정적 구조물을 이용할 수 있으나 양손으로 체중을 지지하지 않도록 한다. 다른 방법으로 치료사가 지지해 줄 수 있다.

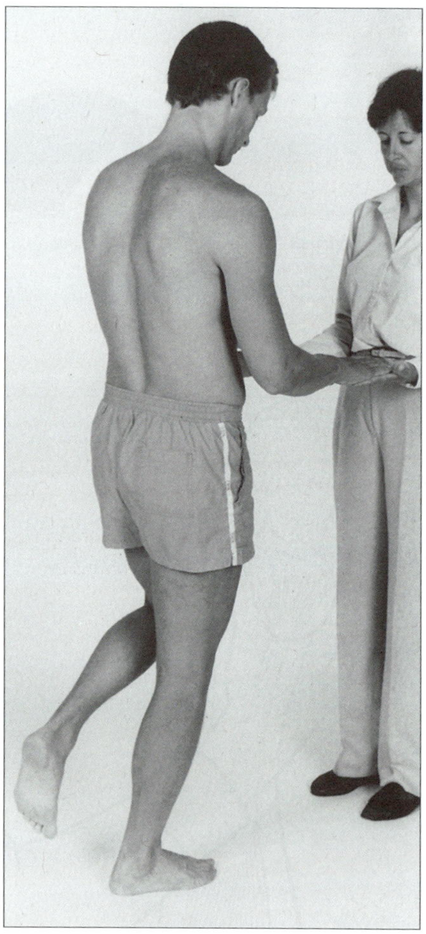

그림 8-80 대체 시작 자세: 장딴지근.

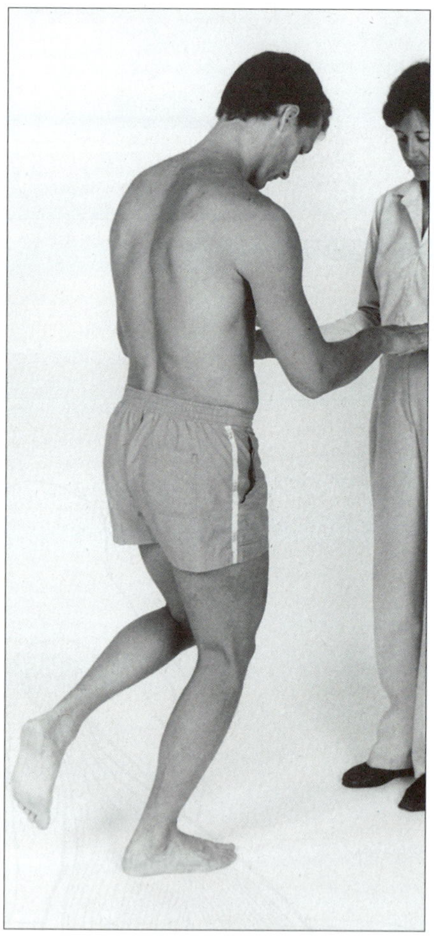

그림 8-81 대체 시작 자세: 가자미근.

운동. 환자는 발가락으로 견딜 때까지 발바닥 굽힘을 하고 (그림 8-82, 8-83) 피로하거나 멈추라고 지시할 때까지 반복한다.

저항. 체중이 움직임에 저항이다.

등급

5 = 6번 이상 반복하며 바닥에서 완전히 발뒤꿈치를 떼고 유지.

4 = 범위의 감소가 나타나며 3~5번 반복하며 바닥에서 완전히 발뒤꿈치를 떼고 유지.

3 = 범위의 감소가 나타나며 1~2번 반복하며 바닥에서 완전히 발뒤꿈치를 떼고 유지.

Lunsford와 Perry[17]는 20~59세 203명의 건강한 피험자를 대상으로 연구하였고 5등급에서 발꿈치 올리기를 25번 반복할 것을 추천하였다. 다른 등급에 대한 변수는 연구하지 않았다. 그러나 Jan과 그의 동료들은[18] 21~80세 건강한 180명의 한 곳에 머문 자세에서 발뒤꿈치 올리기 능력을 연구하여 "정상적인" 발바닥굽힘근의 근력은 거의 20번 반복할 수 있다고 하였다. 나이와 성별에 따라 반복 숫자는 차이가 있었다. 나이의 증가로 감소하였고, 여자들은 남자보다 더 적게 하였다.

최근의 문헌[19]에 따르면 발뒤꿈치 올리기 검사에서 규정된 검사변수나 정상 값의 일치를 보이지 않는다. 그러므로 발바닥 굽힘 근력을 평가하는 데 이용하는 등급기준을 기록하는 일은 중요하다.

기록. 등급, 이용된 등급기준을 기록하고 WB 검사임을 지적한다.

대체 운동. (1) 가자미근: 장딴지근을 검사할 때 무릎관절을 굽힘; (2) 장딴지근: 가자미근을 검사할 때 무릎의 폄; (3) 평행봉이나 다른 지지물을 밀기(대체 가능한 검사에서만); (4) 몸을 앞으로 기대기(대체 가능한 검사에서만); (5) NWB 검사할 때: 앞발이나 발가락 굽힘의 아랫방향 움직임(뒤정강근, 긴종아리근, 짧은종아리근, 긴엄지발가락굽힘근, 긴발가락굽힘근의 작용을 통하여)으로 발바닥 굽힘을 한다. 발뒤꿈치의 위쪽 움직임을 한다.

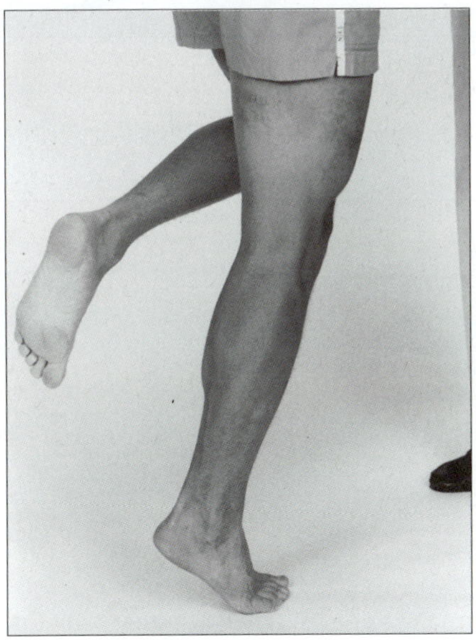

그림 8-82 끝 자세: 장딴지근.

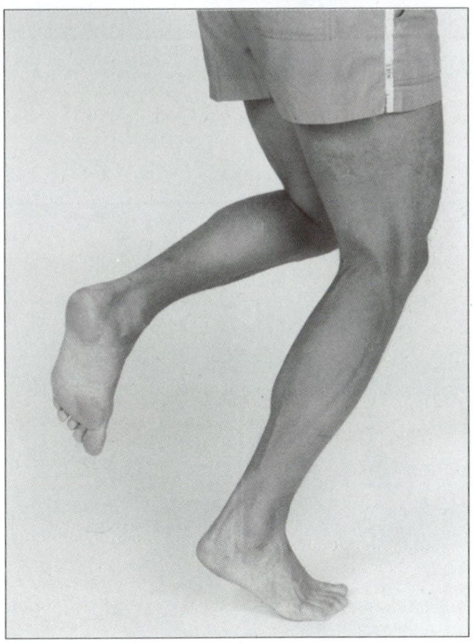

그림 8-83 끝 자세: 가자미근.

중력 제거: 장딴지근과 가자미근

(Gravity eliminated gastrocnemius and soleus)

시작 자세. 두 검사에서 환자는 검사하지 않는 다리를 굽히고 옆으로 누운 자세를 취한다. 장딴지근(그림 8-84): 무릎은 펴고 발목은 발등 굽힘한다. 가자미근(그림 8-85): 무릎은 90° 굽히고 발목은 발등 굽힘한다.

고정. 다리를 고정하고 발목 몸쪽을 지지한다.

끝 자세. 환자는 장딴지근(그림 8-86)과 가자미근(그림 8-87)의 가동범위 전체를 통하여 발목을 발바닥 굽힘한다.

대체 운동. 중력을 받는 검사에서 설명한 것처럼 앞발의 움직임이나 발가락 굽힘.

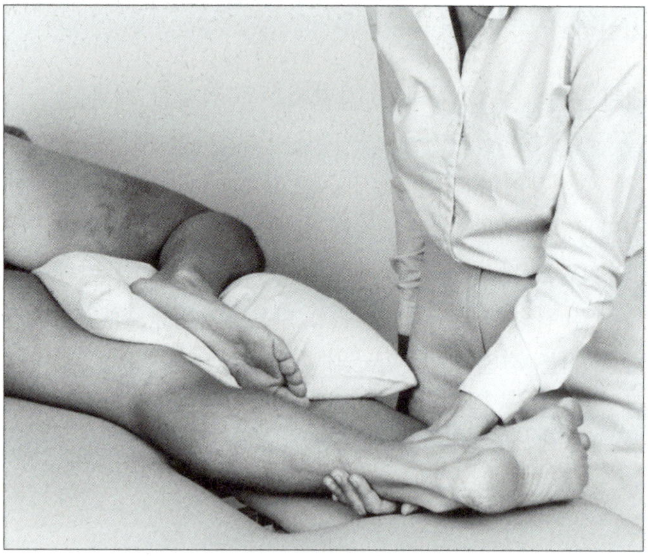

그림 8-84 시작 자세: 장딴지근.

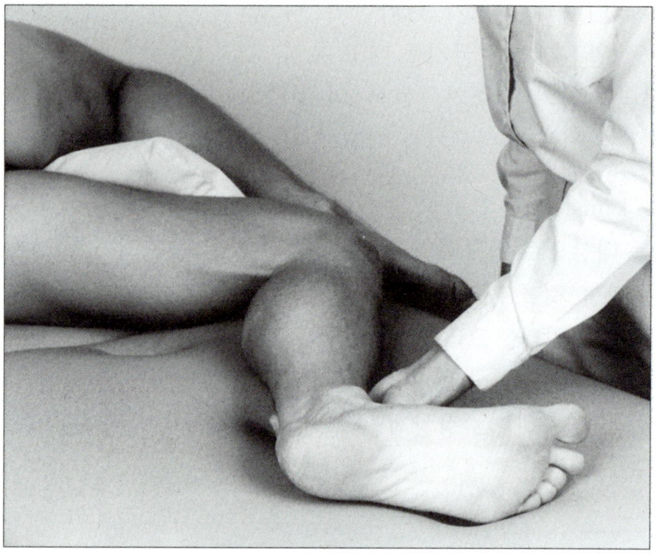

그림 8-85 시작 자세: 가자미근.

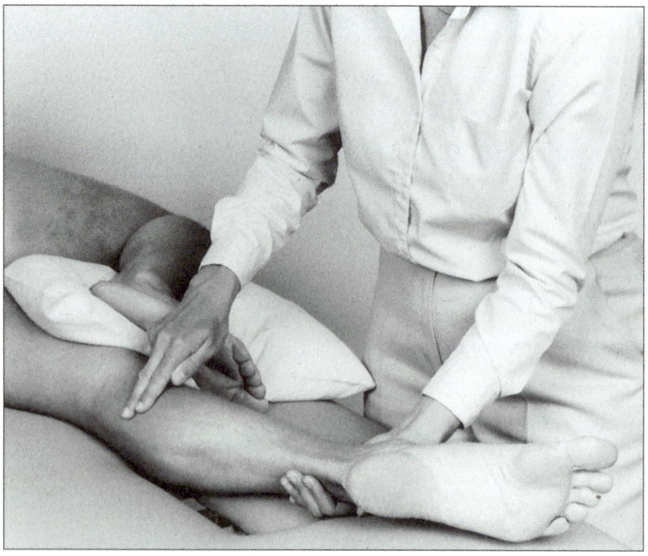

그림 8-86 끝 자세: 장딴지근.

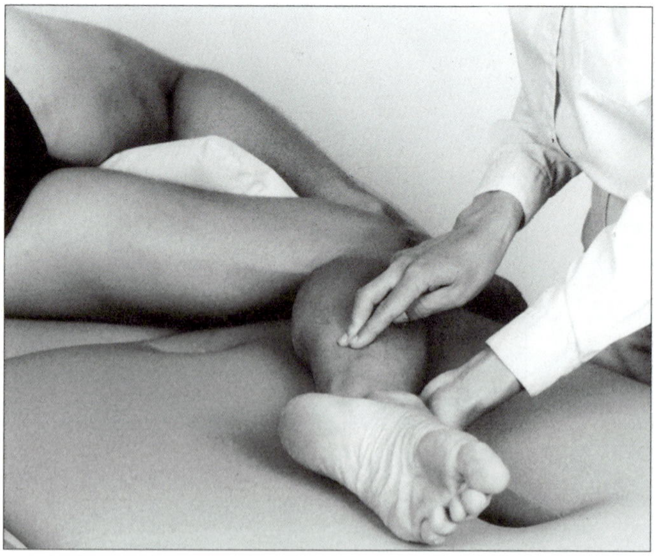

그림 8-87 끝 자세: 가자미근.

발의 안쪽 번짐 (Foot Inversion)

중력 대항: 뒤정강근 (Against gravity: tibialis posterior)

Forms 8-18

보조근: 장딴지근, 가자미근, 긴발가락굽힘근, 긴엄지굽힘근, 앞정강근.

시작 자세. 환자는 무릎을 약간 굽혀 검사하는 쪽이 옆으로 누운 자세가 되도록 취한다(그림 8-88). 발은 주추의 끝 위로 튀어나도록 한다. 앞정강근은 가쪽 번짐부터 중립자세[13]까지만 발을 안쪽 번짐할 수 있기 때문에 발과 발목은 중립위치이다.

고정. 치료사는 다리의 발목 몸쪽을 고정한다.

운동. 환자는 약간 발바닥 굽힘하여 완전 가동범위까지 발을 안쪽 번짐한다(그림 8-89). 환자는 발가락을 이완하거나 약간 펴도록 시킨다.

촉진. 안쪽 복사의 끝과 발배뼈나 안쪽 복사의 몸쪽과 뒤쪽 사이.

대체 운동. 발가락 굽힘; 앞정강근(발등 굽힘).

저항 위치. 앞발의 안쪽 면(그림 8-90, 8-91).

저항 방향. 발의 가쪽 번짐.

중력을 제거: 뒤정강근 (Against gravity: tibialis posterior)

시작 자세. 환자는 바로 누운 자세를 취한다. 발꿈치는 주추에서 떼고 발목과 발은 중립자세이다(그림 8-92).

고정. 치료사는 다리의 발목 몸쪽을 고정한다.

끝 자세. 환자는 약간 발바닥 굽힘하고 완전 가동범위까지 발을 안쪽 번짐한다(그림 8-93).

대체 운동. 발가락 굽힘.

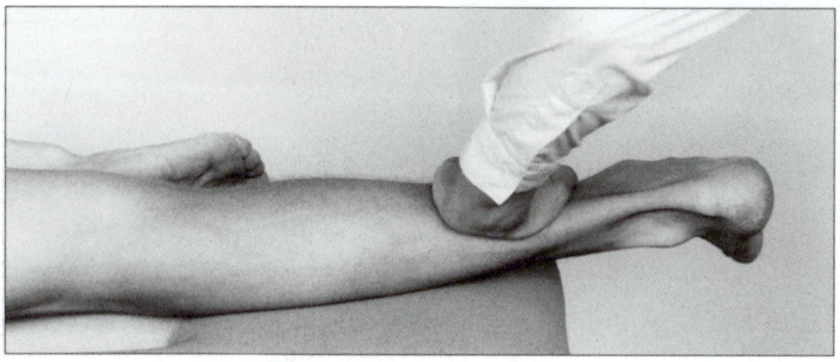

그림 8-88 시작 자세: 뒤정강근.

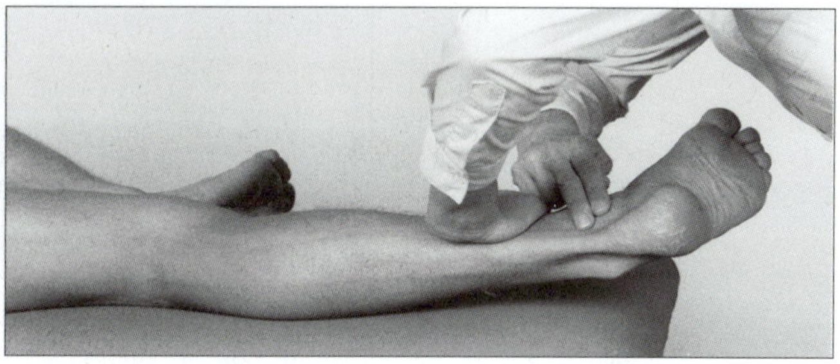

그림 8-89 검사 자세: 뒤정강근.

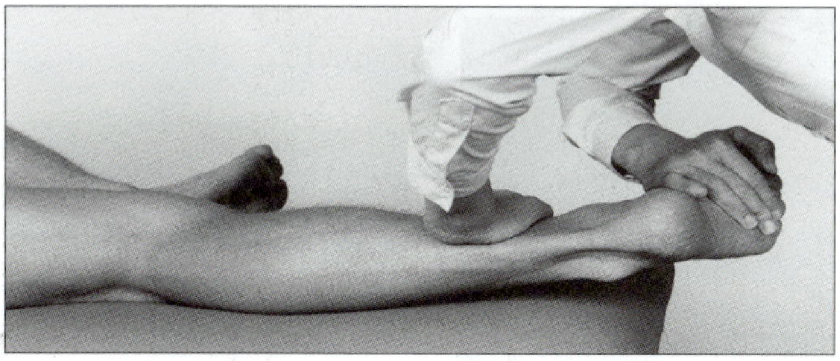

그림 8-90 저항: 뒤정강근.

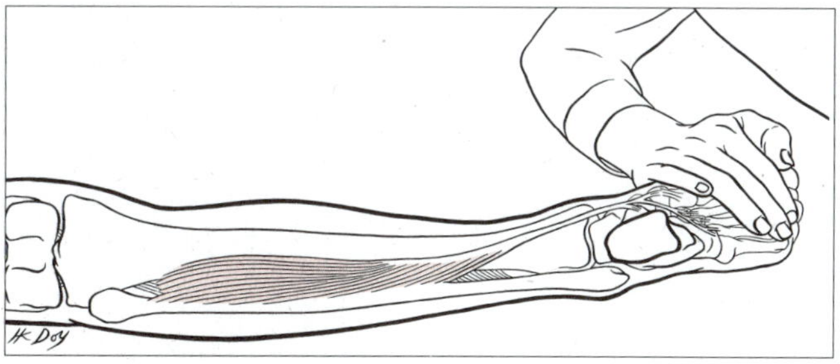

그림 8-91 뒤정강근.

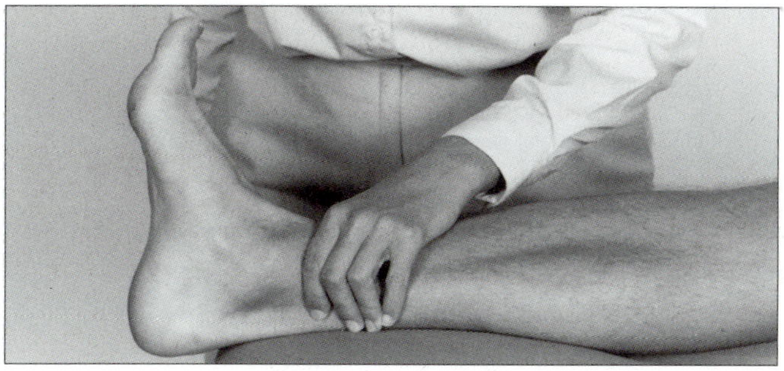

그림 8-92 시작 자세: 뒤정강근.

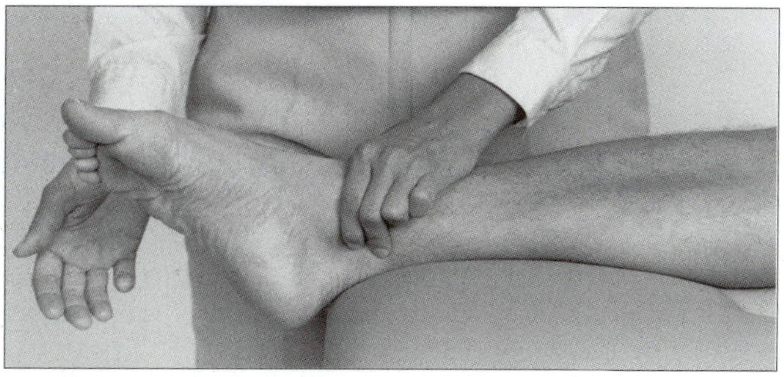

그림 8-93 끝 자세: 뒤정강근.

발의 가쪽 번짐 (Foot Eversion)

중력 대항: 긴종아리근과 짧은종아리근
(Against gravity: peroneus longus and peroneus brevis)

Forms 8-19

보조근: 제 3종아리근과 긴발가락폄근.

시작 자세. 환자는 주추의 모서리 위에 발을 놓고 검사하지 않는 발을 아래에 놓은 옆으로 누운 자세이다(그림 8-94). 발목은 발바닥 굽힘하고 발은 안쪽 번짐한다.

고정. 치료사는 다리의 발목 몸쪽을 고정한다.

운동. 환자는 발가락을 이완하는 동안 전 가동범위를 통하여 가쪽 번짐한다(그림 8-95).

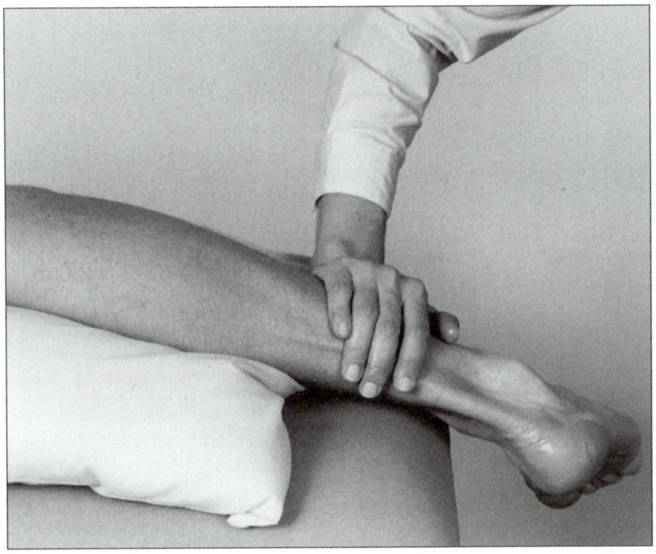

그림 8-94 시작 자세: 긴종아리근과 짧은종아리근.

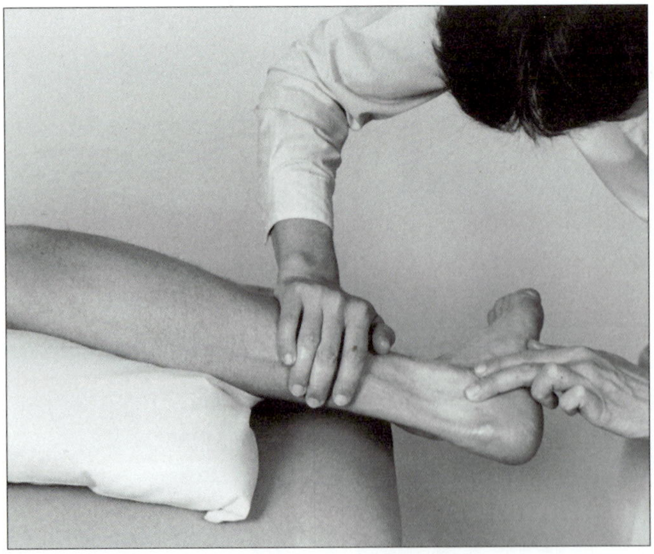

그림 8-95 검사 자세: 긴종아리근과 짧은종아리근.

촉진. *긴종아리근(peroneus longus)*: 가쪽 복사의 뒤쪽이나 종아리뼈 머리의 먼쪽. *짧은종아리근(peroneus brevis)*: 발의 가쪽 5째 발허리뼈의 몸쪽 바닥.

대체 운동. 긴발가락폄근과 제 3 종아리근

저항 위치. 발의 가쪽 면과 첫째 발허리뼈의 발바닥면(그림 8-96, 8-97, 8-98).

저항 방향. 발의 안쪽 번짐과 첫째 발허리뼈의 올림.

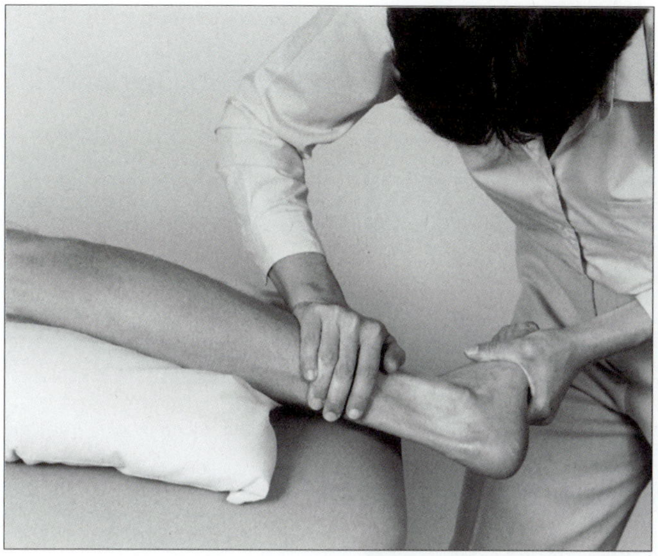

그림 8-96 저항: 긴종아리근과 짧은종아리근.

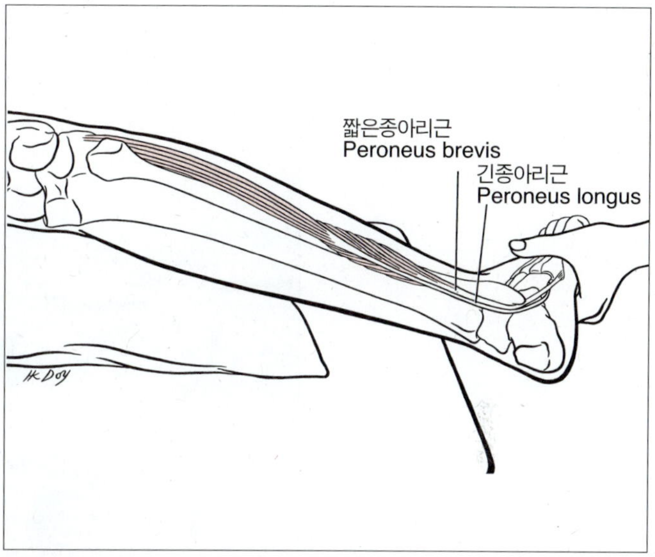

그림 8-97 긴종아리근과 짧은종아리근.

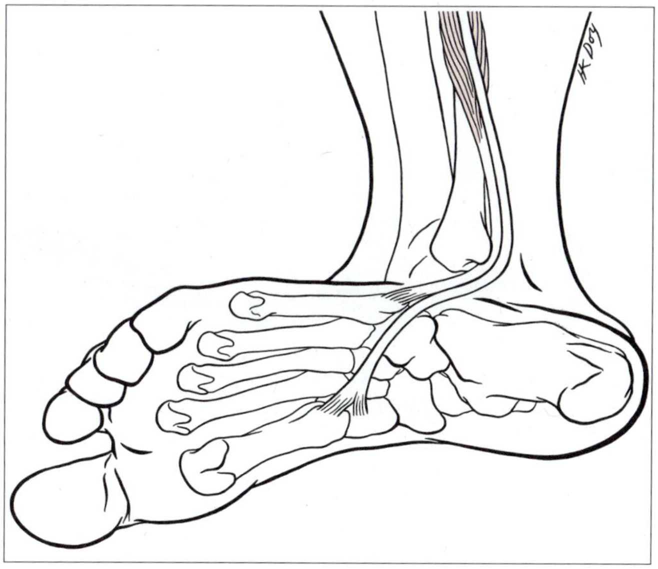

그림 8-98 긴종아리근과 짧은종아리근의 닿는곳.

중력 제거: 긴종아리근과 짧은종아리근

(Gravity eliminated: peroneus longus and peroneus brevis)

시작 자세. 환자는 주추의 모서리 위에 발꿈치를 놓고 바로누운 자세를 취한다. 발과 발목은 안쪽 번짐 자세이다(그림 8-99).

고정. 치료사는 다리의 발목 몸쪽을 고정한다.

끝 자세. 환자는 전체 가동범위를 통하여 발을 가쪽 돌림한다(그림 8-100).

대체 운동. 제 3종아리근과 긴발가락폄근.

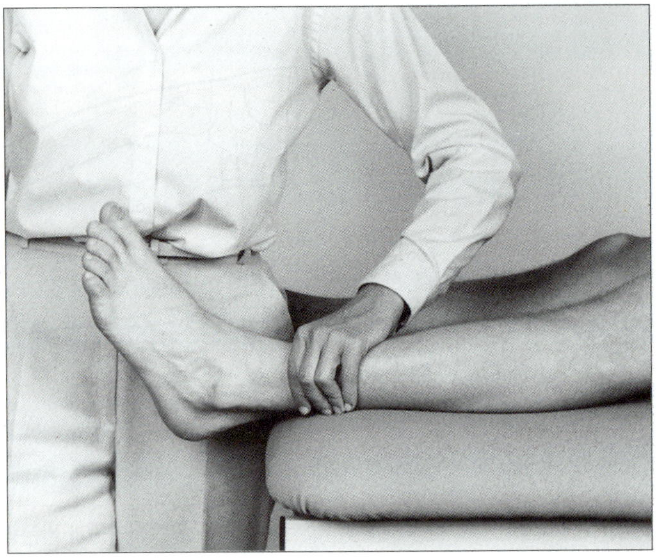

그림 8-99 시작 자세: 긴종아리근과 짧은종아리근.

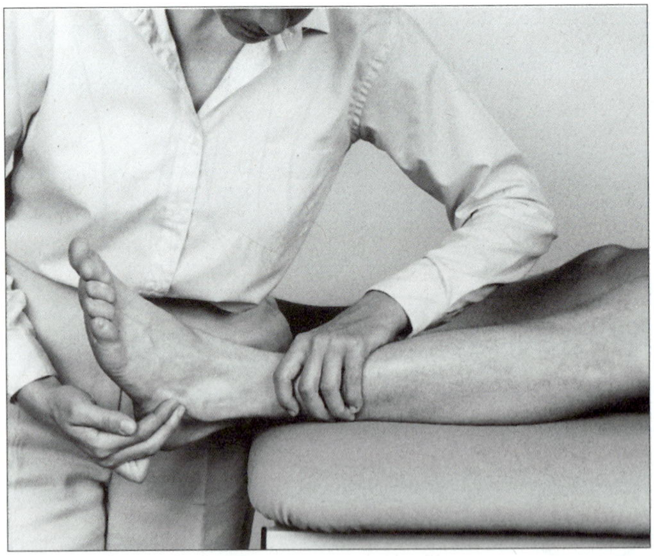

그림 8-100 끝 자세: 긴종아리근과 짧은종아리근.

표 8-4 손가락과 발가락에 대한 등급매기기

숫자	설명
	환자는 능동적으로 다음과 같이 움직일 수 있다:
5	중력을 제거하거나 중력을 받으며 최대 저항에 대하여 완전가동범위
4	중력을 제거하거나 중력을 받으며 중등도 저항에 대하여 완전가동범위
3	중력을 제거하거나 중력을 받으며 완전가동범위
2	중력을 제거하거나 중력을 받으며 부분가동범위
1	중력을 제거하거나 중력을 받으며 가동범위의 운동을 할 수 없지만 근수축을 관찰할 수 있거나 촉진 가능
0	중력을 제거하거나 중력을 받으며 가동범위의 운동을 할 수 없고 근수축의 관찰이나 촉진할 수 없음

발가락 운동 (Toe Movements)

중력은 발가락의 근육을 검사할 때 중요한 요인으로 고려하지 않는다. 발가락의 근육은 모든 등급에서 중력을 제거하거나 중력을 받으며 검사할 수 있다. 표 8-4는 발가락의 등급에 대한 서술이다.

발가락의 독립된 움직임은 일상생활활동에서 드물게 요구되고, 이러한 검사들이 아래에서 설명하고 있을지라도 발의 특수한 근육검사에 대한 독립된 움직임을 수행하거나 훈련하는 일은 가능하지 않다.

발허리발가락관절 굽힘 (Metatarsophalangeal Flexion)

짧은엄지굽힘근: 엄지발가락과 벌레근: 4개의 발가락 (Flexor hallucis brevis: great toe and lumbricales: lesser four toes)

Forms 8-20

보조근: 긴엄지굽힘근, 긴발가락굽힘근, 짧은발가락굽힘근, 엄지벌림근, 짧은발가락벌림근, 등쪽과 바닥쪽 뼈사이근.

시작 자세. 치료사는 바로 누운 자세를 취한다. 발, 발목, 발가락은 해부학적 자세를 취한다(그림 8-101).

고정. 치료사는 발허리뼈를 고정한다.

운동. 환자는 IP관절에서 폄을 유지하는 동안 MTP관절을 굽힌다. 엄지발가락은 가쪽 4발가락과 독립적으로 검사한다(그림 8-102).

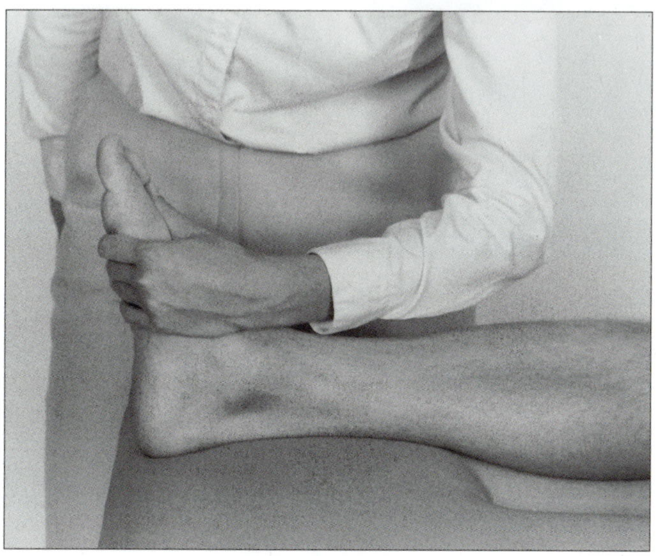
그림 8-101 시작 자세: 짧은엄지굽힘근.

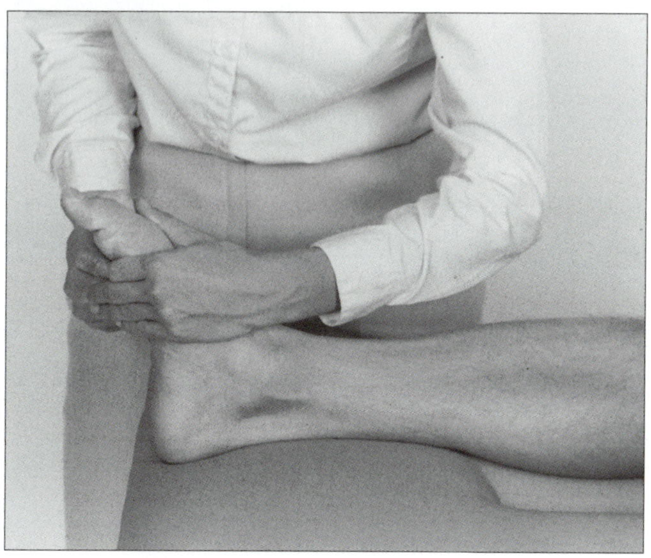
그림 8-102 검사 자세: 짧은엄지굽힘근.

촉진. *짧은엄지굽힘근(flexor hallucis brevis)*은 발바닥의 안쪽 면을 촉진한다.

*벌레근(lumbricales)*은 촉진하지 못한다.

대체 운동. 엄지발가락: 긴엄지굽힘근. 4발가락: 긴발가락과 짧은발가락굽힘근, 새끼발가락굽힘근, 등쪽과 바닥쪽 뼈사이근.

저항 위치. 엄지발가락(그림 8-103, 8-104)과 4발가락(그림 8-105)의 첫마디뼈 바닥면.

저항 방향. MTP관절 폄.

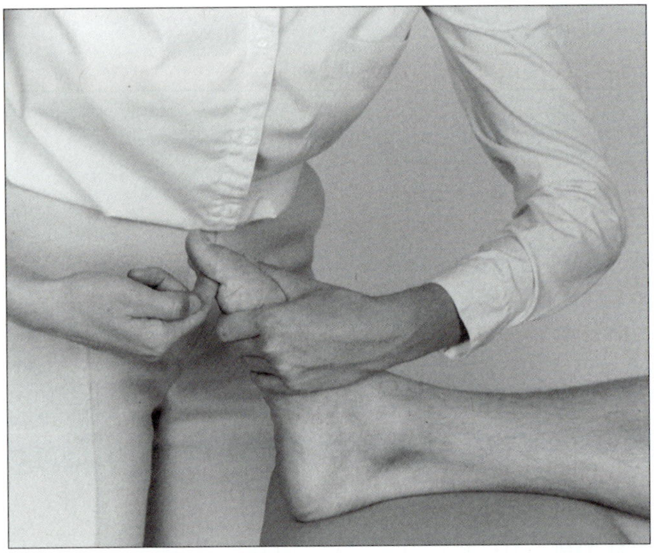

그림 8-103 저항: 짧은엄지굽힘근.

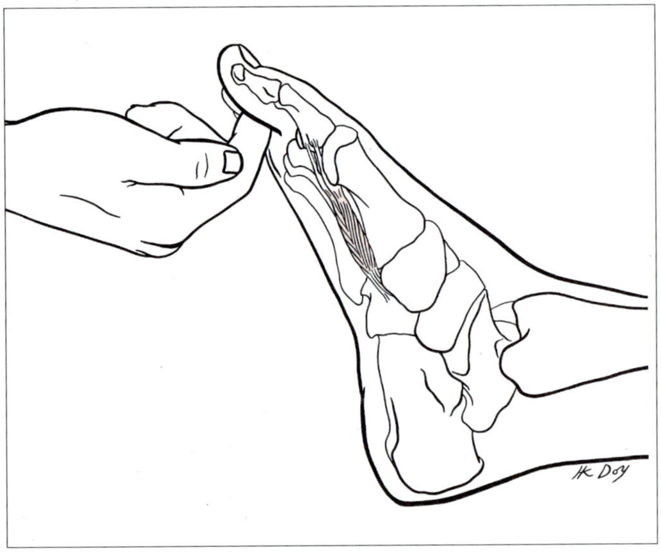

그림 8-104 짧은엄지굽힘근.

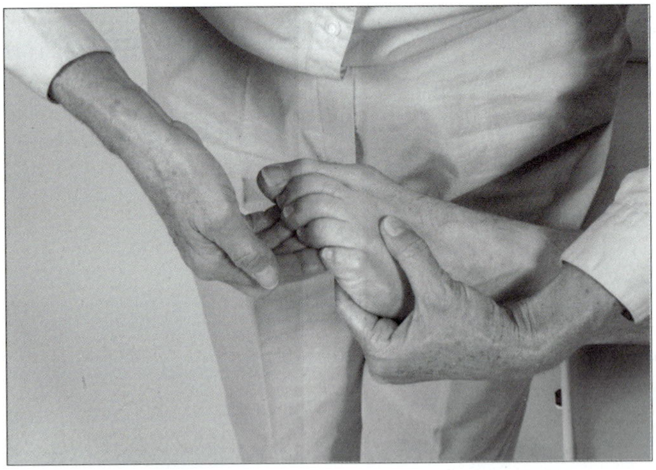

그림 8-105 저항: 벌레근.

발가락사이관절 굽힘 (Interphalangeal Flexion)

긴엄지굽힘근: 엄지발가락의 IP관절 굽힘; 긴발가락 굽힘근: 가쪽 4발가락의 DIP관절 굽힘; 짧은발가락 굽힘근: 가쪽 4발가락의 PIP관절 굽힘 (Flexor hallucis longus: flexion of the IP Joint of the great toe; flexor digitorum longus: flexion of the DIP joints of the lateral four toes; and flexor digitorum brevis: flexion of the PIP joints of the lateral four toes)

Forms 8-21

시작 자세. 환자는 바로누운 자세를 취한다. 발, 발목, 발가락은 해부학적 자세이다(그림 8-106, 8-107).

고정. 치료사는 각 발가락의 MTP관절을 고정한다. 장딴지근과 가자미근이 마비된다면, 발꿈치뼈는 짧은발가락굽힘근의 이는곳에 붙도록 돕기 위하여 고정되어야 한다.

운동. 엄지발가락은 가쪽 4발가락에 대해 독립적으로 검사한다. 환자는 전체가동범위를 통하여 엄지발가락의 IP관절을 굽힌다(그림 8-108). 환자는 전체가동범위를 통하여 가쪽 4발가락의 PIP와 DIP관절을 굽힌다(그림 8-109).

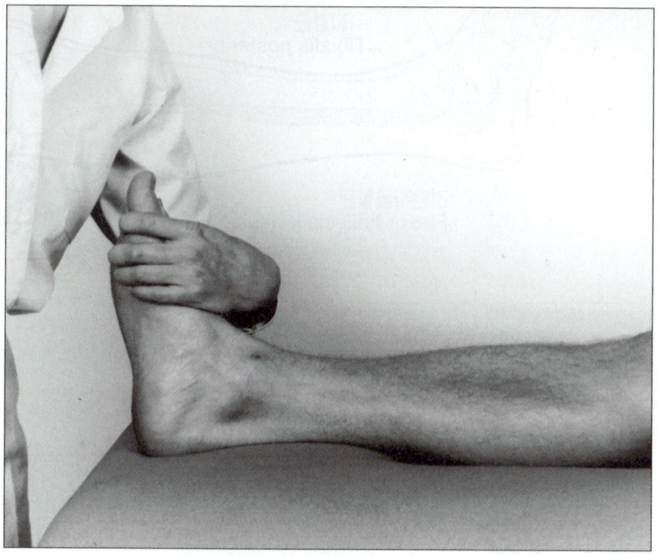

그림 8-106 시작 자세: 긴엄지굽힘근.

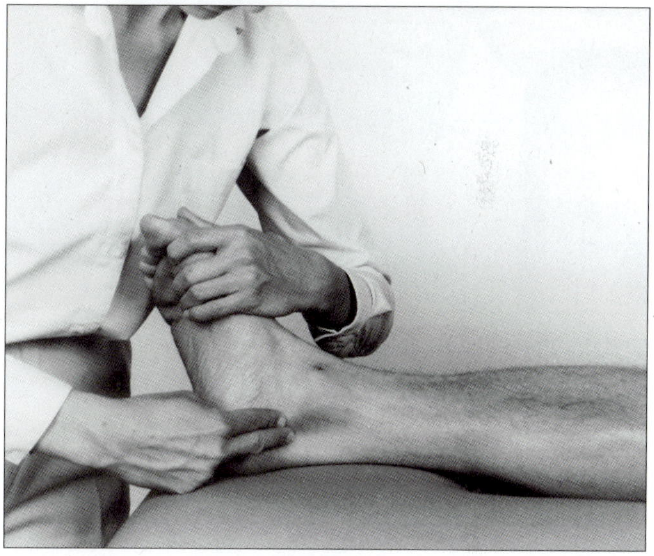

그림 8-108 검사 자세: 긴엄지굽힘근.

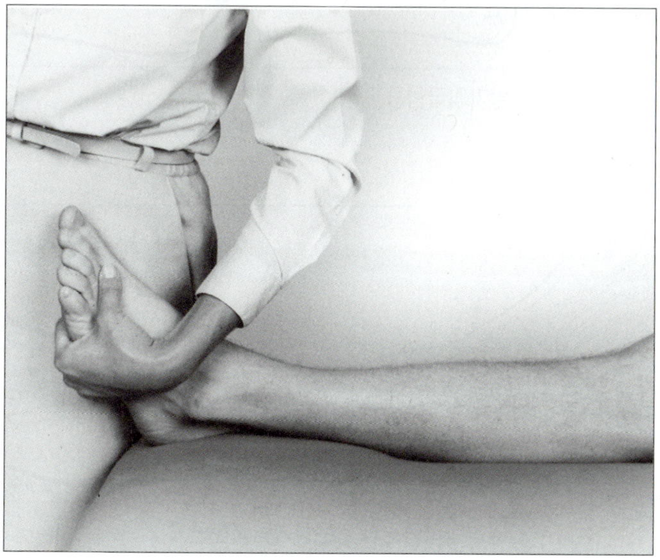

그림 8-107 시작 자세: 긴발가락굽힘근과 짧은발가락굽힘근.

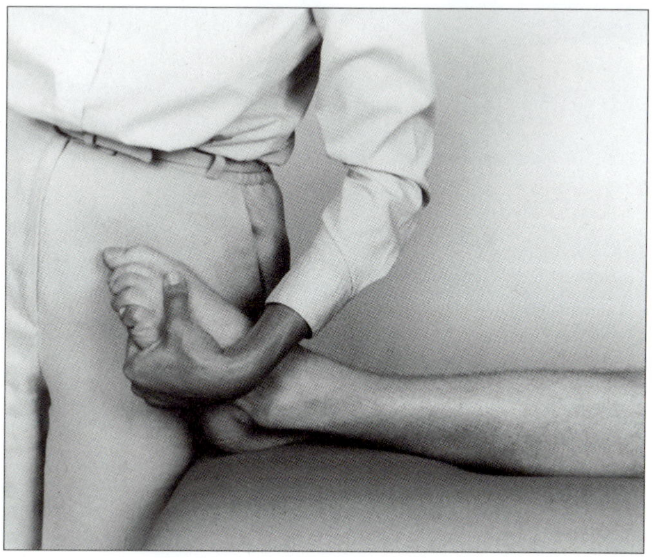

그림 8-109 검사 자세: 긴발가락굽힘근과 짧은발가락굽힘근.

촉진. *긴엄지굽힘근(flexor hallucis longus)*은 엄지발가락 첫마디뼈의 바닥이나 안쪽 복사 아래에서 촉진할 수 있다. *짧은발가락굽힘근(flexor digitorum brevis)*은 촉진하지 못한다. *긴발가락굽힘근(flexor digitorum longus)*은 첫마디뼈 발바닥에서 각각의 근육을 촉진할 수 있다.

저항 위치. 엄지발가락 끝마디뼈의 바닥면(그림 8-110, 8-111)과 가쪽 4발가락의 중간마디뼈와 끝마디뼈의 바닥면(그림 8-112, 8-113, 8-114)에 준다.

저항 방향. 발가락 폄.

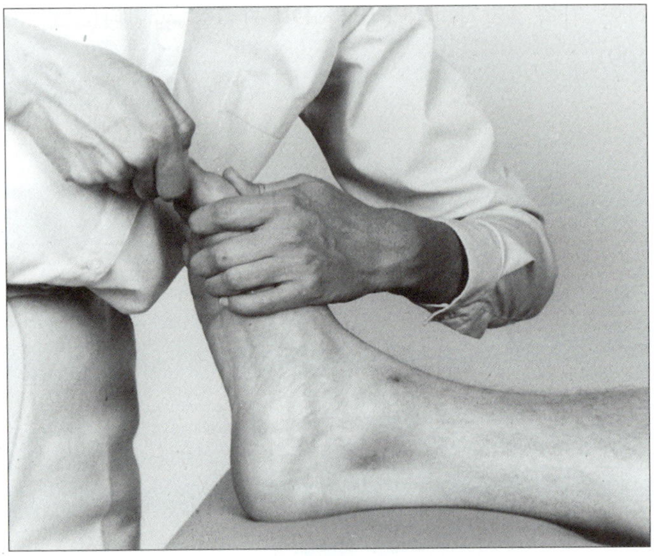

그림 8-110 저항: 긴엄지굽힘근.

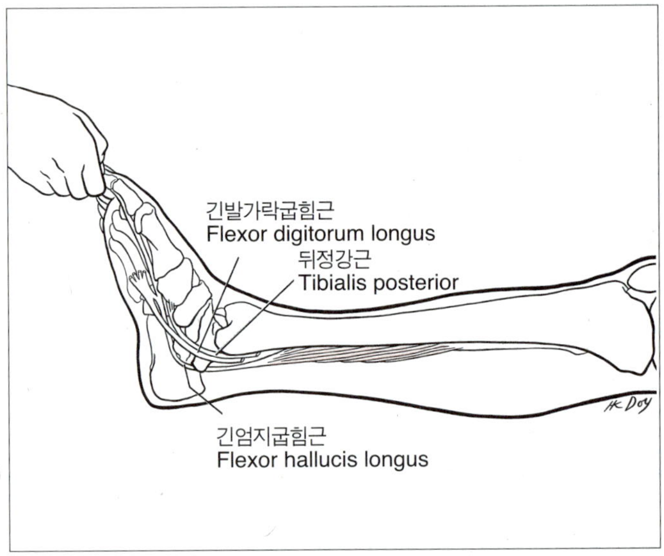

그림 8-111 긴엄지굽힘근.

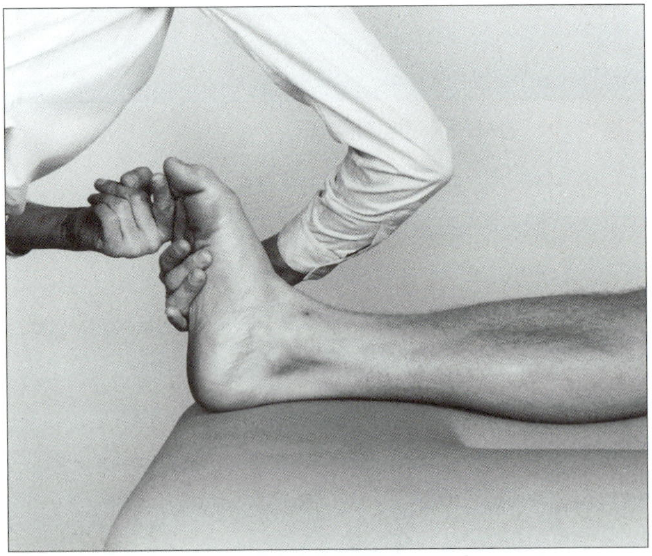

그림 8-112 저항: 긴발가락굽힘근과 짧은발가락굽힘근.

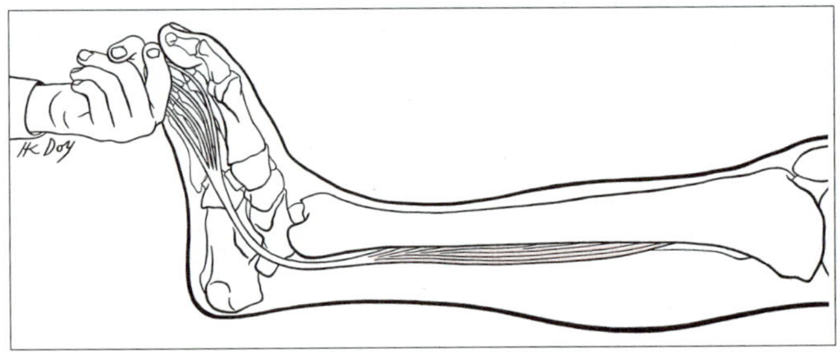

그림 8-113 긴발가락굽힘근.

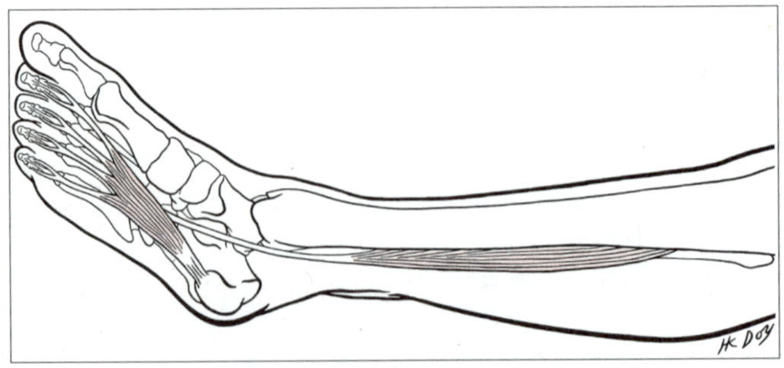

그림 8-114 긴발가락굽힘근과 짧은발가락굽힘근.

엄지발가락의 발허리발가락관절 벌림
(Metatarsophalangeal Abduction of the Great Toe)

엄지벌림근 (Abductor hallucis)

Forms 8-22

시작 자세. 환자는 바로 누운자세를 취한다. 발목, 발, 발가락은 해부학적 자세이다(그림 8-115).

고정. 치료사는 첫째 발허리뼈를 고정한다.

운동. 환자는 전체 가동범위(그림 8-116)를 통하여 엄지발가락을 벌림한다(그림 8-116). 벌림의 움직임은 엄지발가락의 MTP관절을 굴곡하고 엄지벌림근이 벌림할 때 약간의 굽힘을 동반한다.

촉진. 발의 안쪽 면은 첫째 발허리뼈의 표면.

저항 위치. 첫째 발가락 첫마디뼈의 안쪽 면(그림 8-117, 8-118).

저항 방향. 엄지발가락 모음.

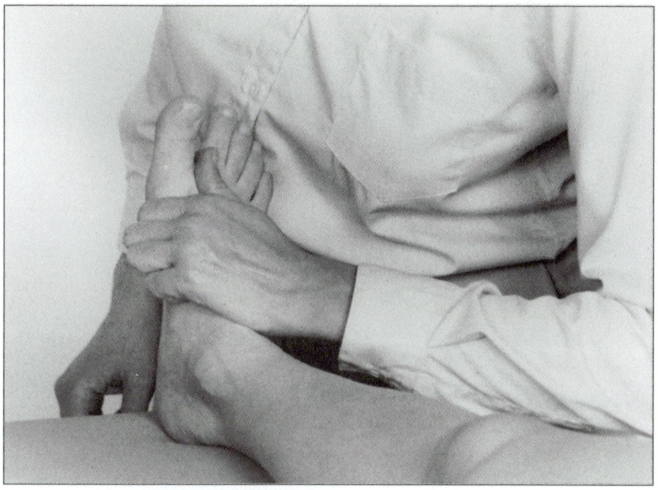

그림 8-115 시작 자세: 엄지벌림근.

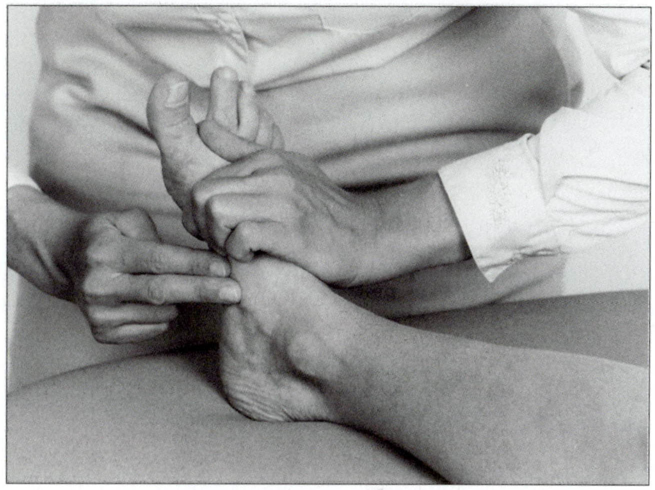

그림 8-116 검사 자세: 엄지벌림근.

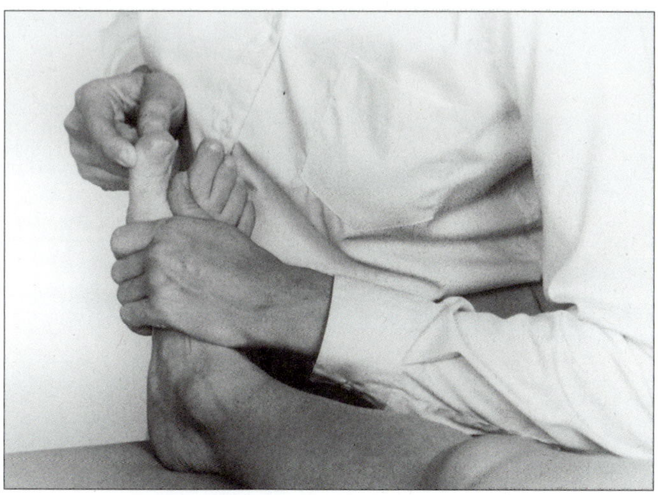

그림 8-117 저항: 엄지벌림근.

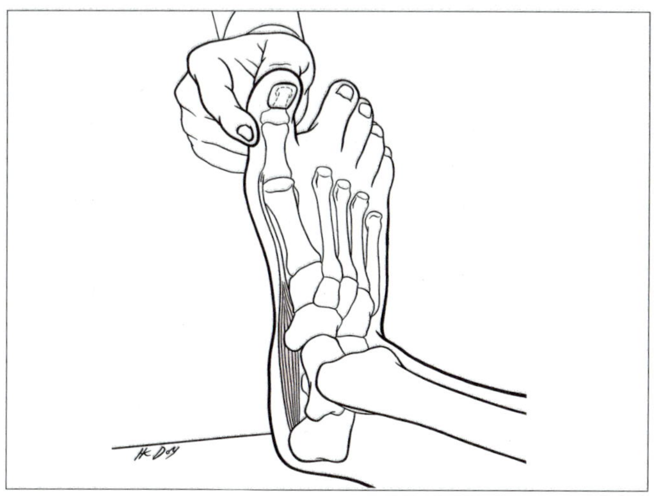

그림 8-118 엄지벌림근.

발허리발가락관절 벌림
(Metatarsophalangeal Abduction)

새끼발가락벌림근과 등쪽 뼈사이근
(Abductor digiti minimi and dorsal interossei)

이 두 근육은 등급을 매기는 데 구분하지 않는다. 기능은 가쪽 3발가락 벌림 관찰을 통하여 결정한다. 이러한 움직임은 MTP관절의 굽힘과 연결된다. 치료사는 엄지발가락을 고정한다.

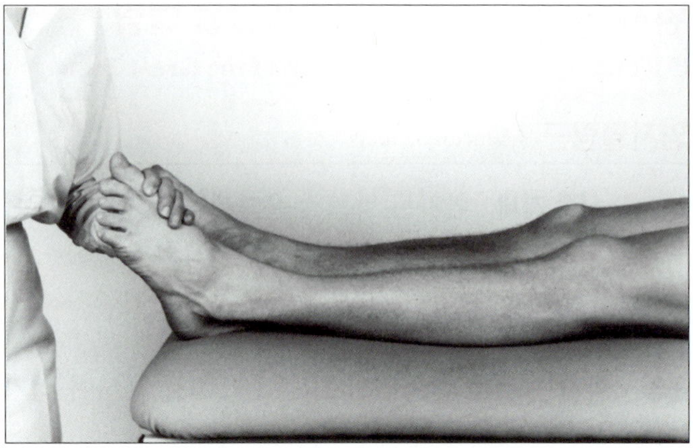

그림 8-119 새끼발가락벌림근과 등쪽 뼈사이근의 관찰.

발허리발가락관절과 발가락뼈사이관절 폄 (Metatarsophalangeal and Interphalangeal Extension)

긴엄지폄근: 엄지발가락의 IP관절 폄; 짧은발가락폄근: 가운데 3발가락의 MTP와 IP관절 폄; 엄지발가락의 MTP: 긴발가락 폄: 가쪽 4발가락의 MTP와 IP관절 폄 (Extensor hallucis longus: IP extension of the great toe; extensor digitorum brevis: MTP and IP extension of the middle three toes and MTP extension of the great toe; and extensor digitorum longus: MTP and Ip extension on the lateral four toes)

Forms 8-23

시작 자세. 환자는 바로누운 자세를 취한다. 발목은 중립자세이고 발가락은 굽힌다(그림 8-120과 8-121).

고정. 치료사는 발허리뼈를 고정한다.

운동. 환자는 완전한 ROM까지 엄지를 편다(그림 8-122). 환자는 가쪽 4발가락을 완전 ROM까지 편다(그림 8-123). 환자는 엄지를 펴고 4개의 발가락을 분리하여 펴는데 어려울 수 있다. 그러므로 발가락은 그룹으로 검사할 수 있다.

촉진. *긴엄지폄근(extensor hallucis longus)*은 첫 MTP관절의 등쪽에서 촉진하거나 발목관절의 앞면에서 앞정강근의 가쪽을 촉진한다. *짧은발가락폄근(extensor digitorum brebis)*은 발의 등쪽과 가쪽에서 가쪽 복사뼈의 앞까지 촉진하거나 발목관절의 앞면에서 *긴엄지폄근* 힘줄의 가쪽을 촉진한다.

주의: 짧은 발가락폄근은 5째 발가락을 포함시키지 않는다. 그러므로 이 발가락의 폄근력이 감소하면 긴발가락폄근의 약화를 의미한다. 엄지 첫마디뼈의 바닥에 정지한 짧은발가락폄근의 일부는 엄지의 MTP관절을 편다.

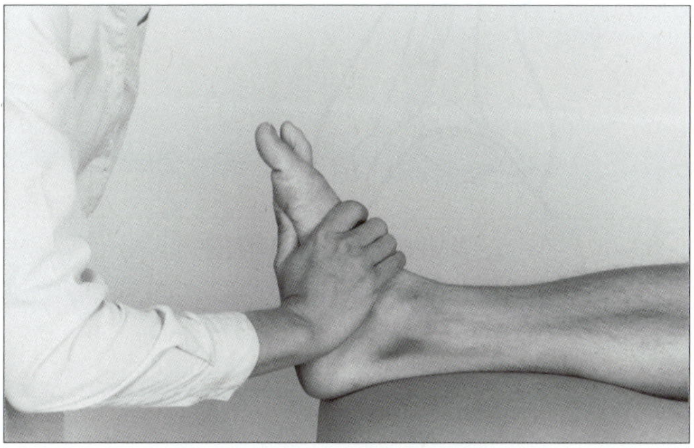

그림 8-120 시작자세: 긴엄지폄근과 짧은엄지폄근.

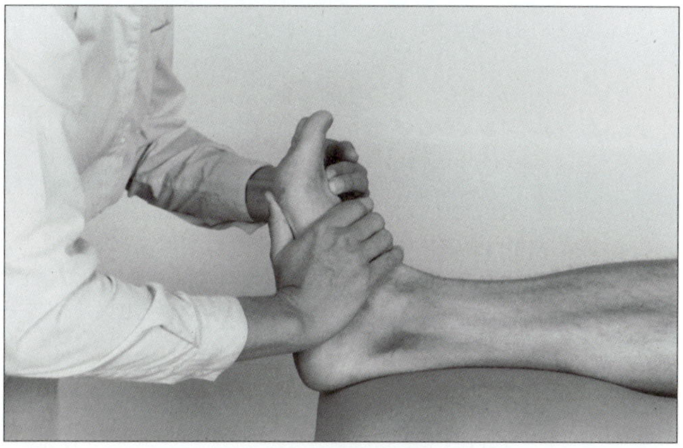

그림 8-122 검사 자세: 긴엄지폄근과 짧은엄지폄근.

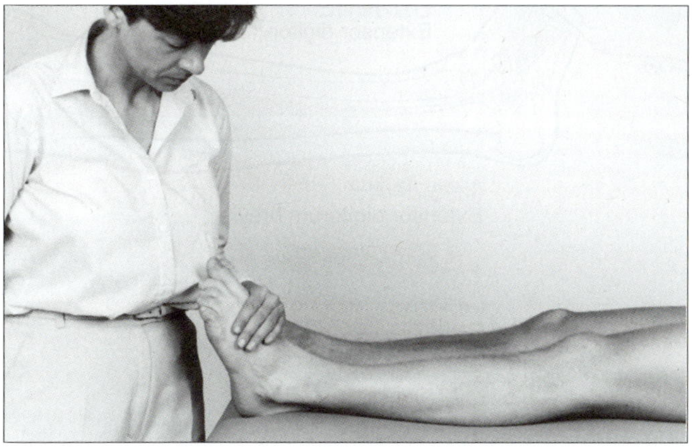

그림 8-121 시작자세: 긴 · 짧은발가락폄근.

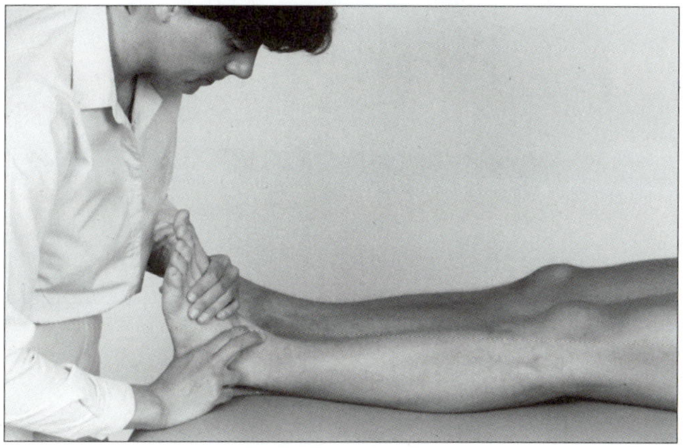

그림 8-123 검사 자세: 긴 · 짧은발가락폄근.

저항 위치. *긴엄지폄근(extensor hallucis longus)과 짧은 엄지폄근(extensor hallucis brevis)*(그림 8-124와 8-125) : 엄지발가락의 먼쪽 발가락의 등쪽 위면. *긴 · 짧은발가락 폄근(extensor digitorum longus and brevis)*(그림 8-126과 8-127) : 네번째 가쪽 발가락의 등쪽 위면.

저항 방향. 발가락 굽힘.

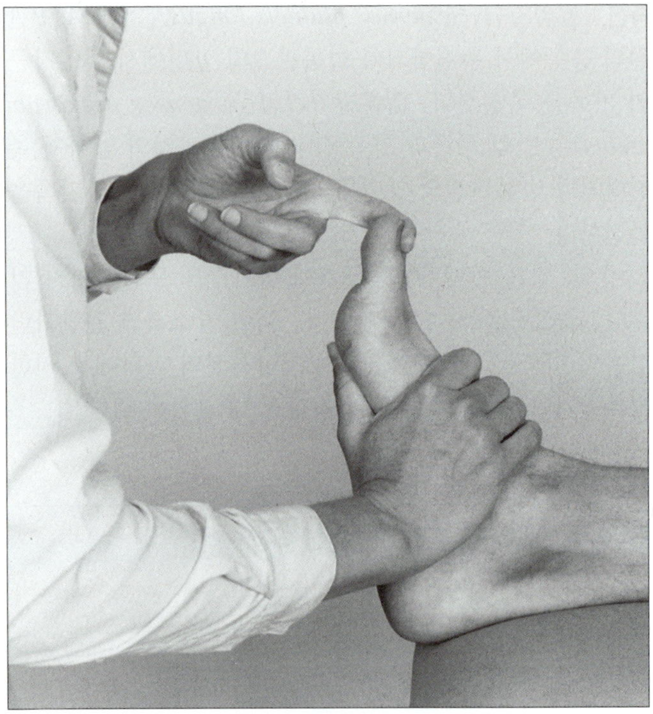

그림 8-124 저항: 긴 · 짧은엄지폄근.

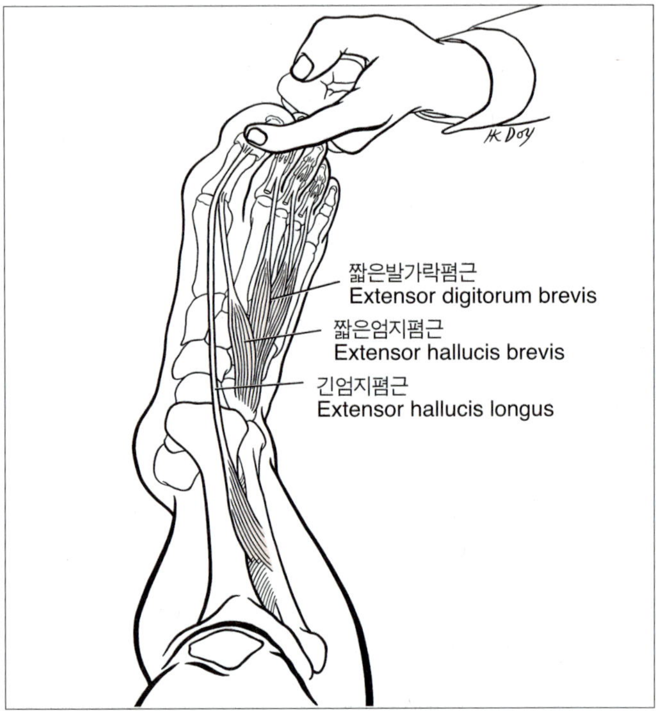

그림 8-125 긴 · 짧은엄지폄근과 짧은발가락폄근.

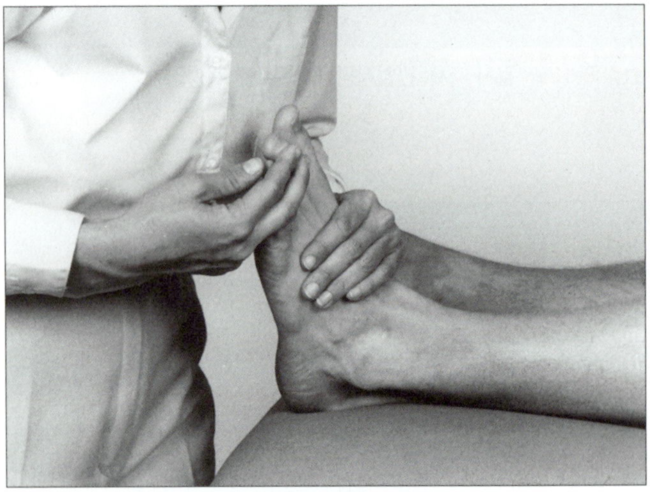

그림 8-126 저항: 긴 · 짧은발가락폄근.

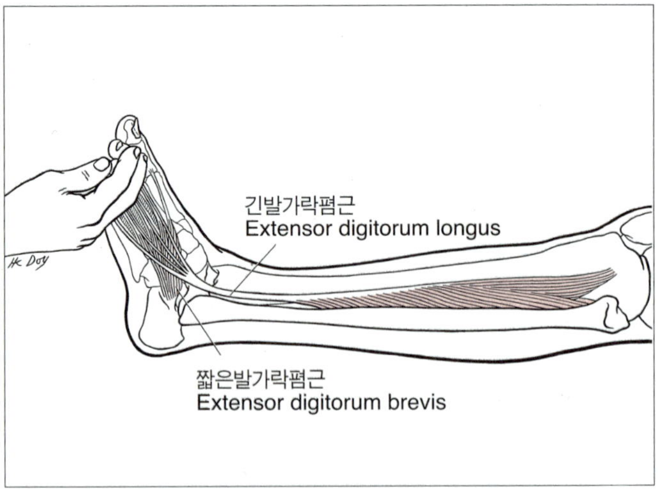

그림 8-127 긴 · 짧은발가락폄근.

기능적인 적용 (FUNCTIONAL APPLICATION)

관절기능 (Joint Function)

발은 거친 지형에 적응하는 유연성 있는 기초가 되고 걷기 패턴에서 마지막 입각기 동안 단단한 지렛대[13]로서 기능한다.[5] 지면과 다리 사이의 힘을 전달할 때 발은 충격을 흡수한다. 발을 내딛음으로 발목과 발은 몸을 올리고 발을 지면에서 뗄 때 발은 기계 장치를 조작하듯 사용한다.[13] 체중이 발에 놓일 때, MTP 관절은 발가락 전체에 뻣뻣한 발의 움직임을 허용한다.[5]

기능적 관절가동범위 (Functional Range of Motion)(표 8-5)

발목관절 등쪽 굽힘과 발바닥쪽 굽힘 (Ankle dorsiflexion and plantarflexion)

발목관절의 정상적인 AROM은 20° 발등 굽힘과 50° 발바닥 굽힘이다. 그러나 WB시(예, 계단에서, 앉은 자세에서 일어날 때, 웅크린 자세, 무릎꿇은 자세) 발등 굽힘 ROM은 NWB자세에서 보다 더 크다. 발등 굽힘의 완전한 범위는 계단을 내려가는 데 필요하다(그림 8-128). 또한 앉은 자세에서 일어날 때(그림 8-129) 발등 굽힘 ROM이 더 요구된다(예, 평균 28°). 발등 굽힘 ROM은 무릎꿇은 자세와 웅크리고 앉은 자세처럼 ADL을 수행하는 관습적인 비서구적 문화에 이용된다.

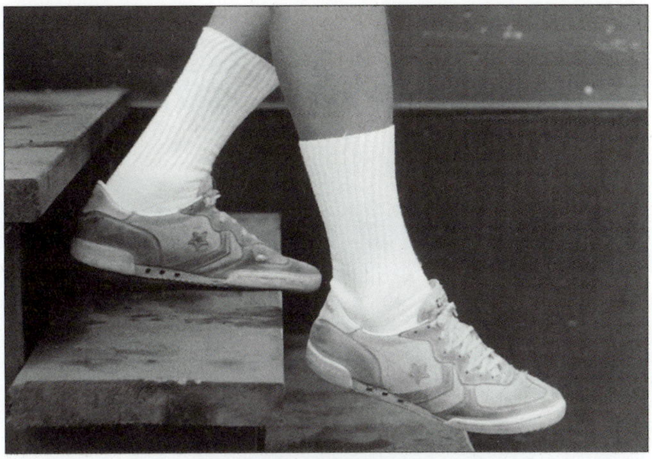

그림 8-128 계단을 내려가는 데 발등 굽힘의 완전한 범위가 요구된다.

완전범위의 발바닥 굽힘은 등산, 점프하기, 높은 곳의 물체 닿기를 할 때 필요하다(그림 8-130). 더 작은 범위의 발바닥 굽힘은 자동차의 가속기를 밟거나 피아노의 페달을 밟을 때, 굽이 높은 구두를 신는 활동에 필요하다(그림 8-131). 아시아나 동양문화권에서 이용하는 ADL에서 필수적 자세인 양반자세는 약 26°[25]~29°[26]로 완전한 발바닥굽힘 ROM 보다 덜 요구된다.

표 8-5 선택한 ADL에 대하여 요구되는 발목과 엄지발가락 ROM

활동	발등 굽힘	발바닥 굽힘	엄지발가락 MTP 폄
앉은 자세에서 일어나기*	28°		
계단오르기†	14~27°	23~30°	
계단내려오기†	21~36°	24~31°	
걷기	10° ‡	20° ‡	90°[23]
달리기§	17°	32°	
양반다리하기		26°[25]~29°[26]	
발등 굽힘하고 무릎꿇기	40°[25]		
발꿈치내리고 쪼그려 앉기	39°[25]		

* 원래자료로부터 젊은 사람과 노인의 평균값.[21]
† 서로 다른 곳의 3계단을 오르내리는 동안 15명 피험자의 발등 굽힘과 발바닥 굽힘 ROM값. 최대 발등 굽힘과 발바닥 굽힘은 계단의 차이와 피험자 키에 따라 다양하였다.[22]
‡ Levangie와 Norkin 의 연구에서 인용한 Rancho Los Amigos 보행분석 형태로부터 얻은 자료.[5]
§ 빠른 속도(마일 당 7.5분 이상 빨리)와 느린 속도(마일 당 8분보다 느린)에서 발목관절의 ROM이 평균적으로 차이가 없었다.[24]

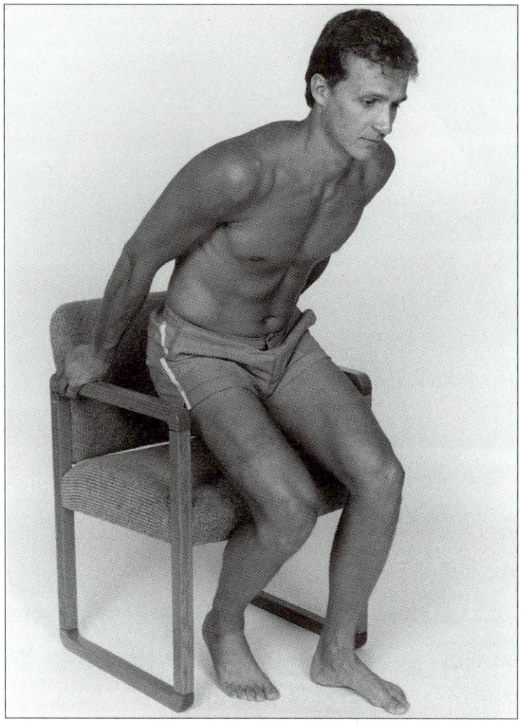

그림 8-129 앉은 자세에서 일어서는 데 발등 굽힘이 요구된다.

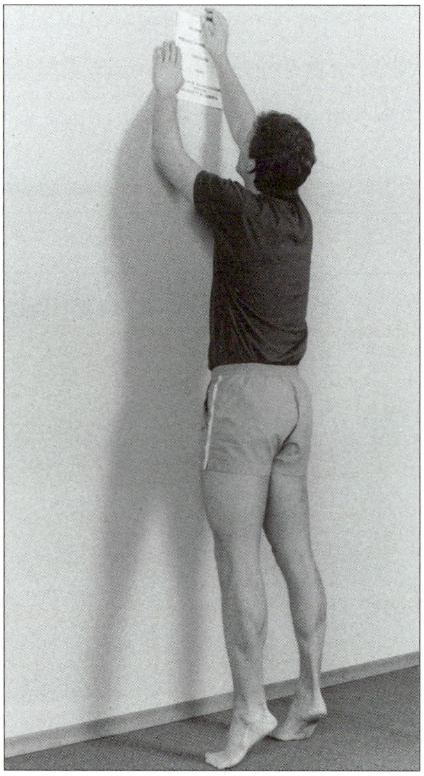

그림 8-130 발가락 폄, 발바닥 굽힘과 발바닥굽힘근의 수축.

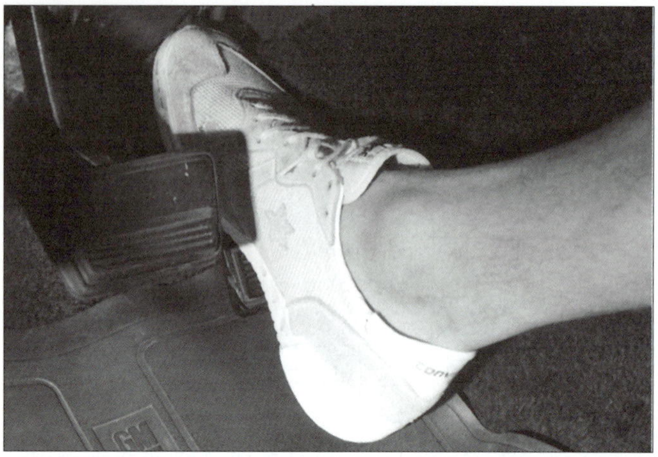

그림 8-131 발바닥굽힘근은 자동차의 가속기를 누를 때 이용한다.

Livingston, Stevenson, Olney[22]는 계단을 오르내리는 데 최대의 발등 굽힘 ROM은 오르는 데 14° 와 27° 사이, 계단을 내려가는 데 21° 와 36° 사이가 요구된다는 사실을 알아내었다. 발바닥 굽힘의 최대 ROM은 평균적으로 오르는 데 23~30°, 계단을 내려가는 데 24~31° 의 범위가 요구되었다.[22]

발의 운동 (Movements of the foot)

목말밑관절의 AROM은 앞발의 움직임 없이 안쪽 번짐과 가쪽 번짐이 각 5° 이다. 안쪽 번짐과 가쪽 번짐의 범위는 35° 와 15° 앞발 움직임으로 증가시킬 수 있다. 목말밑, 가로발목, 앞발의 관절은 발이 거친 지형에 적응하도록 완전하게 움직여야 한다(그림 8-132). 발을 검사하기 위하여 반대쪽 넙다리에 교차하여 발을 안쪽 번짐한다.

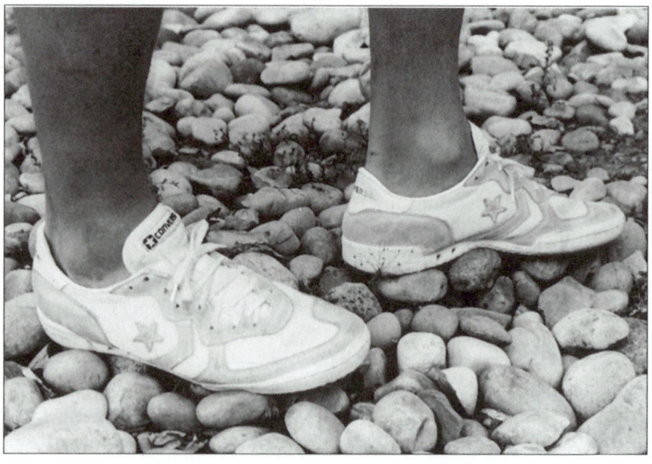

그림 8-132 발목과 발의 가동성 관절은 거친 지형을 수용한다.

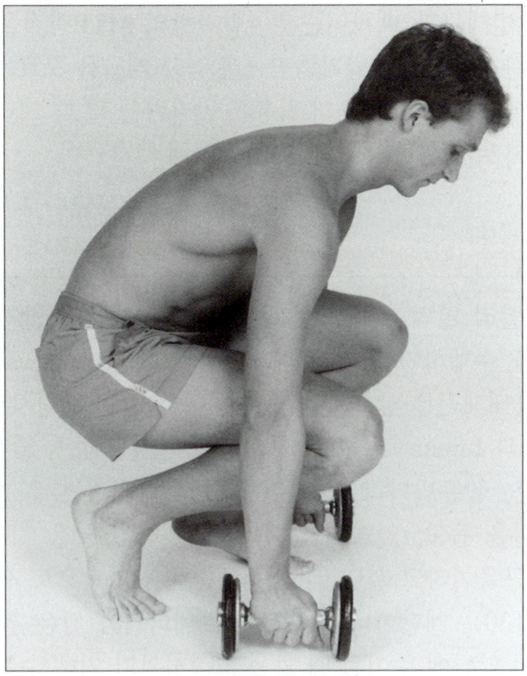

그림 8-133 발가락폄근은 스쿼팅에 필수적이다.

선 자세에서 MTP관절은 발허리뼈[2]가 아래로 경사질 때 최소한 25° 펴게 된다. 많은 ADL에서 엄지발가락 MTP 관절의 90° 까지 완전 폄이 요구된다. 엄지발가락[23]과 4발가락의 폄은 높은 물체를 잡기 위해 손을 뻗는 활동(그림 8-130)이나 웅크리고 앉는 활동(그림 8-133)에 필수적이다. 대부분 ADL을 위하여 엄지에서 몇 도의 굽힘 각도가 필요하다. MTP 관절에서 벌림과 모음의 결과로 볼 수 있는 중요한 기능은 없다.[5]

보행 (Gait)

정상걸음(부록 D 참조)은 정강뼈가 고정된 발 위에서 앞으로 나아갈 때 중간입각기에서 마지막 입각기까지 발등 굽힘이 필요하고, 유각전기의 끝에 최대 20° 발바닥 굽힘이 필요하다(Levangie와 Norkin의 책에서 인용한 것처럼 Lancho Los Amigos 보행분석에서). 엄지의 MTP 관절에서 유각전기 시 거의 90° 폄이 요구된다. 발가락 폄은 발바닥 널힘줄을 신장시키고, 결과적으로 중요한 세로활을 지지한다.

달리기는 발목관절에서 중간입각기 시 평균 17° 발등 굽힘에서 유각기 초기에 최대 32° 발바닥 굽힘 운동을 필요로 한다. 빨리 달리는 달리기와 느리게 달리는 달리기를 비교하였을 때 발목의 ROM은 같다.

근육기능 (Muscle Function)

발목 발바닥 굽힘 (Ankle plantarflexion)

종아리세갈래근인 장딴지근과 가자미근은 발목관절의 일차적인 발바닥굽힘근이다. 장딴지근은 무릎관절을 통과하고, 무릎을 폈을 때 발바닥굽힘근으로서 가장 효과적이다. 장딴지근 활성도와 발목관절의 등척성 발바닥 굽힘 근력은 무릎 굽힘의 증가와 함께 감소한다는 것을 보여주었고, 45° 이상 무릎 굽힘에서 가장 효율적이었다. Herman과 Bragin[29]은 발목이 발바닥 굽힘 자세일 때, 긴장이 빠르게 진행될 때, 강한 수축이 필요할 때, 장딴지근이 발바닥굽힘근으로 작용한다고 하였다.

가자미근의 활성도는 90° 무릎 굽힘 자세에서 가장 크고 완전히 무릎을 폈을 때 적다고 하였다. 가자미근은 주로 발목이 발등 굽힘 자세일 때, 수축이 최소일 때 발목을 발바닥 굽힘시킨다. 앞정강근, 긴엄지굽힘근, 긴발가락굽힘근 그리고 긴 · 짧은 종아리근은 발목관절에서 발바닥 굽힘근으로 보조한다. 발바닥굽힘근의 작용은 예로, 발가락으로 서는 것처럼 저항에 대항하여 발목을 발바닥 굽힘(그림 8-130)을 하는 활동, 점프하기, 자동차의 페달을 밟는 활동(그림 8-131)에서 볼 수 있다. 발바닥굽힘근은 또한 양말을 잡아당길 때처럼 과도한 발목 굽힘으로 힘을 주는 운동을 할 때 수축한다. 발을 지면에 고정하고, 발바닥굽힘근은 계단을 내려올 때 발목의 발등 굽힘을 조절한다[30] (그림 8-128).

발목관절 등쪽 굽힘 (Ankle dorsiflexion)

발등굽힘근은 앞정강근, 긴엄지폄근, 긴발가락폄근 그리고 제3 종아리근이다. 앞정강근은 초기에 발목의 발등 굽힘을 한다.[31] 앞정강근과 긴엄지폄근은 긴발가락폄근과 제3종아리근과 비교하면 강한 발등굽힘근이다. 발등굽힘근은 발톱을 자르거나 구두끈을 맬 때처럼 발등 굽힘 자세에서 발목을 수축하고 유지한다. 이러한 근육들은 또한 지면에 발을 내려놓을 때 보행주기에서 반응부하기 시기와 바닥에 발을 천천히 두드릴 때처럼 발목의 발바닥 굽힘을 조절하기 위하여 수축한다(부록 D). 지면에 발을 놓고 앉은 자세에서 선 자세로 일어날 때 발등굽힘근은 발목 위의 정강뼈를 고정하기 위하여 수축한다.[33]

안쪽 번짐과 가쪽 번짐 (Inversion and eversion)

뒤정강근, 긴엄지굽힘근, 긴발가락굽힘근, 가자미근, 장딴지근과 앞정강근은 안쪽 번짐을 하는 근육이다. 뒤정강근은 발의 중요한 안쪽 번짐근이다. 장딴지근과 가자미근은 발목의 발바닥 굽힘과 함께 발꿈치를 안쪽 번짐한다.[13] 발의 안쪽 번짐 시 앞정강근에 대하여는 많은 의견들이 있다. 앞정강근의 작용선은 안쪽 번짐과 가쪽 번짐에 대하여 목말밑 관절축[28]을 따라 일어난다. 이러한 이유에 대하여 Soderberg[28]는 목말밑관절에서 앞정강근의 작용이 일어나지 않는다고 지적한다. Smith, Weiss 그리고 Lehmkuhl[13]은 앞정강근과 긴발가락굽힘근은 발의 가쪽 번짐에서 중립자세까지 작용에 대하여 안쪽 번짐근은 약할 수 있다고 말한다. O'Connell[31]은 앞정강근은 발의 안쪽 면이 발등굽힘과 함께 동시에 올라갔을 때 안쪽 번짐근으로써 작용한다고 결론내렸다. 안쪽 번짐근의 작용은 발의 피부상태를 관찰하기 위하여 반대쪽 넙다리에 가로질러 놓은 자세를 취하거나 또는 안쪽 번짐근이 발을 안정시키도록 도와 거친 지형을 걸을 때 보여준다(그림 8-132).

긴종아리근과 짧은종아리근은 긴발가락폄근과 제3종아리근의 보조를 받아 가쪽 번짐을 한다. 가쪽 번짐근의 작용은 거친 지면을 걸을 때 나타난다(그림 8-132).

발가락 굽힘과 폄 (Toe flexion and extension)

엄지발가락굽힘근은 긴엄지굽힘근, 짧은엄지굽힘근, 짧은엄지벌림근을 포함한다. 짧은엄지벌림근은 엄지발가락의 MTP관절을 굽히고 엄지발가락의 IP관절을 편다.[34] 긴발가락굽힘근과 짧은발가락굽힘근은 작은 4발가락을 굽힌다. 새끼발가락굽힘근과 새끼발가락 벌림근은 5째발가락의 굽힘을 돕는다. 발가락굽힘근은 엄지발가락의 지면을 단단히 누르고, 다른 4발가락이 한쪽 입각기[35] 동안 균형을 유지하거나 발가락으로 섰을 때 지면을 딛는 기능을 한다(그림 8-130). 발가락굽힘근은 지면에서 물체를 들어올리거나 걸을 때 발생하는 수동적 발가락 폄을 조절하기 위하여 원심성 수축을 한다.

발의 폄근 기관은 손의 폄근 기관과 비슷하다. 엄지발가락폄근은 긴엄지폄근, 짧은엄지폄근, 짧은엄지벌림근을 포함한다. 긴발가락폄근과 짧은발가락폄근은 MTP관절의 4발가락을 편다. 5째 발가락쪽으로 짧은발가락폄근이 없으나 새끼발가락 벌림근과 새끼발가락굽힘근에서 나온 섬유는 폄을 돕기 위하여 5째 발가락의 등쪽 확장부에 붙는다.[34] 벌레근과 뼈사이근은 4발가락의 MTP관절을 굽히고 IP관절을 편다. 발가락폄근은 걷고 계단을 오르는 동안 수축한다. 발가락폄근의 작용은 발가락을 펼 때 그리고 발톱을 자르기 위하여 자세를 유지할 때 나타난다.

활의 유지 (Maintenance of the arches)

손과 달리 발의 내재근은 특수한 기능을 하지 않지만 큰 기능을 수행하기 위하여 외재근과 함께 집단적으로 작용한다. 내재근은 앞으로 추진하는 동안 발을 고정시킨다.[36] Mann과 Inman[36]은 중요한 내재근(엄지벌림근, 짧은엄지굽힘근, 짧은발가락굽힘근, 새끼발가락벌림근)은 가로발목관절을 돕고, 앞발의 강한 굽힘을 하여 활을 지지하는 주된 근육이라고 설명한다. 내재근은 발가락으로 서기(그림 8-130), 계단이나 경사로 오르내리기와 같은 활동 시 체중이 앞발에 주어질 때 발을 고정시키기 위해 수축한다. 장딴지세갈래근, 긴종아리근, 짧은종아리근, 앞뒤정강근은 달리기와 등산하기와 같은 더 격렬한 활동을 하기 위하여 내재근과 함께 수축한다.[37]

선 자세 (Standing posture)

선 자세에서 중력선은 발등 굽힘 토크를 만드는 발목 축 앞으로 떨어진다.[32] 발등 굽힘 토크는 뒤방향에서 정강뼈를 당기기 위해 수축하는 가자미근에 의하여 억제된다.[12] 근 활동은 서 있을 때 발의 활을 지지하기 위하여 요구하지는 않는다.[36]

보행 (Gait)

보행주기 동안 다음의 근 기능에 대한 서술은 Norkin, Levangie, Inman, Ralston, Todd[38]의 연구에 기초한다. 발등굽힘근은 발을 지면에서 들어올리는 유각기 동안 수축한다. 앞정강근, 긴엄지폄근, 긴발가락폄근은 유각 전기부터 중간유각기를 통하여 발등 굽힘을 위해 구심성 수축을 한 후 발을 이 자세로 유지시키기 위하여 등심성 수축을 한다. 이와 같은 근육은 보행주기의 입각기 동안 초기접촉기로부터 반응부하기까지 바닥으로 발의 처짐을 조절하기 위해 원심성 수축을 한다.

장딴지근과 가자미근은 몸이 앞으로 나아갈 때 고정된 발 위로 정강뼈의 앞쪽 움직임으로 나타난 발등 굽힘을 조절하기 위해 체중부하기부터 마지막 입각기까지 원심성 수축을 한다. 유각 전기에서 장딴지근, 가자미근, 긴종아리근, 짧은종아리근, 긴엄지굽힘근은 구심성 수축을 하고 발꿈치는 지면에서 올려진다. 긴종아리근은 정상보행을 하는 동안 느린 보행 속도에서 가장 현저하게 균형을 조절한다.[39]

발의 내재근은 보행주기의 입각기 동안 수축한다.[36] 내재근의 수축은 발이 최대의 안정성을 요구할 때 보행주기에서 동시에 일어난다.

Reber와 그의 연구자들은[40] 달리는 동안 발목근육의 활동을 설명하였다.

참고문헌(References)

1. Kapandji AI. *The Physiology of the Joints. Vol. 2. The Lower Limb.* 6th ed. New York, NY: Churchill Livingstone Elsevier; 2011.
2. Soames RW. Skeletal system. Salmon S, ed. Muscle. In: *Gray's Anatomy.* 38th ed. New York: Churchill Livingstone; 1995.
3. Norkin CC, White DJ. *Measurement of Joint Motion: A Guide to Goniometry.* 4th ed. Philadelphia, PA: FA Davis; 2009.
4. Daniels L, Worthingham C. *Muscle Testing: Techniques of Manual Examination.* 5th ed. Philadelphia, PA: WB Saunders; 1986.
5. Levangie PK, Norkin CC. *Joint Structure & Function: A Comprehensive Analysis.* 3rd ed. Philadelphia, PA: FA Davis; 2001.
6. Woodburne RT. *Essentials of Human Anatomy.* 5th ed. London: Oxford University Press; 1973.
7. Magee DJ. *Orthopedic Physical Assessment.* 5th ed. St. Louis, MO: Saunders Elsevier; 2008.
8. American Academy of Orthopaedic Surgeons. *Joint Motion: Method of Measuring and Recording.* Chicago, IL: AAOS; 1965.
9. Berryman Reese N, Bandy WD. *Joint Range of Motion and Muscle Length Testing.* 2nd ed. St. Louis, MO: Saunders Elsevier; 2010.
10. Cyriax J. *Textbook of Orthopaedic Medicine. Vol. 1. Diagnosis of Soft Tissue Lesions.* 8th ed. London: Bailliere Tindall; 1982.
11. Taylor Major KF, Bojescul Captain JA, Howard RS, Mizel MS, McHale KA. Measurement of isolated subtalar range of motion: a cadaver study. *Foot Ankle Int.* 2001;22:426–432.
12. Costa ML, Logan K, Heylings D, Donell ST, Tucker K. The effects of achilles tendon lengthening on ankle dorsiflexion: a cadaver study. *Foot Ankle Int.* 2006;27(6):414–417.
13. Smith LK, Weiss EL, Lehmkuhl LD. *Brunnstrom's Clinical Kinesiology.* 5th ed. Philadelphia, PA: FA Davis; 1996.
14. Fiebert IM, Correia EP, Roach KE, Carte MB, Cespedes J, Hemstreet K. A comparison of EMG activity between the medial and lateral heads of the gastrocnemius muscle during isometric plantarflexion contractions at various knee angles. *Isokinet Exerc Sci.* 1996;6:71–77.
15. Signorile JE, Applegate B, Duque M, Cole N, Zink A. Selective recruitment of the triceps surae muscles with changes in knee angle. *J Strength Cond Res.* 2002;16(3):433–439.
16. Hébert-Losier K, Schneiders AG, Sullivan SJ, Newsham-West RJ, Garcia JA, Simoneau GG. Analysis of knee flexion angles during two clinical versions of the heel-raise test to assess soleus and gastrocnemius function. *J Orthop Sports Phys Ther.* 2011;41(7):505–513.
17. Lunsford BR, Perry J. The standing heel-rise test for ankle plantar flexion: criterion for normal. *Phys Ther.* 1995;75:694–698.
18. Jan MH, Chai HM, Lin YF, Lin JC, Tsai LY, Ou YC, Lin DH. Effects of age and sex on the results of an ankle plantar-flexor manual muscle test. *Phys Ther.* 2005;85(10):1078-1084.
19. Hébert-Losier K, Newsham-West RJ, Schneiders AG, Sullivan SJ. Raising the standards of the calf-raise test: a systematic review. *J Sci Med Sport.* 2009;12(6):594–602.
20. Janda V. *Muscle Function Testing.* London: Butterworth; 1983.
21. Ikeda ER, Schenkman ML, Riley PO, Hodge WA. Influence of age on dynamics of rising from a chair. *Phys Ther.* 1991;71:473–481.
22. Livingston LA, Stevenson JM, Olney SJ. Stairclimbing kinematics on stairs of differing dimensions. *Arch Phys Med Rehabil.* 1991;72:398–402.
23. Sammarco GJ, Hockenbury RT. Biomechanics of the foot and ankle. In: Nordin M, Frankel VH, eds. *Basic Biomechanics of the Musculoskeletal System.* 3rd ed. Philadelphia, PA: Lippincott Williams & Wilkins; 2001.
24. Pink M, Perry J, Houglum PA, Devine DJ. Lower extremity range of motion in the recreational sport runner. *Am J Sports Med.* 1994;22:541–549.
25. Hemmerich A, Brown H, Smith S, Marthandam SSK, Wyss UP. Hip, knee, and ankle kinematics of high range of motion activities of daily living. *J Orthop Res.* 2006;24:770–781.
26. Kapoor A, Mishra SK, Kewangan SK, Mody BS. Range of movements of lower limb joints in cross-legged sitting posture. *J Arthroplasty.* 2008;23:451–453.
27. Thordarson DB, Schmotzer H, Chon J, Peters J. Dynamic support of the human longitudinal arch. *Clin Orthop Relat Res.* 1995;316:165–172.
28. Soderberg GL. *Kinesiology: Application to Pathological Motion.* 2nd ed. Baltimore: Williams & Wilkins; 1997.
29. Herman R, Bragin SJ. Function of the gastrocnemius and soleus muscles. *Phys Ther.* 1967;47:105–113.
30. Andriacchi TP, Andersson GBJ, Fermier RW, Stern D, Galante JO. A study of lower-limb mechanics during stair-climbing. *J Bone Joint Surg [Am].* 1980;62:749–757.
31. O'Connell AL. Electromyographic study of certain leg muscles during movements of the free foot and during standing. *Am J Phys Med.* 1958;37:289–301.
32. Norkin CC, Levangie PK. *Joint Structure and Function: A Comprehensive Analysis.* 2nd ed. Philadelphia: FA Davis; 1992.
33. Houtz SJ, Walsh FP. Electromyographic analysis of the function of the muscles acting on the ankle during weight-bearing with special reference to the triceps surae. *J Bone Joint Surg [Am].* 1959;41:1469–1481.
34. Sarrafian SK, Topouzian LK. Anatomy and physiology of the extensor apparatus of the toes. *J Bone Joint Surg [Am].* 1969;51:669–679.
35. Cailliet R. *Foot and Ankle Pain.* Philadelphia, PA: FA Davis; 1968.
36. Mann R, Inman VT. Phasic activity of the intrinsic muscles of the foot. *J Bone Joint Surg [Am].* 1964;46:469–481.
37. Sammarco GJ. Biomechanics of the foot. In: Nordin M, Frankel VH, eds. *Basic Biomechanics of the Musculoskeletal System.* 2nd ed. Philadelphia, PA: Lea & Febiger; 1989.
38. Inman VT, Ralston HJ, Todd F. *Human Walking.* Baltimore, MD: Williams & Wilkins; 1981.
39. Louwerens JWK, van Linge B, de Klerk LWL, Mulder PGH, Snijders CJ. Peroneus longus and tibialis anterior muscle activity in the stance phase. *Acta Orthop Scand.* 1995;66:517–523.
40. Reber L, Perry J, Pink M. Muscular control of the ankle in running. *Am J Sports Med.* 1993;21:805–810.

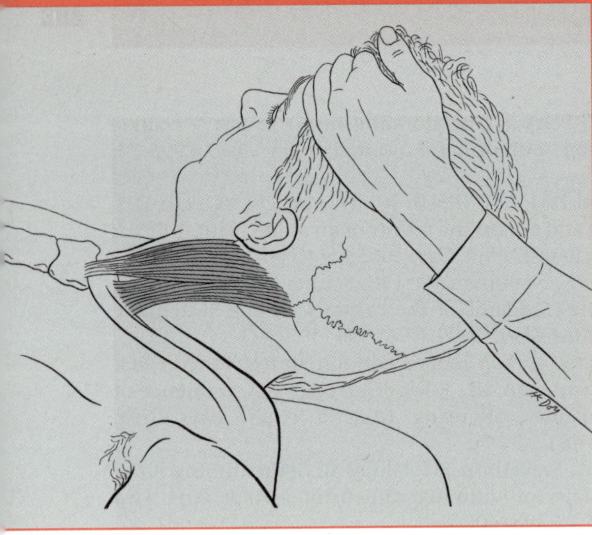

제 9 장 머리, 목, 그리고 몸통
Head, Neck, and Trunk

관절과 운동 : 머리와 목 (ARTICULATIONS AND MOVEMENTS: HEAD AND NECK)

관절과 관자아래턱관절(측두하악, temporomandibular)(TMJ)과 목뼈의 관절축들이 그림 9-1, 9-2, 그리고 9-3에 보여지고 있다. 관자아래턱관절과 목뼈의 관절 구조와 운동들은 표 9-1과 9-2에 요약되어 기술되어 있다.

관자아래턱관절 (The Temporomandibular Joints)

양쪽 귀의 앞쪽에 각각 위치한 관자아래턱관절(TMJ)들은 개별적으로 관절융기관절로 묘사되고 서로 양쪽 관절융기관절을 형성하며,[2] 아래턱을 거쳐 연결된다. 관자아래턱관절(TMJ)은 기능적 단위로서 함께 평가된다. 관자아래턱관절의 관절 표면은 서로 일치하지 않지만, 그러나 이 표면들 사이에 자리잡은 관절원반(articular disc)이 일치성을 촉진하고 위쪽과 아래쪽 부분으로 관자아래턱관절을 나눈다(그림 9-4C).

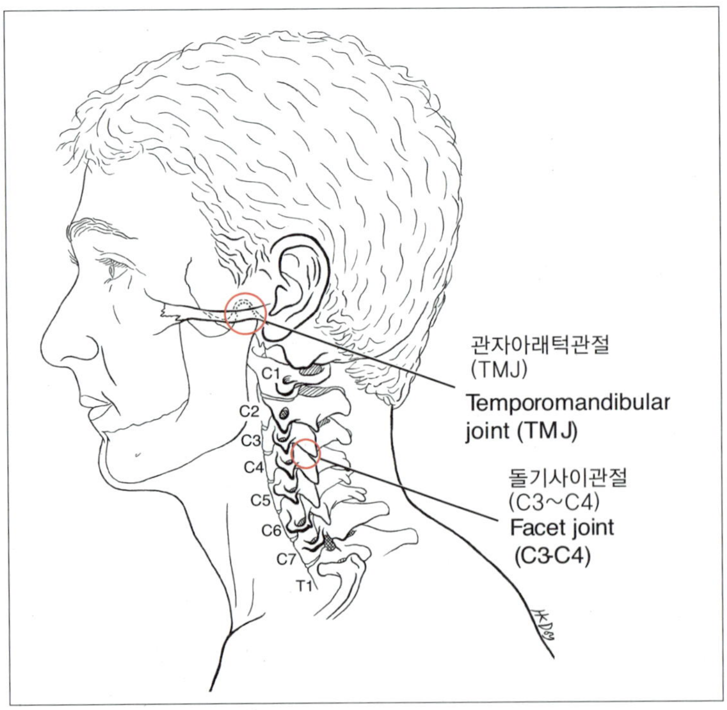

그림 9-1 관자아래턱관절과 목뼈 관절.

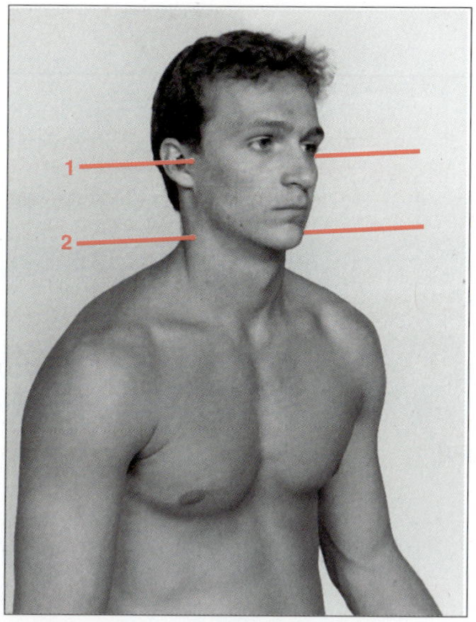

그림 9-2 (1) 관자아래턱관절 축: 올림-내림. (2) 목뼈 축: 굽힘-폄.

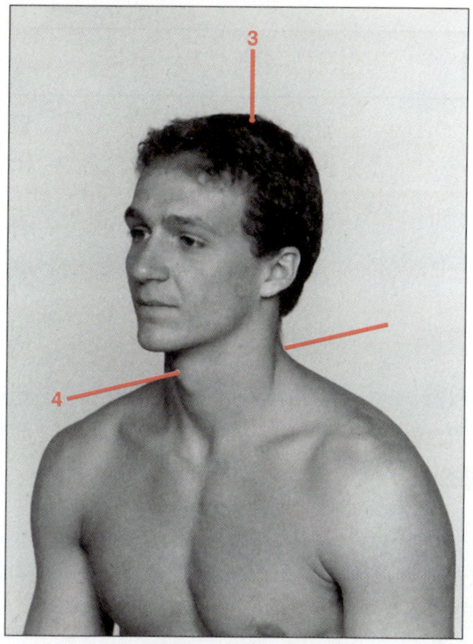

그림 9-3 목뼈관절의 축: (3) 돌림; (4) 가쪽 굽힘.

각 관자아래턱관절의 윗부분은 오목한 아래턱 오목과 오목 앞쪽에 놓여 있는 볼록한 관자관절융기에 의해 위쪽으로 형성된다. 이러한 뼈의 표면들은 서로 위쪽 관자아래턱관절 표면을 형성하고 서로 상반된 모양의 관절원반의 위쪽 표면으로 관절을 이루는데, 앞뒤방향으로 한 면은 오목하고 다른 면은 볼록한 모양을 하고 있다. 관절원반의 아래쪽 표면은 오목하고 관자아래턱관절의 아래쪽 부분을 형성하기 위해 아래턱의 볼록한 관절융기와 짝을 이룬다.

관자아래턱관절의 동시 운동은 내림(하강, depression)(입을 열기 위한), 올림(거상, elevation)(입을 닫기 위한), 앞으로 내밀기(돌출, protrusion), 뒤당김(후인, retraction), 또는 아래턱의 가쪽 치우침(외측편위, lateral deviation)을 만들어 낸다. 아래턱의 올림과 내림은 이마축 주위의 운동으로 시상면에서 발생한다(그림 9-2). 입을 여는 즉시, 각 관자아래턱관절의 아래 부위에서 움직임이 두 부분으로 연속해서 발생한다. 첫째, 아래턱관절융기는 돌림(회전, rotation)하고 관절원반을 앞쪽과 아래쪽으로 미끄러지게 한다. 둘째, 원반이 아래턱관절융기의 뒤쪽 부분에 부착되어 있기 때문에, 두 구조물은 서로 앞쪽으로 움직인다.[2] 이 움직임은 위쪽 부분 내 아래턱관절 표면 위에서 관절원반이 결과적으로 앞쪽으로 미끄러지게 한다.[2] 이러한 움직임들은 입을 닫는 것으로 뒤바뀐다.

아래턱이 내밀고 뒤당겨질 때, 관자아래턱관절 각각의 관절원반은 아래턱이 앞쪽과 뒤쪽으로 각각 가로면(수평면, transverse plane) 내에서 움직일 때, 아래턱 관절융기와 함께 움직인다.[2] 각각 관자아래턱관절의 위쪽 부분 내에서 움직임은 관절원반과 관자뼈 사이에서 발생한다.[14]

아래턱의 가쪽 치우침(외측편위, lateral deviation)은 치우침이 일어나는 쪽으로 아래턱 오목에서 아래턱 관절융기의 돌림을 포함하고 아래턱 오목과 관자 관절융기 위의 반대편 아래턱 관절융기의 앞쪽 미끄러짐을 포함한다.[2]

목: 목뼈 (The Neck: Cervical Spine)

목뼈는 7개의 척추로 구성된다(그림 9-1). 제3 목뼈부터 제7 목뼈(C3~C7)는 유사한 구조를 이루고 있고, 제1 목뼈와 제2 목뼈는 각각 다른 구조를 가진다.

C1 또는 고리뼈(환추, atlas)로 언급되는, 첫째 목뼈는 고리-뒤통수(환추-후두, atlanto-occipital)관절을 경유해서 머리뼈의 뒤통수와 관절을 이룬다(그림 9-1과 9-5A). 이러한 관절들은 가로면에 놓여 있고 위쪽과 안쪽으로 향하는 C1의 오목한 위쪽 관절면과 관절을 이루는 뒤통수의 볼록한 관절융기에 의해 위쪽으로 형성된다. 고리-뒤통수 관절에서 관절면의 방향은 움직임을 결정한다. 주요 운동으로는 굽힘(굴곡, flexion)과 폄(신전, extension)이고, 약간의 가쪽 굽힘(외측굴곡, lateral flexion)[14]이 일어나고 돌림(회전, rotation)은 없다.[15]

고리뼈(C1)와 중쇠뼈(축추, axis, C2) 사이에는 3개의 고리-중쇠(환추-축추, atlanto-axial)관절이 있다(그림 9-1

표 9-1 관절의 구조: 턱 운동

	입을 벌렸을 때 (아래턱의 내림)	입을 닫았을 때 (관절 맞물림)	돌출	뒤당김	가쪽 치우침
관절[1,2]	관자아래턱관절(TM)	관자아래턱관절	관자아래턱관절	관자아래턱관절	관자아래턱관절
면	시상면	시상면	수평면	수평면	수평면
축	이마축	이마축			
정상적 제한 요인[2,3]* **(그림 9-4 참조)**	가쪽/관자아래턱인대와 원반 뒤쪽 조직의 긴장	치아의 맞물림 또는 접촉	가쪽/관자아래턱, 나비아래턱, 그리고 붓아래턱 인대의 긴장		가쪽/관자아래턱 인대의 긴장
정상 능동 가동범위 (AROM)† (자)	35~50 cm[4]	치아의 접촉	3~7 cm[5]		10~15 cm[4]
관절주머니 패턴[4,6]	입을 벌릴 때 제한				

* 정상적 제한요인(NLF)을 확인하는 확정적인 연구가 부족하다. 정상적 제한요인과 여기서 열거된 끝 느낌들은 해부학, 임상적 경험, 그리고 유용한 참조의 지식에 근거하고 있다.
† AROM, 능동가동범위.

과 9-5). 고리뼈 앞고리(전궁, anterior arch)의 오목한 뒤쪽 면과 앞쪽으로 관절을 이루고 가로인대(횡인대, transverse ligament)의 연골성의 뒤쪽 면과 뒤쪽으로 관절을 이루는 중쇠뼈(C2)의 치아돌기(치돌기, odontoid process) 사이에 축이 형성된다.[2] 가로인대는 치아돌기를 제자리에 유지하게 한다. C1과 C2 사이의 각각 면에 1개씩, 2개의 돌기사이관절(후관절, facet joint)이 있는데, 이 관절은 가로면에서 가로인대에 뒤쪽으로 놓여 있다. C1의 아래쪽 관절면은 C2의 위쪽 관절면과 각각 관절을 이룬다. 관절면의 방향은 결과적으로 고리-중쇠관절의 일차적 움직임으로 돌림을 야기한다. 목뼈의 대부분의 돌림은 고리-중쇠관절에서 발생한다.[15]

C2부터 C7까지, 척추분절은 2개의 척추로 이루어지고 이러한 척추 사이에 3개의 관절들로 이루어진다. 앞쪽으로, 척추원반(추간원판, intervertebral disc)은 주변의 척추몸통 사이에 위치한다(그림 9-5B와 C). 2개의 돌기사이관절은 척추분절의 양쪽 면의 뒤쪽으로 위치한다. 돌기사이관절의 각각(그림 9-1)은 위쪽 척추(아래쪽과 앞쪽을 향하는)의 아래쪽 관절면과 아래쪽 척추(위쪽과 뒤쪽을 향하는)의 위쪽 관절면에 의해 형성된다. 돌기사이관절의 관절면은 가로면에 약 45° 각도로 놓여 있다. C2부터 C7까지 관절면의 방향은 목뼈의 굽힘, 폄, 가쪽 굽힘, 그리고 돌림을 허용한다.

목뼈의 가동범위(ROM)를 평가할 때, 분절의 움직임이 임상적으로 측정될 수 없기 때문에 뒤통수와 C7 사이의 분절들의 연합된 움직임들이 평가되고 측정된다. 목뼈 운동들은 이마(frontal)축에 대해 시상면(sagittal plane) 내에서 발생하는 목의 굽힘과 폄(그림 9-2); 시상축 주위로 이마면에서 발생하는 가쪽 굽힘(그림 9-3); 그리고 수직축(vertical axis) 주위로 가로면에서 발생하는 돌림(그림 9-3)을 포함한다. 목뼈 굽힘의 약 40%와 목뼈 돌림의 약 60%가 목뼈의 뒤통수/고리뼈/중쇠뼈 복합체에서 발생한다.[16]

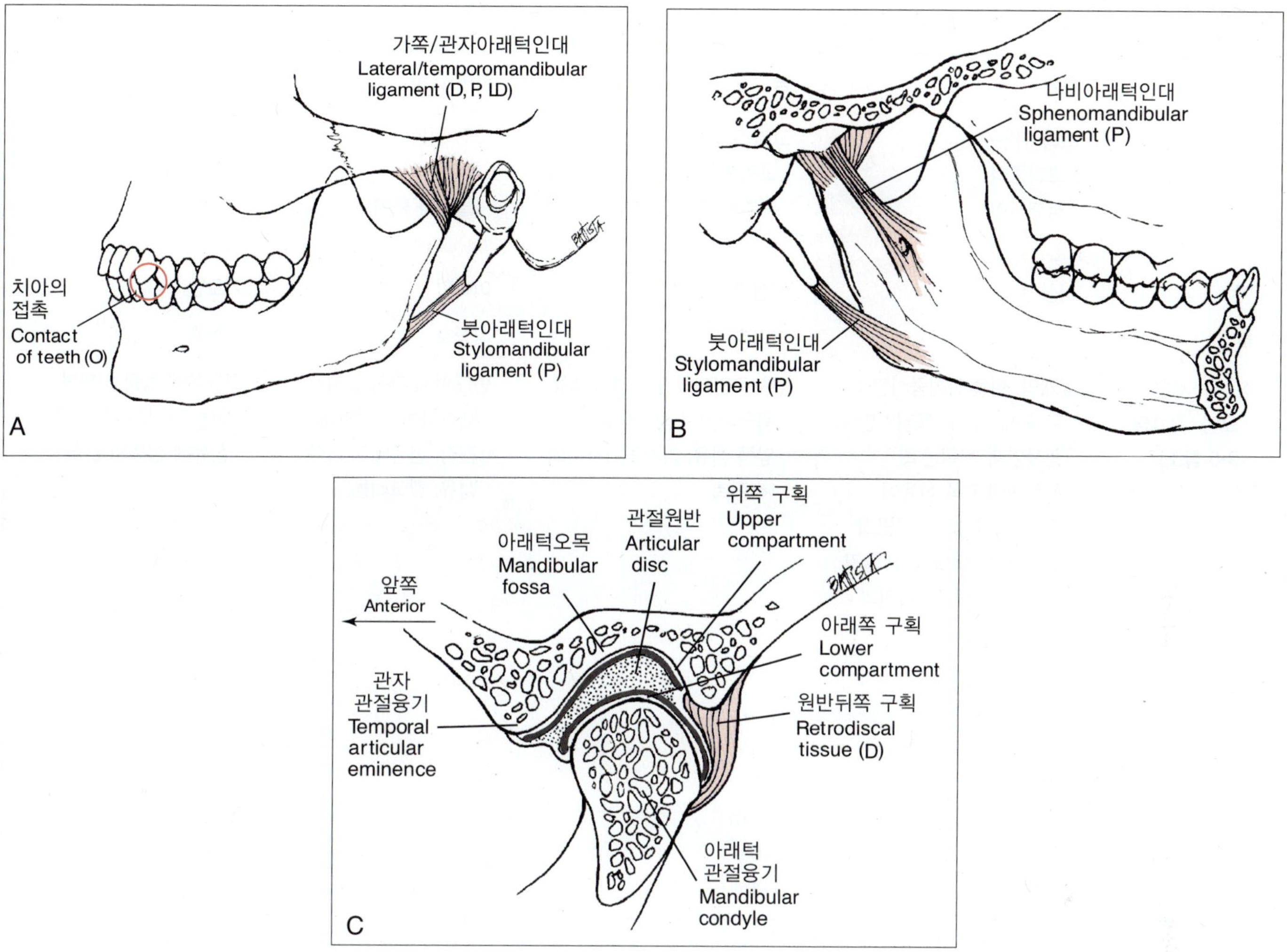

그림 9-4 정상적 제한요인들: 관자아래턱관절. **(A)** 가쪽 모습, **(B)** 안쪽 모습(시상단면), 그리고 **(C)** 정상적으로 움직임을 제한하는 비수축성 구조들을 보여주는 시상단면. 구조들에 의해 제한되는 움직임은 다음의 약어들을 사용하는 괄호 안에서 확인된다: *D*, 아래턱의 내림; *O*, 맞물림; *P*, 앞으로 내밀기; *LD*, 가쪽 치우침.

표 9-2 관절의 구조: 목뼈 운동

	굽힘	폄	가쪽 굽힘	돌림
관절[1, 2]	고리-뒤통수 고리중쇠 척추사이	고리-뒤통수 고리중쇠 척추사이	고리-뒤통수 척추사이 (돌림과 함께)	고리-뒤통수 고리중쇠 척추사이 (돌림과 함께)
면	시상면	시상면	이마면	가로면
축	이마축	이마축	시상축	수직축
정상적 제한 요인[7,8]* **(그림 9-5 참조)**	덮개막, 뒤쪽 고리중쇠인대, 뒤쪽 세로인대, 목덜미인대, 황색인대, 뒷목근육, 섬유테의 뒤쪽 섬유에 긴장; 머리뼈의 큰구멍의 앞쪽 가장자리와 치아돌기 (고리뒤통수관절) 사이의 접촉	앞세로인대와 앞고리중쇠의 목근육에 긴장; 섬유테의 앞쪽 섬유; 가시돌기사이의 뼈 접촉	반대편에 가쪽 굽힘을 제한하는 날개인대의 긴장; 섬유테의 가쪽 섬유; 갈고리돌기	같은쪽에 돌림을 제한하는 날개인대의 긴장; 섬유테 섬유의 긴장
정상 능동 가동범위 (AROM)				
목뼈 가동범위[9†]	0~45°	0~65°	0~35°	0~60°
줄자[10,11‡]	3 cm	20 cm	13 cm	11 cm
경사계[12]	0~50°	0~60°	0~45°	0~80°
일반 각도계[13]	0~45°	0~45°	0~45°	

*관절운동에 대한 정상 제한 요인(NLF)을 확인하기에는 확정적 연구가 부족하다. 여기에 기재된 정상 제한 요인과 끝 느낌(end feel)은 해부학, 임상 경험, 그리고 유용한 참고문헌의 지식에 기반하고 있다.

† 11~97세 사이에 건강한 대상자 337명에 대한 능동가동범위. 값은 기초자료로부터 얻어낸 각 연령 그룹으로부터 평균값의 평균(가장 가까운 5°에 통합된)을 의미한다.[9]

‡ 값은 두 연구로부터 얻어낸 평균값의 평균(가장 가까운 cm에 통합된)을 의미한다.[10,11]

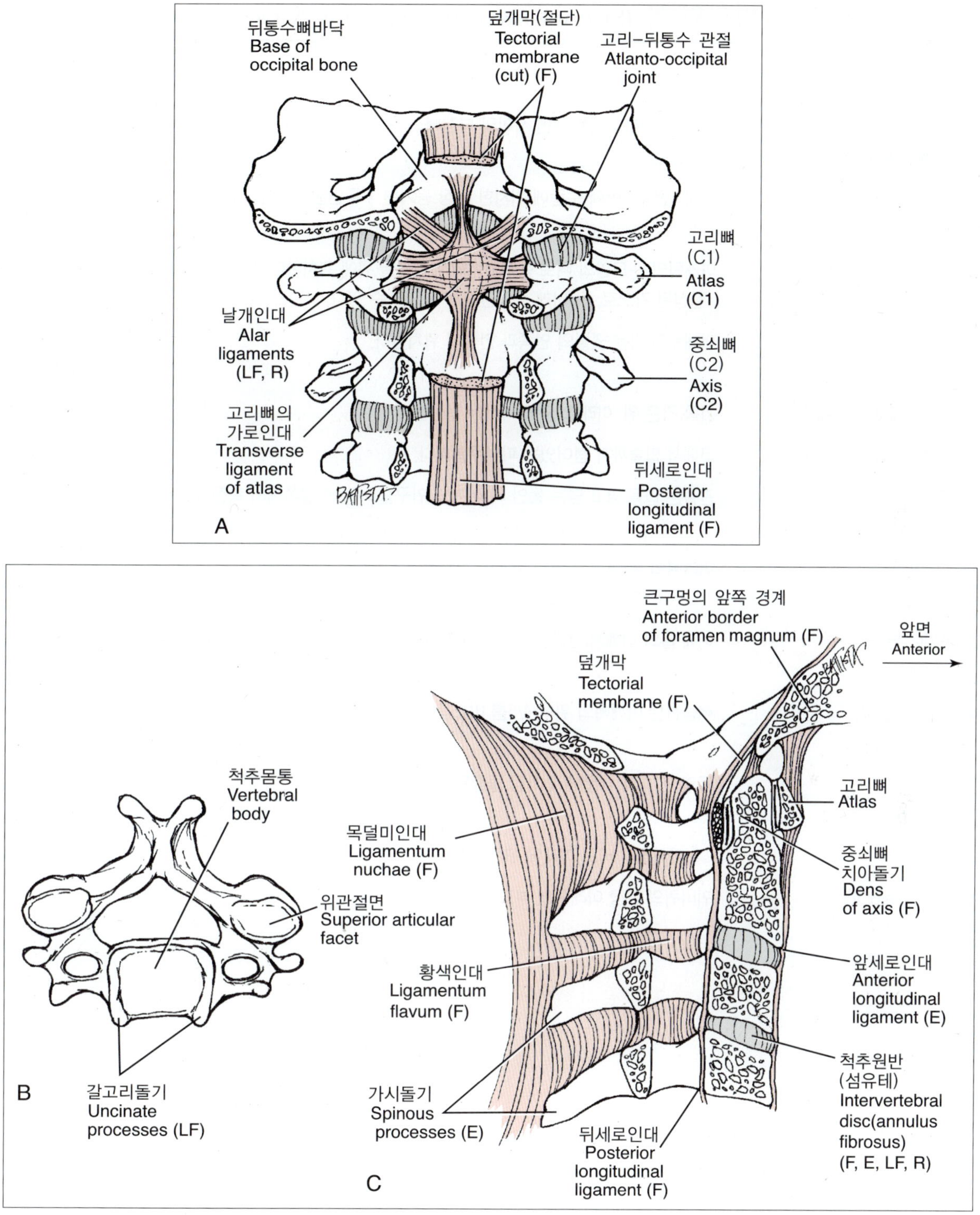

그림 9-5 정상적 제한 요인들. (A) 뒤통수와 위쪽 목뼈의 뒤쪽 모습(이마 단면), **(B)** 목뼈의 위쪽 모습, 그리고 **(C)** 정상적으로 움직임을 제한하는 비수축성 구조들을 보여주는 뒤통수와 목뼈의 시상단면. 구조들에 의해 제한되는 움직임은 다음의 약어들을 사용하는 괄호 안에서 확인된다: *F*, 굽힘; *E*, 폄; *LF*, 가쪽 굽힘; *R*, 돌림. 정상적으로 움직임을 제한하는 근육들은 설명되지 않고 있다.

표면해부학: 머리와 목 (SURFACE ANATOMY: HEAD AND NECK)(그림 9-6에서 9-9)

구조	위치
1. 복장위(목) 패임 (suprasternal notch)	양쪽 빗장뼈의 안쪽 끝면 사이와 복장뼈의 위쪽 가장자리에 움푹 들어간 곳이다.
2. 방패연골(갑상연골, thyroid cartilage)	목뼈 4번과 5번째 수준에 위치한 가장 융기된 후두연골; 피부밑 돌출부(Adam' s apple).
3. 목뿔뼈(설골, hyoid bone)	아래턱의 U-모양의 뼈로 목뼈 3번의 방패연골 위에 위치한다; 몸통은 목의 앞쪽과 입의 바닥 사이에 형성된 각으로, 턱 아래 중심선에서 촉진할 수 있다.
4. 아래턱 각 (angle of the mandible)	아래턱의 각은 귓불의 안쪽과 먼쪽에 위치한다.
5. 입의 각(angle of the mouth)	가쪽 각은 위, 아래 입술에 의하여 형성된다.
6. 코입술 주름(nasolabial fold)	코에서 입술까지 뻗어있는 피부주름이다.
7. 관자아래턱관절 (temporomandibular joint)	관절은 입을 열고 닫는 동안 바깥 귀의 귀구슬(tragus) 앞쪽에서 촉진할 수 있다.
8. 꼭지돌기(유양돌기, mastoid process)	머리뼈의 뼈 융기는 귀의 뒤쪽에 위치한다.
9. 봉우리돌기(견봉돌기, acromion process)	어깨 끝의 어깨뼈(견갑골, scapula) 가시의 가쪽 면에 위치한다.
10. 어깨뼈 가시(견갑극, spine of scapula)	뼈능선은 어깨뼈의 위쪽 4/5를 비스듬하게 가로지른다.
11. C7 가시돌기 (극돌기, spinous process)	목의 맨 아래 부분에서 가장 돌출된 가시돌기
12. T1 가시돌기	C7 가시돌기 바로 아래에 위치한 가시돌기
13. 귀의 귓불(lobule of the ear)	귀바퀴의 가장 아래쪽의 부드러운 부분

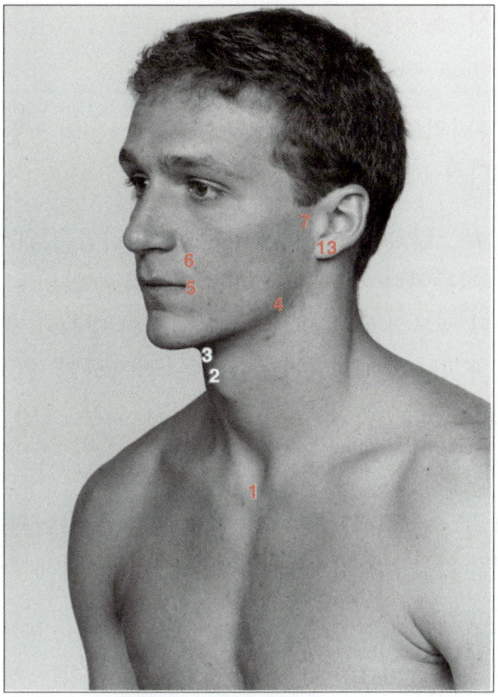

그림 9-6 머리와 목의 앞가쪽 면.

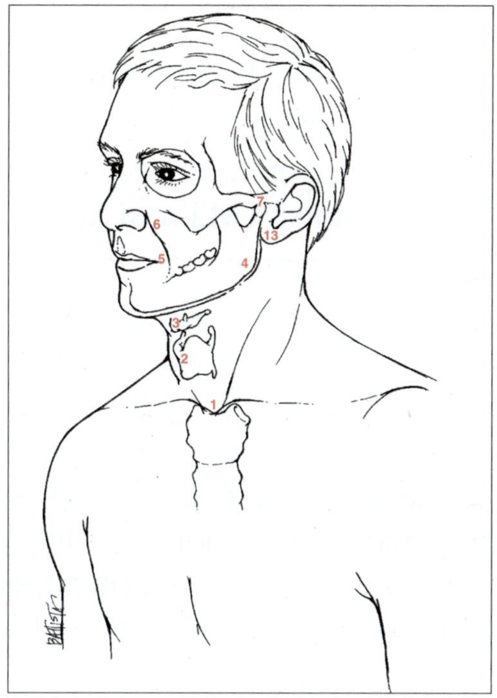

그림 9-7 표면 해부학, 머리와 목의 앞가쪽 면.

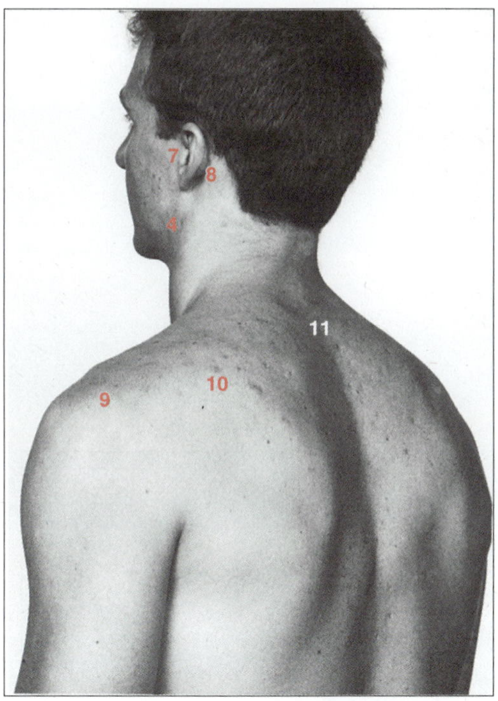

그림 9-8 머리와 목의 뒤가쪽 면.

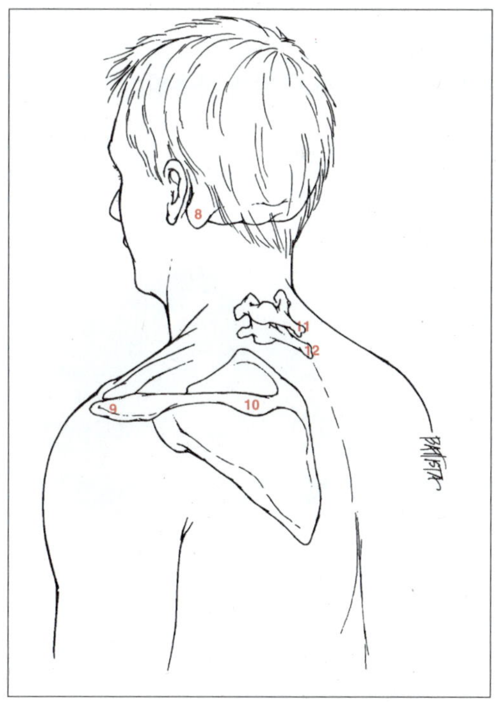

그림 9-9 뼈 해부학, 머리와 목의 뒤가쪽 면.

측정도구와 측정절차: 관자아래턱관절과 척추 (INSTRUMENTATION AND MEASUREMENT PROCEDURES: TMJ AND SPINE)

관자아래턱관절(TMJ)의 능동가동범위(AROM) 측정은 줄자나 캘리퍼스(가위자)를 사용하여 측정한다. 척추의 능동가동범위를 측정하기 위해 사용되는 도구들로는 줄자, 표준 경사계, 목의 가동범위 측정도구(CROM)[17](수행달성 연합, Roseville, NM) 등 가동범위 측정도구(BROMII), 그리고 일반 각도계가 있다. 일반 각도계와 제 1장에서 서술된 베이스라인 각도계(OB "Myrin" 각도계)는 제외하고, 이러한 측정도구들과 각 측정도구의 일반적인 사용원리들이 서술되어 있다.

줄자/자/캘리퍼스 (Tape Measure/Ruler/Calipers)

자 또는 캘리퍼스는 관자아래턱관절들의 능동가동범위를 측정하기 위해 사용되어지고, 줄자는 일반적으로 척추의 능동가동범위를 측정하기 위해 사용된다.

측정절차: 줄자/자

(Measurement procedure: tape measure/ruler)

능동가동범위의 길이 측정법은 줄자와 다음의 3가지 방법 중의 하나를 사용하여 얻을 수 있다:

방법 1(그림 9-10): 환자는 검사할 움직임을 위해 끝 자세로 이동한다. 줄자를 사용하여, 치료사는 두 지점의 명시된 해부학적 표식 또는 한 지점의 명시된 해부학적 표식과 센티미터로 가동범위를 결정하기 위해 주추(plinth) 또는 바닥과 같은 정지된 외부 표면 사이의 거리를 측정한다.

방법 2(그림 9-11): 명시된 두 척추 수준 사이의 거리는 측정될 가동범위를 위해 시작 자세와 끝 자세에서 측정된다.

방법 3(그림 9-12): 검사 동작으로 움직이는 해부학적 표식의 위치는 가동범위의 시작과 끝에서 신체의 정적 부분으로 표시된다. 표시 사이의 거리는 움직임에 대한 가동범위이다.

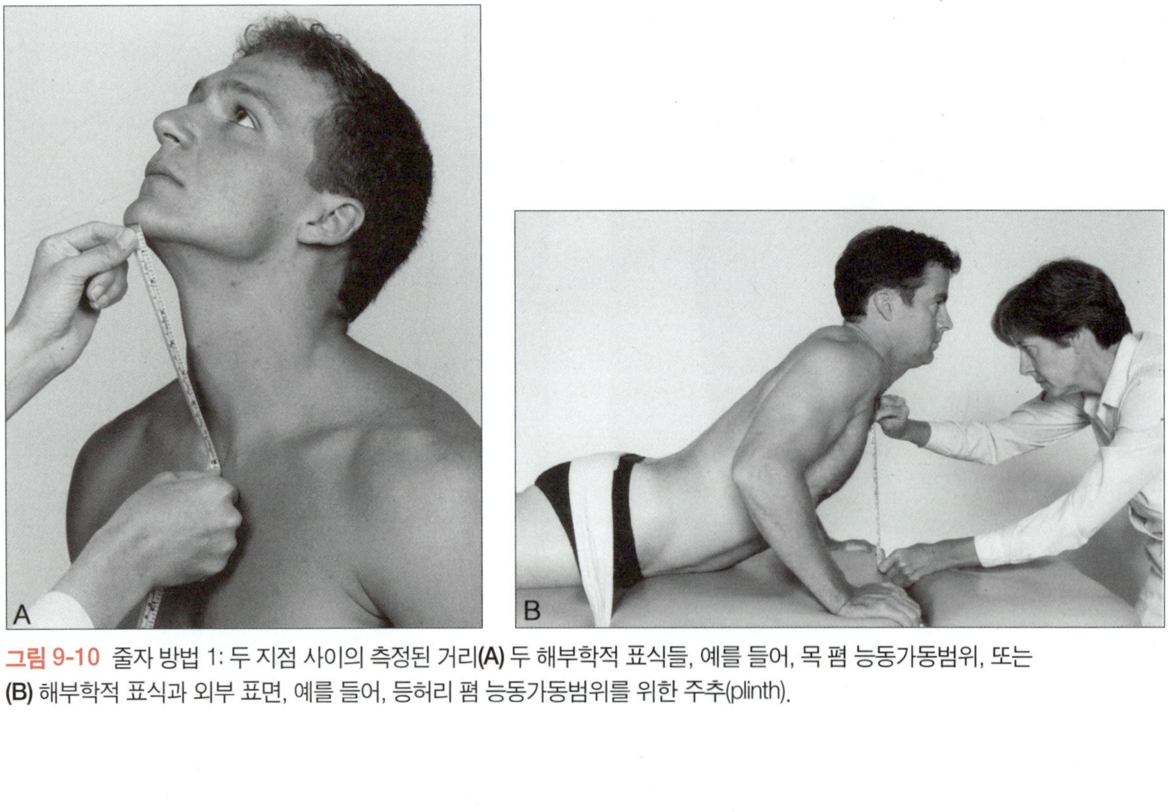

그림 9-10 줄자 방법 1: 두 지점 사이의 측정된 거리(A) 두 해부학적 표식들, 예를 들어, 목 폄 능동가동범위, 또는 (B) 해부학적 표식과 외부 표면, 예를 들어, 등허리 폄 능동가동범위를 위한 주추(plinth).

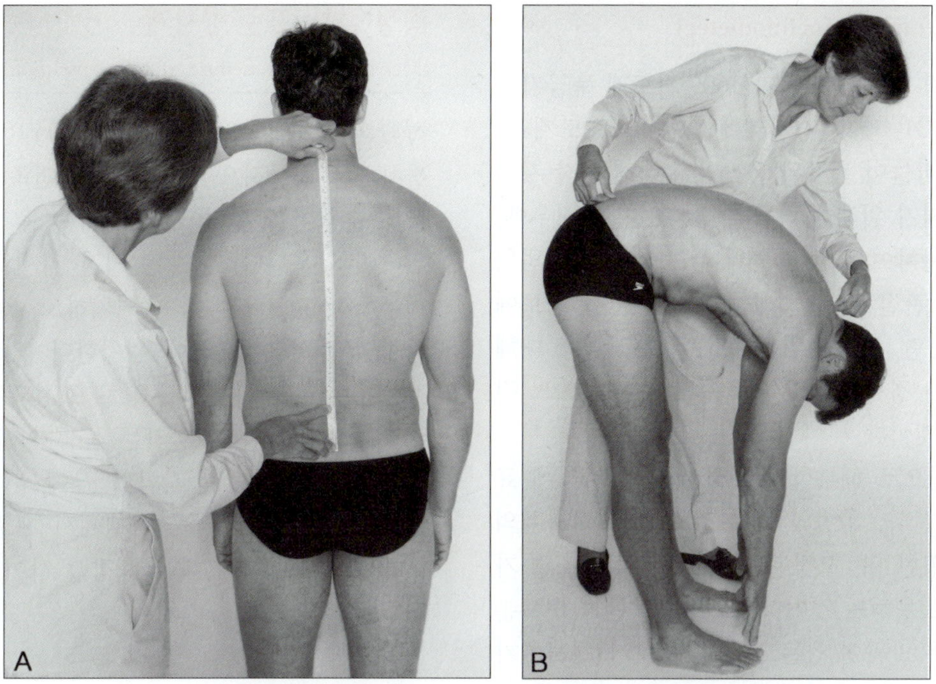

그림 9-11 줄자 방법 2: 예를 들어, **(A)** 시작 자세와 **(B)** 끝 자세에서, 두 척추 수준 S2와 C7 사이에 측정된 거리들 사이의 등허리 굽힘 능동가동범위 차이는 등허리 굽힘에 대한 능동가동범위이다.

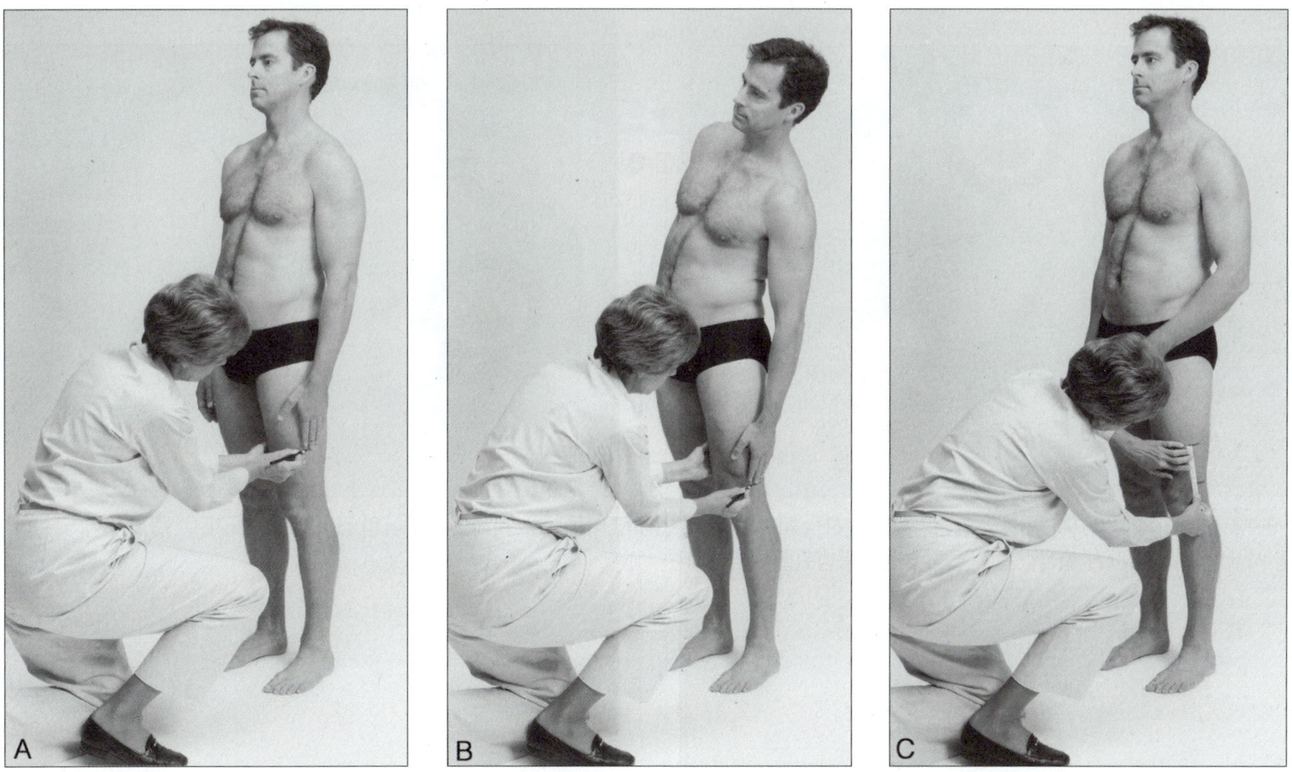

그림 9-12 줄자 방법 3: 예를 들어, 몸통 가쪽 굽힘 능동가동범위 – 세 번째 손가락 끝의 위치가 **(A)** 시작 자세와 **(B)** 끝 자세에서, 넙다리 위에 표시된다. 그리고 **(C)** 두 표시 사이의 거리는 몸통 가쪽 굽힘에 대한 능동가동범위이다.

표준 경사계 (Standard Inclinometer)

표준 경사계는 중력 의존형 바늘과 360° 각도계 눈금자가 포함된다(그림 9-13). 몇몇 경사계에 대해서, 각도계 눈금자는 중력 경사 바늘이 측정된 움직임에 대해 시작 자세에서 제로에 맞춰지기 위해 돌림될 수 있다. 이런 경우에, 각도계 눈금자에 관하여 경사 바늘의 끝 자세는 가동범위 또는 어느 정도의 관절 위치를 제공한다. 바늘이 제로에 맞추어지지 않는다면, 가동범위는 평가된 움직임에 대해 시작과 끝 자세에서 경사계에 대해 측정값 사이에 어느 정도 차이가 기록될 것이다.

치료사는 정상적으로 해부학적 표식 위의 제자리에 표준 경사계를 유지한다. 환자와 접촉되어 있는 경사계의 표면은 고정된 편평한 면, 고정된 아랫부분, 또는 조절 가능한 아랫부분으로 구성될 것이다. 조절 가능한 아랫부분(그림 1-30 참조)은 만곡이 있는 신체 표면 위에 경사계가 위치하도록 한다. 미국의학협회(American Medical Association, AMA)[12]는 척추의 영구적인 손상을 평가할 때 척추 가동범위를 평가하기 위해 경사계를 사용할 것을 지지하였다. 가동범위를 평가하기 위해 하나 혹은 두 개의 표준 경사계가 사용되어진다.

측정 절차: 표준 경사계

(Measurement procedure: standard inclinometer)

하나의 경사계(single inclinometry)(그림 9-13). 하나의 경사계는 정상적으로 몸쪽 또는 먼쪽 둘 중 한 곳의 관절 몸통 분절이 안정되어 있을 때 능동가동범위를 평가하기 위하여 사용된다. 환자는 시작 자세로, 경사계는 특정한 해부학적 표식에 대하여 위치하고, 정상적으로 움직이는 관절 분절의 먼쪽 끝에 위치한다. 가능하다면, 경사계의 각도계는 시작 자세에서 0°로 조정되거나, 경사계에 대한 측정값이 언급된다. 환자는 능동가동범위를 통해 움직이도록 지도받는다. 움직임의 끝에서, 치료사는 경사계를 읽는다. 경사계가 시작 자세에서 제로였다면, 시작과 끝 자세에서 경사계에 대한 측정값 사이의 차이가 가동범위로 기록된다.

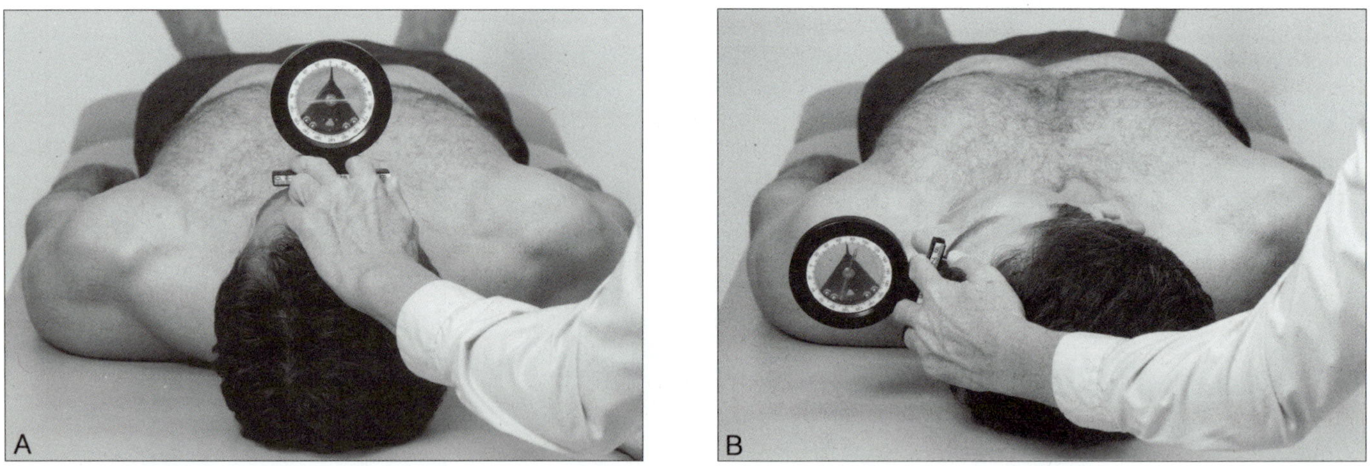

그림 9-13 하나의 경사계. **(A)** 목 돌림 능동가동범위 시작 자세: 몸통이 안정된 바로누운 자세에서 하나의 경사계가 각도계 0°로 이마에 맞춰졌다. **(B)** 끝 자세: 경사계에 대한 측정값은 목 돌림 능동가동범위를 나타낸다.

두 개의 경사계(double inclinometry)(그림 9-14). 두 개의 표준 경사계가 능동가동범위를 평가하기 위해 사용될 때, 환자는 시작 자세에서 측정되어지는 척추 분절의 아래쪽 끝에 특정한 해부학적 표식에 하나의 경사계를 놓는다. 두 번째 경사계는 측정되어지는 척추 분절의 위쪽 끝에 특정한 해부학적 표식에 놓는다. 각각 경사계의 각도계는 양쪽 모두에 있다.

i. 두 번째 치료사에 의해 시작 자세에서 0°로 조절되고, 또는

ii. 경사계에 대한 측정값은 시작 자세에서 언급된다.

환자는 능동가동범위를 움직이도록 지도받는다. 움직임의 끝에서, 치료사는 각각의 경사계를 측정한다.

경사계가 시작 자세에서 제로에 맞춰지고, 시작 자세와 끝 자세에서 경사계의 두 측정값 사이의 차이는 평가되는 척추 움직임에 대한 능동가동범위이다.

경사계가 시작 자세에서 제로에 맞춰지지 않았다면, 각각의 경사계에 대해 시작 자세와 끝 자세에서 측정값 사이의 차이는 각각의 경사계 위치에 가동범위를 제공한다. 각각의 경사계 위치에서 가동범위 사이에 차이는 측정된 움직임에 대한 가동범위로 기록된다.

가동범위를 측정할 때, 가동범위 측정이 신뢰할 만하고 환자의 진전이 의미 있게 관찰될 수 있도록 하기 위해, 치료사는 오류의 원천(제 1장에서 기술한)이 발생하지 않도록 또는 최소화되도록 확실하게 한다. Mayer와 동료들은[18] 척추 가동범위의 경사계 측정으로 오류의 원천을 연구했고 "훈련과 실습이 전반적인 검사 수행을 개선시키는 가장 의미 있는 요인(가장 큰 오류의 원천을 제거하는)이었다"는 것을 발견했다는 것에 주목하라.[18(p. 1981)]

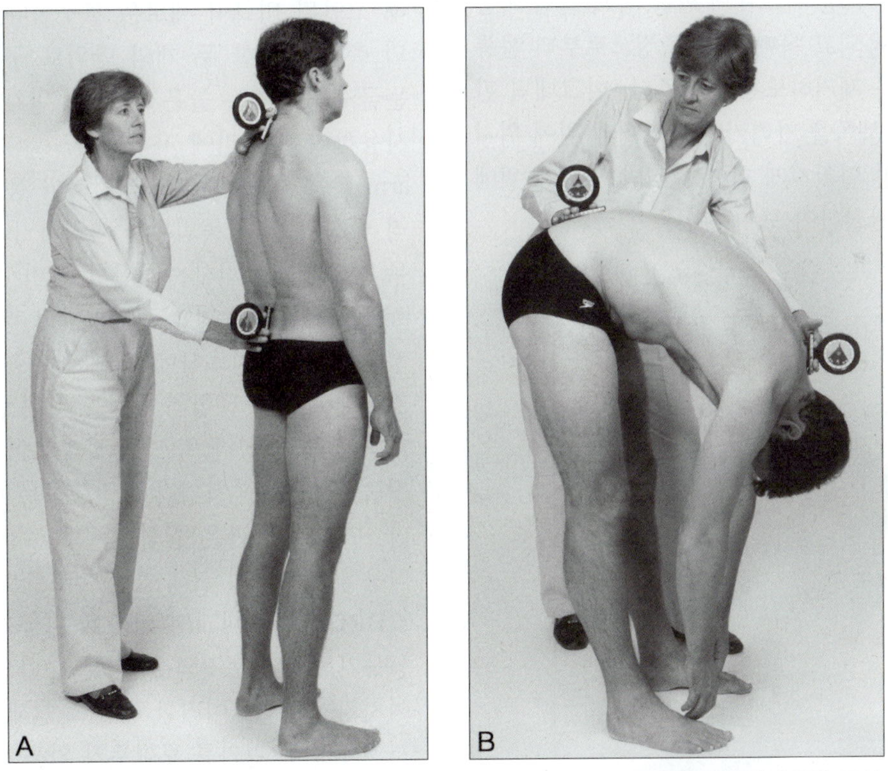

그림 9-14 두 개의 경사계. **(A)** S2와 C7 위에 놓고 제로에 맞춰진 경사계로 등허리 척추 굽힘 능동가동범위 시작 자세. **(B)** 끝 자세: 두 경사계 측정값 사이의 차이는 등허리 굽힘 능동가동범위이다.

목뼈 가동범위 측정도구(CROM)
[Cervical Range-of-Motion Instrument(CROM)]

목뼈 가동범위 측정도구(CROM)[17](그림 9-15)는 목뼈의 움직임을 측정하기 위해 고안되었다. 이 도구는 헤드피스(예로, 3개의 경사계를 지탱하는 틀)와 마그네틱 판(yoke)으로 구성된다. 경사계는 CROM의 앞쪽과 옆쪽에 위치한다; 경사계 바늘을 가지고 있는 각각은 중력에 영향을 받는다. 가로면(횡단면, transverse plane)에 위치한 세 번째 경사계는 목뼈 돌림의 측정을 위해 지구 자기장에 반응하는 나침반 바늘을 가진다.

측정절차: 목뼈 가동범위 측정도(CROM)
(Measurement procedure: CROM)

CROM은 환자의 코와 뒤통수에 스트랩으로 꼭 맞고 편안하게 놓여 있는 틀이 다리역할을 하면서 환자의 머리 위에 위치하고 있다(그림 9-15). 마그네틱 판은 목뼈 돌림 가동범위를 측정할 때 사용되고 목뼈 돌림 측정으로부터 몸통 움직임의 대상 작용을 제거하도록 도와준다. 마그네틱 판은 판 위에 화살표가 북쪽을 가리키면서 양어깨 위에 위치한다(판이 4피트 이상 떨어지게 하여 나침반 경사계 위에 빨간 바늘의 위치를 관찰하여 보여준다).

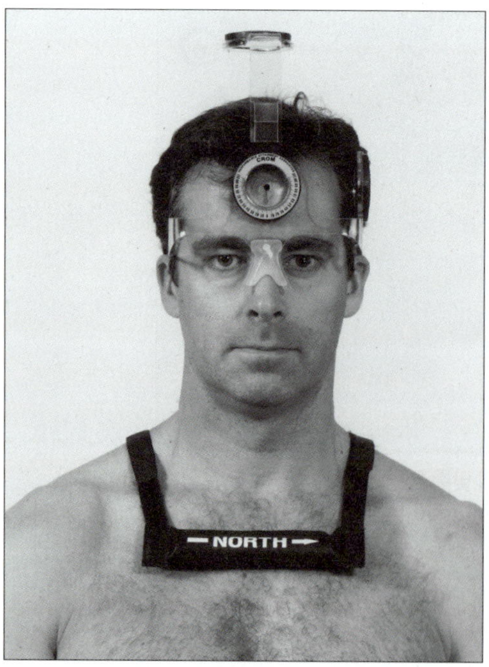

그림 9-15 목뼈 가동범위 측정도구(CROM).

시상면(예로, 굽힘/폄) 또는 이마면(예로, 가쪽 굽힘) 둘 중 하나에서 운동을 위한 시작 자세에서 환자와 함께, 측정되어질 움직임처럼 동일한 면에 놓인 중력 경사계는 0°로 확인되어야 한다. 가로면(예로, 돌림)에서 운동을 위한 시작 자세에서 환자와 함께, 두 개의 중력 경사계는 환자의 머리 위치를 조정하여 0°를 확인하여야 한다. 나침반 경사계는 그때 0°로 확인되도록 돌림되어야 한다.

환자는 측정하기 위해 능동가동범위로 움직인다. 검사 운동의 마지막에서, 치료사는 적절한 중력 또는 나침반 경사계를 확인하고 평가되는 목뼈 운동을 위한 능동가동범위 측정을 기록한다.

등 가동범위 측정도구
[Back Range-of-Motion Instrument(BROMII)]

등 가동범위 측정도구(BROMII)[19](수행 달성 연합, Roseville, MN)는 허리뼈의 능동가동범위를 측정하기 위해 고안된 비교적 새로운 도구이다. 이것은 등 가동범위의 측정을 위한 두 개의 단위로 구성된다. 첫째, 각도계 눈금자를 가지는 틀은 S1 위에 위치하고 벨크로 스트랩을 사용하여 제자리에 유지된다. L 형태의 폄팔(extension arm)은 틀 안으로 미끄러지듯이 움직이고, 이 장치는 허리 굽힘과 폄 가동범위를 측정하기 위해 사용된다. 둘째, 두 경사계를 유지하는 틀은 T12 가시돌기(극돌기, spinous process) 위에 수평으로 위치하고, 가쪽 굽힘과 돌림을 측정하는 동안 치료사에 의해 제자리에 유지된다. 하나의 경사계는 가쪽 굽힘의 측정을 위해 중력 의존형 바늘로 이마면에 놓여 있다; 수평면에 맞추어진 두 번째는 돌림 측정을 위해 지구 자기장에 반응하는 나침반 바늘을 포함한다. 마그네틱 판은 돌림 측정으로부터 골반 움직임 대상 작용을 제거하기 위해 골반 주위로 위치한다.

BROMII는 비교적 비싸고 지금까지의 연구에서, 등뼈 능동가동범위 측정의 또 다른 방법으로 우수한 것으로 보여지지 않는다. 이러한 이유로 인해, BROMII는 이 장에서 가동범위 평가를 보여주기 위해 사용되지 않는다.

능동가동범위 평가 및 측정: 머리와 목 (ACTIVE RANGE OF MOTION ASSESSMENT AND MEASUREMENT: HEAD AND NECK)

연습이 완벽함을 만든다.

이 단락의 기술들을 연습하거나 간단한 복습을 위해서 http://thepoint.lww.com/Clarkson3e에 있는 실습용 검사 방식을 이용하라.

관자아래턱관절의 능동가동범위를 측정하기 위한 자와 캘리퍼스의 사용법이 기술되고 삽화가 들어가 있다.

관자아래턱관절 운동들 (TMJ Movements)

시작 자세. 환자는 머리, 목, 그리고 몸통을 해부학적 자세로 하여 앉아 있다. 환자는 이 자세로 검사 운동들을 하는 동안 끝까지 유지한다. 머리와 목의 표준 자세를 유지하는 것이 중요하다. 왜냐하면 아래턱 벌림의 크기는 머리와 목의 위치에 의해 영향을 받기 때문이다.[20,21] 휴식 자세(예를 들어, 치아들을 꽉 다물지 않은 상태로)로부터, 환자는 아래턱의 올림, 내림, 앞으로 내밀기, 또는 가쪽 치우침을 수행한다.

아래턱의 올림 (Elevation of the Mandible)

환자는 치아들이 모두 올림된 위치로 아래턱을 올린다(그림 9-16). 위턱 치아에 대하여 아래턱 치아들의 상대적인 위치가 관찰된다.

아래턱의 내림 (Depression of the Mandible)

Forms 9-1

환자에게 입을 열게 한다. 입을 능동적으로 천천히 여는 동안, 치료사는 중심선에서 아래턱의 치우침을 관찰한다. 정상적으로 입을 여는 동안, 아래턱이 수직선으로 움직이는 것이 정상이다. 왼쪽 아래턱이 C 자 모양의 곡선으로 왼쪽으로 아래턱의 치우침은 C 곡선 쪽이 볼록면 위에 위치한 관자아래턱관절의 저운동성, 또는 곡선의 오목면 위에 관절의 과가동성을 가리킨다.[4] S자 모양의 곡선으로의 치우침은 근육의 불균형 또는 관절융기의 전위를 가리킬 것이다.[4]

일상 활동을 위해 정상적으로 요구되는 *기능적 가동범위(functional ROM)*는 위아래 중앙의 앞니 사이에 두 세 개의 몸쪽 손가락사이관절을 굽혀 넣어 결정한다[4](그림 9-17). 손가락은 25~35 mm 간격을 의미한다.[4]

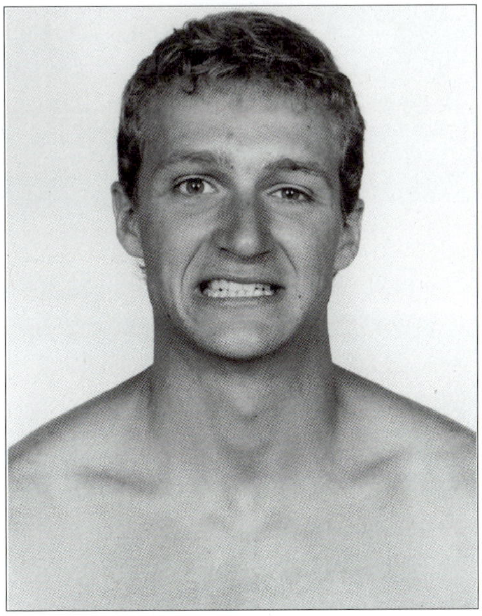

그림 9-16 치아의 교합.

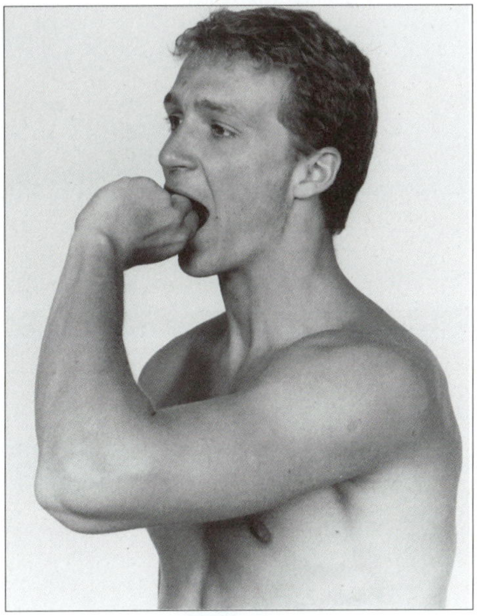

그림 9-17 기능적 가동범위: 입의 열림(아래턱의 내림).

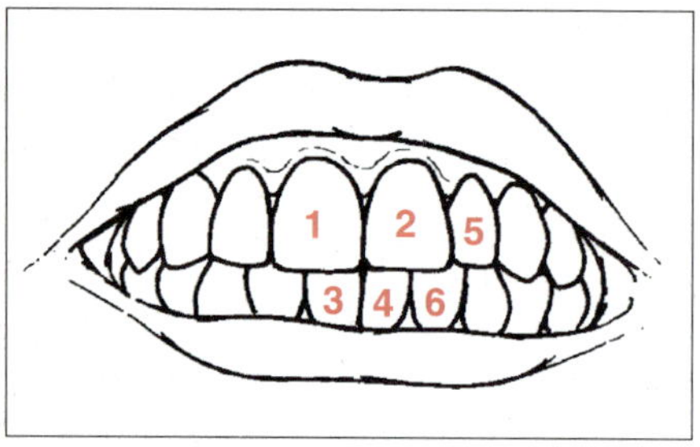

그림 9-18 치아의 교합. (1, 2) 위턱의 중앙 앞니들. (3, 4) 아래턱의 중앙 앞니들. (5, 6) 가쪽 앞니들.

변화를 기록하기 위하여 참조를 위한 위아래 중앙의 앞니들(그림 9-18)의 끝에 자를 사용하여 입 벌림을 측정한다[22](그림 9-19). 아래턱 내림의 범위를 설정하기 위해 버니어 캘리퍼스가 위아래 중앙의 앞니들 끝 사이 거리를 측정하기 위해 사용될 것이다(그림 9-20). 아래턱의 정상 내림(입 벌림)은 35~50 mm 이다.[4]

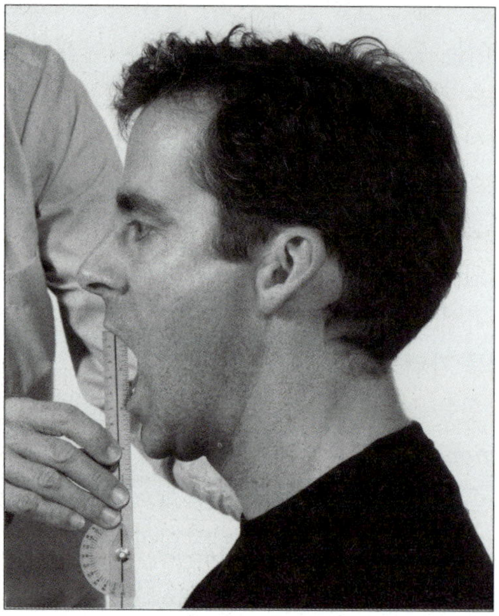

그림 9-19 자를 이용한 아래턱의 내림 측정.

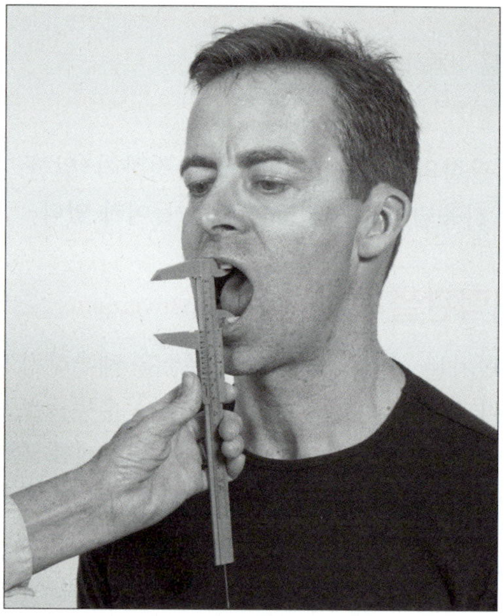

그림 9-20 버니어 캘리퍼스는 아래턱의 내림을 측정한다.

아래턱의 앞으로 내밀기
(Protrusion of the Mandible)

Forms 9-2 환자는 아랫니들을 윗니들 앞에 놓이게 하도록 아래턱을 앞으로 내민다(그림 9-21). 자를 이용하여 위아래 중앙 앞니들 사이의 거리를 측정한다[22](그림 9-21). 안정위치에서, 정상 앞으로 내밀기는 3~7 mm 이다.[5]

아래턱의 가쪽 치우침
(Lateral Deviation of the Mandible)

Forms 9-3 환자는 아래턱을 한쪽 면으로 치우침하고 나서 다른쪽 면으로 치우침한다(그림 9-22). 아래턱의 가쪽 치우침은 대칭적이어야 한다. 중앙 앞니들 사이의 공간과 같은 윗니들의 한 개와 아랫니들의 한 개인,[4] 수준이 같은 두 선택된 지점 사이의 거리를 측정하여 기록 목적으로 측정값을 얻는다. 가쪽 치우침의 정상 범위는 10~15 mm 이다.[4]

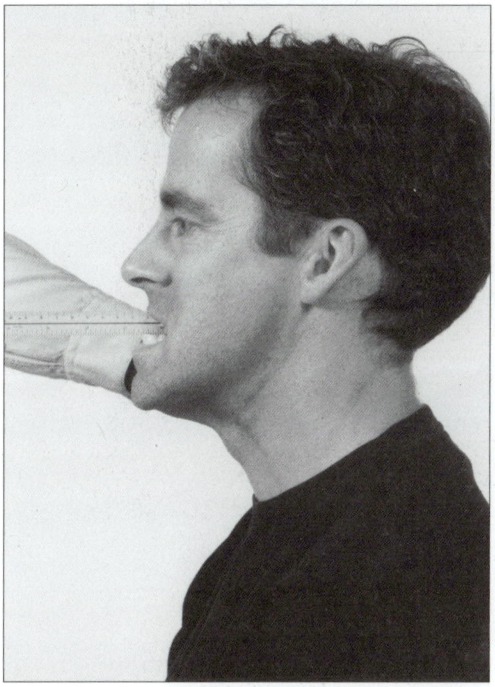

그림 9-21 아래턱 앞으로 내밀기 측정으로, 자를 이용하여 위아래 중앙 앞니들 사이의 거리 측정.

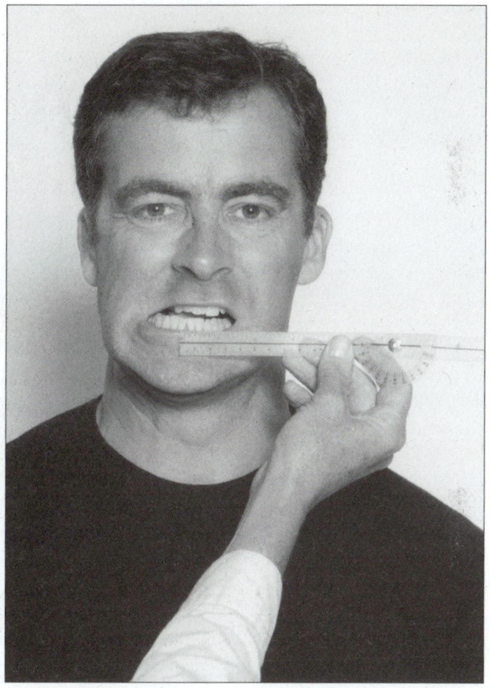

그림 9-22 아래턱의 가쪽 치우침.

목 운동들 (Neck Movements)

머리와 목 운동 검사는 어떤 경우에는 금기증이다. 금기증으로는 척추 불안정과 척추동맥의 병리를 초래할 수 있는 병리학을 포함한다. 금기증이 없는 경우에, 목뼈 능동가동범위가 평가될 수 있다.

목뼈 능동가동범위의 측정은 줄자, 경사계, 목뼈 가동범위 측정도구(CROM), 일반 각도계 등을 이용하여 기술되고 설명된다. 목뼈 가동범위를 측정할 때, 시작 자세(sitting)와 고정은 능동가동범위 측정에 사용된 기구에 상관없이 모든 목 운동에 대해 동일하다. 하나의 예외로, 경사계를 사용하여 측정될 때 능동 목 돌림의 시작 자세는 바로누운 자세이다.

시작 자세. 환자는 지지등이 있는 의자에 앉는다. 양발은 바닥에 편평하게 놓고 양팔은 옆 면에 이완시켜 놓는다. 머리와 목은 해부학적 자세(neutral zero)를 유지한다(그림 9-23).

고정. 의자의 등받이는 등과 허리뼈를 지지한다. 환자는 대체 운동을 하지 않도록 교육받고 치료사는 몸통을 고정시킬 수 있다.

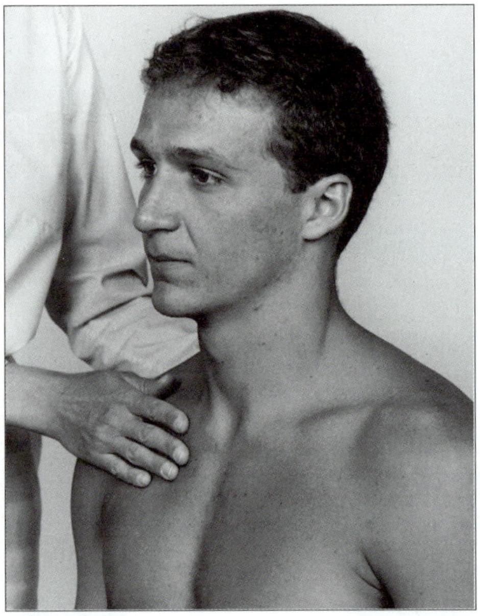

그림 9-23 경사계를 사용하여 측정할 때 돌림을 제외한 모든 목 운동에 대한 시작 자세.

목 굽힘-폄 (Neck Flexion-Extension)

끝 자세. *굽힘(flexion)*: 환자는 움직임의 제한이 있을 때까지 목을 굽힌다. *폄(extension)*: 환자는 움직임의 제한이 있을 때까지 목을 편다.

대체 운동. 입 벌림(줄자 측정을 위한), 몸통 굽힘-폄.

줄자 측정 (Tape measure measurement)

Forms 9-4, 9-5

굽힘. 턱의 끝과 목아래패임 사이의 거리를 측정한다. 측정은 굽힘 자세로 측정한다(그림 9-24). 길이 측정은 목 굽힘의 능동가동범위(3 cm)를 의미한다.

폄. 굽힘에서와 같은 지점에서 측정한다. 폄 자세에서 측정한다(그림 9-25). 줄자 측정은 목의 폄 능동가동범위(20 cm)를 의미한다.

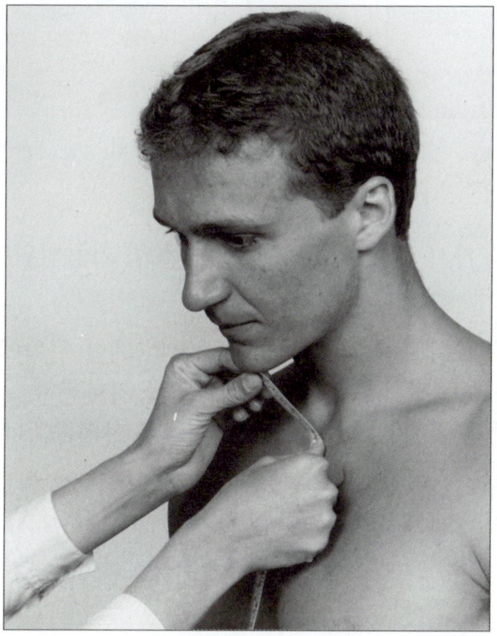

그림 9-24 목 굽힘: 제한된 능동가동범위.

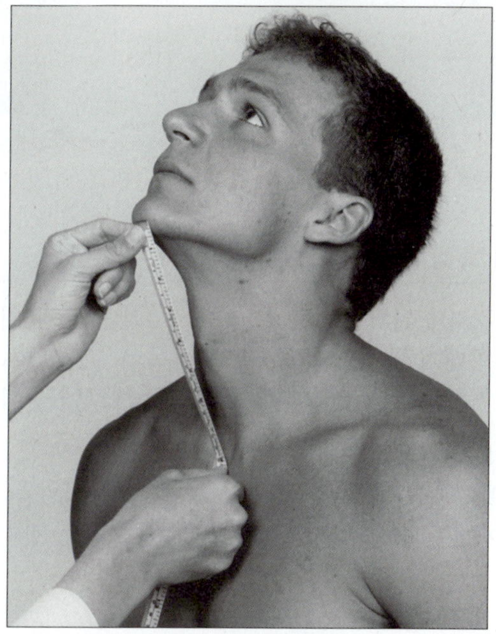

그림 9-25 목 폄: 완전 능동가동범위.

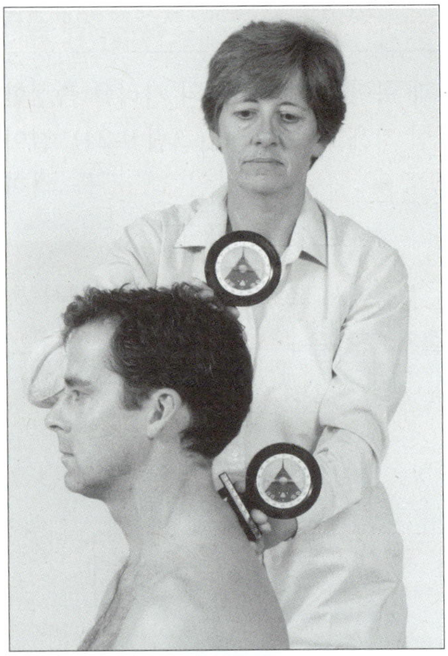

그림 9-26 시작 자세: 경사계를 이용한 목굽힘과 폄은 등뼈 1번 위와 머리 정점에 위치한다.

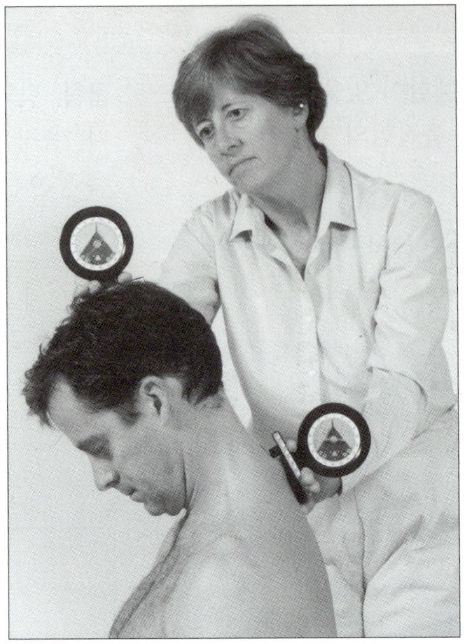

그림 9-27 끝 자세: 목 굽힘.

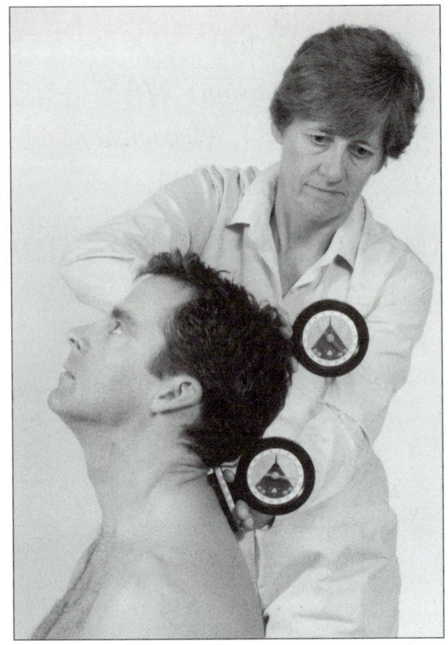

그림 9-28 끝 자세: 목 폄.

경사계 측정 (Inclinometer measurement)

Forms 9-6, 9-7

경사계 위치. *위쪽(superior)*: 머리의 정점 위에(예, 꼭대기[23]). *아래쪽(inferior)*: 등뼈 1번 위에. 시작 자세(그림 9-26)에서, 경사계는 제로에 맞춰진다.

대체 경사계 위치

등뼈 1번 위에 경사계의 위치가 목 폄 가동범위를 방해한다면, 아래쪽 경사계는 그림 9-29에서 보이는 것처럼, 어깨뼈[24]의 가시 위에 위치하거나 큰 목 폄 가동범위는 경사계를 옮겨 놓는다.

굽힘. 목 굽힘(그림 9-27 또는 9-30)의 제한 위치에서, 치료사는 양쪽 경사계로부터 측정각도를 기록한다. 목 굽힘 능동가동범위(50°)는 두 경사계 눈금의 차이값이다.

폄. 목 폄(그림 9-28 또는 9-31)의 제한 위치에서, 치료사는 양쪽 경사계로부터 측정각도를 기록한다. 목 폄 능동가동범위(60°)는 두 경사계 눈금의 차이값이다.

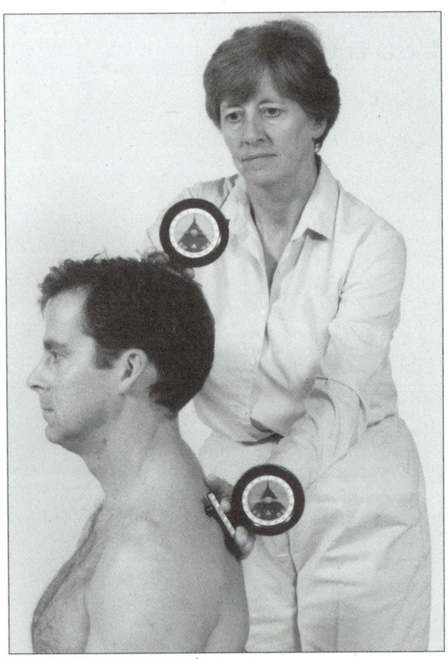

그림 9-29 또 다른 경사계 위치, 시작 자세: 머리의 정점과 어깨뼈의 가시 위에 위치한 경사계로 목 굽힘과 폄.

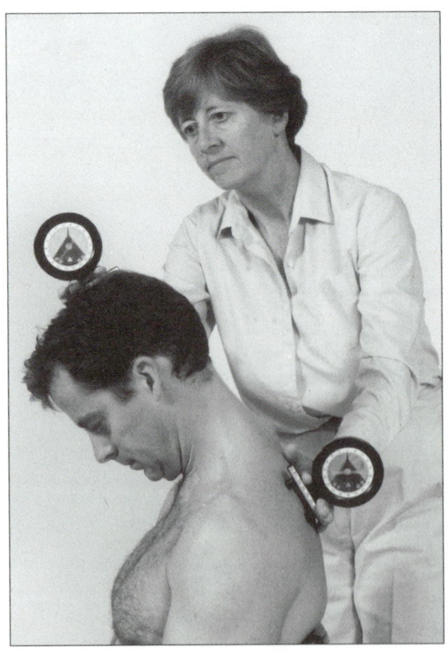

그림 9-30 끝 자세: 목 굽힘.

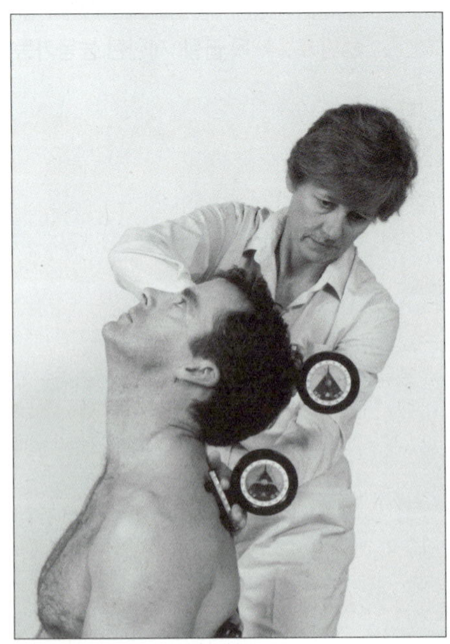

그림 9-31 끝 자세: 목 폄.

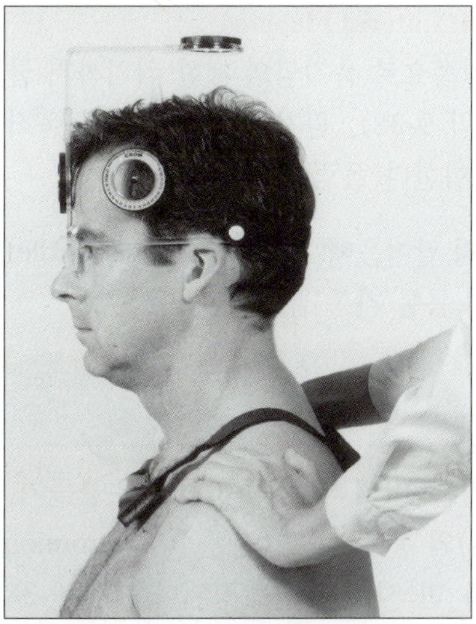
그림 9-32 시작 자세: 목 굽힘과 폄.

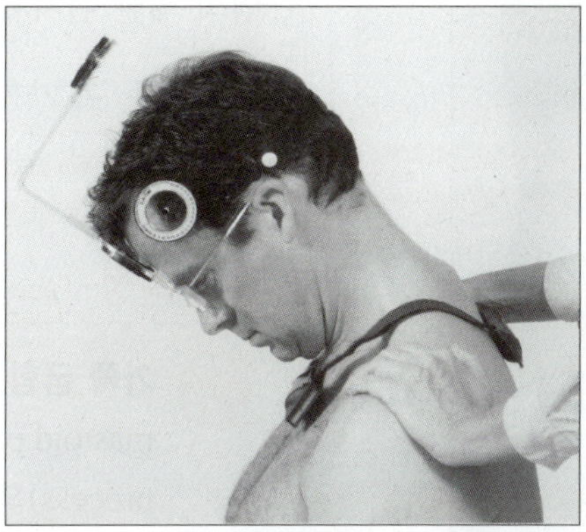
그림 9-33 끝 자세: 목 굽힘.

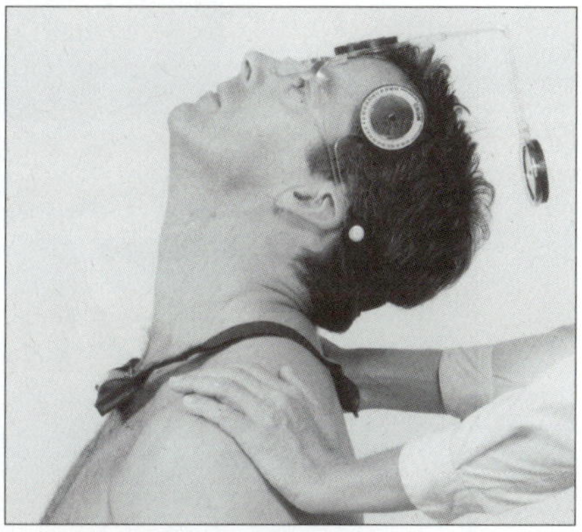
그림 9-34 끝 자세: 목 폄.

목뼈 가동범위 측정 (CROM measurement)

Forms 9-8, 9-9

환자의 머리에 위치하여, 목뼈 가동범위 측정도구의 가쪽 면에 위치한 경사계는 시작 자세에서 제로에 맞춰진다(그림 9-32).

굽힘. 목은 움직임의 제한위치까지 굽힘되고 가쪽 경사계의 눈금값은 목 굽힘 능동가동범위(45°)이다(그림 9-33).

폄. 목은 움직임의 제한위치까지 폄되고 가쪽 경사계의 눈금값은 목 폄 능동가동범위(65°)이다(그림 9-34).

일반 각도계 측정 (Universal goniometer measurement)

Forms 9-10, 9-11

각도계 축. 귀의 귓불 위(그림 9-35).

고정자. 바닥에 수직

이동자. 코의 바닥에 평행하게 놓는다. 시작 자세(그림 9-35)에서 각도계는 90°를 가리킨다. 이것은 0°로 기록된다.

굽힘. 각도계는 목 굽힘(그림 9-36)의 제한 위치에 재정렬된다. 90° 위치에서 멀리 놓여진 이동자의 도수는 목 굽힘 능동가동범위(45°)로 기록된다.

폄. 각도계는 목 폄(그림 9-37)의 제한 위치에서 재정렬된다. 90° 위치에서 멀리 놓여진 이동자의 도수는 목 폄 능동가동범위(45°)로 기록된다.

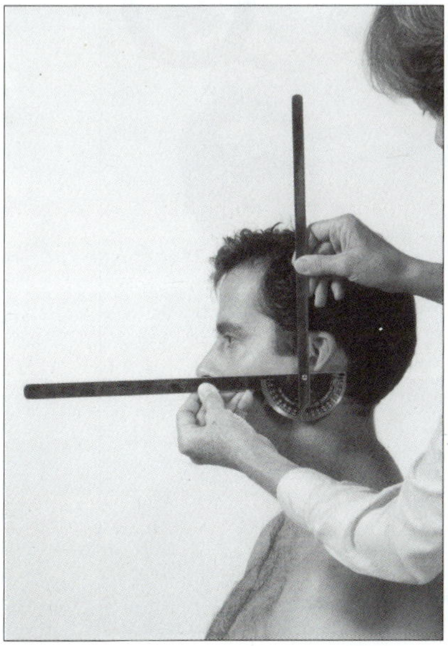
그림 9-35 시작 자세: 목 굽힘과 폄을 위한 일반 각도계의 위치.

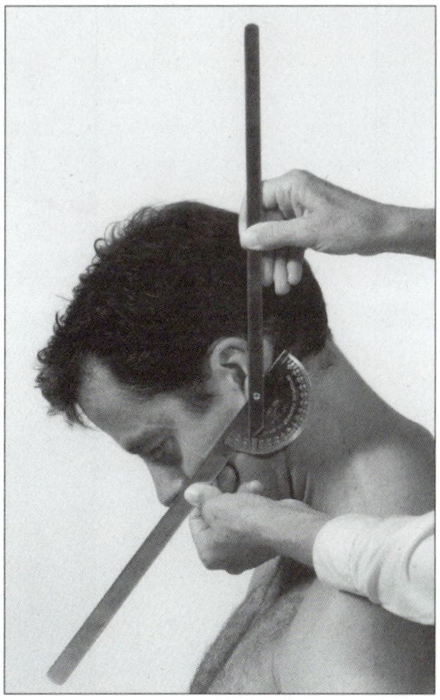
그림 9-36 끝 자세: 목 굽힘.

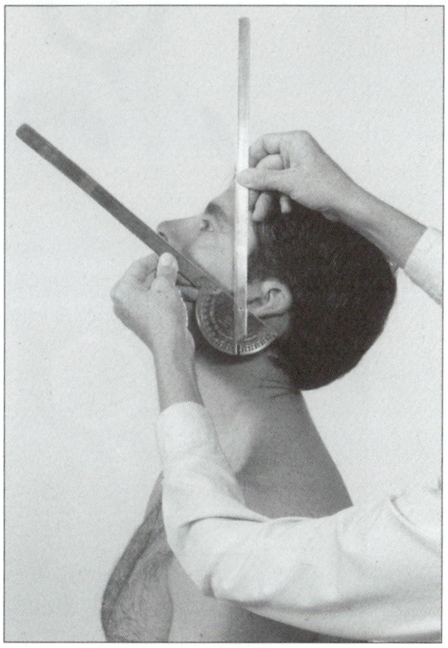
그림 9-37 끝 자세: 목 폄.

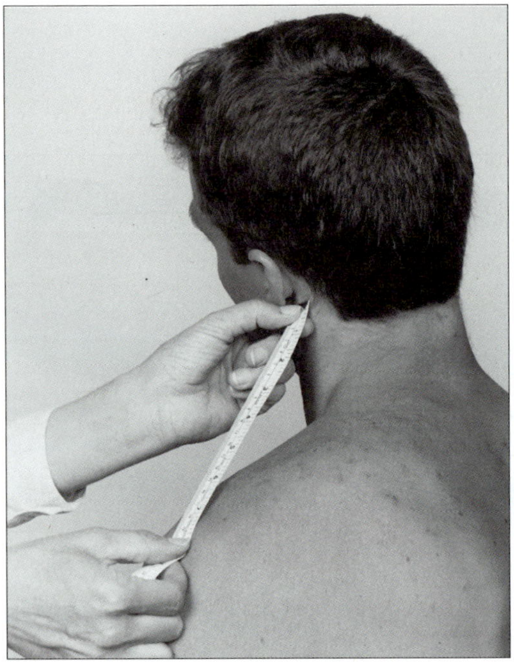

그림 9-38 목 가쪽 굽힘.

목 가쪽 굽힘 (Neck Lateral Flexion)

끝 자세. 환자는 목을 왼쪽으로 움직임의 제한 위치까지 굽힌한다(돌림 없이)(그림 9-38). 환자는 오른쪽으로 움직임의 제한 위치까지 굽힘한다(돌림 없이).

대체 운동. 귀 가까이까지 팔이음뼈(견갑대, shoulder girdle)에 대한 올림; 같은쪽의 몸통 가쪽 굽힘.

줄자 측정 (Tape measure measurement)

Forms 9-12

가쪽 굽힘. 거리는 머리뼈의 꼭지돌기(유양돌기, mastoid process)와 봉우리돌기(견봉돌기, acromion process)의 가쪽 면 사이에서 측정된다(그림 9-38 참조). 길이 측정은 측정된 면에 목의 가쪽 굽힘 능동가동범위(13 cm)를 의미한다.

경사계 측정 (Inclinometer measurement)

Forms 9-13

경사계 위치. *위쪽(superior)*: 머리의 정점(예를 들어, 꼭대기)에. *아래쪽(inferior)*: 등뼈 1번 위에. 시작 자세(그림 9-39)에서 경사계는 제로에 맞춰진다.

가쪽 굽힘. 목 가쪽 굽힘(그림 9-40)의 제한위치에서, 치료사는 양쪽 경사계의 각도 측정을 기록한다. 목 가쪽 굽힘 능동가동범위(45°)는 두 경사계 눈금값 사이의 차이이다.

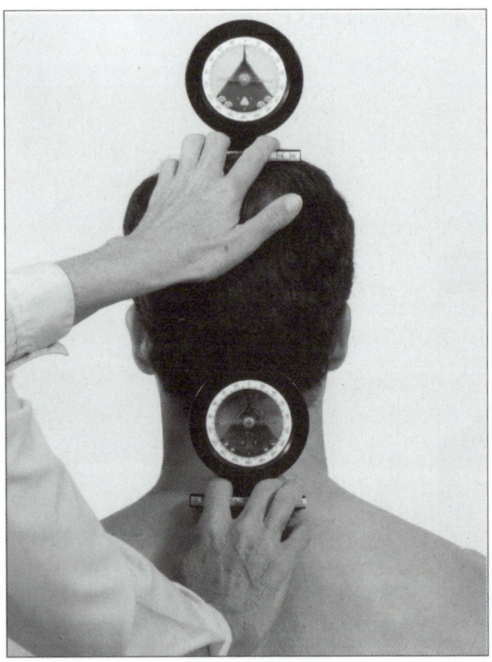

그림 9-39 시작 자세: 목 가쪽 굽힘.

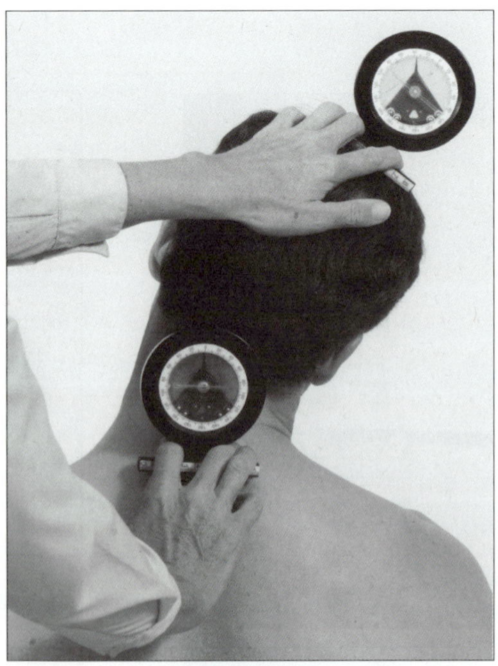

그림 9-40 끝 자세: 목 가쪽 굽힘.

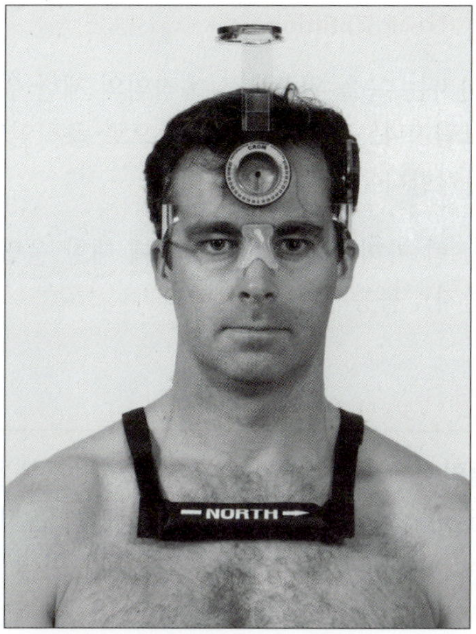

그림 9-41 시작 자세: 목 가쪽 굽힘.

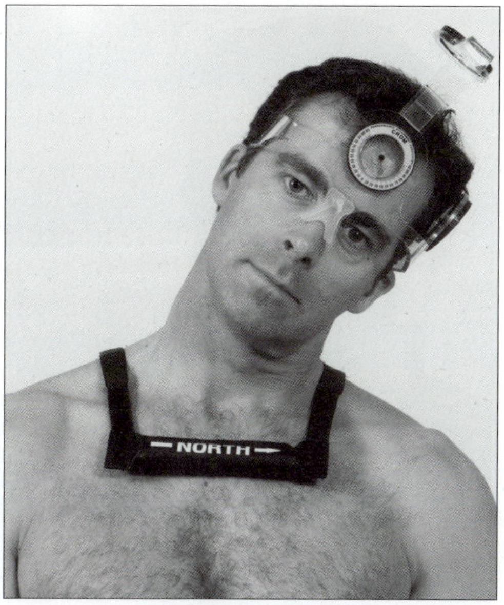

그림 9-42 목 가쪽 굽힘.

목뼈 가동범위 측정 (CROM measurement)

Forms 9-14

환자의 머리에 위치하여, 목뼈 가동범위 측정도구의 앞쪽 면에 위치한 경사계는 시작 자세에서 제로에 맞춰진다(그림 9-41).

가쪽 굽힘. 목은 움직임의 제한 위치까지 가쪽 굽힘되고, 앞쪽 경사계의 눈금값은 측정된 면에 목 가쪽 굽힘 능동가동범위(35°)이다(그림 9-42).

일반 각도계 측정 (Universal goniometer measurement)

Forms 9-15

각도계 축. 목뼈 7번 가시돌기(극돌기, spinous process) 위(그림 9-43).

고정자. 척추를 따라서 바닥에 수직으로.

이동자. 머리의 가운데 지점 쪽으로 향한다. 시작 자세(그림 9-43)에서, 각도계는 90°를 가리킨다.

가쪽 굽힘. 각도계는 목 가쪽 굽힘(그림 9-44)의 제한 위치에 재정렬된다. 0° 위치에서 멀리 놓여진 이동자의 도수는 측정된 면에 목 가쪽 굽힘 능동가동범위(45°)로 기록된다.

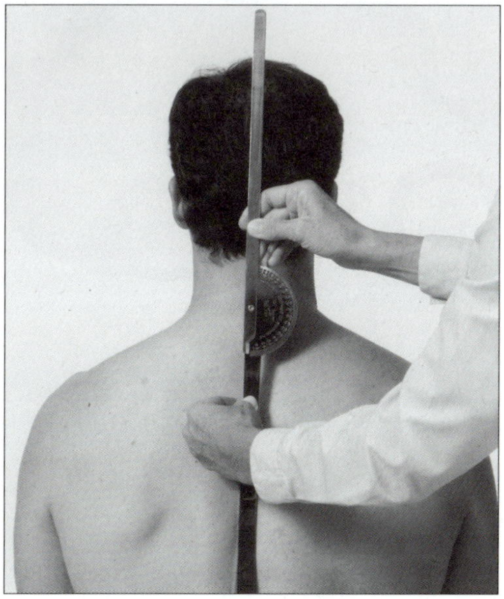

그림 9-43 시작 자세: 목 가쪽 굽힘의 일반 각도계 정렬.

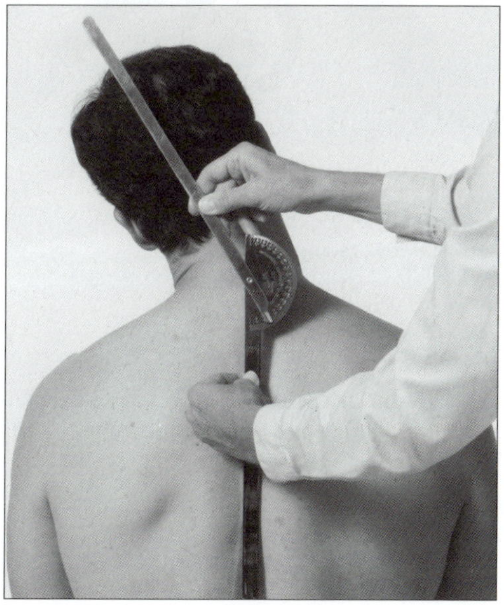

그림 9-44 끝 자세: 목 가쪽 굽힘.

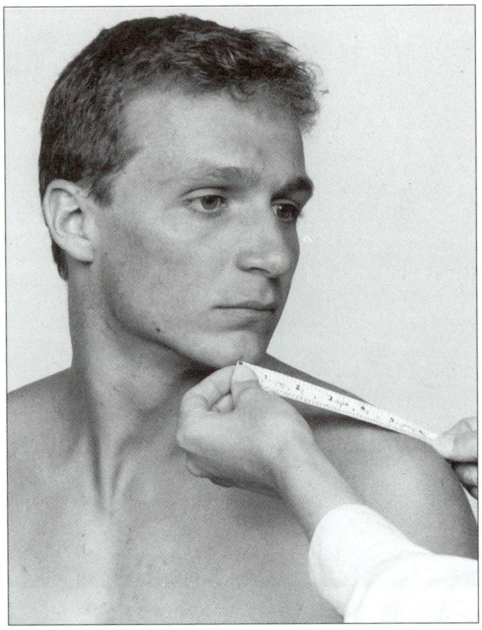

그림 9-45 목 돌림.

목 돌림 (Neck Rotation)

끝자세. 환자는 목을 왼쪽으로 움직임의 제한 위치까지 돌림한다(그림 9-45). 환자는 오른쪽으로 움직임의 제한 위치까지 돌림한다.

대체 운동. 턱 가까이까지 팔이음뼈에 대한 올림과 앞으로 내밀기(줄자); 몸통 돌림.

줄자 측정 (Tape measure measurement)

Forms 9-16

돌림. 거리는 턱 끝과 봉우리돌기(견봉돌기, acromion process)의 가쪽 면 사이에서 측정된다(그림 9-45 참조). 길이 측정은 측정된 면에 목의 돌림 능동가동범위(11 cm)를 의미한다.

경사계 측정 (Inclinometer measurement)

Forms 9-17

시작 자세. 환자는 머리와 목이 해부학적 자세로 누워 있다(그림 9-46).

경사계 위치. 이마의 바닥 중앙에 위치. 시작 자세에서 경사계는 제로에 맞춰진다.

돌림. 목 돌림(그림 9-47)의 제한 위치에서, 치료사는 측정면에 목 돌림 능동가동범위(80°)로서 경사계 눈금값을 기록한다.

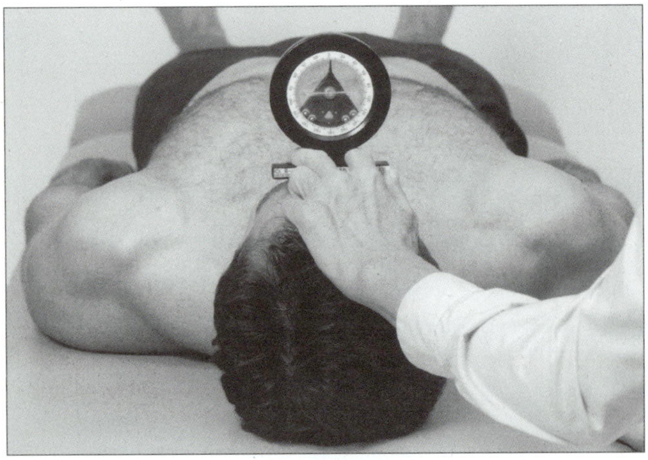

그림 9-46 이마의 바닥 중앙에 놓인 경사계로 목 돌림을 위한 시작 자세.

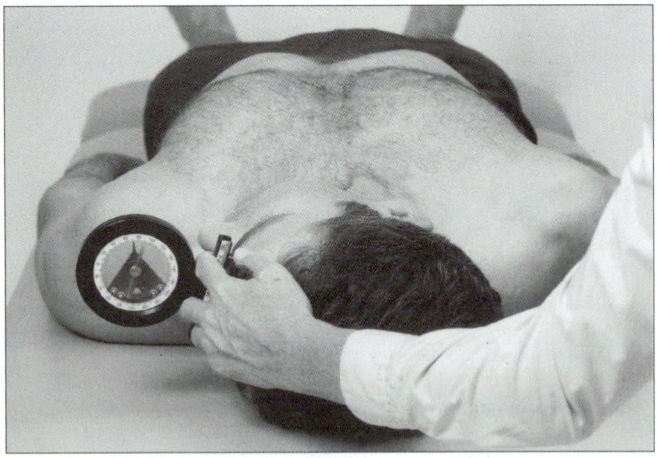

그림 9-47 끝 자세: 목 돌림.

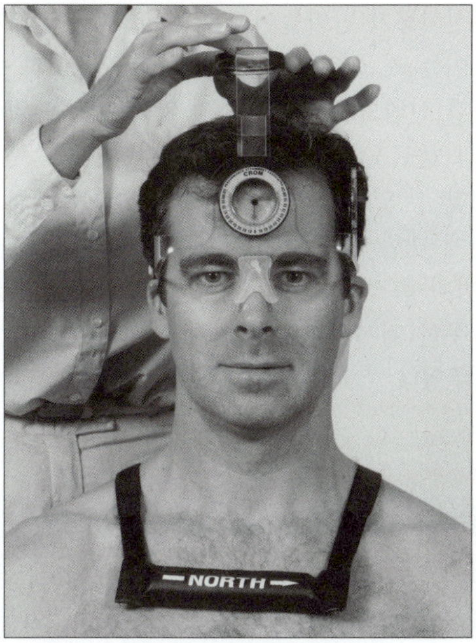

그림 9-48 시작 자세: 목 돌림.

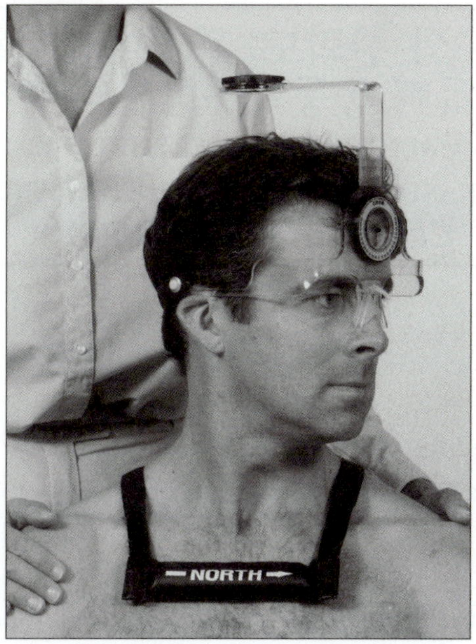

그림 9-49 목 돌림.

목뼈 가동범위 측정 (CROM measurement)

Forms 9-18

화살표가 판의 북쪽을 위치하게 하여 양어깨 위에 마그네틱 판을 위치시킨다. 시작 자세에서 환자와 함께 하여, 양중력 경사계는 제로에 맞춰진다(환자의 머리 위치를 조절하여 달성된다). 나침반 경사계는 그때 0°를 나타내도록 돌림된다(그림 9-48).

돌림. 목은 움직임의 제한 위치까지 돌림되고, 나침반 경사계의 눈금값은 측정된 면에 목 돌림 능동가동범위(60°)이다(그림 9-49).

일반 각도계 측정 (Universal goniometer measurement)

Forms 9-19

각도계 축. 머리 꼭대기 가운데 지점 위(그림 9-50).

고정자. 양쪽의 봉우리돌기를 연결하는 선에 수평으로 한다.

이동자. 코에 정렬된다. 시작 자세(그림 9-50)에서, 각도계는 90°를 가리킨다. 이것은 0°로 기록된다.

돌림. 각도계는 목 돌림(그림 9-51)의 제한 위치에 재정렬된다. 90° 위치에서 멀리 놓인 이동자의 도수는 목 돌림 능동가동범위로 기록된다.

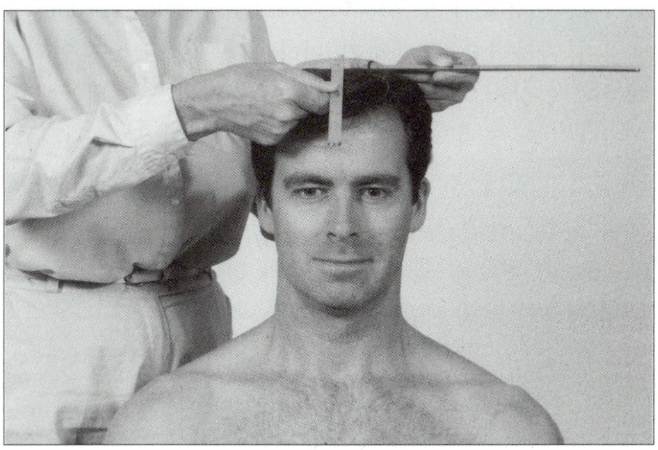

그림 9-50 시작 자세: 목 돌림의 일반 각도계 정렬.

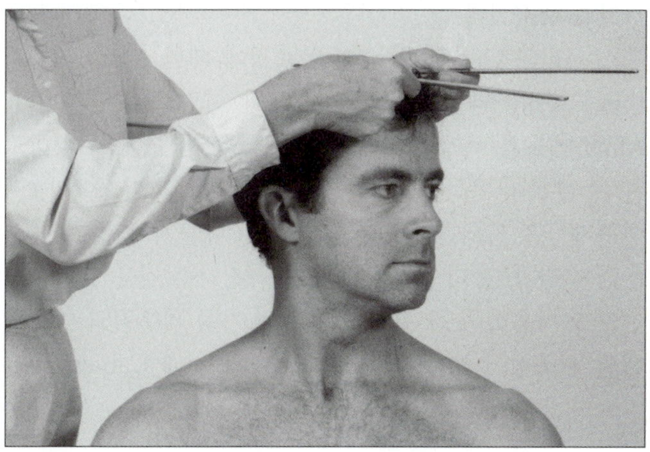

그림 9-51 끝 자세: 목 돌림.

타당도와 신뢰도: 관자아래턱관절과 목뼈 능동가동범위의 측정 (VALIDITY AND RELIABILITY: MEASUREMENT OF THE TMJ AND CERVICAL SPINE AROM)

관자아래턱관절 (TMJ)

자와 캘리퍼스는 이 장에서 관자아래턱관절의 능동가동범위를 측정하기 위해 사용된 도구들이다.

Walker, Bohannon, 그리고 Cameron[25] 등은 아래턱 내림, 가쪽 치우침, 그리고 앞으로 내밀기에 대한 관자아래턱관절의 능동가동범위를 측정하기 위해 자를 사용하는 것에 대한 *구성타당도(validity)*를 평가하였다. 입 벌림의 측정은 관자아래턱관절의 병리를 확인하는 것에 대한 구성타당도를 설명하는 유일한 조치였다. 그러므로, 저자는 자를 통해 측정된 입 벌림은 관자아래턱관절의 질환을 가진 환자의 상태를 기록하고 추적관찰하기 위한 가능한 방법으로 결론지었다.

자로 입 벌림 능동가동범위 측정에 대한 검사자내 그리고 검사자간 *신뢰도(reliability)*를 평가하면서, 연구자들은[21,25-28] 자가 신뢰할 만하다는 것을 알았다. Dijkstra와 동료들[26]은 아래턱 길이가 입이 열려지는 데 얼마나 영향을 주는지에 주목했다. 그러므로, 입 벌림 길이가 같은 대상자들의 차이를 비교할 때, 관자아래턱관절 가동성이 유사하다고 결론 내릴 수 없다. 그러나, 시간이 흐르면서 동일한 대상자에서 진행과정을 평가할 때, 윗턱 입 벌림에서 중앙의 앞니들 사이의 거리를 측정하기 위해 자를 사용하는 것은 신뢰할 수 있고 관자아래턱관절 가동성에 대한 정확한 측정이다.

Al-Ani와 Gray[28]는 입 벌림 측정에 대한 Alma 깨물기(bite) 측정기와 자에 대한 기구-내 신뢰도를 평가했다. Alma 깨물기 측정기는 중앙 앞니들 끝에 쉽게 위치하도록 팔 부분이 우묵 들어가 있는 한 벌의 캘리퍼스이다. 이 연구자들은 자와 비교했을 때 Alma 깨물기 측정기가 사용하기 더 쉽고 더 좋은 신뢰도를 가진다는 것을 알았다.

자를 사용하여 관자아래턱관절의 가쪽 치우침과 앞으로 내밀기 측정에 대해, Walker, Bohannon과 Cameron[25]은 검사자내 신뢰도가 받아들여질 수 있고 좋은 검사자간 신뢰도를 보이는 것을 알았다. 그러나 Dworkin과 동료들[27]은 검사자간 신뢰도가 바람직하지 않다는 것을 알아냈다. Dworkin과 동료들[27]은 또한 관자아래턱관절 능동가동범위의 신뢰할 수 있는 임상적 측정에 대한 표준 절차를 사용하는 것에 대한 중요성을 지지하면서, 관자아래턱관절 능동가동범위 측정에 대한 표준 절차로 훈련된 검사자가 훈련받지 못한 검사자보다 검사자간 신뢰도가 더 좋다는 것을 보여주었다.

목뼈 (Cervical Spine)

목뼈 가동범위를 측정하기 위해 사용된 기구들과 검사들에 대한 *타당도와 신뢰도* 연구들에 대한 검토들은[29-31] 이 주제에 대한 연구의 현재 상태를 전달한다. 가동범위를 평가하기 위한 적절한 측정 도구를 선택하기 위해 착수된, 검토의 이러한 유형은 최적화된 연구설계의 부족, 연구에서 불량한 기록, 몇몇 측정방법에 대한 연구부족, 그리고 제한된 환자수[31]로 진행된 연구들로 인해 어려움이 있다.

Williams와 동료들[31]과 Koning과 동료들[30]은 검토를 통해 비록 많은 연구가 필요하지만, 목뼈 가동범위 측정도구와 단일 경사계가 목뼈 가동범위를 측정함에 있어서 사용에 대해 가장 타당도와 신뢰도가 높은 기구로 결론을 내렸다. 임상적 환경에서 목뼈 가동범위를 측정하기 위해 사용된 기구들의 신뢰도로 초기의 문헌 고찰에서, Jordon[29]은 "어떠한 기구도 강력하게 추천할 수 없다"고 하였으나 목뼈 가동범위 측정도구가 가장 신뢰도 있는 기구라는 것을 알아냈다. 그는 또한 목뼈 가동범위 측정도구는 가능성을 보여주지만 비용, 휴대성 그리고 단지 목뼈 가동범위를 측정하는 데 사용되기 위한 특이성 때문에 임상적 환경에서 가장 실용적인 도구는 아니라고 언급했다. Jordan[29]은 줄자가 저가이고, 휴대하기 편하고 임상적으로 용인되기 때문에 임상적 선택으로 더 선호될 것이라고 제안했다. 그러나 그는 줄자는 문헌적으로 더 많은 지지가 필요하다는 것을 알았다. Williams와 동료들[31]은 시각적 판단이 최소의 신뢰도와 동시에 타당한 방법이라는 것을 알아냈고 Koning과 동료들[30]과 함께 시각적 판단은 목뼈 가동범위를 측정하기 위해 사용되지 않기를 추천했다.

근력 평가: 얼굴 근육 (MUSCLE STRENGTH ASSESSMENT: MUSCLE OF THE FACE (표 9-3)

연습이 완벽함을 만든다.

이 단락의 기술들을 연습하거나 간단한 복습을 위해서 http://thepoint.lww.com/Clarkson3e에 있는 실습용 검사 방식을 이용하라.

얼굴과 눈 근육들(그림 9-52~9-55)은 뇌신경의 지배를 받는다. 3,4,5,6,7번 그리고 12번 뇌신경의 운동 기능이 신경학적 검진의 부분으로 검사된다. 검사의 목적은 기능부전의 유무와 환자에서 마비나 위약의 기능적 영향을 결정하는 것이다. 근육들은 뇌신경 지배와 일반적인 기능에 따라서 그룹으로 검사된다.

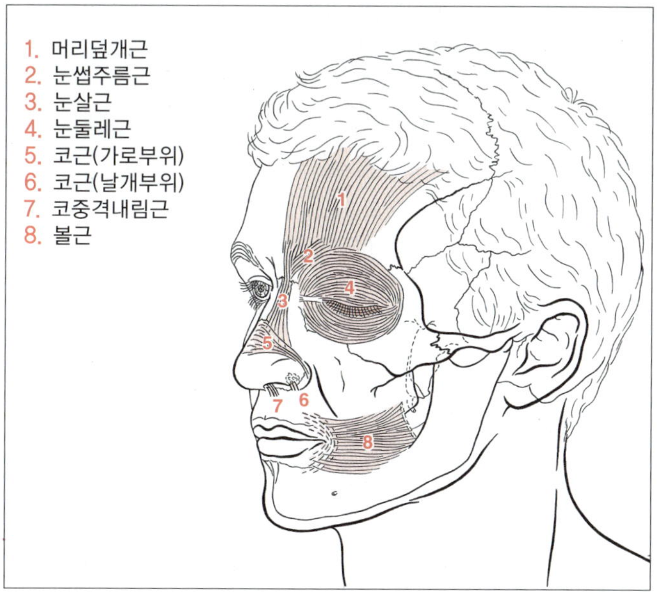

그림 9-52 눈, 코, 그리고 볼의 깊은 근육들.

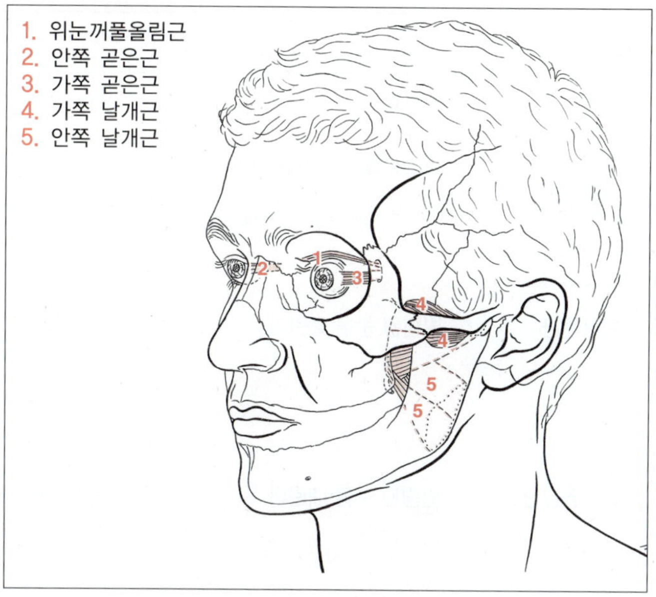

그림 9-53 눈 부위와 관자아래턱 부위의 근육들.

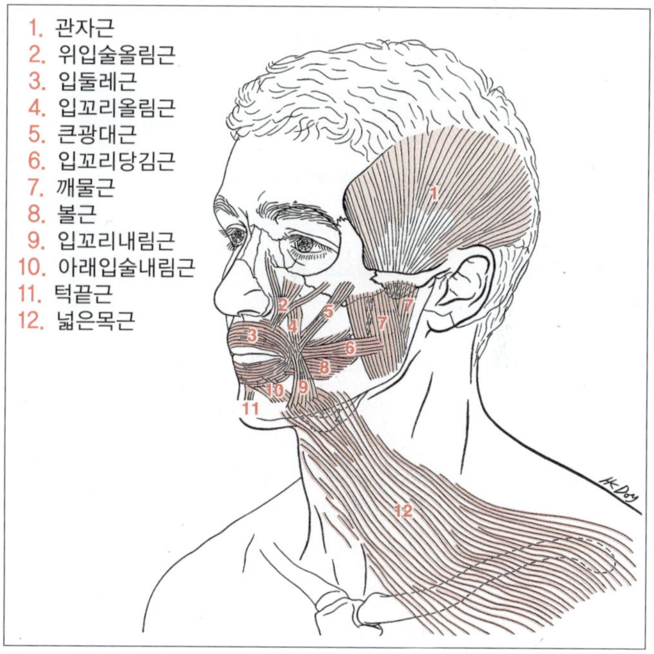

그림 9-54 입, 관자아래턱 부위의 근육들 그리고 넓은목근.

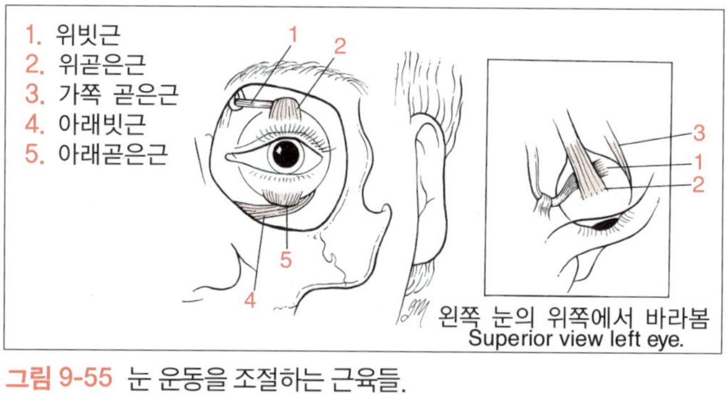

그림 9-55 눈 운동을 조절하는 근육들.

표 9-3 근육작용, 부착, 신경지배: 얼굴과 눈[2]

근육	주작용	이는곳	닿는곳	뇌신경
위눈꺼풀 올림근	윗눈꺼풀을 들어올린다.	나비뼈의 작은 날개의 아래면, 시신경관에 위앞쪽	눈꺼풀의 위의 피부; 위 눈꺼풀판의 앞부분; 결막구석 위부분; 광대뼈 결절; 눈확가로막 윗면	III III
위곧은근	벌림된 눈을 올린다.	공통 고리모양 힘줄 (시신경관의 위쪽, 안쪽 그리고 아래쪽 가장자리를 둘러싸는 섬유성 고리)	공막 위쪽, 각막 뒤쪽 가장자리	
아래곧은근	벌림된 눈을 내린다	공통 고리모양 힘줄	공막 아래쪽, 뒤쪽 가장자리	III
위빗근	모음된 눈을 내린다.	시신경관에 위안쪽 나비뼈 몸통; 위곧은근의 힘줄성 부착	힘줄은 도르래(이마뼈 오목에 부착하는 섬유연골성 고리)를 지나서 아래쪽, 가쪽을 통과해서 눈알의 뒤가쪽 면에 적도에 공막 뒤쪽으로 아래쪽에 부착한다.	IV
아래빗근	벌림된 눈을 올린다.	코눈물고랑의 위턱 가쪽 눈확면	공막 가쪽 부분, 눈알의 적도 뒤쪽	III
가쪽 곧은근	눈을 바깥으로 벌린다.	공통 고리모양 힘줄; 나비뼈 큰날개의 눈확면	공막의 가쪽, 각막 뒤쪽 가장자리	VI
안쪽 곧은근	눈을 안쪽으로 모은다.	공통 고리모양 힘줄	공막의 안쪽, 각막 뒤쪽 가장자리	III
관자근	아래턱을 올린다; 아래턱의 좌우로의 교합운동	관자오목; 관자근막의 깊은 부분	아래턱의 갈고리돌기; 맨 끝의 큰어금니까지 거의 아래턱 가지의 앞쪽 경계부	V
깨물근	아래턱의 올림; 교합운동에 작은 영향, 아래턱의 돌출과 뒤당김	a. 표면층: 광대뼈의 위턱돌기; 광대활의 앞쪽 2/3 b. 중간층: 광대활의 앞쪽 2/3의 안쪽 면; 아래턱 가지의 뒤쪽 1/3의 아래 부분 c. 깊은층: 광대활의 깊은면	a. 표면층: 아래턱 가지 가쪽 면의 아래 1/2 부분 b. 중간층: 아래턱 가지의 중앙 부분 c. 깊은층: 아래턱 가지의 위쪽 부분; 아래턱의 갈고리돌기	V
안쪽 날개근	아래턱을 올린다; 아래턱 내밈 (가쪽 날개근과 함께); 턱의 좌우로의 운동	가쪽 날개판의 안쪽 면; 입천장 뼈의 날개패임돌기; 위턱결절	아래턱 모서리와 가지의 안쪽 면의 뒤아래 부분	V

표 9-3 *계속*

근육	주작용	이는곳	닿는곳	뇌신경
가쪽 날개근	아래턱의 돌출(안쪽 날개근과 함께); 입 벌림; 입을 닫을 때 관자아래턱관절의 관절원반과 아래턱 관절융기의 뒤쪽 움직임의 조절; 아래턱의 좌우로의 운동	a. 위쪽 머리: 나비뼈의 큰날개 가쪽 면과 아래 부분 b. 아래쪽 머리: 가쪽 날개판의 가쪽 면	아래턱 목의 앞부분의 내림; 관자아래턱 관절의 관절주머니와 원반	V
위목뿔근 (두힘살근, 붓목뿔근, 턱목뿔근, 그리고 턱끝목뿔근)				
두힘살근	아래턱의 내림; 목뿔뼈의 올림(씹기, 삼키기)	뒤쪽 힘살: 관자뼈의 꼭지돌기 앞쪽 힘살: 아래턱 근처 중심선바닥에 두힘살근오목	근육의 경로는 목뿔뼈에 부착된 섬유성 고리를 통해 지나갈 때 방향이 변한다.	V, VII
붓목뿔근	목뿔뼈의 올림과 뒤당김(삼킴)	관자뼈의 붓돌기의 뒤쪽 면	큰뿔과 연결된 목뿔뼈의 몸통	VII
턱목뿔근	입 바닥의 올림(삼킴); 목뿔뼈의 올림; 아래턱의 내림	아래턱의 턱목뿔근선 전체	목뿔뼈 몸통; 아래턱의 턱뼈결합부터 목뿔뼈까지 가운데 섬유성 솔기	V
턱끝목뿔근	목뿔뼈의 올림과 돌출	턱뼈결합의 뒤쪽 면에 아래 턱끝가시	목뿔뼈 몸통의 앞쪽 면	XII
머리덮개근 뒤통수이마근	코 위의 피부와 눈썹을 위로 올리고 이마에 가로주름이 생기게 한다.	앞쪽 부분: 관상봉합 앞쪽에 머리덮개근 널힘줄	섬유들은 눈살근, 눈썹주름근, 눈 그리고 눈둘레근과 연결되어 있다; 눈썹의 피부와 코 뿌리	VII
눈썹주름근	눈썹을 동시에 당긴다. 코 위의 이마 부위에 수직으로 주름이 생긴다.	눈썹활의 안쪽 끝	눈확위모서리 위의 피부	VII
눈살근	눈썹밑 안쪽의 콧마루 위 피부에 가로로 주름이 생긴다.	코뼈의 아래쪽을 싸고 있는 근막	눈썹과 이마 아래쪽 부분의 피부	VII
눈둘레근	a. 눈확 부분: 이마부위와 관자놀이와 볼에서 코 안쪽으로 주름이 생기게 눈을 꼭 감는다. b. 눈꺼풀 부분: 눈을 가볍게 감는다.	a. 눈확 부분: 이마뼈의 코 부위; 위턱 이마돌기; 안쪽 눈꺼풀 인대 b. 눈꺼풀 부분: 안쪽 눈꺼풀 인대와 뼈의 위 아래 인대 c. 눈물뼈 부분: 눈물뼈 근막; 눈물뼈의 인접부위와 능선 윗 부분	섬유는 눈확둘레로 이어진다; 눈썹의 피부와 피부 아래조직; 눈꺼풀판; 가쪽 눈꺼풀솔기	VII

표 9-3 *계속*

근육	주작용	이는곳	닿는곳	뇌신경
코근(비근, nasalis)				
1. 날개 부분	코를 넓게 벌린다.	가쪽 앞니 위의 위턱뼈	코의 날개연골	VII
2. 가로 부분	폭이 좁게 코를 벌린다.	코패임의 가쪽 위턱뼈	콧마루의 반대쪽 근육이 같이 합쳐진 널힘줄; 눈살근의 널힘줄	VII
코중격내림근	코를 넓게 벌린다.	앞니 중심의 위쪽 위턱뼈	코중격	VII
입둘레근	입술을 다문다; 입술 돌출	입의 가쪽 모서리 달팽이축; 입술, 주로 볼근에 부착되는 다른 얼굴 근육의 근육섬유의 여러 층	피부와 점막의 깊은 층 섬유의 대부분	VII
볼근	치아에 마주하는 뺨을 압박한다.	위턱과 아래턱의 이틀돌기, 마주하는 3개 어금니; 날개아래턱솔기의 앞 경계선	입둘레근과 합쳐진 입술의 피부와 점막; 달팽이축	VII
입꼬리올림근	입꼬리를 올린다; 코입술 주름을 만든다.	눈확아래 구멍 바로 아래의 위턱 송곳니오목	입의 가쪽 각의 달팽이 축은 입둘레근, 입꼬리내림근과 함께 합쳐진다; 코입술주름의 아래부분의 피부바닥	VII
입꼬리당김근	입의 각을 뒤로 당긴다.	깨물근 위의 귀밑샘 근막; 광대활; 넓은목근의 달팽이축 부분을 덮는 근막; 꼭지돌기 위 근막	입의 가쪽 각의 달팽이축	VII
큰광대근	입의 각을 위쪽과 가쪽으로 끌어올린다.	광대관자 봉합의 앞쪽 광대뼈	입의 가쪽 각의 달팽이축은 입둘레근, 입꼬리올림근과 함께 합쳐진다	VII
넓은목근	아래 입술과 입 가장자리를 내린다; 턱의 내림; 목 위의 피부를 긴장시킨다.	큰가슴근과 어깨세모근의 위쪽 부분을 덮는 근막	아래턱의 아래 경계부위; 얼굴의 아래면의 피부 및 피부아래 조직과 달팽이축의 입 가장자리; 안쪽으로 반대편 넓은목근과 합쳐진다; 아래 입술의 가쪽 1/2	VII
입꼬리내림근	입의 가장자리를 내린다.	아래턱의 사선	입의 가쪽 각의 달팽이축	VII
아랫입술내림근	아랫입술을 가쪽으로 움직이고 아래로 내린다.	아래턱의 사선, 턱끝구멍과 턱뼈결합사이	아랫입술의 피부는 반대편 아랫입술내림근과 입둘레근과 합쳐진다	VII
윗입술올림근	윗입술을 올리고 뒤집는다.	눈확아래구멍에 위쪽으로 가까이에 열리는 눈확의 아래모서리, 위턱뼈와 광대뼈로부터	윗입술의 가쪽 1/2의 근육질	VII

표 9-3 *계속*

근육	주작용	이는곳	닿는곳	뇌신경
작은광대근	윗입술을 들어올린다.	광대위턱 봉합 뒤쪽 가까이에 광대뼈의 가쪽 면	윗입술의 가쪽 면의 근육질	VII
윗입술콧방울 올림근	윗입술을 들어올린다; 콧구멍을 확장시킨다.	위턱의 이마돌기의 위쪽 면	코 방울; 윗입술 가쪽 면의 피부와 근육질	VII
턱끝근	아랫입술을 올리고 내민다.	아래턱의 앞니오목	턱의 피부	VII
턱끝혀근	혀를 내민다; 혀의 중간 부위를 내린다.	아래턱 결합의 안쪽 면에 위쪽 턱결절	혀의 뿌리에서 혀끝까지 아래부분; 목뿔뼈의 앞면 위쪽을 지나는 널힘줄	XII

근육을 촉진하고 저항을 적용하고 환자를 위치시키는 것이 항상 가능하거나 유용하지 않기 때문에 형식화된 등급이 검사결과에 적용되지는 않는다. 검사 결과는 다음과 같은 지표에 따라 기록되거나 설명될 수 있다[8]:

- 5 N(normal) 검사 운동을 쉽고 조절하에 완료했을 때
- 3 F(fair) 검사 운동을 어렵게 수행하였을 때
- 1 T(trace) 움직임이 없고, 최소의 근수축이 보임
- 0 Z(zero) 수축이 전혀 없을 때
- 비대칭성 운동의 관찰도 기록한다.

목뿔뼈아래근에 대한 검사 서술도 씹기와 삼키기에서 이러한 근육의 기능적 의미 때문에 안면근육으로 포함된다. 삼키기는 턱, 혀, 입술, 연구개, 인두, 후두의 근육과 목뿔뼈위와 목뿔뼈아래근 그룹의 참여하는 복합적인 과정이다. 이들 근육 중 어떤 근육의 약화 또는 마비는 음식물을 혀에서부터 후두와 식도까지 이동시키는 능력에 영향을 줄 수 있다. 머리 조절 역시 연하작용을 하는 데 필요하다. 얼굴, 아래턱아래, 그리고 목 근육을 검사할 때 치료사는 환자에게 삼키기가 힘들었던 경험에 대한 일상적인 질문을 하거나 환자가 물이나 음식을 삼키는 것을 관찰한다.

눈돌림, 도르래, 그리고 갓돌림신경 [(Oculmotor, Trochlear, and Abducens Nerves(CN Ⅲ, Ⅳ, and Ⅵ)]

운동 기능. 운동기능은 눈꺼풀을 열고(위눈꺼풀올림근)(그림 9-53) 운의 운동을 조절한다(6개의 눈바깥 근육)(그림 9-53과 9-55).

운동 검사의 구성. 위눈꺼풀을 올리고, 눈알을 위로 올리고, 안으로 모으고, 아래로 내리고, 바깥으로 향하게 한다.

위눈꺼풀 올리기 (Elevation of the Upper Eyelid)

위눈꺼풀올림근 (Levator palpebrae superioris)

Forms 9-20

검사. 환자는 위눈꺼풀을 올리거나 들어올린다(그림 9-56). 이 운동을 수행하지 못하는 것을 설명하는 임상용어는 눈꺼풀처짐증(안검하수증, ptosis)이다.

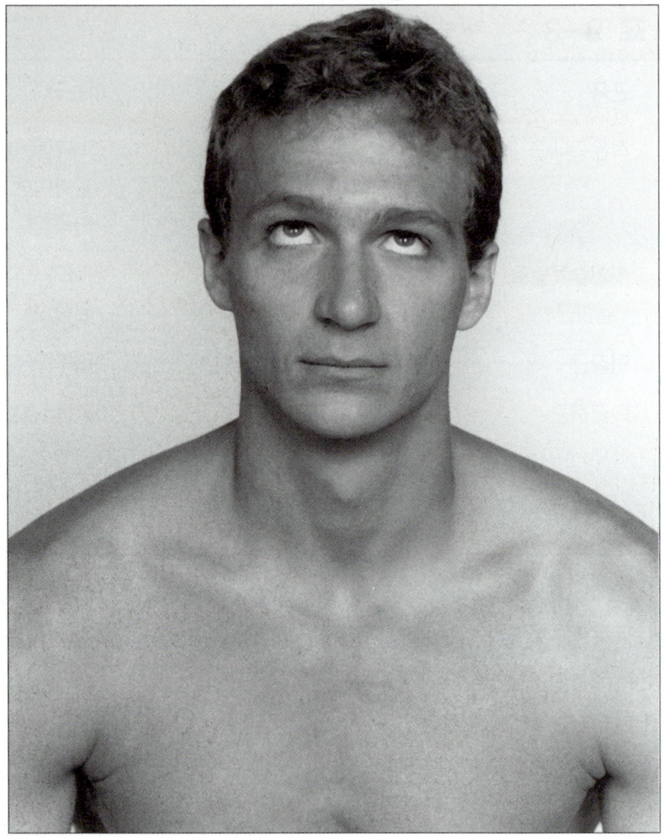

그림 9-56 위눈꺼풀 올림.

눈알의 운동 (Movements of the Eyeball)

위곧은근, 아래곧은근, 위빗근, 아래빗근, 가쪽 곧은근, 안쪽 곧은근 (Rectus superior, rectus inferior, oblique superior, oblique inferior, rectus lateralis, rectus medialis)

Forms 9-21 ~ 9-26

각 눈바깥근육은 최대능력을 발휘하는 위치에서 근육을 검사한다. 이 위치는 눈알이 움직일 때 축 주위에서 올바른 각도로 근육이 움직이는 위치이다.[32] 시작 자세는 환자가 앞을 똑바로 쳐다보는 위치이다. 겹보임(복시, diplopia)은 각 근육 검사와 함께 밝혀야 한다.[32-34] *기술된 모든 검사 움직임은 환자의 오른쪽 눈에 적용된다*(그림 9-57 ~ 9-62). 양쪽 눈의 특별한 운동에 대한 동시 관찰은 근육검사를 결합해주고 더 선호될 것이다. 근육 결합은 아래와 같다:

1. 오른쪽 위곧은근과 왼쪽 아래빗근(그림 9-57 참조)
2. 오른쪽 아래곧은근과 왼쪽 위빗근(그림 9-58 참조)
3. 오른쪽 위빗근과 왼쪽 아래곧은근(그림 9-59 참조)

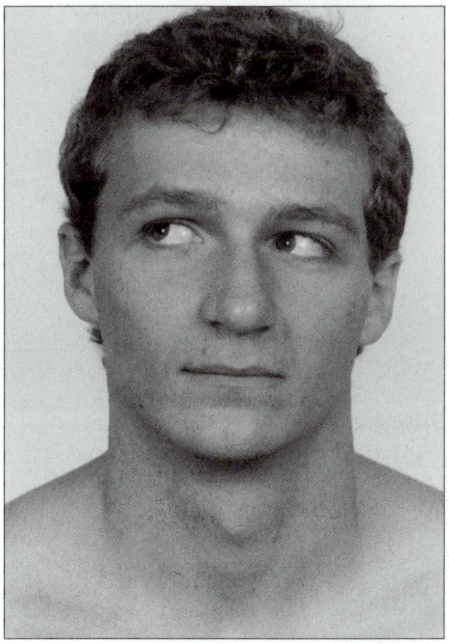

그림 9-57 위곧은근 검사는 환자에게 위가쪽을 보라고 말한다. 올림에 제한이 있는지 관찰한다.

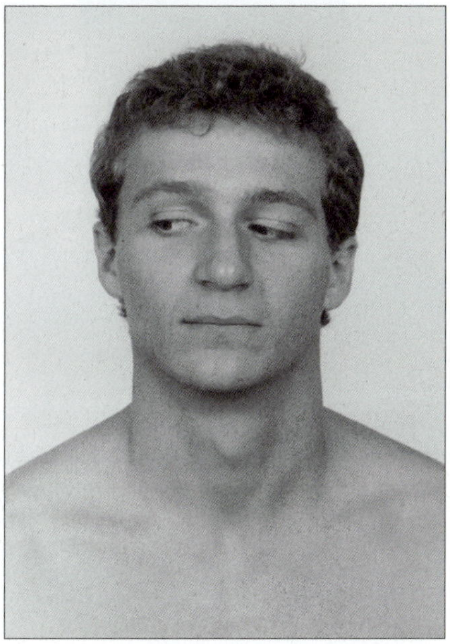

그림 9-58 아래곧은근 검사는 환자에게 아래가쪽을 보라고 말한다. 내림에 제한이 있는지 관찰한다.

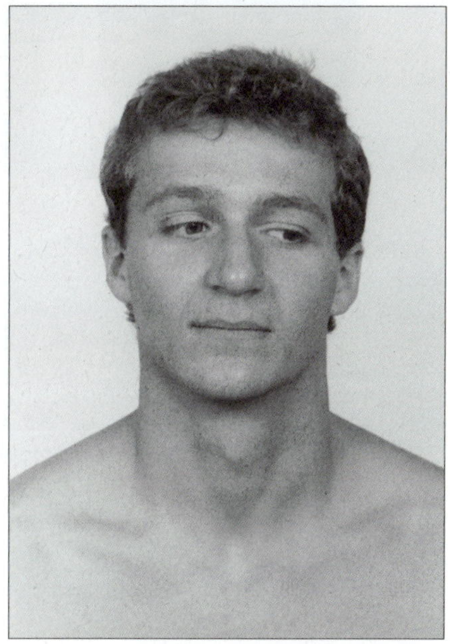

그림 9-59 위빗근 검사는 환자에게 아래안쪽을 보라고 말한다. 내림에 제한이 있는지 관찰한다.

4. 오른쪽 아래빗근과 왼쪽 위곧은근(그림 9-60 참조)
5. 오른쪽 가쪽 곧은근과 왼쪽 안쪽 곧은근(그림 9-61 참조)
6. 오른쪽 안쪽 곧은근과 왼쪽 가쪽 곧은근(그림 9-62 참조)

운동이 정상(예를 들어, 완전가동범위에서 부드럽다)인지 비정상인지를 관찰하라.[8]

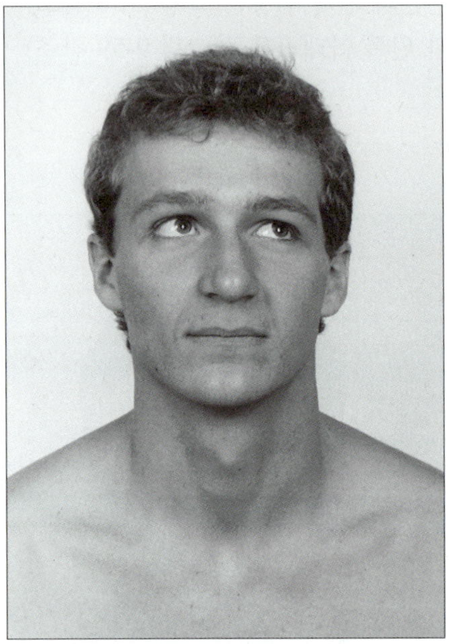

그림 9-60 아래빗근 검사는 환자에게 위가쪽을 보라고 말한다. 올림에 제한이 있는지 관찰한다.

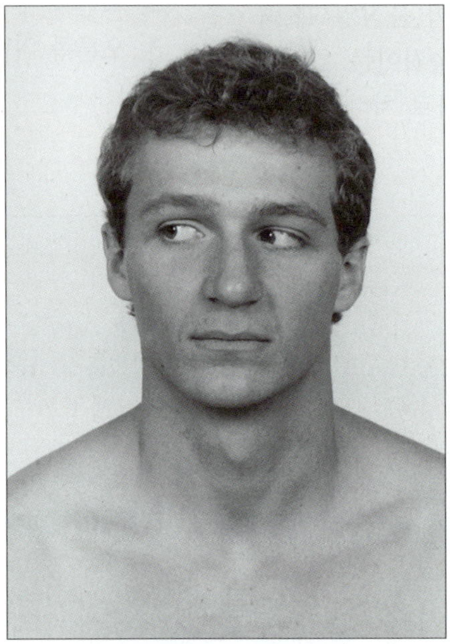

그림 9-61 가쪽 곧은근 검사는 환자에게 가쪽을 보라고 말한다. 벌림에 제한이 있는지 관찰한다.

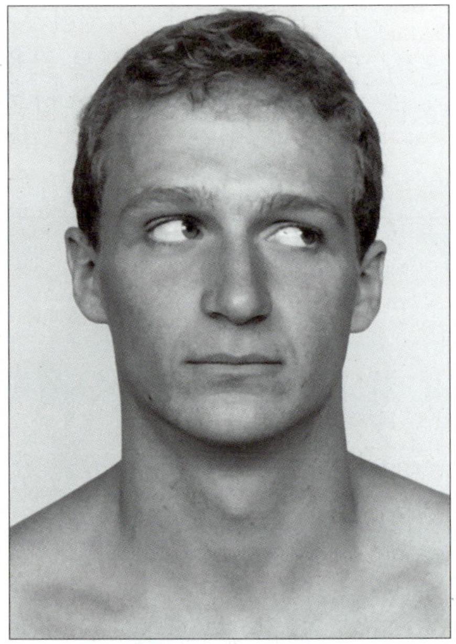

그림 9-62 안쪽 곧은근 검사는 환자에게 안쪽을 보라고 말한다. 모음에 제한이 있는지 관찰한다.

삼차신경 [Trigeminal Nerve(CN V)]

운동 기능. 운동기능은 씹기이다.

운동 검사의 구성. 아래턱의 올림, 내림, 앞으로 내밀기, 뒤로 당기기.

아래턱의 올림과 뒤로 당기기 (Elevation and Retrusion of the Mandible)

관자근, 깨물근, 안쪽 날개근, 가쪽 날개근(위쪽 머리) [Temporalis, masseter, medial pterygoid, lateral pterygoid (superior head)]

Forms 9-27

검사. 환자는 턱을 닫고 치아를 굳게 다문다(그림 9-63). 관자근과 깨물근의 근육 크기와 수축력은 촉진에 의해 결정된다. 관자근은 관자뼈 위에서 촉진할 수 있다. 깨물근은 아래턱 각의 위에서 촉진할 수 있다.

아래턱의 내림 (Depression of the Mandible)

가쪽 날개근, 목뿔위(턱목뿔근, 두힘살근, 붓목뿔근, 턱끝목뿔근) [Lateral pterygoid, suprahyoids(mylohyoid, digastric, stylohyoid, geniohyoid)]

Forms 9-28

검사. 환자는 아래턱을 아래로 내리면서 입을 연다(그림 9-64). 가쪽 날개근은 전 범위에 작용하고, 두힘살근은 완전하거나 힘있게 아래로 내린다.[35] 두힘살근의 앞부분은 아래턱의 아래쪽에서 촉진할 수 있다. 목뿔뼈는 목뿔위근이 수축하였을 때 목뿔아래근에 의해서 고정된다.[36]

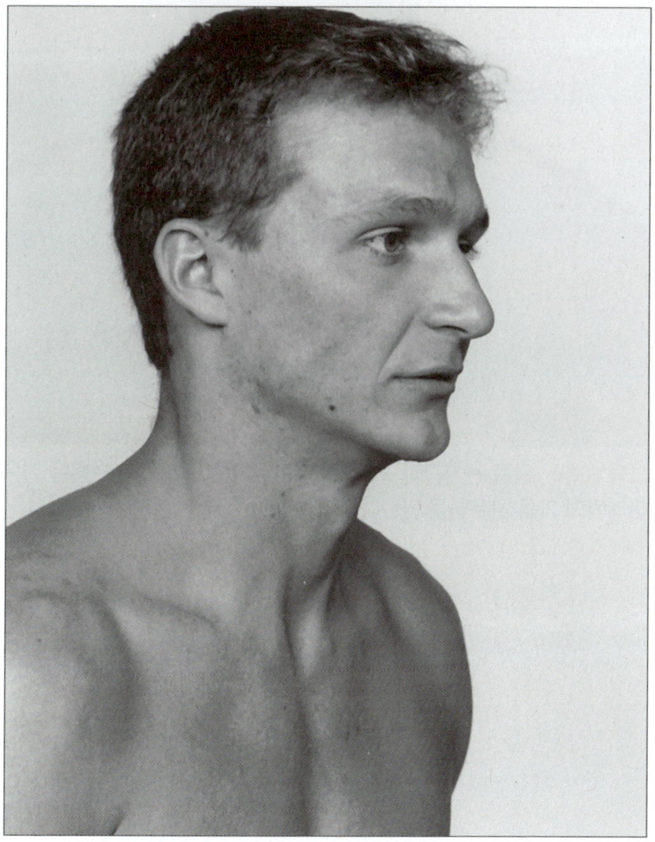

그림 9-63 아래턱을 올리고 뒤로 당기기.

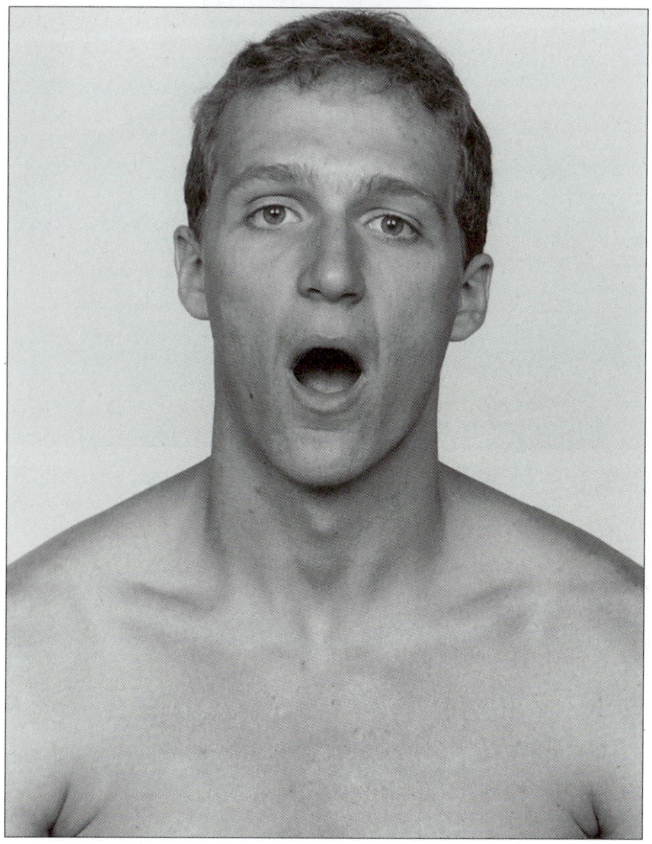

그림 9-64 아래턱 내리기.

아래턱의 앞으로 내밀기
(Protrusion of the Mandible)

안쪽 날개근과 가쪽 날개근 (Medial and lateral pterygoids)

Forms 9-29

검사. 환자는 입을 약간 벌리고, 아래턱을 앞으로 내민다(그림 9-65).

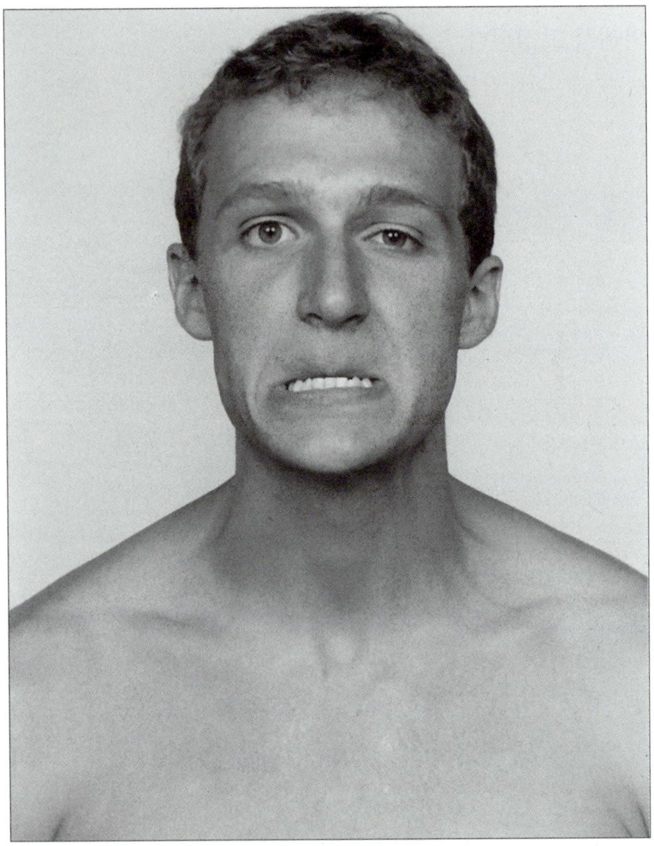

그림 9-65 아래턱을 앞으로 내밀기.

아래턱의 가쪽 치우침
(Lateral Deviation of the Mandible)

관자근, 안쪽 날개근과 가쪽 날개근, 깨물근
(Temporalis, medial and lateral pterygoids, masseter)

Forms 9-30

검사. 환자는 입을 가볍게 벌리고, 아래턱을 한쪽 편과 다른 쪽으로 엇갈리게 한다(그림 9-66).

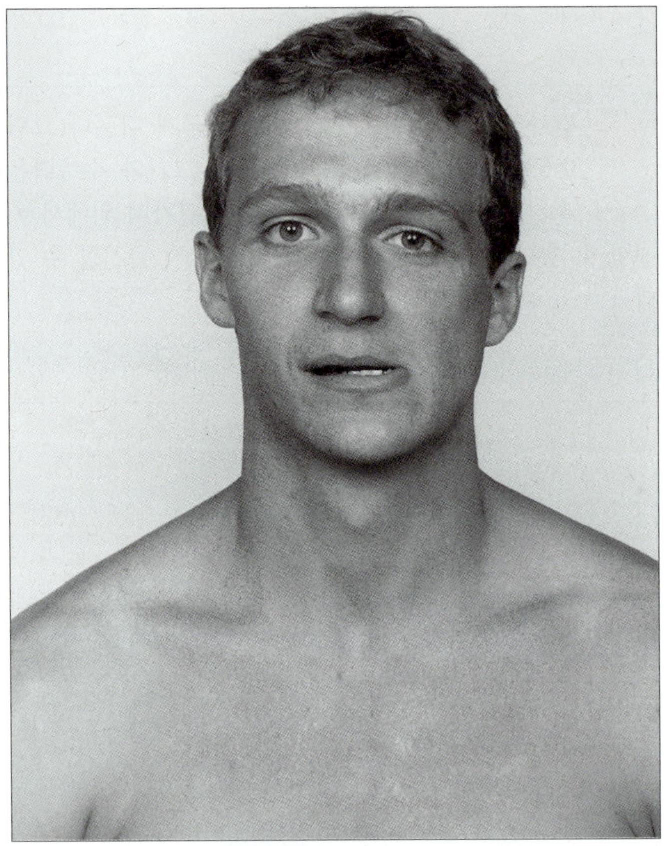

그림 9-66 왼쪽 관자근과 오른쪽 안쪽과 가쪽 날개근의 수축은 가쪽 아래턱의 가쪽 치우침을 만든다.

얼굴신경(7번 뇌신경) [Facial Nerve(CN VII]

운동 기능. 얼굴 표정과 눈썹, 눈꺼풀, 코, 입의 근육 조절.

운동 검사의 구성. (1) 눈썹: 올림, 모음 그리고 내림; (2) 눈꺼풀: 닫힘; (3) 코: 코를 열 때 수축하고 확장시킨다; (4) 입: 입술을 내밀고 다문다; 뺨을 압박한다; 입의 각을 올리고, 뒤로 당기고, 내린다; 윗입술을 올린다; 아래 입술을 올리고 앞으로 내린다.

눈썹 올리기 (Elevation of the Eyebrows)

머리덮개근(뒤통수이마근) [Epicranius (occipitofrontalis)]

Forms 9-31

검사. 환자는 눈썹을 올린다(그림 9-67). 앞이마의 피부에 가로로 주름이 생기는 동작이며 놀랐을 때 얼굴 표정이다.

눈썹을 안쪽으로 모으기 (Adduction of the Eyebrows)

눈썹주름근 (Corrugator supercili)

Forms 9-32

검사. 환자는 양눈썹을 동시에 안쪽 면으로 당긴다(그림 9-68). 눈썹 사이에 수직 주름이 생기는 동작이고 눈살을 찌푸리는 얼굴 표정이다.

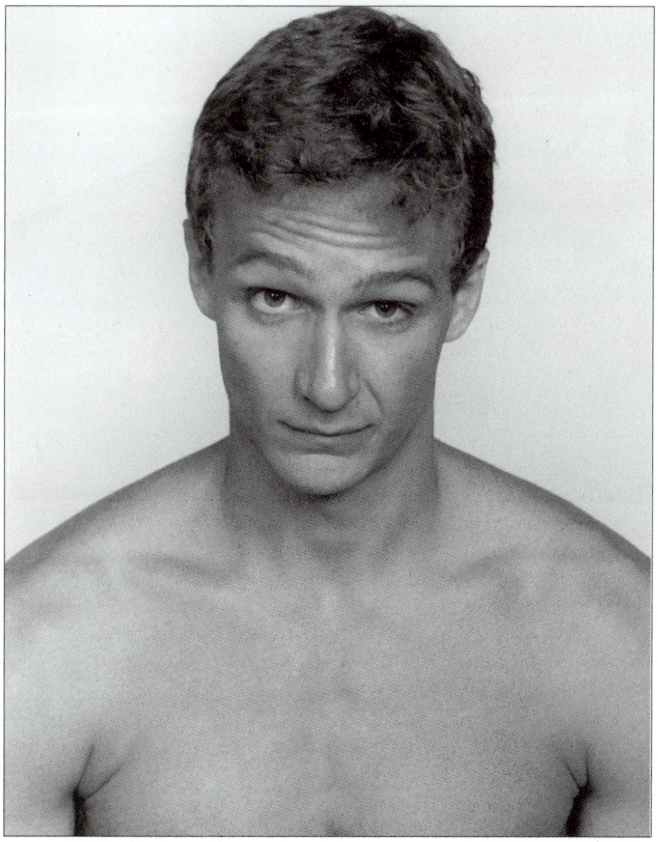

그림 9-67 눈썹을 올린다.

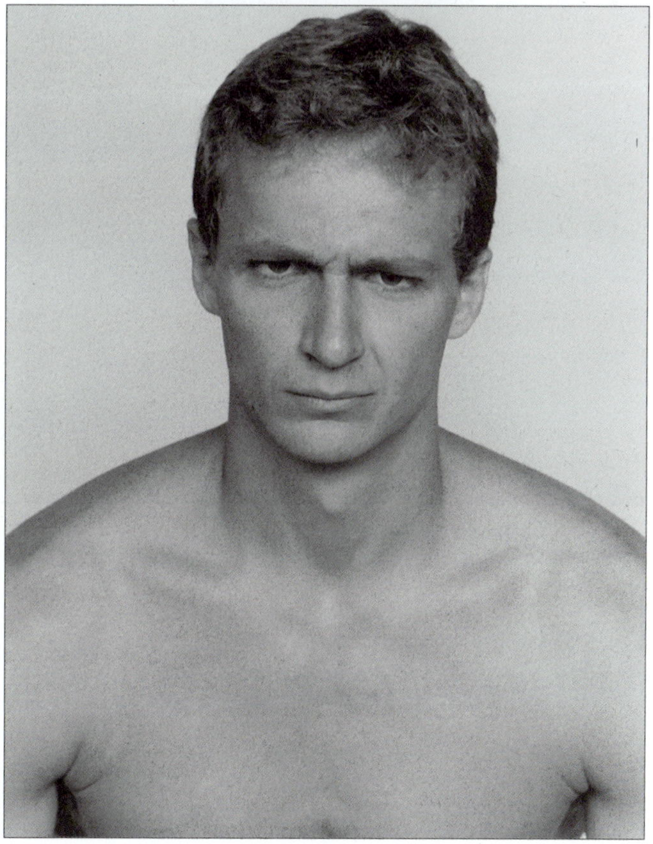

그림 9-68 눈썹을 안으로 모으고 내린다.

눈썹의 안쪽 모서리 내리기 (Depression of the Medial Angle of the Eyebrow)

눈살근 (Procerus)

Forms 9-33

검사. 환자는 눈썹의 안쪽 모서리를 내리고 코의 피부를 올린다(그림 9-69). 이 동작은 콧등에 가로로 주름을 생기게 한다. 환자에게 싫어하는 표정과 같이 콧등의 피부에 주름지게 한다.

눈꺼풀 닫기(Closure of the Eyelids)

눈둘레근 (Orbicularis oculi)

Forms 9-34

검사. 환자에게 눈꺼풀을 단단히 닫게 한다(그림 9-70). 이 동작은 이마, 관자, 그리고 코의 안쪽 면 뺨의 피부를 당기는 것이다.

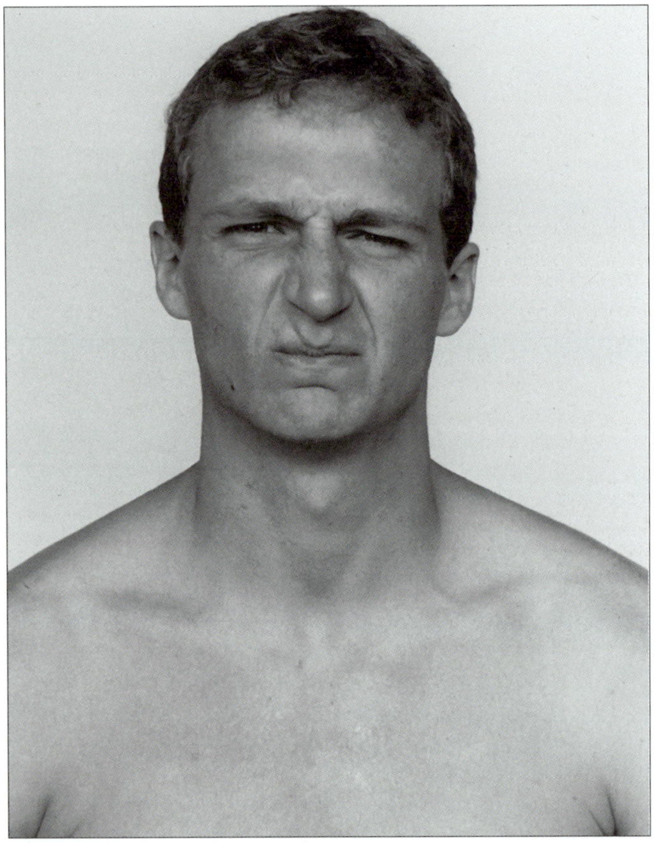

그림 9-69 눈썹 안쪽 면을 아래로 내린다.

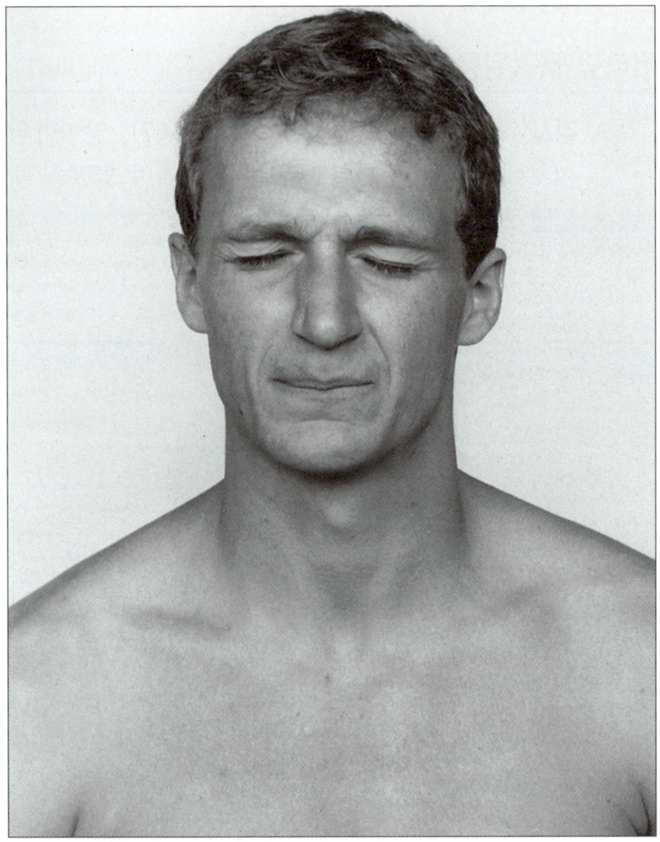

그림 9-70 눈꺼풀을 닫는다.

콧구멍 확장시키기 (Dilation of the Nasal Aperture)

코근(방울 부분) 코중격내림근

[Nasalis(alar portion) depressor septi]

Forms 9-35

검사. 환자는 콧구멍을 넓게 하거나 또는 확장시킨다(그림 9-71). 이 운동을 하기 위해서 환자에게 숨을 깊게 들이쉬게 한다.

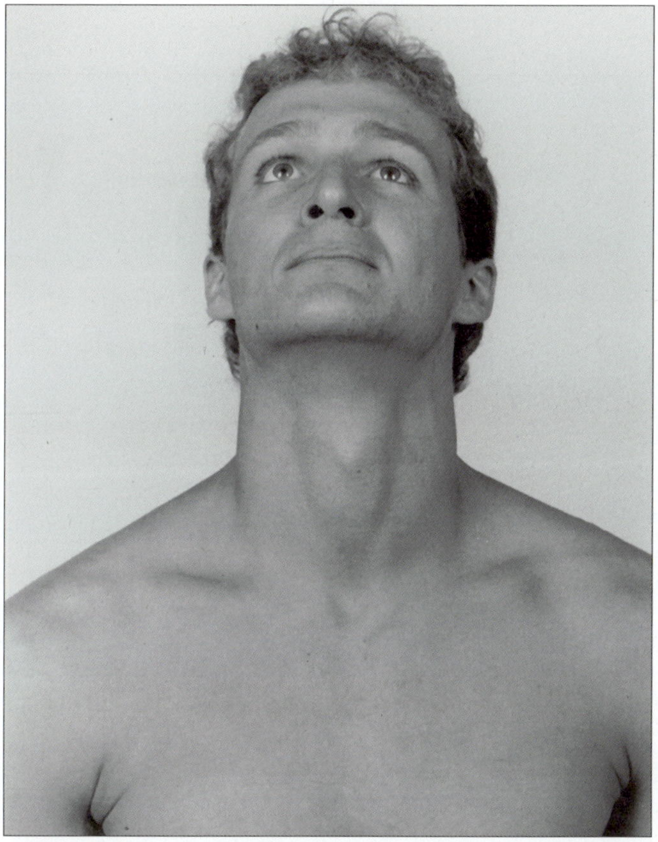

그림 9-71 콧구멍을 확장시킨다.

콧구멍 조이기 (Constriction of the Nasal Aperture)

코근(가로 부분) [Nasalis (transverse portion)]

Forms 9-36

검사. 환자는 양쪽 콧구멍을 같이 조인다(그림 9-72).

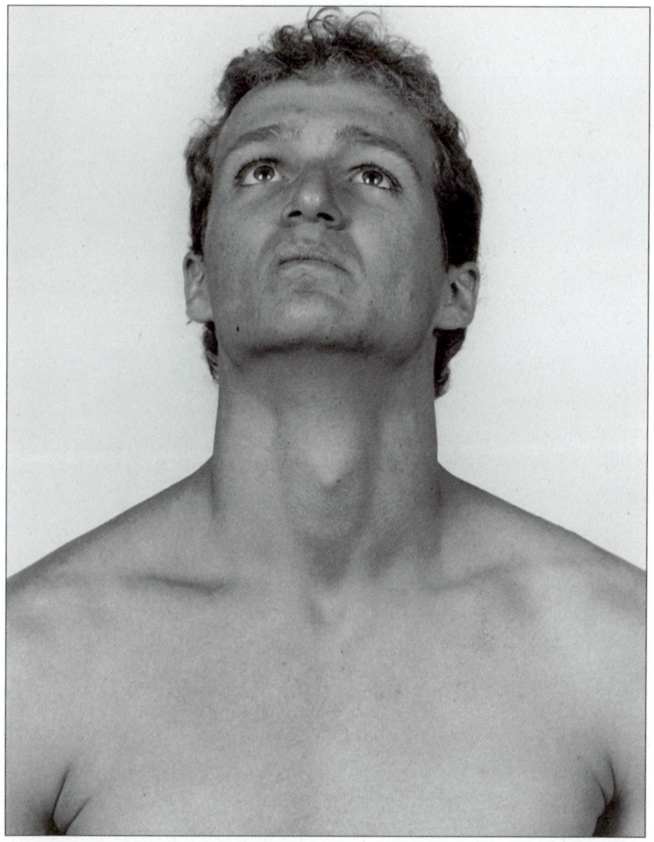

그림 9-72 콧구멍을 조인다.

입술을 다물고 앞으로 내밀기 (Closure and Protrusion of the Lips)

입둘레근 (Orbicularis oris)

Forms 9-37

검사. 환자는 입술을 닫고 앞으로 내민다(그림 9-73). 환자는 입술을 오므리고 휘파람 부는 흉내를 낸다.

뺨 압박하기 (Compression of the Cheeks)

볼근 (Buccinator)

Forms 9-38

검사. 환자는 치아에 대해 뺨을 압박한다(그림 9-74). 환자에게 관악기를 연주하는 동작을 흉내내게 한다. 볼근은 운동하는 동안 뺨에서 촉진할 수 있다.

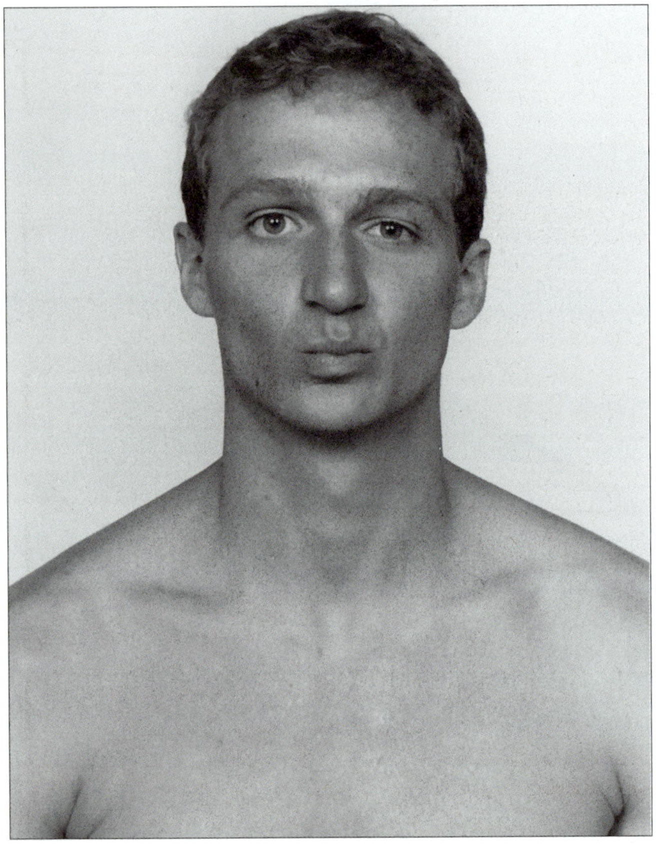

그림 9-73 입술을 닫고 앞으로 내민다.

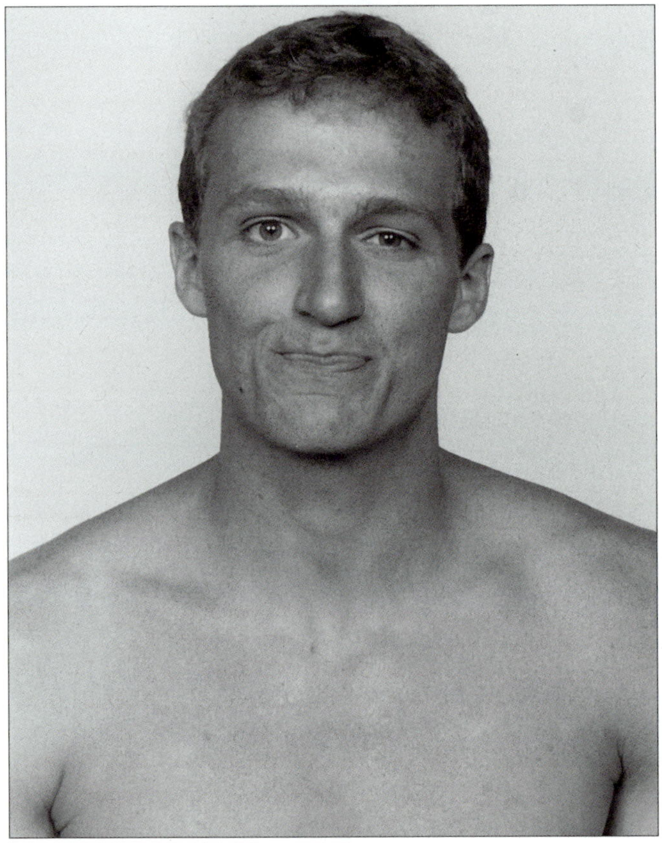

그림 9-74 치아에 대해 뺨을 압박한다.

입모서리 올리기
(Elevation of the Angle of the Mouth)

입꼬리올림근 (Levator anguli oris)

Forms 9-39

검사. 환자는 입의 각 또는 모서리를 올린다(그림 9-75). 이 동작은 코입술 주름을 깊게 한다.

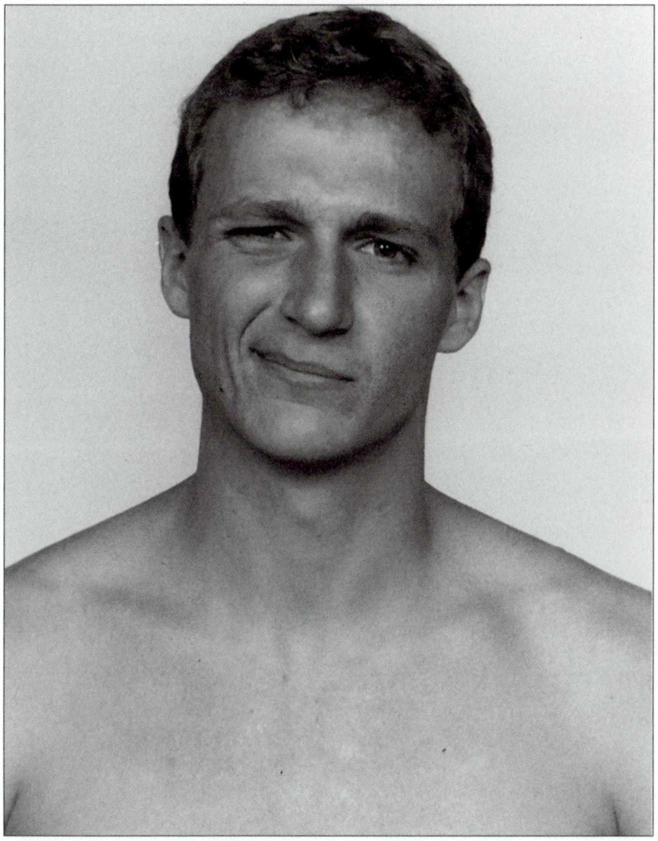

그림 9-75 입모서리를 올린다.

입모서리를 올리고 뒤로 당기기
(Elevation and Retraction of the Angle of the Mouth)

큰광대근 (Zygomaticus major)

Forms 9-40

검사. 환자는 입의 모서리를 위쪽과 가쪽으로 끌어 당긴다(그림 9-76). 이 동작은 웃는 얼굴 표정이다. 근육은 입 모서리의 가쪽과 윗부분에서 촉진할 수 있다.

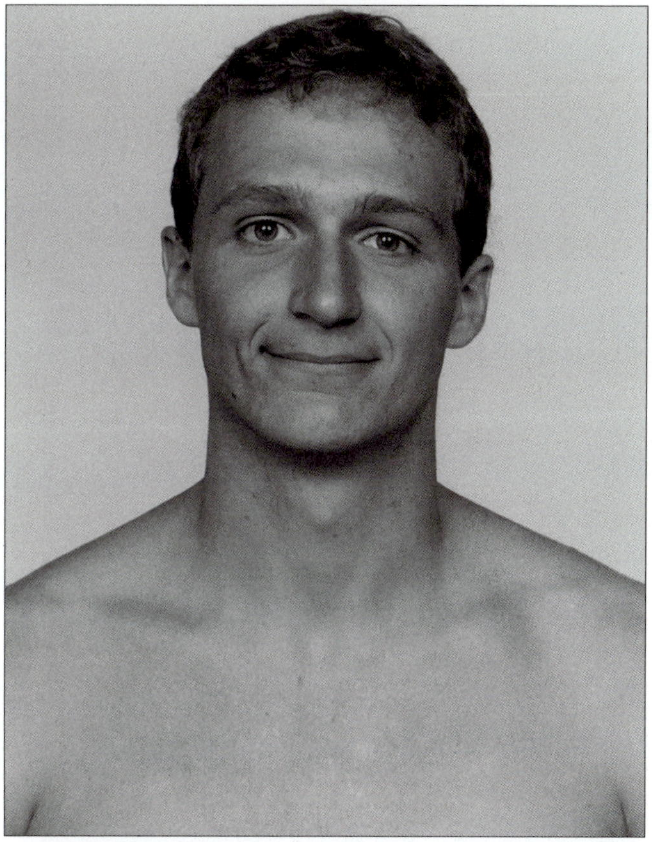

그림 9-76 입모서리를 올리고 뒤로 당긴다.

입모서리 뒤로 당기기
(Retraction of the Angle of the Mouth)

입꼬리당김근 (Risorius)

Forms 9-41 **검사.** 환자는 뒤쪽 방향으로 입모서리를 끌어당기거나 수축시킨다(그림 9-77). 이 동작은 얼굴을 찡그리는 동작이다.

입모서리와 아래 입술 내리기
(Depression of the Angle of the Mouth and Lower Lip)

넓은목근, 입꼬리내림근, 아랫입술내림근
(Platysma, depressor anguli oris, depressor labii inferioris)

Forms 9-42 **검사.** 환자는 빗장뼈와 턱 사이를 팽팽하게 하고 입모서리를 아래로 당기면서 입의 모서리와 아랫입술을 아래로 내린다(그림 9-78). 환자는 단단한 셔츠깃을 눌러서 옷에 여유가 생기게 하는 동작을 흉내내게 한다.

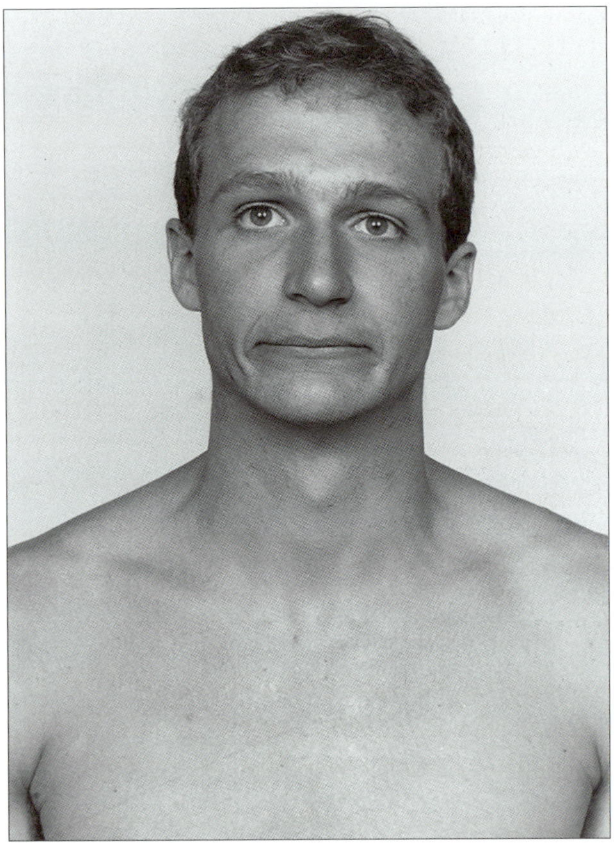

그림 9-77 입모서리를 뒤로 당긴다.

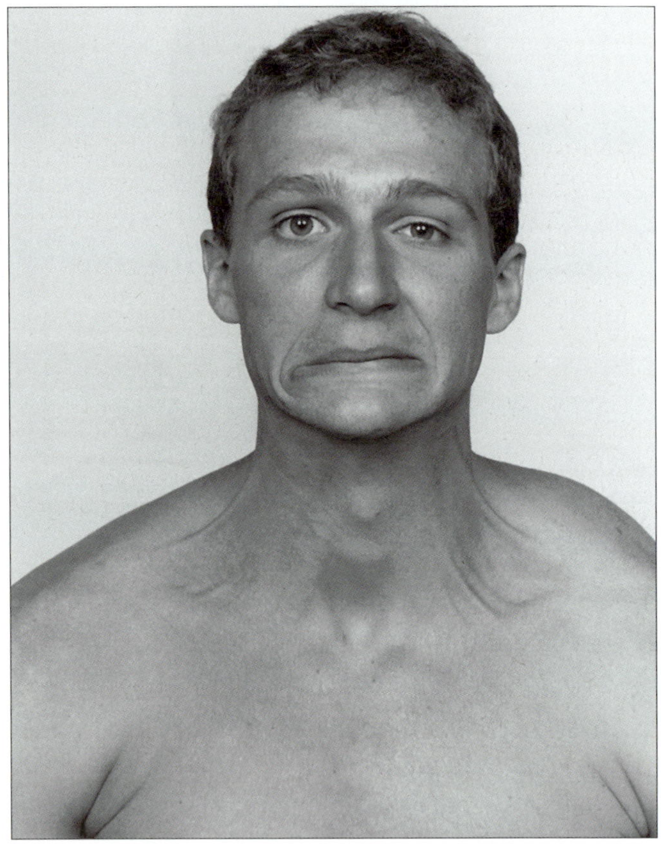

그림 9-78 입모서리를 아래로 내린다.

윗입술 올리기 (Elevation of the Upper Lip)

윗입술올림근, 작은광대근

(Levator labii superioris, zygomaticus minor)

Forms 9-43

검사. 환자는 앞니와 윗잇몸이 보이도록 윗입술을 위로 올리고 뒤집듯이 앞으로 내민다(그림 9-79).

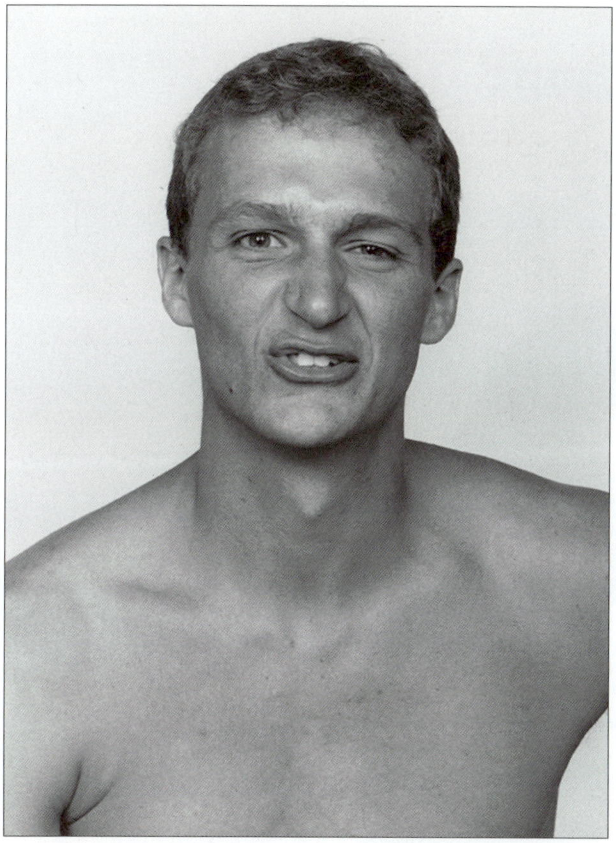

그림 9-79 윗입술을 올린다.

아랫입술을 올리고 앞으로 내밀기

(Elevation and Protrusion of the Lower Lip)

턱끝근 (Mentalis)

Forms 9-44

검사. 환자는 턱의 피부를 올리고 아랫입술을 앞으로 내민다(그림 9-80). 이 동작은 입을 삐죽 내미는 얼굴 표정 동작이다.

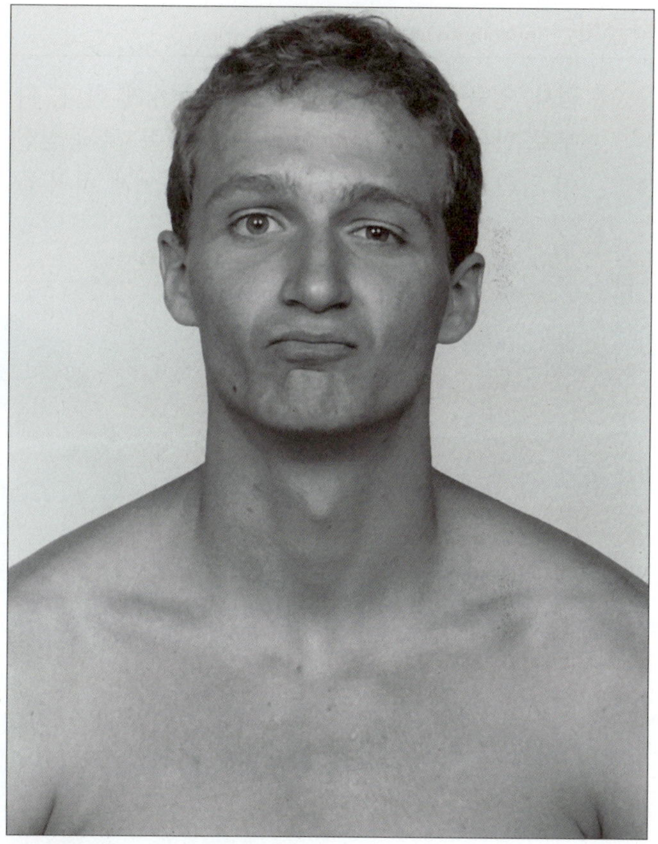

그림 9-80 아랫입술을 올리고 앞으로 내민다.

혀밑신경(12번 뇌신경)
[Hypoglossal Nerve(CN XII)]

운동 기능. 근육은 씹기, 맛보기, 삼키기, 말하기와 구강위생의 기능을 위해서 혀를 움직이게 하는 혀밑신경의 지배를 받는다.

운동 검사의 구성. 혀를 앞으로 내미는 것이 운동 검사이다.

혀를 앞으로 내밀기 (Protrusion of the Tongue)

턱끝혀근 (Genioglossus)

Forms 9-45

검사. 입을 벌리고 혀를 입 바닥에 놓이게 한다. 나무로 만든 설압자(tongue depressor)는 혀 중심선이 턱의 중심선에 놓이게 한다.[33] 환자에게 혀의 끝이 설압자에 닿도록 혀를 앞으로 내밀라고 한다(그림 9-81). 혀 사이막(lingual septum)선과 혀의 편평한 부분의 선의 형태를 관찰하여 한쪽 방향으로 기울어짐이 있는지에 주의한다. 혀가 움직이는 동안 턱끝목뿔근은 목뿔뼈를 앞위쪽 방향으로 당기며, 목뿔뼈의 움직임을 촉진할 수 있다. 혀가 병변으로 위축이 있는지를 검사한다.

주의 : 체액을 접촉하거나 이로 인해 감염의 위험이 있을 수 있으므로, 치료사는 일반적인 예방책을 사용하고, 장갑, 마스크, 가운을 반드시 착용하여야 한다.

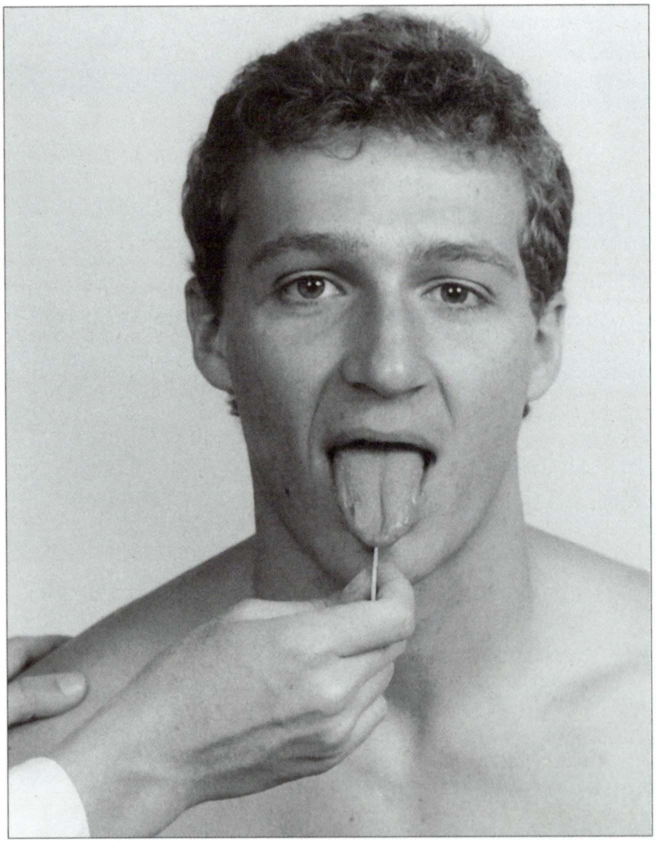

그림 9-81 혀 내밀기.

목뿔뼈의 내림 (Depression of the Hyoid Bone)

목뿔아래(띠)근: 복장목뿔근, 방패목뿔근, 어깨목뿔근

(Infrahyoid(strap) muscles: sternohyoid, thyrohyoid, omohyoid)

Forms 9-46

목뿔아래근의 주요 기능은 삼키기나 말하는 동안 목뿔뼈를 아래로 내린다.

운동 검사의 구성. 혀를 아래로 내리면서(목뿔혀근) 목뿔뼈(목뿔아래근)를 내린다.

검사. 환자에게 삼키는 동작을 할 때 혀 근육을 아래로 내리라고 한다(그림 9-82와 9-83). 치료사는 목뿔뼈의 아래 부분에서 목뿔아래근의 수축을 촉진할 수 있다.

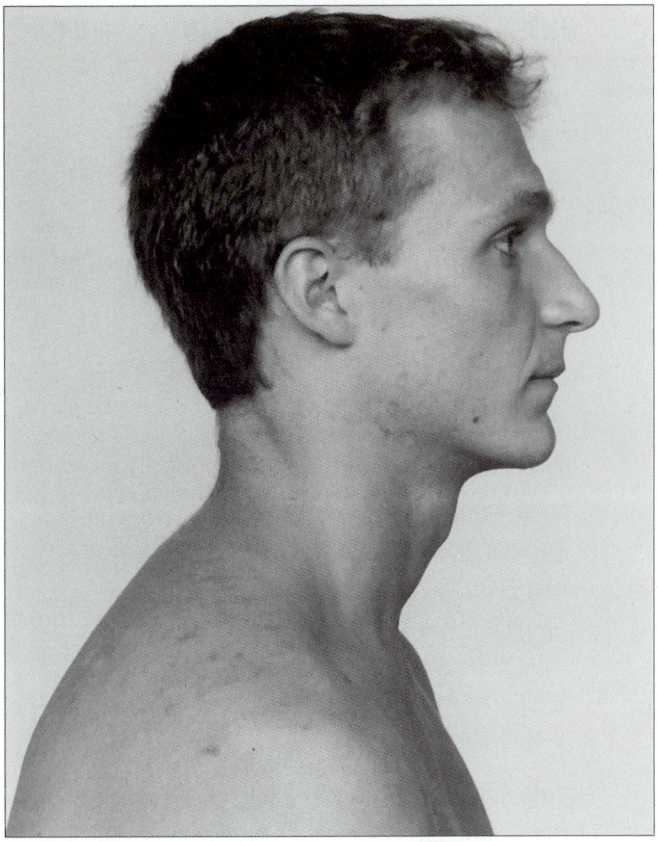

그림 9-82 목뿔뼈가 이완된 위치.

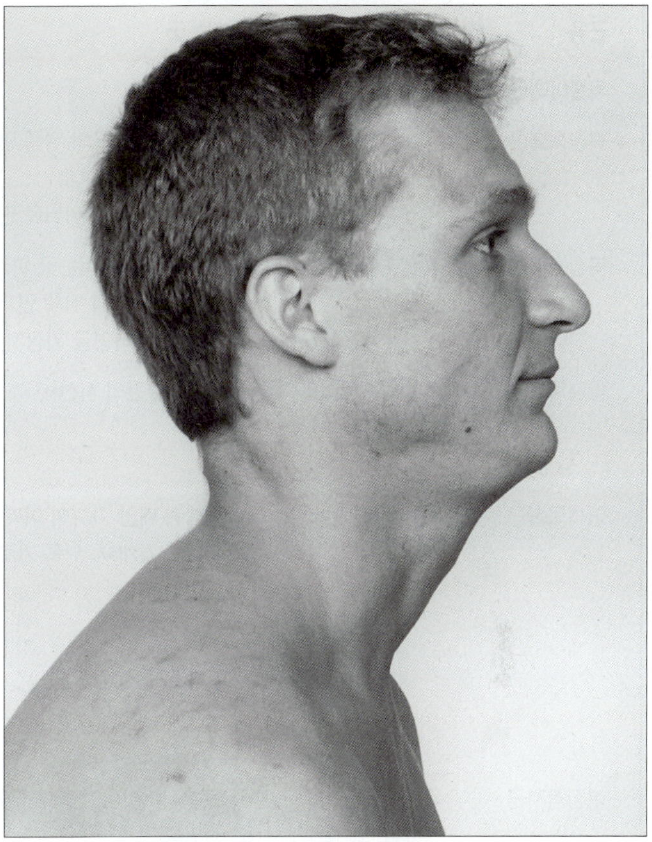

그림 9-83 목뿔뼈의 내림.

근력평가: 목과 머리의 근육 (Muscle Strength Assessment: Muscles of the Head and Neck (표 9-4)

연습이 완벽함을 만든다.

이 단락의 기술들을 연습하거나 간단한 복습을 위해서 http://thepoint.lww.com/Clarkson3e에 있는 실습용 검사 방식을 이용하라.

표 9-4 근육작용, 부착점, 신경지배: 머리와 목[2]

근육	주작용	이는곳	닿는곳	말초(뇌)신경	신경뿌리
목뿔아래근(복장목뿔근, 복장방패근, 방패목뿔근)					
복장목뿔근	목뿔뼈를 내린다	빗장뼈 안쪽 끝의 뒤쪽 면; 뒤복장빗장 인대; 복장뼈자루의 위뒤쪽 면	목뿔뼈 몸통의 아래면	목신경고리	C123
복장방패근	후두를 내린다	복장목뿔근의 이는곳 아래에 복장뼈자루의 뒤쪽 면과 1번째 갈비연골 가장자리로부터	방패연골판의 사선	목신경고리	C123
방패목뿔근	목뿔뼈를 내리고 후두를 올린다	방패연골판의 사선	목뿔뼈의 큰뿔 아래 부분과 목뿔뼈 인접 부분	(혀밑신경 CN XIII)	C1
어깨목뿔근	목뿔뼈를 내린다	어깨뼈 패임 가까이 어깨뼈의 위쪽 경계부; 위쪽 가로 어깨인대	깊은 목근막띠는 1번째 갈비뼈와 빗장뼈 쪽으로 아래 근육의 중간 부분을 유지하고 근육의 경로는 이 지점에서 방향이 변한다; 목뿔뼈 몸통의 아래 경계부	목신경고리	C123
복장꼭지근	목 폄; 목 굽힘; 반대편 목 돌림; 같은 쪽 목 옆굽힘	a. 복장머리: 복장뼈자루의 위쪽 면 b. 빗장머리: 빗장뼈 안쪽 1/3의 위쪽 면	꼭지돌기의 가쪽 면; 위쪽 목덜미선의 가쪽 1/2	(더부신경 CN XI)	C234
긴목근	목 굽힘; 반대편 목 돌림(아래 사선 섬유); 목 옆굽힘 (사선 섬유)	a. 아래 사선 부분: T1에서 T3 몸통의 앞쪽 면 b. 위쪽 사선 부분: C3에서 C5 가로돌기의 앞쪽 결절 c. 수직 부분: T1에서 T3와 C5에서 C7 몸통의 앞쪽 면	a. 아래 사선 부분: C5와 C6 가로돌기의 앞쪽 결절 b. 고리뼈 앞쪽 활 위 결절의 앞가쪽면 c. C2에서 C4몸통의 앞쪽 면		C23456
긴머리근	머리 굽힘	C3에서 C6 가로돌기의 앞쪽 결절	뒤통수뼈의 바닥면의 아래면		C123
앞머리곧은근	머리 굽힘	고리뼈의 가쪽 덩이의 앞쪽 면; 고리뼈 가로돌기의 뿌리	뒤통수 융기 앞쪽 뒤통수뼈의 바닥면의 아래면		C12

표 9-4 *계속*

근육	주작용	이는곳	닿는곳	말초(뇌)신경	신경뿌리
가쪽 머리 곧은근	머리의 같은쪽 가쪽 굽힘	고리뼈 가로돌기의 위쪽 면	뒤통수뼈의 목정맥 구멍돌기의 아래면		C12
앞목갈비근	목 굽힘과 같은 쪽 목 가쪽 굽힘, 반대편 목 돌림	C3에서 C6 가로돌기의 앞쪽 결절	1번째 갈비뼈의 안쪽 경계부 위목갈비결절과 빗장밑동맥을 위한 고랑 앞쪽에 갈비뼈의 위쪽 면 능선		C456
중간목갈비근	같은쪽 목 가쪽 굽힘	중쇠뼈의 가로돌기; C3에서 C7 가로돌기의 뒤쪽 결절의 앞쪽 면	갈비뼈 결절과 빗장밑 동맥을 위한 고랑사이에 1번째 갈비뼈의 위쪽 면		C3-8
뒤목갈비근	같은쪽 목 가쪽 굽힘	C4에서 C6 가로돌기의 뒤쪽 결절	2번째 갈비뼈의 가쪽 면		C678
등세모근 위쪽 섬유	머리와 목 폄	뒤통수뼈의 위쪽 목덜미선의 안쪽 1/3; 바깥 뒤통수 융기; 목덜미인대	빗장뼈의 가쪽 1/3의 뒤쪽 경계부	(더부신경 CN XI)	
머리널판근	목 폄; 같은쪽 목 돌림	목덜미인대의 아래 1/2; C7과 T1에서 T4 가시돌기와 일치하는 가시끝인대	관자뼈의 꼭지돌기; 위쪽 목덜미선의 가쪽 1/3 아래 뒤통수뼈	중간 목척수신경	
목널판근	목 폄; 같은쪽 목 돌림	T1에서 T6 가시돌기	위쪽 3개의 목뼈 가로돌기의 뒤결절	아래 목척수신경	
큰뒤머리 곧은근	폄과 같은쪽 머리 돌림	중쇠뼈의 가시돌기	아래 목덜미선의 가쪽 부분과 선 바로 아래에 뼈 부위	1번째 목척수신경	
작은뒤머리 곧은근	머리 폄	고리뼈 뒤활 위 결절	아래 목덜미선의 가쪽 부분과 선과 큰구멍 사이뼈 부위	1번째 목척수신경	
아랫머리빗근	같은쪽 머리 돌림	목뼈의 가쪽 면과 인접한 중쇠뼈판의 위쪽 면	고리뼈 가로돌기의 아래뒤쪽 면	1번째 목척수신경	
위머리빗근	먼쪽 폄과 같은쪽 머리 가쪽 굽힘	고리뼈 가로돌기의 위쪽 면	머리반가시근 가쪽에 위와 아래 목덜미선 사이에 뒤통수뼈	1번째 목척수신경	

주의: **표 9-6**에 있는 다른 목폄근들 참조.

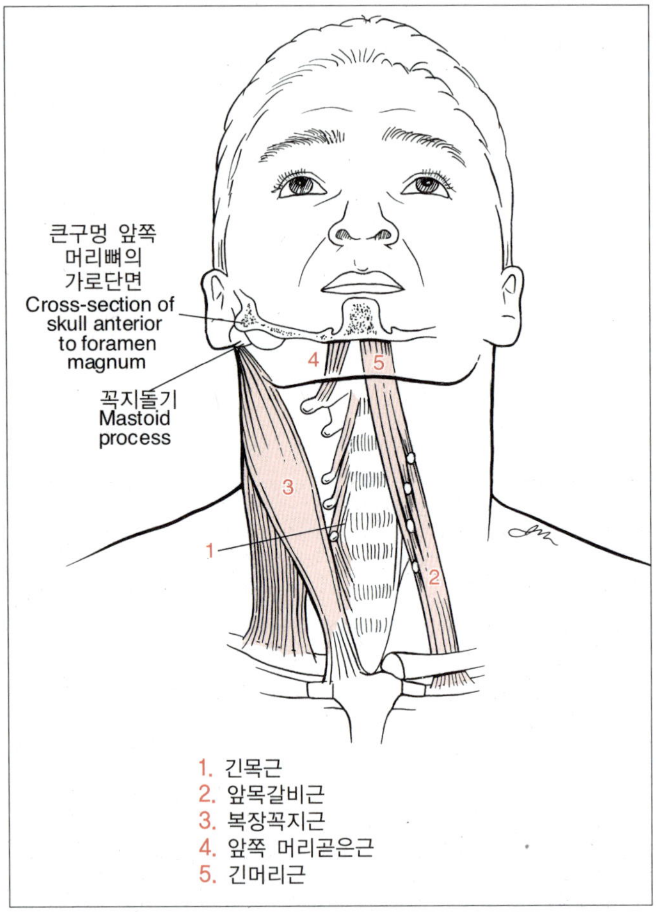

그림 9-84 머리와 목 굽힘근들.

주의: 머리와 목의 도수근력검사는 몇 가지 경우 금기사항이다. 척추불안정과 척추동맥에 의한 병리적 상태를 포함한다. 금기사항이 아닐 경우에는 머리와 목의 움직임에 저항을 가하고, 근육검사를 위해 너무 높은 강도의 저항은 가하지 않도록 한다.

머리와 목 굽힘 (Head and Neck Flexion)

앞머리곧은근, 긴머리근, 긴목근, 앞목갈비근, 복장꼭지근 (Rectus capitis anterior, longus capitis, longus colli, scalenus anterior, sternomastoid)

Forms 9-47

보조근: 중간목갈비근, 뒤목갈비근, 목뿔위근, 목뿔아래근, 그리고 가쪽 머리곧은근.

머리와 목굽힘근(그림 9-84)은 중력에 맞서는 자세에서 검사한다. 머리 앞쪽과 목굽힘근은 복장꼭지근을 분리한 그룹으로 검사한다.

시작 자세. 환자는 바로 눕는다(그림 9-85). 팔꿉관절은 굽힘하여 팔을 머리 위로 하여 검사대 위에 놓는다.

고정. 몸통은 검사대에 의해 고정된다. 앞배근육의 근력은 골반 위 가슴의 앞쪽을 고정하기 위해 충분히 강해야 한다.[36] 배근육이 약한 환자는 치료사가 손으로 눌러 가슴을 고정시켜야 한다(그림 9-86).

운동. 환자는 머리와 목을 부분적(등급 2)이거나 완전한 범위(등급 3)를 굽힘시킨다(그림 9-87). 환자에게 턱을 아래로 내리라고 지시한다.

촉진. *긴머리근(longus capitis)*, 긴목근*(longus colli)*과 *앞머리곧은근(rectus capitis anterior)*은 깊게 촉진할 수 있다. *복장꼭지근(sternomastoid)*은 빗장뼈 또는 복장뼈의 몸쪽에서 촉진할 수 있고 근육은 돌림된 상태에서 더 쉽게 촉진할 수 있다. *앞목갈비근(scalenus anterior)*은 복장꼭지근 바로 뒤쪽과 빗장뼈의 윗부분에서 촉진할 수 있다.

저항 위치. 이마에 저항을 가한다(그림 9-88).

저항 방향. 머리와 목의 폄 방향으로 저항을 가한다.

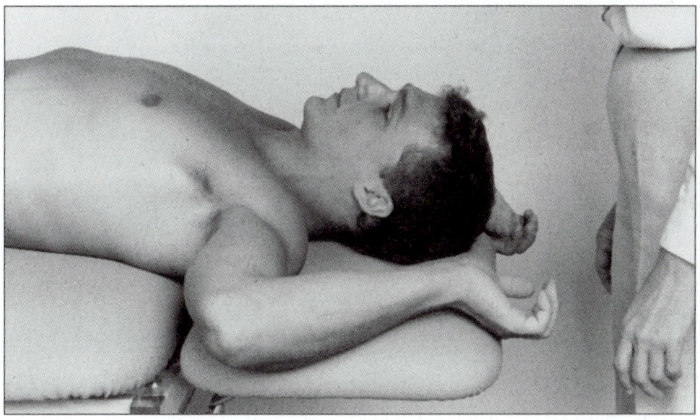

그림 9-85 머리와 목 굽힘의 시작 자세.

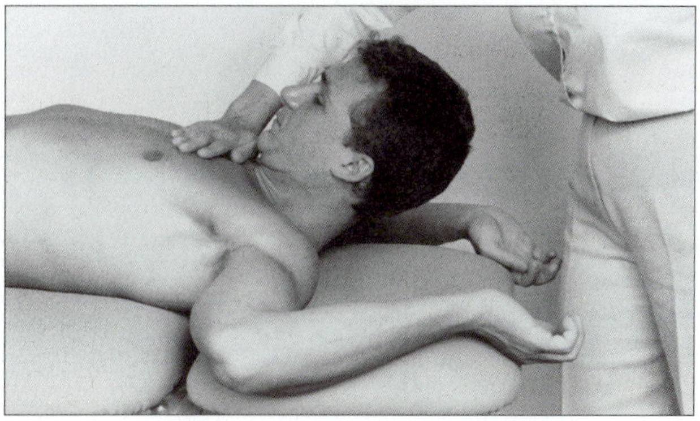

그림 9-86 검사 자세: 고정된 자세로 머리와 목 굽힘.

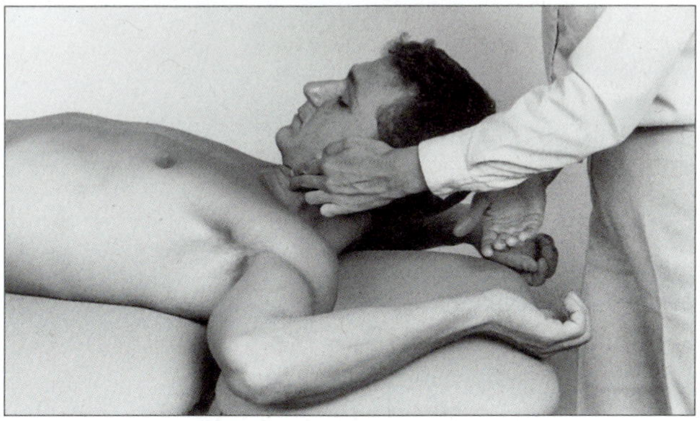

그림 9-87 검사 자세: 머리와 목 굽힘.

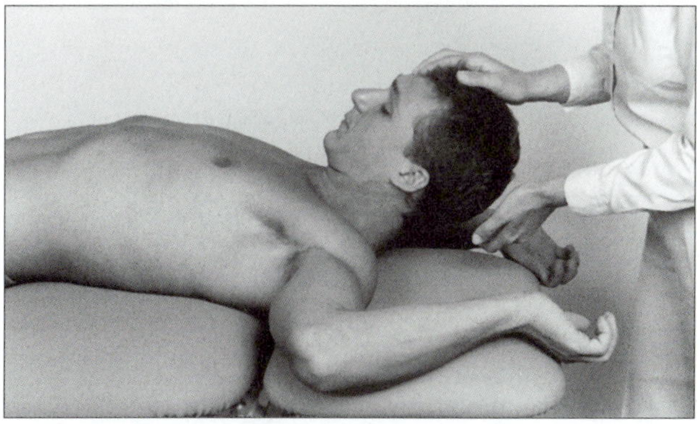

그림 9-88 저항: 머리와 목 굽힘근.

머리와 목 굽힘, 돌림 그리고 가쪽 굽힘 (Head and Neck Flexion, Rotation and Lateral Flexion)

복장꼭지근 (Sternomastoid)

Forms 9-48

시작 자세. 환자는 바로 눕는다(그림 9-89). 팔꿉관절은 굽힘시키고 팔을 머리 위 검사대에 놓는다.

고정. 몸통은 검사대에 의해 고정된다. 배근육이 약하다면 가슴을 고정시킨다.[37]

운동. 환자는 검사면에서 가쪽 굽힘하고 목을 반대편으로 돌림한다(그림 9-90). 왼·오른쪽을 각각 검사한다. 환자는 부분적(등급 2)이거나 완전한 범위(등급 3)로 가쪽 굽힘시킨다.

촉진. 양쪽 복장꼭지근은 꼭지돌기에서 복장뼈 또는 빗장뼈까지 사선 융기를 따라 각 지점에서 촉진할 수 있다.

저항 위치. 치료사의 손은 머리의 관자뼈 부위에 저항을 가한다(그림 9-91과 9-92).

저항 방향. 사선 뒤쪽과 같은쪽 돌림 방향으로 가한다.

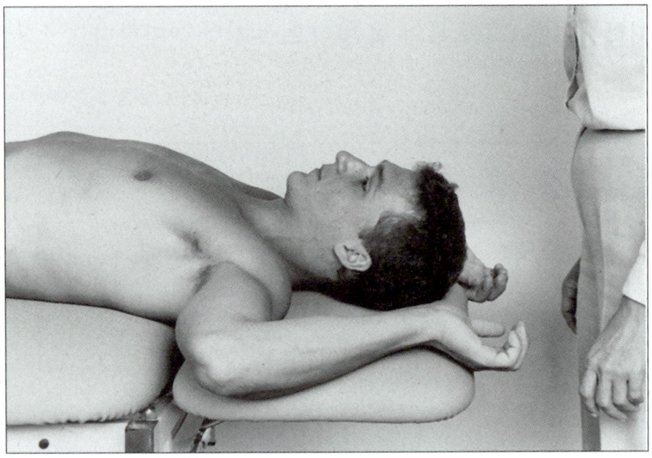

그림 9-89 시작 자세: 복장꼭지근.

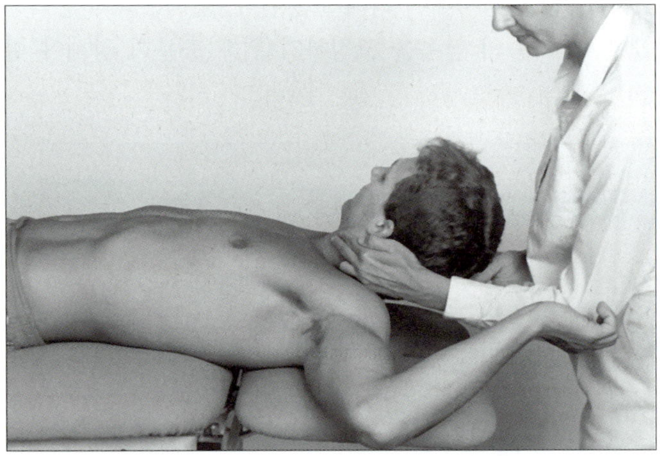

그림 9-90 검사 자세: 복장꼭지근.

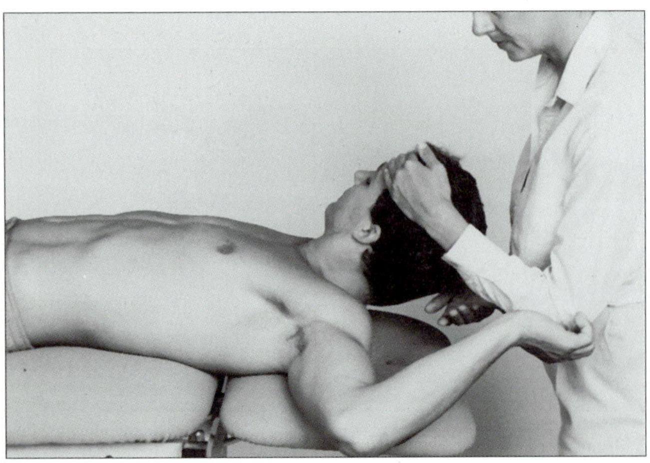

그림 9-91 저항: 복장꼭지근.

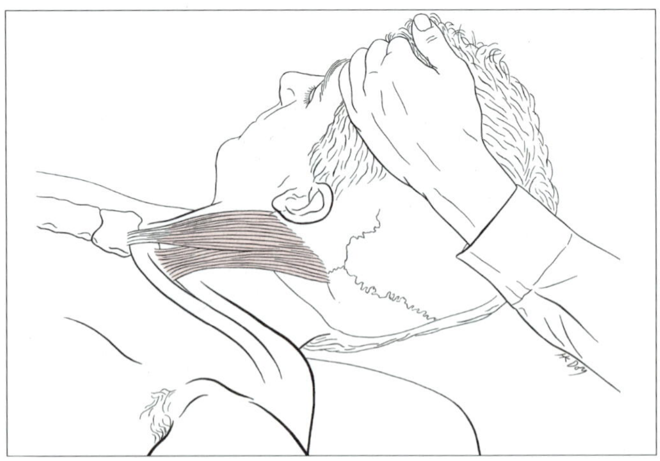

그림 9-92 복장꼭지근.

머리와 목 폄 (Head and Neck Extension)

Forms 9-49

머리와 목 폄은 중력에 맞서는 위치에서 그룹을 검사한다. 근육들은 머리반가시근(두반극근, semispinalis capitis), 큰뒤머리곧은근, 작은뒤머리곧은근, 아랫머리빗근, 윗머리빗근, 머리널판근, 목반가시근(경반극근, semispinalis cervicis), 긴머리근, 긴목근, 목널판근, 머리가시근, 목가시근, 목엉덩갈비근(경장늑근, iliocostalis cervicis) 등을 포함한다.

등세모근 위쪽 섬유의 근력은 어깨뼈올림근으로 검사된다.

시작 자세. 환자는 엎드린다(그림 9-93). 팔꿉관절은 굽힘시키고 팔은 머리 위 검사대 옆쪽으로 놓는다.

고정. 환자는 고정을 위해 치료대의 끝을 잡고, 치료사는 몸통 폄을 예방하기 위해 가슴 위쪽을 고정한다.

운동. 환자는 머리와 목을 폄과 돌림시킨다(그림 9-94).

촉진. 폄근(그림 9-96)은 척주 주위에서 촉진할 수 있다.

저항 위치. 뒤통수뼈 몸쪽 부위에 저항을 가한다(그림 9-95).

저항 방향. 머리와 목의 굽힘과 돌림 방향.

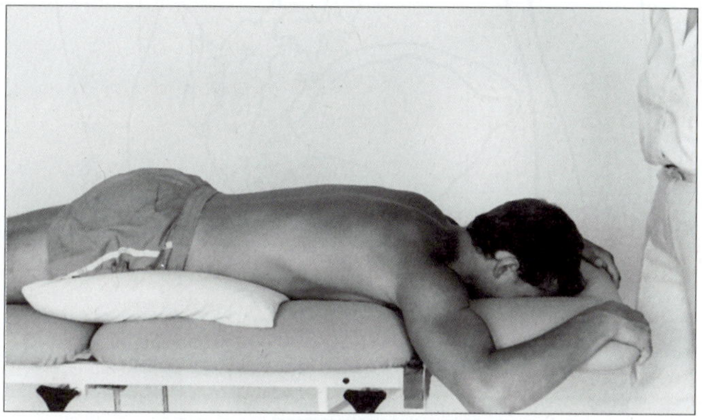

그림 9-93 시작 자세: 머리와 목폄근들.

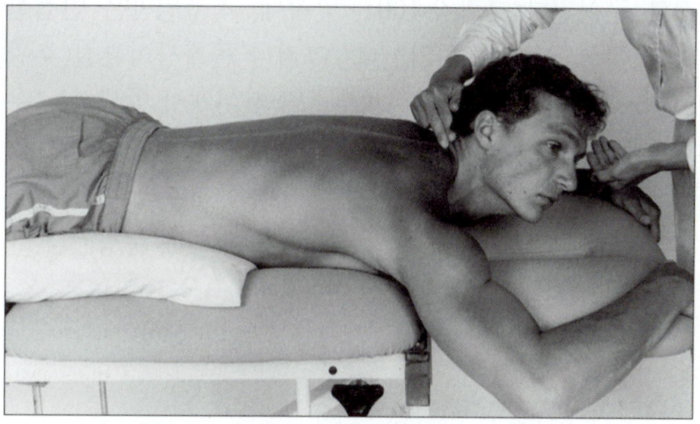

그림 9-94 검사 자세: 오른쪽 머리와 목폄근들.

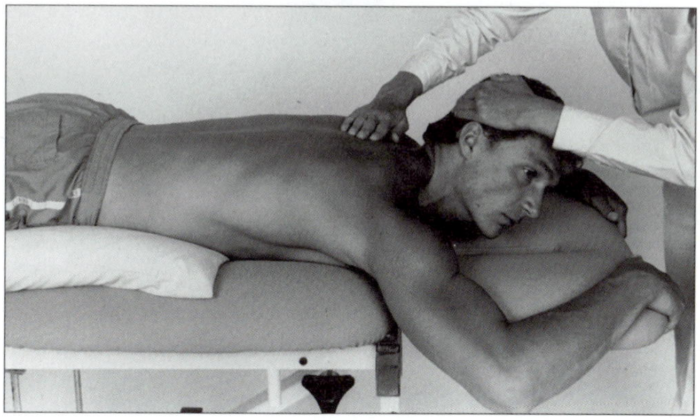

그림 9-95 저항: 오른쪽 머리와 목폄근들.

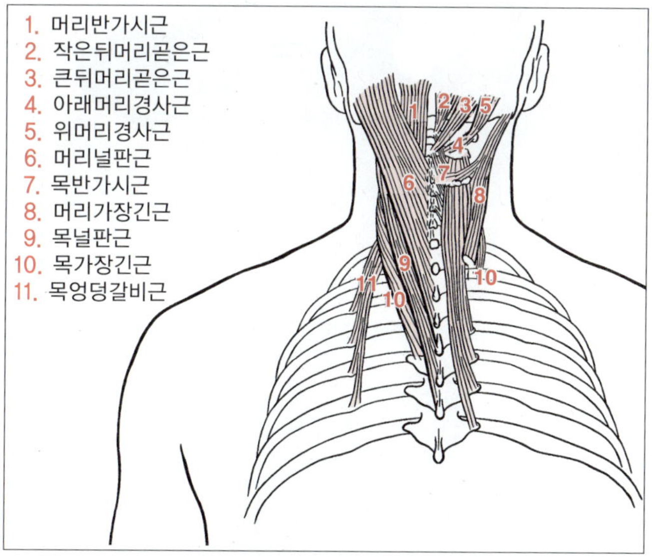

그림 9-96 머리와 목폄근들.

관절과 운동: 몸통 (ARTICULATIONS AND MOVEMENT: TRUNK)

몸통: 등뼈와 허리뼈 (The Trunk: Thoracic and Lumbar Spines)

몸통의 관절과 관절축들이 그림 9-97, 9-98, 그리고 9-99에 설명되어 있다. 몸통의 관절구조와 운동은 표 9-5에 요약되어 기술되었다.

등뼈는 12개의 척추로 구성되고 허리뼈는 5개의 척추뼈로 구성된다(그림 9-97). 척추분절은 척추관절을 기술할 때 참조된다. 척추 분절은 두 개의 척추와 세 개의 관절로 구성된다(그림 9-100). 앞쪽에, 척추원반은 인접한 척추 몸통 사이에 위치한다. 그러나 돌기사이관절(후관절, facet joint)의 방향은 척추분절 사이에서 발생하는 우세한 움직임을 결정하는 척추분절의 각 면에 뒤쪽으로 위치된다. 각각의 돌기사이관절은 아래쪽 척추의 위쪽 면과 관절을 이루는 위쪽 척추의 아래쪽 면에 의해 형성된다.

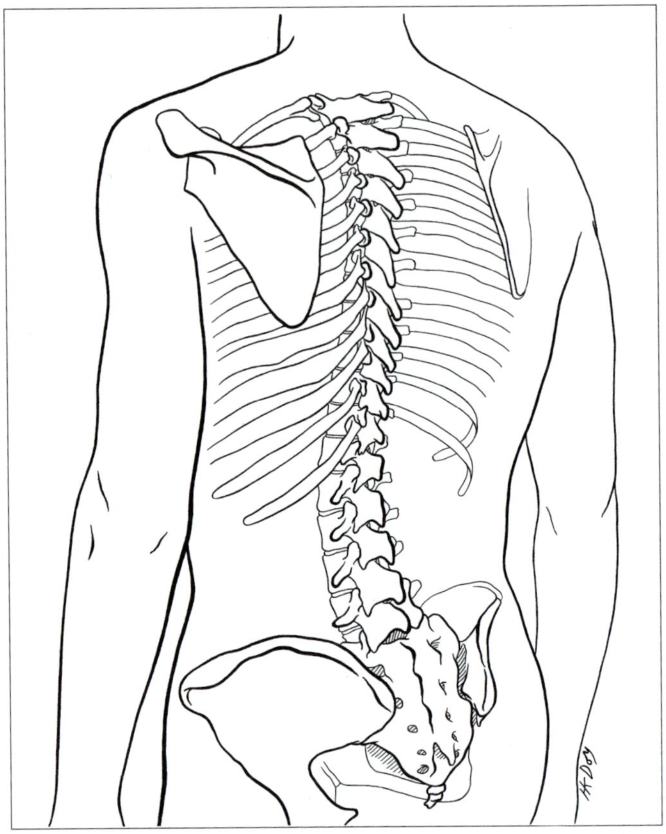

그림 9-97 몸통 관절.

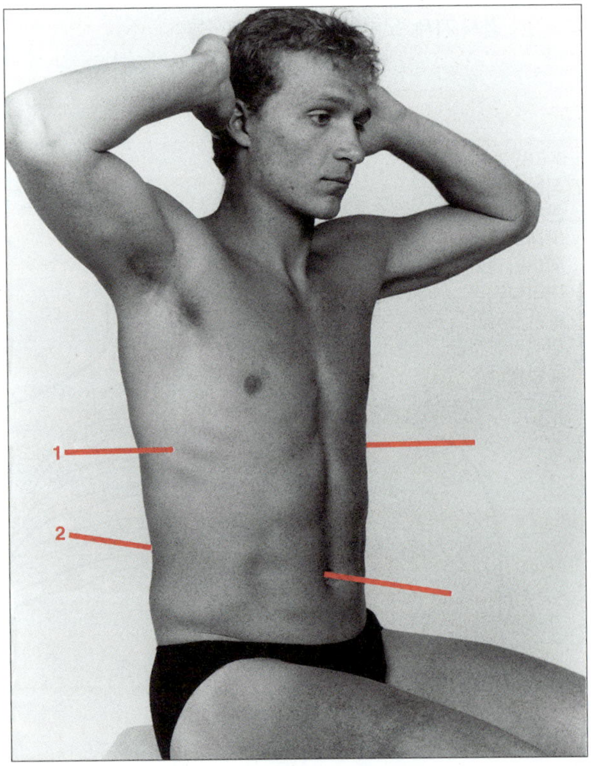

그림 9-98 몸통 축: (1) 굽힘-폄; (2) 가쪽 굽힘.

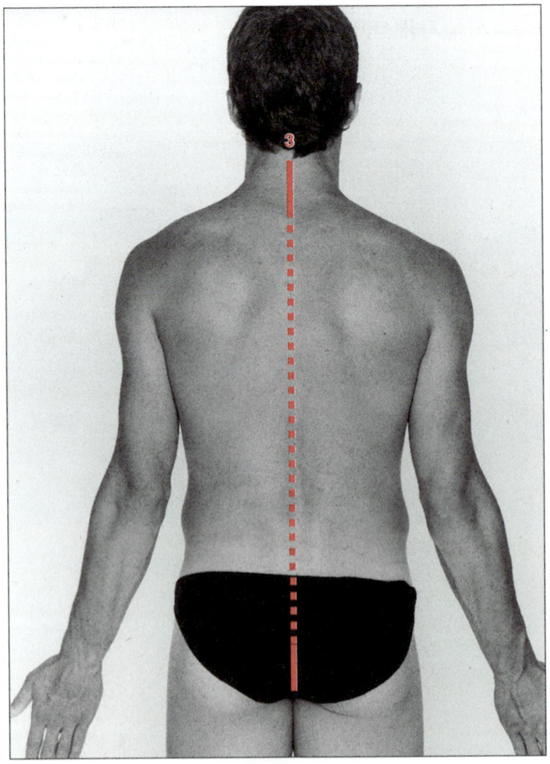

그림 9-99 몸통 축: (3) 돌림.

표 9-5 관절 구조: 몸통 운동

	굽힘	폄	가쪽 굽힘	돌림
관절[38]	허리뼈, 등뼈(주로 T6-12)	허리뼈, 등뼈 (주로 T6-12)	허리뼈, 등뼈	등뼈, 허리엉치 관절
면	시상면	시상면	이마면	수평면
축	이마축	이마축	시상축	수직축
정상 제한 요인[8,9,39]* **(그림 9-100 참조)**	뒤세로인대, 가시끝인대, 가시사이인대, 가로사이인대, 황색인대, 돌기사이관절 주머니와 척추 폄근의 긴장; 척추원반의 앞쪽으로의 압박과 섬유테의 뒤쪽으로의 긴장; 등뼈 돌기사이관절의 덧붙이성장; 가슴우리	앞세로인대, 배근육, 돌기사이관절주머니와 섬유테 앞쪽 섬유의 긴장; 주변 가시돌기 사이의 접촉; 등뼈 돌기사이 관절의 덧붙이성장	엉덩뼈 능선과 등뼈 사이의 접촉; 반대편 몸통 옆굽힘근, 가로돌기 사이인대와 엉덩허리 인대와 돌기사이관절 주머니의 긴장; 섬유테의 반대편의 긴장; 허리뼈 돌기사이관절의 덧붙이성장	갈비척추인대, 가시위인대, 가시사이인대, 가로사이인대, 엉덩허리인대와 허리뼈 돌기사이관절 주머니와 척추원반의 섬유테의 긴장; 같은쪽 바깥과 반대편 안쪽 배빗근의 긴장; 허리뼈 돌기사이관절의 덧붙이성장
정상 능동 가동범위				
줄자	10 cm[5]† 6 cm[40]§		22 cm[41]‡	
경사계[12] 일반 각도계[3]	0~60+° 허리뼈	0~25° 허리뼈	0~25° 허리뼈 0~35°	0~30° 등뼈
관절주머니 패턴	크기나 무게로 인해 몸통의 수동운동을 수행하기 어렵다. 몸통에 대한 관절주머니 패턴을 결정하기 어렵다.[6]			

*관절운동에 대한 정상 제한 요인(NLF)을 확인하기에는 확정적 연구가 부족하다. 여기에 기재된 정상 제한 요인과 끝 느낌(end feel)은 해부학, 임상 경험, 그리고 유용한 참고문헌의 지식에 기반하고 있다.

†C7과 S1 사이에 측정되었다.

‡해부학적 자세에서 넙다리에 제3손가락 수준과 가쪽 굽힘 가동범위 끝 사이에 측정되었다. 값은 39세 건강한 대상자의 오른쪽과 왼쪽 가쪽 굽힘 가동범위에 대한 기초자료[41]로부터 평균값의 평균을 나타낸다.

§뒤위엉덩가시(PSIS) 수준과 몸쪽 15 cm 사이에서 측정되었다. 값은 13~18세 사이의 104명의 아이들의 허리뼈 굽힘 가동범위에 대한 기초자료[40]로부터 평균값의 평균을 나타낸다.

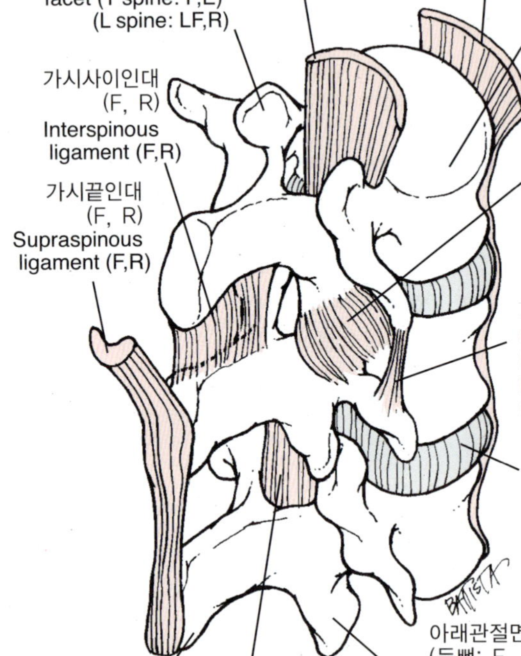

그림 9-100 **정상 제한 요인.** 등뼈와 허리뼈에서 정상적으로 움직임을 제한하는 비수축성 구조를 설명하기 위한 척추의 뒤가쪽 그림. 구조에 의해 제한된 움직임은 다음의 약어를 사용하는 괄호로 확인된다: *F*, 굽힘; *E*, 폄; *LF*, 가쪽 굽힘; *R*, 돌림. 정상적으로 움직임을 제한하는 근육은 설명되지 않는다.

비록 등뼈와 허리뼈의 모든 분절들이 몸통의 굽힘, 폄, 가쪽 굽힘, 돌림에 기여하지만, 이러한 움직임에 기여하는 부위는 다양하다. 등뼈에서 가쪽 굽힘과 돌림 움직임에 유리한 돌기면은 이마면에 놓여 있다. 허리뼈의 굽힘과 폄에 유리한 돌기사이관절면은 시상면을 향하고 있다.

등뼈와 허리뼈의 가동범위를 평가할 때, 분절 움직임은 임상적으로 측정될 수 없기 때문에 분절간에 연합된 움직임이 평가되고 측정된다. 등뼈와 허리뼈 운동은 이마축 주위로 시상면에서 발생하는 굽힘과 폄(그림 9-98); 시상축 주위로 이마면에서 발생하는 가쪽 굽힘(그림 9-98); 수직축 주위로 가로면에서 발생하는 돌림(그림 9-99)을 포함한다.

표면해부학: 몸통 (SURFACE ANATOMY : TRUNK)(그림 9-101에서 9-104)

구조	위치
1. 복장위패임 (suprasternal notch)	복장뼈 위에 둥글게 내려간 부분이며, 양쪽 빗장뼈 안쪽 면의 사이에 위치
2. 칼돌기(검상돌기, xiphoid process)	복장뼈 몸통의 아래 부분
3. 앞위엉덩뼈가시(전상장골극, anterior superior iliac spine, ASIS)	엉덩뼈가시 앞쪽 끝의 둥근뼈융기
4. 엉덩뼈능선(장골릉, iliac crest)	엉덩뼈의 위쪽 면; 볼록한 뼈의 융기, 맨 끝은 L4와 L5의 척추몸통 사이에 위치한다.
5. 뒤위엉덩뼈가시(후상장골극, posterior superior iliac spine, PSIS)	엉덩뼈가시의 뒷면 끝의 둥근뼈융기, 엉덩이의 몸쪽에 움푹 들어간 곳으로 피부 밑에서 촉진할 수 있다.
6. S2가시돌기(극돌기, spinous process)	양쪽 PSIS 사이의 중심 지점이다.
7. 어깨뼈(견갑골, scapula)의 아래각	어깨뼈의 척추 모서리의 아래부분
8. 어깨뼈가시(견갑극, spine of scapula)	어깨뼈의 위 4/5에 사선으로 가로지르는 뼈융기
9. T7의 가시돌기	해부학적 자세에서 어깨뼈의 아래 부분 정도 높이의 몸 중심선
10. T3의 가시돌기	해부학적 자세에서 양쪽 어깨뼈가시 사이의 중심지점
11. C7의 가시돌기	목에서 가장 돌출된 가시돌기
12 T1의 가시돌기	C7의 가시돌기 아래에 위치한 다음 가시돌기
13. 봉우리돌기(견봉, acromion process)	어깨의 꼭대기 지점에서 어깨뼈가시의 가쪽 면
14. 큰돌기(대전자, greater trochanter)	엉덩뼈능선의 가쪽 면에 엄지 끝을 두고, 넙다리 가쪽 면으로 먼쪽으로 셋째손가락 끝을 놓으면 큰돌기의 위쪽 경계부가 위치한다.

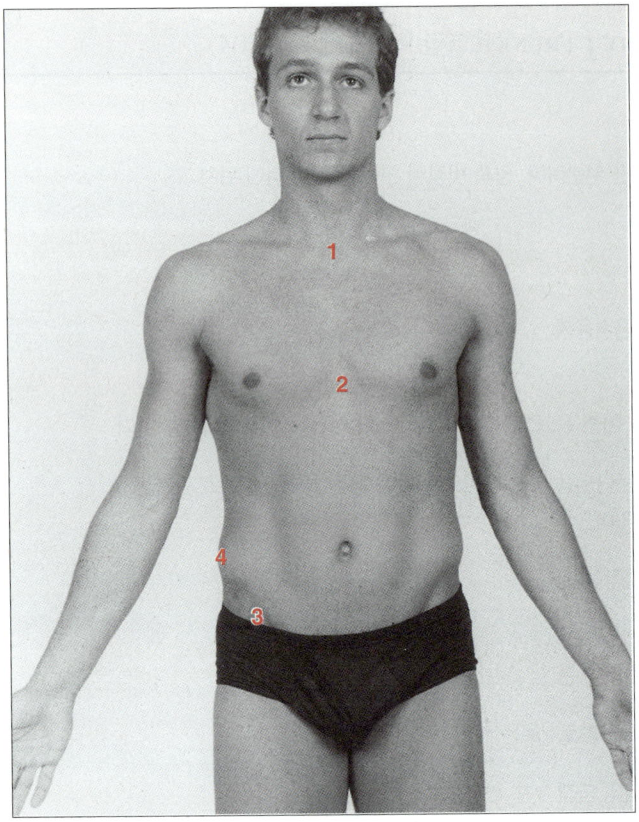

그림 9-101 몸통의 앞쪽 면.

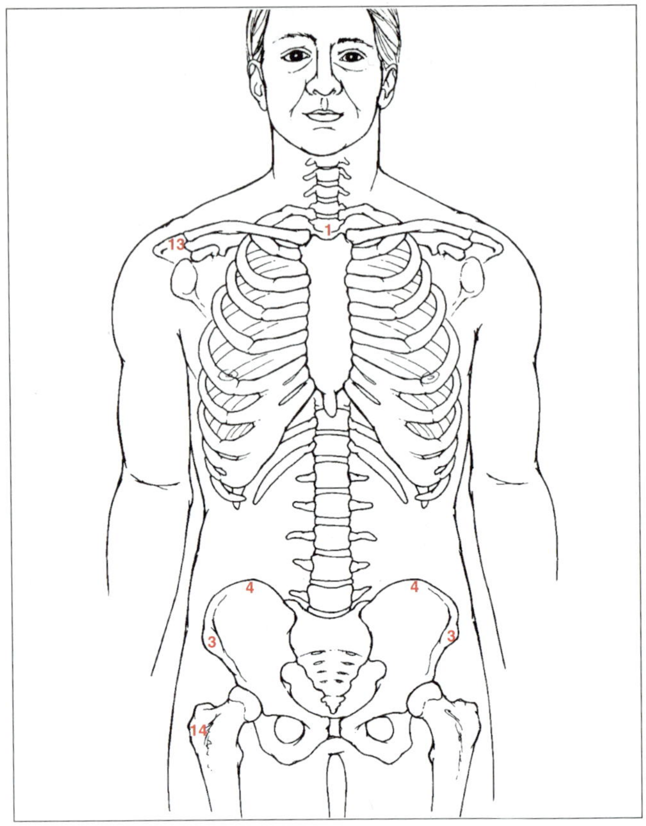

그림 9-102 뼈해부학, 몸통의 앞쪽 면.

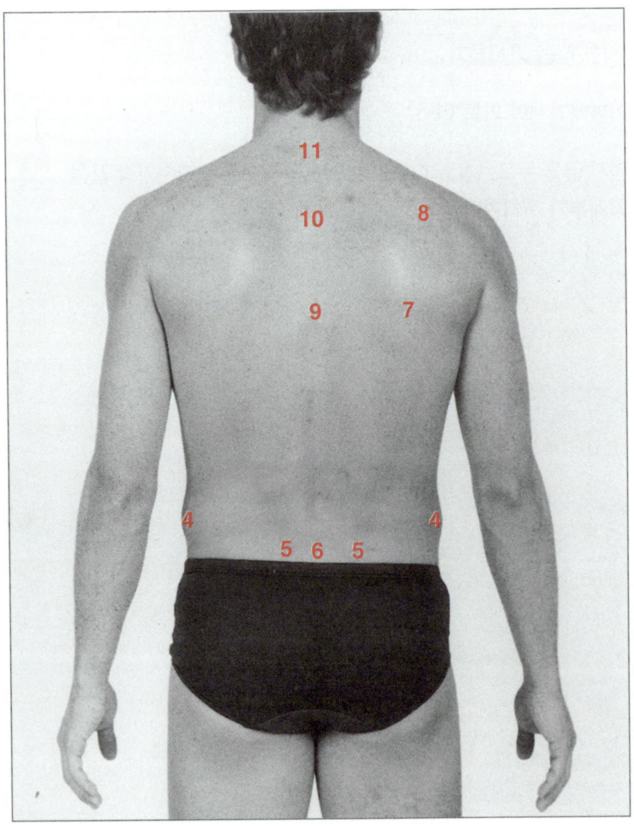

그림 9-103 몸통의 뒤쪽 면.

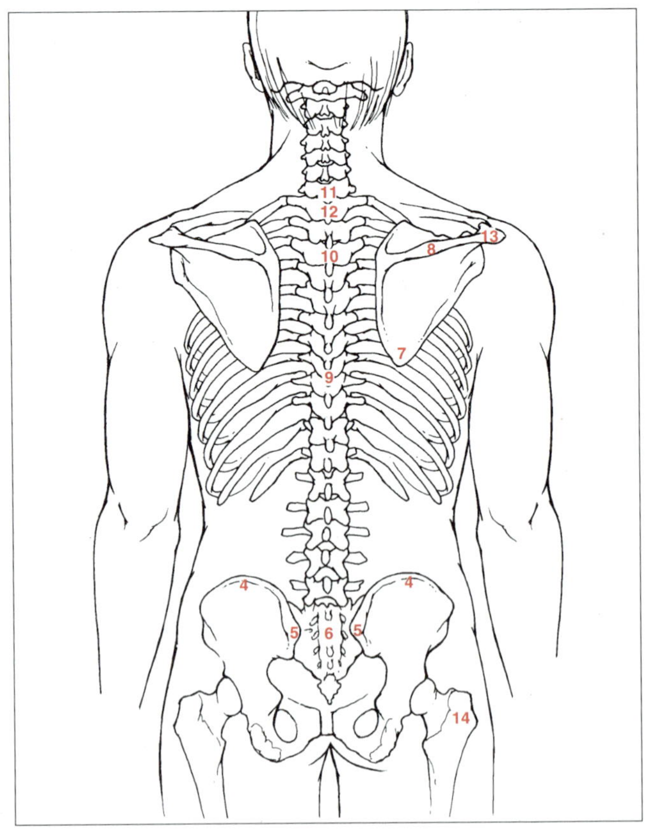

그림 9-104 뼈해부학, 몸통의 뒤쪽 면.

능동가동범위 평가 및 측정: 몸통 (ACTIVE RANGE OF MOTION ASSESSMENT AND MEASUREMENT: TRUNK)

연습은 완벽을 만든다.

이 단락의 기술들을 연습하가나 간단한 복습을 위해서 http://thepoint.lww.com/Clarkson3e에 있는 실습용 검사 방식을 이용하라.

줄자, 일반 각도계, 그리고 표준 경사계가 이 장에서 기술된 것처럼 척추의 능동가동범위를 객관적으로 측정하는데 사용되는 도구들이다. 줄자, 표준 경사계, 그리고 등가동범위 측정도구(BROMII)에 대한 적용의 일반적인 원칙에 대한 기술은 이 장의 시작에서 "기구와 측정 절차: 관자아래턱관절과 척추" 부분에서 알 수 있다. 척추 능동가동범위의 측정이 기술되고 설명되어 있다.

몸통 굽힘과 폄: 등허리뼈 (Trunk Flexion and Extension: Thoracolumbar Spine)

줄자 측정 (Tape measure measurement)

Forms 9-50, 9-51

시작 자세. *굽힘(flexion)*: 환자는 두 발을 어깨 넓이로 벌리고 선다(그림 9-105). C7과 S2 가시돌기 사이의 거리를 측정하기 위해 줄자를 사용한다. *폄(extension)*: 등허리 폄을 위해, 환자의 손을 엉덩뼈능선과 허리의 잘록한 부분에 놓는다(그림 9-106). C7과 S2 가시돌기 사이의 거리를 측정하기 위해 줄자를 사용한다. 환자는 검사 운동을 수행할 때 무릎을 곧게 펴서 유지하도록 지도받는다.

대체 운동. 없음

끝 자세. *굽힘(flexion)*: 환자는 등허리 굽힘을 위해 움직임의 제한범위까지 몸통을 굽힌다(그림 9-107). C7과 S2 가시돌기사이의 거리를 다시 측정한다. 시작 자세와 끝 자세 측정 사이의 거리는 등허리 굽힘의 가동범위이다. *폄(extension)*: 환자는 등허리 폄을 위해 움직임의 제한범위까지 몸통을 뒤로 젖힌다(그림 9-108). C7과 S2 가시돌기 사이의 거리를 다시 측정한다. 시작과 끝 자세 측정 사이의 거리는 등허리 폄의 가동범위이다.

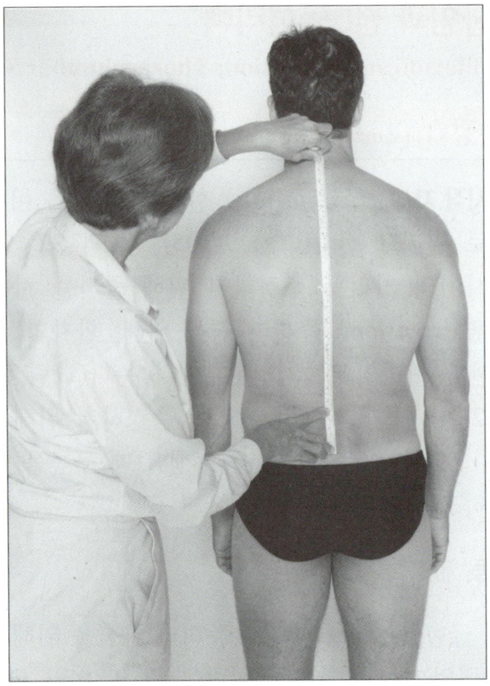

그림 9-105 시작 자세: 등허리 척추 굽힘. 거리는 C7과 S2 가시돌기 사이에서 측정된다.

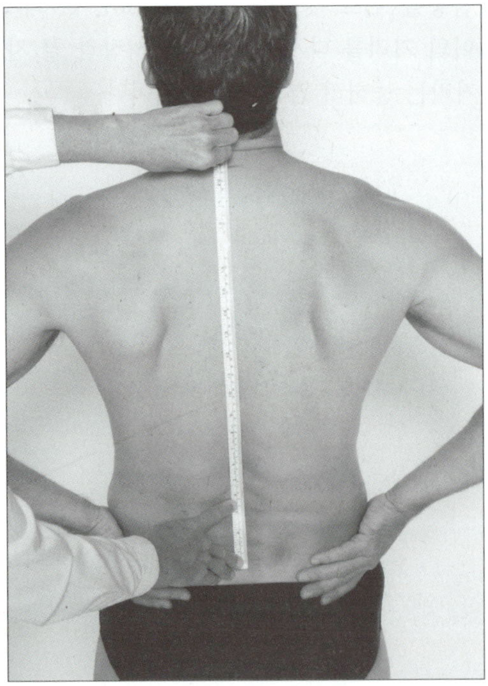

그림 9-106 등허리 폄을 위한 시작 자세.

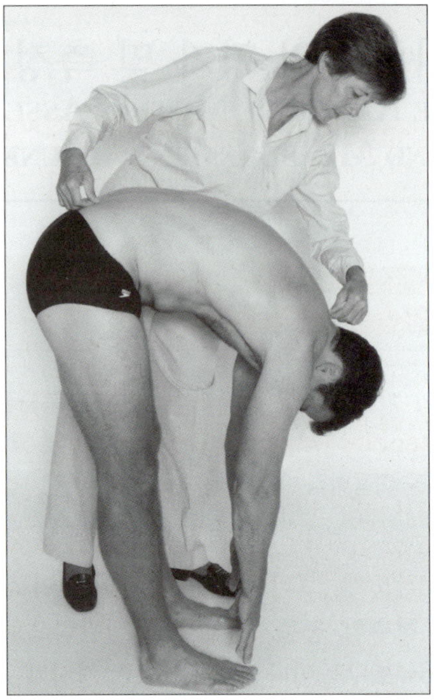

그림 9-107 끝 자세: 등허리 척추 굽힘.

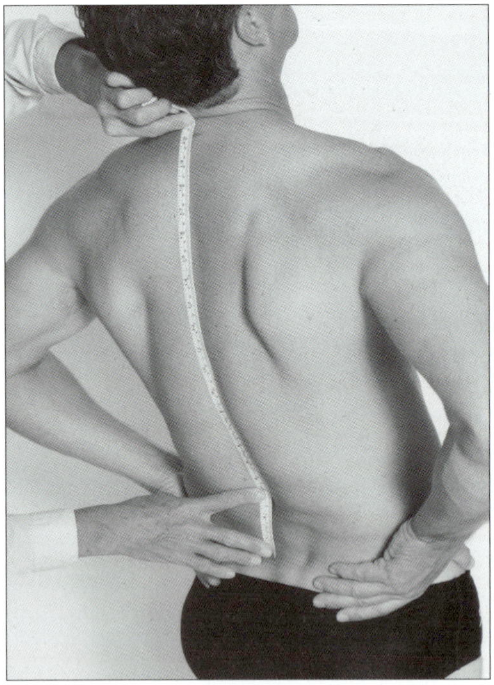

그림 9-108 끝 자세: 등허리 폄.

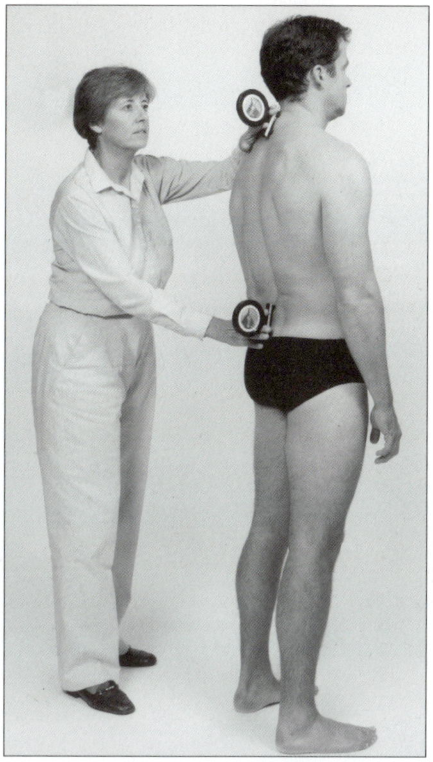

그림 9-109 시작 자세: C7과 S2 가시돌기 위에 경사계를 놓아둔 등허리 굽힘.

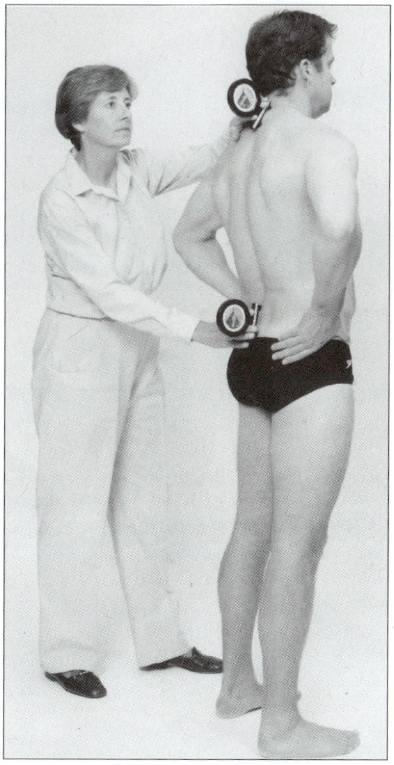

그림 9-110 시작 자세: 등허리 폄.

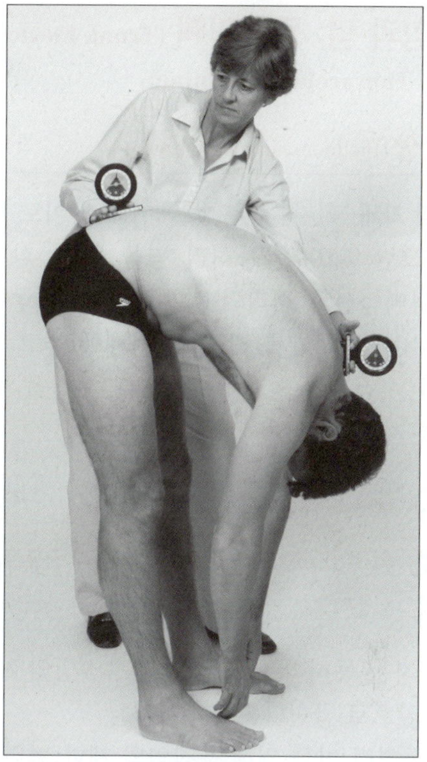

그림 9-111 등허리 굽힘.

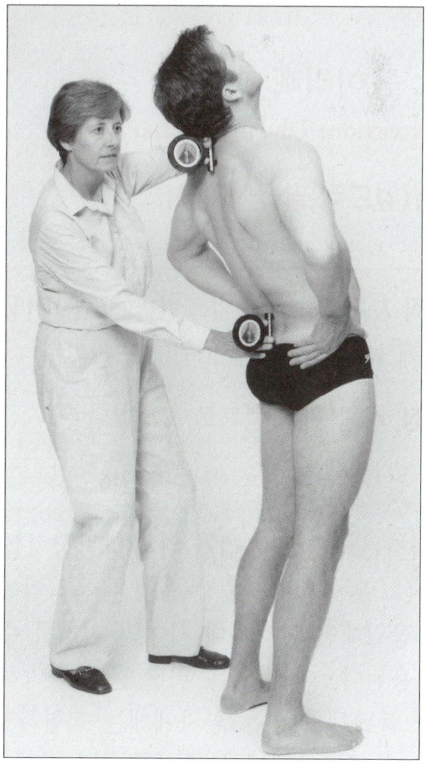

그림 9-112 끝 자세: 등허리 폄.

몸통 굽힘과 폄: 등허리뼈 (Trunk Flexion and Extension: Thoracolumbar Spine)

경사계 측정 (Inclinometer measurement)

Forms 9-52, 9-53

시작 자세. 환자는 두 발을 어깨 넓이로 벌리고 선다(그림 9-109). 등허리 폄을 위해, 환자의 손을 엉덩뼈능선과 허리의 잘록한 부분에 놓는다(그림 9-110). 경사계를 각 시작 자세에 놓고 제로에 맞춘다. 환자는 검사 운동을 수행할 때 무릎을 곧게 펴서 유지하도록 지도받는다.

대체 운동. 없음.

경사계 위치. *위쪽(superior)*: C7 척추 위. *아래쪽(inferior)*: S2 척추 위.

끝 자세. 환자는 등허리 굽힘을 위해 움직임의 제한범위까지 몸통을 앞으로 굽힌다(그림 9-111).

환자는 등허리 폄을 위해 움직임의 제한 범위까지 몸통을 뒤로 젖힌다(그림 9-112). 각 운동의 끝 자세에서, 치료사는 양쪽 경사계의 각도 측정값을 기록한다.

측정된 운동에 대한 능동가동범위는 경사계 측정값 사이의 차이이다.

몸통 폄: 등허리뼈 (Trunk Extension: Thoracolumbar Spine)

줄자 측정(엎드려 팔굽혀 펴기) [Tape measure measurement(prone press-up)]

Forms 9-54

시작 자세. 환자는 엎드린다(그림 9-113). 양손은 어깨 높이에서 검사대 위에 위치한다.

고정. 골반 위를 벨트로 고정한다.

대체 운동. 검사대로부터 골반을 올린다.

끝 자세. 환자는 몸통을 올리기 위해 양팔꿈치를 펴고 등허리를 편다(그림 9-114). 줄자 측정은 움직임이 제한되는 곳에서 복장위패임과 검사대 사이의 거리를 수직으로 측정하여 사용된다. 이 방법은 위팔 근육이 약하거나 엎드린 자세가 불편해 보이는 환자에게는 적합하지 않다. 이러한 경우에, 선 자세에서 줄자를 사용하여 척추 폄을 측정한다.

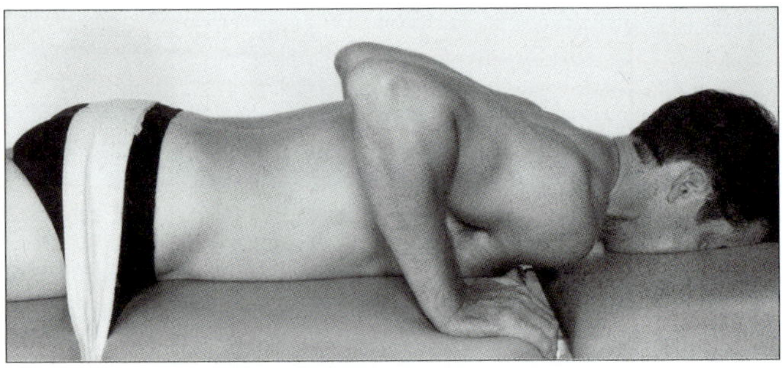

그림 9-113 시작 자세: 등허리 척추 폄.

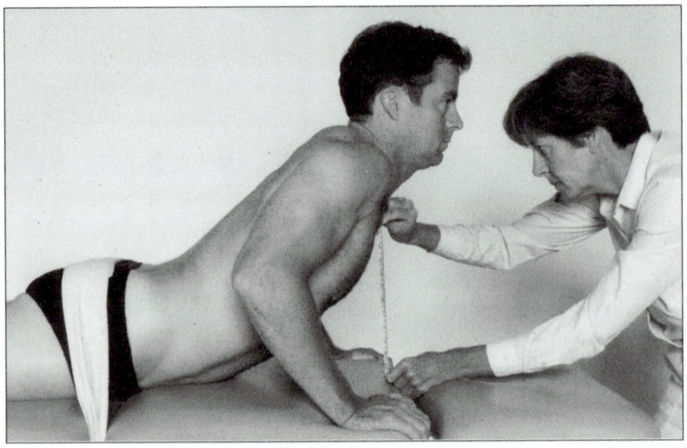

그림 9-114 끝 자세: 등허리 척추 폄.

몸통 굽힘과 폄: 허리뼈
(Trunk Flexion and Extension: Lumbar Spine)

줄자 측정 (Tape measure measurement)

Forms 9-55, 9-56

시작 자세. *굽힘(flexion)*[40]: 환자는 두 발을 어깨 넓이로 벌리고 선다. 환자는 시작 자세에서 거리를 측정하기 위해 줄자를 사용하고 양쪽 뒤위엉덩뼈가시(PSIS)를 연결하는 선(예를 들어, S2의 가시돌기)의 중간지점 위쪽 15 cm에 점을 표시한다(그림 9-115). *폄(extension)*: 허리 폄을 위해, 환자의 손을 엉덩뼈능선과 허리의 잘록한 부분에 놓는다(그림 9-116). 환자는 검사 운동을 수행할 때 무릎을 곧게 펴서 유지하도록 지도받는다.

끝 자세. *굽힘(flexion)*: 환자는 허리 굽힘 움직임의 제한 범위까지 몸통을 굽힌다(그림 9-117). 허리 굽힘 가동범위의 제한 범위에서 피부 표시 15 cm와 뒤위엉덩뼈가시 사이의 거리를 다시 측정한다. 시작과 끝 자세 측정 사이의 거리는 허리 굽힘의 가동범위이다. 이러한 측정 방법은 수정된 Schöber 방법으로 언급된다. *폄(extension)*: 환자는 허리 폄을 위해 움직임의 제한 범위까지 몸통을 뒤로 젖힌다(그림 9-118). 허리 폄 가동범위의 제한 범위에서 피부 표시 15 cm와 뒤위엉덩뼈가시 사이의 거리를 다시 측정한다. 시작과 끝 자세 측정 사이의 거리는 허리 폄의 가동범위이다.

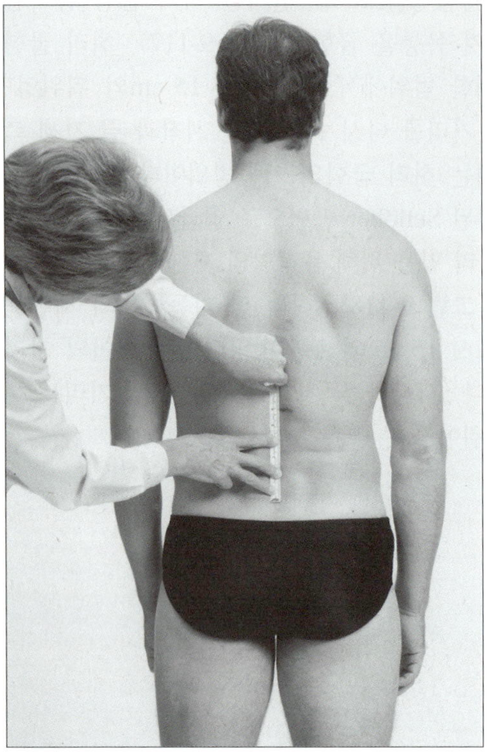

그림 9-115 시작 자세: 허리 굽힘, 수정된 Schöber 방법. S2와 S2 위쪽 15 cm 지점 사이의 거리가 측정된다.

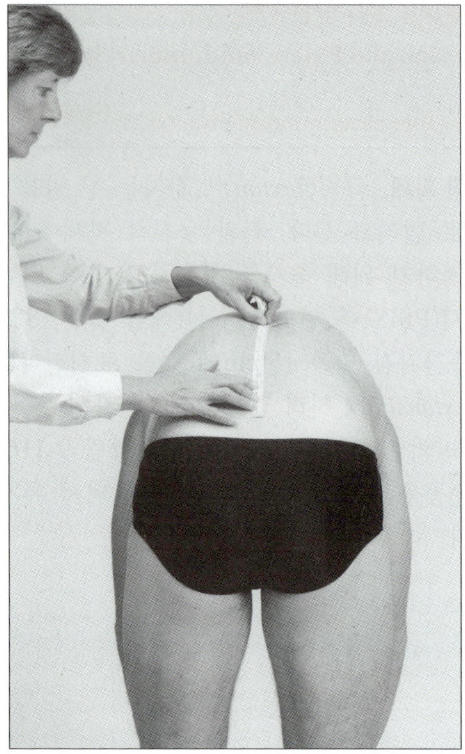

그림 9-117 끝 자세: 허리 굽힘, 수정된 Schöber 방법.

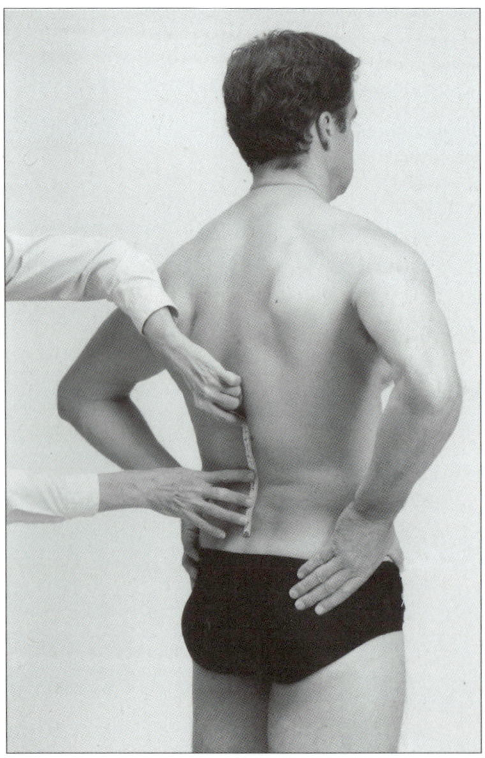

그림 9-116 시작 자세: 허리 폄.

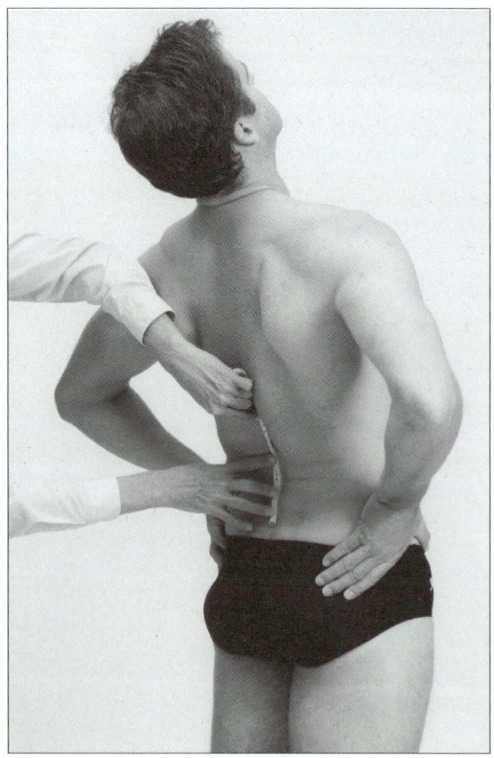

그림 9-118 끝 자세: 허리 폄.

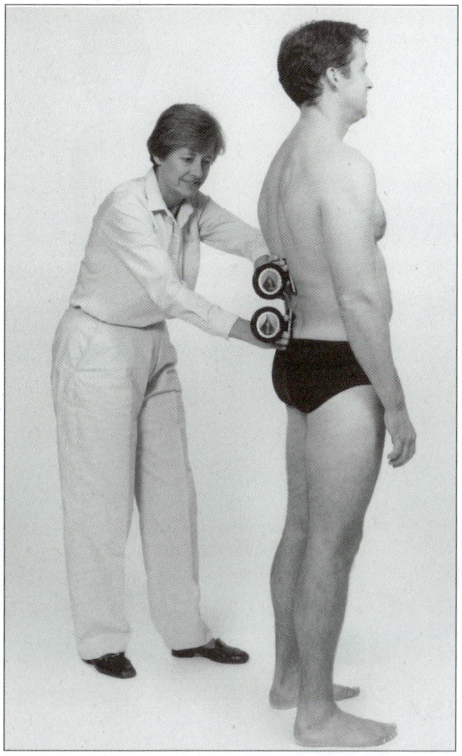

그림 9-119 시작 자세: S2와 S2 위쪽 15 cm 지점에 경사계를 놓은 허리 굽힘.

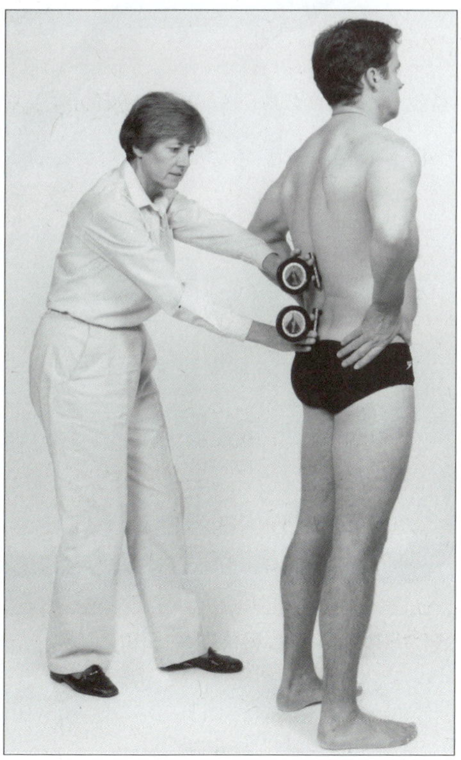

그림 9-120 시작 자세: 허리 폄.

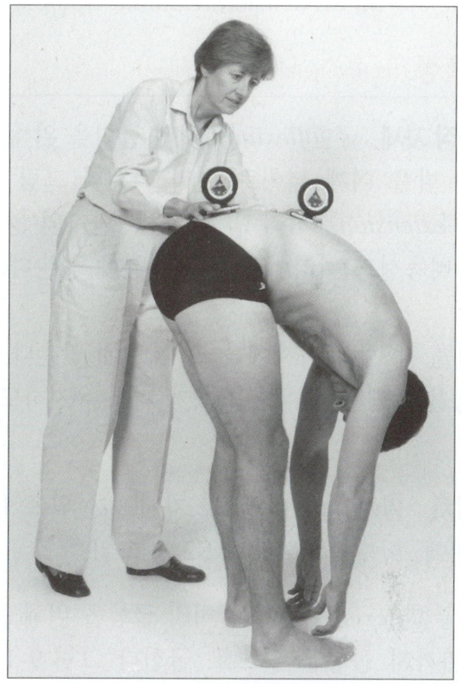

그림 9-121 허리 굽힘.

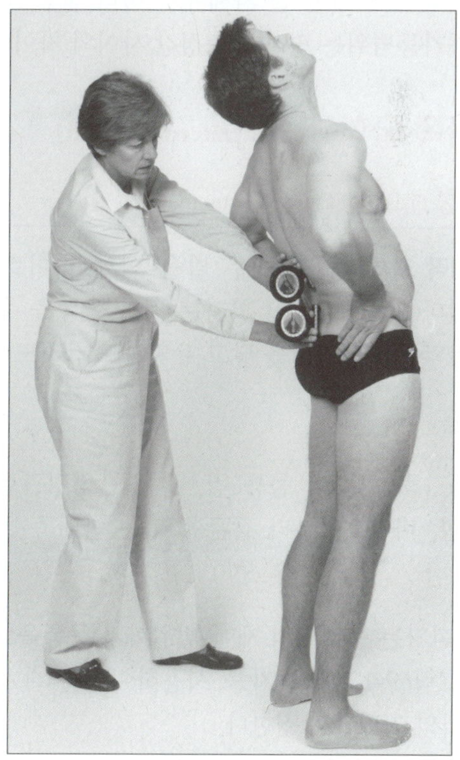

그림 9-122 허리 폄.

몸통 굽힘과 폄: 허리뼈
(Trunk Flexion and Extension: Lumbar Spine)

경사계 측정 (Inclinometer measurement)

Forms 9-57, 9-58

시작 자세. *굽힘(flexion)*: 허리 굽힘을 위해, 환자는 두 발을 어깨 넓이로 벌리고 선다(그림 9-119). *폄(extension)*: 허리 폄을 위해, 환자의 양손은 엉덩뼈능선과 허리의 잘록한 부분에 놓는다(그림 9-120).

경사계를 각 시작 자세에 놓고 제로에 맞춘다. 환자는 검사 운동을 수행할 때 무릎을 곧게 펴서 유지하도록 지도받는다.

경사계 위치. *위쪽(superior)*: S2 가시돌기 위쪽 15 cm에 표시 부위에. *아래쪽(inferior)*: S2 척추 위.

끝 자세. *굽힘(flexion)*: 환자는 허리 굽힘을 위해 움직임의 제한 범위까지 몸통을 앞으로 굽힌다(그림 9-121). *폄(extension)*: 환자는 허리 폄을 위해 움직임의 제한 범위까지 몸통을 뒤로 젖힌다(그림 9-122). 각 운동의 끝 자세에서, 치료사는 양쪽 경사계의 각도 측정값을 기록한다.

측정된 운동에 대한 끝 자세에서 허리 굽힘 또는 폄에 대한 능동가동범위는 경사계 측정값 사이의 차이이다.

몸통 가쪽 굽힘 (Trunk Lateral Flexion)

줄자 측정 (Tape Measure Measurement)

Forms 9-59

시작 자세. 환자는 두 발을 어깨 넓이로 벌리고 선다(그림 9-123). 환자는 검사 운동을 수행할 때 바닥에 양발바닥을 닿고 유지하도록 지도받는다.

고정. 없음.

대체 운동. 몸통 굽힘, 몸통 폄, 같은쪽 엉덩관절과 무릎관절 굽힘, 바닥으로부터 같은쪽 또는 반대쪽 발을 들어올림.

끝 자세. 환자는 움직임의 제한 범위까지 몸통을 가쪽으로 굽힌다(그림 9-124). 줄자를 사용하여 셋째손가락 끝과 바닥 사이의 거리를 측정한다.

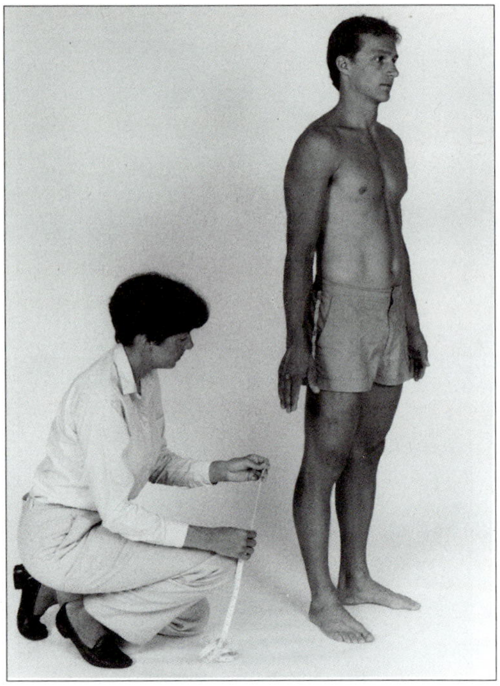

그림 9-123 시작 자세: 몸통 가쪽 굽힘.

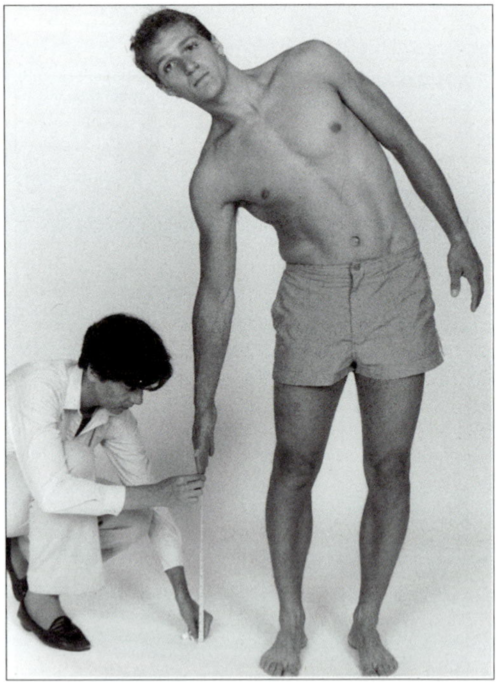

그림 9-124 끝 자세: 몸통 가쪽 굽힘.

대체 줄자 측정 (Alternate tape measure measurement)[41]

Forms 9-60

시작 자세. 환자는 두 발을 어깨 넓이로 벌리고 선다. 셋째손가락 끝 수준의 넙다리에 표시를 한다(그림 9-125). 환자는 검사 운동을 수행할 때 바닥에 양발바닥을 닿고 유지하도록 지도받는다.

고정. 없음.

끝 자세. 환자는 움직임의 제한 범위까지 몸통을 가쪽으로 굽힌다. 셋째손가락 끝 수준의 넙다리에 표시를 다시 한다(그림 9-126).

측정. 줄자를 사용하여 시작 자세와 끝 자세에서 셋째손가락 끝 수준의 넙다리에 표시된 점 사이에 거리를 측정한다(그림 9-127). 측정된 거리는 가쪽 굽힘 가동범위를 나타낸다.

경사계 측정 (Inclinometer measurement)

Forms 9-61

시작 자세. 환자는 두 발을 어깨 넓이로 벌리고 선다. 경사계를 각 시작 자세에 놓고 제로에 맞춘다(그림 9-128). 환자는 검사 운동을 수행할 때 바닥에 양발바닥을 닿고 유지하도록 지도받는다.

경사계 위치. *위쪽(superior)*: T1 척추 위. *아래쪽(inferior)*: S2 척추 위.

끝 자세. 환자는 움직임의 제한 범위까지 몸통을 가쪽으로 굽힌다(그림 9-129). 끝 자세에서, 치료사는 양쪽 경사계의 각도 측정값을 기록한다. 가쪽 굽힘에 대한 능동가동범위는 경사계 측정값 사이의 차이이다.

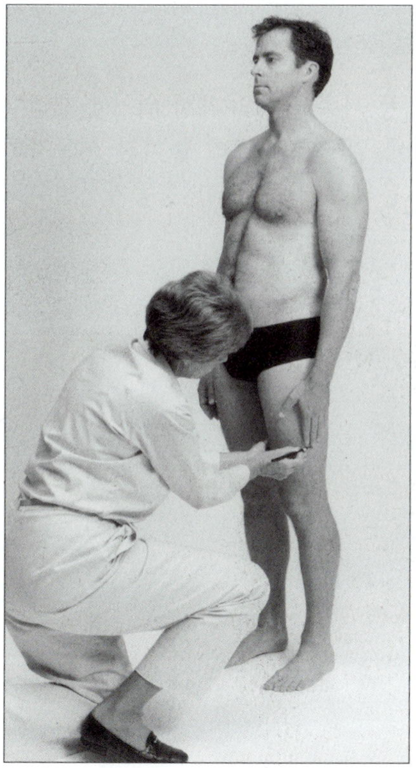

그림 9-125 시작 자세: 몸통 가쪽 굽힘.

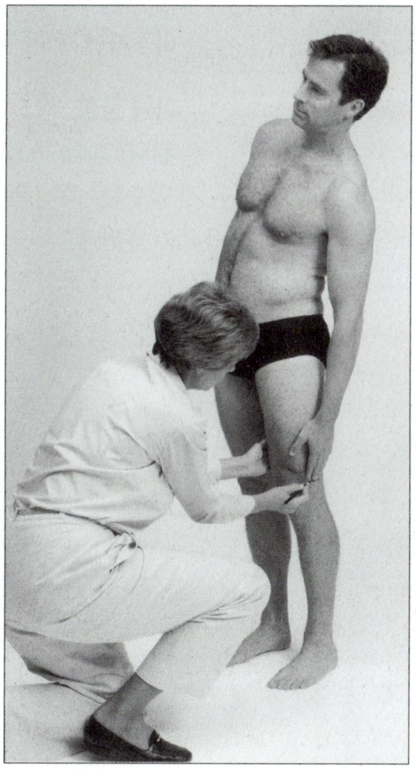

그림 9-126 끝 자세: 몸통 가쪽 굽힘.

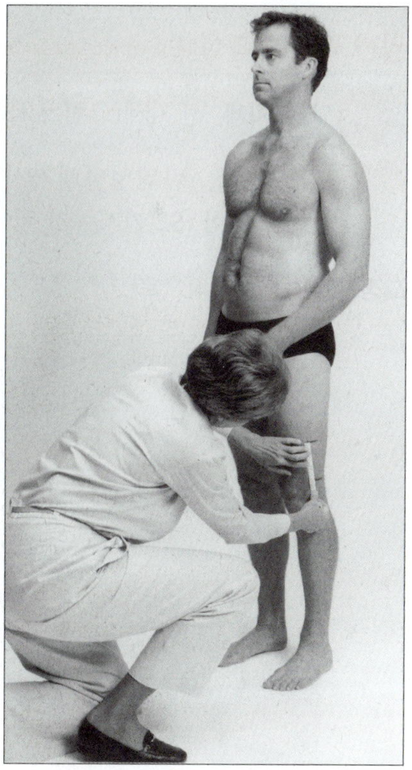

그림 9-127 측정: 몸통 가쪽 굽힘.

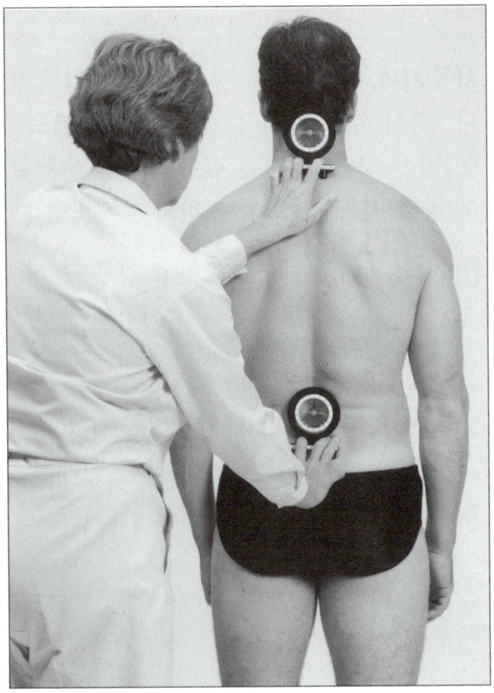

그림 9-128 몸통 가쪽 굽힘에 대한 경사계 위치(T1과 S2 척추).

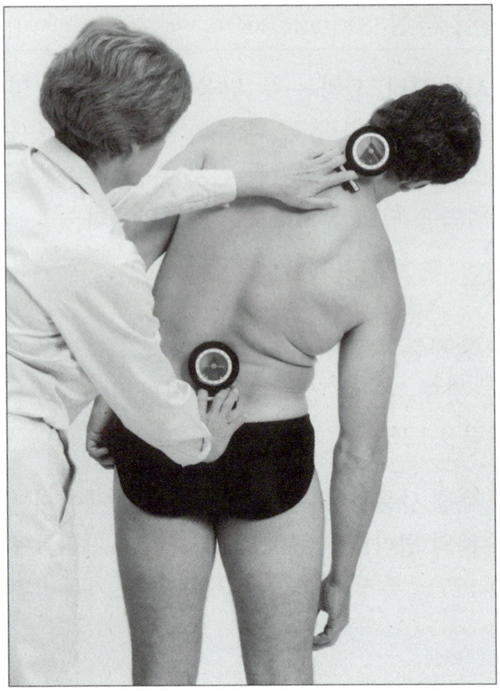

그림 9-129 끝 자세: 몸통 가쪽 굽힘.

일반 각도계 측정 (Universal goniometer measurement)

Forms 9-62

시작 자세. 선 자세(그림 9-130).

각도계 축. 뒤위엉덩뼈가시 수준에서 중심선에(예를 들어, S2 가시돌기 위에).

고정자. 바닥에 수직으로.

이동자. C7 척추 방향을 향한다.

가쪽 굽힘. 각도계는 몸통 가쪽 굽힘의 제한 위치에 재정렬된다(그림 9-131). 90° 위치에서 멀리 놓여진 이동자의 도수는 측정된 쪽에 등허리 가쪽 굽힘 능동가동범위로 기록된다.

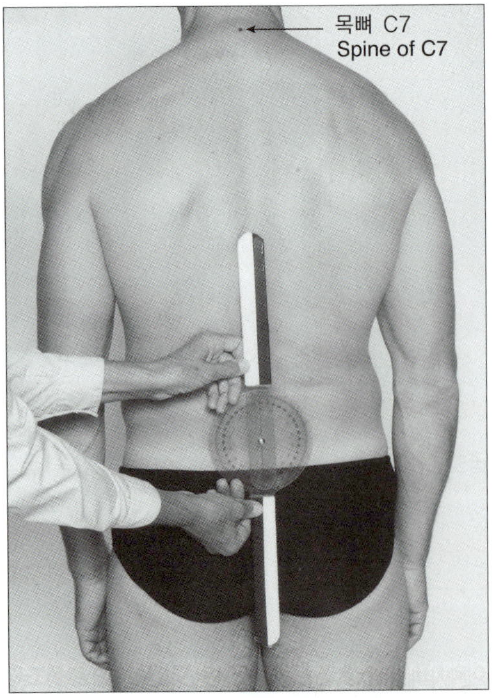

그림 9-130 시작 자세: 몸통 가쪽 굽힘에 대한 일반 각도계 위치.

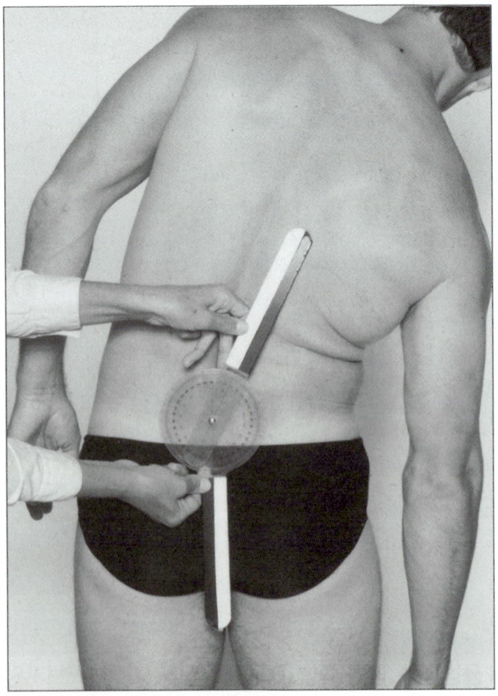

그림 9-131 끝 자세: 몸통 가쪽 굽힘.

몸통 돌림: 등허리뼈
(Trunk Rotation: Thoracolumbar Spine)

줄자 측정 (Tape measure measurement)

Forms 9-63

시작 자세. 환자는 두 발이 의자에 지지되고 양팔은 가슴 앞으로 가로지른 자세로 앉는다. 환자는 봉우리돌기의 가쪽 면에 줄자의 끝을 잡는다. 치료사는 중앙겨드랑선에 엉덩뼈능선의 가장 위쪽 지점(그림에 없음) 또는 큰결절의 위쪽 가장자리에 줄자의 다른 끝을 잡는다(그림 9-132). 봉우리돌기의 가쪽 면과 중앙겨드랑선에서 엉덩뼈능선의 가장 위쪽 지점 또는 큰결절의 위쪽 가장자리 중 한 곳 사이의 거리를 측정한다.

고정. 골반에 체중지지; 치료사는 또한 골반을 고정할 수 있다.

대체 운동. 몸통 굽힘, 몸통 폄, 팔이음뼈 내밈(전인, protraction)(줄자를 잡고 있는 쪽에).

끝 자세. 환자는 움직임의 제한 범위까지 몸통을 돌림한다(그림 9-133). 돌림의 제한 범위에서 봉우리돌기의 가쪽 면과 중간겨드랑선에서 엉덩뼈능선의 가장 위쪽 지점 또는 큰결절의 위쪽 가장자리 중 한 곳 사이의 거리가 측정된다. 시작과 끝 자세 측정 사이의 거리는 등허리 돌림의 가동범위이다. 측정에 사용된 표면 기준점이 기록되어야 한다.

Frost와 동료들[42]은 몸통 돌림을 측정하기 위해 줄자의 사용을 서술하였고(기준점으로서 뒤쪽 빗장뼈융기와 큰결절을 사용하는) 정확한 정의와 측정에 사용된 기준점의 촉진이 신뢰할 만한 평가로 대단히 중요하다고 언급했다.

Clarkson은 언급된 피부 기준점으로 봉우리돌기의 가쪽 면과 엉덩뼈능선의 가장 위쪽 지점을 사용할 것을 추천한다. 이것은 또한 쉽게 촉진된다.

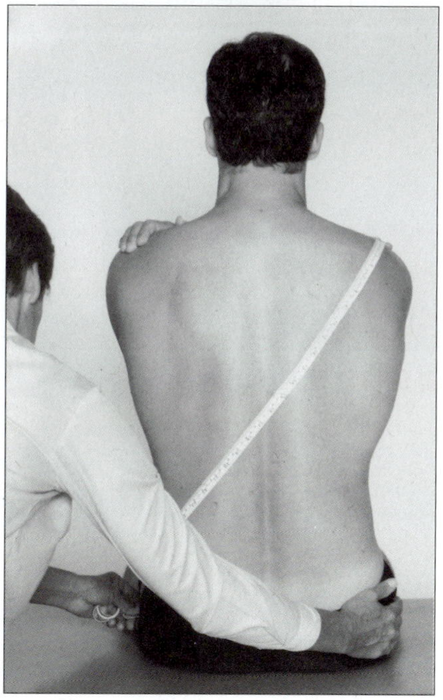

그림 9-132 시작 자세: 몸통 돌림.

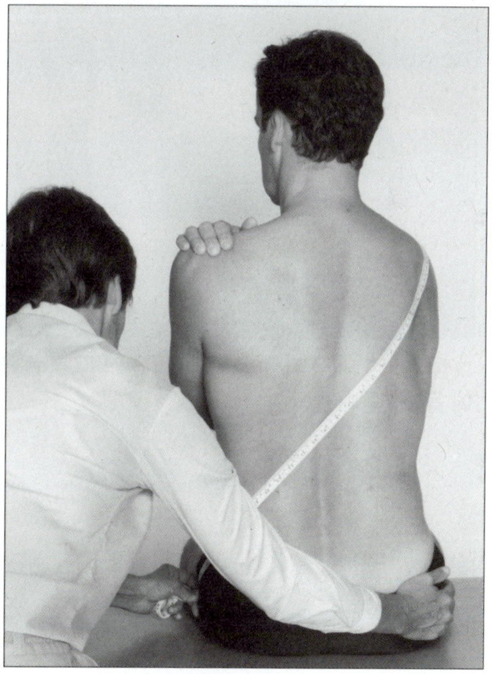

그림 9-133 끝 자세: 몸통 돌림.

몸통 돌림: 등뼈 (Trunk Rotation: Thoracic Spine)

경사계 측정 (Inclinometer measurement)

Forms 9-64

시작 자세. 환자는 양팔은 가슴 앞으로 가로지른 자세로 선다. 환자는 바닥과 평행하게 몸통과 머리를 앞쪽으로 숙이거나 가능한 한 이 위치에 가깝게 한다. 경사계를 놓고 제로에 맞춘다(그림 9-134).

경사계 위치. *위쪽(superior)*: T1 척추 위. *아래쪽(inferior)*: T12 척추 위.

끝 자세. 환자는 움직임의 제한 범위까지 몸통을 돌림한다(그림 9-135). 끝 자세에서, 치료사는 양쪽 경사계의 각도 측정값을 기록한다. 등뼈 돌림에 대한 능동가동범위는 경사계 측정값 사이의 차이이다.

대체 운동. 몸통 굽힘과 몸통 폄. 앞으로 숙여진 자세로 측정될 때 몸통 돌림의 범위는 앉았을 때보다 작다.[43] 이것은 아마도 척추를 지지하고 몸통 돌림을 제한하는 굽혀진 자세를 유지하기 위해 요구되는 등근육의 수축때문일 것이다.[43]

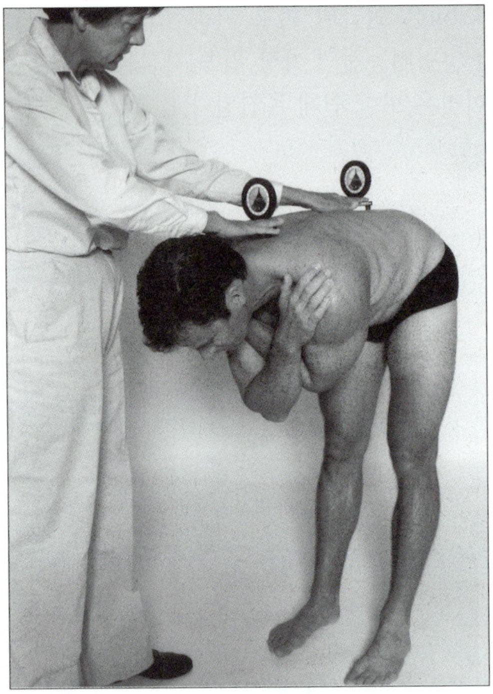

그림 9-134 시작 자세: 경사계가 T1과 T12 척추 위에 올려진 등뼈 돌림.

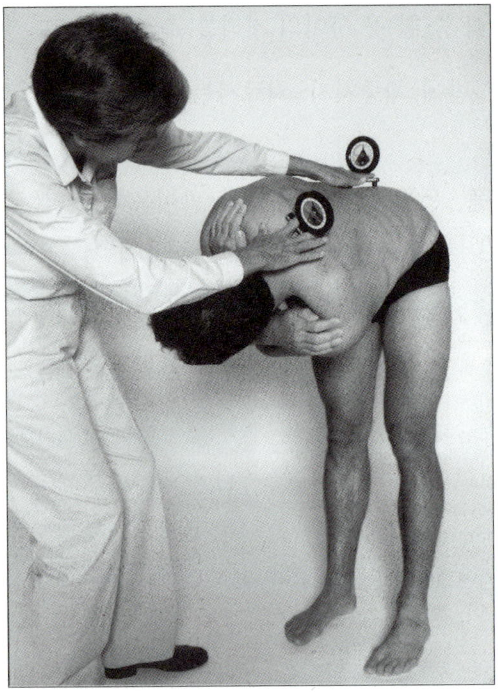

그림 9-135 끝 자세: 등뼈 돌림.

가슴 확장 (Chest Expansion)

줄자 측정 (Tape measure measurement)

Forms 9-65

시작 자세. 환자는 앉아서 최대로 숨을 내쉰다(그림 9-136).

끝 자세. 환자는 최대로 숨을 들이쉰다(그림 9-137).

측정. 칼몸통(흉골검상, xiphisternal)관절 수준에서 줄자로 가슴둘레를 측정한다. 최대 날숨(호기, expiration)과 최대 들숨(흡기, inspiration)에서 측정한다. 두 측정 사이의 차이가 가슴 확장이다. 가슴 확장은 또한 젖꼭지선과 앞쪽 겨드랑주름 수준에서 측정될 수 있다. 후자에서 측정된 가슴 확장 측정이 칼몸통 관절에서보다는 약간 덜하다. 두 측정 위치 특별히, 칼돌기와 겨드랑이, 그리고 허파(폐, pulmonary) 상태에 대한 철저한 평가를 제공하는데 익숙한 일관된 환자의 위치가 추천된다.[44] 정상값의 넓은 범위가 정상 가슴 확장을 위해 존재하고 30대 후반에 시작된 가슴 확장은 점차적으로 나이가 들어가면서 감소한다.[45] 감소된 가슴 확장은 갈비척추(늑골척추, costovertebral)관절이 어떤 병리적 상태에 관련된 것을 가리키거나[46] 만성 폐쇄성 폐질환(chronic obstructive pulmonary disease, COPD)(예를 들어, 폐기종)이 발생할 것이다.

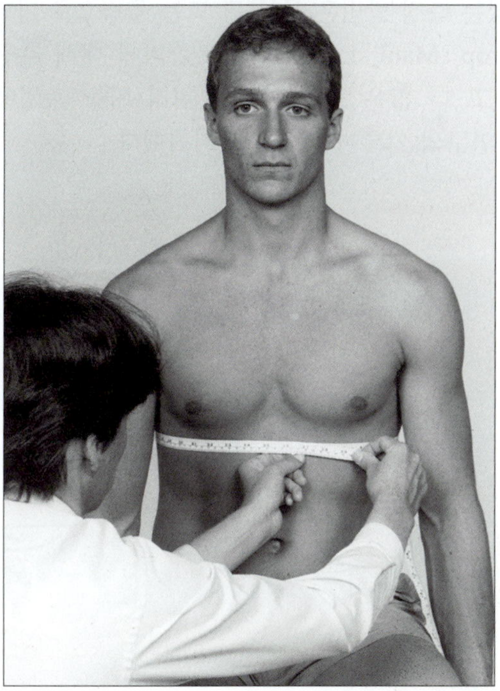

그림 9-136 시작 자세: 칼몸통관절 수준에서 측정된 최대 날숨.

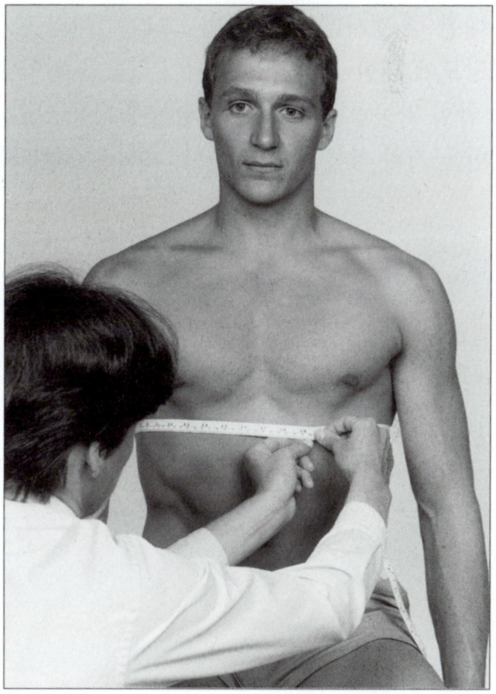

그림 9-137 끝 자세: 칼몸통관절 수준에서 측정된 최대 들숨.

타당도와 신뢰도: 등과 허리뼈 능동가동범위의 측정 (VALIDITY AND RELIABILITY: MEASUREMENT OF THE THORACIC AND LUMBAR SPINE AROM)

Littlewood와 May[47]는 비특이성 허리통증 환자에서 허리뼈 가동범위의 X-ray(기준) 측정과 비교하여, 저차원적 임상절차 즉, 임상적으로 흔하고 사용하기 간단하며 비침습적인 방법의 *타당도(validity)*에 대한 연구를 검토했다. 단지 4건의 연구에서 질적 검토에 대한 포함 기준에 부합한다는 것을 알아냈다. Littlewood와 May[47]는 허리뼈 굽힘 가동범위에 대한 수정된 Schöber 방법, 허리 굽힘/폄 측정에 대한 두 경사계 사용 방법, 그리고 허리 폄 가동범위의 타당도에 대한 근거가 제한되어 있음을 알아냈다. 또한 허리 굽힘 가동범위에 대한 두 경사계 사용 방법의 타당도에 대한 근거와 상충했다. 따라서 Littlewood와 May[47]는 "결론을 확신"할 수 없었다. 이러한 연구자들은 질 높은 의미 있는 연구가 필요하다고 지적하고[47] 환자에서 허리뼈 가동범위를 측정하기 위해 사용된 저차원적 임상 방법의 타당도(방사선 비교를 사용하는)를 보고했다.

가동범위, 근력, 그리고 지구력에 대한 허리 평가의 검사 *신뢰도(reliability)*는 Essendrop, Maul, Läubli 등에 의해 검토되었다.[48] 이 조사팀은 1980~1999년까지 덴마크어, 독일어, 그리고 영어로 출판된 연구 데이터베이스를 조사했다. 단지 6개의 연구가 검토에 대해 미리 결정된 질적 기준을 충족시키고 자격이 주어진 가동범위의 허리 평가 검사 신뢰도에 적용되었다. 별개가 아니라 단지 그룹일 때, 허리 가동성을 측정하는 가장 신뢰할 만한 방법이 몸통 굽힘에 대한 줄자, 몸통 가쪽 굽힘에 대한 줄자와 싸이벡스 EDI 320 각도 측정과 비교되었다. 그리고 신뢰할 수 없는 측정 방법은 몸통 폄 또는 돌림으로 나타났다. Essendrop, Maul, Läubli 등[48]은 합의에 대해 추천을 할 수 없었고 더 많은 질적 연구와 허리 기능 측정에 대한 신뢰도 연구의 기록이 필요함을 지적했다.

근육길이 평가와 측정: 몸통 (Muscle Length Assessment and Measurement: Trunk)

연습은 완벽을 만든다.

이 단락의 기술들을 연습하거나 간단한 복습을 위해서 http://thepoint.lww.com/Clarkson3e에 있는 실습용 검사 방식을 이용하라.

몸통 폄근과 뒤넙다리근(발가락 접촉 검사)
[Trunk Extensors and Hamstrings(Toe-Touch Test)]

Forms 9-66

몸통 폄근들은 척추세움근(등엉덩갈비근과 허리엉덩갈비근, 등가장긴근, 등가시근, 등반가시근, 그리고 뭇갈래근)이다; 엉덩관절 폄근과 무릎관절 굽힘근들은 뒤넙다리근(반힘줄근, 반막모양근, 그리고 넙다리두갈래근)이다. 발가락 접촉 검사는 엉덩관절, 척추, 그리고 팔이음뼈 가동범위의 복합 측정을 제공한다.

시작 자세. 환자는 바로 선다(그림 9-138).

대체 운동. 무릎 굽힘.

고정. 없음.

끝 자세. 환자는 몸통과 엉덩관절을 굽히고 움직임 제한 범위까지 발가락쪽으로 뻗는다(그림 9-139).

측정. 바닥과 양손이 뻗은 가장 먼 지점 사이의 거리를 줄자를 사용하여 측정한다. 환자가 발가락을 접촉할 수 있다면, 정상 가동범위이다. 환자가 바닥 수준을 지나쳐 뻗는다면, 지지면을 지나친 거리를 측정하기 위해 환자는 계단이나 약간 높은 곳에 올라서서 수행될 수 있다.

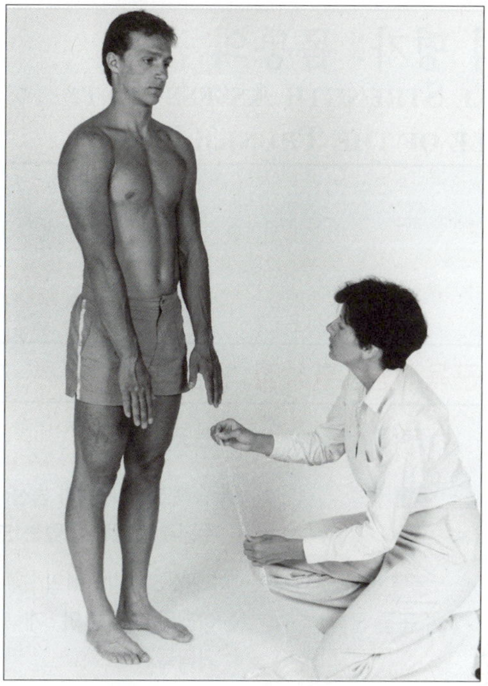

그림 9-138 시작 자세: 발가락 접촉 검사.

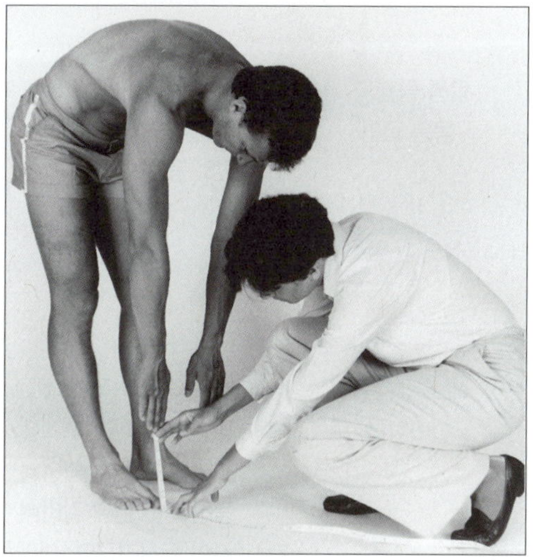

그림 9-139 끝 자세: 몸통폄근과 뒤넙다리근 길이.

근력 평가: 몸통의 근육 (Muscle Strength Assessment: Muscle of the Trunk)(표 9-6)

연습은 완벽을 만든다.

이 단락의 기술들을 연습하거나 간단한 복습을 위해서 http://thepoint.lww.com/Clarkson3e에 있는 실습용 검사 방식을 이용하라.

표 9-6 근육작용, 부착점, 신경지배: 몸통, 머리와 목[2]

근육	주작용	이는곳	닿는곳	말초신경	신경뿌리
배곧은근	몸통 굽힘	두덩뼈 가지 위쪽과 능선; 두덩결합 앞면을 덮는 인대	5,6,7번째 갈비연골	아래쪽 6 또는 7개 등척수신경	T5-12
배바깥빗근	몸통 돌림; 몸통 굽힘	아래쪽 8개 갈비뼈의 아래와 가쪽 면의 8개 가락돌기	엉덩뼈능선 가쪽 가장자리의 앞쪽 1/2; 칼돌기에서 두덩결합까지 반대편의 백색선에서 유사 널힘줄을 합쳐 놓은 널힘줄에 의해; 앞위엉덩뼈 가시와 두덩결절 안으로 샅굴인대	아래쪽 6개 등척수신경	T6-12
배속빗근	몸통 돌림; 몸통 굽힘	샅굴인대의 가쪽 2/3; 엉덩뼈능선의 앞쪽 2/3; 등허리근막	아래쪽의 3 또는 4개 갈비뼈의 아래 경계부; 빗살두덩뼈의 안쪽 면과 두덩뼈능선; 배곧은근 주위에 나누어지는 널힘줄과 백색선에 삽입부위, 7,8,9번 갈비뼈연골	아래쪽 6개 등척수 신경과 1개 허리척수신경	T6-12, L1
배가로근	배의 내용물을 압박한다.	샅굴인대의 가쪽 1/3; 엉덩뼈능선 안쪽 가장 자리의 앞 2/3; 엉덩뼈 능선과 12번째 갈비뼈 사이 등허리근막; 아래쪽 6개 갈비뼈의 갈비연골의 안쪽 면	백색선과 빗살두덩과 능선 안쪽으로 널힘줄	아래쪽 6개 등척수신경과 1개 허리척수신경	T6-12, L1
허리네모근	골반 올림; 몸통의 옆 굽힘	엉덩허리인대와 엉덩뼈 능선의 뒤쪽 면 주변	12번째 갈비뼈의 아래 경계부의 안쪽 1/2; 위쪽 4개 허리뼈의 가로돌기 끝에 4개의 작은 힘줄	12번째 등척수신경과 위쪽 3~4개 허리척수신경	T12, L1-4

표 9-6 *계속*

근육	주작용	이는곳	닿는곳	말초(뇌)신경	신경뿌리
척추세움근	척추세움근은 척추를 따라 놓여 있다. 근육은(가쪽에서 안쪽으로: 엉덩갈비근, 가장긴근과 가시근) 3개의 주요한 기둥으로 구성되어 있고 공통의 이는곳을 가진다:				C1~C8 T1~T12 L1~L5
		엉치뼈와 엉덩뼈능선의 뒤쪽; 엉치결절인대와 뒤엉치엉덩인대; L1~L5와 T11~T12의 가시돌기, 그리고 가시끝인대에 둘러싸여 있다.			
	세 기둥은 공통 이는곳에서 부가적인 이는곳을 가지고 있으며, 세 기둥은 허리뼈 주위의 다른 높이에서 동일함을 증명할 수 있다. 각 기둥은 척주의 6~10개의 분절의 작은 3부분으로 구성되어 있다.				
a. 엉덩갈비근 1. 허리엉덩갈비근	몸통 폄; 몸통 옆 굽힘		5~12번째 갈비뼈각의 아래 경계부	아래쪽 목, 등 그리고 위쪽 허리 척수신경	
2. 등엉덩갈비근	몸통 폄; 몸통 옆 굽힘	6~12 갈비뼈 각의 위쪽 경계부	1~6번째 갈비뼈각의 위쪽 경계부; C7 가로돌기의 뒤쪽 면		
3. 목엉덩갈비근	목 폄; 목 옆 굽힘	3~6번째 갈비뼈각	C4~C6 가로돌기의 뒤쪽 결절		
b. 가장긴근 1. 등가장긴근	몸통 폄	L1~L5의 가로돌기와 더부돌기의 뒤쪽 면; 등허리근막의 중간층	T1~T12 가로돌기의 끝; 아래쪽 9,10 갈비뼈의 결절과 각 사이	아래쪽 목, 등 그리고 허리신경	
2. 목가장긴근	목 폄	T1~T5 가로돌기	C2~C6 가로돌기의 뒤쪽 결절		
3. 머리가장긴근	머리와 목 폄 머리와 목 돌림 (같은쪽)	T1~T5 가로돌기; C3~C7 관절돌기	꼭지돌기		
c. 가시근 1. 등가시근	몸통 폄	L1, L2, T11~T12 가시돌기	T1~T4 또는 T8 가시돌기	아래쪽 목과 등척수신경	
2. 목가시근	목 폄	목덜미인대, C7, T1과 T2 가시돌기의 아래면	C1~C3 가시돌기		
3. 머리가시근	머리 폄	C7과 T1~T7 가로돌기의 끝; C5~C7 관절돌기	뒤통수의 위와 아래 목덜미선 사이 부위		

표 9-6 *계속*

근육	주작용	이는곳	닿는곳	말초(뇌)신경	신경뿌리
가로가시근 a. 반가시근 1. 등반가시근	몸통 폄; 반대쪽 몸통 돌림	T6~T10 가로돌기	C6~C7, T1~T4 가시돌기	목과 등척수신경	
2. 목반가시근	목 폄; 반대쪽 목 돌림	T1~T6 가로돌기	C2~C5 가시돌기		
3. 머리반가시근	머리 폄; 반대쪽 머리 돌림	C7과 T1~T7 가로돌기 끝; C4~C6 관절돌기	뒤통수뼈의 위와 아래 목덜미선 사이 부위의 안쪽 면		
b. 뭇갈래근	몸통 폄; 몸통 옆 굽힘; 몸통 돌림 (자세 조절)	엉치뼈의 뒤쪽 면; 척추세움근 널힘줄; 뒤위엉덩뼈가시; 뒤쪽 엉치엉덩인대; C4~L5 가로돌기	척추 위의 1~4의 가시돌기	척수신경의 뒷가지	
돌림근	몸통 돌림 (자세 조절)	목, 등뼈와 허리뼈 부위의 척추 가로돌기의 위와 뒤쪽 면	목, 등뼈와 허리뼈부위에서 척추 위의 층판의 아래와 가쪽 면	척수신경의 뒷가지	
가시사이근	몸통 폄 (자세 조절)	목, 등뼈와 허리뼈의 양쪽 가시사이인대의 가쪽에 인접한 척추 사이의 짧은 근육다발		척수신경의 뒷가지	
가로돌기사이근	몸통 옆 굽힘 (몸통 조절)	목, 등뼈와 허리뼈에 인접한 척추의 가로돌기사이의 짧은 근육		척수신경의 뒷가지와 앞가지	

몸통 굽힘 (Trunk Flexion)

목과 엉덩관절굽힘근의 근력은 배근육의 근력을 먼저 검사하여야 한다.[36] 목의 굽힘근이 약하다면, 검사하는 동안 머리를 지지해주어야 한다.

반쯤 웅크리는 자세(half curl-up)는 배근육 근력검사 평가를 하기 위해 수행된다. 움직임은 발이 지지되지 않은 채 누운 자세에서 시작한다. 환자는 처음에 허리뼈를 굽히기 위해 골반을 뒤쪽으로 경사지게 하고 목뼈를 굽힘한다. 그리고 나서 검사대에서 머리와 어깨뼈를 들어올리기 위해 등뼈를 굽힘한다.

발이 지지되지 않은 채 웅크리는 움직임을 이용하는 것은 발을 지지하고 누운 자세에서 안전하게 앉는 것을 수행하는 것보다 배곧은근의 작용에 더 효과적이다.[49] 시작 자세가 45°로 웅크리는 첫 단계는 주로 배곧은근(복직근, rectus abdominis muscle)에 의해서 수행된다. 반면, 두 번째 단계는 45°에서 앉은 자세까지로 주로 엉덩근에 의해 수행된다.[50] 그러므로, 반쯤 웅크리는 자세는 배근력을 검사하기 위해 사용된다.

배곧은근 (Rectus abdominis)

Forms 9-67 보조근: 엉덩허리근, 넙다리곧은근, 배속빗근(내복사근, internal abdominal oblique)과 배바깥빗근(외복사근, external abdominal oblique).

배곧은근(그림 9-145)은 모든 등급을 중력에 대항하는 자세에서 검사한다.

시작 자세. 환자는 바로 눕는다.

고정. 목뼈를 굽힘시키는 것은 가슴우리를 고정시키는 역할을 하고, 허리뼈앞굽음증(요추전만, lumbar lordosis)을 감소시키고 허리에 가해지는 압력을 감소시키는 최적의 자세를 제공하기 위한 골반 뒤쪽 경사가 연합되었을 때, 웅크리는 자세를 수행하는 데 있어서 배곧은근[51]이 작용을 한다. 배곧은근의 근력검사를 하는 데 있어서, 환자가 골반 뒤쪽 경사를 할 수 없고 허리뼈 굽힘 자세를 유지할 수 없다면 검사를 계속 수행할 수 없다.

엉덩허리근의 수축과 허리뼈의 과다폄을 예방하기 위해서 치료사는 환자의 양발을 고정하여서는 안 된다.[52]

운동. 환자는 허리뼈 굽힘을 위해서 골반을 뒤쪽으로 경사지게 하고, 검사대에서 머리를 들어올리면서 목뼈를 굽히고 나서 웅크린 자세를 수행하기 위해서 등뼈를 굽힘한다. 운동은 천천히 수행된다.

대체 운동. 엉덩관절굽힘근(허리뼈 앞굽음증).[36]

촉진. 복장뼈와 두덩뼈 사이의 앞쪽 배벽 중심선의 가쪽에서 촉진할 수 있다.

등급

- 등급 0: 움직임이 없고, 근수축도 촉진할 수 없다.
- 등급 1: 움직임이 가능하지 않지만 머리를 들거나 기침을 시도하게 하면 근육수축의 떨림은 촉진할 수 있다(그림 9-140).
- 등급 2(그림 9-141): 몸통 앞으로 양팔을 뻗어 놓고, 환자는 검사대에서 머리와 목뼈를 들어올린다. 어깨뼈는 검사대에 남아 있다.
- 등급 3(그림 9-142): 몸통 앞으로 양팔을 뻗어 놓고, 환자는 검사대에서 어깨뼈의 아래각을 완전히 들어올린다.

저항. 저항은 치료사가 손으로 가하지는 않지만, 환자 손의 위치를 통해서 가해진다. 머리, 몸통과 팔의 저항 감소는 팔이 꼬리 방향으로 움직이게 한다. 따라서 운동하는 동안 손은 가슴에 겹쳐져서 올려놓거나(그림 9-143) 또는 손을 귀 옆에 놓는 자세를 취한다(그림 9-144). 이 운동은 각각 등급 4와 등급 5이다. 주의: 등급 5 검사, 검사 동안에 우연히 목뼈에 올려지는 스트레스를 예방하기 위하여, 머리 뒤에 보다는 손은 양쪽 귀 옆에 위치한다.

등급

- 등급 4(그림 9-143): 양손은 가슴에 겹쳐진 자세로, 환자는 검사대에서 어깨뼈의 아래각을 완전히 들어올린다.
- 등급 5(그림 9-144): 양손은 귀 옆에 위치하여, 환자는 검사대에서 어깨뼈의 아래각을 완전히 들어올린다.

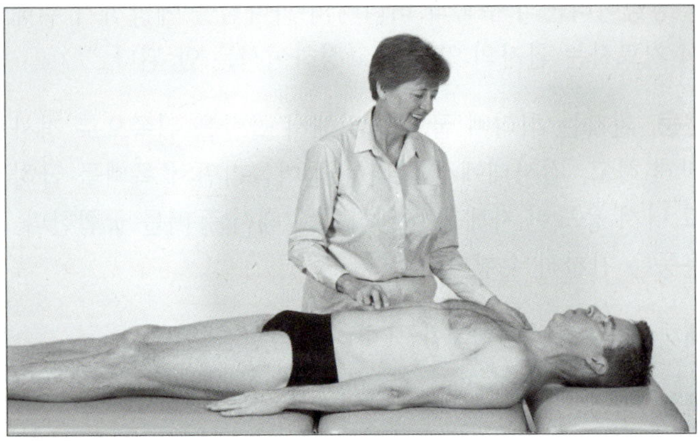

그림 9-140 검사 자세: 배곧은근, 등급 0 또는 1. 치료사는 환자가 기침하도록 하고 근육수축을 촉진한다.

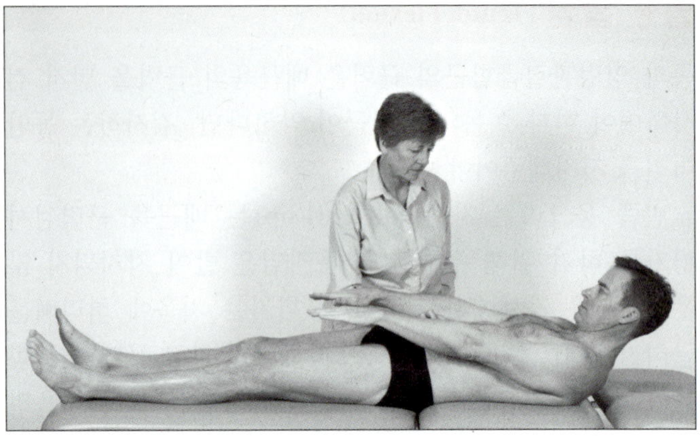

그림 9-141 검사 자세: 배곧은근, 등급 2.

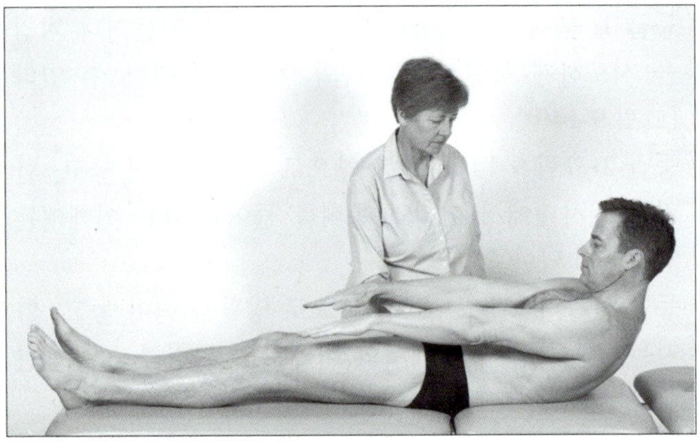

그림 9-142 검사 자세: 배곧은근, 등급 3.

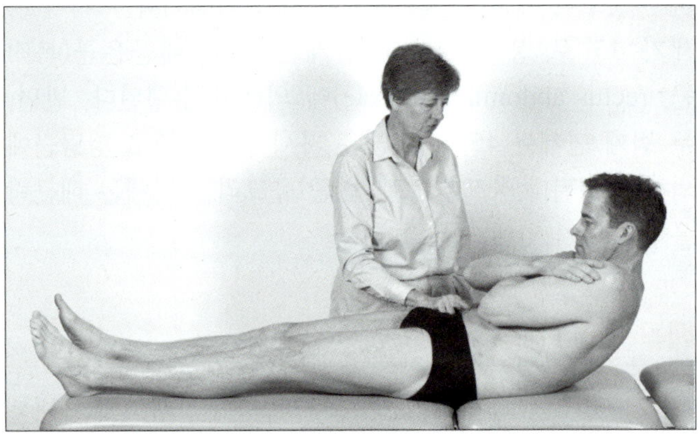

그림 9-143 검사 자세: 배곧은근, 등급 4.

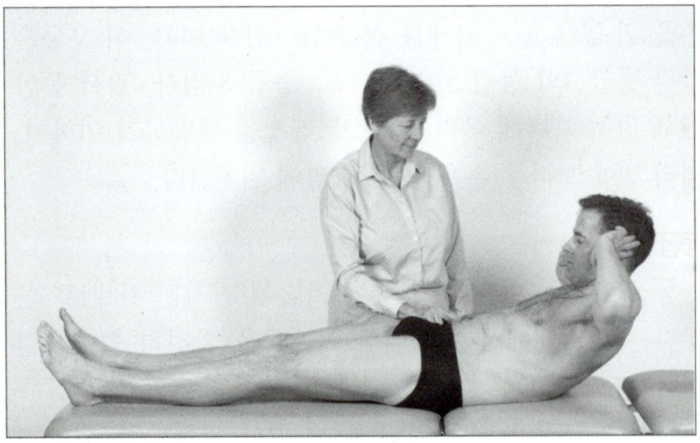

그림 9-144 검사 위치: 배곧은근, 등급 5.

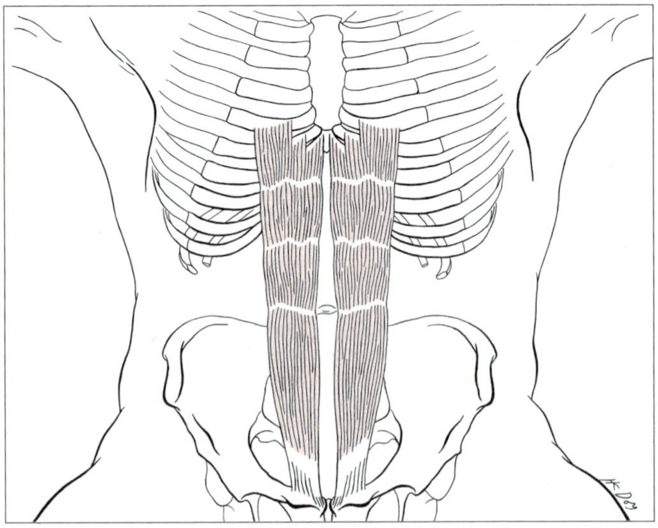

그림 9-145 배곧은근.

몸통 굽힘과 돌림 (Trunk Flexion and Rotation)

중력 대항: 배바깥빗근, 배속빗근 (Against gravity: external abdominal oblique, internal abdominal oblique)

Forms 9-68

보조근: 배곧은근, 등반가시근, 뭇갈래근, 돌림근, 그리고 넓은등근(광배근, latissimus dorsi).

시작 자세. 환자는 바로 눕는다.

고정. 없음.

운동. 환자는 돌림과 함께 반쯤 웅크린 자세를 수행하기 위해 몸통을 굽힘하고 돌림한다(그림 9-146). 환자는 운동을 천천히 시행한다.

촉진. *배바깥빗근(external abdominal oblique)*: 가슴우리의 아래쪽 끝. *배속빗근(internal abdominal oblique)*: 앞위엉덩뼈가시 위와 안쪽에서.

몸통 돌림이 환자의 오른쪽 면으로 수행될 때, 왼쪽 배바깥빗근과 오른쪽 배속빗근이 촉진된다. 몸통 돌림이 환자의 왼쪽 면으로 수행될 때, 오른쪽 배바깥빗근과 왼쪽 배속빗근이 촉진된다.

대체 운동. 없음.

저항. 저항은 환자 팔의 위치[37]를 통해 제공되고 팔이 머리 쪽으로 움직일수록 저항은 증가한다. 팔은 가슴에 겹쳐져 있거나(그림 9-147) 또는 운동을 하는 동안 양손이 귀 옆에 위치한다(그림 9-148). 이 운동은 각각 등급 4와 등급 5이다.

등급

- 등급 3(그림 9-146): 몸통 앞으로 양팔을 뻗어 놓고, 환자는 검사대에서 어깨뼈의 아래각을 완전히 들어올리기 위해 몸통을 굽힘하고 돌림한다.
- 등급 4(그림 9-147): 양손은 가슴에 겹쳐진 자세로, 환자는 검사대에서 어깨뼈의 아래각을 완전히 들어올리기 위해 몸통을 굽힘하고 돌림한다.
- 등급 5(그림 9-148): 양손은 귀 옆에 위치하여, 환자는 검사대에서 어깨뼈의 아래각을 완전히 들어올리기 위해 몸통을 굽힘하고 돌림한다.

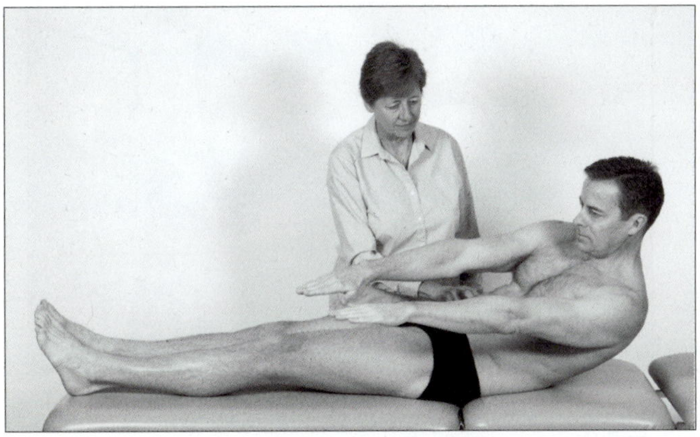

그림 9-146 검사 자세: 오른쪽 배바깥빗근과 왼쪽 배속빗근, 등급 3.

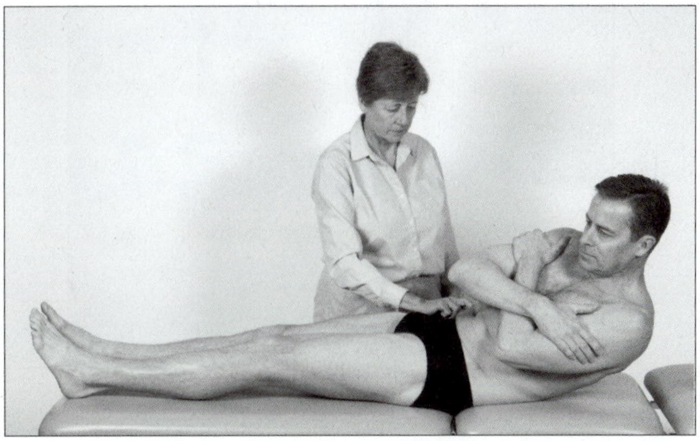

그림 9-147 검사 자세: 오른쪽 배바깥빗근과 왼쪽 배속빗근, 등급 4.

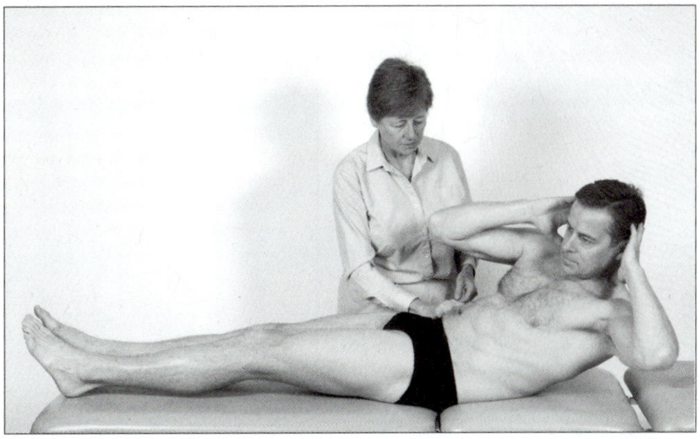

그림 9-148 검사 자세: 오른쪽 배바깥빗근과 왼쪽 배속빗근, 등급 5.

중력 제거: 배바깥빗근, 배속빗근 (Gravity eliminated: external abdominal oblique, internal abdominal oblique)

시작 자세. 환자는 양손을 검사대에서 떨어지게 하고 양발은 지지된 채로 앉는다(그림 9-149).

고정. 골반은 환자의 체중에 의해 고정된다.

끝 자세. 환자는 약간의 굽힘으로 가슴을 돌림한다(그림 9-150과 9-151).

대체 운동. 없음.

배꼽의 치우침[36]: 배꼽의 치우침은 검사하는 동안 나타날 수 있고 배근육의 약함을 나타낸다. 배꼽은 약한 근육에서 강한 근육의 방향으로 당겨지고, 배꼽은 짧아지고 늘어난 근육의 방향으로 치우쳐지고 당겨지게 된다. 근육 촉진은 근육 불균형으로 인한 배꼽의 치우침의 존재를 확실히 하기 위하여 사용할 수 있다.

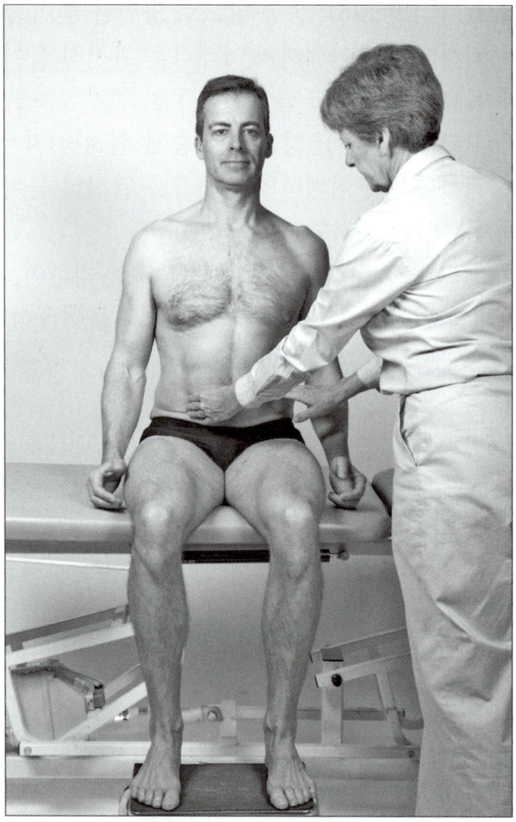

그림 9-149 시작 자세: 배바깥빗근, 배속빗근.

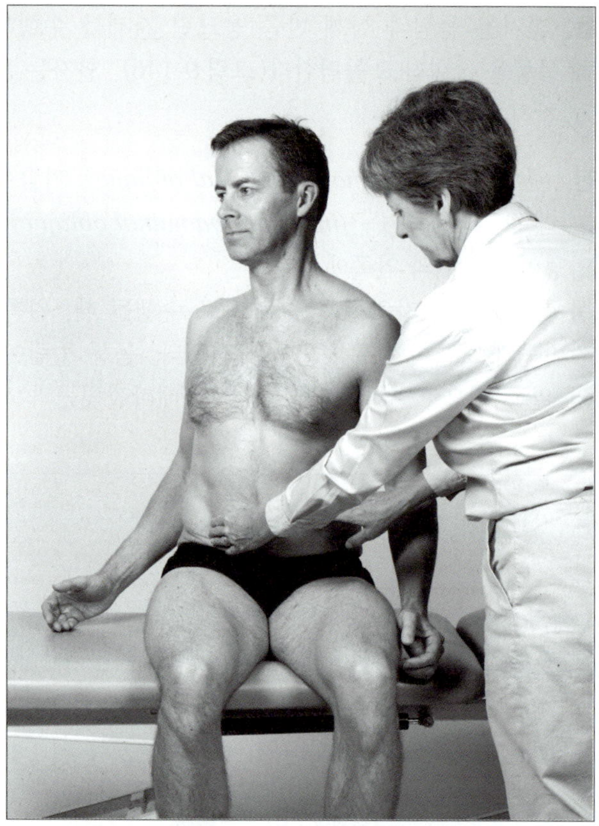

그림 9-150 끝 자세: 왼쪽 배바깥빗근, 오른쪽 배속빗근, 등급 2.

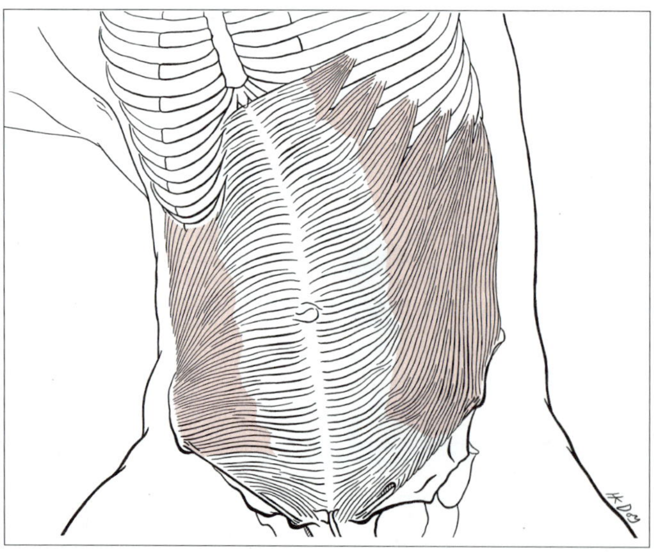

그림 9-151 왼쪽 배바깥빗근, 오른쪽 배속빗근.

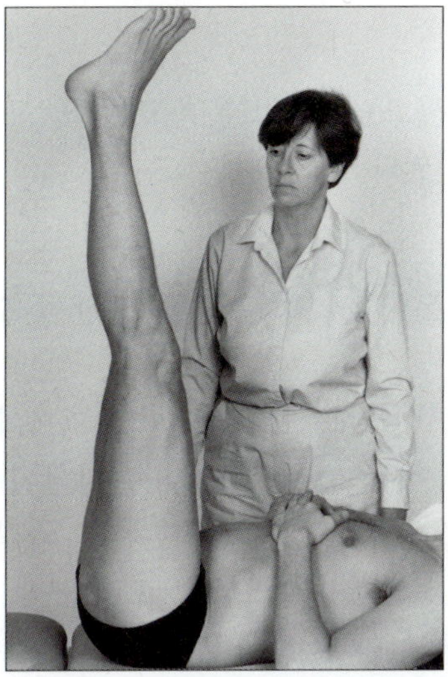

그림 9-152 시작 자세: 양다리 펴서 내리기.

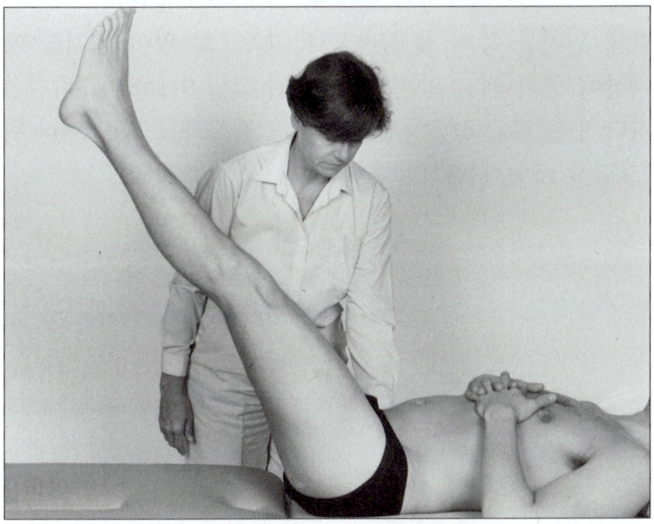

그림 9-153 검사 자세: 엉덩관절 60°, 등급 3+.

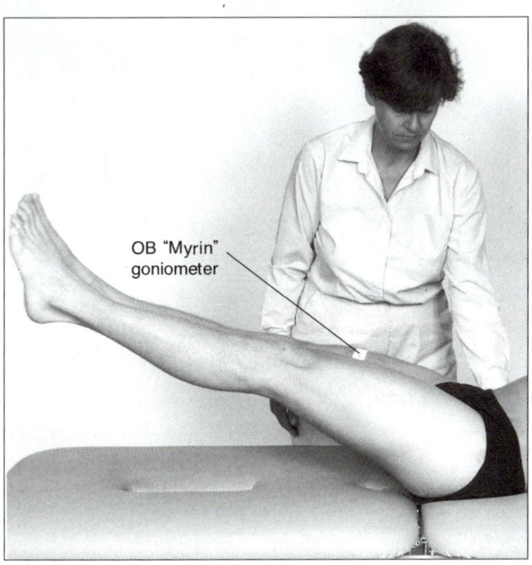

그림 9-154 검사 자세: 엉덩관절 20°, 등급 4−.

양다리 펴서 내리기 (Double Straight Leg Lowering)[53]

배바깥빗근, 배속빗근, 배곧은근 (External abdominal oblique, internal abdominal oblique, rectus abdominis)

Forms 9-69

시작 자세. 환자는 바로 눕는다. 치료사는 환자에게 엉덩관절을 90° 굽힘 위치로 다리를 들어올리게 한다(그림 9-152). 환자는 골반을 뒤쪽으로 경사지게 하고, 허리를 굽힘시켜 검사대 위에서 허리의 잘록한 부위를 편평하게 한다.

고정. 없음.

운동. 치료사는 골반뒤쪽 경사를 확실하게 하기 위하여 환자의 엉덩뼈 뒤쪽 면을 한 손으로 잡고, 환자가 천천히 다리를 검사대에 내리는 동안 그대로 유지한다.

운동은 환자가 더 이상 골반뒤쪽 경사를 유지할 수 없을 때 그만두게 한다. 치료사가 골반이 앞쪽으로 돌림되기 시작하는 것을 느꼈을 때, 다리를 지지해주고 다리를 검사대에 내리기 전에 다리와 치료대 사이의 각도를 기록한다.

측정. 베이스라인 각도계(OB "Myrin" 각도계)는 운동 제한 범위에서 엉덩관절 굽힘각을 측정하는 데 이용된다. 이것은 치료사가 쉽게 보조 없이 엉덩관절 굽힘 각도를 측정하도록 해준다. 벨트가 넓다리 먼 부위 둘레에 채워지고 넓다리 가쪽 면에 눈금판이 놓인다(그림 9-154).

등급.[36] 엉덩관절 굽힘각은 다음과 같은 등급으로 바뀐다:

- 등급 3: 90~75°
- 등급 3+: 74~60° (그림 9-153)
- 등급 4−: 59~45°
- 등급 4: 44~30°
- 등급 4+: 29~15° (그림 9-154)
- 등급 5: 14~0°

촉진. 배바깥빗근: 갈비우리의 아래 모서리에서. 배속빗근: 앞위엉덩뼈가시위와 안쪽에서. 배곧은근: 복장뼈와 두덩뼈 사이의 앞쪽 배벽 중심선의 가쪽에서 촉진할 수 있다.

대체 운동. 골반앞쪽 경사에 의해 허리앞굽음증(요추전만, lordosis)이 증가된다.

저항. 저항은 치료사가 손으로 가하지는 않고 엉덩관절 90° 굽힘에서 검사대 표면으로 움직일 때 다리 돌림력(torque)의 증가에 의해 저항이 주어진다.

몸통 폄 (Trunk Extension)

척추세움근: 등엉덩갈비근, 허리엉덩갈비근, 등가장긴근, 등가시근, 등반가시근, 그리고 뭇갈래근

(Erector spinae: iliocostalis thoracis and lumborum, longissimus thoracis, spinalis thoracis, semispinalis thoracis, and multifidus)

Forms 9-70

보조근: 가시사이근, 허리네모근, 그리고 넓은등근.

목과 엉덩관절폄근의 근력은 몸통폄근의 근력검사 전에 검사하여야 한다.[37] 만일 목폄근이 약하다면, 머리는 검사를 하는 동안에 지지를 해주어야 한다. 엉덩관절 근육이 약하거나 마비가 되었고, 환자는 몸통 폄을 시도하여 몸통을 폄할 수 없다면 넙다리가 폄된 자세에서 골반은 충분히 고정하지 않아도 된다.[36]

몸통폄근은 중력에 대항하는 위치에서 그룹으로 검사된다.

시작 자세. 환자는 배 밑에 베개를 받치고 검사대 끝에 발을 올려놓은 상태로 엎드려 눕는다(그림 9-155).

고정. 허리폄근을 분리하기 위해서 골반 위를 끈으로 묶고[54] 치료사는 발목의 몸쪽 부위를 고정한다.

대체 운동. 없음.

촉진. 몸통폄근(그림 9-160)은 허리뼈 또는 등뼈에 척추옆 그룹으로 촉진된다.

등급.

- 등급 0: 운동이 없고, 촉진할 만한 근수축의 증거도 없다.
- 등급 1: 운동이 가능하지 않지만 환자에게 머리를 들게 하면 근육의 수축을 촉진하거나 관찰할 수 있다.
- 등급 2: 팔은 옆에 놓고, 환자는 머리와 복장뼈 위쪽을 검사대에서 들어올린다(그림 9-156).
- 등급 3: 팔은 허리 뒤로 올려지고, 환자는 부분 가동범위에서 몸통을 편다(그림 9-157).

저항. 저항은 치료사가 손으로 가하지는 않는다. 저항은 팔의 위치를 통해 제공된다. 머리쪽으로 팔이 위치할 때 저항이 증가한다. 양손은 허리 뒤(그림 9-158)에 위치하거나 또는 등급 4와 등급 5를 각각 검사하기 위해 머리 뒤(그림 9-159)에 위치한다.[37]

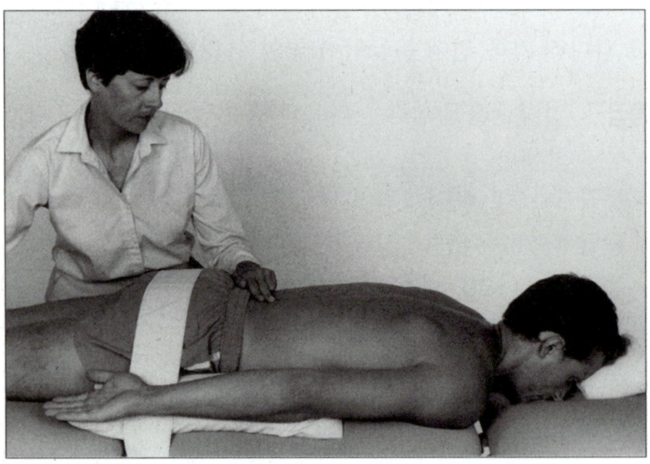

그림 9-155 검사 자세: 몸통 폄근, 등급 0 또는 1.

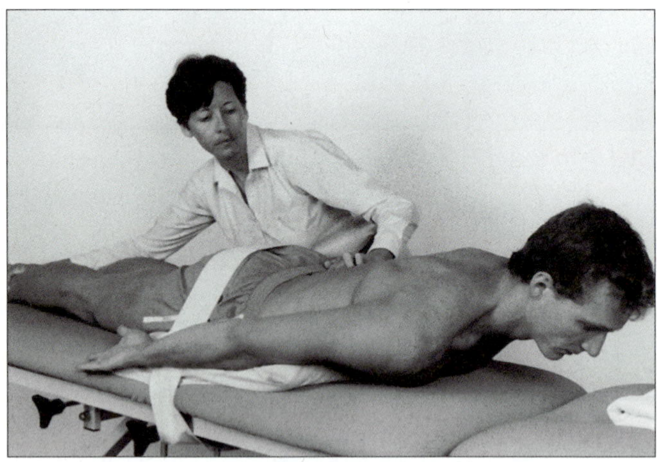

그림 9-156 검사 자세: 몸통 폄근, 등급 2.

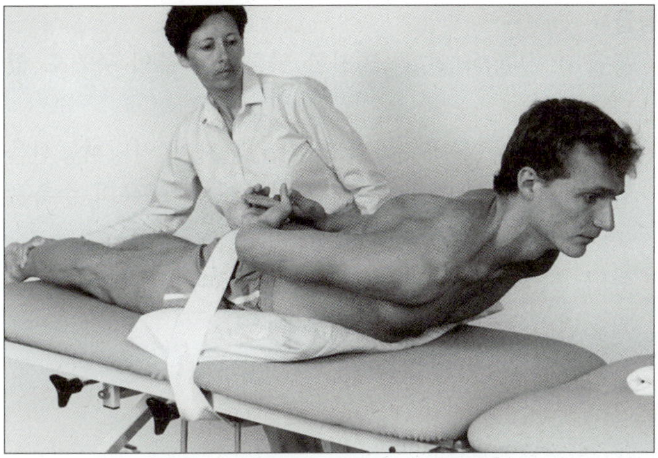

그림 9-157 검사 자세: 몸통 폄근, 등급 3.

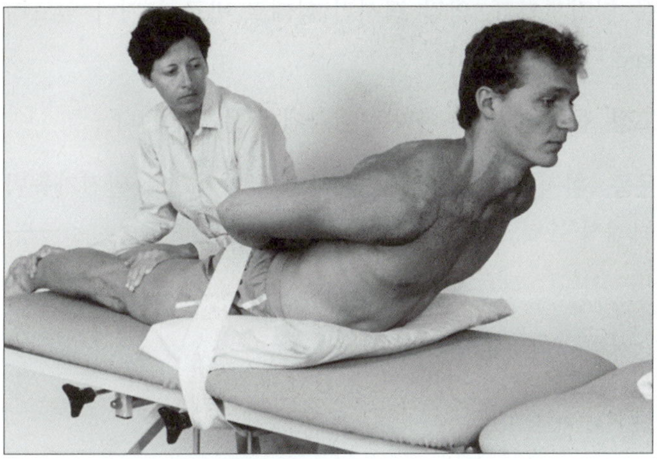

그림 9-158 검사 자세: 몸통 폄근, 등급 4.

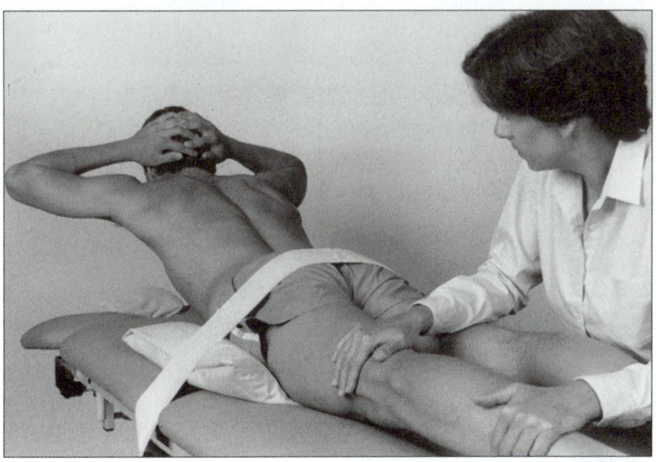

그림 9-159 검사 자세: 몸통 폄근, 등급 5.

등급

- 등급 4: 팔은 등 뒤로 올려지고, 환자는 완전가동범위에서 몸통을 편다. 환자는 칼돌기가 검사대에서 올려지도록, 복장뼈 위쪽과 머리를 들어올린다(그림 9-158).
- 등급 5: 팔은 머리 뒤로 올려지고, 환자는 완전가동범위에서 몸통을 편다. 환자는 칼돌기가 검사대에서 올려지도록, 복장뼈 위쪽과 머리를 들어올린다(그림 9-159).

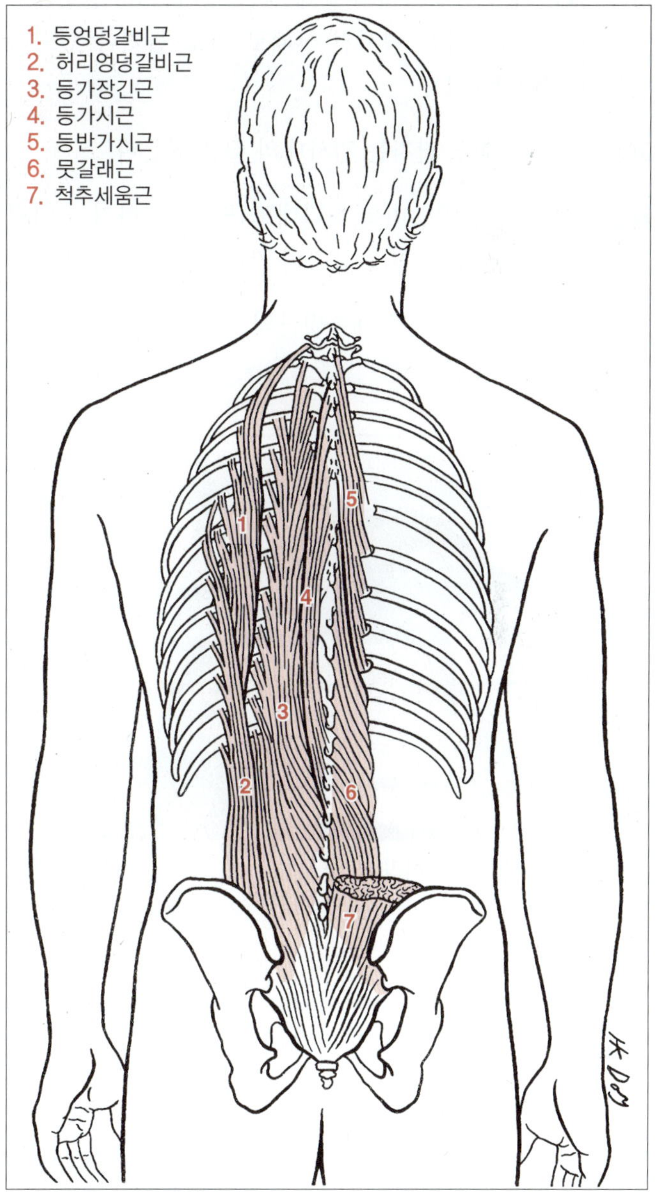

그림 9-160 몸통 폄근.

골반 올림 (Pelvic Elevation)

중력 제거: 허리네모근
(Gravity eliminated: quadratus lumborum)

Forms 9-71

보조근: 넓은등근, 반대쪽 엉덩관절 벌림근, 배속빗근, 배바깥빗근, 그리고 척추세움근.

허리네모근은 중력이 제거된 위치에서 검사된다.

시작 자세. 환자는 검사대의 끝에 발을 올려놓고, 엉덩관절을 벌림시키고, 약간 폄시킨 상태로 바로 눕거나 엎드려 눕는다(그림 9-161).

고정. 몸통의 체중; 환자는 검사대의 끝을 잡는다.

촉진. 엉덩뼈능선 위, 비록 허리네모근은 촉진하기는 어렵지만 폄 근육이 있는 척추 양쪽의 가쪽.

대체 운동. 배바깥빗근과 배속빗근의 가쪽 섬유, 넓은등근, 그리고 척추세움근.

등급

- 등급 0: 운동이 없고, 촉진할 만한 근수축의 증거도 없다.
- 등급 1: 운동이 가능하지 않지만 환자가 엉덩뼈능선을 갈비뼈 방향으로 올림하려고 시도할 때 근육의 수축을 촉진할 수 있다(위의 촉진 참조).
- 등급 2: 환자는 엉덩뼈능선을 갈비뼈 방향으로 완전가동범위에서 올림한다(그림 9-162).

중력 제거된 상태에서 저항: 허리네모근
(Resisted gravity eliminated: quadratus lumborum)

시작 자세. 환자는 검사대의 끝에 발을 올려놓고, 엉덩관절을 벌림시키고, 약간 폄시킨 상태로 바로 눕거나 엎드려 눕는다(그림 9-161).

고정. 몸통의 체중; 환자는 검사대의 끝을 잡는다.

운동. 환자는 엉덩뼈능선을 갈비뼈 방향으로 완전가동범위에서 올림한다.

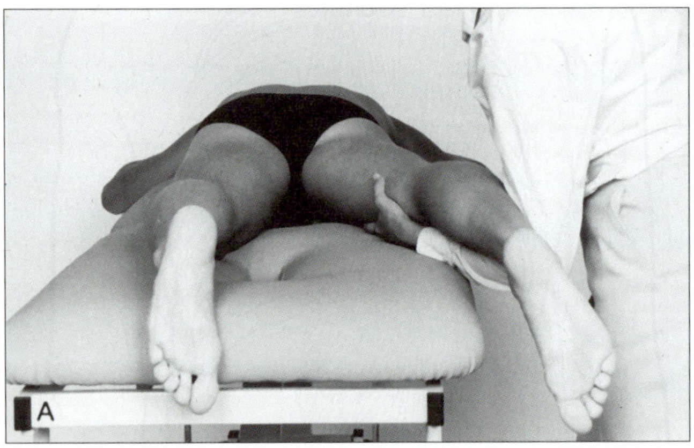

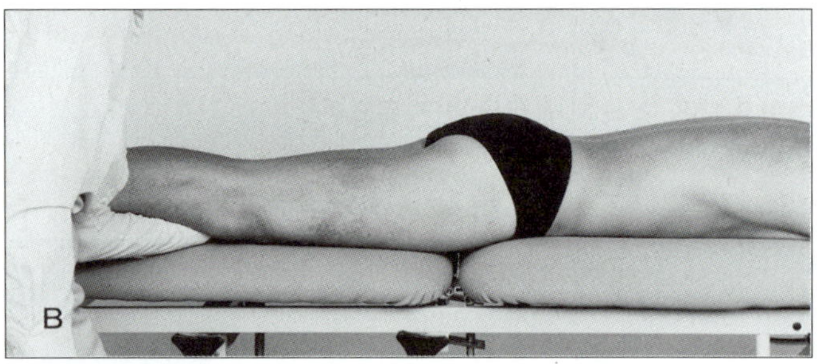

그림 9-161 시작 자세: 허리네모근.

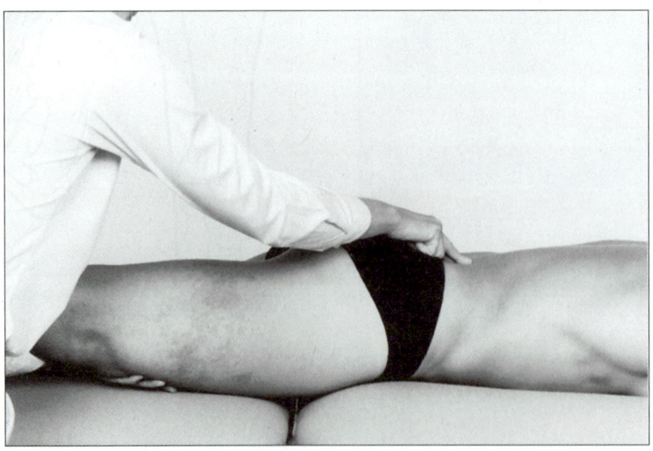

그림 9-162 끝 자세: 허리네모근.

저항 위치. 넙다리뼈의 먼쪽 끝의 앞면(그림 9-163). 만일 엉덩관절에 병적 이상이 있다면, 대신에 저항은 엉덩뼈능선의 뒤가쪽 면에 적용될 수 있다(그림 9-164).

저항 방향. 예겸 검사를 수행할 때 다리의 체중과 같은 정도의 힘으로 견인이 넙다리뼈에 적용된다. 부가적인 저항은 등급 4와 5에 적용된다.

등급

- 등급 3: 환자는 엉덩뼈능선을 갈비뼈 방향으로 완전가동범위에서 다리의 체중과 같은 정도의 저항에 대항해서 올림한다(그림 9-163).
- 등급 4: 환자는 엉덩뼈능선을 갈비뼈 방향으로 완전가동범위에서 다리의 체중과 같은 정도의 저항과 적절한 저항에 대항해서 올림한다.
- 등급 5: 환자는 엉덩뼈능선을 갈비뼈 방향으로 완전가동범위에서 다리의 체중과 같은 정도의 저항과 최대 저항에 대항해서 올림한다.

그대신에, 허리네모근은 선 자세에서 중력에 대항하는 검사를 할 수 있다. 치료사는 반대쪽 엉덩관절벌림근이 같은쪽 골반을 내리게 하기 위하여 수축하지 않게 하고 허리네모근의 검사에서 엉덩뼈능선을 올리게 하는 것을 확실하게 한다.[37]

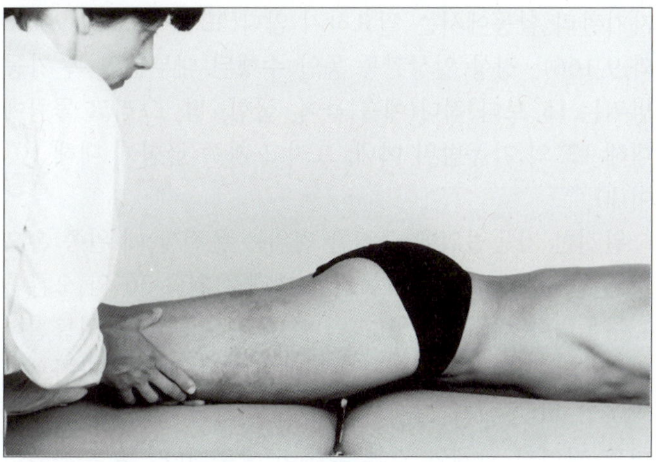

그림 9-163 저항: 허리네모근.

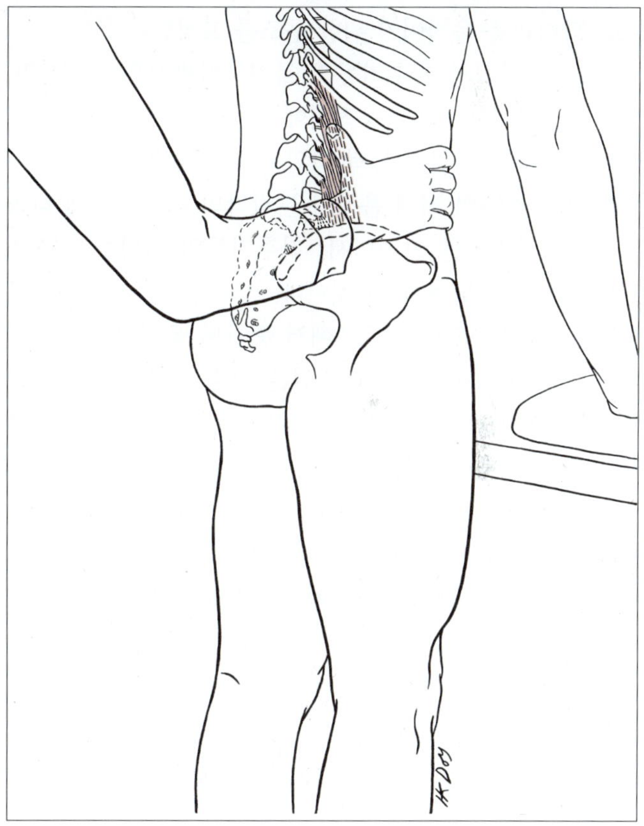

그림 9-164 허리네모근.

기능적 적용: 목과 몸통 (FUNCTIONAL APPLICATION: NECK AND TRUNK)

관절기능: 목과 몸통 (Joint Function: Neck and Trunk)

몸통은 척추기둥, 가슴우리, 복장뼈, 갈비뼈, 엉치뼈와 꼬리뼈가 복합적으로 구성되어 있다. 척추기둥과 연결되어 있는 조직은 근력과 가동범위의 기능적 적용에서 특별한 의미를 가지고 있다. 척추의 고정 기능은 압박되는 힘에 대항하고; 체중의 주요 부분을 지지하고; 머리, 팔과 몸통을 중력에 대항해서 지지해주고; 충격을 흡수; 척추를 보호; 팔다리를 움직이기 위한 구조를 고정한다.[7,55]

척추사이관절과 척추기둥의 돌기사이관절은 굽힘, 폄, 가쪽 굽힘과 목과 허리 움직임에 의한 돌림을 하게 된다. 척추 아래쪽 부위의 기능적 범위는 골반의 경사에 의하여 증가된다. 척추의 전체 움직임은 각각의 척추사이에 다양한[56] 기능적 범위를 가지면서, 척추기둥의 다양한 분절의 관절 움직임이 모여서 된 것이다.[7,14,56] 어떤 수준에서 움직임의 제한은 또 다른 수준에서 증가된 움직임을 초래한다.[56] 모든 면(plane)에서 움직임은 척추 분절에서 가장 크다. 등뼈는 가슴우리가 제한을 가하기 때문에 모든 면에서 움직임의 제한이 있다.[1,7,14] 등뼈 벽의 움직임을 통해 등뼈 내 용적은 들숨과 날숨에 의하여 늘어나고 줄어든다. 등뼈는 시상면에서 많은 움직임이 있다. 기능적 가동범위는 목뼈와 등뼈, 그리고 허리뼈에 설명되고 있다.

기능적 가동범위 (Functional Range of Motion)

목뼈 (Cervical spine)

목뼈의 운동 구성은 머리 내 감각기관의 기능과 비언어적 의사소통의 표현을 위한 운동을 허락하고[57] 긍정적(끄덕임) 또는 부정적 반응도 포함한다. 굽힘, 폄, 가쪽 굽힘 그리고 돌림의 가동범위를 유지하는 것은 시각을 통한 환경의 상호작용을 위해서 개인에게는 특별히 중요한 일이다. 시각과 목 운동 사이의 상호의존의 중요성은 자기관리, 여가와 직업적인 일에서 설명하였다.

일상생활활동 동안, 목 굽힘과 폄은 목 운동을 가장 자주 수행하고, 가쪽 굽힘과 돌림에 대해 2배 정도 자주 발생한다.[58] 모든 면(plane)에서 완전가동범위는 대부분의 자기관리 활동에서는 필요하지 않다(표 9-7)(그림 9-165와 9-166). 정상 일상활동 동안 수행된 대부분의 목 가동범위는 15° 보다 적다(예를 들어, 굽힘, 폄, 그리고 돌림에 대해 13° 의 가동범위 이내; 그리고 가쪽 굽힘에 대해 10° 이내).[58]

완전한 가동범위에 근접한 범위는 운전할 때(왼쪽 손으로 운전하는 차에서: 목 돌림은 때때로 왼쪽 36° 와 오른쪽 43° 돌림에 다다르는[60])(그림 9-167), 천장에 페인트칠하기, 높은 선반에 물건 올려놓기(그림 9-168), 별 바라보기(폄), 그리고 많은 특별한 여가와 시각과 목 운동과 연결되는 직업적 과제와 같은 활동이 요구된다. 눈 움직임이 제한될 때, 더 큰 목뼈 가동범위가 요구되거나[62] 머리 자세가 제한된 시야를 수용하도록 영향을 받을 것이다.[63]

표 9-7 선택된 일상생활활동을 위해 요구되는 목뼈 가동범위[59, 60*, 61*]

활동	최대굽힘 가동범위	최대폄 가동범위	최대돌림 가동범위	가쪽 굽힘 가동범위 최대
목뼈 가동범위				
머리 샴푸하기[59]	46°	–	–	–
얼굴 씻기[59]	16°	–	–	–
먹기[59]	–	8°	–	–
운전하기[60*] (왼손 차 운전)	–	–	36° 왼쪽 43° 오른쪽	–
허리뼈 가동범위				
앉은 자세에서 양말신기[61*]	48°	–	3°	4°

*가장 가까운 각도에 통합된 기초자료[60, 61]로부터의 평균값.

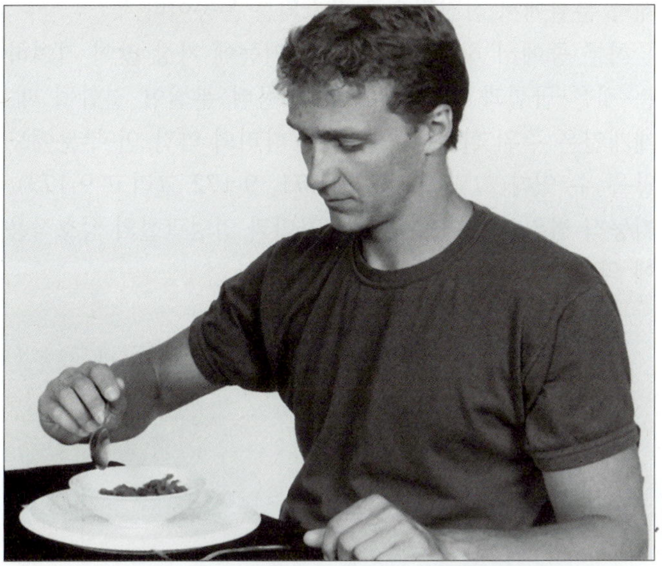

그림 9-165 먹기: 완전한 목 굽힘 가동범위보다 더 적게 요구되는 활동.

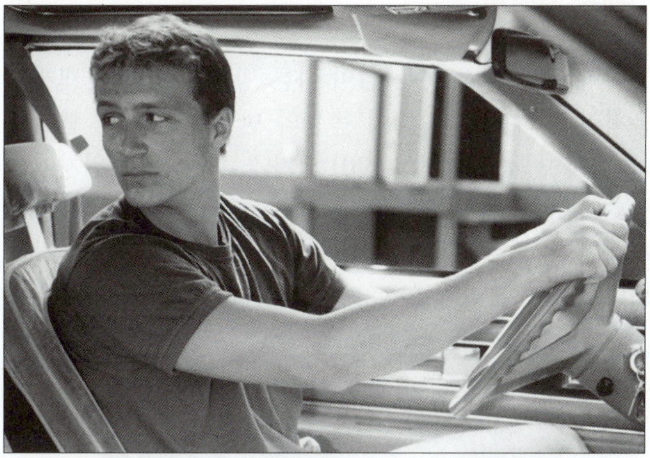

그림 9-167 완전한 목 돌림 가동범위가 요구되는 활동.

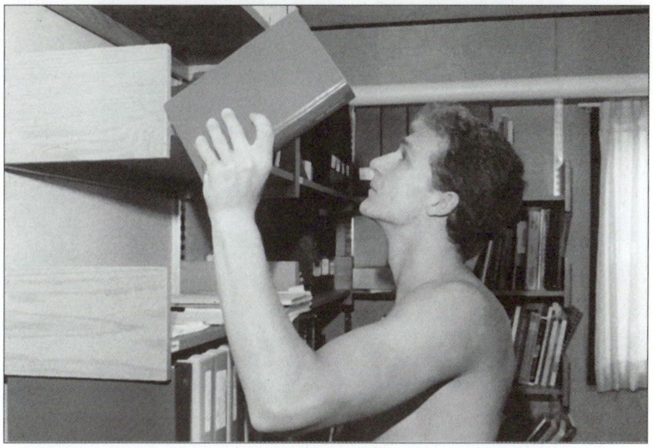

그림 9-168 완전한 목 폄 가동범위가 요구되는 활동.

마실 때 목 폄이 필요하다(그림 9-169). 잔의 본체 모양과 가장자리의 직경은 잔으로 마실 때 필요한 목 폄의 정도를 결정하는 요인이다.[64] "배가 불룩 나온" 그리고 가장자리가 좁은 잔은 더 많은 목 폄을 요구한다.[64] 예를 들어, 거의 완전한 목 폄(예를 들어, 평균 40°)은 접시모양 샴페인 잔에 대해 0°인 것과 비교하여 좁은 길쭉한 샴페인 잔으로 마시는 것이 요구된다.[64]

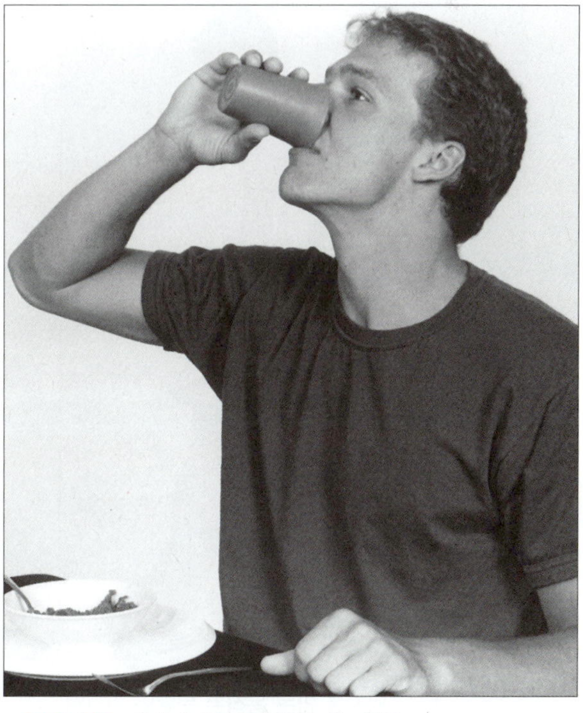

그림 9-169 마시기: 목 폄이 요구되는 활동.

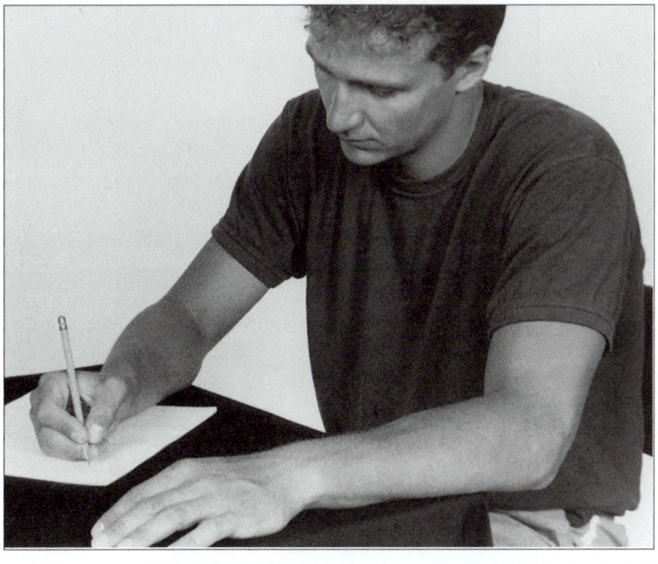

그림 9-166 책상에서 쓰기: 완전한 목 굽힘 가동범위보다 더 적게 요구되는 활동.

등뼈와 허리뼈 (Thoracic and lumbar spines)

몸통의 돌림은 발 운동 없이 다른 방향을 향하는 개개의 움직임을 허용하는, 손이 몸통의 반대쪽을 지나 뻗기를 더 길게 만들고(그림 9-170) 환자가 누워 있는 위치에서 구르기를 할 수 있도록 돕는다. 몸통의 돌림은 등뼈와 허리뼈의 운동 구성을 통해 수행되고 단일 가쪽 굽힘과 결합된다.[35, 55, 56] 돌림은 위쪽 척추분절에서 가장 자유롭고 아래쪽 분절에서 점진적으로 감소되는 운동이다.[35]

하루 중에서 허리뼈의 움직임 기능에 가장 많이 기여하는 것은 굽힘과 폄이다. 등뼈와 목뼈 분절이 결합될 때, 개개인은 주위 환경이 물건이나 다리의 약간 먼 부분에도 닿을 수 있다(그림 9-168, 9-171, 9-172 그리고 9-173). 기능적 범위의 마지막 각도는 골반과 엉덩관절의 상호작용에 의해서 나타난다.[7, 14]

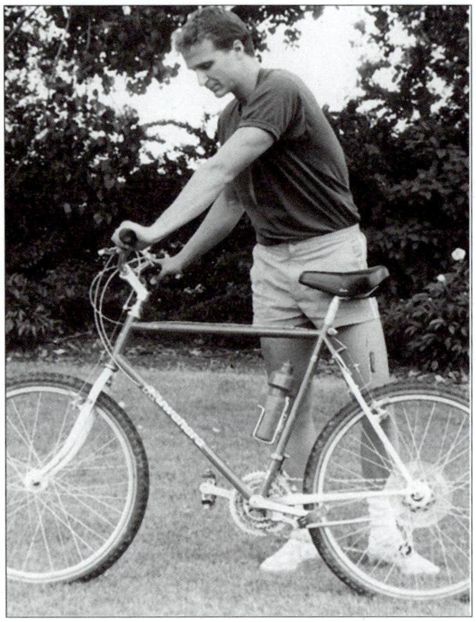

그림 9-170 몸통 돌림.

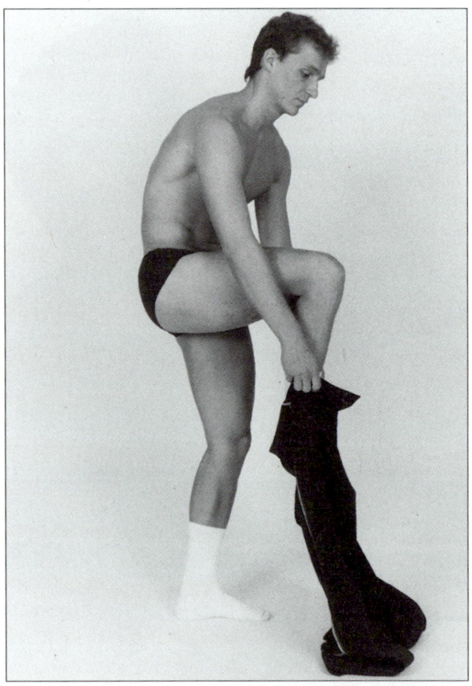

그림 9-171 바지를 입는 동작은 등뼈와 허리뼈의 굽힘을 필요로 한다.

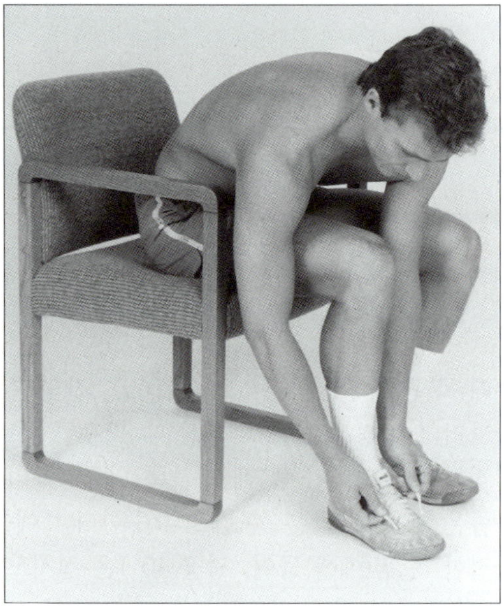

그림 9-172 바닥에 발을 편평히 두고 신발끈을 매는 것은 등뼈와 허리뼈 굽힘과 목 폄을 필요로 한다.

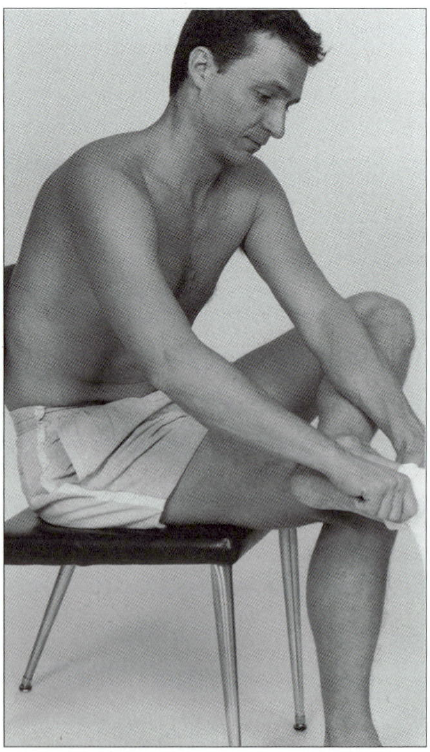

그림 9-173 허리 굽힘.

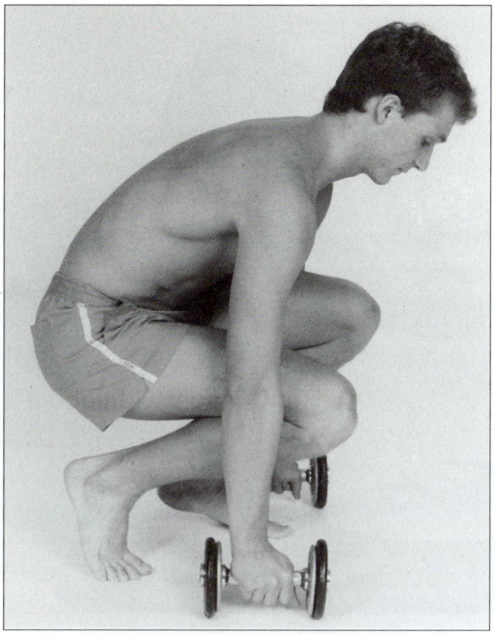

그림 9-174 바닥에서 물건을 집는 쪼그려 앉기는 거의 완전한 허리 굽힘을 필요로 한다(예를 들어, 거의 완전한 굽힘의 95%).[68]

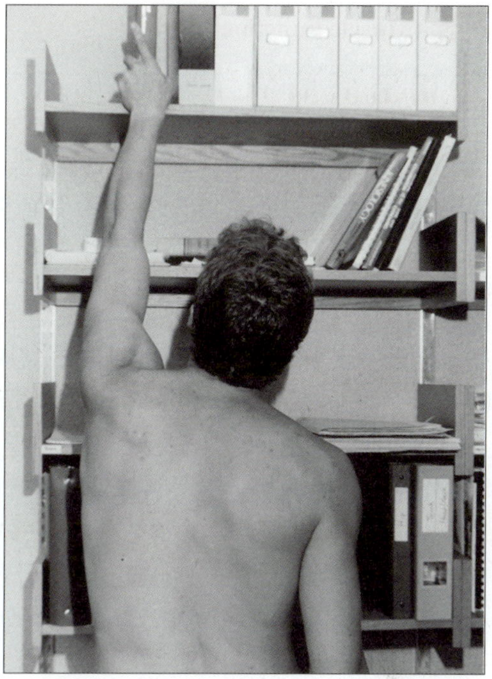

그림 9-176 머리 위로 물건을 올리는 동작은 몸통의 가쪽 굽힘을 필요로 한다.

발가락을 접촉하기 위해 앞으로 굽힐 때(그림 9-138과 9-139를 보라), 허리뼈와 골반 사이에 발생하는 운동의 조화로운 패턴은 다리와 몸통에 대해 부드러운 운동과 큰 범위 운동을 제공하는 "허리-골반 리듬"[65]이라 불린다. 허리뼈와 엉덩관절(예를 들어, 골반은 넙다리로 움직이는 것처럼)은 이 앞쪽으로 굽히는 움직임을 마치기 위해 각각 허리뼈 굽힘 약 40°와 엉덩관절 굽힘 70°에 기여한다.[66] 허리뼈와 골반 움직임은 허리뼈와 골반 범위 내내로부터 거의 동시에 다양한 각도의 기여를 하면서 발생한다.[66, 67] 움직임 속도가 변하면서, 다양한 크기의 부하가 들어올려지고, 허리통증의 과거력이 허리-골반 리듬에 영향을 줄 것이다.[66,67]

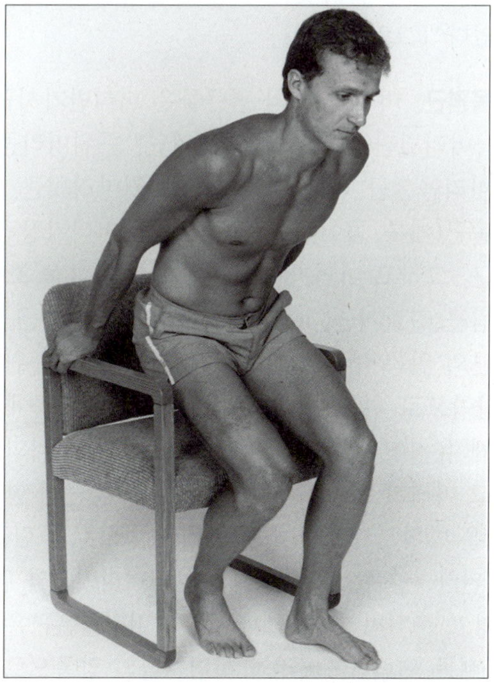

그림 9-175 선 자세에서 앉은 자세로 움직이고 다시 선 자세로 되돌아 오는 동작은 완전한 허리 굽힘 가동범위의 약 56~66%를 필요로 한다.[68]

허리뼈 굽힘에 대한 정상 가동범위는 약 60°이다.[68] 앉아서 양말을 신고(그림 9-173) 바닥에 쭈그려 앉아서 물건을 집는 것은 거의 완전한 허리뼈 굽힘(예를 들어, 각각, 완전한 굽힘의 약 90%와 95%)을 필요로 하는 활동들의 예이다.[68] 선 자세에서 앉기와 다시 선 자세로 되돌아오는 움직임은 완전한 허리 굽힘 가동범위[68]의 약 56~66%를 필요로 한다(그림 9-175). 허리뼈와 L5/S1에서 관절은 구부정하게 앉은 위치에서 완전한 굽힘에 근접한다.[69]

척추의 가쪽 굽힘을 필요로 하는 활동들에는 환자의 옆 아래쪽 면으로부터 물건을 집어서 아래로 뻗는 동작, 옆으로 누운 자세로부터 침대 끝에 앉기로 움직이는 동작, 그리고 물건을 머리 위로 올리는 동작이 포함된다(그림 9-176). 자전거에 오르기 위해, 한 다리는 자전거 안장 위에 올려야 하고 몸통은 같은쪽으로 가쪽 굽힘된다.

근육 기능 (Muscle Function)

머리와 목 (Head and neck)

머리와 목의 근육은 머리의 자세를 유지하고, 시선과 식사에서 머리 위치를 조절하며, 숨쉬기와 기침을 하는 데 도움을 준다. 근육 움직임의 그룹과 머리와 목의 몇 개의 개개 근육은 기능과 관련하여 설명되어 있다.

머리와 목 굽힘근. 양쪽에서 수축하는 긴목근, 긴머리근, 목빗근(흉쇄유돌근, sternocleidomastoid), 그리고 앞목갈비근, 중간목갈비근, 뒤목갈비근은 머리와 목을 굽힘한다. 양쪽에서 수축하는 목빗근은 등뼈와 관련되어 목뼈가 굽힘되고 척주 앞 근육이 목뼈를 편평하게 하고 목뼈를 단단하게 유지시키기 위해서 수축한다면 머리가 굽힘된다.[1] 양쪽에서 수축하는 목갈비근은 척주 앞 근육이 목뼈를 단단하게 유지시킬 때 등뼈에서 목뼈가 굽힘된다.[1] 씹기, 삼키기와 말하기는 목뿔뼈, 아래턱, 그리고 방패연골의 움직임에 관여하는 목뿔뼈아래와 목뿔뼈위 근육의 주요 기능이다.[55] 이러한 근육들은 또한 아래턱을 닫고 유지하기 위해 깨물근과 관자근이 수축할 때 목뼈를 굽힘시킨다.[1] 앞머리곧은근과 가쪽 머리곧은근이 양쪽에서 수축하면 목뼈에서 머리를 굽힘한다.[1]

머리와 목의 굽힘근은 머리와 무게와 같은 저항에 대항해서 굽힘을 할 때 수축한다. 굽힘근들은 머리와 목을 굽힘시키고 잠자리에서 일어날 때, 누운 자세에서 머리를 들 때 이 자세를 유지하게 한다(그림 9-177). 굽힘근은 앉아서 누우려고 하는 자세에서 머리를 바닥으로 내릴 때 목 폄을 조절한다. 선 자세에서 머리와 목굽힘근은 굽힘이

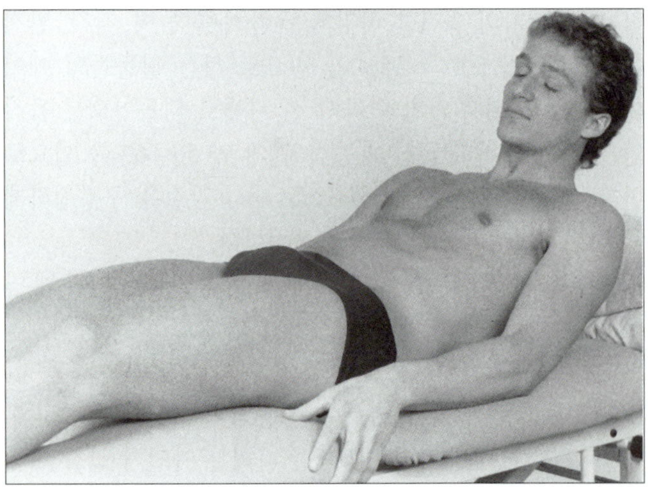

그림 9-177 목 굽힘근과 배근육의 기능.

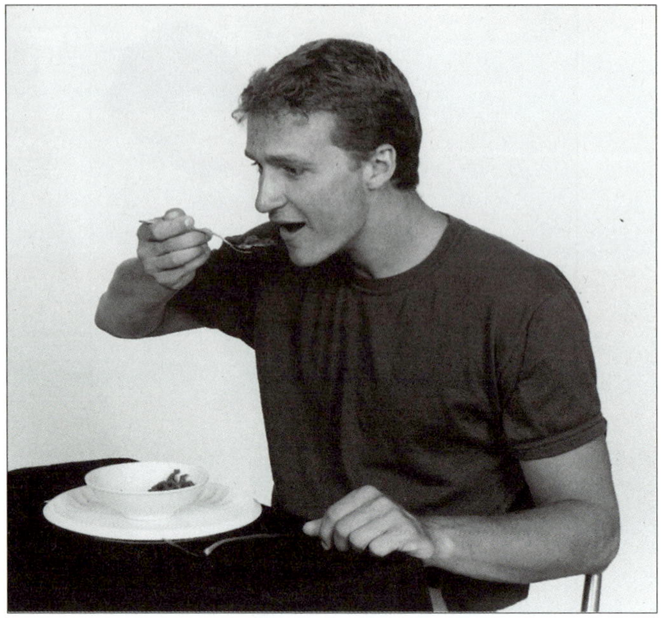

그림 9-178 목빗근과 긴목근의 머리를 앞으로 당기는 기능.

완전하고 강할 때 예를 들어, 셔츠 제일 위에 단추를 조작하기 위해 아래를 쳐다볼 때나 목 뒤에 목걸이 걸쇠를 잠글 때, 수축한다.

식사할 때, 목빗근의 양쪽 수축으로 머리를 앞쪽으로 끌어당기고 목뼈를 굽힘하기 위해 긴목근을 보조한다.[2] 근전도 연구로 머리를 앞으로 내밀고 이 자세에서 머리를 유지하는 긴목근과 목빗근의 양쪽 움직임에 대해 충분히 증명되었다[70](그림 9-178).

머리와 목폄근. 머리와 목의 폄근들은 머리반가시근, 목반가시근, 머리널판근 그리고 목널판근, 큰뒤머리곧은근과 작은뒤머리곧은근, 아랫머리빗근과 윗머리빗근, 그리고 척추세움근(예를 들어, 목엉덩갈비근, 머리가장긴근, 목가장긴근, 그리고 머리가시근과 목가시근)들을 포함한다. 어깨올림근(견갑거근, levator scapulae), 목빗근, 그리고 등세모근의 위쪽 섬유 또한 머리와 목을 펴하기 위해 활성된다. 양쪽으로 수축하는 목빗근은 앞 척수근육에 의해서 단단하게 유지되고 편평해지지 않을 때 등뼈 위의 목뼈가 굽힘하고 머리가 펴하도록 활성한다.[1] 목빗근의 한쪽 수축으로 같은 방향으로 굽힘하고 반대 방향으로 돌림을 한 채 목은 펴된다.[1] 양쪽으로 수축하는 아래머리빗근과 위머리빗근, 그리고 큰뒤머리곧은근과 작은뒤머리곧은근은 머리와 위쪽 목뼈를 펴한다.[1] 머리와 목폄근들의 양쪽으로의 수축은 이런 근육이 한쪽만 수축하였을 때 나타나는 가쪽 굽힘과 돌림과 같은 움직임은 제거하고 목의 폄만을 만든다.

머리와 목폄근은 폄이 가동범위의 마지막 부분에서 힘주어지거나 또는 저항에 대항해서 폄이 발생할 때 수축한다. 머리 위에서 수행된 활동들은 가동범위의 끝에서 폄근의 수축(예를 들어, 높은 선반에 책을 올려놓을 때)을 필요로 한다(그림 9-179). 머리 위로 가동범위의 끝 부분에서 폄근의 수축을 필요로 하는 다른 활동으로는 컵으로 물을 마시는 경우(그림 9-180)와 볼링공을 손에서 놓을 때 볼링 선을 내려다 볼 경우이다. 목폄근은 엎드려 누워서 목 굽힘을 조절할 때, 머리를 다시 바닥으로 내릴 때 표면에서 머리를 들어 지지하고 저항에 대항해서 수축하고 작용을 한다. 목폄근은 쓰기(그림 9-166)와 읽기 같이, 머리를 앞쪽으로 기울이게 하는 활동들에서 수축한다.[55] 목폄근 활동은 목이 완전히 굽힘 될 때와 목덜미인대가 머리의 자세를 유지하기 위해 긴장할 때 중지된다.[55]

머리와 목의 가쪽 굽힘. 머리와 목폄근과 목 굽힘근의 한쪽이 수축하면 머리와 목은 같은 방향으로 가쪽 굽힘한다. 기능적으로, 이러한 근육은 위치를 알 수 없는 물체를 정확하게 보기 위해서 목의 위치와 경사를 조절하고 목뼈를 옆으로 굽힘시키기 위해서 수축을 한다. 가쪽 굽힘근은 거꾸로 된 자세 또는 기댄 자세에서 똑바로 선 자세로 할 때 몸을 재조정하는 데 도움이 되고, 머리의 위치를 위해서 수축한다. 가쪽 굽힘근은 잠자리에서 일어날 때 옆으로 누운 자세에서 앉은 자세로 움직이는 자세에서 머리를 고정시키기 위해 수축한다.

머리와 목돌림근. 큰머리곧은근과 작은머리곧은근, 윗머리빗근과 아랫머리빗근, 목빗근, 앞목갈비근, 중간목갈비근, 뒷목갈비근, 등세모근의 위쪽 섬유, 목반가시근, 머리널판근과 목널판근, 뭇갈래근, 돌림근, 그리고 척추세움근(예를 들어, 목엉덩갈비근과 머리가장긴근과 목가장긴근)들은 수축이 한쪽에서만 일어날 때 머리와 목을 돌림시킨다. 돌림근의 주요 기능은 운전을 할 때 어깨는 살피는 행동을 하는 것과 같이 가쪽에서 가쪽으로 쳐다보거나(그림 9-167) 또는 테니스 경기는 하는 동안 공을 쫓아 목과 머리를 돌림한다. 바로누운 자세에서 옆으로 눕거나 엎드려누운 자세에서 몸통의 운동은 움직임 방향으로 머리와 목이 돌림하는 것에 의해 시작된다. 돌림근은 질문에 부정하는 반응을 나타낼 때 수축하고, 머리를 빗거나 머리 뒤에 손을 놓을 때와 같은 활동을 수행할 때 목뼈와 머리는 돌림된다.

호흡.[55] 목의 몇 몇 근육은 숨쉬기를 돕는다. 앞목갈비근, 중간목갈비근, 그리고 뒷목갈비근은 목뼈가 고정될 때 첫 번째와 두 번째 갈비뼈를 올려 숨을 들이쉬게 하는 주요한

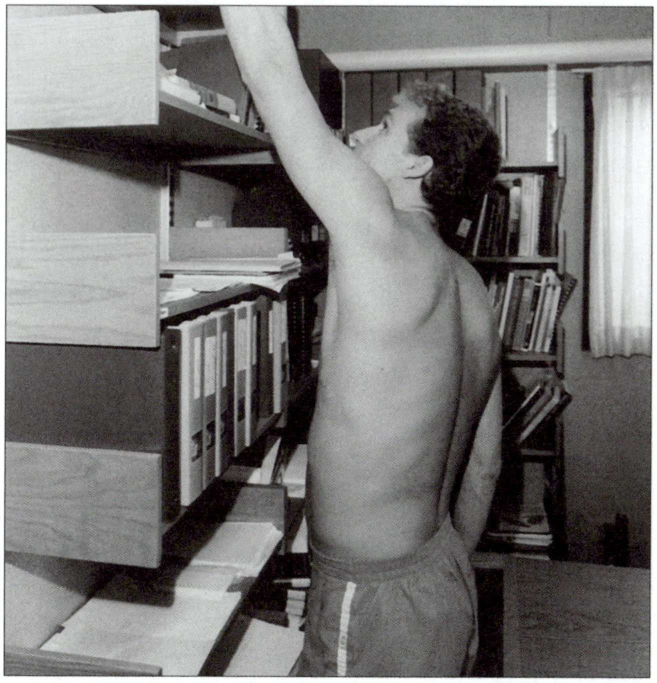

그림 9-179 목폄근의 기능.

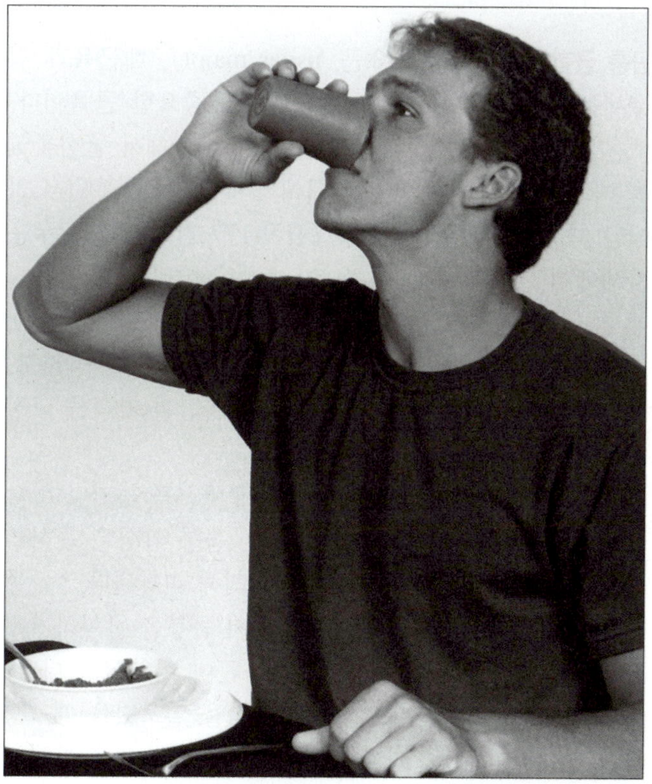

그림 9-180 목폄근은 잔으로 물을 마실 때 완전한 목 폄으로 수축한다.

근육이다. 목빗근, 윗목뿔뼈근, 그리고 아랫목뿔뼈근은 숨을 들이쉬는 데 보조근으로 작용하고, 예를 들어, 건강을 되찾고자 강한 호흡운동을 할 때 작용한다. 기침은 호흡근을 고정하고 보조근과 주요한 근육의 수축을 필요로 한다.

자세. 목의 고리-뒤통수(환추-후두, atlanto-occipital)관절 앞쪽 중력선의 위치는 목을 앞으로 떨어지게 하는 경향이 있어 굽힘 움직임을 일으킨다. 앉거나 서 있는 자세에서 머리의 앞쪽으로 굽힘은 머리와 목의 폄근의 수축에 의해 예방된다. 머리의 무게와 목폄근의 수축하는 힘은 목뼈의 앞굽음증(전만, lordosis)을 증가시킨다.[71] 긴목근의 수축은 목뼈의 앞굽음증을 유지하고 증가시키려는 힘에 반대로 작용하고 고정시킨다.[71]

몸통 (Trunk)

몸통 근육은 머리와 팔다리의 운동, 자세 유지에서 가슴우리, 골반을 고정하고 숨쉬기와 기침, 긴장(straining)을 하는 데 도움을 준다. 배근육은 또한 배속 장기를 보호하고 지지한다. 몸통 근육은 정상적인 걸음 패턴을 형성하고 물건을 들어올리는 동작에서 척추를 보호하기 위해 수축한다.

몸통 굽힘. 큰허리근(대요근, psoas major), 배근육과 척추세움근 그룹은 몸통 굽힘을 하는 데 중요한 근육이다. 배근육은 몸통이 체중과 같은 저항에 대항해서 굽힘하였을 때 수축한다. 배근육은 침대에서 일어날 때, 누워서 일어날 때 중요한 주동근이다(그림 9-177 참조). 바로 누운 자세에서, 배곧은근은 누운 자세에서 머리를 들어올릴 때,[72] 가슴우리를 고정하는 수축을 할 때 가장 활동적인 배근육이다. 배근육은 등장성으로 수축하고 밀고, 당기고, 물건을 들어올리는 활동을 수행할 때 골반과 가슴을 고정하는 기능을 한다.[59]

서 있는 자세에서 몸통의 굽힘은 구두끈을 묶거나 바닥에서 물건을 집거나 할 때 일어난다. 몸통 굽힘은 큰허리근의 척추 부분과 배근육의 수축에 의해 시작된다.[56] 몸통은 중력의 앞쪽에 있는 경향이 있어서 몸통을 굽힘하기에는 우세하다. 몸통 굽힘은 척추세움근이 이완되고 더 나아가 엉덩관절의 굽힘을 통해서 굽힘을 일으켰을 때 "명확한 자세"에 도달할 때까지 척추세움근의 수축을 통해서 조절된다.[73] 근육에 수동적 신장의 결과로 폄근육에서 탄력적인 힘이 발생된,[75] 등허리근막의 뒤쪽 층[74]과 뒤쪽 척추사이인대는 척추세움근이 이완되었을 때 완전히 굽힘된 자세에서 몸통을 지지한다. Wolf와 동료들[76]은 몸통 굽힘이 70° 보다 더 큰 각도가 되었을 때, 즉 80° 에서 90° 사이가 명확한 자세(critical position)라고 확인하였다. 만일 몸통이 운동의 끝에서 더 굽힘된다면 배근육은 운동을 더 하게 하도록 수축해야 한다.[77]

몸통 폄. 척추세움근은 서 있을 때와 몸통을 더 폄하기 위해서 중력에 대해 몸통 폄을 시작하기 위해 수축하며 운동은 배근육의 수축에 의해 조절된다.[56] 필요하다면 척추세움근은 가동범위의 마지막 부분의 폄을 위해 다시 수축한다.[56] 몸통 폄이 저항에 대항해서 수행되었을 때, 척추세움근은 완전한 운동을 수행하기 위해서 수축한다. 이것은 엎드린 자세에서 침대 머리 위에 있는 전기스위치에 닿기 위해서 몸통을 폄할 때 설명된다.

앞쪽으로 굽힘된 자세로 바닥에서 물건을 들어올릴 때, 근육 활동의 패턴은 서 있는 자세에서 앞쪽으로 구부릴 때와는 반대의 경우이다. 들어올리는 것을 시작할 때 척추세움근에 수축이 없으며 폄근에서 탄력적인 힘이 발생된, 등허리근막(흉요추근막, thoracolumbar fascia)과 뒤쪽 척추사이인대는 골반을 뒤쪽으로 돌림하는 것과 같이 엉덩관절에서 처음으로 폄 운동이 발생하고 하중을 받는다. 운동이 지속적으로 일어나면서 척추세움근은 명확한 자세에 가깝게 수축하고 수축은 척추 위치가 도달될 때까지 지속된다.[73] 굽힘된 자세 앞쪽으로 들어올릴 때 몸통에 더 큰 힘이 놓이게 되고; 그러므로, 이 자세에서 물건을 들지 못하게 하고, 물건을 들어올리는 동작은 등은 곧게 펴고 양 무릎은 굽히고[78] 물건은 가능하면 신체에 가깝게 위치시켜 들어올리게 한다. 무거운 물건을 들어올릴 때와 척추에 큰 부하가 발생할 때, 배근육(주로 배가로근[79]), 가로막(횡격막, diaphragm), 그리고 갈비사이근은 가슴과 배가 반경식 실린더(semirigid cylinders)처럼 되어 배안과 가슴안의 압력을 증가시키기 위해 수축한다.[80] 이 결과 체중의 부하는 팔과 가슴, 배 그리고 골반을 통해서 이동하여, 척추에 부하를 감소시켜준다.[80] 이것은 또한 부가적인 몸통의 고정과 폄근의 움직임이 배가로근의 활동과 등허리근막에 뒤따르는 증가된 장력을 통해 허리뼈[79]에 적용되는 것을 초래한다.

몸통 가쪽 굽힘. 척추세움근, 허리가로돌기사이근, 배바깥빗근의 뒤가쪽 섬유, 허리네모근과 엉덩허리근은 몸통의 가쪽 굽힘을 하는 데 도움을 준다. 가쪽 굽힘은 침대의 모서리에서 옆으로 누워서 앉거나, 앉아서 옆으로 누울 때 또는 낮은 테이블의 한쪽 편으로 물건을 집을 때를 제외하고는 가끔 이용된다. 가쪽 굽힘은 선 자세에서 반대쪽 방향으로 운동을 수정하거나 같은 쪽 방향으로 운동을 시작할 때 수축한다.[56]

몸통 돌림. 몸통 돌림근은 척추세움근, 뭇갈래근, 돌림근, 그리고 배바깥빗근과 배속빗근을 포함한다. 배속빗근과 배바깥빗근은 몸통의 주요한 돌림근이다.[81] 굽힘에 반대작용을 하는 폄 근육 기능은 몸통이 돌림하는 동안 배빗근에 의해 돌림력(torque)을 일으킨다.[81] 근육은 숙이는 동안 자세 변화를 위해 그리고 뒤쪽 방향을 보려고 돌릴 때, 또는 몸통의 가쪽 또는 뒤쪽 방향으로 손을 뻗을 때 몸통을 돌림시키려고 수축한다.

자세. 근전도 연구에서 서 있는 자세는 척추세움근에서 약한 활동이 있고[73] 배속빗근[72]에서 약한 수축이 있다고 보고하였다. 척추세움근은 지지하지 않고 똑바로 앉은 자세 동안은 수축을 하지만 척추가 완전히 굽힘된 자세인 "꼬꾸라진" 자세로 앉았을 때는 이완된다.[73]

호흡. 척추세움근은 환기요구량이 증가할 때 들숨 시 작용한다.[82] 들숨 노력이 증가하면, 힘은 척추 굽힘을 조성하는 갈비척추(늑골척추, costovertebral)관절과 갈비가로돌기(늑횡돌기, costotransverse process)관절을 통해 척추에 전달된다. 척추 굽힘은 가슴우리에 통화수축(deflationary)의 효과를 야기할 것이다. 이 통화수축의 효과는 척추 기둥이 펴되고 척추세움근이 수축을 하여 경직이 되는 것에 의해서 방해를 받는다.

배근육은 휴식 시 날숨을 하는 동안 활발하지 못하다. 환기 요구가 증가할 때, 배근육(배곧은근, 배바깥빗근, 배속빗근, 배가로근)은 갈비우리를 아래로 끌어당기고 배안의 압력을 증가시키기 위해 수축하고 따라서 배안의 장기들을 밀고 가로막은 가슴 안으로 위로 올리고, 공기를 방출시키기 위해 폐의 용적을 감소시킨다.[83]

보행.[7] 보행 주기 동안 골반이 앞으로 나가는 다리쪽에 앞쪽으로 돌림할 때, 몸통은 앞으로 향하는 신체를 유지하기 위해 반대편을 앞으로 돌림시킨다. 척추세움근은 서 있는 다리가 엉덩관절을 굽힘하는 순간으로 인하여 몸통이 앞쪽으로 떨어지는 것을 예방하기 위해 지지하고 있는 반대편 다리를 수축한다. 척추세움근은 최초 접촉(initial contact)과 다리를 흔들기 전에 수축한다. 배근육은 보행할 때는 정상적으로 수축하지 않는다.[84]

참고문헌(References)

1. Kapandji AI. *The Physiology of the Joints. Vol 3. The Spinal Column, Pelvic Girdle and Head.* 6th ed. London: Churchill Livingstone Elsevier; 2008.
2. Soames RW, ed. Skeletal system. Salmon S, ed. Muscle. In: *Gray's Anatomy.* 38th ed. New York: Churchill Livingstone; 1995.
3. Berryman Reese N, Bandy WD. *Joint Range of Motion and Muscle Length Testing.* 2nd ed. St. Louis, MO: Saunders Elsevier; 2010.
4. Magee DJ. *Orthopedic Physical Assessment.* 4th ed. Philadelphia, PA: Saunders; 2002.
5. American Academy of Orthopaedic Surgeons. *Joint Motion: Method of Measuring and Recording.* Chicago, IL: AAOS; 1965.
6. Cyriax J. *Textbook of Orthopaedic Medicine. Vol 1. Diagnosis of Soft Tissue Lesions.* 8th ed. London: Bailliere Tindall; 1982.
7. Levangie PK, Norkin CC. *Joint Structure and Function: A Comprehensive Analysis.* 3rd ed. Philadelphia, PA: FA Davis; 2001.
8. Daniels L, Worthingham C. *Muscle Testing: Techniques of Manual Examination.* 5th ed. Philadelphia, PA: WB Saunders; 1986.
9. Youdas JW, Garrett TR, Suman VJ, Bogard CL, Hallman HO, Carey JR. Normal range of motion of the cervical spine: an initial goniometric study. *Phys Ther.* 1992;72:770–780.
10. Balogun JA, Abereoje OK, Olaogun MO, Obajuluwa VA. Inter- and intratester reliability of measuring neck motions with tape measure and Myrin gravity-reference goniometer. *J Orthop Sports Phys Ther.* 1989;10:248–253.
11. Hsieh C-Y, Yeung BW. Active neck motion measurements with a tape measure. *J Orthop Sports Phys Ther.* 1986;8:88–92.
12. American Medical Association. *Guides to the Evaluation of Permanent Impairment.* 5th ed. Chicago, IL: AMA Press; 2001.
13. American Medical Association. *Guides to the Evaluation of Permanent Impairment.* 2nd ed. Chicago, IL: AMA Press; 1984.
14. Soderberg GL. *Kinesiology: Application to Pathological Motion.* 2nd ed. Baltimore, MD: Williams & Wilkins; 1997.
15. Iglarsh ZA, Snyder-Mackler L. Temporomandibular joint and the cervical spine. In: Richardson JK, Iglarsh ZA. *Clinical Orthopaedic Physical Therapy.* Philadelphia, PA: WB Saunders; 1994.
16. Moskovich R. Biomechanics of the cervical spine. In: Nordin M, Frankel VH. *Basic Biomechanics of the Musculoskeletal System.* 3rd ed. Philadelphia, PA: Lippincott Williams & Wilkins; 2001.
17. Performance Attainment Associates. *CROM Procedure Manual: Procedure for Measuring Neck Motion with the CROM.* St. Paul, MN: University of Minnesota; 1988 (copyright University of Minnesota).
18. Mayer TG, Kindraske G, Beals SB, Gatchel RJ. Spinal range of motion: accuracy and sources of error with inclinometric measurement. *Spine.* 1997;22:1976–1984.
19. Performance Attainment Associates, 958 Lydia Drive, Roseville, MN: 55113.
20. Calder I, Picard J, Chapman M, O'Sullivan C, Crockard HA. Mouth opening: a new angle. *Anesthesiology.* 2003;99:799–801.
21. Higbie EJ, Seidel-Cobb D, Taylor LF, Cummings GS. Effect of head position on vertical mandibular opening. *J Orthop Sports Phys Ther.* 1999;29:127–130.

22. Thurnwald PA. The effect of age and gender on normal temporomandibular joint movement. *Physiotherapy Theory Practice*. 1991;7:209–221.
23. Venes D, ed. *Taber's Cyclopedic Medical Dictionary*. 19th ed. Philadelphia, PA: FA Davis; 2001.
24. American Medical Association. *Guides to the Evaluation of Permanent Impairment*. 3rd ed (Revised). Chicago, IL: AMA Press; 1990.
25. Walker N, Bohannon RW, Cameron D. Discriminant validity of temporomandibular joint range of motion measurements obtained with a ruler. *J Orthop Sports Phys Ther*. 2000;30:484–492.
26. Dijkstra PU, De Bont LGM, Stegenga B, Boering G. Temporomandibular joint mobility assessment: a comparison between four methods. *J Oral Rehab*. 1995;22:439–444.
27. Dworkin SF, LeResche L, DeRouen T, VonKorff M. Assessing clinical signs of temporomandibular disorders: reliability of clinical examiners. *J Prosthet Dent*. 1990;63:574–579.
28. Al-Ani MZ, Gray RJ. Evaluation of three devices used for measuring mouth opening. *Dent Update*. 2004;31(6):346–348, 350.
29. Jordan K. Assessment of published reliability studies for cervical range-of-motion measurement tools. *J Manip Physiol Ther*. 2000;23:180–195.
30. de Koning CHP, van den Heuvel SP, Staal JB, Smits-Engelsman BCM, Hendriks EJM. Clinimetric evaluation of active range of motion measures in patients with non-specific neck pain: a systematic review. *Eur Spine J*. 2008;17:905-921.
31. Williams MA, McCarthy CJ, Chorti A, Cooke MW, Gates S. Literature Review. A systematic review of reliability and validity studies of methods for measuring active and passive cervical range of motion. *J Manipulative Physiol Ther*. 2010;33(2):138.
32. Moore KL. *Clinically Oriented Anatomy*. Baltimore, MD: Williams & Wilkins; 1980.
33. Gilroy J, Holliday PL. *Basic Neurology*. New York, NY: MacMillan, 1982.
34. Mancall EL. *Alpers and Mancall's Essentials of the Neurologic Examination*. 2nd ed. Philadelphia, PA: FA Davis; 1981.
35. MacConaill MA, Basmajian JV. *Muscles and Movements: A Basis for Human Kinesiology*. Huntington, NY: RE Krieger; 1977.
36. Kendall FP, McCreary EK, Provance PG. *Muscles Testing and Function*. 4th ed. Baltimore, MD: Williams & Wilkins; 1993.
37. Kendall FP, McCreary EK. *Muscles Testing and Function*. 3rd ed. Baltimore, MD: Williams & Wilkins; 1983.
38. White AA, Panjabi MM. *Clinical Biomechanics of the Spine*. Philadelphia, PA: JB Lippincott; 1978.
39. Neumann DA. *Kinesiology of the Musculoskeletal System: Foundations for Rehabilitation*. 2nd ed. St. Louis, MO: Mosby Elsevier; 2010.
40. van Adrichem JAM, van der Korst JK. Assessment of the flexibility of the lumbar spine. *Scand J Rheumatol*. 1973;2:87–91.
41. Mellin GP. Accuracy of measuring lateral flexion of the spine with a tape. *Clin Biomechanics*. 1986;1:85–89.
42. Frost M, Stuckey S, Smalley LA, Dorman G. Reliability of measuring trunk motions in centimeters. *Phys Ther*. 1982;62:1431–1437.
43. Pearcy MJ. Twisting mobility of the human back in flexed postures. *Spine*. 1993;18:114–119.
44. Harris J, Johansen J, Pedersen S, LaPier TK. Site of measurement and subject position affect chest expansion measurements. *Cardiopulmonary Phys Ther*. 1997;8:12–17.
45. Moll JMH, Wright V. An objective clinical study of chest expansion. *Ann Rheum Dis*. 1972;31:1–8.
46. Neustadt DH. Ankylosing spondylitis. *Postgrad Med*. 1977;61:124–135.
47. Littlewood C, May S. Measurement of range of movement in the lumbar spine – what methods are valid? A systematic review. *Physiotherapy*. 2007;93:201–211.
48. Essendrop M, Maul I, Läubli T, Riihimäki H, Schibye B. Measures of low back function: a review of reproducibility studies. *Phys Ther in Sport*. 2003;4:137-151. Reprinted from *Clinical Biomech*. 2002;17:235–249.
49. Beim GM, Giraldo JL, Pincivero DM, Borror MJ, Fu FH. Abdominal strengthening exercises: a comparative EMG study. *Sport Rehabil*. 1997;6:11–20.
50. Flint MM. An electromyographic comparison of the function of the iliacus and the rectus abdominis muscles. *J Am Phys Ther Assoc*. 1965;45:248–253.
51. Shirado O, Toshikazu I, Kaneda K, Strax TE. Electromyographic analysis of four techniques for isometric trunk muscle exercises. *Arch Phys Med Rehabil*. 1995;76:225–229.
52. Norris CM. Abdominal muscle training in sport. *Br J Sports Med*. 1993;27:19–27.
53. Gilleard WL, Brown JMM. An electromyographic validation of an abdominal muscle test. *Arch Phys Med Rehabil*. 1994;75:1002–1007.
54. Graves JE, Webb DC, Pollock ML, Matkozich J, Leggett SH, Carpenter DM, Foster DN, Cirulli J. Pelvic stabilization during resistance training: its effect on the development of lumbar extension strength. *Arch Phys Med Rehabil*. 1994;75: 210–215.
55. Smith LK, Weiss EL, Lemkuhl LD. *Brunnstrom's Clinical Kinesiology*. 5th ed. Philadelphia, PA: FA Davis; 1996.
56. Lindh M. Biomechanics of the lumbar spine. In: Nordin M, Frankel VH. *Basic Biomechanics of the Musculoskeletal System*. 2nd ed. Philadelphia, PA: Lea & Febiger; 1989.
57. Cailliet R. *Neck and Arm Pain*. 3rd ed. Philadelphia, PA: FA Davis; 1991.
58. Sterling AC, Cobian DG, Anderson PA, Heiderscheit C. Annual frequency and magnitude of neck motion in healthy individuals. *Spine*. 2008;33(17):1882–1888.
59. Henmi S, Yonenobu K, Masatomi T, Oda K. A biomechanical study of daily living using neck and upper limbs with an optical three-dimensional motion analysis system. *Mod Rheumatol*. 2006;16:289–293.
60. Shugg JAJ, Jackson CD, Dickey JP. Cervical spine rotation and range of motion: pilot measurements during driving. *Traffic Inj Prev*. 2011;12:82–87.
61. Shum GLK, Crosbie J, Lee RYW. Symptomatic and asymptomatic movement coordination of the lumbar spine and hip during an everyday activity. *Spine*. 2005;30(23):E697–E702.
62. Hutton JT, Shapiro I, Christians B. Functional significance of restricted gaze. *Arch Phys Med Rehabil*. 1982;63:617–619.
63. Muñoz M. Congenital absence of the inferior rectus muscle. *Am J Ophthalmol*. 1992;121:327–329.
64. Pemberton PL, Calder I, O'Sullivan C, Crockard HA. The champagne angle. *Anaesthesia*. 2002;57:402–403.
65. Cailliet R. *Low Back Pain Syndrome*. 5th ed. Philadelphia, PA: FA Davis; 1995.
66. Esola M, McClure PW, Fitzgerald GK, Siegler S. Analysis of lumbar spine and hip motion during forward bending in subjects with and without a history of low back pain. *Spine*. 1996;21(1):71–78.
67. Granata KP, Sanford AH. Lumbar-pelvic coordination is influenced by lifting task parameters. *Spine*. 2000;25(11):1412–1418.
68. Hsieh CJ, Pringle RK. Range of motion of the lumbar spine required for four activities of daily living. *J Manipulative Physiol Therap*. 1994;17:353–358.
69. Dunk NM, Kedgley AE, Jenkyn TR, Callaghan JP. Evidence of a pelvis-driven flexion pattern: are the joints of the lower lumbar spine fully flexed in seated postures? *Clin Biomech*. 2009;24:164–168.

70. Vitti M, Fujiwara M, Basmajian JV, Iida M. The integrated roles of longus colli and sternomastoid muscles: an electromyographic study. *Anat Rec.* 1973;177:471–484.
71. Mayoux-Benhamou MA, Revel M, Vallee C, Roudier R, Barbet JP, Bargy F. Longus colli has a postural function on cervical curvature. *Surg Radiol Anat.* 1994;16:367–371.
72. Carman DJ, Blanton PL, Biggs NL. Electromyographic study of the anterolateral abdominal musculature utilizing indwelling electrodes. *Am J Phys Med.* 1972;51:113–129.
73. Floyd WF, Silver PHS. The function of the erectores spinae muscles in certain movements and postures in man. *J Physiol.* 1955;129:184–203.
74. Bogduk N, Macintosh JE. The applied anatomy of the thoracolumbar fascia. *Spine.* 1984;9:164–170.
75. McGill SM, Kippers V. Transfer of loads between lumbar tissues during the flexion-relaxation phenomenon. *Spine.* 1994;19:2190–2196.
76. Wolf SL, Basmajian JV, Russe TC, Kutner M. Normative data on low back mobility and activity levels. *Am J Phys Med.* 1979;58:217–229.
77. Basmajian JV, DeLuca CJ. *Muscles Alive: Their Functions Revealed by Electromyography.* 5th ed. Baltimore, MD: Williams & Wilkins; 1985.
78. Davis PR, Troup JDG, Burnard JH. Movements of the thoracic and lumbar spine when lifting: a chrono-cyclophotographic study. *J Anat (Lond).* 1965;99:13–26.
79. Cresswell AG, Thorstensson A. Changes in intra-abdominal pressure, trunk muscle activation and force during isokinetic lifting and lowering. *Eur J Appl Physiol.* 1994;68: 315–321.
80. Morris JM, Lucas DB, Bresler B. Role of the trunk in stability of the spine. *J Bone Joint Surg [Am].* 1961;43:327–351.
81. Macintosh JE, Pearcy MJ, Bogduk N. The axial torque of the lumbar back muscles: torsion strength of the back muscles. *Aust NZJ Surg.* 1993;63:205–212.
82. Cala SJ, Edyvean J, Engel LA. Chest wall and trunk muscle activity during inspiratory loading. *Appl Physiol.* 1992;73: 2373–2381.
83. Epstein SK. An overview of respiratory muscle function. *Clin Chest Med.* 1994;15:619–639.
84. Sheffield FJ. Electromyographic study of the abdominal muscles in walking and other movements. *Am J Phys Med.* 1962;41:142–147.

제 3 부

부 록
Appendices

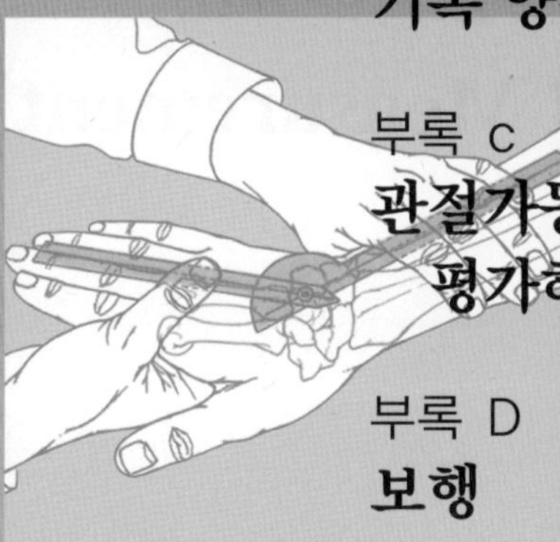

부록 A
수치기록 양식의 예: 가동범위 평가와 측정

부록 B
기록 양식의 예: 맨손 근력평가

부록 c
관절가동범위와 근육길이 그리고 근력을 측정하고 평가하기 위한 환자 자세 요약

부록 D
보행

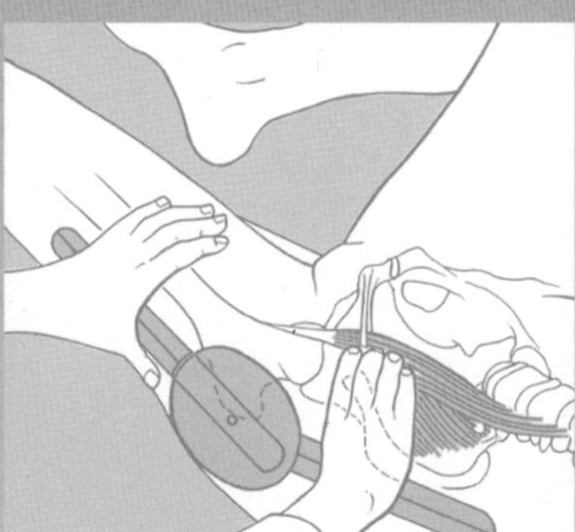

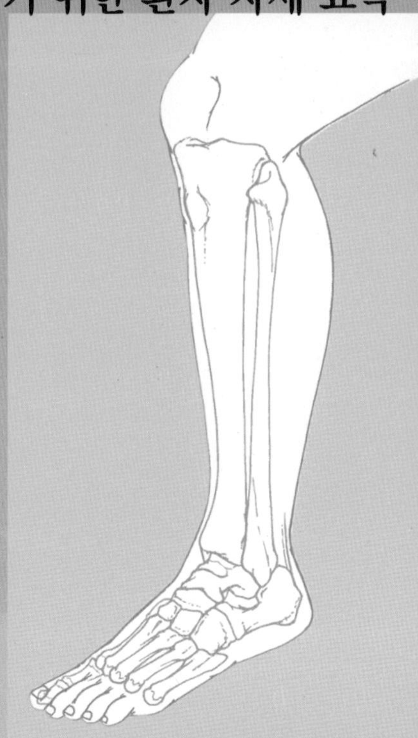

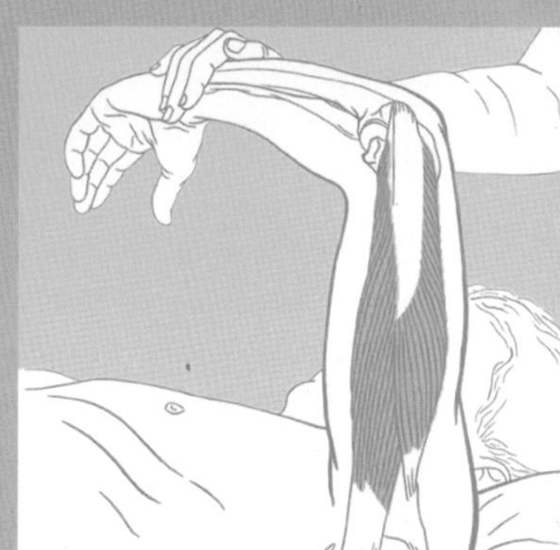

부록 A
Appendix A

수치기록 양식의 예: 가동범위 평가와 측정

(Sample Numerical Recording Form: Range of Motion Assessment and Measurement)

가동범위 평가와 측정
(Range of Motion Assessment and Measurement)

환자명 ______________________________ 생년월일/나이 ______________________________

진단명 ______________________________ 발병 일자 ______________________________

치료사 이름 ______________________________ 능동관절운동 ☐ 수동관절운동 ☐

서명 ______________________________

기록:

1. American Academy of Orthopaedic Surgeons[1]에서 정한 Neutral Zero Method는 측정과 기록에 사용된다.
2. American Academy of Orthopaedic Surgeons[1]에서 정한 평균 범위는 괄호 안에 제공된다.
3. 별표(*) 세로열에는 ROM이나 참고사항을 위해 사용한다.
4. 빈 칸에는 과운동 범위를 기록하고, 환자의 자세, 신체분절, 각도계, 부종, 통증, 끝 느낌에 대한 의견을 적는다.

Left Side					Right Side			
	*		*	**치료사의 약자**	*		*	
				평가 날짜				
				머리, 목, 몸통				
				아래턱뼈(Mandible): 내림(depression)				
				돌출, 튀어나옴(protrusion)				
				가쪽 치우침(lateral deviation)				
				목: 굽힘 (0~45°)				
				폄 (0~45°)				
				가쪽 굽힘 (0~45°)				
				돌림 (0~60°)				
				몸통: 굽힘 (0~80°, 10cm)				
				폄 (0~20~30°)				
				가쪽 굽힘 (0~35°)				
				돌림 (0~45°)				
				과가동성(hypermobility): 의견(comments):				

환자명 ____________________________________

Left Side					Right Side			
	*		*	**치료사의 약자**			*	*
				평가 날짜				
				어깨뼈				
				올림(elevation)				
				내림(depression)				
				벌림(abduction)				
				모음(adduction)				
				어깨복합체				
				굽히면서 올림 (0~180°)				
				벌리면서 올림 (0~180°)				
				어깨(오목위팔) 관절				
				굽힘 (0~120°)				
				벌림 (0~90° to 120°)				
				폄 (0~60°)				
				수평 벌림 (0~45°)				
				수평 모음 (0~135°)				
				안쪽 돌림 (0~70°)				
				바깥 돌림 (0~90°)				
				과가동성(hypermobility): 의견(comments):				
				팔꿈치와 아래팔				
				굽힘 (0~150°)				
				뒤침 (0~80°)				
				엎침 (0~80°)				
				과가동성(hypermobility): 의견(comments):				

환자명 ________________________

Left Side					Right Side			
	*		*	치료사의 약자	*		*	
				평가 날짜				
				손목				
				굽힘 (0~80°)				
				폄 (0~70°)				
				자쪽 치우침 (0~30°)				
				노쪽 치우침 (0~20°)				
				과가동성(hypermobility): 의견(comments):				
				엄지				
				손목손허리뼈 굽힘 (0~15°)				
				손목손허리뼈 폄 (0~20°)				
				벌림 (0~70°)				
				손허리손가락 굽힘 (0~50°)				
				사이관절 굽힘 (0~80°)				
				맞섬(opposition)				
				과가동성(hypermobility): 의견(comments):				
				손가락				
				손허리손가락 2번째 굽힘 (0~90°)				
				폄 (0~45°)				
				벌림				
				모음				
				손허리손가락 3번째 굽힘 (0~90°)				
				폄 (0~45°)				
				노쪽 벌림(abduction radial)				
				자쪽 모음(adduction ulnar)				
				손허리손가락 4번째 굽힘 (0~90°)				
				폄 (0~45°)				
				벌림				
				모음				

환자명 ____________________

Left Side					Right Side			
	*		*	**치료사의 약자**	*		*	
				평가 날짜				
				손목				
				5번째 손허리손가락 굽힘 (0~90°)				
				폄 (0~45°)				
				벌림(abduction)				
				모음(adduction)				
				2번째 몸쪽 손가락뼈사이관절 굽힘 (0~100°)				
				3번째 굽힘 (0~100°)				
				4번째 굽힘 (0~100°)				
				5번째 굽힘 (0~100°)				
				2번째 먼쪽 손가락뼈 사이관절 굽힘 (0~90°)				
				3번째 굽힘 (0~90°)				
				4번째 굽힘 (0~90)°				
				5번째 굽힘 (0~90°)				
				복합된 손가락 벌림/엄지 폄 사이의 거리 :				
				엄지손가락~2째 손가락				
				두 번째 손가락~3째 손가락				
				세 번째 손가락~4째 손가락				
				네 번째 손가락~5째 손가락				
				복합된 굽힘-사이의 거리 :				
				손가락 치수-먼쪽의 손바닥 주름				
				손가락 치수-가까운쪽의 손바닥 주름				
				과가동성(hypermobility): 의견(comments):				

환자명 ________________________________

Left Side					Right Side			
	*		*	**치료사의 약자**	*		*	
				평가 날짜				
				엉덩관절				
				굽힘 (0~120°)				
				폄 (0~30°)				
				벌림 (0~45°)				
				모음 (0~30°)				
				안쪽 돌림 (0~45°)				
				바깥 돌림 (0~45°)				
				과가동성(hypermobility): 의견(comments):				
				무릎관절				
				굽힘 (0~135°)				
				정강뼈 돌림(tibial rotation)				
				무릎 움직임-먼쪽 미끄러짐				
				무릎 움직임-안쪽-가쪽 미끄러짐				
				과가동성(hypermobility): 의견(comments):				
				발목관절				
				발등쪽 굽힘 (0~20°)				
				발바닥쪽 굽힘 (0~50°)				
				안쪽 번짐 (0~35°)				
				가쪽 번짐 (0~15°)				
				과가동성(hypermobility): 의견(comments):				

환자명 ______________________________

Left Side					Right Side			
	*		*	**치료사의 약자**	*		*	
				평가 날짜				
				발가락				
				1번째 발허리발가락관절 굽힘 (0~45°)				
				폄 (0~70°)				
				벌림				
				2번째 발허리발가락관절 굽힘 (0~40°)				
				폄 (0~40°)				
				3번째 발허리발가락관절 굽힘 (0~40°)				
				폄 (0~40°)				
				4번째 발허리발가락관절 굽힘 (0~40°)				
				폄 (0~40°)				
				5번째 발허리발가락관절 굽힘 (0~40°)				
				폄 (0~40°)				
				첫 번째 발가락뼈사이 관절 굽힘 (0~90°)				
				두 번째 몸쪽 발가락뼈사이 관절 굽힘 (0~35°)				
				세 번째 몸쪽 발가락뼈사이 관절 굽힘 (0~35°)				
				네 번째 몸쪽 발가락뼈사이 관절 굽힘 (0~35°)				
				다섯 번째 몸쪽 발가락뼈사이 관절 굽힘 (0~35°)				
				과가동성(hypermobility): 의견(comments):				

제한점(summary of limitation) :

첨부의견(additional comments) :

[1] American Academy of Orthopaedic Surgeons : *Joint Motion: Method of Measuring and Recording*. Chicago: AAOS; 1965
[2] Levangie PK, Norkin CC. *Joint Structure and Function: A Comprehensive Analysis*. 3rd ed. Philadelphia: FA Davis; 2001.

부록 B
Appendix B

기록 양식의 예: 맨손 근력평가
(Sample Recording Form : Manual Muscle Strength Assessment)

맨손 근력평가
(Manual Muscle Strength Assessment)

환자명 ______________________ 생년월일/나이 ____________ ID ____________

진단명 ______________________ 발병 일자 ______________________

치료사 이름 ______________________

서명 ______________________

맨손 근력측정(MMT) 방법

평가일 : ______________ 맨손 근력측정 방법 : ______________

평가일 : ______________ 맨손 근력측정 방법 : ______________

평가일 : ______________ 맨손 근력측정 방법 : ______________

평가일 : ______________ 맨손 근력측정 방법 : ______________

Key: MMT Method Used.

C Conventional "Through Range" Grading

I "Isometric" grading: **b** break test or **m** make test

(eg: **Ib** indicates "Isometric" Break test)

Left Side								
			치료사의 약자					Right Side
			평가 날짜					
			운동	근육	신경지배			
			눈					
			눈꺼풀 올림	눈꺼풀 올림근	CN III			
			눈꺼풀 닫힘	눈둘레근	CN VII			
			눈알 올림	위곧은근	CN III			
				아래경사근	CN III			
			눈알 내림	아래곧은근	CN III			
				위 경사근	CN IV			
			눈알 벌림	가쪽 곧은근	CN VI			
			눈알 모음	안쪽 곧은근	CN III			
			눈썹					
			올림	머리덮개근	CN VII			
			모음	눈썹주름근	CN VII			
			내림	눈살근	CN VII			
			아래턱뼈					
			올림	관자근/깨물근/안쪽 날개근	CN V			
			내림	가쪽 날개근/목뿔위근	CN V			
			앞쪽 운동	날개근	CN V			

Remarks:

환자명/ID ____________________________

Left Side								Right Side
			치료사의 약자					
			평가 날짜					
			운동	근육	신경지배			
			코구멍					
			팽창	코근/코중격내림근	CN VII			
			수축	코근	CN VII			
			입술/입					
			입술 닫힘	입둘레근	CN VII			
			뺨 압박	볼근	CN VII			
			각 올림	입꼬리올림근	CN VII			
			각 뒤당김	큰광대근/ 입꼬리올림근	CN VII			
			각 내림	넓은목근/입꼬리내림근/ 아랫입술내림근	CN VII			
			윗입술 올림	윗입술올림근/작은광대근				
			아랫입술 올림	턱끝근	CN VII			
			혀					
			앞쪽 운동	턱끝혀근	CN XII			
			목					
			목뿔뼈 내림	목뿔아래근육군	목신경			
			굽힘	굽힘근육군	목신경			
				복장꼭지근	목신경			
			폄	폄근육군	목신경			
			어깨뼈					
			벌림 가쪽 돌림	앞톱니근	긴가슴신경			
			올림	위등세모근 어깨올림근	더부신경, CN XI 등쪽 어깨신경			
			모음	중간등세모근	더부신경, CN XI			
			모음 안쪽 돌림	마름근	등쪽 어깨신경			
			내림	아래등세모근	더부신경, CN XI			

Remarks:

환자명/ID ________________________________

Left Side						Right Side		
				치료사의 약자				
				평가 날짜				
			운동	근육	신경지배			
				어깨				
			굽힘	앞어깨세모근	겨드랑신경			
			굽힘-모음	부리위팔근	근육피부신경			
			폄	넓은등근 큰원근	가슴등신경 어깨밑신경			
			벌림	중간어깨세모근 가시위근	겨드랑신경 어깨밑신경			
			모음	큰가슴근 큰원근 넓은 등근	가슴근신경 어깨밑신경 가슴등신경			
			수평 모음	큰가슴근	가슴근신경			
			수평 벌림	뒤어깨세모근	겨드랑신경			
			안쪽 돌림	어깨밑근	어깨밑신경			
			가쪽 돌림	가시아래근 작은원근	어깨위신경 겨드랑신경			
				팔꿈치/아래팔				
			굽힘	두갈래근	근육피부신경			
				위팔노근 위팔근	노신경 근육피부신경/노신경			
			폄	세갈래근	노신경			
			뒤침	손뒤침근	노신경			
			엎침	원엎침근 네모엎침근	정중신경			
				손목				
			굽힘	노쪽 손목 굽힘근 자쪽 손목 굽힘근	정중신경 자신경			
			폄	긴노쪽 손목 폄근 짧은노쪽 손목 폄근	노신경 노신경			
				자쪽 손목 폄근	노신경			

Remarks:

환자명/ID ______________________________

Left Side						Right Side		
				치료사의 약자				
				평가 날짜				
			운동	근육	신경지배			
				손가락				
			MCP 폄	손가락폄근 고유집게(손가락)폄근 새끼폄근	노신경 노신경 노신경			
			MCP 모음	등쪽 뼈사이근	자신경			
				새끼벌림근	자신경			
			MCP 벌림	바닥쪽 뼈사이근	자신경			
			MCP-굽힘-IP 폄	벌레모양근 1 그리고 2 벌레모양근 3 그리고 4	정중신경 자신경			
			5th MCP 굽힘	새끼굽힘근	자신경			
			PIP 굽힘 손가락 2	얕은 손가락굽힘근				
			손가락 3					
			손가락 4					
			DIP 굽힘 손가락 2	깊은손가락굽힘근	정중신경			
			손가락 3		정중신경			
			손가락 4		자신경			
			손가락 5		자신경			
				엄지손가락				
			IP 굽힘	긴엄지굽힘근	정중신경			
			MCP 굽힘	짧은엄지굽힘근	자신경			
			IP 폄	긴엄지폄근	노신경			
			MCP 폄	짧은엄지폄근	노신경			
			노쪽 벌림	긴엄지벌림근	노신경			
			바닥쪽 벌림	짧은엄지벌림근	정중신경			
			모음	엄지모음근	자신경			
			맞섬	엄지맞섬근	정중신경			
				새끼맞섬근	자신경			
				몸통				
			굽힘	배곧은근	가슴신경			
			돌림	배바깥빗근 배속빗근	가슴신경 가슴신경			
			폄	폄 근육군	가슴신경			
			골반 올림	허리네모근	허리신경			

Remarks:

환자명/ID ____________________

Left Side						Right Side		
				치료사의 약자				
				평가 날짜				
			운동	근육	신경지배			
				엉덩관절				
			굽힘	큰허리근	허리신경			
				엉덩이근	넙다리신경			
				넙다리빗근	넙다리신경			
			폄	큰볼기근	볼기신경			
				넙다리두갈래근	궁둥신경			
				반힘줄근	궁둥신경			
				반막근	궁둥신경			
			벌림	중간볼기근	볼기신경			
				작은볼기근	볼기신경			
				넙다리근막긴장근	볼기신경			
			모음	모음근	폐쇄신경			
			안쪽 돌림	중간볼기근	볼기신경			
				작은볼기근	볼기신경			
				넙다리근막긴장근	볼기신경			
			가쪽 돌림	바깥돌림근육군	엉치신경/허리신경			
				무릎관절				
			굽힘	넙다리두갈래근	궁둥신경			
				반힘줄모양근	궁둥신경			
				반막모양근	궁둥신경			
			폄	넙다리네갈레근	넙다리신경			
				발목관절				
			발등 굽힘	앞정강근	종아리신경			
			발바닥 굽힘	장딴지근	정강신경			
				가자미근	정강신경			
			안쪽 번짐	뒷정강근	정강신경			
			가쪽 번짐	긴종아리근	종아리신경			
				짧은종아리근	종아리신경			
				발가락				
			MTP 굽힘	짧은엄지굽힘근	정강신경			
				벌레모양근	정강신경			
			IP 굽힘	긴엄지굽힘근	정강신경			
				긴발가락굽힘근	정강신경			
				짧은발가락굽힘근				
			MTP 벌림	엄지벌림근	정강신경			
				새끼벌림근	정강신경			
				등쪽뼈사이근	정강신경			
			폄	긴엄지폄근	정강신경			
				짧은발가락폄근	종아리신경			
				긴발가락폄근				

Remarks:

부록 C
Appendix C

관절운동과 근육길이 그리고 근력을 측정하고 평가하기 위한 환자 자세 요약
(Summary of Patient Positioning for the Assessment and Measurement of Joint Motion, Muscle Length, and Muscle Strength)

이 단원은 불필요한 환자의 자세변화와 피로도 증가를 막고, 관절가동범위와 근육길이, 그리고 근력을 효과적으로 평가하고, 조직화하고, 실용화하기 위해서 쓰여졌다.

관절가동범위와 맨손 근력평가는 이 책에 언급되어 있으며, 처음 보여지는 "*선호되는 시작 자세*"는 최고로 안정화된 자세에서 이들을 평가할 수 있도록 해준다. 몇 가지 예로, 일반적으로 사용되는 "*대체적 시작 자세*"는 임상에서 문서화되어 있다. 다음 단원은 관절가동범위와 근력평가 시 치료사에 의해 사용되는 "*선호(P)*"와 "*대체(A)*" 시작 자세에 대하여 요약되어 있다. 근력 등급 2단계보다 더 윗단계를 평가하기 위해서 환자는 *중력대항(AG)* 자세를 유지해야 하며, 등급 2단계 이하시 *중력제거(GE)* 자세에서 평가되어야 한다.

관절가동범위	앉기	바로눕기	엎드려눕기	옆으로눕기	서기	근육의 세기	앉기	바로눕기	엎드려눕기	옆으로눕기	서기
어깨 복합						**어깨복합**					
어깨뼈 운동	P			P		앞톱니근	P(GE)/A(AG)	P(AG)			
올림 굽힘	A	P				윗등세모근, 어깨올림근	P(AG)		P(GE)		
위팔오목관절 굽힘		P				중간등세모근	P(GE)		P(AG)		
폄	A		P			마름근	P(GE)		P/A(AG)		
벌림 동안 올림	A	P				아래등세모근			P(GE)/P(AG)		
위팔오목관절 벌림		P				앞세모근	P(AG)			P(GE)	
모음	A	P				부리위팔근		P(AG)		P(GE)	
수평 모음/수평 벌림	P					넓은등근, 큰원근			P(AG)	P(GE)	
안쪽 돌림	A		P			중간세모근, 가시위근	P(AG)	P(GE)			
바깥쪽 돌림	A	P				큰가슴근	P(GE)	P(AG)			
큰가슴근 길이		P				뒤세모근	P(GE)	P(AG)			
작은가슴근 길이		P				어깨밑근	P(GE)/A(GE)		P(AG)		
						가시아래근, 작은원근	P(GE)		P(AG)		
팔꿈치와 아래팔						**팔꿈치와 아래팔**					
굽힘/폄	A	P				두갈래근	P(GE)	P(AG)			
뒤침/엎침	P					위팔노근/위팔근	P(GE)	P(AG)			
위팔두갈래근 길이		P				세갈래근	P(GE)	P(AG)	A(AG)	A(GE)	
세갈래근 길이	P	A				손뒤침근	P(AG)	P(GE)			
						원엎침근, 네모엎침근	P(AG)	P(GE)			
손목과 손						**손목과 손**					
모든 손목 운동	P					모든 근육	P				
모든 손가락과 엄지손가락 운동	P										
긴손가락 굽힘	A	P									
긴손가락 폄근 길이	P										
벌레모양근 길이	P										
엉덩이						**엉덩이**					
굽힘		P				엉덩허리근	P(AG)	A(AG)		P(GE)	

관절가동범위	앉기	바로눕기	엎드려눕기	옆으로눕기	서기	근육의 세기	앉기	바로눕기	엎드려눕기	옆으로눕기	서기
폄			P			넙다리빗근	P/A(AG) P(AssistedAG)*				
벌림/모음		P				큰볼기근, 넙다리뒤근		A(AG)	A(AG)	P(GE)	P(AG)
안쪽/바깥쪽 돌림	P	A	A			중간볼기근, 작은볼기근		P(GE)		P(AG)	
엉덩굽힘근 길이		P				넙다리근막긴장근		P(GE)		P(AG)	
넙다리뒤근 길이(SLR)		P				모음		P(GE)		P(AG)	
넓다리근막긴장근 길이			A	P		안쪽 돌림	P(AG)	P(GE)			
모음근 길이		P				바깥돌림	P(AG)	P(GE)			
무릎						**무릎**					
굽힘/폄		P				넙다리뒤근			P(AG)	P(GE	
무릎 미끄러짐		P				넙다리네갈래근	P(AG)			P(GE)	
정강 돌림	P										
넙다리곧은근 길이		A	P								
넙다리뒤근 길이	A	P									
발목과 발						**발목과 발**					
뒤쪽 굽힘	A	P			A	앞정강근	P(AG)			P(GE)	
바닥쪽 굽힘	A	P				장딴지근			P(AG)NWB	P(GE)	P(AG)WB
뒤침/엎침: 안쪽 번짐/가쪽 번짐	P					가자미근			P(AG)NWB	P(GE)	P(AG)WB
목말밑관절 가쪽 번짐/안쪽 번짐		P	A			뒤정강근		P(GE)		P(AG)	
모든 발가락 운동		P				긴종아리근, 짧은종아리근		P(GE)		P(AG)	
장딴지근 길이		A			P	모든 발근육		P			
가자미근 길이					P						
척추						**몸통**					
굽힘					P	배곧은근		P			
폄			P		A	배바깥빗근, 배안쪽 빗근	P(GE)	P(AG)			
돌림	P					폄근육군			P		

관절가동범위	앉기	바로눕기	엎드려눕기	옆으로눕기	서기	근육의 세기	앉기	바로눕기	엎드려눕기	옆으로눕기	서기
가쪽 굽힘					P	허리네모근			P(Resisted GE)[†] P(GE)		
몸통 폄, 넓적다리근(발가락 촉진시험)					P						
목						**목**					
목 움직임	P					목뼐아래근육모음	P				
						굽힘근		P			
						복장꼭지		P			
						폄근모음			P		
측두하악관절						**아래턱뼈와 얼굴**					
모든 측두하악 관절 움직임	P					모든 아래턱뼈근과 얼굴	P				

*(P(GE) 는 P(Assisted AG)에 해당한다: 등급2와 같거나 적은 강도를 검사하기 위해 환자가 중력대항 자세를 취할 때, 치료사는 중력제거 상황을 닮은 팔다리의 무게와 같은 보조를 제공한다.

[†]P(AG) 는 P(Resisted AG): 등급2보다 강한 근력을 평가하기 위해 환자가 중력제거 자세를 취할 때, 치료사는 중력대항 상황을 닮은 팔다리 무게와 같은 저항을 제공한다.

부록 D
Appendix D

보행(Gait)

보행주기는 한 쪽 다리의 연이은 초기접촉(initial contact) 간 발생하는 움직임의 연속으로 이루어져 있다. 보행주기는 두 단계로 구분할 수 있다. 디딤기(stance phase)는 발이 지면에 닿아 있고, 다리의 체중지지 상태에서 신체가 전진하는 단계이고, 흔듦기(swing phase)는 다리가 체중지지를 하지 않은 생태에서 신체를 전진시켜 다음 디딤기(stance phase)를 준비하는 단계이다. 각각의 단계는 총 8가지의 순간으로 다시 구분된다. 5가지의 순간은 디딤기(stance phase) 단계에서 발생하고, 3가지 순간은 흔듦기(swing phase) 단계에서 발생한다. 정상보행주기의 서술은 보행과 관련된 관절가동범위와 근력평가에 관한 연구 결과의 의미를 제공한다. 보행주기 동안 관절의 평균적인 위치와 움직임은 Levangie와 Norkin의 Rancho Los Amigos 보행분석 방식을 인용하였다.[2] 보행주기 동안의 관절의 움직임과 위치는 오른쪽 다리를 기준으로 표현을 하였다.

디딤기(입각기) (Stance phase)

뒤꿈치에서 시작되는 발과 지면 사이의 초기접촉(initial contact)으로부터 흔듦기(swing phase)의 발생 전에 일어나는 신체의 전진상태이다(그림 D-1). 초기접촉(initial contact)시 디딤쪽 골반은 앞쪽으로, 몸통은 뒤쪽으로 돌림된다. 몸통 돌림에 대한 골반의 회전력은 몸통의 과도한 돌림을 방지한다. 동시에 반대편 어깨의 팔은 굽혀진다(flexed). 다리의 지지하에 신체가 전진함에 따라 디딤쪽 골반은 뒤쪽으로, 몸통은 앞쪽으로 돌림된다. 체중을 지지하는 다리의 엉덩관절과 반대편 어깨관절은 펴진다(extends). 평균적인 관절의 움직임과 위치는 오른쪽 다리의 앞뒤세로면(sagittal plane)에서 서술하였다.

*A*에서 *B*의 움직임(그림 D-1과 D-2): *엉덩관절*: 폄(30~25° 굽힘); *무릎관절*: 굽힘(0~15° 굽힘); *발목관절*: 발바닥쪽 굽힘(0~15° 발바닥쪽 굽힘); *발허리발가락관절*: 0°

*B*에서 *C*의 움직임(그림 D-2과 D-3): *엉덩관절*: 폄(25° 굽힘에서 0°); *무릎관절*: 폄(15~5° 굽힘); *발목관절*: 발등쪽 굽힘(15° 발바닥쪽 굽힘에서 10° 발등쪽 굽힘); *발허리발가락관절*: 0°

*C*에서 *D*의 움직임(그림 D-3과 D-4): *엉덩관절*: 폄(0~20° 폄); *무릎관절*: 폄(5° 굽힘에서 0°); *발목관절*: 발등쪽 굽힘(5~10° 발등쪽 굽힘에서 0°); *발허리발가락관절*: 폄(0 ~20° 폄)

*D*에서 *E*의 움직임(그림 D-4 과 D-5): *엉덩관절*: 굽힘(10~20° 폄에서 0°); *무릎관절*: 굽힘(0~30° 굽힘); *발목관절*: 발바닥쪽 굽힘(0~20° 발바닥쪽 굽힘); *발허리발가락관절*: 폄(30폄에서 50~60° 폄)

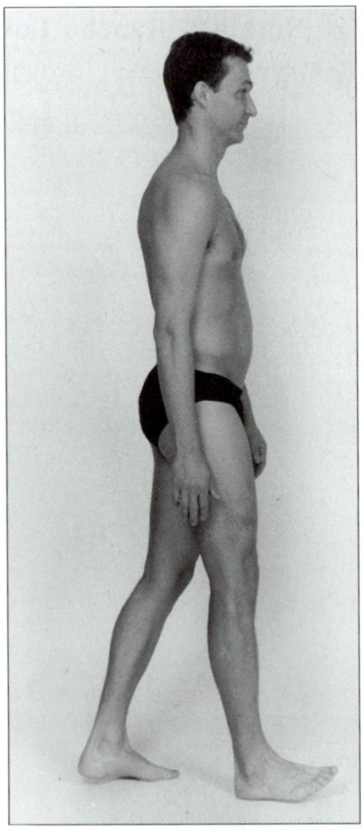

그림 D-1 초기 접촉기*(A)*.

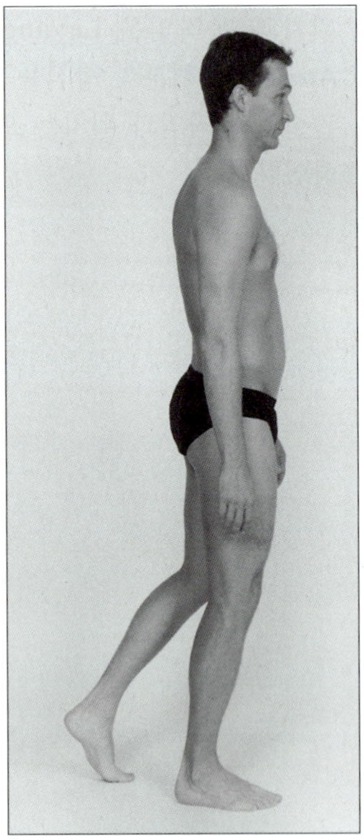

그림 D-2 부하반응기*(B)*.

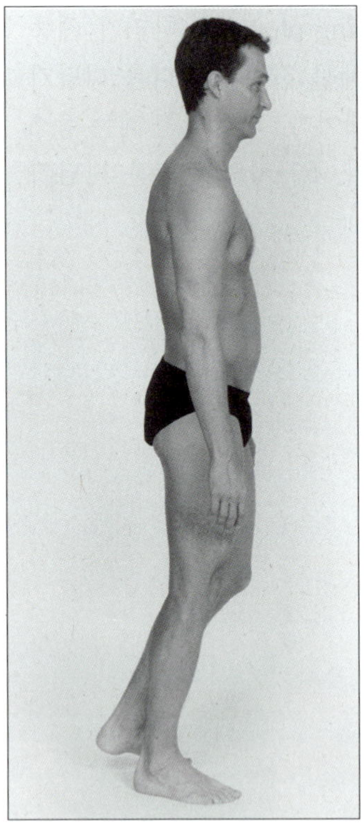

그림 D-3 중간 디딤기*(C)*.

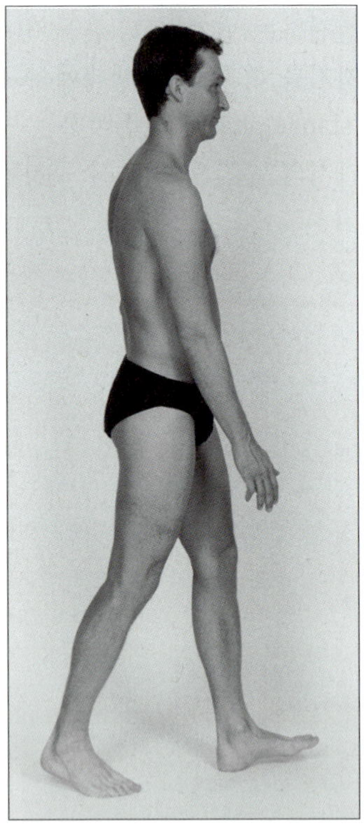

그림 D-4 종말 디딤기*(D)*.

흔듦기(유각기) (Swing phase)

흔듦기(swing phase)의 시작은 앞흔듦기(preswing) 후 초기접촉(initial contact) 방향으로의 신체의 전진이 일어난 후 지면에서 발이 떨어지는 순간 시작된다. 평균적인 관절의 움직임과 위치는 오른쪽 다리의 시상면에서 서술하였다.

*E*에서 *F*의 움직임(그림 D-5과 D-6): *엉덩관절*: 굽힘(0~20° 굽힘); *무릎관절*: 굽힘(30~60° 굽힘); *발목관절*: 발등쪽 굽힘(20° 발바닥쪽 굽힘에서 10° 발바닥쪽 굽힘)

*F*에서 *G*의 움직임(그림 D-6 과 D-7): *엉덩관절*: 굽힘(20~30° 굽힘); *무릎관절*: 폄(60~30° 굽힘); *발목관절*: 발등쪽 굽힘(10° 발바닥쪽 굽힘에서 0°)

*G*에서 *H*의 움직임(그림 D-7과 D-8): *엉덩관절*: 30° 굽힘 유지; *무릎관절*: 폄(30° 굽힘에서 0°); *발목관절*: 0° 유지

*H*에서 *A*의 움직임(그림 D-8과 D-1): *엉덩관절*: 30° 굽힘 유지; *무릎관절*: 0° 폄 유지; *발목관절*: 0° 유지

참고문헌 (References)

1. Koerner I. *Observation of Human Gait.* Edmonton, Alberta: Health Sciences Media Services and Development, University of Alberta; 1986.
2. Levangie PK, Norkin CC. *Joint Structure & Function: A Comprehensive Analysis.* 3rd ed. Philadelphia: FA Davis; 2001.

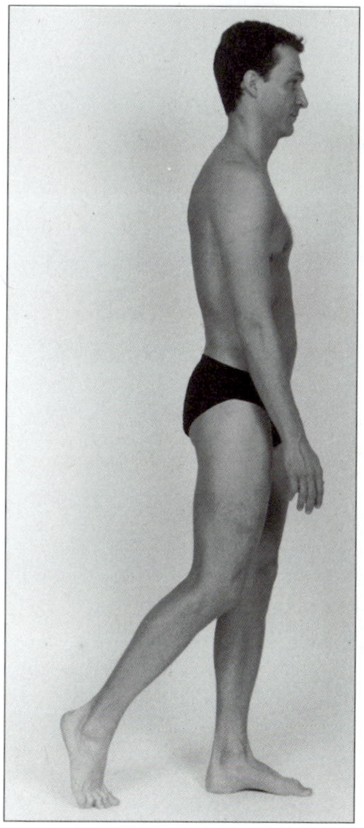

그림 D-5 흔듦기 전(*E*).

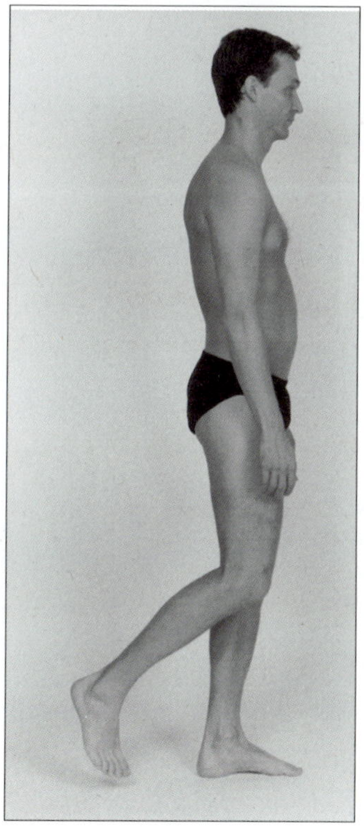

그림 D-6 초기 흔듦기(*F*).

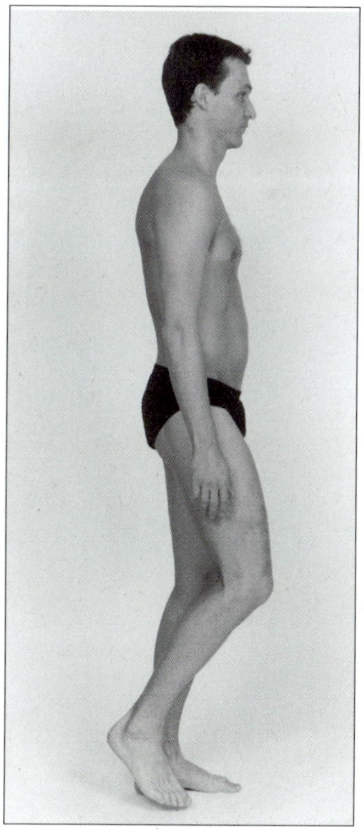

그림 D-7 중간 흔듦기(*G*).

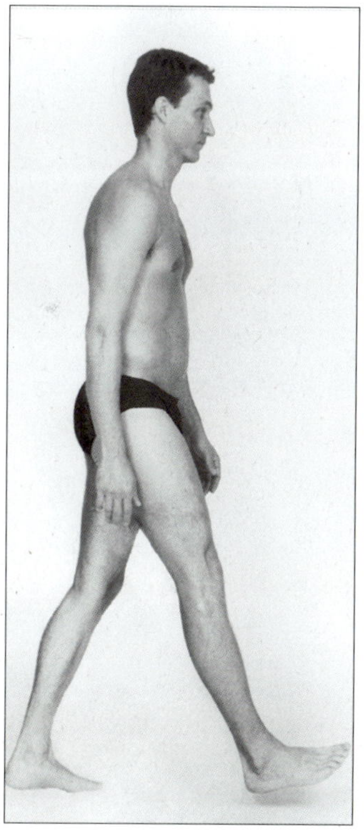

그림 D-8 종말 흔듦기(*H*).

찾아보기
Index

ㄴ

ㄷ

ㅁ

ㅂ

ㅅ

ㅇ

ㅈ

ㅊ

ㅋ

ㅌ

ㅍ

ㅎ

평가과정의 개요 (An outlines of the assessment process)

물리치료사(the therapist):

1. 환자병력 기록하기

2. 설명하기:
   a. 신체 평가를 수행하기 위한 이론적 근거
   b. 평가 과정의 구성요소 부문

3. 관찰하기:
   a. 기능, 예, 걷기, 앉기 그리고 옷 입기
   b. 자세, 인상, 신체 대칭, 위축 유무, 그리고 피부 상태 등

4. **a.** 능동 관절가동범위 평가
   i. 관찰을 통한
   - 능동적 운동의 범위
   - 지시와 의지를 수행할 수 있는 능력
   - 협응력
   - 대체 운동의 유무
   - 운동이 중력제거 시 수행되는지

   ii. 통증 유무에 주의
   b. 필요한 경우 AROM 측정

5. **a.** 수동 관절가동범위 평가
   i. 수동 관절가동범위를 관찰하고 예측한다.
   ii. 통증 유무에 주의
   iii. 아래의 사항을 결정한다.
   - 끝 느낌(종말 느낌)
   - 운동의 질, 그리고
   - 관절주머니 혹은 비관절주머니 패턴의 존재

   b. 필요한 경우 PROM 측정

6. 근육길이 평가 및 측정

7. 근력 평가

8. 필요한 경우 다른 평가기술을 수행한다.

약 어 (Abbreviations)

ADL	activities of daily living
AROM	active range of motion
ASIS	anterior superior iliac spine
BROMII	Back Range-of-Motion Instrument
C	cervical
CM	carpometacarpal
CROM	Cervical Range-of-Motion Instrument
DIP	distal interphalangeal
GH	glenohumeral
IP	interphalangeal
L	lumbar
L-S	lumbo-sacral
MMT	manual muscle testing
MTP	metatarsophalangeal
MCP	metacarpophalangeal
N	normal
NLF	normal limiting factor(s)
NT	not tested
NWB	non-weight-bearing
OB goniometer	OB "Myrin" goniometer
PIP	proximal interphalangeal
PKE	passive knee extension
PROM	passive range of motion
PSIS	posterior superior iliac spine
PSLR	passive straight leg raise
ROM	range of motion
S	sacral
SFTR method	sagittal, frontal, transverse, rotational method
SLR	straight leg raise
T	thoracic
TMJ	temporomandibular joint
WB	weight-bearing
WNL	within normal limits